Gynäkologie und Geburtshilfe compact

Alles für Station, Praxis und Facharztprüfung

Bernhard Uhl

5., unveränderte Auflage

165 Abbildungen
191 Tabellen

Georg Thieme Verlag
Stuttgart · New York

Dr. med. Bernhard Uhl
St. Vinzenz Hospital
Gynäkologie und Geburtshilfe
Dr.-Otto-Seidel-Str. 31–33
46535 Dinslaken

Bibliografische Information
der Deutschen Nationalbibliothek

Die Deutsche Nationalbibliothek verzeichnet diese Publikation in der Deutschen Nationalbibliografie; detaillierte bibliografische Daten sind im Internet über http://dnb.d-nb.de abrufbar.

1. Auflage 1997
2. Auflage 2001
3. Auflage 2006
4. Auflage 2010

Wichtiger Hinweis: Wie jede Wissenschaft ist die Medizin ständigen Entwicklungen unterworfen. Forschung und klinische Erfahrung erweitern unsere Erkenntnisse, insbesondere was Behandlung und medikamentöse Therapie anbelangt. Soweit in diesem Werk eine Dosierung oder eine Applikation erwähnt wird, darf der Leser zwar darauf vertrauen, dass Autoren, Herausgeber und Verlag große Sorgfalt darauf verwandt haben, dass diese Angabe **dem Wissensstand bei Fertigstellung des Werkes** entspricht.

Für Angaben über Dosierungsanweisungen und Applikationsformen kann vom Verlag jedoch keine Gewähr übernommen werden. **Jeder Benutzer ist angehalten**, durch sorgfältige Prüfung der Beipackzettel der verwendeten Präparate und gegebenenfalls nach Konsultation eines Spezialisten festzustellen, ob die dort gegebene Empfehlung für Dosierungen oder die Beachtung von Kontraindikationen gegenüber der Angabe in diesem Buch abweicht. Eine solche Prüfung ist besonders wichtig bei selten verwendeten Präparaten oder solchen, die neu auf den Markt gebracht worden sind. **Jede Dosierung oder Applikation erfolgt auf eigene Gefahr des Benutzers.** Autoren und Verlag appellieren an jeden Benutzer, ihm etwa auffallende Ungenauigkeiten dem Verlag mitzuteilen.

Rüdigerstraße 14
70469 Stuttgart
Deutschland
Telefon: +49/(0)711/8931-0
Unsere Homepage: www.thieme.de

Printed in Germany

Zeichnungen: Heike Hübner, Berlin
Umschlaggestaltung: Thieme Verlagsgruppe
Umschlaggrafik: Martina Berge, Erbach
Satz: SOMMER media GmbH & Co. KG, Feuchtwangen
Gesetzt in Arbortext APP-Desktop 9.1 Unicode M180
Druck: AZ Druck und Datentechnik, Kempten

ISBN 978-3-13-107345-7　　1 2 3 4 5 6

Vorwort zur 4. Auflage

Wie bei der Facharztprüfung gibt es auch bei dem Buch Gynäkologie und Geburtshilfe compact eine Zeit vor dem Erscheinen der nächsten Auflage und eine Zeit danach.

Die Zeit davor dauert gut 12 Monate, ist sehr arbeitsreich und freizeitvernichtend und das Verständnis von Familie und Freunden wird einmal mehr strapaziert. Umso schöner ist die Zeit nach der Fertigstellung und dem Erscheinen, die mir durch den Erfolg des Buches und die vielen positiven Feedbacks Ihrerseits, liebe Leserinnen und Leser, viel Freude bereitet.

So möchte ich Ihnen für das Interesse an dem Buch, meiner Familie für ihr Verständnis und den Mitarbeitern des Thieme Verlags für die wieder einmal gute Umsetzung des Werkes danken.

Die vorliegende 4. Auflage möchte ich meiner Mutter zum 80. Geburtstag in Dankbarkeit widmen.

Abschließend wünsche ich, dass auch die vierte Auflage die Leserinnen und Leser zum Erfolg für die Patientinnen und damit zum eigenen Erfolg führen wird.

Dinslaken, im September 2009 Bernhard Uhl

Inhaltsverzeichnis

GEBURTSHILFE

GYNÄKOLOGIE

GEBURTSHILFE

1 Schwangerschaftsvorsorge

Schwangerschaftsvorsorge dient der Erfassung risikobelasteter Schwangerschaften mit dem Ziel einer niedrigen perinatalen Morbidität und Mortalität.
In den Mutterschaftsrichtlinien vom 10.12.1985 und den nachfolgenden Abänderungen (zuletzt geändert am 13.03.2008) sind die wichtigsten ärztlichen Untersuchungen zur Früherkennung von Risikoschwangerschaften zusammengefasst.

1.1 Screening

1.1.1 Erstuntersuchung

Feststellen der Schwangerschaft

- Basaltemperaturkurve länger als 12 Tage > 37 °C
- qualitative HCG-Bestimmung im Urin (z. B. 25 IE/Test)
- quantitative HCG-Bestimmung im Serum

Anamnese

- Familienanamnese
- eigene Anamnese
  - allgemeine Anamnese
    - z. B. Diabetes mellitus, chronische Erkrankungen, Allergien, Belastungen, Nikotinabusus etc.
  - gynäkologische Anamnese
    - z. B. letzte Periode, Geburten, Operationen
  - Schwangerschaftsanamnese
  - Arbeits- und Sozialanamnese

Terminabstimmung

Naegele

- unter Kenntnis der letzten Periode entsprechend der Naegele-Regel: 1. Tag der letzten Periode + 7 Tage – 3 Monate + 1 Jahr ± x (x = Differenz der Tage zu einem 28-tägigen Zyklus)
- hilfreich ist hierbei ein Gravidarium
- Frühultraschall, wenn die Zyklusanamnese unklar ist

Erstberatung (s. u.)

- Ernährung
  - insbesondere über die zusätzliche Aufnahme von 100–200 µg Iodid pro Tag
  - Hinweis auf den Zusammenhang zwischen Ernährung und Kariesrisiko
- allgemeine Belastungen
- genetische Beratung
- Hinweise zum Schwangerschaftsverlauf
- Geburt (Entbindungsabteilung, Geburtsvorbereitungskurse etc.)
- Info über Rechtsanspruch auf Beratung zu allgemeinen Fragen der Schwangerschaft nach § 2 des Schwangerenkonfliktgesetzes

Laboruntersuchungen

- **Hb-Bestimmung**
  - falls Hb < 11,2 g/dl → Zählung der Erythrozyten
  - falls Normalwert → regelmäßige Kontrollen ab dem 6. Monat
- **Blutgruppe und Untergruppen**
  - Rh-(D-)negativ und Merkmal C und/oder E vorhanden oder reagiert Anti-D schwach → Untersuchung auf D-^{weak}
  - wird C und/oder E bzw. D-^{weak} nachgewiesen → Bestimmung der gesamten Rhesusformel
- **Nüchternblutzucker**
  - Information über die Möglichkeit und den Sinn eines Glukosebelastungstests mit 50 g als Gestationsdiabetesscreening zwischen der 24. und 28. SSW (Empfehlung wurde in den Mutterschaftsrichtlinien bis zum Vorliegen valider Daten ausgesetzt)
- **Antikörpersuchtest**
  - indirekter Coombs-Test: Patientenserum + Testerythrozyten mit Antigenen D, C, c, E, e, Kell, Fy und S → sind im Serum Antikörper vorhanden, kommt es zur Reaktion
    - Wiederholung bei allen Schwangeren (Rh-positiven und Rh-negativen) in der 24.–27. SSW
    - bei Rh-negativen Schwangeren: Anti-D-Gabe (300 µg) in der 28.–30. SSW
    - Auch andere Antikörper wie IgM und/oder Kälte-AK sind wegen der Möglichkeit einer notwendigen Bluttransfusion in der SS zu dokumentieren.
- **Rötelntiter**
  - auch trotz erfolgter Rötelnimpfung durchzuführen
  - Hämagglutinationshemmtest = HAH
    - HAH-Titer < 1 : 8 = seronegativ
      - erneute Kontrolle in der 16.–17. SSW
      - ärztliche Beratung, falls Rötelnkontakt in den ersten vier SS-Monaten oder falls Rötelnsymptome auftreten
      - keine Impfung während der Schwangerschaft
    - HAH-Titer 1 : 8 bis 1 : 16 = Immunität wahrscheinlich → Bestätigung durch HiG-Test (Hämolyse-in-Gel-Test) oder IgG-ELISA
    - HAH-Titer = 1 : 32 = Immunität vorhanden
  - liegt keine Immunität vor:
    - ärztliche Beratung bei Rötelnkontakt oder rötelnähnlichen Symptomen innerhalb der ersten 4 SS-Monate
    - erneute Serologie in der 16.–17. SSW
- **Luesserologie** (nur die Durchführung, nicht das Ergebnis ist im Mutterpass zu dokumentieren)
  - TPHA-Test
    - Titer = 1 : 160 = reaktiv → FTA-ABS zur Bestätigung
- **Hepatitis B**
  - Bestimmung von HBsAg nach der 32. SSW, möglichst nahe am Geburtstermin
    - positiv = infektiös → Neugeborenes unmittelbar post partum aktiv/passiv immunisieren
    - entfällt, wenn Immunität, z. B. nach Schutzimpfung, nachgewiesen ist
- **Toxoplasmose**
  - laut Mutterschaftsrichtlinien nur bei begründetem Verdacht (z. B. Katzenkontakt)
  - KBR und IFT (= Immunfluoreszenztest)
    - KBR < 1 : 8 und IFT < 1 : 32 → keine Antikörper vorhanden, Titerkontrolle im SS-Verlauf

   - KBR 1 : 8 bis 1 : 32 und IFT 1 : 64 bis 1 : 512 → IgM-Kontrolle: ist diese negativ, liegt keine frische Infektion vor, Immunität ist vorhanden
- **HIV-Test**
  - Information über Angebot
  - Empfehlung, da therapeutische Maßnahmen das Übertragungsrisiko auf das Kind erheblich senken können
  - Hilfestellung für die Information: Merkblatt „Ich bin schwanger. Warum wird allen Schwangeren ein HIV-Test angeboten?“
    - Muster Anlage 3 der Mutterschaftsrichtlinien
  - Durchführung bei ausdrücklichem Einverständnis der Patientin
- **Urinkontrolle**
  - Protein, Glukose, Leukozyten, Nitrit und Sediment
  - Chlamydienscreening
    - Seit Juli 2007 können auch Nukleinsäure-Amplifikationsverfahren (NAT) über die GKV abgerechnet werden.
      - Untersuchung erfolgt im Urin
      - Aus Wirtschaftlichkeitsgründen kann der Test in einem Poolingverfahren durchgeführt werden (bis zu 5 Patientinnen).
    - bei positivem Erregernachweis durch Kultur oder 2 verschiedene Antigenteste:
      - 4 × 500 mg Erythromycin oder
      - 2 × 150 mg Roxithromycin (besser verträglich) plus Partnerbehandlung, z. B. mit Doxycyclin 2 × 100 mg/d über 10 Tage
- **Schilddrüsenfunktion**
  - TSH und Kontrolle auf Autoantikörper empfehlen (durch Hausarzt)

1.1.1.1 Pathologische Laborwerte

Hämoglobin

- Normwert Frauen
  - 11,5–15,5 g/dl

Anämie

- **Hb 10–12 g% (6,2–7,5 mmol/l)**
  - Ursachen: Eisenmangel, Vitaminmangel, Folsäuremangel
  - Diagnostik: MCV, Eisen- und Ferritinspiegel
  - Therapie: Substitution
- **Hb 8–10 g% (5,0–6,2 mmol/l)**
  - Ursachen: wie oben, Blutung
  - Diagnostik: Blutungsquelle suchen
  - Therapie: kausale Therapie, Substitution
- **Hb <8 g% (5 mmol/l)**
  - Ursachen: Blutung, Thalassämie
  - Diagnostik: Blutungsquelle suchen, Hb-Elektrophorese
  - Therapie: evtl. Transfusion

MCV

- Normwert
  - 80–100 fl

Folsäuremangel

- auf einen Folsäuremangel weisen hin
  - **erhöhtes MCV**, segmentierte Granulozyten ≥ 5 %
  - Neuropathie, Schleimhautveränderungen
- Folsäuremangel tritt besonders auf bei
  - jungem Lebensalter.
  - schnell aufeinanderfolgenden Schwangerschaften, Mehrlingsschwangerschaften.

Folsäure-tagesbedarf

- in der Schwangerschaft **600 µg**
- in der Stillphase **450 µg**

Antikörpersuchtest

- positiver Antikörpersuchtest in 98 % durch Anti-D-Antikörper bedingt
- möglichst aus derselben Blutprobe Bestimmung der Spezifität und der Titerhöhe

Titerkontrollen

- Titer = 1 : 8 → Kontrolle in 3–4 Wochen
- Titer = 1 : 16 im 2. Trimenon → Überweisung in ein Pränatalzentrum
- Titer = 1 : 32 im 3. Trimenon → Überweisung in ein Pränatalzentrum
- Weiteres s. Kap. 15.3, S. 224 ff.

TPHA-Test

Screening

- Diagnose: Ist dieser Suchtest positiv, ist die weitere Luesserologie (Kap. 13.15 S. 192) durchzuführen.
- Therapie: erfolgt mit Penicillin (s. Lues)

Nüchternblutzucker

Diabetische Stoffwechsellage

- Ein erhöhter Nüchternblutzucker **> 100 mg/dl** (5 mmol/l) weist auf eine diabetische Stoffwechsellage hin.
  - weitere Diagnostik: Uringlukose, oraler Glukosetoleranztest, Tagesprofil
  - Therapie: Behandlung des Diabetes in der Schwangerschaft, s. Kap. 14, S. 205 ff.

Glukosurie

Ist ein Diabetes mellitus ausgeschlossen, handelt es sich um eine Schwangerschaftsglukosurie.

- Ursachen
  - 1. SS-Hälfte: Störung im Kohlenhydrathaushalt
  - 2. SS-Hälfte: renal unzureichende Glukoserückresorption

HBsAg

Seropositivität

- weitere Diagnostik: Ist die Mutter seropositiv → Bestimmung von Anti-HBc, AntiHBs und HBsAg im Nabelschnurblut des Neugeborenen (HBsAg kann während der Geburt auf das Kind übergehen und ist daher kein Beweis für eine akute kindliche Infektion).
- Therapie: Kind wird direkt postpartal simultan geimpft.
  - 1 ml Hepatitis-B-Immunglobulin + 0,5 ml HBVAXPRO
  - Titerkontrollen im 3. und 6. Lebensmonat

1.1.1.2 Körperliche Untersuchung

- Blutdruckmessung
- Körpergewicht
- vaginale Untersuchung
  - Papanicolaou-Abstrich
  - Zervixabstrich auf Chlamydien (Enzymimmunoassay, EIA)
    - war als Übergangsregelung nur noch bis 31.12.2008 abrechenbar
    - Seit Juli 2007 können auch Nukleinsäure-Amplifikationsverfahren (NAT) über die GKV abgerechnet werden.
      - Untersuchung erfolgt im Urin.
      - Aus Wirtschaftlichkeitsgründen kann der Test in einem Poolingverfahren durchgeführt werden (bis zu 5 Patientinnen).
    - bei positivem Erregernachweis durch Kultur oder 2 verschiedene Antigenteste:
      - 4 × 500 mg Erythromycin oder
      - 2 × 150 mg Roxithromycin (besser verträglich)
      plus Partnerbehandlung, z. B. mit Doxycyclin 2 × 100 mg/d über 10 Tage
- Inspektion und Palpation der Mammae
- Inspektion der Beine (Varikose? Ödeme?)
- Genetik
  - genetische Beratung
  - evtl. humangenetische Untersuchung, falls Anhaltspunkte für ein genetisch bedingtes Risiko vorliegen

1.1.1.3 Risikoschwangerschaft

- nach Anamnese
  - schwere Allgemeinerkrankung der Mutter
    - z. B. an Niere und Leber oder erhebliche Adipositas
  - Zustand nach Sterilitätsbehandlung, wiederholten Aborten oder Frühgeburten
  - tot geborenes oder geschädigtes Kind
  - vorausgegangene Entbindungen von Kindern über 4000 g Gewicht, hypotrophen Kindern, Mehrlingen
  - Zustand nach Uterusoperationen
    - z. B. Sectio, Myomenukleation, Fehlbildung
  - Komplikationen bei vorangegangenen Entbindungen
    - z. B. Placenta praevia, vorzeitige Lösung der Plazenta, Rissverletzungen, Atonie oder sonstige Nachgeburtsblutungen, Gerinnungsstörungen, Krämpfe, Thromboembolie
  - Erstgebärende unter 18 Jahre oder über 35 Jahre
  - Mehrgebärende über 40 Jahre, Vielgebärende mit mehr als 4 Kindern
    - Gefahren: genetische Defekte, sog. Plazentainsuffizienz, geburtsmechanische Komplikationen
- nach Befund (jetzige Schwangerschaft)
  - EPH-Gestose
    - d. h. Blutdruck 140/90 mmHg oder mehr, Eiweißausscheidung 1 Promille bzw. 1 g/24 h oder mehr, Ödeme oder Gewichtszunahme von mehr als 500 g je Woche im letzten Trimenon
  - Pyelonephritis (Keimzahlen über 100 000 im Mittelstrahlurin)
  - Anämie unter 10 g/100 ml (g%)

- Diabetes mellitus
- uterine Blutung
- Blutgruppeninkompatibilität
- Diskrepanz zwischen Uterus- bzw. Kindsgröße und Schwangerschaftsdauer
  - fraglicher Geburtstermin, retardiertes Wachstum, makrosomes Kind, Gemini, Molenbildung, Hydramnion, Myom
- drohende Frühgeburt (vorzeitige Wehen, Zervixinsuffizienz)
- Mehrlinge; pathologische Kindslagen
- Überschreitung des Geburtstermins bzw. Terminunklarheit

▶ Bei Risikoschwangerschaften können häufigere Untersuchungen angezeigt sein.

Mutterpass

- Alle für die weitere Schwangerschaftsüberwachung wichtigen Daten werden hier eingetragen.

1.1.2 Screeningintervalle und -methoden

1.1.2.1 Allgemeines Screening

- Folgende Untersuchungen sollen zunächst im Abstand von 4 Wochen und ab der 33. SSW alle 2 Wochen durchgeführt werden:
  - Gewichtskontrolle
  - Blutdruckmessung
  - Urinkontrolle auf Protein, Glukose, Leukozyten, Nitrit und Sedimentkontrolle
  - Hb-Bestimmung ab der 20. SSW
  - Funduskontrolle
  - Kontrolle der kindlichen Herzaktionen
  - Bestimmung der Lage des Kindes
- Ab dem Entbindungstermin erfolgt die Untersuchung alle 2 Tage (außer Hb-Bestimmung) einschließlich CTG-Kontrolle.
- Ab dem 10. Tag nach dem errechneten Entbindungstermin sollte die stationäre Einweisung erfolgen.

1.1.2.2 CTG-Kontrollen

Indikationen

- Indikationen zum **erstmaligen CTG** (laut Mutterschaftsrichtlinien)
  - in der 26. und 27. SSW bei drohender Frühgeburt
  - ab der 28. SSW bei auskultatorisch festgestellten Herztonalterationen und bei Verdacht auf vorzeitige Wehentätigkeit
- Indikationen zur **CTG-Wiederholung**
  - CTG-Alterationen
    - anhaltende Tachykardie (> 160/min)
    - Bradykardie (< 100/min)
    - Dezeleration(en) (auch wiederholter Dip 0)
    - Hypooszillation, Anoszillation
    - unklarer CTG-Befund bei Verdacht auf vorzeitige Wehentätigkeit
  - Mehrlinge
  - intrauteriner Fruchttod bei früherer Schwangerschaft
  - Verdacht auf Plazentainsuffizienz nach klinischem oder biochemischem Befund

- Verdacht auf Übertragung
- uterine Blutung
- medikamentöse Wehenhemmung

1.1.2.3 Ultraschallscreening

Dokumentation

Folgende Befunde sind mittels B-Mode-Verfahren mit Bilddokumentation zu erheben, Einordnung in: ja, nein, normal, kontrollbedürftig.

1. Screening

- zwischen Beginn der 9. und Ende der 12. SSW
- intrauteriner Sitz
- Embryo darstellbar
- Mehrlingsschwangerschaft
  - monochorial
- Herzaktion
- Biometrie I (1 Maß)
  - Scheitel-Steiß-Länge (SSL) oder biparietaler Durchmesser (BPD)
- zeitgerechte Entwicklung
- Auffälligkeiten
- weiterführende Untersuchung veranlasst
- Bilddokumentation der Biometrie und ggf. kontrollbedürftiger Befunde

2. Screening

- zwischen Beginn der 19. und Ende der 22. SSW
- Einlingsschwangerschaft
- Lebenszeichen
- Biometrie II (4 Maße)
  - biparietaler Durchmesser (BPD)
  - frontookzipitaler Durchmesser (FOD) oder Kopfumfang (KU)
  - Abdomen/Thoraxquerdurchmesser (ATD) oder Abdomen/Thorax a.-p. (APD) oder Abdomen/Thorax-Umfang (AU)
  - Femurlänge (FL) oder Humeruslänge (HL)
- zeitgerechte Entwicklung
- Hinweiszeichen für Entwicklungsstörungen hinsichtlich
  - Fruchtwassermenge, körperlicher Entwicklung, fetaler Strukturen, Herzaktion, Körperumriss, Bewegungen
- Plazentalokalisation und -struktur
- weiterführende Untersuchung veranlasst
- Bilddokumentation je eines Kopf-, Rumpf- und Extremitätenmaßes sowie ggf. kontrollbedürftiger Befunde

3. Screening

- zwischen Beginn der 29. und Ende der 32. SSW
- Einlingsschwangerschaft
- Lebenszeichen
- Kindslage
- Biometrie III (4 Maße)
  - wie Biometrie II
- Weiteres wie im 2. Screening

1.1.2.4 Weitere sonografische Untersuchungen

- Kontrolluntersuchungen als Bestandteil des Screenings:
  - zur Sicherung des Schwangerschaftsalters bei
    - unklarer Regelanamnese
    - Diskrepanz zwischen Uterusgröße und berechnetem Gestationsalter
    - fehlenden Untersuchungsergebnissen aus dem Ultraschallscreening bei Übernahme der Mutterschaftsvorsorge durch einen anderen Arzt
  - Kontrolle des fetalen Wachstums bei
    - Schwangeren mit einer Erkrankung, die zu Entwicklungsstörungen des Fetus führen kann
    - Verdacht auf Entwicklungsstörung des Fetus aufgrund vorausgegangener Untersuchungen
  - Überwachung einer Mehrlingsschwangerschaft
  - Neu- oder Nachbeurteilung des Schwangerschaftsalters bei auffälligen Ergebnissen der in der Mutterschaftsvorsorge notwendigen serologischen Untersuchungen der Mutter
  - Diagnostik und Kontrolle des Plazentasitzes bei vermuteter oder nachgewiesener Placenta praevia
  - erstmaliges Auftreten einer uterinen Blutung
  - Verdacht auf intrauterinen Fruchttod
  - Verdacht auf Lageanomalie ab Beginn der 36. SSW
- Ultraschalluntersuchungen außerhalb des Screenings, aber im Programm der Mutterschaftsvorsorge bei folgenden Indikationen:
  - rezidivierende oder persistierende uterine Blutungen
  - gestörte intrauterine Gravidität
  - Frühschwangerschaft bei liegendem IUP, Uterus myomatosus, Adnextumor
  - Nachkontrolle intrauteriner Eingriffe
  - Zervixmessung mittels Ultraschall bei Zervixinsuffizienz oder Verdacht
  - bestätigter vorzeitiger Blasensprung und/oder vorzeitige Wehentätigkeit
  - Kontrolle und ggf. Verlaufsbeobachtung nach Bestätigung einer bestehenden Anomalie oder Erkrankung des Fetus
  - Verdacht auf vorzeitige Plazentalösung
  - Ultraschallkontrollen bei gestörtem Geburtsverlauf z. B. vor, während und nach äußerer Wendung aus Beckenend- oder Querlage in Schädellage
  - Durchführung intrauteriner Eingriffe, wie z. B. Amniozentese
  - gezielte Ausschlussdiagnostik bei erhöhtem Risiko für Fehlbildungen oder Erkrankungen des Fetus aufgrund von:
    - ultraschalldiagnostischen Hinweisen
    - laborchemischen Befunden
    - genetisch bedingten oder familiär gehäuften Erkrankungen oder Fehlbildungen in der Familienanamnese
    - teratogenen Noxen
    - oder als Alternative zur invasiven pränatalen Diagnostik

1.1.2.5 Dopplersonografische Untersuchung

Indikationen

Ist mit Ausnahme der Fehlbildungsdiagnostik nur in der zweiten Schwangerschaftshälfte in Verbindung mit folgenden Indikationen zulässig:

- Verdacht auf intrauterine Wachstumsretardierung (IUGR)
- schwangerschaftsinduzierte Hypertonie (SiH), Präeklampsie, Eklampsie

- Zustand nach Mangelgeburt/intrauterinem Fruchttod
- Zustand nach Präeklampsie/Eklampsie
- Auffälligkeiten in der fetalen Herzfrequenzregistrierung
- begründeter Verdacht auf Fehlbildung/fetale Erkrankung
- Mehrlingsschwangerschaft bei diskordantem Wachstum
- Abklärung bei Verdacht auf Herzfehler/Herzerkrankungen

1.1.2.6 Zeitlicher Ablauf

- Einen Vorschlag zeigt Tab. 1.1.
- ab dem Entbindungstermin alle 2 Tage allgemeines Screening, CTG und vaginale Untersuchung (VU)

Tab. 1.1 Vorschlag zum zeitlichen Ablauf der Schwangerschaftsvorsorge.

7. SSW	Erstuntersuchung
8.–11. SSW	ggf. Chorionzottenbiopsie
11. SSW	allgemeines Screening
	1. US-Screening
	ggf. Ersttrimesterscreening (Nackentransparenz und Biochemie)
15. SSW	allgemeines Screening
16. SSW	ggf. Amniozentese
19. SSW	allgemeines Screening + Hb
	2. US-Screening
	ggf. 2. Toxoplasmosetiter
23. SSW	allgemeines Screening + Hb
27. SSW	allgemeines Screening + Hb
	+ 50 g oGTT
	2. Antikörpersuchtest
29. SSW	300 µg Anti-D-Immunglobulin bei Rh-negativen Müttern, falls im Antikörpersuchtest keine Anti-D-AK nachweisbar waren; Empfehlung zur SS-Gymnastik
31. SSW	allgemeines Screening + Hb
	3. US-Screening
33. SSW	allgemeines Screening + Hb
	ggf. 3. Toxoplasmosetiter
35. SSW	allgemeines Screening + Hb
37. SSW	allgemeines Screening + Hb
	HbsAg-Bestimmung
	CTG (in den Richtlinien nur bei entsprechender Indikation)
39. SSW	allgemeines Screening + Hb
	CTG

- ab dem 10. Tag über ET stationäre Einweisung
- Management bei Terminüberschreitung s. Kap. 22, S. 275 f.

1.2 Beratung

Ziel aller Beratungsgespräche sollte die Sensibilisierung für wichtige Aspekte und Verhaltensweisen in der Schwangerschaft sein. Eine Verunsicherung der Patientin ist zu vermeiden.

1.2.1 Berufstätigkeit/Mutterschutzgesetz

Das Mutterschutzgesetz gilt für alle Frauen, die in einem Arbeitsverhältnis stehen, so auch für Teilzeitbeschäftigte, Haushaltsgehilfinnen, Heimarbeiterinnen und Auszubildende. Weder die Staatsangehörigkeit noch der Familienstand spielen eine Rolle. Für Fragen und Meldung von Verstößen ist das Gewerbeaufsichtsamt zuständig.
Hausfrauen und Selbstständige fallen nicht unter den Mutterschutz. (Letzte Änderung 05.12.2006)

Prozedere

- SS-Test positiv →
- ärztliche Untersuchung mit Bestimmung des voraussichtlichen Entbindungstermins →
- mündliche Information des Arbeitgebers durch die Patientin (ein evtl. gefordertes Attest muss der Arbeitgeber zahlen) →
- Information des zuständigen Gewerbeaufsichtsamtes bzw. des staatlichen Arbeitsschutzamtes durch den Arbeitgeber

Kündigung

Kündigungsschutz besteht während der Schwangerschaft und 4 Monate nach der Entbindung. Nimmt die Mutter nach der Geburt Elternzeit, verlängert sich der Kündigungsschutz bis zum Ablauf der Elternzeit. Eine Kündigung durch den Arbeitgeber ist ungültig, wenn ihm die Schwangerschaft innerhalb von 2 Wochen nach Zugang der Kündigung mitgeteilt wird. Dies gilt nicht für einen Vertrag, dessen Befristung abgelaufen ist. Ausnahmen vom Kündigungsverbot s. Mutterschutzgesetz.

Die Mutter kann während der Schwangerschaft und während der Schutzfrist nach Entbindung ohne Einhaltung einer Frist kündigen. Wird sie innerhalb eines Jahres erneut eingestellt und hat nicht bei einem anderen Arbeitgeber gearbeitet, gilt das Arbeitsverhältnis als nicht unterbrochen.

Allgemeine Vorschriften

Werdende oder stillende Mütter müssen vor Gefahren für Leben und Gesundheit geschützt werden. Liegt nach ärztlichem Zeugnis eine solche vor, muss eine Freistellung von dieser Arbeit erfolgen.

- ständiges Gehen oder Stehen → Arbeitgeber muss für Sitzgelegenheit sorgen
- ständiges Sitzen → Gelegenheit für kurze Unterbrechungen muss gegeben sein
- im Zweifelsfall Prüfung durch die Aufsichtsbehörde

Beschäftigungsverbot

Ärzte dürfen für Schwangere ein individuelles Beschäftigungsverbot für den Einzelfall aussprechen, wenn Gefahren vom Arbeitsplatz ausgehen, der Arbeitgeber dies aber nicht von sich aus überprüfen lässt. Die Überprüfung bei vermuteter Gefährdung erfolgt durch die Aufsichtsbehörde. Das Beschäftigungsverbot gilt so lange, bis der Arbeitgeber dem Arzt eine Bescheinigung über die Unbedenklichkeit vorlegt. Bei Beschwerden muss der Arzt entscheiden, ob diese durch Krankheit oder die Schwangerschaft bedingt sind. Bei Beschwerden in Verbindung mit der Schwangerschaft ist zu entscheiden, ob die Frau arbeitsunfähig ist oder, ohne dass eine Krankheit vorliegt, ein Beschäftigungsverbot zum Schutz von Mutter und Kind ausgesprochen werden muss. Das entsprechende Attest soll allgemeinverständlich sein und Spielräume für z. B. verkürzte Arbeitszeiten etc. aufzeigen. Cave vor Gefälligkeitsbescheinigungen. Arbeitgeber werden finanziell deutlich mehr belastet als bei einer Krankschreibung und lassen ggf. auf ihre Kosten das Attest überprüfen.

Beschäftigungsverbote gelten bei der Berechnung des Erholungsurlaubs als Beschäftigungszeit. Der Urlaubsanspruch kann bei Notwendigkeit ins nächste Jahr übertragen werden. Es besteht Anspruch auf den Durchschnittsverdienst der letzten 13 Wochen oder drei Monate vor Beginn der Schwangerschaft.

- Beispiel: Bei beruflichem Umgang mit Kindern werden folgende Schutzmaßnahmen empfohlen:
  - kein generelles Beschäftigungsverbot bei beruflichem Umgang mit Kindern ab dem 10. Lebensjahr
  - befristete Beschäftigungsverbote beim Auftreten folgender Erkrankungen:
    - Ringelröteln bei nicht bestehender Immunität; Wiederzulassung am 21. Tag nach dem letzten Erkrankungsfall
    - Grippe; Wiederzulassung am 6. Tag nach dem letzten Erkrankungsfall
    - Windpocken; Wiederzulassung am 29. Tag nach dem letzten Erkrankungsfall
    - Mumps; Wiederzulassung am 26. Tag nach dem letzten Erkrankungsfall
    - Masern; Wiederzulassung am 15. Tag nach dem letzten Erkrankungsfall
    - Scharlach; Wiederzulassung am 5. Tag nach dem letzten Erkrankungsfall
    - Keuchhusten; Wiederzulassung am 21. Tag nach dem letzten Erkrankungsfall

Verbotene Arbeiten

- schwere körperliche Arbeit
- Tätigkeiten, bei denen die werdende Mutter schädlichen Einwirkungen, wie Strahlen, Staub, Gasen, Dämpfen, Hitze, Kälte, Nässe, Erschütterungen oder Lärm, ausgesetzt ist und durch die Schwangerschaft bedingt ein höheres Risiko für eine Berufskrankheit besteht oder eine Berufskrankheit ein erhöhtes Risiko für die SS darstellt
- Akkordarbeit oder Fließbandarbeit mit vorgegebenem Arbeitstempo
- regelmäßiges Heben von Lasten > 5 kg oder gelegentliches Heben > 10 kg
- häufiges Strecken oder Beugen, dauerndes Hocken oder Bücken
- Arbeiten mit erhöhten Unfallgefahren
- Bedienung von Geräten mit Fußantrieb
- nach Ablauf des 3. Monats alle Arbeiten auf Beförderungsmitteln, wie z. B. Bus, Kran, Elektrokarren
- nach Ablauf des 5. Monats alle Arbeiten, die mehr als 4 h tgl. ständiges Stehen verlangen, auch wenn für Sitzpausen gesorgt ist
- Schälen von Holz

Verbote zur Arbeitszeit

- mehr als maximal 8,5 h tgl. oder 90 h pro Doppelwoche für Frauen über 18 Jahre
- mehr als maximal 8 h oder 80 h pro Doppelwoche für Frauen unter 18 Jahren
- in der Nacht zwischen 20:00 und 6:00 Uhr
- an Sonn- und Feiertagen

Sonderregelungen bestehen für Arbeiten im Haushalt, in der Landwirtschaft sowie für einzelne Gewerbezweige, wie z. B. das Gaststättengewerbe und die Krankenpflege.

- Gaststätten und Beherbergungsbetriebe → Arbeitszeit bis 22:00 Uhr möglich
- Melken von Vieh in der Landwirtschaft ab 5:00 Uhr möglich
- Aufführungen von Künstlerinnen bis 23:00 Uhr möglich
- Arbeit an Sonn- und Feiertagen erlaubt
  - wenn in jeder Woche einmal eine ununterbrochene Ruhezeit von 24 h im Anschluss an die Nachtruhe gewährt wird
  - in Gaststätten, Beherbergungsbetrieben, Familienhaushalt, Krankenpflege, Badeanstalten, bei künstlerischen Aufführungen

Schutzfristen

- **6 Wochen** vor dem errechneten Termin darf die Frau nur auf ihren ausdrücklichen Wunsch arbeiten, dies kann jederzeit rückgängig gemacht werden
- **8 Wochen** nach der Entbindung besteht ein absolutes Beschäftigungsverbot
  - Verlängerung auf 12 Wochen bei Früh- und Mehrlingsgeburten; dies gilt auch bei Früh-Totgeborenen (> 500 g bzw. mit Lebenszeichen geboren)
  - bei Frühgeburten zusätzliche Verlängerung um den Teil, der von den 6 Wochen vor der Geburt nicht in Anspruch genommen werden konnte, d. h. bei Frühgeburten unter 2500 g oder Mehrlingsgeburten maximal 18 Wochen
  - Beim Tod ihres Kindes darf die Mutter auf ausdrücklichen Wunsch bereits 2 Wochen nach der Entbindung wieder arbeiten, wenn nach ärztlichem Zeugnis nichts dagegen spricht.
  - eine Fehlgeburt (keine Lebensmerkmale bei der Geburt und < 500 g) → keine mutterschutzrechtlichen Folgen
- Bezüglich des Urlaubsanspruchs gelten die Schutzzeiten als Beschäftigungszeit.

Stillpausen

- mindestens 2 × tgl. ½ h oder 1 × 1 h pro Tag
- 2 × 45 min oder, falls keine Stillgelegenheit in der Nähe der Arbeitsstätte besteht, 1 × 90 min darf die Frau bei einem Arbeitstag von mehr als 8 h zusammenhängend (d. h. keine 2-stündige Pause) als Stillpause in Anspruch nehmen
- Stillpausen dürfen nicht vom Arbeitslohn abgezogen werden und müssen nicht nachgearbeitet werden.
- Heimarbeiterinnen müssen für die Stillzeit für jeden Arbeitstag 75 % eines durchschnittlichen Stundenverdienstes, mindestens aber 0,38 € für jeden Werktag gezahlt werden.

1.2.2 Sport

> ▶ Faustregel: Erlaubt ist alles, was keine zu starke Belastung darstellt und kein Unfallrisiko beinhaltet. Leistungssport ist zu vermeiden.

Veränderung des mütterlichen Organismus in der SS

- Steigerung der Herzfrequenz um 10–15 Schläge/min
- Zunahme des Blutvolumens um ca. 30–40 % (ca. 1,5 l mehr allein intravasal)
- Zunahme der venösen Kapazität
- erhöhter Sauerstoffbedarf
- erhöhtes Herzminutenvolumen (Zunahme um ca. 30 %)
- akzidentelle Herzgeräusche in 10–20 %
- höheres Hypoglykämie-Risiko
- Gewichtszunahme
- Auflockerung des Bindegewebes in Sehnen, Bändern und Gelenken
- Veränderung des Körperschwerpunkts
- erschwerte Thermoregulation

Gefahren

- Minderversorgung des Kindes
- Hyperthermie
- Traumatisierung mit der Gefahr vorzeitiger Wehen oder Plazentalösung
- erhöhtes Unfallrisiko durch physiologische Veränderungen des Bewegungsapparats
- Blasensprung
- Blasensprung mit Nabelschnurvorfall

Absolute Kontraindikationen

- hämodynamisch beeinträchtigende Herzerkrankung
- restriktive Lungenerkrankung
- inkompetenter Muttermundverschluss/Cerclage
- Mehrlingsschwangerschaft mit Risiko zur vorzeitigen Wehentätigkeit
- lang andauernde Blutung im 2. und 3. Trimenon
- Placenta praevia nach der 26. SSW
- vorzeitige Wehentätigkeit
- vorzeitiger Blasensprung
- Präeklampsie-induzierte Hypertonie

Relative Kontraindikationen

- ausgeprägte Anämie
- ungeklärte mütterliche Arrhythmie
- chronische Bronchitis
- schlecht eingestellter Typ-1-Diabetes
- extreme Adipositas
- extremes Untergewicht (BMI < 12)
- IUGR
- schlecht eingestellte Hypotension
- orthopädische Limitationen
- schlecht eingestellte Anfallserkrankung
- ausgeprägte Hyperthyreose
- starkes Rauchen

Abbruchkriterien

- vaginale Blutung
- Kurzatmigkeit vor der Übung
- Schwindelgefühl
- Kopfschmerzen
- Brustschmerzen
- Muskelschwäche
- Schmerzen und Schwellung im Unterschenkel (Thrombophlebitis ausschließen)
- vorzeitige Wehentätigkeit
- Abnahme der Kindsbewegungen
- Abgang von Fruchtwasser

Empfehlungen

- Sportarten mit aerober Belastung sind zu empfehlen.
  - Faustregel: 180 Herzschläge/min – Lebensalter = aerober Bereich = Ausdauerbereich
    - 140 Schläge/min sollten nicht überschritten werden.
    - gleichzeitiges Sprechen möglich
  - Bewegung beugt Thrombosen vor.
  - Sport verbessert periphere Durchblutung und die Sauerstoffversorgung des Kindes.
  - Abbau von psychischem Stress, der Schwangerschaftskomplikationen wie Frühgeburtlichkeit begünstigt

  - Erhöhung der körperlichen Leistungsfähigkeit
  - Prävention und Therapie des Gestationsdiabetes
  - ideal sind Radfahren und Schwimmen
- ausreichende Kohlenhydratzufuhr
- Vermeidung von extremer Beschleunigung und extremem Abbremsen des Körpers
- Vermeidung von Stürzen
- Vermeidung von Sportverletzungen, da deren Diagnostik (z. B. Röntgen) und Therapie (z. B. OP) sowie eine Ruhigstellung mit Gefahren für Mutter und Kind (Strahlenbelastung, Thromboserisiko, Medikamentennebenwirkungen) einhergehen
- keine neuen Sportarten in der SS erlernen (Verletzungsrisiko)

ohne Einschränkung erlaubt
- aerobe Belastung bis 140 Schläge/min
- Joggen
- Wandern bis 2000 m Höhe
- Radfahren
- Gymnastik
- Tanzen
- Schwimmen (Wassertemperatur > 20 °C und unter 35 °C)
- Sauna bei 90–100 °C maximal 12 min (Sprung ins kalte Wasser vermeiden)

erlaubt bis zur 16. SS (Sturzgefahr)
- Schlittschuhlaufen
- Rollschuhlaufen
- Inlineskaten
- Hochsprung
- Weitsprung
- Kugelstoßen
- Diskus
- Hammerwerfen
- etc.

mit Einschränkung erlaubt (Submaximalbereich)
- Rudern
- Bodenturnen
- Skilanglauf nicht über 2500 m Höhe (Nachteile bewiesen)
- Tennis
- Squash
- Badminton
- Tischtennis
- Segeln

Wegen hohen Sturzrisikos ist von Reiten und alpinem Skisport jenseits der 16. SSW eher abzuraten.

nicht empfehlenswert → abraten!!
- Mannschaftssportarten (z. B. Handball)
- Wettkampfsport
- Disziplinen mit hohem Sturzrisiko (z. B. Wasserski, Surfen, Geräteturnen)
- körperliche Anstrengung über 2500 m (niedriger Sauerstoff-Partialdruck)

- Höhentraining
- akute Höhenexposition > 3000 m
- Marathonlauf
- Triathlon
- Bodybuilding
- Gewichtheben
- Fallschirmspringen
- Bungeejumping
- Tauchen (Dekompressionserkrankungen sind beim Fetus häufiger, da seine pulmonale Zirkulation eine Filtrierung von Luftblasen nicht zulässt)

Trainingsaufbau post partum

- Beginn des systematischen Trainingsaufbaus 4 Wochen pp
- langsames, konsequentes Wiederaufbautraining
- Bei Sportarten mit hoher Belastung von Sehnen, Bändern und Gelenken sollte 12 Wochen pp kein volles Training erfolgen.

1.2.3 Reisen

Präventivmaßnahmen vor Reiseantritt

- fachärztliche Untersuchung und Beratung (keine Fernreisen bei gestörter SS wie Blutung, SiH, vorzeitiger Wehentätigkeit)
- Sind Impfungen erforderlich?
- Reiserücktrittsversicherung und Rücktransportversicherung
- Medizinische Versorgung vor Ort?
- Mutterpass und Impfpass mitführen

Potenzielle Risiken von Fernreisezielen

- lange, beschwerliche Reise
- ungeklärte, oft unzureichende medizinische Versorgung
- klimatische Belastung
- Gefahr von Infektionen; insbesondere in den Tropen und Subtropen erkranken Reisende an:
  - Diarrhö (33 %)
  - Malaria (2–4 %)
  - Atemwegsinfektionen (1 %)
  - Hepatitis A 0,3 %, Hepatitis B 0,1 %
  - Typhus 0,03 %, HIV 0,01 %
  - Polio und Cholera je zu 0,0001 %
  - In 1 von 100 000 Fällen endet eine Tropeninfektion tödlich
- Impfungen notwendig

Impfungen/Infektionsprophylaxe

- erlaubt:
  - Tetanus
  - Diphtherie
  - Polio
  - Influenza (2. und 3. Trimenon)
  - HBV
- verboten oder abzuraten:
  - Lebendimpfstoffe (z. B. Gelbfieber bis 16. SSW, Pocken, Röteln, Masern)
  - Totvakzine (Typhus, Paratyphus, Cholera)
  - Malariaprophylaxe (hier genaue Erkundigungen zum jeweils empfohlenen Mittel und zur Gabe in der SS einziehen. Resochin ist erlaubt)

- kontraindiziert:
  - Mefloquin (Lariam) vor der 12. SSW
  - Primaquin
- unsicher:
  - Atovaquon + Proguanil (Malarone) → strenge Indikationsstellung
- möglich:
  - Sulfadoxin + Pyrimethamin (Fansidar)
  - Chloroquin (Resochin)

Reiseapotheke

- Magnesiumtabletten
- evtl. orales Tokolytikum (Fenoterol, Spiropent)
- Paracetamol, Opioide (z. B. Tramadol)
- Antiemetikum (z. B. Vomex A)
- Antidiarrhoicum (z. B. Kohle-Kompretten 4–8 g)
- Elektrolyte (z. B. Gatorade)
- Breitband-Penicillin/Cephalosporin

Reisezeitpunkt

- Strahlenbelastung durch Flugreise vor der 12. SSW vermeiden (Risiko theoretisch)
- Abortrisiko vor der 14. SSW: 8–10 %, danach 2 %
- nach der 28. SSW Gefahr der SiH und Präeklampsie steigend, Frühgeburtsrisiko ca. 7 %
  → beste Reisezeit: 14.–28. SSW

Ernährung auf Reisen

- ausreichende Flüssigkeitszufuhr
- nur gekochte Speisen mit bekannter Zubereitung
- nur abgefülltes Mineralwasser
- keine unbekannten Gewürze
- Vermeidung von:
  - ungewaschenem Obst
  - Speiseeis
  - Leitungswasser
- Bananen, Reis, Äpfel und Toast bei Diarrhoe

Flugreisen

- keine Langstreckenflüge vor der 12. SSW (Strahlenbelastung; Risiko theoretisch)
- erhöhtes Thromboserisiko durch
  - Bewegungsmangel
  - eingeengtes Sitzen
  - Flüssigkeitsmangel (niedrige Luftfeuchtigkeit)
  - → reichlich trinken (150 ml/h), herumlaufen, Muskelpumpe betätigen (stündlich), Kompressionsstrümpfe; bei Risiko: Thromboseprophylaxe
- Verletzungsrisiko bei Turbulenzen
- Reduzierter Sauerstoff-Partialdruck wird als unbedenklich eingestuft.
- Jetlag kann zu Schlafstörungen führen.
- Krach, Vibration und Beschleunigung führen zur Katecholaminausschüttung.
- Viele Fluggesellschaften haben ein Beförderungsverbot für Schwangere ab einem bestimmten Schwangerschaftsalter (im Allgemeinen ab 34 + 0); Informationen sollten bei der jeweiligen Gesellschaft eingeholt werden.
- relative Kontraindikationen
  - Flug in Terminnähe
  - anamnestische Neigung zu Aborten oder Frühgeburten
  - starker Nikotinabusus

- ausgeprägte Anämie
- kardiopulmonale Erkrankung
- Flugangst
- mehr als 120 000 Flugkilometer pro Jahr (Strahlenbelastung)

Autoreisen

- Gurt anlegen
- ausreichend und regelmäßig trinken (Thromboserisiko)
- alle 2 Stunden Pause mit Bewegungsübungen

1.2.4 Geschlechtsverkehr

Einschränkung von Kohabitation und Orgasmus bei folgenden Komplikationen:
- Zervixinsuffizienz, uterine Blutungen, Placenta praevia
- drohender Abort, habitueller Abort, drohende Frühgeburt
- Uterusmissbildungen

1.2.5 Haustiere

- Warnung vor Toxoplasmose bei Katzenhaltung

1.2.6 Ernährung

> Eine ausgewogene Ernährung wird den Anforderungen einer Schwangerschaft ausreichend gerecht, sodass zusätzliche Maßnahmen nur bei entsprechenden Laborwerten oder Symptomen zu ergreifen sind.
> Sinnvolle Nahrungsmittel sind Obst, Gemüse, Milchprodukte, Vollkornbrot, Dörrfrüchte und Fruchtsäfte.
> Ein Überangebot an Fleisch, Eiern, Reis, Mehlspeisen und Teigwaren sollte besonders bei Obstipation vermieden werden.

1.2.6.1 Zu meidende Lebens- und Genussmittel

Genussmittel

- **Tee** und **Kaffee** sollten reduziert werden.
- **Alkohol** sollte gemieden werden; es gibt keine unbedenkliche Trinkmenge.
  - Risiken regelmäßigen Alkoholkonsums
    - Alkoholembryopathie
    - Wachstumsretardierung
    - anatomische Veränderungen des Gehirns
    - abgeflachte Stirn, Stupsnase, ausgeprägte Nasen-/Lippenfalten, fliehendes Kinn
    - motorische und geistige Retardierung
    - Hyperaktivität bei gleichzeitiger muskulärer Hypotonie
    - Vit.-B_1-Mangel wegen unzureichender Zufuhr und eingeschränkter Resorption
- **Nikotin** ist zu meiden.
  - Risiken des Rauchens in der Schwangerschaft
    - gehäuft Aborte
    - vorzeitige Plazentalösung

  - Wachstumsretardierung
  - erhöhte Frühgeburtlichkeit
  - Zunahme der perinatalen Morbidität
  - Kinder erkranken häufiger an Lymphomen oder Leukämie.
  - Wachstums- und Entwicklungsrückstände in der Kindheit
  - Raucherinnen haben einen bis zu 50% erhöhten Bedarf an Vitamin C.
- Sonstiges

Zur Vermeidung der Toxoplasmose und der Listeriose sollte auf rohes Fleisch, Rohmilch und Rohmilchprodukte, rohe Eier und Räucherlachs verzichtet werden.

1.2.6.2 Kalorienbedarf

- vermehrter Energiebedarf um ca. **225 kcal/d** (eine kontinuierliche Gesamtkalorienaufnahme < 1500 kcal/d vermindert über eine Minderversorgung des Fetus das Geburtsgewicht)
- niedriges präpartales Gewicht der Mutter und geringe Gewichtszunahme in der SS →
  - evtl. niedriges Geburtsgewicht
  - erhöhte perinatale Mortalität
  - evtl. erhöhtes Risiko für KHK, Hypertension und Diabetes im Erwachsenenalter
- wünschenswerte Gewichtszunahme in der Schwangerschaft Tab. 1.**2**
  - die von der DGE (Deutsche Gesellschaft für Ernährung) vorgeschlagene Kalorienerhöhung entspricht z. B.:
    - 1 Scheibe Vollkornbrot, 1 TL Margarine und 1 Scheibe Käse
- Übermäßige Gewichtszunahme in der SS ist dagegen ein Risikofaktor für Diabetes, Präeklampsie und Schulterdystokie.

Tab. 1.**2** Wünschenswerte Gewichtszunahme in der Schwangerschaft.

Prägravider BMI (kg/m²)	Gesamtzunahme (kg)
niedrig (< 19,8)	12,5–18
mittel (19,8–26,0)	11,5–16
hoch (> 26)	7,0–11,5

BMI = Body-Mass-Index

1.2.6.3 Mineralstoffe und Spurenelemente

Tab. 1.**3** Zufuhr an Mineralstoffen und Spurenelementen.

Mineralstoffe und Spurenelemente	Empf. Tageszufuhr	Vorkommen
Calcium	1000 mg	Milch und Milchprodukte, Brokkoli, Grünkohl, Fenchel
Magnesium	310 mg	Getreideprodukte, Milchprodukte, Nüsse, Fleisch
Zink	10 mg	Fleisch und Milchprodukte

Eisen

- vermehrter Bedarf an **Eisen**
  - Totalverbrauch in der SS von 800–1200 mg Eisen
  - Bedarf lässt sich selten nur durch Nahrung decken (s. Supplementierung).
    - tägliches Eisenangebot bei durchschnittlicher Mischkost 11–15 mg/d
    - An Fleisch gebundenes Eisen ist besser verfügbar.
    - Vitamin C fördert die Resorption durch Reduktion des Eisens in den zweiwertigen Zustand.
    - Ballaststoffe in größeren Mengen (z. B. Leinsamen, Mais, Getreide und Bohnen) behindern Eisenresorption.
    - Gerbstoffe des schwarzen Tees wirken als Komplexbildner und behindern die Resorption.
    - Kaffee, Milch und Soja-Produkte stören ebenfalls die Eisenresorption.

Iod

- Deutschland gilt als Iodmangelgebiet 2.–3. Grades (ca. 20 Mio. Menschen sind in Deutschland betroffen).
- Supplementierung in SS und Stillzeit empfohlen
- DGE (Deutsche Gesellschaft für Ernährung) empfiehlt tägliche Aufnahme von 200 µg Iodid.

1.2.6.4 Vitamine

Vitamine/Folsäure

- vermehrter Bedarf an Vitaminen und besonders Folsäure (Tab. 1.**4**)

Tab. 1.**4** Vitaminbedarf und Vorkommen.

Vitamin	Empf. Tageszufuhr	Vorkommen
Vit. C	110 mg	schwarze Johannisbeere, Zitrusfrüchte, Kiwis, Paprika, Kartoffeln
Niacin	15 mg	Fleisch, Fettfisch, Erbsen
Vit. E (Tocopherol)	13 mg	Keimöle oder Sonnenblumenöl, Vollkornprodukte, Eier, Fisch
Panthotensäure	6 mg	in fast allen Lebensmitteln enthalten, besonders in Vollkornprodukten
Vit. B_6 (Pyridoxin)	1,9 mg	Vollkornprodukte, Fleisch, Fisch, Kartoffeln, Gemüse, Bananen
Vit. B_2 (Riboflavin)	1,5 mg	Milch und Milchprodukte, Vollkornerzeugnisse, Fleisch und Fisch
Vit. B_1 (Thiamin)	1,2 mg	Vollkornprodukte, besonders Haferflocken, mageres Schweinefleisch, Kartoffeln
Folsäure	600 µg	grünes Blattgemüse, Eier, Vollkornprodukte, Nüsse
Biotin	30 – 60 µg	Milch und Milchprodukte, Sojabohnen, Bananen
Vit. B_{12} (Cobalamin)	3,5 µg	Fleisch, Fisch, Eier, Milch und Milchprodukte, Sauerkraut
Vit. A (Retinol)	1,1 mg	grüne, gelbe, rote Gemüse- und Obstsorten: Möhren, Paprika, Aprikosen etc.

1.2.6.5 Fette

- liefern fettlösliche Vitamine A, D, E, K
- essenzielle Fettsäuren (Linolensäure und α-Linolensäure)
  - können vom Körper nicht aufgebaut werden → Verwendung von pflanzlichen Ölen (Sonnenblumenöl, Maiskeim- und Sojaöl)
- Omega-3-Fettsäuren (langkettig, mehrfach ungesättigte FS = LCP)
  - Strukturfett für Gehirn, Nervensystem und Retina
  - Speziell Docosahexaensäure (DHA) kann der Fetus nicht ausreichend produzieren.
  - Besonders Frühgeborene profitieren von einer ausreichenden mütterlichen Versorgung.
  - hoher Gehalt in fettem Seefisch (Hering, Makrele); Verzehr 2 × pro Woche empfohlen

1.2.6.6 Proteinbedarf

- ab dem 4. SS-Monat besteht ein um 10 g/d erhöhter Bedarf
  - 10 g Eiweiß entsprechen 100 g Quark oder 1 Eiklar oder 50 g Rinderfilet

1.2.6.7 Spezielle Ernährungsformen

- Reduktionsdiäten → Gefahr eines Mangels an Protein und essenziellen Fettsäuren
- vegetarische oder vegane Ernährung → Eiweißmangel, verminderte Aufnahme von Vit. B_2 und B_{12}, von Calcium, Zink und Eisen

1.2.7 Genetische Beratung

Indikationen

Die genetische Beratung ist nicht obligat. Sie wird bei folgenden Indikationen veranlasst oder durchgeführt:
- Alter der Eltern
  - Frau > 35 Jahre
  - **Mann > 50 Jahre** (nur geringfügige Erhöhung des genetischen Risikos)
- zwei oder mehr Fehl- oder Totgeburten
- Erbkrankheiten in der Familie
- mögliche Schädigung des Kindes durch Medikamente, Alkohol, Drogen, Strahlenbelastung, Virusinfektion
- Verwandtenehe

Risikoabwägung

Zur Risikoabwägung einer genetischen Untersuchung, wie z. B. der Amniozentese, ist die Kenntnis der altersabhängigen Wahrscheinlichkeit der häufigsten Chromosomenaberrationen notwendig (Tab. 1.**5**). Als Entscheidungshilfe können das Ersttrimester-Screening und/oder der Triple-Test dienen.
Ist bereits bei einer vorherigen Schwangerschaft eine Trisomie 13, 18 oder 21 aufgetreten, erhöhen sich die altersspezifischen Risiken jeweils um 0,75 %. Ein Wiederauftreten ist Chromosomen-spezifisch.
Der Einfluss des väterlichen Alters ist sehr gering.
Das statistische Risiko für eine Chromosomenstörung nimmt mit steigendem SS-Alter ab, da Feten mit einer Chromosomenstörung eine höhere Wahrscheinlichkeit haben, in utero zu sterben, als normale Feten.

Tab. 1.5 Geschätzte Risiken für Trisomie 21, 18 und 13 im Verhältnis zu mütterlichem Alter und Schwangerschaftsalter.

Mütterl. Alter (Jahre)	Trisomie 21 Schwangerschaftsalter (Wochen)				Trisomie 18 Schwangerschaftsalter (Wochen)				Trisomie 13 Schwangerschaftsalter (Wochen)			
	12	16	20	40	12	16	20	40	12	16	20	40
20	1068	1200	1295	1527	2484	3590	4897	18013	7826	11042	14656	42423
25	946	1062	1147	1352	2200	3179	4336	15951	6930	9778	12978	37567
30	626	703	759	895	1456	2103	2869	10554	4585	6470	8587	24856
31	543	610	658	776	1263	1825	2490	9160	3980	5615	7453	21573
32	461	518	559	659	1072	1549	2114	7775	3378	4766	6326	18311
33	383	430	464	547	891	1287	1755	6458	2806	3959	5254	15209
34	312	350	378	446	725	1047	1429	5256	2284	3222	4277	12380
35	249	280	302	356	580	837	1142	4202	1826	2576	3419	9876
36	196	220	238	280	456	659	899	3307	1437	2027	2691	7788
37	152	171	185	218	354	512	698	2569	1116	1575	2090	6050
38	117	131	142	167	272	393	537	1974	858	1210	1606	4650
39	89	100	108	128	208	300	409	1505	654	922	1224	3544
40	68	76	82	97	157	227	310	1139	495	698	927	2683
41	51	57	62	73	118	171	233	858	373	526	698	2020
42	38	43	46	55	89	128	175	644	280	395	524	1516

1.2.8 Geburtsvorgang

- Information über Anzeichen der Geburt, wie Wehentätigkeit, Blasensprung, Zeichnungsblutung
- Bei Auftreten dieser Zeichen des Geburtsbeginns sollte sich die Patientin im Kreißsaal vorstellen.
- Information über die Besonderheiten der verschiedenen erreichbaren Entbindungskliniken (Kinderklinik, Arztpräsenz, alternative Methoden etc.)
- Beschreibung des Geburtsverlaufs unter Hinweis auf die oft notwendige Variabilität der Geburtshilfe
- evtl. Hinweis auf die Möglichkeit der postpartalen Sterilisation und bei entsprechendem Wunsch Dokumentation im Mutterpass
  - Über die erhöhte Versagerquote der Sterilisation im Wochenbett sollte die Mutter aufgeklärt werden.
  - seit 1.1.2005 keine Kostenübernahme durch die Krankenversicherung (Ausnahme: medizinische Indikation mit Kostenübernahmeerklärung der Krankenkasse)

1.3 Supplementierung in der SS

1.3.1 Folsäure

Folsäuremangel

- Mangel → erhöhtes Risiko einer Leukopenie und Thrombozytopenie sowie eines Neuralrohrdefektes beim Kind
- Präventive Folatgabe kann Wiederholungsrisiko eines Neuralrohrdefektes signifikant senken.
- Auch erstmaliges Auftreten kann deutlich vermindert werden.
- Beginn der Therapie präkonzeptionell (d. h. mit Äußerung des Kinderwunsches), spätestens aber mit Ausbleiben der Regelblutung
  - **0,4 mg/d** für alle Frauen, die eine SS planen, und mindestens bis zur 8. SSW
  - Frauen, die bereits ein Kind mit Neuralrohrdefekt haben, bekommen **4 mg/d**

1.3.2 Iod

Iodmangel

- Deutschland gilt als Iodmangelgebiet 2.–3. Grades (ca. 20 Mio. Menschen sind in Deutschland betroffen).
- Jede vierte Frau beginnt ihre SS mit einer Iodmangelstruma.
- Jede zweite Wöchnerin hat eine Iodmangelstruma.
- Iodmangel in der SS → „iodine deficiency disorders“
  - erhöhtes Abortrisiko
  - erhöhtes Risiko für Früh- und Totgeburten
  - endemischer Kretinismus
  - geistige Retardierung
  - erhöhte perinatale Mortalität
  - Hypothyreose und Kropf beim Neugeborenen (Struma congenita; bis zu 6 % der Neugeborenen)
- Supplementierung mit Iodtabletten, **200 µg/d (laut WHO 220 µg/d)** werden in der Schwangerschaft und Stillzeit empfohlen.

1.3.3 Eisen

Eisenmangel

- Laborparameter des Eisenmangels sind in der SS schwer interpretierbar.
  - Hb und Hkt geben nur die periphere Situation wieder.
  - Serumferritin gibt Hinweis auf Eisenreserven.
    - Spätestens ab einem Wert von ≤ 11,2 µg/dl (112 ng/ml) sollte substituiert werden.
- Eisenbedarf in der gesamten Schwangerschaft bei gut 1 g
- Supplementierung ab dem 2. Trimenon empfohlen (60 mg/d)
- Bis zu 30 % der Frauen weisen am Ende der Schwangerschaft eine Anämie auf.
  - Risiko der Frühgeburtlichkeit
  - evtl. niedriges Geburtsgewicht
    - Risiko einer erhöhten perinatalen Mortalität

1.3.4 Omega-3-Fettsäuren (langkettig, mehrfach ungesättigte FS = LCP)

Docosahexaensäure (DHA)

- Studien weisen auf Zusammenhang zwischen der mütterlichen Aufnahme von Omega-3-Fettsäuren und der visuellen sowie kognitiven Entwicklung und den funktionellen Fähigkeiten des Kleinkindes hin.
- Supplementierung ist ab der 13. SSW bis zum Ende der Stillzeit sinnvoll (Europäische Konsensusempfehlung).
- z. B. 200 mg DHA/d

1.4 Geld für Familien/Elternzeit

1.4.1 Leistungen nach dem Mutterschutzgesetz

Arbeitsentgelt bei Beschäftigungsverboten

- soweit nicht Mutterschaftsgeld bezogen wird
- Der Arbeitgeber muss Durchschnittsverdienst der letzten 13 Wochen oder der letzten 3 Monate gewähren.
- Bei Wechsel der Entgelthöhe wegen einer notwendigen anderen Tätigkeit muss auch hier der oben genannte Durchschnittsverdienst erhalten bleiben.
- Hat das Arbeitsverhältnis bis zum Beschäftigungsverbot kürzer gedauert, wird der Durchschnitt des bisherigen Verdienstes zugrunde gelegt.

Mutterschaftsgeld

- gesetzlich versicherte Mütter
  - Anspruch besteht während der Schutzfristen und für den Entbindungstag.
  - Antragstellung bei der Krankenkasse (frühestens 7 Wochen vor dem mutmaßlichen Entbindungstermin)
  - Mitglieder einer gesetzlichen Krankenkasse erhalten bis zu 13 € pro Tag.
  - Arbeitgeber stockt den Kassen-Betrag auf, bis das durchschnittliche Nettoeinkommen der letzten 3 Monate oder der letzten 13 Wochen erreicht ist.
- **400-Euro-Job**
  - Einmalzahlung von 210 € vom Bundesversicherungsamt, Mutterschaftsgeldstelle, Friedrich-Ebert-Allee 38, 53113 Bonn
  - keine weitere Zahlung durch den Arbeitgeber
- **privat versicherte Mütter**
  - kein Tagessatz von der Krankenkasse
  - Einmalzahlung von 210 € vom Bundesversicherungsamt, Mutterschaftsgeldstelle, Friedrich-Ebert-Allee 38, 53113 Bonn
  - Ausgleich durch den Arbeitgeber nur entsprechend dem Ausgleich für eine gesetzlich versicherte Mutter
- **selbstständige Mütter**
  - Freiwillig gesetzlich versicherte Mütter bekommen Mutterschaftsgeld in Höhe des Krankengeldes.
- **nicht berufstätige Mütter**
  - Bei Mitversicherung in der gesetzlichen Krankenkasse des Ehemannes wird kein Mutterschaftsgeld gezahlt.
  - Das früher gezahlte Entbindungsgeld wurde 2004 ersatzlos gestrichen.
- **arbeitslose Frauen**
  - Bezug von Arbeitslosengeld und gesetzlich krankenversichert → Mutterschaftsgeld von der Krankenkasse

  - Die Höhe entspricht dem Betrag des des Arbeitslosengeldes, den die Versicherte vor Beginn der Schutzfrist erhalten hat.
- Bezug von Arbeitslosengeld II/Sozialgeld → ab der 13. SSW bis zum Entbindungstag 17 % der Regelleistung als Mehrbedarf
  - Antrag auf gesonderte Leistungen zur Erstausstattung für Bekleidung und Erstausstattung bei Schwangerschaft und Geburt

1.4.2 Kindergeld

Berechtigung

- Berechtigt sind alle Eltern,
  - die in Deutschland wohnen oder sich gewöhnlich hier im Land aufhalten.
  - die im Ausland wohnen, aber in Deutschland unbeschränkt einkommensteuerpflichtig sind oder entsprechend behandelt werden.
- Ausgezahlt wird nur an einen Elternteil, im Allgemeinen an den, bei dem das Kind wohnt.
- Für die ersten 2 Kinder gibt es seit 1.1.2009 monatlich je 164 €, für das dritte Kind 170 € und für jedes weitere Kind 190 €.
- Kindergeld gibt es von der Geburt des Kindes an, bis das Kind 18 Jahre alt geworden ist.
  - Bis zum 25. Geburtstag erfolgt die Weiterführung, wenn das Kind in der Ausbildung ist und keine Einkünfte über 7680 €/Jahr hat.
    - Dasselbe gilt für Kinder ohne Ausbildungsplatz (ernsthafte Bemühungen müssen nachgewiesen werden (z. B. Absagen auf Bewerbungen).
  - Zahlung über das 25. Lebensjahr hinaus erfolgt bei Leistung von Grundwehrdienst oder entsprechenden befreienden Ersatzdiensten (Verlängerung entsprechend der geleisteten Zeit).
    - Kein Kindergeld gibt es für die Zeit während der geleisteten Dienste.
  - Für behinderte Kinder wird unter Umständen unbegrenzt bezahlt.
- Antragstellung bei der zuständigen Familienkasse (im Allgemeinen im Arbeitsamt integriert)

1.4.3 Elterngeld

Bundeselterngeldgesetz seit dem 1.1.2007

- Anspruch haben Mütter und Väter, die
  - ihre Kinder nach der Geburt selbst betreuen und erziehen.
  - nicht mehr als 30 h/Woche erwerbstätig sind.
  - mit ihren Kindern in einem Haushalt leben.
  - ihren Wohnsitz oder gewöhnlichen Aufenthalt in Deutschland haben.
- Auch Auszubildende und Studierende bekommen Elterngeld, unabhängig von der Zahl der aufgewendeten Wochenstunden.
- Die Leistung wird auf maximal 14 Monate ausgeweitet,
  - wenn der Vater mindestens 2 Monate seine Berufstätigkeit einschränkt oder unterbricht.
- Elterngeld beträgt 67 % des bisherigen Nettogehalts, maximal jedoch 1800 €.
  - Einkommen unter 1000 € → Ersatzrate zur schrittweisen Erhöhung bis auf ggf. 100 % des bisherigen Nettogehalts
  - Bei Mehrlingen erhöht sich das Elterngeld um 300 € je Mehrling.
- Die Arbeitszeit muss unter 30 h pro Woche reduziert werden.
- Wer nicht arbeitet, bekommt einen Sockelbetrag von 300 €.

- Das Geld ist steuer- und abgabenfrei.
- Die 14 Monate können frei zwischen den Eltern aufgeteilt werden (einer von beiden muss davon mindestens 2 Monate eintreten).
- Alleinerziehende erhalten 14 Monate.
- Werden die 2 Partnermonate nicht in Anspruch genommen, wird hier der Sockelbetrag von 300€ ausgezahlt.
- Die 300€ werden nicht auf Transferleistungen wie Hartz IV angerechnet.
- Arbeitslose erhalten ALG plus 300€ Elterngeld.
- Mutterschaftsgeld einschließlich des Arbeitgeberzuschusses wird auf das Elterngeld voll angerechnet.
- Anträge sind bei den von den Landesregierungen bestimmten Elterngeldstellen zu stellen.

1.4.4 Elternzeit

Neuregelungen sind am 1.1.2007 in Kraft getreten.

Voraussetzungen

- Antragsteller ist Arbeitnehmer.
- Kind lebt im selben Haushalt.
- Kind wird durch Antragsteller überwiegend betreut und erzogen.
- Antragsteller arbeitet in der Elternzeit nicht mehr als 30 Wochenstunden.

Folgende Punkte sprechen gegen einen Anspruch:

- Mutter befindet sich noch im Mutterschutz (Ausnahme: Adoptivpflege).
- Der mit dem Arbeitnehmer zusammenlebende Elternteil ist nicht erwerbstätig, nicht arbeitslos gemeldet und befindet sich auch nicht in der Ausbildung.

Zur Betreuung eines Kindes:

- für das dem Antragssteller die Personensorge zusteht
- des unverheirateten Vaters, der nicht sorgeberechtigt ist, mit Zustimmung der sorgeberechtigten Mutter
- des Ehegatten oder des eingetragenen Lebenspartners
- das mit dem Ziel der Annahme in Obhut genommen wurde
- das im Härtefall auch Enkelkind, Bruder, Neffe oder Schwester oder Nichte sein kann

Antragstellung

- muss beim Arbeitgeber mindestens 7 Wochen vor Beginn schriftlich verlangt werden
- Gleichzeitig muss man sich verbindlich festlegen, für welche Zeiträume innerhalb von 2 Jahren die Elternzeit genommen werden soll.
- Sinnvoll ist die Anmeldung nur für 2 Jahre, um ggf. das dritte Jahr flexibel gestalten zu können.
- Antrag z.B. nur für ein Jahr → auf die Inanspruchnahme für die noch verbleibende Zeit in dem 2-Jahreszeitraum wird verzichtet
  - Eine Verlängerung ist dann nur mit Zustimmung des Arbeitgebers möglich.
- Das dritte Jahr der Elternzeit kann ebenfalls ohne Zustimmung des Arbeitgebers genommen werden, muss aber 7 Wochen vor Beginn beantragt worden sein.
- Bei Zweifeln, ob die Voraussetzungen vorliegen, hat die Erziehungsgeldstelle auf Antrag des Arbeitgebers mit Zustimmung des Arbeitnehmers über die Elternzeit zu entscheiden.

Rechte in der Elternzeit

- Anspruch besteht bis zur Vollendung des 3. Lebensjahres.
- Bei Adoption oder Vollzeitpflege gilt eine Rahmenfrist bis zur Vollendung des 8. Lebensjahres, innerhalb der Elternzeit genommen werden kann.
- Mutter und Vater können maximal 3 Jahre gleichzeitig Elternzeit beanspruchen.
- Eine Übertragung von bis zu 12 Monaten der Elternzeit auf die Zeit zwischen dem 3. und 8. Lebensjahr des Kindes ist möglich.
- Ein Wechsel der Elternzeit zwischen den Urlaubsberechtigten ist möglich.
  - Den Eltern steht frei, wer Elternzeit nimmt und für welche Zeiträume.
- Jeder Elternteil kann Elternzeit beanspruchen, unabhängig davon, in welchem Umfang der Partner die Elternzeit nutzt.
- Eine vorzeitige Beendigung ist möglich, eine Verlängerung mit Zustimmung des Arbeitgebers ebenfalls.
- Während der Elternzeit kann bis zu 30 h (bei gemeinsamer Elternzeit 60 h) pro Woche gearbeitet werden.
- Tätigkeit als Selbstständiger oder bei einem anderen Arbeitgeber bedarf der Zustimmung des Arbeitgebers.
- In Betrieben mit mehr als 15 Beschäftigten besteht in der Elternzeit ein Anspruch auf Verringerung der Arbeitszeit auf 15–30 Wochenstunden.
- Es besteht Kündigungsschutz ab dem Antrag auf Elternzeit für die Dauer der Elternzeit.
- Nach Ende der Elternzeit besteht ein Rückkehranspruch zur vorherigen Arbeitszeit.

1.5 Pränataldiagnostik

> Vor der Planung einer invasiven pränatalen Diagnostik sollten mit den Eltern die möglichen Konsequenzen (z. B. Abruptio) besprochen werden. Wird eine Abruptio eher abgelehnt, ist das Abortrisiko einer Chorionzottenbiopsie oder Amniozentese besonders abzuwägen.
> Informationen können am zuständigen humangenetischen Institut eingeholt werden.

Merke

- intensivierte pränatale Diagnostik
  - kann zu einer früheren Feststellung von Problemen in der Schwangerschaft führen → Vermeidung von zu spät gestellten Diagnosen
  - muss nicht in der Regelversorgung angeboten werden
- Es sollte über die Möglichkeiten beraten und informiert werden.
- Eltern haben ein Recht auf Nichtwissen.

Methoden im Überblick

Bei bestehender Indikation können folgende Untersuchungen durchgeführt werden:
- Stammbaum
- Chromosomenanalyse der Eltern
- Ersttrimester-Screening
- Triple-Diagnostik (s. S. 33)
- AFP im Serum oder im Fruchtwasser
- pränatale Chromosomenanalyse des Kindes (s. S. 35)
- DNA-Analyse (s. S. 38) → direkter Nachweis des betroffenen Gens
- Diagnostiktests des Fruchtwassers auf bestimmte familiär vererbliche Stoffwechseldefekte sowie erbliche Muskeldystrophien
- Nachweis von fetalen Zellen oder fetaler DNA im mütterlichen Blut (experimentell)
- differenzierter Ultraschall
- fetale Echokardiografie (s. S. 55)
- Dopplersonografie (s. S. 47)

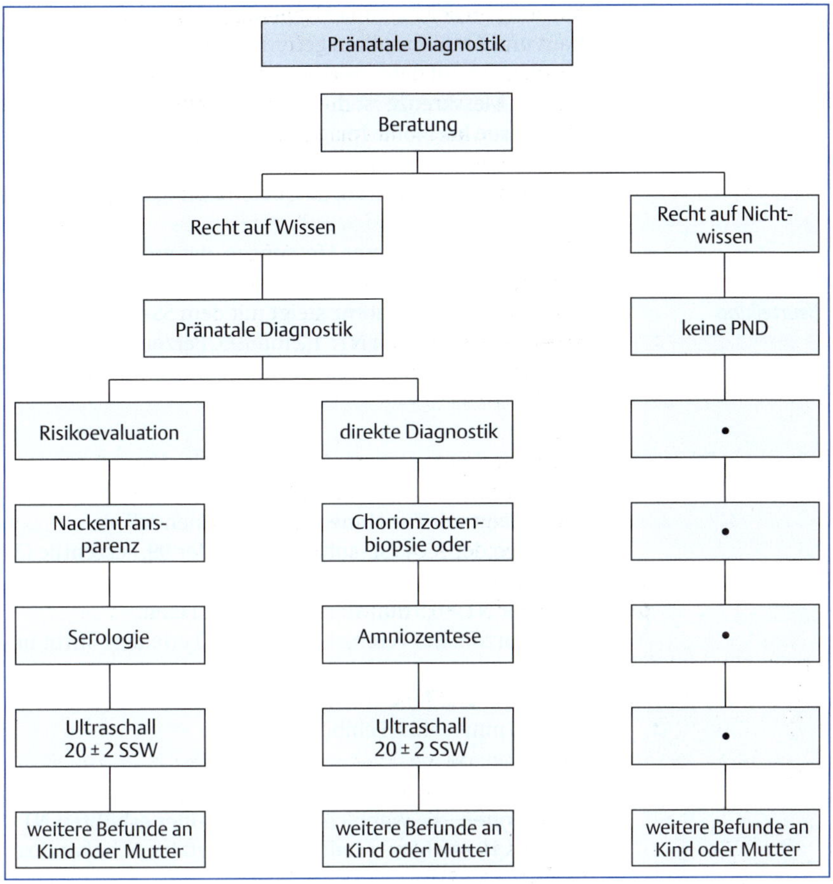

Abb. 1.**1** Auseinandersetzung mit der Pränataldiagnostik. (Quelle: Empfehlungen der DGGG „Schwangerschaftsabbruch und Pränataldiagnostik“).

1.5.1 Ersttrimester-Screening

Die NT-Messung in der 12.–14. SSW ist ein Suchtest für Chromosomenanomalien (Trisomie 21, 18 und 13), Herzfehler, Skelettanomalien und seltene genetisch bedingte Syndrome.

Die Detektionsrate für das Down-Syndrom liegt bei 80%, die Falsch-positiv-Rate bei etwa 5%. Durch die Bestimmung von PAPP-A und dem freien β-HCG aus dem mütterlichen Serum steigt die Entdeckungsrate auf ca. 90%.

Durch die Nasenbeinmessung (darstellbar/nicht darstellbar) kann die Rate an falsch positiven Ergebnissen gesenkt werden.

1.5.1.1 Messung der Nackentransparenz

Prozedere

- Schwangerschaftsalter 11+0–13+6, SSL 45–84 mm
- median-sagittale Schnittebene des Fetus, Fetus in neutraler Position
- Bildausschnitt soll nur den fetalen Kopf und den oberen Thorax zeigen
- größtmöglich Vergrößerung, sodass die geringstmögliche Bewegung der Messkreuze einen Messunterschied von 0,1 mm hervorruft

- Messung an der maximalen Dicke der NT
- Haut und Amnion sollten getrennt darstellbar sein
- Messkreuze auf dem inneren Bereich der Grenzlinien der NT → horizontaler Balken der Messkreuze ist durch Verdeckung durch die NT-Linien kaum erkennbar
- THI (Tissue harmonic Imaging sollte inaktiviert sein); kann Grenzlinien verbreitern
- Gain herunterregulieren, da Überstrahlung des Bildes Grenzlinien ebenfalls verbreitert
- Durchführung mehrerer Messungen, der größte Wert wird registriert

Beurteilung

- fetale Nackentransparenz steigt mit dem SS-Alter → Kenntnis der SSL ist wichtig
- SSL 45 mm → Median NT: 1,2 mm/95. Perzentile: 2,1 mm/99. Perzentile: 3,5 mm
- SSL 84 mm → Median NT: 1,9 mm/95. Perzentile: 2,7 mm/799. Perzentile: 3,5 mm

Erhöhte Nackentransparenz und normaler Karyotyp

- Die Prävalenz des intrauterinen Fruchttodes (IUFD) bei chromosomal normalen Feten steigt mit Zunahme der NT exponentiell an.
- Zwischen der 95. (SSL-abhängig) und der 99. Perzentile (3,5 mm) sterben 1,3 % der Feten.
- Bei einer NT > 6,5 mm sterben 20 % der Feten.
- Die Mehrzahl der Feten, die einen IUFD erleiden, stirbt um die 20. SSW.
- NT < 95. Perzentile → 1,6 % Fehlbildungsrate
- NT zw. 95. und 99. Perzentile → 2,5 % Fehlbildungsrate
- NT > 6,5 mm → 45 % Fehlbildungsrate

Fehlbildungen, die wahrscheinlich mit einer erhöhten NT assoziiert sind:

- schwere Herzfehler → Indikation zur fetalen Echokardiografie bereits im 1. Trimenon (13. SSW)
- Body-Stalk-Anomalie
  - letale sporadische Fehlbildung
  - schwerer Defekt der vorderen Bauchwand
  - schwere Kyphoskoliose
  - kurze Nabelschnur mit singulärer Umbilikalarterie
  - obere Hälfte des Körpers liegt in der Fruchthöhle, der untere in der Coelomhöhle (evtl. durch Blasensprung vor Obliteration der Coelomhöhle)
- Zwerchfellhernie
- Omphalozele
- Megablase
  - longitudinaler Blasendurchmesser zwischen 11+0 und 13+6 SSW von mehr als 7 mm
- Skelettfehlbildungen
- genetische Syndrome, u. a.:
  - kongenitale adrenale Hyperplasie
  - fetale Akinesie-Deformationssequenz
  - Noonan-Syndrom
  - Smith-Lemli-Opitz-Syndrom
  - spinale Muskelatrophie

1.5.1.2 Weitere Ultraschallmarker im 1. Trimenon

Nasenbeinmessung in der 11+0–13+6 SSW

Bedeutung

- verbessert Risikoberechnung des Ersttrimester-Screenings
  - Detektionsrate für Trisomie 21 potenziell über 95 %
  - 60–70 % der Trisomie-21-Feten haben kein darstellbares Nasenbein
- Länge des Nasenbeins hat im 1. Trimester keinen Einfluss auf die Risikoberechnung → Beurteilung im 1. Trimenon: darstellbar/nicht darstellbar

Prozedere

- Bildvergrößerung, sodass nur Kopf und oberer Thorax zur Darstellung kommen
- median-sagittale Ansicht, Schallkopf parallel zum Nasenrücken
- Bild der Nase mit 3 erkennbaren Linien
  - Oberste Linie entspricht der Haut.
  - Untere, dickere und echogenere Linie entspricht dem Nasenbein.
  - Dritte Linie in Fortsetzung der Haut, jedoch auf höherem Niveau, entspricht der Nasenspitze.
- Darstellung in der 11.–12. SSW nicht möglich → erneute Untersuchung nach 1 Woche um „Falsch-positiv-Rate“ zu reduzieren
- Anlage in zwei Hälften → Darstellung nicht in der Medianlinie, sondern daneben
- histologisch frühestens ab einer SSL von 42 mm nachweisbar → ab hier auch erst im US erkennbar

FMF-Winkel (Frontomaxillary Facial Angle)

Bedeutung

- Winkel > 85° gehäuft bei Feten mit auffälligem Karyotyp
- Normalkollektiv
  - SSL von 45 mm → Gesichtswinkel im Durchschnitt 84,3°
  - SSL von 84 mm → Gesichtswinkel im Durchschnitt 76,5°

Prozedere

- Messung zwischen 11+0–13+6 SSW
- Einstellungen wie bei Nasenbeinmessung
- Maxilla soll als Rechteck darstellbar sein.
- Winkelbildung durch Linie auf der Oberseite der Maxilla und Linie auf der äußeren Oberfläche des Os frontale

Herzbeurteilung mit Trikuspidalklappenverschluss (11+0–13+6 SSW)

Bedeutung

- gehäuft Regurgitationen im Bereich der Trikuspidalklappe bei Chromosomenaberrationen und/oder kardialen Veränderungen
- evtl. Auffälligkeiten im Vierkammerblick und/oder Ausflusstrakt (Doppler) erkennbar

Prozedere

- Thoraxdarstellung im Querschnitt mit ausreichender Vergrößerung
- Herzdarstellung:
  - nimmt ⅔ des gesamten Thoraxquerschnitts ein
  - Herzachse ist nach links gerichtet.
  - vier annähernd gleich große Herzhöhlen
  - Kreuz aus Septen ist darstellbar.
  - Im Ausflusstrakt zeigt sich die Überkreuzung zwischen Aorta und Truncus pulmonalis.
  - Dreigefäßblick (Truncus pulmonalis [mit Verbindung zum Ductus arteriosus], Aortenbogen und V. cava superior)

- Trikuspidaldarstellung
  - idealerweise apikaler (von der Herzspitze aus) Vierkammerblick
  - Ventrikelseptum vertikal auf dem Bildschirm
  - Abweichung der Herzachse von max. 30 ° zur Idealeinstellung ist tolerabel
  - 2–3 mm großes Dopplergate vom rechten Ventrikel, über die Trikuspidalklappe bis in den rechten Vorhof
    - biphasischer Vorwärtsfluss in der Diastole
    - In der Systole sollte kein oder nur ein sehr geringer Rückfluss über die Klappe erfolgen.
    - Pathologisch ist ein Rückfluss von mehr als 50 % der Systolendauer und einer Geschwindigkeit > 60 cm/s

Ductus venosus

Bedeutung

- Verbindung des intraabdominellen Anteils der Nabelvene mit der V. cava inferior → Umgehung der Leber
- Auffälliges Muster → dreifach höheres Risiko für schwere Herzfehler, gehäuft bei chromosomal auffälligen Feten
  - ggf. Rat zur Karyotypisierung auch bei unauffälliger NT sowie fetale Echokardiografie im 2. Trimenon

Prozedere

- Einstellung im Längs- (ggf. auch Querschnitt) mit Vergrößerung, dass Thorax und Abdomen den gesamten Bildschirm einnehmen
- im Längsschnitt medianen Sagittalschnitt einstellen
- Darstellen der Nabelvene und des D. venosus im Farbdoppler (knapp unterhalb des Zwerchfells)
- Abgrenzung zu den Lebergefäßen als Areal mit turbulentem Fluss
- kleines Dopplerfenster von 0,5–1 mm Breite
  - Filter 50–70 Hz
  - Pulsrepetitionsfrequenz ca. 2,5 kHz
- Messung an der Stelle der höchsten Helligkeit (höchste Flussgeschwindigkeit)
- typisches zweigipfeliges Flussmuster (sicher DV)
  - S-Welle: erster höherer Gipfel
  - D-Welle: zweiter niedriger Gipfel
  - A-Welle: Geschwindigkeit nach der D-Welle = Fluss während der Vorhofkontraktion
    - Normalbefund: positiver Fluss
    - Auffällig ist ein Null- oder Reverse Flow (zusammengefasst als DV-RAV)

1.5.1.3 Serumbiochemie in der 11+0–13+6 SSW

Trisomie 21

- freies β-HCG erhöht (etwa 2 MOM)
- PAPP-A erniedrigt (etwa 0,5 MOM)
- keine signifikante Assoziation zwischen der fetalen NT und dem freien β-HCG und PAPP-A im mütterlichen Serum
- Die Kombination der Werte und der NT-Messung ist ein effektiveres Screening als jede Methode für sich.

Trisomie 18 und 13

- Freies β-HCG und PAPP-A sind erniedrigt.

geschlechtschromosomale Störungen
- freies β-HCG ist normal, PAPP-A erniedrigt

Triploidie
- paternal verursacht:
  - Freies β-HCG ist massiv erhöht, PAPP-A leicht erniedrigt.
- maternal verursacht:
  - Freies β-HCG und PAPP-A sind deutlich verringert.

1.5.2 Laboruntersuchungen

> Die Laboruntersuchungen lassen hinsichtlich genetischer Störungen keine sichere Aussage zu, sind aber eine gute Entscheidungshilfe bei der Stellung der Indikation zur Amniozentese.

1.5.2.1 α-Fetoprotein

Charakteristika

- Glukoprotein
- wird ab der 6. SSW im Dottersack, im Gastrointestinaltrakt und in der fetalen Leber gebildet
- hohe Konzentration im fetalen Serum
- entsprechend dem Konzentrationsgefälle Abgabe ins Fruchtwasser und ins mütterliche Serum
- Bestimmung erfolgt im Serum oder Fruchtwasser
- Angabe der Normalwerte ist abhängig vom Labor.

Interpretation

- erhöhte Werte
  - Spina bifida, Omphalozele, Anenzephalie (hier fehlt die Haut als Barriere → vermehrte Abgabe ins Fruchtwasser)
  - Ösophagusatresie, Mehrlinge
- niedrige Werte
  - Bei 20 % dieser Patientinnen liegt bei dem Kind ein Down-Syndrom vor (hier ist die fetale AFP-Produktion vermindert).
  - Steigerung der laborchemischen Aussage durch den Triple-Test, Einzelbewertung sollte hier nicht mehr erfolgen.

1.5.2.2 Triple-Test

Definition

- gleichzeitige Messung von AFP, HCG und unkonjugiertem Estriol (E_3)
- Unter Einbeziehung des mütterlichen Alters und Gewichts wird eine Computerberechnung erstellt, die bis zu 89 % der Down-Syndrome identifiziert.

Bedeutung

- Als generelle Screeningmethode ist der Test dennoch nicht geeignet, da falsch positive Ergebnisse auftreten.
- Der Test ist kein diagnostischer Test für eine Trisomie 21, sondern eine **Risikospezifizierung**.
- **in seiner Bedeutung weitgehend durch das Ersttrimester-Screening abgelöst**

Prozedere

- Blutentnahme frühestens 14+0 SSW
- Risikoberechnung ist in hohem Maße vom Gestationsalter abhängig.
- Bei auffälligem Test muss per Sonografie (SSL, BIP) das Gestationsalter überprüft werden!
- Laut Mutterschaftsrichtlinien ist eine invasive Pränataldiagnostik für Frauen ab dem 35. Lebensjahr (Risiko einer Trisomie 21 beträgt 1 : 370) anzubieten → bei entsprechendem Risiko laut Test ist eine Amniozentese zu empfehlen.

Interpretationen

- **erhöhtes AFP (>2,0 MOM)**
  - Neuralrohrdefekte
  - Bauchdeckendefekte
  - finnische Nephrose
  - Noonan-Syndrom
  - paternaler Typ der Triploidie
  - aber auch ohne zugrunde liegende Fehlbildung, z. B. bei
    - Plazentahämatom
    - grippalem Infekt
- **erniedrigtes AFP (0,5 MOM)**
  - beim Down-Syndrom
  - findet in der kombinierten Risikoberechnung Berücksichtigung → keine isolierte Beurteilung
- **erniedrigtes HCG (<0,25 MOM)**
  - Triploidie
  - fetale Trisomie 18
- **erhöhtes HCG (>3,5 MOM)**
  - Berücksichtigung in der kombinierten Risikoberechnung
  - bei unauffälligem Triple-Test-Risiko Hinweis auf
    - Trisomie 21
    - Triploidie
    - hydropische Plazentaveränderung
- **erniedrigtes uE_3**
  - Ob das unkonjugierte Estriol (uE_3) die Sensitivität erhöht, ist umstritten.
  - Erniedrigtes uE_3 kann ein Marker sein für plazentaren Steroidsulfatasemangel (milde Form der Ichthyose, x-chromosomal gekoppelt) → gehäuft Wehenschwäche mit erhöhter Sectiorate.

1.5.2.3 Neue Methoden

Integriertes Screening

- erste Blutentnahme zwischen 10+0–11+6 SSW
  - Ausnutzung des höheren Informationsgehalts von PAPP-A in diesem SS-Alter
- NT-Messung spätestens bis 13+6 SSW
- Quadruple-Test (HCG, AFP, Estriol, Inhibin A) ab 14+0–18+0 SSW
- Nach Quadruple-Test gehen alle Ergebnisse in eine Risikoberechnung ein → Mitteilung an Patientin.

Sequenzielles Screening

- PAPP-A-Bestimmung zwischen 10+0 und 11+6 SSW
- NT-Messung wie üblich
- Mitteilung des Risikos an Patientin

- Risiko höher als 1 : 100 → invasive Diagnostik
- Risiko 1 : 1000 → keine weiteren Untersuchungen
- Risiko zwischen 1 : 100 und 1 : 1000 → Risikopräzisierung durch Quadruple-Test
- Detektionsrate wie beim „integrierten Screening"

1.5.3 Invasive Pränataldiagnostik

1.5.3.1 Chorionzottenbiopsie

> Bei Chorionzottenbiopsien vor 10+0 SSW treten gehäuft transversale fetale Gliedmaßenanomalien, Mikrognathie und Mikroglossie auf.
> → Durchführung erst nach der 11+0 SSW! Ungeklärt ist, ob die transzervikale C. ein höheres Risiko hat als die transabdominale C.

Definition

- transzervikale oder transabdominale Entnahme von Chorionzotten

Vorteile

- früher Zeitpunkt der Untersuchung → klinisch wie psychisch geringere Probleme bei der Abruptio
- nach 24 h numerischer Befund (struktureller Befund nach 3 Wochen)

Nachteile

- keine AFP-Bestimmung im Fruchtwasser möglich
- Abortrisiko 2–4 % (neuere Studien weisen darauf hin, dass die fetale Verlustrate bei der Chorionzottenbiopsie im 1. Trimenon der Verlustrate der Amniozentese im 2. Trimenon entspricht)
- Mosaikbildungen sind in der Plazenta möglich und beeinträchtigen die Aussage.

Geschlecht

Das Geschlecht des Kindes sollte auf Anfrage erst nach der 14. SSW mitgeteilt werden, um die Abruptio eines ungewollten Mädchens oder Jungen zu vermeiden.

1.5.3.2 Amniozentese

> Schwangere über 35 Jahre müssen über die diagnostischen Möglichkeiten der Amniozentese aufgeklärt werden. Die Amniozentese ist bereits ab der 10.–14. SSW durchführbar. Jedoch liegt die fetale Verlustrate der Früh-Amniozentese etwa 2 % höher (→ 3–6 %) und die Häufigkeit von Klumpfüßen 1,6 % höher als nach Ersttrimester-Chorionzottenbiopsie oder Zweittrimester-Amniozentese → Durchführung nicht vor 15+0 SSW!

Definition

- transabdominale Fruchtwasserpunktion

Indikationen

Durch die Gewinnung und Untersuchung des Fruchtwassers sowie der darin enthaltenen fetalen Zellen sind die diagnostischen Möglichkeiten besser als bei der Chorionzottenbiopsie.

- Karyotypisierung bei
  - Alter der Mutter über 34
  - belastender Familienanamnese
  - Risikoerhöhung im Screening
  - auffälliger Sonomorphologie
- Durch die FISH-Diagnostik können die häufigsten Chromosomenanomalien (Trisomie 21, 18, 13) innerhalb von 24 h bestimmt werden.

- Bestimmung des AFP zum Ausschluss eines Neuralrohrdefekts
- Bestimmung von Enzymaktivitäten und DNA-Analyse (s. u.) bei Stoffwechselerkrankungen
- Nachweis einer Toxoplasmose- oder Zytomegalieinfektion (PCR); sensitiver als die Chordozentese
- Bestimmung von Bilirubin bei Rhesusinkompatibilität (durch Chordozentese weitgehend abgelöst)
- Bestimmung des Fruchtwasserinsulins bei V. a. diabetische Fetopathie
- Bestimmung des Interleukins (IL-6) zur Abklärung eines Amnioninfektionssyndroms
- Ausschluss eines Blasensprungs (durch Instillation von Indigocarmin → vaginale Kontrolle)

Risiken

- Abortrisiko liegt bei 0,5–1 %
- vorzeitiger Blasensprung 1 %
  - Prognose für den weiteren SS-Verlauf ist gut, da meist spontaner Verschluss.
  - erhöhte Klumpfußrate bei der Frühamniozentese
  - Infektionen oder kindliche Verletzungen sind selten (ca. 1 : 1000 bis 1 : 2000 Fälle).

1.5.3.3 DNA-Analyse

> Die genannten Untersuchungen sind sehr zeitaufwendig und sollten deshalb bei familiärer Belastung vor Eintreten einer geplanten Schwangerschaft erfolgen!

Erkrankungen und Fehlbildungen

Bei folgenden Erkrankungen und Fehlbildungen ist bei familiärer Belastung eine molekularbiologische Diagnostik der Eltern möglich; Nennung in alphabetischer Reihenfolge:

Achondroplasie
Adrenogenitales Syndrom
Adrenoleukodystrophie
Agammaglobinämie
Alpha-1-Antitrypsin-Mangel
Alpha/Beta-Thalassämie
Alzheimer-Syndrom, familiäres
Angelmann-Syndrom
Chorea Huntington
Chronische Granulomatose
Duchenne/Becker-Muskeldystrophie
Fragiles-X-Chromosom
Friedreich-Ataxie
Galaktosämie
Glykogenosen
Hämophilie
Hereditäre motorische und sensible Neuropathie
Ichthyosis-Formen
Kraniostenose
Leber'sche Optikusatrophie
Lowe-Syndrom
Marfan-Syndrom
Morbus Niemann-Pick

Morbus Wilson
Mucopolysaccharidosen
Neurofibromatose I und II
Osteogenesis imperfecta
Prader-Willi-Syndrom
Spinale Muskelatrophie (Werdnig-Hoffmann/Kugelberg-Welander)
Tuberöse Sklerose
Williams-Beuren-Syndrom
Zystennieren
Zystische Fibrose (Mukoviszidose)

Krebserkrankungen

Außerdem besteht die Möglichkeit molekulargenetischer Untersuchungen bei einigen familiären Krebserkrankungen, z. B.

- familiäre Mamma- und Ovarialkarzinome
- familiäre Kolonkarzinome
- Retinoblastom
- Wilms-Tumor

1.5.3.4 Chordozentese

▶ Durch die Möglichkeit, bereits ab der 18. SSW relativ gefahrlos eine fetale Blutuntersuchung durchzuführen, hat sich die Prognose fetaler Anämien deutlich verbessert.

Indikationen

- Nachweis von Infektionen beim Kind bei positivem IgM-Titer der Mutter
  - Parovirus B19
  - Zytomegalie
  - Toxoplasmose
- Nachweis einer fetalen Anämie
  - Parovirus-B19-Infektion
  - Hämolyse bei schwerer Rhesusinkompatibilität
- unklare Karyotypisierung aus dem Fruchtwasser (z. B. bei Mosaikbildung)
- Transfusion bei schwerer fetaler Anämie (< 10 g%)
- Infusion von Thrombozytenkonzentraten bei Alloimmunerkrankungen → Reduktion von intrauterinen Hirnblutungen
- therapierefraktäre Tachykardie des Fetus → Therapieversuch mit Amiodaron (Cordarex) 2–5 mg/kg geschätztes fetales Gewicht über 10 min in die Nabelvene infundiert

Durchführung

- Punktion der Nabelvene im Bereich des fetalen Nabelschnuransatzes
- Zur Diagnostik werden 1–3 ml Nabelvenenblut entnommen.

Risiken

- Fetale Verlustrate liegt bei 1 %.
- Blutungen aus der Nabelschnur sistieren meist nach 10–20 s.
- vorübergehende Bradykardien (bes. bei Punktion der Nabelarterie)
- Bei Punktion am fetalen Nabelschnuransatz besteht ein geringes Risiko für fetale Verletzungen.
- Bei Punktion am plazentaren Ansatz kann es zu einer Vermischung von mütterlichem und kindlichem Blut kommen → reduzierte Aussagekraft.

1.5.3.5 Fetoskopie

Indikation

- zur Abklärung von Fehlbildungen kaum bedeutsam
- Abklärung bei V. a. Hauterkrankungen
  - Epidermolysis
  - Ichthyosis congenita
- fetoskopisch gesteuerte Therapie
  - Laserkoagulation der plazentaren Gefäßanastomosen beim fetofetalen Transfusionssyndrom
  - Laserkoagulation der Nabelschnurgefäße beim Akardius einer Mehrlingsschwangerschaft

Durchführung

- Sedierung und Analgesie der Schwangeren
- Inzision der Haut mit einem Skalpell
- Einbringen eines 3,8 mm durchmessenden Trokars unter US-Sicht

Risiken

- Blasensprung in 4–8 %
- sehr selten mütterliche Verletzungen (Blase, Darm, Gefäße)

1.5.4 Nachweis fetaler Zellen oder DNA im mütterlichen Blut

- Untersuchung fetaler Zellen aus peripherem mütterlichem Blut
  - eher eine Methode zur Risikoabschätzung
  - wohl nicht zur Diagnostik von Chromosomenstörungen geeignet
- Ergebnisse zur Bestimmung der Konzentration zellfreier DNA und der Korrelation einer Erhöhung mit der Trisomie 21 sind widersprüchlich.

1.5.5 Biometrische Daten

s. Tabellenanhang S. 398 ff.

1.5.5.1 Frühschwangerschaft

Schwangerschaftsnachweis

- 5. SSW: Nachweis einer Chorionhöhle möglich
- 6. SSW: Meist sind schon fetale Strukturen, evtl. sogar Herzaktionen, nachweisbar.
  - Der Dottersack ist zwischen der 5. und 10. SSW nachweisbar und hat einen Durchmesser von ca. 5 mm; hiervon abweichende Werte weisen evtl. auf eine Störung der Schwangerschaft hin; der Nachweis des Dottersacks schließt ein Windei aus.
- Empfohlen wird die Vaginalsonografie mit 5,0–10,0 MHz und einem Sektorwinkel von mindestens 100°.
  - Lokalisation der Schwangerschaft
  - Vitalität
  - Wie viele Embryonen und welche Chorion- und Amnionverhältnisse?
  - Gestationsalter
  - Auffälligkeiten

1.5.5.2 Fetometrie

Bei der Bestimmung der zeitgerechten Entwicklung ist es sinnvoll, mit zwei Messungen den Umfang der Struktur festzulegen, da die einzelnen Werte je nach Lage des Kindes variieren (→ Kopfumfang = KU und Abdomenumfang = AU).
Terminkorrekturen sind nur bei Differenzen > 10 Tagen zwischen ET und US sinnvoll.

Parameter

- **Scheitel-Steiß-Länge (SSL)**
  - Gemessen werden die äußersten Punkte zwischen Kopf und Rumpf.
  - Bis zur 10. SSW ist der Wert sehr gut zur Bestimmung des Gestationsalters geeignet.
  - Eine SSL > 50 mm ist wegen der Rückenkrümmung nicht mehr sinnvoll zu verwerten.
- **biparietaler Durchmesser (BIP)**
  - Messung des Schädeldurchmessers an der breitesten Stelle im Horizontalschnitt auf Höhe des „Mittelechos“ = Cavum septi pellucidi
  - Ab der 20. SSW ist der BIP nicht mehr zur Terminbestimmung geeignet.
- **frontookzipitaler Durchmesser (FOD)**
  - Die Messung erfolgt in derselben Ebene wie die BPD-Messung von anterior nach posterior.
- **Kopfumfang (KU)**
  - Der KU wird aus BPD und FOD bestimmt.
- **Abdomenquerdurchmesser (AQ)**
  - Messung im Horizontalschnitt auf Höhe des Lebervenensinus; die von der mittigen Wirbelsäule abgehenden Rippenechos sollten symmetrisch sein
  - Gemessen wird der größte Querdurchmesser von Hautfläche zu Hautfläche.
- **Abdomen a.-p. (AAP)**
  - Die Messung erfolgt in derselben Ebene wie der AQ von anterior nach posterior.
- **Abdomenumfang (AU)**
  - Zunächst wird aus dem AQ und dem AAP der Mittelwert und dann anhand einer Tabelle (s. Anhang S. 402) der Abdomenumfang bestimmt.
- **Femurlänge**
  - Der Femur wird in seiner längsten Achse zwischen den Kondylen und dem Trochanter major gemessen.
- **Zerebellum**
  - Es ist im schrägen Querschnitt der hinteren Schädelgrube zu finden.
  - Liegt keine Missbildung vor, entspricht der Querdurchmesser in mm der SS (gilt bis zur 23. SSW).
- **Gewichtsbestimmung**
  - bei Retardierung oder vor der 35. SSW → Campbell-Formel (AU)
  - großer Fetus → Tabelle aus KU und AU
  - unauffälliges Kind > 35. SSW → Hansmann-Tabelle aus BIP und AQ
- **Plazentamorphologie und -lage**
  - Plazentaverkalkungen sind ab der 34. SSW normal.
  - Eine Placenta praevia sollte zur Planung des Geburtsmanagements frühzeitig erkannt werden.
- **Fruchtwasser**
  - normale Menge in der 20. SSW: Depot, das dem fetalen Abdomen entspricht (Faustregel)
    - AFI: Amnion Fluid Index
      - Vermessen der tiefsten Fruchtwasserdepots rechts oben, links oben, rechts unten und links unten und Bilden der Summe

    - unterliegt stark dem Einfluss von Kindsbewegungen → eher ungenau
    - Referenzbereich: 8–20 cm
    - suspekt: 5–7 cm
    - pathologisch < 4 cm
  - Bestimmung des tiefsten Fruchtwasserdepots
    - sollte zwischen 5 und 7 cm betragen
- Oligohydramnion: größtes Fruchtwasserdepot < 1 cm (kombiniert mit erhöhtem AFP → Mortalität > 90 %)
- Polyhydramnion: „das Kind passt noch einmal hinein"; tiefste vertikale FW-Ausdehnung 12–16 cm

1.5.6 Differenzierter Ultraschall

1.5.6.1 Kopf

Sonoanatomie

- Außenkontur des Planum frontookzipitale
- ZNS-Innenstruktur
- Kleinhirnkontur
- Hirnseitenventrikel
- Plexus chorioideus
- Seitenprofil des Gesichtes (medianer Sagittalschnitt)
- Aufsicht Mund-/Nasenbereich (Frontalschnitt)

Schädelform

- **Anenzephalus**
  - Fehlen des Gehirnschädels, im Ultraschall fällt besonders die fliehende Stirn auf
  - Unterbrechung der Schwangerschaft ist zu jedem Zeitpunkt möglich, da das Kind einem Apalliker gleichzusetzen ist.
- **Mikrozephalus**
  - Verkleinerung von Umfang und Inhalt des Gehirnschädels → genetische Diagnostik
- **Hydrozephalus**
  - Ventrikel-Seiten-Index (Seitenventrikel/Hirnhälfte) erhöht (Norm < 50 % nach der 24. SSW)
  - Banana Sign: Bananenform des Kleinhirns (normal ist Sanduhrform)

Gehirn

- **Plexuszysten**
  - Zysten des Plexus chorioideus
  - werden bei ca. 2 % der Feten zwischen der 16. und 24. SSW gefunden
  - lösen sich zu 95 % bis zur 28. SSW auf
  - einseitig → meist ohne Krankheitswert; einige Autoren gehen von einer 7- bis 9-fachen Erhöhung des Altersrisikos für eine Trisomie 18 aus. Meist liegen aber weitere sonografische Auffälligkeiten vor.
  - doppelseitig → nach weiteren Markern, besonders der Trisomie 18 (z. B. Herzvitium) fahnden
- Ventrikulomegalie ≥ 10 mm → 10–30 % abnormale neurologische Entwicklung
  - Suche nach Fehlbildungen oder anderen Softmarkern
- Vergrößerte Cisterna magna (normal 5 mm ± 3 mm) > 10 → Expertenultraschall, ggf. MRT
- **Holoprosenzephalie**
  - fusionierte Seitenventrikel mit einem Plexus chorioideus
  - gehäuft bei Trisomie 13 und 18

- häufig mit Mittelgesichtsfehlbildungen assoziiert
- **Lemon Sign**
  - zitronenartige Form des Schädels im Horizontalschnitt, mit der Verjüngung nach frontal → V.a. Spina bifida
- **Corpus-callosum (Balken)-Agenesie**
  - gehäuft bei Trisomie 18
- **zerebellare Anomalien**
  - Dandy-Walker-Komplex
    - Fehlbildungen des Kleinhirnwurms, eine zystische Erweiterung des 4. Ventrikels und eine vergrößerte Cisterna magna (zu 40% Chromosomenaberrationen; bes. Trisomie 13 und 18, sowie Triploidie)
    - Dandy-Walker-Malformation
      - völlige oder partielle Agenesie des Kleinhirnwurms
      - vergrößerte Cisterna magna
    - Dandy-Walker-Variante
      - partielle Agenesie des Kleinhirnwurms
      - keine Vergrößerung der Cisterna magna
    - vergrößerte Cisterna magna bei normalem Wurm und 4. Ventrikel
  - Arnold-Chiari-Malformation („**Banana Sign**")
    - bananenartige Verformung des Zerebellums als Folge eines Hydrozephalus internus → V.a. Spina bifida

Gesicht

- Lippen-, Kiefer- und Gaumenspalten (durch Aufsicht, d.h. Frontalschnitt)
- Mikrognathie (fliehendes Kinn)
  - genetische Syndrome
  - Trisomie 18 und Triploidie
- Nasenhypoplasie
  - wahrscheinlich der sensitivste und spezifischste Zweittrimester-Marker für die Trisomie 21

1.5.6.2 Nacken, Hals, Wirbelsäule

Sonoanatomie

- Kontur
- sagittaler Längsschnitt mit Hautkontur über der Wirbelsäule

Verdickungen am Hals

- **Nackentransparenz**
  - Bedeutung im 1. Trimenon s. Ersttrimester-Screening, S. 29
  - erhöhte NT im 2. Trimenon ist relativ spezifisch für Trisomie 21
    - Nackendicke/BPD × 100
      - > 11: 50% Sensitivität und 96% Spezifität für Aneuploidie → Karyotypisierung anbieten
- **Hygroma colli**
  - erkennbar als seitliches Lymphzystenkonglomerat, das die Supraklavikulargrube ausfüllt (10.–14. SSW) → genetische Diagnostik (Turner-Syndrom)

Wirbelsäule

- starke Skoliose oder maximale Flexion bei Body-Stalk-Anomalie (s. NT-Messung)
- **Spina bifida**
  - typische zerebrale Anomalien (Lemon Sign und Banana Sign, gelegentlich Hydrozephalus mit Mikrozephalie)
  - hohe Meningomyelozele mit Dorsalflexion des Kopfes
  - Kontinuitätsunterbrechung der Haut über der Wirbelsäule

1.5.6.3 Thorax

Sonoanatomie

- Lunge
- Herz (Größe, Form, Position, Frequenz, Rhythmus, Vierkammerblick)
- linksventrikulärer Ausflusstrakt
- rechtsventrikulärer Ausflusstrakt
- Kuppelkontur des Zwerchfells im Längsschnitt

Form

- **Hydrops fetalis**
  - Ödem der Thoraxwand, Aszites und Hydrothorax
    - z. B. beim Morbus haemolyticus neonatorum
    - bei Infektionen
    - bei genetischen Störungen

Fetale Echokardiografie (s. Kapitel 1.5.8, S. 55)

- **kardiovaskuläre Anomalien**
  - Die Entdeckungsrate von Herzfehlern im Vierkammerblick liegt bei 40 %; durch die zusätzliche Darstellung des Ausflusstraktes und der großen Arterien kann sie auf 75 % gesteigert werden.
  - intrakardialer, echogener Fokus (white-spot)
    - durch Verkalkungen im Bandapparat der AV-Klappen
    - am häufigsten im linken Ventrikel
    - keine hämodynamischen oder funktionellen Auswirkungen
    - Assoziation zur Trisomie 21 und 13, aber kein eigenständiger Marker (Aussagekraft wurde früher eher überbewertet) → keine Änderung in der SS-Betreuung
    - Wenn Aneuploidie-Risiko > 1 : 600 aufgrund des mütterlichen Alters oder des Serum-Screenings → Screening, bzw. wenn Screening erfolgt und Risiko > 1 : 600 → Karyotypisierung anbieten
  - fetale Echokardiografie in der 13.–15. SSW bei folgenden Risikokollektiven:
    - präexistenter Diabetes mellitus
    - belastete Familienanamnese
    - extrakardiale Anomalien: Hydrops fetalis, Hygroma colli, Nackenödem, Omphalozele, Arrhythmien
  - Bei unauffälligen Befunden sollte eine Kontrolle in der 20.–22. SSW erfolgen.
  - pathologischer Befund → Ausschluss Chromosomenanomalie (liegt in ca. 25 % der auffälligen Herzbefunde vor)
    - 90 % der Feten mit Trisomie 18 oder 13 und
    - 40 % der Feten mit Trisomie 21 oder Turner Syndrom haben ein Vitium cordis

1.5.6.4 Abdomen

Sonoanatomie

- Kontur
- Nieren (Topografie und Struktur)
- Harnblase (Topografie und Form)
- Leber (Topografie und Struktur)
- Magen (Topografie)
- Darm (Echogenität)

Urogenitaltrakt

▶ Verschiedene Fehlbildungen des Urogenitaltraktes, die im 1. Trimenon erkannt werden, gelten als Marker für chromosomale Anomalien.
Milde Hydronephrose besonders bei der Trisomie 21, moderate bis schwere Hydronephrose besonders bei den Trisomien 13 und 18. Liegt die milde Hydronephrose isoliert vor, d.h. keine anderen Hinweiszeichen, ist eine Karyotypisierung nicht notwendig.

- **Physiologische Entwicklung**
  - 12.–14. SSW Darstellung der Nieren und der Harnblase
  - Nierenbeckenweite (ap) <4 (–5 mm) im 2. Trimenon, <7 mm im 3. Trimenon
  - geringer Einfluss der fetalen Nierenfunktion auf die Fruchtwassermenge <16. SSW
- **Hydronephrose**
  - Restparenchym >2 mm → unkompliziert
    - Sectio ist nicht notwendig, Einleitung am Termin
  - Restparenchym <2 mm → schwere Obstruktion
  - bilateral <2 mm → auch bei schneller Entlastung Nierenfunktionsstörung
    - evtl. Punktion mit Uringewinnung zum Ausschluss einer schweren Nierenschädigung
    - Sectio bei schwerer Nierenschädigung
  - cave: erhöhtes Risiko von Harnwegsinfekten
- **Nierenagenesie, -aplasie (Potter-Syndrom)**
  - Inzidenz 0,1–0,3 auf 1000 Geburten
  - Oligo-/Anhydramnion ab 2. Trimenon → pulmonale Hypoplasie (Sektkorkenthorax), Fehlstellungen der Extremitäten
  - fehlende Nieren (normal ab der 12. SSW darstellbar)
    - im Doppler sind die Aa. renales nicht darstellbar
  - fehlende Blase
  - auffällige Gesichtsmorphologie
  - Prognose infaust
  - Wiederholungsrisiko 3–4 %
  - unilaterale Nierenagenesie bei Verwandten 1. Grades abklären
- **zystische Nierenerkrankungen**
  - **Potter I:**
  - zwischen 14. und 18. SSW erhöhte Echogenität der Nieren (Salz- und Pfeffer-Nieren; Schwammnieren)
    - wenig bis fehlendes Fruchtwasser in der 16.–22. SSW
    - fehlende Harnblasenfüllung
    - Lungenhypoplasie durch FW-Mangel
    - sonografische Diagnostik evtl. erst nach Auffüllung des Cavum uteri mit NaCl oder 5%iger Glukose möglich (evtl. Farbbeigabe zum Ausschluss eines Blasensprungs)
    - autosomal-rezessiv → Wiederholungsrisiko 25 %
    - Inzidenz 1 : 10 000
    - Prognose infaust
  - **Potter IIa:**
    - multizystische, dysplastische Niere
    - meist einseitig
    - traubenförmige Zysten, vergrößerte Niere
    - Prognose normal → kein Handlungsbedarf
  - **Potter IIb:**
    - verkleinerte, oft nicht nachweisbare Niere

    - meist einseitig → Fruchtwasser normal
    - Prognose normal → kein Handlungsbedarf
  - **Potter III:**
    - Sonomorphologie der Nieren, wie Potter I, aber normales FW
    - Nierenversagen im 5.–6. Lebensjahrzehnt
    - Prognose günstig → kein Handlungsbedarf
    - autosomal dominant → Nieren der Mutter kontrollieren
  - **Potter IV:**
    - Harntransportstörung
    - erweitertes Nierenbecken
    - Hydronephrose
    - Hydroureter
    - Megazystis
    - meist nicht erblich
    - kein Handlungsbedarf bei Einseitigkeit
    - Bei deutlicher Hydronephrose ist die Niere meist funktionslos
    - beidseitiger Befund:
      - Fruchtwassermenge normal → kein Handlungsbedarf
      - Fruchtwasser reduziert
        zunächst mehrere Entlastungspunktionen der Blase
        laborchemische Untersuchung von frisch in die Blase nachgelaufenem Urin bezüglich der Nierenfunktion
        evtl. vesicoamnialer Shunt
        keine Punktion der Nieren (Gefahr der Fistelbildung)
- **Schlüssellochblase**
  - Blasenkontur ist nicht rund, sondern hat die Form eines Schlüsselloches → dringender Verdacht auf subvesikale Obstruktion (besonders bei Jungen), z. B. durch Urethraklappen.
- **Megazystis**
  - longitudinaler Blasendurchmesser in der 10.–14. SSW > 7 mm
  - führt in 30 % der Fälle zur progredienten obstruktiven Uropathie mit Nierendysplasie und Anhydramnie im 2. Trimenon
  - 20 % der Fälle mit genetischen Anomalien
  - spontane Rückbildung in 50 % der Fälle
- **nicht darstellbare Harnblase**
  - Die Harnblase ist trotz mehrfacher Kontrollen nicht darstellbar → Nierenmissbildungen ausschließen.

Gastrointestinaltrakt

- **Duodenalstenose/-atresie**
  - Double Bubble Sign mit erweitertem und fruchtwassergefülltem Magen und Duodenum
  - meist Polyhydramnion
  - gehäuft bei Feten mit Morbus Down (ca. 40 % der Fälle) oder Aneuploidie (40 % bei isolierter Atresie, 60 % bei zusätzlichen Anomalien)
  - kann auch als passageres Phänomen auftreten und sollte deshalb mehrfach sonografisch überprüft werden
- **auffällige Darmschlingen (hyperechogener Darm)**
  - kontrastreich (d. h. Echogenität entspricht dem angrenzenden Knochen)
    - Auftreten im 2. Trimenon → an Morbus Down denken
    - bei isoliertem Nachweis 7-fache Erhöhung des Hintergrundrisikos für Trisomie 18 und 21
    - bei intraamnialen Blutungen (häufigste Ursache)

        - bei Mukoviszidose
        - bei Darmobstruktionen
        - bei intrauterinen Infektionen (Zytomegalie, Toxoplasmose) → TORCH-Serologie veranlassen
        - bei Thalassämie
        - bei drohendem intrauterinem Fruchttod
    - aufgeweitet
        - bei Morbus Hirschsprung
        - bei Analatresie
        - bei anderen Obstruktionen
    - Die beschriebenen Veränderungen können in Nähe des Entbindungstermins normal sein!
- **fehlende Magenblase**
    - Die Magenblase ist mehrfach nicht darstellbar → V. a. Ösophagusatresie.
- **Darmobstruktion**
    - Erstes Zeichen ist oft eine Polyhydramnie.
    - Die Dilatation von Darmschlingen kann mit erheblicher Verzögerung erfolgen.
- **Omphalozele**
    - Die Nabelschnur bildet einen Bruchsack für einzelne Darmschlingen bis hin zur Herniation der Oberbauchorgane.
    - Komplikationen durch Ileus, Ruptur und postpartale Durchwanderungsperitonitis
    - Die frühzeitige postpartale Reposition und Bruchsackabtragung ist anzustreben.
    - Bis zur vollendeten 11. SSW kann eine physiologische Omphalozele als runde echoreiche Raumforderung am Nabelschnuransatz an der ventralen Bauchwand erscheinen.
- **Gastroschisis**
    - Durch eine Spaltbildung der vorderen Bauchwand kommt es zum Prolaps intraabdominaler Organe.
    - Postpartal ist der Defekt sofort steril abzudecken, z. B. durch Eihäute, und das Kind dem Kinderchirurgen zuzuweisen.

1.5.6.5 Extremitäten

Sonoanatomie

- Arme und Beine
- Hände und Füße
- in der 11.–14. SSW besonders gut darstellbar

Form und Länge

- Als einzelner Marker für chromosomale Störungen sind die Länge von Humerus und Femur von untergeordnetem Wert.
- Frakturen → V. a. Osteogenesis imperfecta
- verkürzte, disproportionierte oder fehlende Extremität → weitere Fehlbildungsdiagnostik und genetische Untersuchungen sind sinnvoll
- Femur < 5. Perzentile → Screeninghinweis für Skelettdysplasie
- Klumpfuß → Mittelfußknochen und Unterschenkelskelett sind gleichzeitig darstellbar

1.5.6.6 Skelettdysplasien

Die frühe Diagnose einer Skelettdysplasie ist wichtig für die weitere Betreuung der Schwangerschaft. Die eindeutige Klassifizierung ist in vielen Fällen mithilfe der molekularen Genetik möglich. Die Beratung der Eltern wird durch eine genaue Angabe des Wiederholungsrisikos verbessert. Für weitere Schwangerschaften kann eine pränatale Diagnostik (fetale DNA aus nativen oder kultivierten Fruchtwasserzellen oder Chorionzotten) angeboten werden.

Sonografische Untersuchung

- **Screeninghinweis**
  - Femurdiaphyse < 5. Perzentile
- **Extremitäten**
  - Form der Mikromelie: rhizomel, mesomel, akromel
  - Krümmung, Biegung, Echogenität, Frakturen der langen Röhrenknochen
  - Dysmorphiezeichen an Händen und Füßen: Verkürzung, Verplumpung, Polydaktylie, Syndaktylie
- **Schädel und Gesicht**
  - Größe und Form des Schädels: Makrozephalie, Kleeblattschädel
  - Echogenität und Komprimierbarkeit der Schädelknochen
  - Dysmorphie des Gesichts: eingesunkene Nasenwurzel, prominente Stirn, flaches Profil, Spalte
- **Wirbelsäule**
  - Länge des Achsenskeletts
  - Muster der Wirbelsäule: „unruhig“, rudimentäre Ossifikationszentren, Platyspondylie
- **Thorax**
  - Größe und Form: Hypoplasie, Fass- oder Glockenthorax
  - Form und Lage der Rippen: Verkürzung, Frakturen
  - Verhältnis Thorax zu Abdomen: Vorwölbung des Abdomens = „Sektkorkenphänomen“ als Zeichen der Thorax- und Lungenhypoplasie → infauste Prognose
- **weitere Kriterien**
  - Organfehlbildungen: Herzfehler, gastrointestinale und urogenitale Fehlbildungen
  - Polyhydramnie bei Thoraxhypoplasie (im 3. Trimenon)

Häufige Skelettdysplasien

- **thanatophore Dysplasie Typ 1 (letal)**
  - schwere Mikromelie des Femurs mit „telefonhörerartiger“ Krümmung
  - Makrozephalie, fakultativ Ventrikulomegalie
  - prominente Stirn (Frontal Bossing), eingesunkene Nasenwurzel
- **thanatophore Dysplasie Typ 2**
  - schwere Mikromelie des Femurs ohne Krümmung
  - meist Kleeblattschädel
- **thanatophore Dysplasie Typ 1 + 2**
  - Platyspondylie
  - normale Länge des Achsenskeletts
  - hypoplastischer Thorax, vorgewölbtes Abdomen („Sektkorkenphänomen“)
- **Osteogenesis imperfecta II**
  - schwere Mikromelie mit multiplen Frakturen (Verformung und Verplumpung der langen Röhrenknochen)
  - Schädelknochen extrem transluzent (Gehirn auch schallkopfnah gut darstellbar)
  - gut komprimierbarer Schädel
  - ausgeprägte Thoraxhypoplasie („Glockenthorax“) mit multiplen Rippenfrakturen → letal

1.5.6.7 Plazenta

- singuläre Nabelarterie (SUA)
  - bei isoliertem Auftreten keine invasive Diagnostik
  - auf Nieren- und Herzfehlbildungen achten
  - SGA-Entwicklung möglich
- deutlich verdickte Plazenta z. B. bei Infektionen

1.5.7 Dopplersonografie

Definition

Durchblutungsmessung verschiedener Gefäße mit Rückschluss auf die fetale und maternale Hämodynamik. Aus den Werten ist eine mittelfristige Prognose über den weiteren SS-Verlauf möglich.

> Dopplerveränderungen gehen den CTG-Veränderungen um 7–10 Tage voraus. Pathologische Dopplersonografien führen in 70 % zu einem pathologischen CTG und zur stationären Einweisung.
> Bei High-Risk-Kollektiven können durch Einsatz der Dopplersonografie die perinatale Mortalität und Morbidität auf die Hälfte gesenkt werden.

1.5.7.1 Indikationen und Wirkungen

Indikationen

- Verdacht auf Wachstumsretardierung
- schwangerschaftsinduzierte Hypertonie/Präeklampsie/Eklampsie
- Zustand nach Präeklampsie/Eklampsie
- Zustand nach Mangelgeburt/intrauterinem Fruchttod
- Auffälligkeiten der fetalen Herzfrequenz
- begründeter Verdacht auf Fehlbildung/fetale Erkrankung
- Mehrlingsschwangerschaften (mit diskordantem Wachstum)
- Abklärung bei Verdacht auf Herzfehler/Herzerkrankungen

Biologische Wirksamkeit

> Watchdog-Group: Bisher existiert noch keine Veröffentlichung über einen Schaden durch eine Ultraschall- oder Doppleruntersuchung.

- **Primärwirkung**
  - Wärmeeffekte
    - Temperaturanstieg, Proliferationshemmung, teratogen, Entzündung, Nekrose
  - mechanische Effekte
  - chemische Effekte
- **Sekundärwirkung**
  - Membranschädigung
  - Zerstörung von Makromolekülen
- **biologische Auswirkungen**
  - Mutagenität, Teratogenität, Veränderung des Proliferationsverhaltens
  - Gewebeschädigung
  - immunologische Effekte
- **Energie**
  - B-Bild-Methode: 10 mW/cm²
  - Dopplersonografie: 100 mW/cm²

- Temperaturerhöhungen an Grenzflächen von Knochen und Weichteilgewebe/Organen bei einer Expositionszeit von mehr als 2 min möglich
- M-Mode: deutlich höhere Energien als beim B-Mode
  - keine Indikation in der Schwangerschaft

ϕ M-Mode!!

Konsequenzen

- mit niedriger Energie schallen (meist nicht verstellbar)
- Empfangsverstärkung (Gain) des Geräts hoch einstellen
- Messung erst aktivieren, wenn das Gefäß lokalisiert und das Messfenster positioniert ist
- Messzeit unter 30 s
- bei Fieber strenge Indikationsstellung
- kein Routinescreening

1.5.7.2 Technik

Prinzip

Der Doppleruntersuchung liegt das Prinzip der Dopplerverschiebung zugrunde. Ein bewegtes korpuskuläres Teilchen (Erythrozyt) wirft die auf es treffende Schallwelle zurück und verleiht ihr dabei durch seine Eigenbewegung eine höhere Geschwindigkeit, wodurch eine kleinere Wellenlänge simuliert wird. Damit kommt es zur **Frequenzverschiebung.**

Die Geräteanalyse misst also anstatt der Intensität des reflektierten Echos (Grauwert im B-Bild) die Entität der Frequenzverschiebung in kHz und diese ist proportional zur Flussgeschwindigkeit. Aufgetragen auf eine Zeitachse, erhält man so temporäre **Flussmuster** im Gefäß (PW- und CW-Doppler). Werden diese Signale in Farbpixel konvertiert und an die gemessene Stelle im B-Bild projiziert, erhält man eine **Gefäßdarstellung**.

Methoden

Es stehen verschiedene Arten der Dopplersonografie zur Verfügung:

- **1. Continuous-Wave-Doppler (CW-Doppler)**
  - Sende- und Empfangskristalle arbeiten getrennt, aber gleichzeitig und kontinuierlich.
  - Messung aller Flussbewegungen auf einer Linie des Schallfensters
  - Einsatz nur bei hohen Flussgeschwindigkeiten (Stenosen der Herzausflussbahnen; fetale Echokardiografie) oder bei tief liegenden Gefäßen
  - Nachteil: räumliche Zuordnung der Signale nur begrenzt möglich, da keine Tiefenselektion; d. h., alle Signale werden erfasst
- **2. Pulsatil-Wave-Doppler (PW-Doppler; gepulster Doppler)**
  - Zum Senden und Empfangen wird derselbe Kristall im Wechsel verwendet.
  - Im Duplex-Verfahren sind Darstellung von Doppler und B-Bild gleichzeitig ermöglicht → gezielte Selektion eines Gefäßes.
  - Messung der Flussgeschwindigkeiten in einem begrenzten Ausschnitt (Fenster) des B-Bildausschnitts
  - Einsatz bei der Messung aller fetalen und maternalen Gefäße mit Spektrumsanalyse
  - hohe Strömungsgeschwindigkeit → hohe PRF (Pulsrepetitionsfrequenz) einstellen
    - Überschreitung der Grenzfrequenz durch sehr hohe Flussgeschwindigkeit → fälschlicherweise Darstellung im Rückwärtskanal (Aliasing)
- **3. Color-Doppler-Mapping**
  - Umwandlung der Dopplersignale in einem Fenster in Farbpixel, wobei die Flussgeschwindigkeiten proportional zur Farbintensität und die Flussrichtung

in Rot (auf Schallkopf zu) und Blau (vom Schallkopf weg) wiedergegeben werden
- Bei Gefäßen, die senkrecht zur Schalleinstrahlung stehen, erhält man kein Signal.
- schneller optischer Überblick über die Strömungsverhältnisse
- besseres Auffinden insbesondere kleinerer Gefäße

- **4. Power-Angio-Mode (PAM)**
  - Farbdarstellung des Blutflusses innerhalb eines Fensters
  - Statt Geschwindigkeit und Richtung wird die Amplitudenfläche des Dopplerspektrums farbig dargestellt → komplette Erfassung von Strömungen.
  - Da hier nicht die punktuellen Dopplerfrequenzverschiebungen, sondern die Energiewerte verwendet werden, erhält man, auch wenn das Gefäß parallel zum Schallkopf verläuft, eine Gefäßdarstellung, jedoch keine Richtungsfarbdarstellung.
- **5. Kombination aus 3. + 4.**

Messtechnik PW-Doppler

Gemessen wird in einem Gefäß immer nur der Anteil des Flusses, der senkrecht auf den Strahlengang zufließt oder von ihm wegfließt. Somit ist diese Messung **winkelabhängig**. Bei zu steilen Winkeln zu dem zu untersuchenden Gefäß kommt es zum Verlust der langsamen diastolischen Flüsse und somit zu falsch pathologischen Befunden.

<60°

> Für PW-Dopplermessung mit Spektrumsanalyse sollte der Winkel zwischen Dopplervektor und Gefäß immer $<60°$ betragen! Der Gefäßwandfilter zur Unterdrückung der niederfrequenten Gefäßwandbewegungen soll möglichst niedrig gewählt werden (≤ 100 Hz bei einer Sendefrequenz von ≥ 4 MHz), um messbedingte diastolische Flussverluste zu vermeiden.
> Das Dopplerfenster sollte das Gefäß immer im gesamten Querschnitt erfassen, da sonst ein Anteil des Spektrums durch den laminaren Blutfluss der Erythrozyten verloren geht.
> Eine Messung in einem Gefäß kann nie eine bessere Durchblutung ergeben (ausgenommen bei einer Überlagerung durch ein anderes Gefäß), als in der Realität vorhanden ist, wohl aber eine schlechtere (→ falsch pathologische Werte). Mindestens 3–5 Zyklen sollten die gleichen Werte aufweisen.
> Die Doppleruntersuchung sollte nicht während fetaler Bewegungen (beim venösen Doppler auch Atembewegungen) durchgeführt werden, da keine exakte Messung möglich ist (ständige Winkeländerung/Veränderung der Druckverhältnisse im Abdomen).

Messtechnik CW-Doppler

Die kontinuierliche Dopplermessung auf dem Dopplerstrahl erlaubt **keine tiefenselektive Messung** wie beim Fenster des PW-Dopplers.

Alle Flusssignale auf dem Vektor werden erfasst, somit ist eine Überlagerung verschiedener Gefäße möglich. Es können aber Gefäße **in großer Tiefe** gemessen werden (oder **hohe Geschwindigkeiten**). Hier käme es beim PW-Doppler wegen des größer werdenden Zeitintervalls zwischen Senden und Empfangen zu großen „Messlücken“, die sich durch einen Umschlag in die entgegengesetzte Flussrichtung bemerkbar machen (Aliasing-Effekt).

Indizes

Die Auswertung wird über Indizes vorgenommen. Etabliert sind:
- Resistance-Index (RI) und der Pulsatility-Index (PI)
  - $RI = Vs - Vd/Vs$ (Normwerte in Abb. 1.**2**, Abb. 1.**3**, Abb. 1.**4**, Abb. 1.**5**)
  - $PI = Vs - Vd/V^{mean}$

(V_s = Maximalgeschwindigkeit Systole, V_d = Maximalgeschwindigkeit Diastole, V^{mean} = mittlere maximale Geschwindigkeit über den Zyklus)

Zur Messung des V^{mean} benötigt man die **Hüllkurve** der Maximalgeschwindigkeiten und deren Mittelung, beim RI ist die Messung zweier Maximalwerte ausreichend (einfacher). Der PI ist der bessere Parameter, wenn die diastolische Durchblutung pathologisch reduziert ist; er wird der einzig verwendbare Parameter bei Nullfluss (da RI immer = 1).

1.5.7.3 Fetale Gefäße

Messpunkte und -winkel

- **A. umbilicalis**
  - Der Messpunkt – vom Bauchaustritt bis zur Plazentainsertion – hat keinen Einfluss auf die Messung.
  - Die A. umbilicalis ist auch ohne gleichzeitige Farb-Dopplersonografie leicht zu messen. Diese gibt jedoch genauen Aufschluss über den vorliegenden Messwinkel, der beim gewundenen Verlauf der Nabelarterie im B-Bild nicht erkennbar ist, und verhindert so bei zu großem Messwinkel falsch positive Befunde (Abb. 1.**2**).
- **fetale Aorta**
  - Idealer Messpunkt ist die Aorta descendens im Übergang Thorax-Bauch-Bereich.
  - Die Winkeleinstellung kann Probleme bereiten, da die Aorta häufig parallel zum Schallkopf verläuft (Abb. 1.**3**).
  - gehäuft Messfehler
  - Im Allgemeinen reicht die Messung der A. umbilicalis aus.
- **A. cerebri media**
  - Die A. cerebri media ist über das temporale Schallfenster leicht zu erreichen.
  - Hilfreich zur Lokalisation ist die gleichzeitige Zuschaltung des Farbdopplers oder PAM (Abb. 1.**4**).
  - Messung insbesondere bei pathologischem Strömungsmuster in der A. umbilicalis durchführen

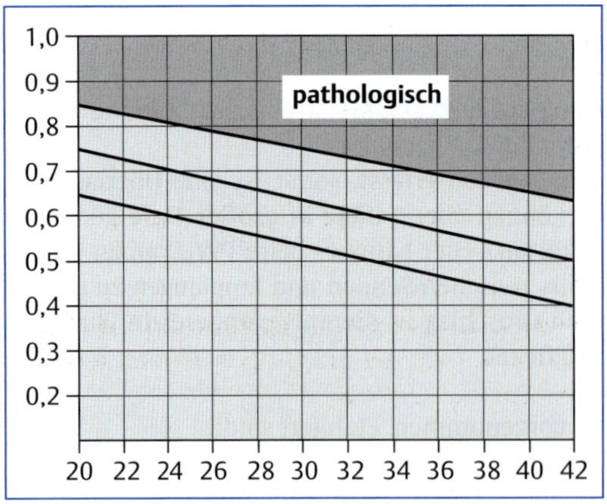

Abb. 1.**2** Normwerte des RI der A. umbilicalis.

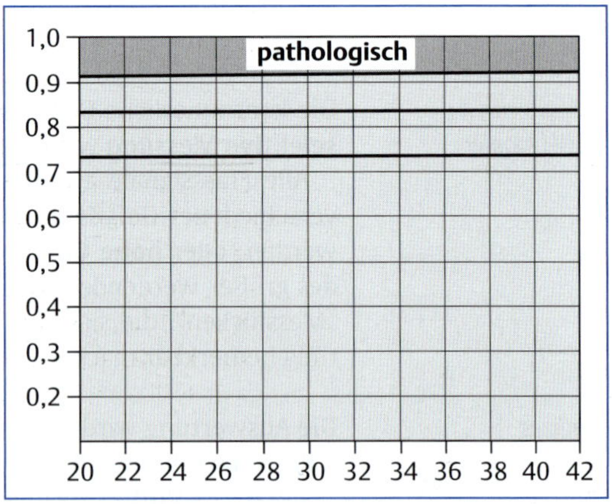

Abb. 1.**3** Normwerte des RI der fetalen Aorta.

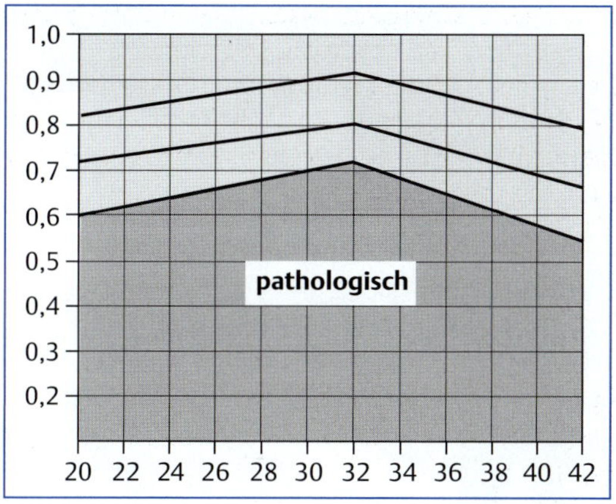

Abb. 1.4 Normwerte des RI der A. cerebri media.

Venöser Doppler

- **Ductus venosus, V. cava inferior und Lebervenen**
  - Die Untersuchung des venösen Gefäßbettes gewinnt an Bedeutung zur Beurteilung des kardialen Preloads und erlaubt dadurch eine **Einschätzung der Herzfunktion**.
  - Die untersuchten Gefäße, V. cava inferior, Ductus venosus und die Lebervenen, weisen eine typische **dreiphasige Kurve** auf: hoher systolischer Peak (S), frühdiastolischer Peak zu Beginn der Diastole durch Öffnung der AV-Klappe (D) und spätdiastolische Inzisur (A), verursacht durch den Rückfluss in die Venen bei der atrialen Kontraktion.
  - Je näher die Messung am Herzen erfolgt, desto ausgeprägter ist der Rückfluss, der sich bei der VCI sogar in einem physiologischen Reverse-Flow zeigt.
  - Das am einfachsten zu untersuchende Gefäß ist der **Ductus venosus**.
    - Einstellung im Längs- (ggf. auch Querschnitt) mit Vergrößerung, sodass Thorax und Abdomen den gesamten Bildschirm einnehmen
    - im Längsschnitt medianen Sagittalschnitt einstellen
    - Darstellen der Nabelvene und des D. venosus im Farbdoppler (knapp unterhalb des Zwerchfells)
    - Abgrenzung zu den Lebergefäßen als Areal mit turbulentem Fluss
    - kleines Dopplerfenster von 0,5–1 mm Breite
      - Filter 50–70 Hz
      - Pulsrepetitionsfrequenz ca. 2,5 kHz
    - Messung an der Stelle der höchsten Helligkeit, ggf. mit Farbumschlag und Aliasing (höchste Flussgeschwindigkeit)
    - typisches zweigipfeliges Flussmuster (sicher DV)
      - S-Welle: erster höherer Gipfel
      - D-Welle: zweiter niedriger Gipfel
      - A-Welle: Geschwindigkeit nach der D-Welle = Fluss während der Vorhofkontraktion
        Normalbefund: positiver Fluss der A-Welle
        Auffällig ist ein Null- oder Reverse-Flow (zusammengefasst als DV-RAV).
      - Von Vorteil ist, dass das gesamte Flussmuster im positiven Bereich liegt, d. h. Indizes wie der RI verwendet werden können.

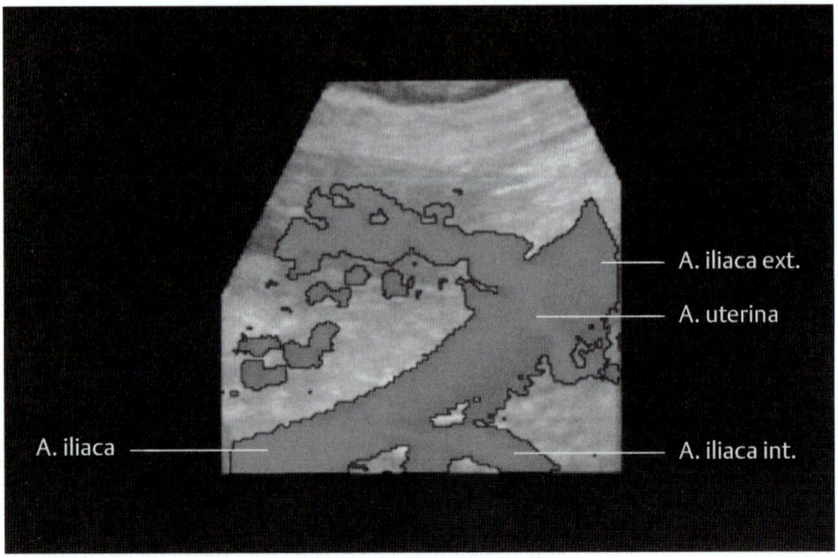

Abb. 1.5
A. uterina.
a 3-D-Darstellung der A. uterina.

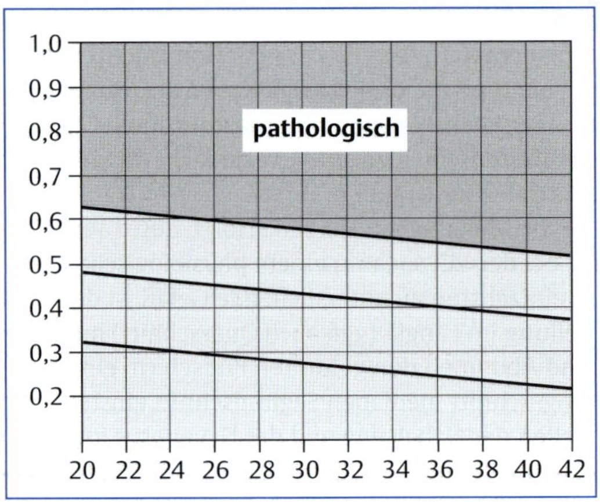

b Normwerte des RI der A. uterina.

1.5.7.4 Maternale Gefäße

Arterielle Gefäße

- **A. uterina**
  - technisch entweder mit CW-Doppler (auch ohne B-Bild) oder mit PW- und Color-Doppler leicht aufzufinden
  - Im Color-Flow stellt sich zunächst die A. iliaca gut dar. Durch eine geringe mediane Kippbewegung ist der Kreuzungspunkt der A. uterina meist gut zu finden. Dieser Bereich ist auch der ideale Messpunkt (Abb. 1.**5**).
  - Bei ungestörter Schwangerschaft sind die Unterschiede zwischen plazentaseitiger A. uterina und nichtplazentaseitiger A. uterina zu vernachlässigen (s. u.).
- **Aa. arcuatae**
  - Endäste der A. uterina im subplazentaren Bereich, bei unauffälliger A. uterina von geringer Bedeutung

1.5.7.5 Fetale Pathologie

Arterielle Gefäße

- **diastolische Flussverminderung**
  - Anstieg des RI in den pathologischen Bereich
  - bedingt durch erhöhten peripheren und plazentaren Widerstand
  - Zeichen geglückter fetaler Kompensationsmechanismen, die eine Weiterentwicklung der SS ermöglichen
  - nur engmaschige Kontrollen des fetalen Zustandes (CTG, Wachstum, Fruchtwasser, Bewegungen, Doppler)
- **Brain Sparing Effect**
  - Abfall des RI in der A. cerebri media (< 5. Perz.) und weiterer Anstieg des Gefäßwiderstandes in der A. umbilicalis und der fetalen Aorta (> 95. Perz.)
  - fetale Zentralisation als hämodynamische Sparschaltung (Peripherie eng gestellt, Hirngefäße weit gestellt)
  - kann durch technisch schlechte Messung der A. cerebri media übersehen werden (da hier RI-Abfall)
  - Zeichen der drohenden fetalen Gefährdung! ! → additive Untersuchungsverfahren
    - venöser Doppler
    - CTG
    - Wachstumskontrolle
- **Zero-Flow und Reverse-Flow**
  - Nullfluss oder Rückfluss in der Diastole durch massiv erhöhten peripheren Widerstand
  - **Zeichen der drohenden fetalen Gefährdung!!**
    - stationäre Überwachung
    - RDS-Prophylaxe < 34+0
    - additive Untersuchungsmethoden (s. o.)
    - Entbindung > 34+0 bei Zero-Flow und > 32+0 bei Reverse-Flow
    - weiteres s. Ductus venosus

Venöser Doppler

- **Pulsationen**
  - Druckanstieg im venösen System durch die erhöhte Preload und/oder die verminderte Herzfunktion führt zu einer Verminderung der Flussbewegung zum Herzen und einer Zunahme der Rückflusskomponente, die bis zur Pulsation in der V. umbilicalis führen kann (Zeichen der dekompensierten fetalen Herzinsuffizienz).
  - Während kindlicher Atemexkursionen können auch physiologischerweise Pulsationen in der Nabelvene auftreten.
- **Zero-Flow oder Reverse-Flow im Ductus venosus (zusammengefasst als DV-RAV)**
  - ebenfalls durch Druckanstieg im venösen System als Zeichen der Herzinsuffizienz
  - Meist nimmt gleichzeitig die Rückflusskomponente in der V. cava inferior zu.
  - Nullfluss → intensive Überwachung; > 34+0 SSW Entbindung
  - Reverse-Flow → intensive Überwachung; > 32+0 SSW Entbindung
    - additive Befunde (biophysikalisches Profil, CTG, Wachstum) → Entbindung auch früher
      - Abwägen der Frühgeburtsrisiken in Kooperation mit dem Neonatologen

1.5.7.6 Maternale Pathologie

Uterine Gefäße

- **uterine Minderdurchblutung**
  - Erkrankungen wie Präeklampsie oder SIH führen oft durch die uterine Minderdurchblutung zu Mangelentwicklungen.
- **persistierender Notch**
  - Bei Risikogruppen kann das Persistieren einer frühdiastolischen Inzisur (= Notch) im Spektrum der A. uterina über die 20. bis spätestens 24. SSW hinaus als Frühzeichen einer latenten Präeklampsie durch gestörte Trophoblastinvasion gelten.
  - Einige Autoren empfehlen hier die frühe Low-Dose-Acetylsalicylsäure-Therapie (100 mg/d); zu diesem Zeitpunkt aber wohl eher zu spät.
- **Seitendifferenz PSU – NPSU**
  - Bei Präeklampsie und/oder SIH kommt es zum Anstieg des Widerstands im uterinen Gefäßbett und somit zur Reduzierung der diastolischen Durchblutung. Auch hier kann es zum Auftreten eines Notch kommen und es kann sich eine Seitendifferenz zwischen plazentaseitiger Uterinarterie (PSU) und nicht-plazentaseitiger Uterinarterie (NPSU) ausbilden.
  - Bei Verlaufskontrollen gehen die Ergebnisse der NPSU meist mit dem Schweregrad der Gestose parallel (Anstieg Indizes), während die der PSU, zusammen mit den fetalen Doppleruntersuchungen, eher Aufschluss über die fetale Hämodynamik geben.

1.5.7.7 Klinische Wertigkeit

> Der Doppler ist eine additive Überwachungsmethode bei IUGR und mütterlichen Pathologien der Präeklampsie. Gravierende oben beschriebene Veränderungen bei der Doppleruntersuchung gehen meist CTG-Veränderungen um 2 Wochen voraus. Ab der 36. SSW sinkt die Aussagekraft der Doppleruntersuchung.

Zero- und Reverse-Flow

Die Dopplersonografie hat für die Diagnose einer Wachstumsretardierung und deren Verlaufskontrolle ihren Stellenwert behauptet. In der Entscheidung über eine imminente Gefährdung des Fetus gewinnt der Zero- oder Reverse-Flow in der A. umbilicalis an Bedeutung, auch wenn Beobachtungen von z. T. Wochen anhaltenden diastolischen Flussverlusten ohne IUFT vorliegen. In die Entscheidung zur Beendigung einer Schwangerschaft bei Zero-Flow fließt vor allem das Schwangerschaftsalter ein. Bei Reverse-Flow ist eine beginnende Azidose wahrscheinlich und zwingt bei auffälligem CTG sofort zum Handeln. Entscheidungshilfen stellen additive Untersuchungen wie der Ductus-venosus-Doppler, CTG und Wachstumskontrolle dar.

Fehlerquellen bei Interpretationen

- Notch des Uterinadopplers bei Hypotonie der Patientin
- hoher diastolischer Fluss in der A. cerebri media bei postprandial erhöhten Blutzuckerwerten
- Reverse-Flow bei Singultus des Kindes

Prozedere

- Doppleruntersuchungen sind nur bis zum Termin sinnvoll.
  - Ab der 38.–39. SSW ist eine leichte Zentralisation physiologisch.
- Grundlage ist meistens die nachgewiesene fetale Retardierung.
- Messung der Aorta fetalis in einem korrekten Winkel
- bei Pathologie: Messung eines Hirngefäßes, meistens der A. cerebri media

- bei normaler Dopplersonografie Kontrolle in 1–2 Wochen, ggf. zwischenzeitliche CTG-Kontrollen
- Diastolischer Nullfluss ist nicht reversibel und indiziert die sofortige Klinikaufnahme und Dopplerkontrollen mindestens alle 2 Tage sowie mehrfache CTG-Kontrollen täglich
- pathologische Befunde jenseits der 34. SSW → je nach Schweregrad engmaschige Kontrolle oder großzügige Indikation zur Sectio
- auch bei suspektem CTG: Doppleruntersuchung zur Einschätzung der Situation indiziert
- Reverse-Flow spricht für eine ungünstige Prognose → Entbindung so bald wie möglich.
- Entscheidungshilfen zum Prozedere geben der Ductus-venosus-Doppler, CTG und Wachstumskontrolle (s. o.).
- Pulsationen in der V. umbilicalis sollten echokardiografisch abgeklärt werden.
  - keine Doppleruntersuchung bei eutrophem Kind ohne eine der oben genannten Indikationen
  - Die Doppleruntersuchung ist keine Screeninguntersuchung!
  - In der Beurteilung einer akuten Notsituation ist die Dopplersonografie dem CTG deutlich unterlegen.

1.5.8 Fetale Echokardiografie

1.5.8.1 Gerätevoraussetzungen

Schallköpfe

- konvexe Köpfe, Frequenz 5–7 MHz
- 3,5 MHz Schallkopf bei Schallabschwächung durch:
  - Adipositas
  - Polyhydramnie (Herz tiefer als 6 cm)
  - dorsoanteriore Lage in der Spätschwangerschaft (Rippenschatten)
- 5–9 MHz Vaginalschallkopf für die transvaginale Untersuchung bis zur 15. SSW

Gerätefunktionen

- Zoom
  - Herz soll ein Drittel des Bildschirms ausfüllen
- Cine-Loop
  - Speicherung der jeweils letzten Bilder, die in langsamer Reihenfolge betrachtet werden können
  - Beurteilung der Kontraktilität und der Klappenöffnung

Voreinstellungen

- härterer Kontrast
- kleine Dynamic Range
- Bild vergrößern bzw. zoomen
- nur eine Fokuszone
- schmaler Sektor und hohe Frame Rate (Bildrate)

1.5.8.2 Schnittebenen

> Ausgehend von der Vierkammerblick-Ebene lassen sich die nächsten Transversalebenen kontinuierlich ableiten.

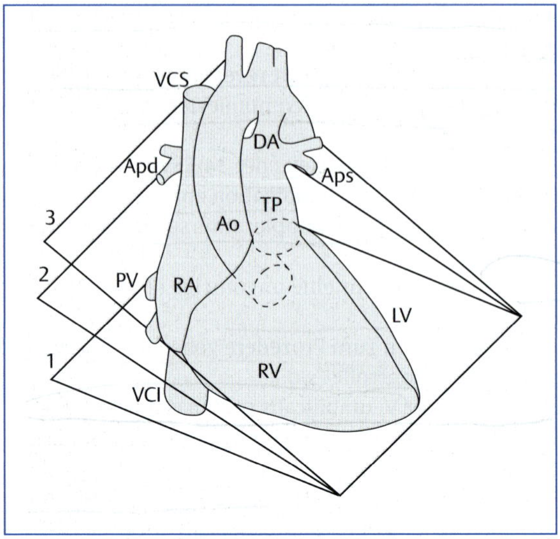

Abb. 1.**6** Vorgehensweise bei der Einstellung der kardialen Schnittebenen: Von der Abdominalebene (0) wird der Schallkopf zum Vierkammerblick (1) gekippt, dann zum Fünfkammerblick (2) und Pulmonalisblick (3) (vgl. auch Abb. 1.**10**; Apd = Arteria pulmonalis dextra, aps = Arteria pulmonalis sinistra, p = Pulmonalvenen), (Quelle: Sohn et al., Ultraschall in Gynäkologie und Geburtshilfe, 2. Aufl., Georg Thieme Verlag, Stuttgart, 2003).

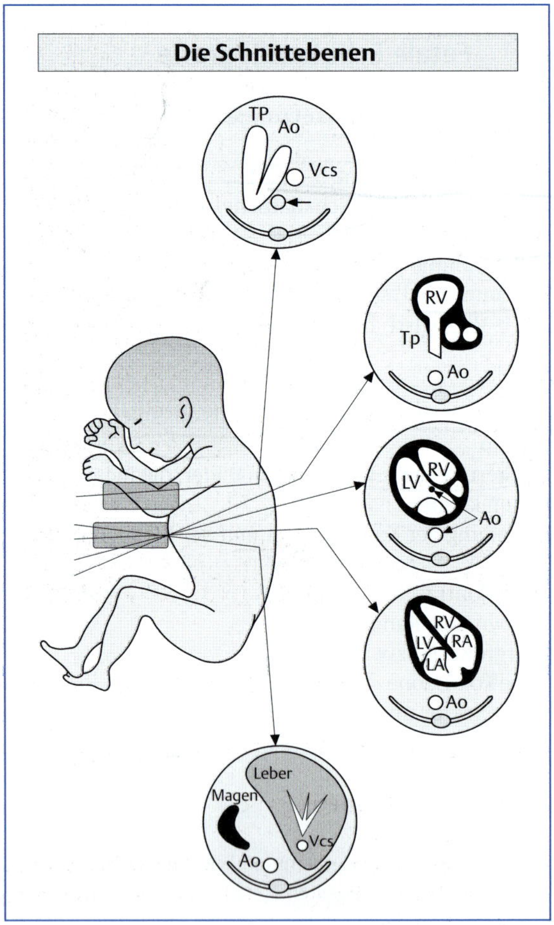

Abb. 1.**7** Am Beispiel einer Skizze werden die Schnittebenen dargestellt. Vergleiche Skizze mit den Abbildungen 1.**8**–1.**11**.

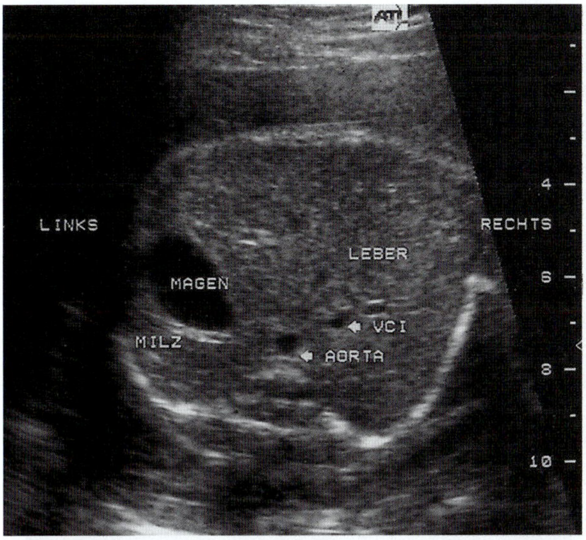

Abb. 1.**8** Abdominalebene: das obere Abdomen im B-Bild. Links findet man den Magen und direkt vor der Wirbelsäule die Aorta abdominalis. Auf der rechten Seite sieht man die Leber mit den Lebervenen sowie die rechts ventral von der Aorta liegende V. cava inferior (VCI) (Quelle: Sohn et al., Ultraschall in Gynäkologie und Geburtshilfe, 2. Aufl., Georg Thieme Verlag, Stuttgart, 2003).

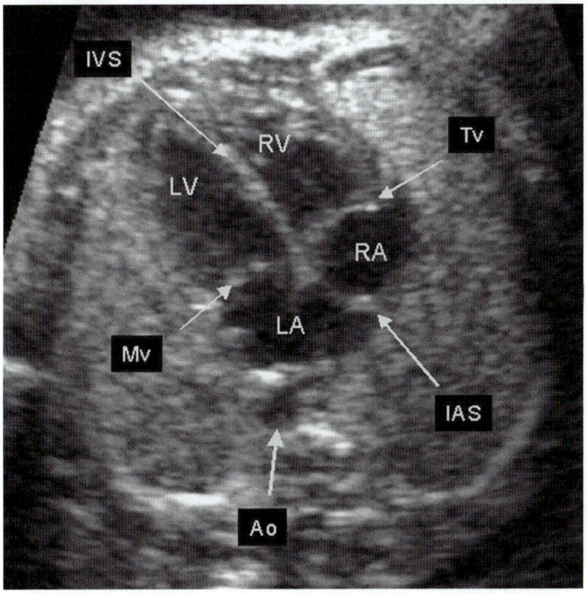

Abb. 1.**9** Der apikale Vierkammerblick (entsprechend Ebene 1 in Abb. 1.**6**) mit Darstellung des rechten und linken Ventrikels, des rechten und linken Vorhofs, der Trikuspidal- und Mitralklappe, des interventrikulären Septums und des Foramen ovale im interatrialen Septum (Quelle: Sohn et al., Ultraschall in Gynäkologie und Geburtshilfe, 2. Aufl., Georg Thieme Verlag, Stuttgart, 2003).

Abdominalebene

Die Ebene liegt nahe an der Ebene für die Abdomen-Messung.

Vierkammerblick

Die Entdeckungsrate von Herzfehlern im Vierkammerblick liegt bei 40 %.

Checkliste für den Vierkammerblick

- Lage und Größe des Herzens im Thorax und Herzachse
  - Herzspitze und Magenblase sollen auf derselben Seite (links) liegen.
  - Eine fiktive Linie zwischen Wirbelsäule und Sternum unterteilt rechte und linke Thoraxhälfte.
    - ⅓ des Herzens liegt rechts.

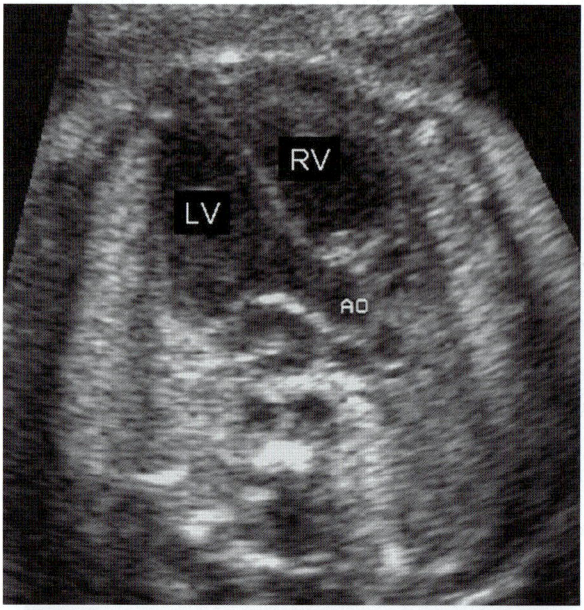

Abb. 1.**10**
a Im Fünfkammerblick ist der Abgang der Aorta aus dem linken Ventrikel zu sehen. Der Blick entspricht der Ebene 2 in Abb. 1.**6**.

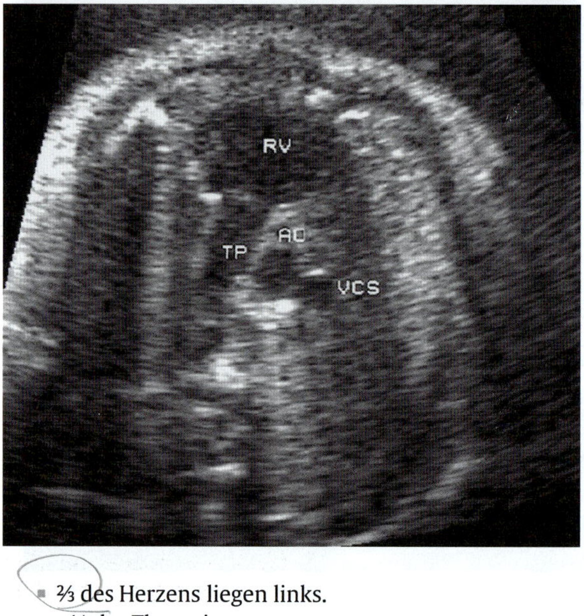

b In der Ebene 3 stellt sich der Abgang des Truncus pulmonalis aus dem rechten Ventrikel dar. Rechts vom TP findet man quer angeschnitten die Aorta ascendens und die V. cava superior. (Quelle Sohn et al., Ultraschall in Gynäkologie und Geburtshilfe, 2. Aufl., Georg Thieme Verlag, Stuttgart, 2003).

  - ⅔ des Herzens liegen links.
    - ca. ⅓ des Thoraxinnenraums
    - Herzachse (= Septumrichtung)
      - bildet mit der Mittellinie einen Winkel von 45° (±15°) nach links
- Rhythmik
- Kontraktilität der Ventrikel
- Größe der Vorhöfe
- Größe der Ventrikel
- Lage und Öffnungsbewegung von Trikuspidal- und Mitralklappe
- Kontinuität des interventrikulären Septums
- Position und Form des interatrialen Septums bzw. der Klappe des Foramen ovale
- (regelrechte Einmündung der Pulmonalvenen)

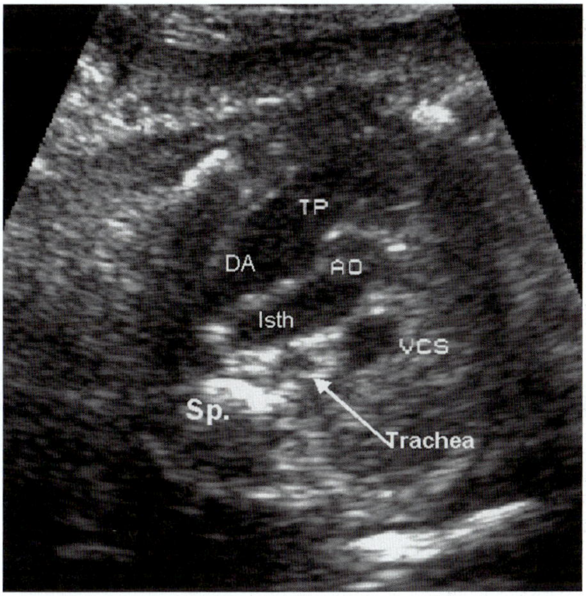

Abb. 1.11 „Dreigefäßblick", Tangentialschnitt durch Truncus pulmonalis, Ductus arteriosus und Aortenbogen mit der typischen V-Form. Diese ist eine wichtige Einstellung, um Aortenbogen, Isthmus aortae und Ductus arteriosus zu beurteilen, vor allem im Farbdopplermodus. (Quelle: Sohn et al., Ultraschall in Gynäkologie und Geburtshilfe, 2. Aufl., Georg Thieme Verlag, Stuttgart, 2003).

Tab. 1.6 Auffälligkeiten im oberen Abdomen.

Normaler Befund	Suspekter Befund
Magen links, gefüllt	Magen nicht nachweisbar oder klein: Ösophagusatresie
	Zwerchfelldefekt oder Magen rechts
	Magen rechts oder in der Mitte bei Drehungsanomalie
	Magen im Thorax bei Zwerchfelldefekt
Leber rechts	Leber links oder zentral bei Drehungsanomalie
Aorta links	Aorta rechts bei Drehungsanomalien oder Herzfehler mit rechtsseitigem Aortenbogen
V. cava inferior rechts und ventral der Aorta	V. cava inferior und Lebervenen konfluieren nicht → Azygospersistenz bei Linksisomerie
	V. cava inferior und Aorta auf der gleichen Seite bei Rechtsisomerie
	V. cava inferior dilatiert bei schwerer Herzinsuffizienz oder schwerer Hypoxie bei IUGR

1.5.8.3 Mögliche Pathologien im Vierkammerblick

- Dextro-, Mesokardie (Längsachse steht senkrecht in der Medianebene)
- singulärer Ventrikel, Double Inlet Ventricle
  - Ein Ventrikel wird von 2 Vorhöfen drainiert.
  - Die andere Kammer ist nur rudimentär angelegt und nicht darstellbar.
- Trikuspidalklappenanomalien
  - TK-Dysplasie

    - Klappensegel dysplastisch
    - Chordae verlängert oder verkürzt
  - Ebstein-Anomalie
    - Verlagerung der funktionellen Trikuspidalebene in den rechten Ventrikel → atrialisierter Anteil im Inlet-Bereich des rechten Ventrikels
  - Farbdoppler:
    - Trikuspidalinsuffizienz mit vergrößertem rechtem Vorhof
    - hypoplastischer Pulmonalarterienstamm mit reduziertem Fluss, Stauungen im rechten Vorhof mit dilatierten Hohlvenen/Lebervenen (in schweren Fällen Aszites und Hydrops)
- hypoplastisches Linksherz-Syndrom
  - bei Aortenatresie und Mitraldysplasie
  - Hypo- oder Akinesie des Myokards durch sekundäre Endokard-Fibroelastose
  - Hypoplasie der Aorta mit dem Aortenbogen (Dreigefäßblick)
  - Farbdoppler:
    - fehlender Einstrom in den linken Ventrikel
    - fehlender antegrader Fluss in der Aorta ascendens
    - evtl. reverser Fluss in der Aorta ascendens (aus dem Ductus arteriosus Botalli)
    - Links-rechts-Shunt über das Foramen ovale
- Hypertrophie des linken Ventrikels
- Hypoplasie des rechten Ventrikels, z. B. bei
  - Atresie der Trikuspidalklappe (oft mit VSD)
  - Pulmonalatresie mit intaktem Ventrikelseptum
  - Farbdoppler:
    - Shuntumkehr im Ductus arteriosus Botalli (Statt des normalen Rechts-links-Shunts, d. h. von der Pulmonalarterie zur deszendierenden Aorta, besteht ein Links-rechts-Shunt.)
- Hypertrophie des rechten Ventrikels
- AV-Septumdefekt = AV-Kanal
  - VSD, Septum-primum-Defekt und eine gemeinsame AV-Klappe
  - Dadurch liegen AV-Klappen in einer Ebene.
  - gehäuft (> 50 %) Chromosomen-Aberrationen
  - Cine-Loop und Farbdoppler (Darstellung des Defekts) erleichtern die Diagnose.
- Ventrikelseptumdefekt (groß, ab 3 mm)
  - häufigster Herzfehler
  - oft als Begleitfehlbildung
  - im Fünfkammerblick oft besser erkennbar
  - Farbdoppler:
    - Bei isoliertem VSD ist die Farbkodierung nicht immer effektiv, da pränatal Druckgleichheit in den beiden Ventrikeln besteht.
- Vorhofseptumdefekt (groß)
  - Eine pränatale Abgrenzung vom Foramen ovale, das ⅓ des Vorhofseptums einnimmt, ist nur bei großen Defekten möglich.
  - Farbdoppler:
    - Darstellung des Shuntflusses
- Aortenisthmusstenose
- Persistenz der linken V. cava superior
- evtl. Fallot, Double Outlet Ventricle oder Truncus arteriosus (nur wenn großer VSD im Vierkammerblick)
- evtl. Lungenvenenfehlmündung
- Hypertrophie des Myokards

- Perikarderguss
- Arrhythmien
- Herztumoren (meist Rhabdomyom)
- Ectopia cordis
- Kardiomegalie
- Kardiomyopathie

1.5.8.4 Mögliche Pathologien im Fünfkammerblick, Pulmonalisblick und Dreigefäßblick

- Fallot-Tetralogie
  - VSD, reitende Aorta, Pulmonalstenose, Hypertrophie des rechten Ventrikels
  - subaortaler VSD im Fünfkammerblick, reitende und oft dilatierte Aorta
  - schmaler Pulmonalisdurchmesser durch Pulmonalisstenose
  - Farbdoppler:
    - VSD mit überreitender weiter Aorta
    - Turbulenzen im Pulmonalarterienstamm infolge der Flussbeschleunigung über der stenosierten Pulmonalklappe
- Double Outlet Right Ventricle (DORV)
  - Aorta und Truncus pulmonalis entspringen dem rechten Ventrikel und verlaufen parallel zueinander (Transpositionsstellung).
  - VSD
  - dilatierter rechter Ventrikel
  - mehr oder weniger kleiner linker Ventrikel
  - Farbdoppler:
    - Auffinden der meist unterentwickelten Pulmonalarterie
    - evtl. Turbulenzen über der Pulmonalklappe durch Pulmonalstenose
- Truncus arteriosus communis (TAC)
  - Der Ausflusstrakt beider Ventrikel wird durch ein gemeinsames Gefäß gebildet, das dann Aorta und Pulmonalarterien abgibt.
  - Differenzialdiagnose zur Fallot-Tetralogie durch Beurteilung des Truncus pulmonalis
- Transposition der großen Arterien (d-TGA)
  - Aorta entstammt dem rechten und der Truncus pulmonalis dem linken Ventrikel.
  - Gefäße überkreuzen sich nicht, sondern verlaufen parallel → Bild einer doppelläufigen Flinte.
- Aortenisthmusstenose
  - Der linke Ventrikel erscheint schmaler als der rechte, jedoch im Gegensatz zum hypoplastischen Linksherz-Syndrom ist die Kontraktilität erhalten und die Mitralis offen.
  - deutlicher Kalibersprung zwischen schmalem Aortenbogen und normalem oder dilatiertem Truncus pulmonalis
  - Farbdoppler:
    - Differenzierung zwischen Aortenisthmusstenose und Unterbrechung des Aortenbogens

1.5.9 Chromosomenanomalien

1.5.9.1 Aberrationen der Geschlechtschromosomen

Turner-Syndrom

Chromosomensatz

- 44 Autosomen, X0
- häufig Mosaikbildungen → unterschiedliche Ausprägung des Krankheitsbildes

Häufigkeit

- 1 : 3000 Geburten
- hohe Abortrate

Klinik

- Pterygium colli, Lymphödeme
- kleinwüchsig, infantil
- Schildthorax, evtl. Herzvitien
- oft normale Intelligenz

Klinefelter-Syndrom

Chromosomensatz

- 44 Autosomen, XXY

Häufigkeit

- 1 : 400 aller lebend geborenen Knaben

Klinik

- weiblicher Behaarungstyp
- Hypoplasie der Hoden, verspätete Pubertät
- erhöhte Gonadotropinwerte bei erniedrigten Testosteronwerten
- Hochwuchs, Osteoporose
- Intelligenz oft eingeschränkt

1.5.9.2 Autosomale Chromosomenaberrationen

Trisomie 21 (Down-Syndrom)

Häufigkeit

- s. Tab. 1.**5**
- Geschwisterrisiko bei freier Trisomie 1 %
- Geschwisterrisiko bei Translokation eines Elternteils 5–10 %
- Translokation: Ein Teil z. B. des Chromosoms 21 hängt an einem anderen Chromosom; wird dieses „erweiterte" Chromosom an das Kind weitervererbt, hat das Kind zwar numerisch eine normale Chromosomenzahl, aber qualitativ mehr als zwei Chromosomen 21; der betroffene Elternteil fungiert als Konduktor → höheres Geschwisterrisiko als bei der freien Trisomie

Sonografische Zeichen

- Plexus choroid. Zysten
- Ventrikulomegalie
- Herzvitien
- Duodenalatresie
- milde Hydronephrose

Klinik

- mongoloide Fazies, Epicanthus medialis (= Lidfalte am inneren Augenwinkel), Brachyzephalie
- Klinodaktylie (= seitlich winkelige Abknickung eines Fingerglieds), Vierfingerfurche (= durchgehende Hohlhandfurche), Sandalenfurche

- häufig Hypothyreose
- in 50 % bestehen Herzvitien

Prognose

- Lebenserwartung ca. 30 Jahre
- gezielte Förderung der Kinder in der Familie möglich, da sie lernfähig sind
- zusätzlich evtl. operative Korrekturen von Herzvitien, Makroglossie und Gaumenspalten notwendig

Trisomie 18 (Edwards-Syndrom)

Häufigkeit

- 1 : 7500
- weiblich : männlich = 4 : 1

Sonografische Zeichen

- Plexus choroid. Zysten
- Ventrikulomegalie
- Corpus-callosum-Agenesie
- Lippen-Kiefer-Gaumen-Spalte
- Mikrognathie
- Herzvitien
- Ösophagusatresie
- Zwerchfellhernie
- Omphalozele
- Hydronephrose
- Neuralrohrdefekte
- radiale Dysplasie
- überlappende Finger
- Klumpfuß
- intrauterine Wachstumsretardierung

Klinik

- ausladender Hinterkopf, fliehendes Kinn, missgestaltete Ohren
- Skelettmissbildungen, Zeige- über Mittelfinger, Klein- über Ringfinger
- häufig Organmissbildungen

Prognose

- 50 % der Kinder versterben im 1. Lebensjahr.

Trisomie 13 (Patau-Syndrom)

Häufigkeit

- 1 : 15 000

Sonografische Zeichen

- Holoprosenzephalie (Fusion der Seitenventrikel, ein Plexus)
- Mikrozephalie
- Lippen-Kiefer-Gaumen-Spalte
- Herzvitien
- Zwerchfellhernie
- Omphalozele
- Hydronephrose
- Polydaktylie
- Klumpfuß
- intrauterine Wachstumsretardierung

Klinik

- Hirnfehlbildungen, Schwachsinn, Taubheit
- Gaumenspalten, Polydaktylie

- Apnoe- und Krampfanfälle
- Herzfehlbildungen

Prognose

- 70% der Kinder versterben in den ersten 6 Lebensmonaten.

Cri-du-chat-Syndrom

Definition

- Teildeletion des kurzen Arms des Chromosoms 5

Häufigkeit

- 1:50000
- Mädchen : Jungen = 5 : 1

Klinik

- Mikrozephalus, Hypertelorismus
- schräge Lidspalten, Epicanthus, Mondgesicht
- Kehlkopffehlbildungen → miauende Stimme

1.5.10 Neuralrohrdefekte

Häufigkeit

- Die Häufigkeit der Neuralrohrdefekte ist abhängig von der Geografie: In der BRD beträgt das Risiko 1:800 Neugeborene, in den USA 1:1000 und in England 4,5:1000.
- Das Wiederholungsrisiko bei Verwandten 1. Grades liegt bei 2–3%.

Prophylaxe

- bei belasteter Anamnese **4 mg Folsäure** mindestens 4 Wochen vor der Konzeption bis zur 12. SSW
- bei fehlender Anamnese **0,4 mg Folsäure**
- primäre Sectio bei bekanntem Neuralrohrdefekt empfohlen

1.5.10.1 Anenzephalus

- Diese ausgeprägteste Form darf der Ultraschalldiagnostik nicht entgehen.
- Ein Schwangerschaftsabbruch ist jederzeit möglich.

1.5.10.2 Spina bifida

Diagnostik

- Je nach Ausprägung ist die ultrasonografische Diagnose schwierig.
- Hinweise gibt die AFP-Bestimmung im Serum der Mutter und im Fruchtwasser.
- Eine sinnvolle Ergänzung hierzu stellt die Bestimmung der **Acetylcholinesterase** (ACHE) im Fruchtwasser dar → Aufzeigen falsch positiver AFP-Werte.

Erhöhte ACHE

- ACHE-Erhöhungen kommen vor bei:
  - Neuralrohrdefekten
  - Brust- und Bauchwanddefekten
  - Turner-Syndrom

Spina bifida occulta

Definition

- gespaltener Wirbelbogen, aber keine Fehlbildung des Rückenmarks oder seiner Häute

Spina bifida aperta

Klinik

- Muskelatrophie, Inkontinenz, schlaffe Parese der Beine
- evtl. Kombination mit einem Hydrocephalus internus

Therapie

- kinderchirurgische Deckung des Defekts
- ggf. Ableitung eines Hydrocephalus internus
- multidisziplinäre Betreuung der Kinder

Formen und Definitionen

- **Meningomyelozele**
  - hernienartige Vorwölbung eines Rückenmarkabschnitts, wobei die Häute den Bruchsack bilden; die betroffenen Rückenmarkanteile sind immer verändert; Haut und Wirbelbogen sind nicht geschlossen
- **Myelozele**
  - Vorwölbung eines Rückenmarkabschnitts
- **Meningozele**
  - Vorwölbung der Meningen, das Rückenmark ist meist nicht verändert

1.5.11 Pathologie der Fruchtwassermenge

Bestimmung

- normale Menge in der 20. SSW: Depot, das dem fetalen Abdomen entspricht (Faustregel)
  - AFI: Amnion Fluid Index
    - Vermessen der tiefsten Fruchtwasserdepots rechts oben, links oben, rechts unten und links unten und Bilden der Summe
    - unterliegt stark dem Einfluss von Kindsbewegungen → eher ungenau
    - Referenzbereich: 8–20 cm
    - suspekt: 5–7 cm
    - pathologisch < 4 cm
  - Bestimmung des tiefsten Fruchtwasserdepots
    - sollte zwischen 5 und 7 cm betragen
- Oligohydramnion: größtes Fruchtwasserdepot < 1 cm (kombiniert mit erhöhtem AFP → Mortalität > 90 %)
- Polyhydramnion: „das Kind passt noch einmal hinein"; tiefste vertikale FW-Ausdehnung 12–16 cm

1.5.11.1 Oligohydramnion

Defintion

- Fruchtwasserdepots < 1 cm

Ursachen

- Uropathien → auf fetale Nieren und Blase schauen
  - Vergrößerung und Verkalkungen der Nieren, z. B. beim Potter-Syndrom
  - Hydronephrose, z. B. bei der Trisomie 21 → genetische Untersuchung
  - Schlüssellochblase bei subvesikalen Obstruktionen, z. B. Urethralklappen (besonders Jungen)
- Plazentainsuffizienz → Dopplersonografie
- Exsikkose der Mutter
- Blasensprung
  - cave: Anhydramnie → Gefahr der postpartalen Atelektasenbildung

1.5.11.2 Polyhydramnion

Fetale Ursachen

- Ösophagus-/Darmatresie
- Anenzephalie, Myelomeningozelen
- Kardiopathie (Herzdurchmesser längs/quer auf Klappenebene = SS-Alter in Wochen)
- Infektion
- fetofetale Transfusion

Maternale Ursachen

- Diabetes mellitus (Polyurie des Fetus)
- Morbus haemolyticus neonatorum
- konnatale Lues

1.6 Fundusstände

Normwerte

- Abhängigkeit vom Schwangerschaftsalter (Abb. 1.**12**)
  - Nabelhöhe = Ende der 24. SSW
  - Rippenbogen = Ende der 36. SSW
  - in der 37. SSW senkt sich der Fundus um 2 QF, die Patientin verspürt Senkwehen und hat „mehr Luft“
- Die Feststellung erfolgt mit dem 1. Leopold-Handgriff.

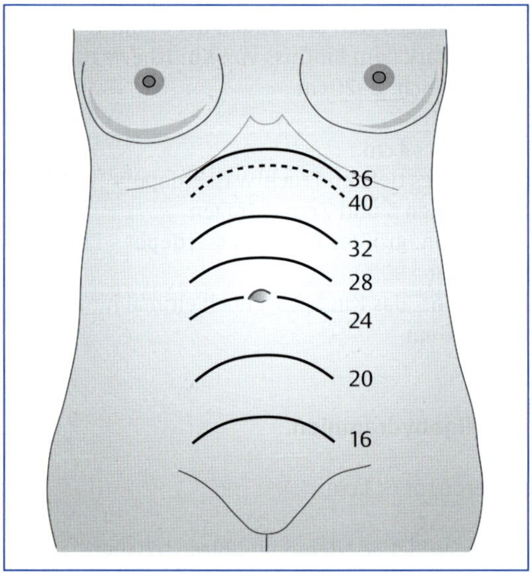

Abb. 1.**12** Fundusstände in Abhängigkeit vom Schwangerschaftsalter.

1.7 Handgriffe nach Leopold und Zangemeister

1.7.1 Leopold-Handgriffe

Anwendung

- Höhenbestimmung des Uterusfundus (1. Handgriff, Abb. 1.**13**, T.-Abb. **a**)
- Lagebestimmung des kindlichen Rückens (2. Handgriff, Abb. 1.**13**, T.-Abb. **b**)
- Bestimmung des vorangehenden Kindsteils (3. Handgriff, Abb. 1.**13**, T.-Abb. **c**)
- Bezug des vorangehenden Teils zum Beckeneingang (4. Handgriff, Abb. 1.**13**, T.-Abb. **d**)

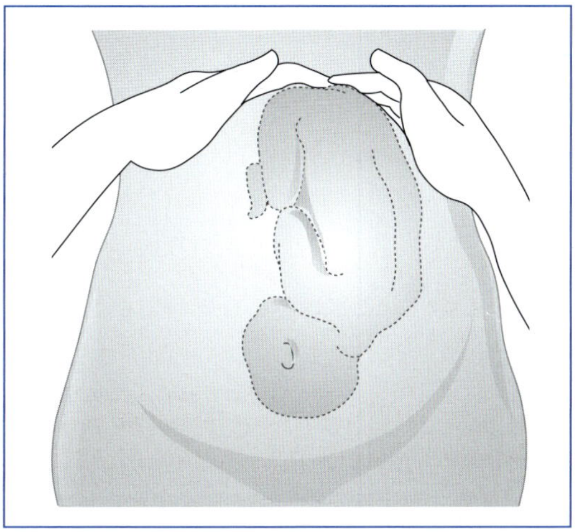

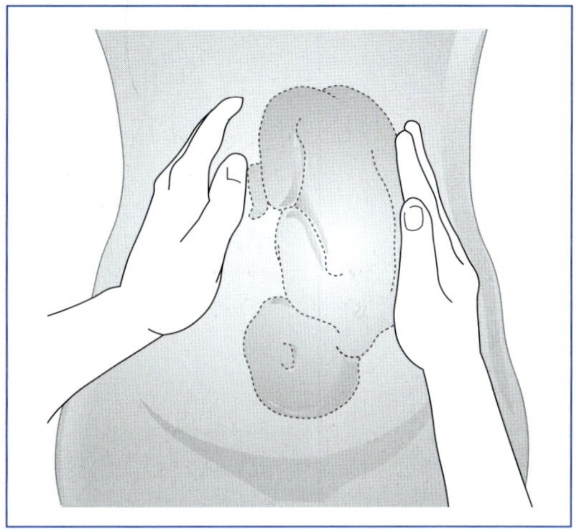

Abb. 1.**13** Leopold-Handgriffe.
a 1. Leopold-Handgriff: Bestimmung des Fundusstandes.
b 2. Leopold-Handgriff: Lage des Rückens und der kleinen Teile.

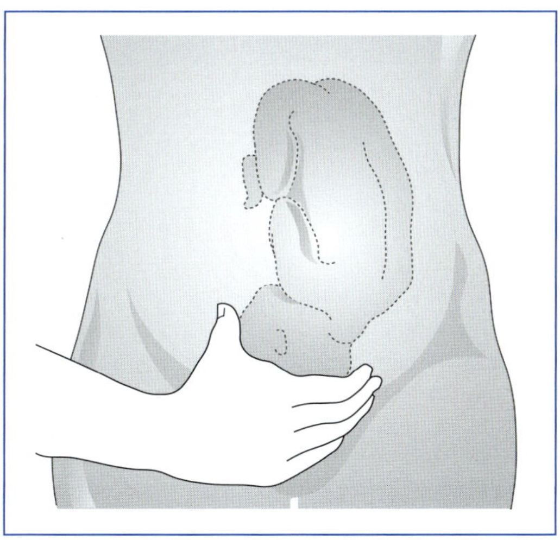

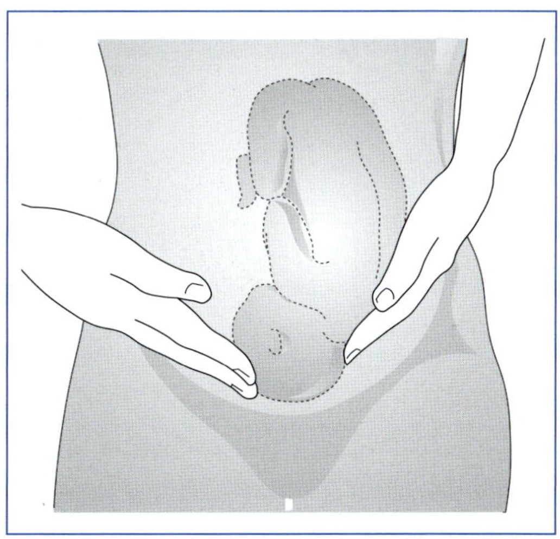

c 3. Leopold-Handgriff: Bestimmung des vorangehenden Teils.
d 4. Leopold-Handgriff: Lagebeziehung des vorangehenden Teils zum Beckeneingang.

1.7.2 Zangemeister-Handgriff

Anwendungen

- Liegt die Kopfhand höher als die Symphysenhand, besteht evtl. ein Missverhältnis zwischen Becken und Kopf (Abb. 1.**14**).

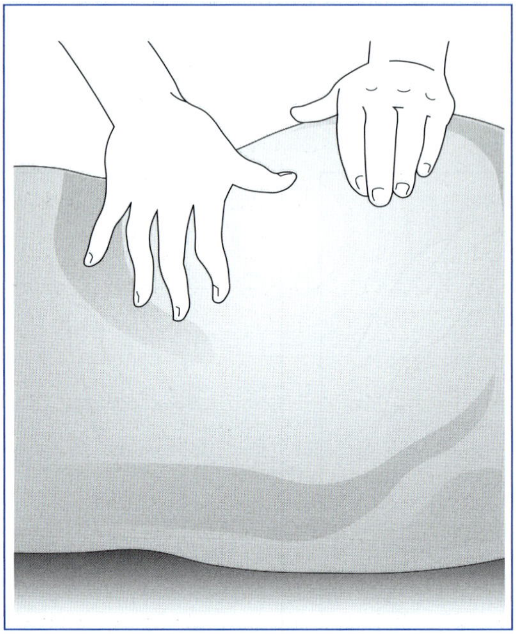

Abb. 1.**14** Zangemeister-Handgriff: Ausschluss eines Missverhältnisses.

2 Schwangerschaftsabbruch

▶ Unter Einbeziehung der Urteile des Bundesverfassungsgerichts vom 25.2.1975 und 28.05.1993 wurde im Jahr 1995 die Handhabung des Schwangerschaftsabbruchs neu geregelt. Die Neuregelung soll die Spannungen lösen, die zwischen dem grundgesetzlich verankerten Schutz des ungeborenen Lebens und dem verfassungsrechtlichen Anspruch der schwangeren Frau auf Achtung ihrer Menschenwürde und ihres Selbstbestimmungsrechts bestehen. Im Jahr 2007 wurden in Deutschland 117 000 Schwangerschaftsabbrüche an das Statistische Bundesamt gemeldet, 97 % davon nach der sog. „Beratungsregelung".

2.1 Abbruch ohne Indikation („Beratungsregelung")

Definition

Innerhalb der ersten 12 Wochen post conceptionem, d. h. bis zur einschließlich 14. SSW, ist der Schwangerschaftsabbruch rechtswidrig, aber straffrei (§ 218 StGB).

Voraussetzungen

- Die Patientin verlangt den Abbruch.
- Vorlage einer Bescheinigung über eine Beratung (Schwangerenkonfliktberatung, § 219 StGB)
  - Diese muss von einer staatlich anerkannten Beratungsstelle durchgeführt worden sein.
  - gesetzliche Vorgaben zur Beratung (egal welche Trägerschaft)
    - über öffentliche und private Hilfen für Schwangere, Mütter und Kinder informieren, die die Fortsetzung der Schwangerschaft erlauben
    - Informationen über die Auswirkungen der Geburt oder des Abbruchs auf das Leben der Frau, des Partners bzw. der Partnerschaft
    - eingehendes Gespräch über die Gründe, weshalb ein SS-Abbruch erwogen wird
  - Die ausgestellte Bescheinigung beinhaltet nur den Namen der Frau und das Beratungsdatum.
    - Will die beratene Frau anonym bleiben, wird die Bescheinigung durch einen Dritten ausgestellt.
  - Katholische Beratungsstellen (z. B. Caritas, DONUM VITAE) stellen keine Beratungsbescheinigung aus. → Ein zusätzliches Gespräch bei einer staatlich anerkannten Beratungsstelle ist notwendig.
  - Zwischen Beratung und Schwangerschaftsabbruch müssen mindestens 3 Tage liegen (d. h. Abbruch frühestens am 4. Tag nach der Beratung).
- Der Abbruch muss innerhalb von 12 Wochen post conceptionem stattfinden.
- keine Personenidentität zwischen dem Arzt, der den Abbruch vornimmt, und dem Konfliktberater
- Die Kosten des Eingriffs müssen in der Regel selbst getragen werden.

Kostenübernahme

- Es besteht kein Anspruch auf Leistungen der gesetzlichen Krankenkasse, soweit sich diese unmittelbar auf die Abruptio beziehen.
  - abrechenbar sind:
    - ärztliche Beratung vor dem Eingriff
    - ärztliche Leistungen und Medikamente vor und nach dem Eingriff, bei denen der Schutz der Gesundheit im Vordergrund steht (z. B. Anti-D-Gabe)
    - Behandlung von Komplikationen
- Bei wirtschaftlicher Bedürftigkeit übernimmt das jeweilige Bundesland die Kosten.
  - Die Einkommensgrenze liegt bei 977 € in den alten Bundesländern und 955 € in den neuen Bundesländern. Antragstellung bei der Krankenkasse.
    - Die Einkommensgrenze erhöht sich um 231 € für jedes im Haus der Frau lebende minderjährige Kind.
    - Kosten für Unterkunft, die einen bestimmten Mehrbetrag überschreiten, erhöhen ebenfalls die Einkommensgrenze (ab 287 € in den alten Bundesländern, ab 254 € in den neuen Bundesländern).
    - Einkünfte des Ehepartners oder der Eltern dürfen weder erfragt noch berücksichtigt werden.
    - Geltungszeitraum 1.7.2008–30.6.2009
    - jährliche Anpassung
  - Antragsformulare bei jeder Krankenkasse

2.2 Kriminologische Indikation (§ 218a Abs. 2 StGB)

Definition

Ist die Schwangerschaft durch eine Vergewaltigung entstanden, ist die Abruptio nicht rechtswidrig, d. h., die Kosten trägt die gesetzliche Krankenversicherung.

Voraussetzungen

- Es gilt dieselbe Frist wie unter 2.1 beschrieben.
- Die ärztliche Erkenntnis reicht zur Indikationsstellung aus.
  - Das Gespräch mit der Patientin genügt, wenn sie glaubwürdig erscheint.
  - Eine polizeiliche Bescheinigung ist nicht notwendig.
  - Die Beratungspflicht entfällt.
- Dem Arzt, der den Abbruch vornimmt, muss das Attest eines *anderen* Arztes vorliegen.

2.3 Medizinische Indikation (§ 218a Abs. 3 StGB)

Definition

Die Durchführung der Abruptio ist jederzeit möglich (d. h. theoretisch bis zum Ende der Schwangerschaft), wenn dadurch Gefahr für die körperliche und seelische Gesundheit der Mutter abgewendet werden kann und andere Wege nicht zumutbar sind. Der Eingriff ist nicht rechtswidrig, d. h. Übernahme der Leistung durch die gesetzliche Krankenversicherung.

2.3.1 Vormalige Regelung

Definition

Zur Indikationsstellung musste eine direkte Gefahr für das Leben der Mutter bestehen oder das Kind so schwer geschädigt sein (z. B. Anenzephalus), dass die Fortsetzung der Schwangerschaft unzumutbar war.

2.3.2 Aktuelle Regelung

Definition

Zusätzlich zur früheren medizinischen Indikation wurde die eugenische Indikation in Form der medizinisch-psychiatrischen Indikation aufgenommen, d. h., die Frist der 22 Wochen post conceptionem (entspricht ≤23+6 SSW post menstruationem) entfällt, aber die Indikationsstellung basiert neben der tatsächlichen Bedrohung des Lebens der Mutter jetzt auf 2 Parametern:

- **Erkrankung des Fetus** → Stellungnahme der betroffenen Disziplin zum Ausmaß der kindlichen Erkrankung:
  - Erbleiden → Humangenetiker
  - irrtümliche Medikamenteneinnahme → Pharmakologe
  - Strahlenschädigung → Röntgenfacharzt
  - Virusinfektion → Landesimpfanstalt
- **Unzumutbarkeit** eines kranken Kindes für die Mutter
  - Diese medizinisch-psychiatrische Indikation ist besonders zu prüfen und entsprechend zu begründen, d. h., im Zweifelsfall sollte sicherheitshalber ein Psychiater oder ein entsprechend fortgebildeter, psychosomatisch versierter Arzt hinzugezogen werden.

Auswirkungen

- Durch diese Änderung ist die frühere eugenische Indikation zeitlich deutlich erweitert worden, aber die Indikationsstellung gestaltet sich schwieriger.
- Schwachstelle dieser Gesetzgebung ist die Tatsache, dass Frauen, die nachweisen können, dass die Behinderung des Kindes bei ihnen zu einer schweren psychischen Störung führen würde, praktisch ohne zeitliche Begrenzung die Schwangerschaft abbrechen können. Der Abbruch ist nicht rechtswidrig und straffrei möglich. Dies hat bereits dazu geführt, dass Kinder einen Schwangerschaftsabbruch überlebten.

Spätabbruch/ Fetozid

- Es wird gefordert (Positionspapier der DGGG), dass die Lebensfähigkeit des Ungeborenen die zeitliche Grenze für einen Schwangerschaftsabbruch sein sollte (in vielen europäischen Ländern und US-amerikanischen Bundesstaaten gesetzlich verankert).
- Als Ausnahmefälle können nur schwerste, unbehandelbare Krankheiten und Entwicklungsstörungen des Ungeborenen anerkannt werden.
- Die Indikationsstellung soll durch eine Kommission von Mitgliedern aus den Fachrichtungen Frauenheilkunde, Pädiatrie, Humangenetik sowie Psychiatrie oder Psychotherapie erfolgen.
- Eine Bedenkzeit von 3 Tagen soll eingehalten werden.
- Eine hohe Qualität der Pränataldiagnostik (s. Kap. 1.5) kann Spätabbrüche vermeiden helfen
- Um dem Kind das Leiden durch die notwendigen Maßnahmen zum SS-Abbruch zu ersparen, kann mit den Eltern ein intrauteriner Fetozid vor Einleitung des Abbruchs erwogen werden.

- Bei einem Geburtsgewicht über 500 g und/oder Lebenszeichen ist ein Totenschein auszustellen.
  - „Unnatürliche Todesursache" ist anzukreuzen und Fetozid oder Schwangerschaftsabbruch aus medizinischer Indikation anzugeben.
  - Die zuständige Staatsanwaltschaft und Kriminalpolizei sollten möglichst zeitnah (inkl. Übermittlung der wichtigsten ärztlichen Befunde, s. u.) informiert werden, um eine sofortige Bestattungsfreigabe für das Kind zu erreichen.
  - Bei Unklarheiten wird es zur Beschlagnahmung des Leichnams und Überführung in die Rechtsmedizin kommen.
  - Die Eltern sollten bereits im Vorfeld über dieses Vorgehen informiert sein.
  - Unterlagen mit folgenden Befunden sollten den Ermittlungsbehörden unaufgefordert zur Verfügung gestellt werden:
    - Ultraschallbefund bei Fehlbildung
    - Karyotyp bei Chromosomenanalyse
    - Indikation zur Abruptio mit umfassender schriftlicher Begründung
    - schriftliche Einwilligung der Schwangeren in den Schwangerschaftsabbruch
    - Protokoll der Sitzung der interdisziplinären Kommission bzw. schriftliche Stellungnahmen aus den jeweiligen Fachdisziplinen
    - Schweigepflichtentbindungserklärung der Schwangeren
- Prozedere der Geburtseinleitung (s. Kap. 3.3 – intrauteriner Fruchttod)

2.4 Allgemeine Hinweise

Vorgehen

Neben den üblichen Pflichten ist Folgendes zu beachten:

- Feststellung des SS-Alters
- Die Blutgruppe ist festzustellen, ggf. Immunprophylaxe nach der Abruptio (auch bei medikamentösem Abbruch!).
- Screening auf Chlamydien im Urin mittels Nukleinsäure-Amplifikationsverfahren (NAT)
- Die Frau soll dem Arzt die Gründe darlegen, weshalb sie den Abbruch verlangt.
- Es muss zur Sprache gebracht werden, dass menschliches Leben zerstört wird.
- In den ersten 12 Wochen p. c. darf das Geschlecht nicht mitgeteilt werden.
- Die Erfüllung der genannten besonderen Pflichten muss dokumentiert werden.
- Arztpraxen und Krankenhäuser, die Abbrüche vornehmen, müssen diese jedes Quartal an das Statistische Bundesamt melden (Statistisches Bundesamt, E-Mail: schwangerschaftsabbrueche@destatis.de).
- Über Pro Familia können fremdsprachige Aufklärungsbögen angefordert werden (Pro Familia Bundesverband, Stresemannallee 3, 60596 Frankfurt/Main).

Ort des Schwangerschaftsabbruchs

- in einem Krankenhaus
- in einer zugelassenen Einrichtung, in der die notwendige Nachbetreuung gewährleistet ist

Weigerungsrecht

- Kein Arzt oder Krankenhaus ist verpflichtet, an einem SS-Abbruch teilzunehmen.
- Nur bei akuter Gefahr für Gesundheit und Leben und fehlender Ersatzmöglichkeit besteht eine Mitwirkungspflicht.
- Eine vertragliche Verpflichtung über die Dienstaufgaben des Krankenhausarztes ist rechtlich unwirksam.
- Private Krankenhausträger (nicht öffentlich-rechtliche Träger) dürfen den Abschluss eines neuen Vertrags von der Bereitschaft zum SS-Abbruch abhängig machen.

2.5 Medikamentöser Schwangerschaftsabbruch

> Bei Schwangerschaftsabbrüchen bis zum 49. Tag der Amenorrhö muss die Patientin über die Möglichkeit des medikamentösen Schwangerschaftsabbruchs informiert werden. Circa 7 % der Abbrüche in Deutschland werden medikamentös durchgeführt.

Präparat

Das Präparat Mifegyne (Mifepriston = RU486 = Progesteronrezeptor-Antagonist) wurde am 18. August 1999 mit den unter „Voraussetzungen" genannten Auflagen zum SS-Abbruch zugelassen. Zulassungsänderung am 1.7.2008.

- Wirkung: synthetisches Steroid mit Antigestagen-Wirkung
- blockiert Progesteron- und Kortisolrezeptoren ohne eigene Wirkung → Blockade der endometrialen und myometrialen Progesteronwirkungen
- 2–10-fach höhere Affinität zum Rezeptor als Progesteron
- steigert die Empfindlichkeit des Myometriums gegenüber der kontraktionsauslösenden Wirkung der Prostaglandine
- Erweiterung und Öffnung der Cervix uteri

Voraussetzungen

- intakte intrauterine Gravidität
- bis zum 63. Tag der Amenorrhö (d. h. 9+0 SSW)
- Beratungspflicht mit Bedenkzeit, wie bei anderen SS-Abbrüchen
- 600 mg als Einzeldosis
- nur in sequenzieller Anwendung mit einem Prostaglandin (PG)
- Kombination nur mit folgenden Prostaglandinen
  - Gemeprost 1 mg intravaginal (Cergem)
    - Bei Gabe dieses PG kann die Mifepristondosierung auf 200 mg reduziert werden.
  - Misoprostol 400 µg oral (Cytotec; Präparat wurde Ende 2005 aus dem Handel genommen)
    - Abgabe nur an Einrichtungen gemäß § 13 Schwangeren- und Familienhilfeänderungsgesetz
    - nur auf Verschreibung eines dort tätigen Arztes
    - Bezug über den internationalen Markt
    - Off-Label-Use
    - lt. Europäischer Zulassung nicht empfohlen im Zeitraum 50.–63. Tag (anerkannte Therapierichtlinien empfehlen durchaus die Gabe von Cytotec in der 8.–9. SSW)
- Durchführung nur in einer Einrichtung, in der die notwendige Nachbehandlung möglich ist

Weitere zugelassene Indikationen

- Erweichung und Erweiterung des Gebärmutterhalses vor einem instrumentellen Schwangerschaftsabbruch
- zur Vorbereitung auf die Wirkung von Prostaglandinen bei medizinisch begründetem Schwangerschaftsabbruch
- zur Einleitung der Wehentätigkeit bei intrauterinem Fruchttod

Anwendungsmöglichkeiten

- Abortinduktion im 1. und 2. Trimenon
- Geburtseinleitung (einschließlich intrauteriner Fruchttod)
- Kontrazeption (Ovulationshemmung und postkoitale Kontrazeption)
- Endometriose, Uterus myomatosus
- prämenstruelles Syndrom
- Extrauteringravidität

- uterine Blutungsstörungen
- antineoplastische Therapie, u. a. Mammakarzinom mit positivem Progesteronrezeptor

Probleme

- In Deutschland gibt es zurzeit kein Prostaglandin mit der notwendigen Zulassung.
- Anwendung des Prostaglandins nur im Rahmen der therapeutischen Freiheit möglich → persönliche Verantwortung und Haftung des Arztes bei Komplikationen
- Die Patientin muss daher über die Notwendigkeit der Anwendung dieses nicht zugelassenen Medikaments informiert werden.
- Versagerquote 2–8 %, ohne Prostaglandin 20 % und mehr
- Im Ausland ist Misoprostol intravaginal für die Kombination zugelassen und auch am besten wirksam bei geringen Nebenwirkungen.

Prozedere

- Die zugelassene Einrichtung bekommt auf Antrag bei der Vertriebsfirma Contragest GmbH, Kelsterbacher Str. 28, 64546 Mörfelden-Walldorf ein Verordnungsblatt für Mifegyne (Sondervertriebsweg).
- Auf Original und Durchschrift der Verschreibung werden das Datum der Abgabe und die Packungsnummern vermerkt.
- Das Original muss von Contragest 5 Jahre aufbewahrt und auf Verlangen der Behörde vorgelegt werden.
- Nach Erfüllung aller gesetzlichen Vorschriften (s. o.) erfolgt die Einnahme von Mifegyne (Einnahme der 3 Tabletten [600 mg] in Gegenwart des Arztes).
  - Wird Mifegyne innerhalb von 1½ h erbrochen, muss die Einnahme wiederholt werden.
  - Bei stillenden Frauen sollte das Stillen für 3 Tage ausgesetzt werden.
  - Eine ständige Erreichbarkeit des Arztes sollte gewährleistet sein.
  - Die Frau ist arbeitsfähig.
  - Am nächsten Tag können leichte Blutungen auftreten.
- Nach zweitägiger Wartezeit erfolgt die PG-Applikation (2 Tbl. Cytotec 200; Präparat wurde Ende 2005 aus dem Handel genommen)
  - vorher US-Kontrolle der Schwangerschaft
  - Auch bei stattgefundener Fehlgeburt sollte die PG-Gabe zur besseren Kontraktion des Uterus erfolgen.
  - Nach einer Beobachtungszeit von 30 min kann sich die Patientin mit einer Begleitperson auch außerhalb der Praxis bewegen.
  - Selten sind leichte Schmerzmedikamente notwendig.
  - Meist kommt es nach ½–4 h zur Fehlgeburt.
  - kommt es nach 4 h nicht zur Fehlgeburt:
    - nochmalige PG-Gabe → Patientin kann Praxis nach 30 min verlassen
    - erneute Einbestellung am nächsten Tag
    - ständige Erreichbarkeit des Arztes
    - ggf. nochmalige PG-Gabe
  - Bei Rh-negativen Frauen erfolgt die Immunprophylaxe nach der Fehlgeburt.
  - Die Patientin kann für diesen Tag arbeitsunfähig geschrieben werden.
- Nachuntersuchung nach 2–3 Wochen
  - US-Kontrolle
    - Endometrium sieht oft noch unregelmäßig aus.
    - ggf. erneute Einbestellung
    - Operative Nachräumung ist selten notwendig.
  - Leichte Blutungen können bis zu 3 Wochen persistieren.

- bei Therapieversagern (2–3 % der Fälle) möglichst baldige instrumentelle Ausräumung (CK ist meist gut dilatiert)
- vierteljährliche Meldung an das Bundesamt für Statistik

Dosierungen entsprechend der europäischen Zulassung im Überblick

- medikamentöser Abbruch
  - frühe intrauterine SS bis zum 49. Tag p. m.
    - 600 mg Mifepriston als Einzeldosis oral und
    - 36–48 h später Misoprostol 400 µg oral oder Gemeprost 1 mg vaginal
    Alternativ möglich:
    - 200 mg Mifepriston oral und
    - 36–48 h später Gemeprost 1 mg vaginal
  - zwischen dem 50. und 63. Tag p. m.
    - 600 mg Mifepriston als Einzeldosis oral und
    - 36–48 h später Gemeprost 1 mg vaginal
    Alternativ möglich:
    - 200 mg Mifepriston oral und
    - 36–48 h später Gemeprost 1 mg vaginal
- Erweichung und Erweiterung der Zervix vor einem chirurgischen Abbruch der SS
  - im 1. Trimenon
    - 200 mg Mifepriston, 36–48 h vor dem Eingriff
  - nach dem 1. Trimenon aus medizinischen Gründen
    - 600 mg Mifepriston als Einzeldosis, 36–48 h vor der geplanten PG-Gabe, die so oft wiederholt wird, wie es indiziert ist
- Einleitung von Wehen bei Tod des Fetus in utero
  - 600 mg Mifepriston als tägliche Einzeldosis oral für 2 aufeinanderfolgende Tage
  - Einleitung der Wehen mit üblichen Maßnahmen, wenn 72 h nach der ersten Gabe von Mifepriston keine Wehentätigkeit erkennbar ist

2.6 Operativer Schwangerschaftsabbruch

- Zurzeit werden 80 % der SS-Abbrüche mittels Saugkürettage durchgeführt.
- Eine anschließende instrumentelle Abrasio zur kompletten Entfernung des Gewebes ist oft sinnvoll.
- Am Ende des Eingriffs werden zur besseren Uteruskontraktion 3 IE Oxytocin i. v. injiziert.

3 Gestörte Schwangerschaft

3.1 Extrauteringravidität

Definition

- Einnistung einer Schwangerschaft außerhalb des Cavum uteri

Häufigkeit

- Bei ca. 2% aller Schwangerschaften kommt es zur Extrauteringravidität (EUG).
- Im Rahmen der assistierten Reproduktion ist das Risiko einer gleichzeitigen extrauterinen und intrauterinen Gravidität deutlich gestiegen (1 : 1000 Schwangerschaften).
- 96% sind Tubargraviditäten (deutliche Zunahme in den letzten Jahren).
- 85% sind im ampullären Teil der Tube lokalisiert, 15% isthmisch.
  - Die Inzidenz der intramuralen Tubargravidität liegt bei 1 : 2500–1 : 5000 Schwangerschaften.
- Die Inzidenz nimmt mit steigendem Alter der Schwangeren zu.

Prognose

- Fertilitätsrate nach EUG liegt bei durchschnittlich ca. 55%.
- zusätzliches Rezidivrisiko von ca.15%

Prädisponierende Faktoren

- rezidivierende Salpingitiden
- Rauchen (gestörte Tubenmotilität)
- operative Eingriffe an den Adnexen
- frühere EUG (Wiederholungsrisiko nach einer EUG 10–20%, nach zwei EUGs 70%)
  - erhöhtes Risiko nicht nur ipsilateral, sondern auch kontralateral
- liegendes Intrauterinpessar
- Z. n. Tubensterilisation
- Therapieversager nach gestagenhaltiger Kontrazeption; z. B. Minipille
- In-vitro-Fertilisation
- medikamentöse Stimulationsbehandlung
- Z. n. Tubenoperationen
- Lebensalter > 30 Jahre

Anamnese

- Amenorrhö
- positiver SS-Test
- zu keinem Zeitpunkt möglicher Nachweis einer intrauterinen Fruchthöhle
- leichte Blutung

Klinik

- irreguläre uterine (Schmier-)Blutung bei absterbender EUG
- sekundäre Amenorrhö
- einseitige Unterleibsschmerzen
- druckschmerzhafter Adnexbereich
- Portioschiebeschmerz
- Uteruslüftungsschmerz (stechender Schmerz, wenn der Uterus mit dem hinteren Spekulumblatt kurz eleviert wird)

- evtl. tastbare Resistenz
- ggf. akutes Abdomen
- ggf. Schocksymptomatik (Tachykardie, Hypotonie, Kaltschweißigkeit, Tachypnoe, Übelkeit und Kollapsneigung)

Diagnostik

- SS-Test im Urin positiv
- Vaginalsonografie:
  - leeres Cavum uteri
  - freie Flüssigkeit im Abdomen (kein sicheres Zeichen)
  - Raumforderung im Adnexbereich, evtl. mit rundem Gestationssack, evtl. Embryo nachweisbar
  - **Merke:** 4 Tage nach den zu erwartenden Menses sollte ein intrauteriner Fruchtsack erkennbar sein.
  - 10 Tage nach den zu erwartenden Menses sollten Herzaktionen nachweisbar sein.
  - **Cave:** Pseudogestationssack durch Dezidua und Flüssigkeit:
    - Er liegt immer zentral.
    - Die Wand ist zirkulär von gleichbleibender Stärke.
- Hb-Bestimmung insbesondere zur Abschätzung der Therapiedringlichkeit
- Bei fehlendem sonografischem Korrelat im Cavum uteri HCG-Bestimmung im Serum
  - Diskriminatorzone: HCG-Wert, ab dem eine intrauterine Gravidität im Ultraschall sichtbar sein sollte = 600–2000 IE/l
  - HCG-Verdoppelungszeit: bis zur 7. SS sind 2 Tage normal; verzögerter Anstieg, Plateau oder Abfall → V. a. EUG
- Normwerte (s. Tab. 3.**1**): Die Werte erreichen ihren Höchststand in der 10.–12. SSW; bis zur 16. SSW bleiben die Werte relativ stabil, um dann allmählich abzusinken.

> **Cave:** Der HCG-Wert korreliert nicht mit der Größe und der Perforationsgefahr der EUG.

- Laparoskopie
  - keine EUG nachweisbar → Bestimmung des β-HCG in der Peritonealflüssigkeit als mögliche diagnostische Hilfe
    - Wert höher als im Serum → V. a. EUG
    - Wert niedriger als im Serum → für intrauterine SS typisch

Tab. 3.**1** Normwerte von HCG.

Wochen seit der letzten Regel	HCG m IE/ml
3–4	9–130
4–5	75–2600
5–6	850–20 800
6–7	4000–100 200
7–12	11 500–289 000
12–16	18 300–137 000
16–29 (= 2. Trimenon)	1400–53 000
29–41 (= 3. Trimenon)	940–60 000

Therapie

- **laparoskopische Ausräumung**
  - antimesenterielle longitudinale Salpingotomie monopolar (mit feiner Nadel) oder mit Laser
  - Ausmelken der EUG
  - ggf. Verschluss der Tube durch Endonaht zur Vermeidung von Verwachsungen (nicht obligat)
- **laparoskopische Salpingektomie**
  - evtl. als Ultima Ratio bei therapieresistenter Blutung
  - bei gleichzeitiger intrauteriner Gravidität (Kontrolle mittels abfallender β-HCG-Werte nicht möglich)
  - bei abgeschlossener Familienplanung zur Vermeidung eines Rezidivs
- **Laparotomie**
  - bei laparoskopischer Inoperabilität
- **Kürettage**
  - bei der Zervikalgravidität (hohes Blutungsrisiko → ggf. Hysterektomie in derselben Sitzung notwendig)
- **Abwarten**
  - bei fehlendem sonografischem Korrelat und kontinuierlich abfallenden HCG-Werten unter stationärer Kontrolle anhand von US, HCG und Klinik bis HCG < 10 IE/l und wenn weiterhin keine pathologischen Befunde vorhanden sind
  - bei HCG-Werten < 1000 IE/l und fehlender Schmerzsymptomatik, da hier die laparoskopische Lokalisation schwierig sein kann
- **weitere Methoden** (außerhalb der Routine)
  - Identifizierung des Trophoblasten der EUG anhand des fehlenden Blutflusses im echogenen Randsaum bei der vaginalen Farbdopplersonografie → keine OP, sondern Gabe von Methotrexat (verschiedene Schemata; jeweils am Folgetag Gabe von Leucovorin zur Reduzierung der Nebenwirkungen)
    - Methotrexat i. v. oder oral (0,5 mg/kgKG alle 2 Tage), bis die HCG-Werte deutlich abfallen (auch bei postoperativer Persistenz der HCG-Werte oder Zervikalgravidität) oder
    - 50 mg/m² Methotrexat i. v. und Wiederholung nach 1 Woche, wenn kein HCG-Abfall > 15 % (höhere Versagerquote als bei obigem Schema)
    - prospektive, offene Pilotstudie (2007) mit einer Erfolgsrate von 87 % (Mittelweg zwischen beiden Schemata mit besserer Verträglichkeit und ausreichender Sicherheit)
      - 50 mg/m² i. m. an Tag 0 und 4
      - weitere Gaben an Tag 7 und oder 11, wenn β-HCG nicht um 15 % gefallen ist
    - 1 mg/kgKG in die EUG im Rahmen einer diagnosesichernden Laparoskopie oder sonografisch gesteuert
  - Prostaglandin $F_{2\alpha}$ (von der Firma aus dem Handel genommen) 5–10 mg intratubar im Rahmen einer die Diagnose sichernden Laparoskopie; Erfolgsrate 84 %; Vorteil: kein operativer Eingriff an der sowieso vorgeschädigten Tube → Absterben und Ausstoßen der EUG

> Nach allen Therapien sollten die HCG-Werte kontrolliert werden, bis sie auf null gesunken sind.

3.2 Abort

Ungefähr 50–70% aller klinisch oder biochemisch nachweisbaren Schwangerschaften enden als spontane Aborte. Häufig werden sie nicht als solche erkannt, sondern als verspätete Menstruation interpretiert. Die Abortrate aller klinisch nachweisbaren Schwangerschaften liegt bei 15–20%. Die Wahrscheinlichkeit eines unauffälligen Schwangerschaftsverlaufs nach einmaligem Spontanabort liegt bei 85–90%.

Ursachen

- **genitale Anomalien**
  - Missbildungen: Uterus bicornis, Uterusseptum, Synechien
  - Myome
  - Zervixinsuffizienz
  - endokrine Störungen, z. B. Corpus-luteum-Insuffizienz
    - plazentares HCG stimuliert Progesteronbiosynthese des Corpus luteum
    - Plateaubildung der Progesteronkonzentration in der 8.–10. SSW durch nachlassende Corpus-luteum-Aktivität und erst beginnende plazentare Produktion
    - luteoplazentarer Wechsel der Progesteronproduktion in der 8.–10. SSW stellt kritischen Bereich für Abort dar
  - Infektionen
  - Hypermotilität (psychovegetativ)
- **extragenitale Ursachen**
  - chromosomale Aberrationen
    - besonders Aneuploidien
    - in 50–70% der Fälle Ursache eines Spontanaborts
  - endokrin: Diabetes mellitus, Hyperthyreose, Hypoparathyreoidismus → Tetanie
  - allgemeine Infektionen: → Fieber → Hypermotilität des Uterus, Infektion des Fetus, toxische Schädigung des Fetus
  - Anämie
  - Trauma
  - konsumierende Erkrankungen
- **fetoplazentare Ursachen**
  - Chromosomenaberration
    - häufigste Ursache
    - meist numerische Aberrationen
  - Störung der Nidation
  - Trophoblastanomalien
  - funktionelle Trophoblaststörungen
- **immunologische Ursache**
  - gestörte Immuntoleranz
- **andrologische Ursachen**
  - genetische Anomalien
  - Spermaanomalien
  - spermatogener Abort
- **andere Ursachen**
  - iatrogen
  - Strahlung
  - Medikamente, Drogen, Alkohol
  - Nikotin, Koffein
  - Noxen aus dem beruflichen Umfeld

Formen

- **Frühabort** (bis zur 16. SSW)
  - Häufigste Ursachen sind genetische oder exogene Störungen.
- **Spätabort** (nach der 16. SSW)
  - Häufigste Ursachen sind genitale oder extragenitale Anomalien (s. o.).

3.2.1 Abortus imminens

Definition

- Die klinische Symptomatik weist auf eine beginnende Störung hin, die Schwangerschaft ist intakt.

Klinik

- uterine Blutung

Diagnostik

- **Untersuchungsbefund:** Uterus zeitentsprechend vergrößert, aufgelockert, Zervikalkanal geschlossen
- **Sonografie:** Schwangerschaft ist intakt und zeitgerecht, evtl. retroamniales Hämatom
- **HCG-Werte:** zeitgerecht, Verdoppelungszeit alle 2–4 Tage bis zu einem Maximum in der 11. SSW, dann kommt es zum physiologischen Abfall

Therapie

- Bettruhe unter stationären Bedingungen
- orale Magnesiumsubstitution (3 × 5 mmol/d)
- Anti-D-Gabe bei Rh-negativen Patientinnen
- Progesteron intravaginal, z. B. 3 × 2 Kps. Utrogest
  - intravaginale Gabe ist der oralen oder intramuskulären Gabe überlegen
  - Nutzen ist nicht eindeutig belegt

3.2.2 Abortus incipiens

Definition

- Die Schwangerschaft ist irreversibel gestört, ein konservatives Vorgehen ist nicht mehr sinnvoll.

Klinik

- vaginale Blutung, evtl. mit Koagel- und Gewebeabgang
- ziehende Unterleibsschmerzen

Diagnostik

- **Untersuchungsbefund:** Uterus zeitentsprechend vergrößert, kontrahiert, Zervikalkanal geöffnet
- **Sonografie:** entrundete Fruchthöhle, meist fehlende Herzaktionen
- **HCG-Werte:** evtl. nicht mehr zeitentsprechend
- Gerinnungswerte, Blutbild

Therapie

- bei geschlossenem Zervikalkanal Zervixpriming mit Cergem Vaginalzäpfchen 3–4 h präoperativ
- alternativ 400 µg Misoprostol (2 Tbl. Cytotec 200 µg; Präparat wurde Ende 2005 aus dem Handel genommen) per os 8–12 h vor dem geplanten Eingriff
  - nicht zugelassen, aber evaluiert und vielfach veröffentlicht
- Saugkürettage und anschließend stumpfe Nachkürettage, perioperativ 3 IE Oxytocin i. v.
- Anti-D-Gabe bei Rh-negativen Patientinnen

3.2.3 Abortus incompletus/completus

Definition

- Ein Teil des Schwangerschaftsprodukts ist bereits ausgestoßen worden.
- Eine komplette Ausstoßung ist meist nicht verifizierbar, sodass zur Sicherheit der Patientin immer von einem Abortus incompletus ausgegangen wird.

Klinik

- uterine Blutung, stärker als Periodenblutung
- wehenartige Schmerzen

Diagnostik

- **Untersuchungsbefund:** Uterus hart und verkleinert, Zervikalkanal geöffnet
- **Sonografie:** keine Fruchthöhle nachweisbar
- Gerinnung, Blutbild

Therapie

- Kürettage mit der stumpfen Kürette unter Gabe von 3 IE Oxytocin i. v.
- Anti-D-Gabe bei Rh-negativen Patientinnen

3.2.4 Missed Abortion

Definition

- Die bereits abgestorbene Frucht wird im Uterus zurückgehalten.

▶ **Cave:** Bei längerer Retention kann es zu Gerinnungsstörungen kommen.

Klinik

- Rückgang der typischen Schwangerschaftsbeschwerden
- evtl. Schmierblutung

Diagnostik

- **Untersuchungsbefund:** Uterus hart und klein, Zervikalkanal geschlossen
- **Sonografie:** keine Vitalitätszeichen
- **HCG-Werte:** erniedrigt
- Gerinnung, Blutbild

Therapie

- **bis zur 14. SSW**
  - Priming mit Cergem, ggf. Analgesie mit Dolantin i. m., alternativ 400 µg Misoprostol (2 Tbl. Cytotec 200 µg; Präparat wurde Ende 2005 aus dem Handel genommen) per os 8–12 h vor dem geplanten Eingriff
  - Saugkürettage und anschließend stumpfe Nachkürettage unter Gabe von 3 IE Oxytocin i. v.
  - ggf. Anti-D-Gabe
- **14.–24. SSW**
  - Cergem alle 3–6 h (max. 5 Zäpfchen/24 h)
  - Abortinduktion mit Misoprostol oral (vaginal schnellere und stärkere Wirkung, aber vermehrt Nebenwirkungen)
    - nicht zugelassen, aber evaluiert und vielfach veröffentlicht
    - NW: Übelkeit, Erbrechen, Diarrhö; bei höherer Dosierung Schüttelfrost und Fieber
    - Kontraindikationen: transmurale Uterus-Operationen, Z. n. Sectio
    - Initialdosis: 200 µg Misoprostol (1 Tbl. Cytotec 200 µg; Präparat wurde Ende 2005 aus dem Handel genommen) per os
    - nach 4 h 400 µg Misoprostol per os
    - bei fehlendem Erfolg alle 4 h weitere 400 µg per os
    - Einzelmaximaldosis: 400 µg Misoprostol oral

  - Tagesmaximaldosis: 1600 µg Misoprostol oral
- Prepidil-Gel intrazervikal oder Minprostin-Gel (hinteres Scheidengewölbe) bei unverändertem Zervixbefund
- keine Ausstoßung innerhalb von 48 h → Weheninduktion:
- Nalador (Sulproston) i. v. (1 Amp./500 ml NaCl, 100–500 ml/h), maximal 1500 mg/24 h (entspricht 3 Amp. Nalador 500)
  - **Cave:** keine zusätzliche Oxytocin-Gabe
- nach der Ausstoßung stumpfe Kürettage unter Gabe von 3 IE Oxytocin
- bei Gerinnungsstörungen Gabe von FFP (= Fresh frozen Plasma) und/oder Fibrinogen
- ggf. Anti-D-Gabe

- **ab der 25. SSW** (intrauteriner Fruchttod)
  - Zervixreifung:
    - Cergem (bis zur 27. SS zugelassen) alle 3–6 h
    - Misoprostol oral
      - NW und Zulassung s. o.
      - relative Kontraindikation: transmurale Uterus-Operationen, Z. n. Sectio
      - Intialdosis: 50 µg Misoprostol oral
      - danach in 4-stündlichen Abständen 100 µg Misoprostol oral
      - Einmalmaximaldosis: 100 µg per os
      - Tagesmaximaldosis: 400 µg per os
    - Misoprostol intravaginal
      - NW, Zulassung und Kontraindikation s. o.
      - Dosis: 25 µg im Intervall von 3–4 h
    - Prepidil-Gel intrazervikal alle 3–6 h
    - Minprostin-Gel (hinteres Scheidengewölbe)
      - initial 1 mg
      - nach 6 h 2 mg
      - an den nächsten Tagen 2 × 2 mg bis zum Beginn der Wehentätigkeit
      - Tageshöchstdosis 4 mg
  - Weheninduktion:
    - frühestens 6 h nach letzter Zervixreifung
    - Oxytocin-Infusion
    - Nalador 500 i. v. (s. o.)

> **Cave:** Die Sensibilität des Myometriums für Prostaglandin steigt mit zunehmenden SS-Alter → Gefahr der Überstimulation.

3.2.5 Febriler Abort/Septischer Abort

Definition

Fieberhafter Abort mit Temperaturerhöhung ≥ 38 °C mit dem Risiko der Endotoxineinschwemmung und daraus resultierendem Schock und/oder Gerinnungsstörungen.

Zusätzliche Symptome

- putrider Fluor
- Temperatur > 38 °C
- Schüttelfrost
- Portioschiebeschmerz und druckdolenter Uterus
- Gerinnungsstörungen mit Zeichen der Verbrauchskoagulopathie
  - D-Dimere ↑
  - Thrombozyten ↓
  - Fibrinogen ↓

Therapie

- Volumensubstitution
- Heparinisierung
- ggf. FFP und/oder Fibrinogen
- Abstrichentnahme
- i.v. Antibiose mit Einschluss der Anaerobier (z.B. Cephazolin + Metronidazol)
- Entleerung des Uterus durch Kürettage 4–6 Stunden nach Antibiotikagabe bei < 14. SSW
- Abortinduktion s.o. bei > 14. SSW und anschließende Kürettage
- intensivmedizinische Betreuung

3.2.6 Habitueller Abort (Wiederholter Spontanabort; WSA)

Definition

- mehr als 3 aufeinanderfolgende Aborte vor der 20. SSW (WHO-Definition)
  - habituelle Frühaborte (bis zur 16. SSW)
  - habituelle Spätaborte (nach der 16. SSW)
  - primäre habituelle Aborte: bisher keine Schwangerschaft ausgetragen
  - sekundäre habituelle Aborte: mehrere Aborte in Folge nach mindestens einer Lebendgeburt

Wiederholungsrisiko

- Abortrisiko
  - jede Schwangerschaft 11–15 %
  - nach einem Abort 12–24 %
  - nach zwei Aborten 19–35 %
  - nach drei Aborten 25–46 %

Abortcharakteristika

- sporadische Aborte
  - überwiegend fetale Aneuploidie
  - Wechsel mit ausgetragenen Schwangerschaften
- habituelle Aborte
  - meist normaler fetaler Karyotyp
  - mütterliche Ursachen

Ursachen

Im Vordergrund der Therapiemöglichkeiten stehen mehr die maternalen Ursachen. Die Zahl der Feten mit auffälligem Karyotyp sinkt mit steigender Abortzahl.

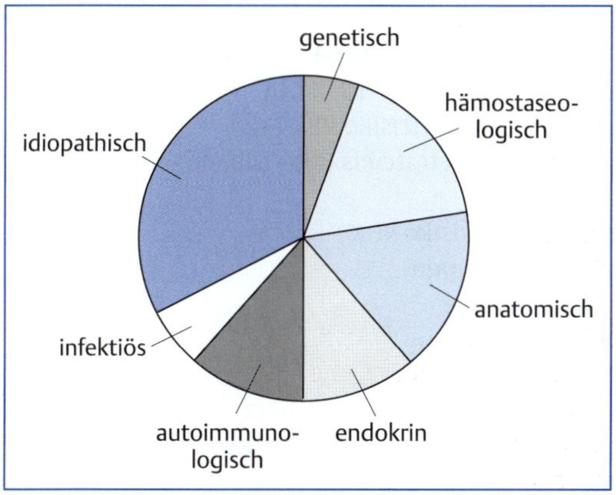

Abb. 3.1 Ursachen habitueller Aborte.

Aber: 50–60% der Aborte im ersten Trimester sind durch genetische Veränderungen, wie Trisomie, X-Monosomie und Polyploidie bedingt.

- **endokrinologische Ursachen**
  - Hyperprolaktinämie
  - Hyperandrogenämie
  - Schilddrüsenfunktionsstörungen
  - Diabetes mellitus
  - Lutealphasendefekte
  - polyzystische Ovarien
    - LH-Hypersekretion
    - Insulinresistenz
    - Hyperandrogenämie
- **Thrombophilie**
  - s. Kap. 10.4
  - Mechanismus der Abortauslösung dürfte in thrombotischen Verschlüssen des Plazentagefäßbettes mit konsekutiven Mikrozirkulationsstörungen liegen.
  - Für einige der thrombophilen Faktoren ist die Datenlage mit signifikanten Risikoerhöhungen gut.
  - häufigste Formen bei habituellen Aborten:
    - Faktor-V-Leiden-Mutation (APC-Resistenz); gute Datenlage
    - Resistenz gegen aktiviertes Protein C
    - Hyperhomozysteinämie (durch Methylentetrahydrofolatreduktase-Mutation = MTHFR)
  - seltene Formen bei habituellen Aborten:
    - Protein-S- (gute Datenlage) und -C-Mangel
    - Mutation im Gen für Prothrombin; gute Datenlage
    - Antithrombin-III-Mangel
    - Mangel an Gewebsplasminogenaktivator
- **immunologische Ursachen**
  - 9–17% aller Frauen mit habituellen Aborten haben relevante Titer von Antiphospholipidantikörpern (APA; die APA blockieren die Prostazyklinsynthese mit Folge einer unkontrollierten Thromboxanaktivität → Vasokonstriktion und Thrombosierung)
  - vermehrt klinische Ereignisse in der Anamnese:
    - arterielle oder venöse Thromboembolien
    - wiederholte Schwangerschaftsverluste
    - intrauterine Wachstumsretardierungen
    - intrauteriner Fruchttod
- **anatomische Ursachen**
  Bei 15–30% der Frauen mit WSA
  - Uterus duplex (Abortrate 13–42%)
  - Uterus bicornis (Abortrisiko 28–44%)
  - Uterus septus (Abortrate bis 60%, Lebendgeburtenrate nach operativer Korrektur 85%)
  - Synechien (Abortrisiko 40%)
  - Endometriumpolypen
  - submuköse Myome
  - Zervixinsuffizienz
- **infektiöse Ursachen**
  Bedeutung wird kontrovers diskutiert
  - lokale Besiedlung: Chlamydien, Mykoplasmen und Ureaplasmen, bakterielle Vaginose)

- systemische Infekte:
  - Toxoplasmose
  - Lues, Listeriose, Parvovirus B19
  - Röteln
  - Zytomegalie
  - Herpesviren (Herpes simplex, EBV, Varizellen) Hepatitis (A, B, C), HIV
- **genetische Ursachen bei den Eltern**
  - Prävalenz chromosomaler Auffälligkeiten von Paaren mit habituellen Aborten liegt je nach Abortzahl bei 3–8 %, im Gegensatz zu 0,2 % in der Normalbevölkerung
  - häufig balancierte Translokationen (66 % bei der Frau, 33 % beim Mann)
  - gelegentlich:
    - Inversionen
    - Deletionen
    - Ringchromosomen
    - Mosaike der Geschlechtschromosomen
  - Eltern sollten über Präimplantationsdiagnostik (in Deutschland nicht erlaubt), donogene Insemination und Pränataldiagnostik informiert werden.
- **idiopathische Ursachen**
  - bis zu 50 % aller Aborte
  - endometriale/immunologische Ursachen?
    - endometriale Dysregulation durch erhöhte Konzentration von Natural-Killer-Zellen (NK)?
      - aber zurzeit keine wissenschaftliche Grundlage zur Bestimmung von NK-Konzentrationen im Serum der Mutter
      - kommerzielle Angebote und daraus resultierende Therapien sind nach derzeitigem Stand abzulehnen

Diagnostik

Unter Berücksichtigung einer Kosten-Nutzen-Analyse ist eine diagnostische Abklärung zum Ausschluss mütterlicher Ursachen erst nach dem dritten Frühabort (Ausnahme: Kinderwunschpatientin oder abortbedingte Traumatisierung) oder nach dem ersten bis zweiten Spätabort indiziert. Bei Frauen über dem 40. Lebensjahr ist zu berücksichtigen, dass das naturgegebene Abortrisiko bereits sehr hoch ist.

- transvaginaler US
- Hysteroskopie mit Endometriumsbiopsie
- Prolaktinbestimmung
- Testosteron, SHBG
- LH/FSH-Quotient
- Bestimmung der wichtigsten Antiphospholipidantikörper (APA)
  - Antikardiolipin
  - Lupusantikoagulans
- Ausschluss einer Faktor-V-Leiden-Mutation (APC-Resistenz), Protein-C-Mangel, Protein-S-Mangel, Prothrombin-Gen-Mutation, MTHFR-Gen-Mutation
- Karyotypisierung der Eltern
- TSH (TRH-Test ist eher nicht notwendig)
- Ausschluss einer Corpus-luteum-Insuffizienz
  - Basaltemperaturkurve
  - Andrologie
  - Progesteronbestimmung
    - in der **Lutealphase** (!); 5., 7., 9. Tag post ovulationem
    - Norm: 2 von 3 in der hyperthermen Phase in 3- bis 4-täglichen Abständen entnommenen Serumproben sollten > 10 ng/ml enthalten

- Metoclopramidtest → Nachweis einer latenten Hyperprolaktinämie (eher nicht notwendig) mit konsekutiver Follikelreifungsstörung

- oraler Glukosetoleranztest
- Zervixabstrich (Chlamydien, Mykoplasmen und Ureaplasmen)
- Serologie (TORCH)
  - **T**oxoplasmose
  - Lues, Listeriose, Parvovirus B19 (**o**ther agents)
  - **R**öteln
  - Zytomegalie (**C**ytomegaly)
  - **H**erpesviren (Herpes simplex, EBV, Varizellen)
  - Hepatitis (A, B, C)
  - HIV
- HLA-Typisierung
- zytogenetische Untersuchung des Abortmaterials
  - zügige Untersuchung am nicht fixierten Material (cave: Autolyse)
  - mit der Quantitativen Fluoreszenz-PCR auch am formalinfixierten Präparat möglich
- Chromosomenanalyse bei Spätabort
  - (Plazenta, Nabelschnurgewebe, Haut- oder Achillessehnenpräparat)

Therapie

Reduziert bei kausaler Therapie die Abortrate von 25–46% auf 25–30%.

- kausal, soweit Ursache bekannt und therapierbar
  - Uterogest intravaginal 3 × 2 Kps. mit Nachweis der SS, bei Corpus-luteum-Insuffizienz
    - Metaanalysen zum Effekt sind nicht eindeutig.
  - niedermolekulares Heparin (4000–5000 Anti-Xa-Einheiten/d) s.c. bei Thrombophilie
  - Folsäure, Vitamin B_6, Vitamin B_{12}, Substitution bei MTHFR-Defizienz
  - ASS 100 mg/d und niedermolekulares Heparin bei signifikanten APA-Titern
  - Therapie behandelbarer Infektionen
  - operative Hysteroskopie bei intrakavitären Anomalien
  - Bromocriptin bei Hyperprolaktinämie
  - Metformin bei PCO-Syndrom
  - L-Thyroxin bei Hypothyreose
    - Nutzen wohl auch bei euthyreoter Stoffwechsellage mit Nachweis von TPO
- weitere Therapieansätze
  - Immunisierung der Frau durch Lymphozytenplasma des Mannes bei erhöhter HLA-Kompatibilität (aktive Immuntherapie)
    - hohes HLA-Sharing beider Partner → erhöhte Abortrate
    - aktive Immunisierung mit Lymphozyten des Partners → Verstärkung der Immunantwort der Mutter auf die SS und vermehrte Bildung blockierender Ak
    - aber:
      - Risiko der Infektion
      - Induktion von Autoimmunphänomenen in 2% möglich
    - nur unter Studienbedingungen
  - passive Immuntherapie mit i.v. Immunglobulin → Übertragung blockierender Ak, um Abstoßungsreaktion zu verringern (soll bei erhöhten NK-Spiegeln im mütterlichen Blut hilfreich sein)
    - hohe Therapiekosten
    - Nutzen ist sehr umstritten
      - am ehesten profitieren Frauen >28 Jahre
    - Beginn vor der Konzeption

    - 0,2–0,4 mg/kgKG alle 3 Wochen bis zur 16., evtl. bis zur 32. SSW
    - nur unter Studienbedingungen
  - Immunmodulation mit LeukoNorm
    - hohe Therapiekosten
    - unklare Datenlage
    - zwei Schemata:
      - bis zur 16. SSW wöchentlich 5 ml i. m.
      - bis zur 16. SSW wöchentlich 5 ml i. m., dann bis zur 32. SSW 5 ml alle 2 Wochen
    - nur unter Studienbedingungen
  - Reduktion der Rate idiopathischer Aborte durch „Tender loving Care" (d. h. Patientin „betüddeln")
  - prophylaktische Zerklage in der 14. SS bei habituellen Spätaborten
  - totaler Muttermundverschluss bei habituellen Spätaborten
  - frühe Hospitalisierung bei Kontraktionsneigung
  - generelle medikamentöse Therapie:
    - vor der 14. SSW Uterogest intravaginal 3 × 2 Kps.
      - Eine generelle Substitution bei habituellen Aborten ist in der Literatur nicht eindeutig geklärt.
    - nach der 14. SSW Magnesium
  - humangenetische Beratung
    - bei auffälliger Karyotypisierung der Eltern
      - Info, dass 25–50 % der Schwangerschaften normal verlaufen können
      - dringender Rat zur ausgedehnten Pränataldiagnostik
  - Untersuchung des Arbeitsplatzes
    - bei Verdacht auf schädigende Agenzien
    - Messung der Konzentrationen von Chemikalien bzw. Dämpfen

Prognose

- Nach 3 Aborten liegt die Wahrscheinlichkeit für einen normalen SS-Verlauf bei 20–65 % (je nach Literaturangabe).

3.3 Intrauteriner Fruchttod/Totgeburt

3.3.1 Begriffsbestimmungen

Kriterien

- **Lebendgeburt**
  - Beim Kind hat nach der Geburt das Herz geschlagen oder die Nabelschnur pulsiert oder die Lungenatmung eingesetzt.
  - Das Geburtsgewicht spielt keine Rolle.
- **Totgeburt**
  - Keines der Merkmale einer Lebendgeburt liegt vor und das Geburtsgewicht liegt über 500 g.
  - seit 1.4.1994 Bestattungspflicht, Meldung ans Standesamt am folgenden Werktag
  - Auch Kinder unter dieser Gewichtsgrenze *können* bestattet werden.
- **Fehlgeburt**
  - Keines der Merkmale einer Lebendgeburt liegt vor und das Geburtsgewicht liegt unter 500 g.

3.3.2 Geburtseinleitung

Vorgehen

- Einleitung erfolgt, wie unter 3.2.4 Missed Abortion ab 14. SSW auf S. 8 beschrieben
- Der Patientin sollte Zeit gegeben werden, um sich mit der Einleitung bei intrauterinem Fruchttod einverstanden zu erklären (max. 2 Tage).
- Von einer Sectio, die von manchen schockierten Paaren zur schnellen Beendigung gewünscht wird, sollte abgeraten werden.
- Bei Gerinnungsstörungen (z. B. nach Plazentalösung) ist eine Sectio eher kontraindiziert.

3.3.3 Prozedere nach Totgeburt

Betreuung

- nicht von „Ausstoßen“, sondern von Gebären sprechen
- für würdevolle Umgebung sorgen
- Das tote Kind sollte gebadet und gekleidet werden.
- Die Eltern sollten ermuntert werden, dem Kind einen Namen zu geben.
  - Eine Taufe ist nicht zulässig, wohl aber eine Segnung.
- Eltern mit dem Kind allein lassen
- Abschiedsbrief, Haarlocke, Fuß- und Handabdruck, Namensbändchen, Fotos
- Das Kind kühl lagern (ggf. bis zu 3 Tage), um Eltern Gelegenheit zu geben, es zu sehen.
- Durch die Änderung des Personenstandsgesetzes ist nunmehr auch die Beerdigung von Kindern zwischen 500 und 1000 g möglich und vorgeschrieben.
- Eine Adressenauswahl preiswerter und würdevoller Bestattungsunternehmen sollte vorliegen.
- Abläufe, Ansprechpartner für die seelsorgerische Betreuung (verschiedener Glaubensrichtungen) und sonstige wichtige Adressen sollten als schriftlicher Standard vorhanden sein.

Abstillen

- erforderlich bei Geburt nach der 16. SSW
- 2 Tbl. Dostinex innerhalb der ersten 24 h

Diagnostik

Die Möglichkeit der Diagnostik sollte angeboten werden. Der Wunsch auf Nichtwissen muss respektiert werden. Die Dokumentation entsprechender Gespräche ist sinnvoll.

- Angebot der Obduktion
  - Suche nach Missbildungen einschließlich Röntgen zum Ausschluss von Skelettmissbildungen
- Chromosomenanalyse aus Plazenta, Fetalblut (Herzpunktion), Hautbiopsie oder Achillessehnenpräparat
- Infektabklärung
  - Kind:
    - Viruskultur aus Urin, Lungengewebe, Leber, Plazenta
    - IgM gegen Lues, Toxoplasmose und Röteln aus Herzblut
  - Mutter:
    - Viruskultur aus Urin
    - Serologie 2-mal im Abstand von 4 Wochen: Lues, Röteln, Toxoplasmose, Influenza, Parainfluenza, Mumps, Zytomegalie, Listeriose, Parovirus B19 (Ringelröteln)
- oraler Glukosetoleranztest, Kontrolle auf fetale Erythrozyten

3.3.4 Bestattung von Spätaborten

Gesetzliche Vorschriften

Es besteht eine **Bestattungspflicht** für Kinder über 500 g bzw. Lebendgeborene. Andere „menschliche Teile" müssen hygienisch einwandfrei und nach „ethisch-sittlichem Empfinden" beseitigt werden. Ein **Bestattungsverbot** existiert nicht, sodass bei entsprechendem Wunsch der Eltern die Bestattung unabhängig vom Gewicht möglich ist. In vielen Städten und Gemeinden wurden mittlerweile Gräberfelder für nicht bestattungspflichtige Kinder ausgewiesen. Alternativ können die Eltern aber auch eine übliche Grabstelle belegen. Hier ist mit entsprechenden Kosten zu rechnen.

Prozedere

- Statt eines Totenscheins wird bei nicht bestattungspflichtigen Kindern eine formlose **Unbedenklichkeitsbescheinigung** ausgestellt; diese beinhaltet die Daten der Patientin und des Fetus.
  - „Bei der toten Leibesfrucht handelt es sich nicht um eine Leiche im personenstandsrechtlichen Sinne. Die Herausgabe vom Krankenhaus an den Bestatter erfolgt zu einer dem sittlichen Empfinden entsprechenden Beseitigung gemäß § 15 Abs. 2 des Bestattungsgesetzes (auf Wunsch der Kindesmutter)."
- Es muss auf die Unbedenklichkeit in Bezug auf das Bundesseuchengesetz hingewiesen werden.
- Sollte sich der Bestatter weigern, kann er sich bei der Berliner Bestatterinnung über die Rechtmäßigkeit informieren.

4 Gestationsbedingte Trophoblasterkrankungen (GTE)

Who-Klassifikation der GTE

Tab. 4.1 Stadieneinteilung des Chorionkarzinoms.

TNM-Kategorie	FIGO-Stadium	
Tx		Primärtumor nicht beurteilbar
T0		kein Anhalt für Primärtumor
T1	I	Tumor auf Uterus beschränkt
T2	II	Tumor breitet sich auf andere Genitalstrukturen aus: Vagina, Ovarien, Lig. latum, Tube (Metastasen oder per continuitatem)
M1a	III	Lungenmetastasen mit oder ohne Nachweis einer genitalen Lokalisation
M1b	IV	alle anderen Fernmetastasen (z. B. Hirn) mit oder ohne Lungenmetastasen

- **villöse Trophoblasterkrankungen (Chorionzotten nachweisbar)**
  - Partialmole
  - Blasenmole (komplette Mole)
  - invasive Mole (destruierende Mole)
- **nicht villöse Trophoblasterkrankungen**
  - Chorionkarzinom
  - Plazentabetttumor (Placental Site trophoblastic Tumor; PSTT)
  - epitheloider Trophoblasttumor (Epitheloid trophoblastic Tumor; ETT)
  - Plazentabettknötchen (Placental Site Nodule; PSN)
  - hyperplastische Implantationsstelle des Plazentabetts (sog. Exaggerated placental Site; EPS)

FIGO-Definition der gestationsbedingten trophoblastären Neoplasien (GTN)

- Die Partialmole wird nicht erwähnt.
- alle Patientinnen mit GTE, die wegen persistierender HCG-Werte nach Molenausräumung und/oder dem Nachweis von Metastasen eine Chemotherapie oder eine chirurgische Intervention benötigen
- FIGO-Risiko-Score s. Tab. 4.**2**

Epidemiologie

- Die Inzidenz der Blasenmole liegt zwischen 1 : 125 und 1 : 1500.
- häufiger in Entwicklungsländern als in den USA und Europa
- Ein Zusammenhang mit sozioökonomischen und ernährungsbedingten Faktoren wird vermutet.
- Inzidenz des Chorionkarzinoms in den Staaten der westlichen Welt und Europa: 1 : 20 000–1 : 40 000 Schwangerschaften

Tab. 4.2 Prognostisches Bewertungssystem bei Chorionkarzinom (FIGO-Risiko-Score).

Prognosefaktoren	Score			
	0	1	2	4
Alter (Jahre)	≤39	>39	--	--
letzte SS	Blasenmole	Abort	am Termin	--
Zeitintervall seit letzter SS (Monate)	<4	4–6	7–12	>12
HCG i. S. (IE/l)	<1000	1000–10 000	10 000–100 000	>100 000
größter Tumordurchmesser (cm) (einschließlich intrauterinen Anteils)	3–4	5	>5	--
Metastasen	--	Milz, Nieren	GI-Trakt	Gehirn, Leber
Anzahl der Metastasen	--	1–4	4–8	>8
vorangegangene Chemotherapie	--	--	Monochemotherapie	Polychemotherapie

Ermittlung des Score-Wertes durch Addition der einzelnen Punktwerte

Risikofaktoren

- Alter >30 und besonders >40
- Teenager
- vorausgegangene SS
- Mutter Blutgruppe A, Vater Blutgruppe 0
- Störungen im Vitamin-A-Stoffwechsel
- verlängerte Follikel- und verkürzte Sekretionsphasen mit zunehmendem Alter
- vorangegangener Abort

Klinik

- vaginale Blutungen in 97 % der Fälle
- Hyperemesis gravidarum
- Präeklampsie
- Hyperthyreose
- Thekaluteinzysten in 30 % der Blasenmolen

Diagnostik

- **Untersuchungsbefund:** Uterus für das SS-Alter zu groß, vergrößerte Ovarien durch Thekaluteinzysten (Überstimulation)
- **Sonografie:** dichte, polyzystische Struktur im Cavum
  - Im B-Mode ist das klassische Schneegestöberbild des A-Modes nicht mehr nachweisbar (!).
- **HCG-Werte:** überschießend >500 000 IE/l
- Anämie mit Hb <10 g/dl in 50 % der Fälle

4.1 Villöse Trophoblasterkrankungen (Chorionzotten nachweisbar)

4.1.1 Partialmole

Befunde

- Befruchtung einer haploiden Eizelle mit einem verdoppelten väterlichen Chromosomensatz (androgenetischer Ursprung) oder seltener Befruchtung einer Eizelle mit 2 Spermien → embryonales oder fetales Gewebe mit triploidem Karyotyp
- Fetus meist mit multiplen Fehlbildungen und Wachstumsretardierung
- β-HCG-Werte erreichen nicht die Werte wie bei der Blasenmole.

Therapie

- PG-Priming
- vollständige Uterusentleerung unter laufender Oxytocin-Infusion (**Cave:** Perforationsgefahr)
- Anti-D-Gabe (Trophoblastzellen exponieren D!)
- β-HCG-Kontrollen im Abstand von 2–3 Wochen für 3–6 Monate
  - persistierende Werte → erneute Kürettage

4.1.2 Komplette Mole (Blasenmole)

Befunde

- Befruchtung einer kernlosen Eizelle mit einem haploiden Spermium, das seinen Chromosomensatz verdoppelt
- in der Regel diploid, XX (androgenetischer Ursprung)
  - Bei XY-Blasenmolen besteht hohes Entartungsrisiko.
- keine embryonalen oder fetalen Anteile
- häufiger persistierende GTE oder sogar Chorionkarzinom als bei der Partialmole
- β-HCG-Werte sind generell erhöht.

Therapie

- wie unter 4.1, jedoch:
  - Saugkürettage, da hohe Perforationsgefahr
  - Abrasio unter sonografischer Kontrolle
  - Ob PG-Priming die Prognose verschlechtert wird zurzeit diskutiert.
  - β-HCG-Wert negativ → monatliche Kontrolle für 1 Jahr
  - persistierende β-HCG-Werte ≤ 1500 IE/l → Rekürettage möglich
  - keine prophylaktische Chemotherapie bei abfallenden β-HCG-Werten
  - orale Kontrazeption für mindestens 1 Jahr
  - IUD-Einlage ist wegen Perforationsgefahr kontraindiziert.

Kriterien für GTN nach Blasenmole

- ≥ 4 β-HCG-Werte mit Plateau ≥ 3 Wochen (Tag 1; 7; 14 und 21)
- β-HCG-Anstieg ≥ 10 % bei 3 Kontrollen über mindestens 2 Wochen (Tag 1; 7; 14)
- histologischer Nachweis eines Chorionkarzinoms
- persistierende β-HCG-Werte über 6 Monate nach Ausräumung einer Blasenmole

Metastasenausschluss bei GTN nach Blasenmole

- Rö-Thorax in 2 Ebenen, ggf. Thorax-CT
- Lebersonografie, besser Abdomen-CT
- Hirn-MRT
- ggf. PET-CT

Chemotherapie bei GTN nach Blasenmole

- s. Tab. 4.**3**
- Low-risk (Score < 7) → Methotrexat-Monotherapie
- Anstieg oder Plateau der β-HCG-Werte unter MTX
  - β-HCG < 100 IU/l → Actinomycin-D-Therapie
  - β-HCG > 100 IU/l → EMA-CO-Therapie
  - Versagen der EMA-CO-Therapie → EP-EMA oder BEP

Tab. 4.**3** Chemotherapieregime bei gestationsbedingten trophoblastären Neoplasien (GTN).

MTX-Monotherapie		
Tag 1, 3, 5, 7	Methotrexat	50 mg i. m.
Tag 2, 4, 6, 8	Folinsäure*	7,5 (15) mg p. o. (Beginn 30 h nach MTX)
Wiederholung nach 6 Tagen Pause		
Actinomycin-D-Monotherapie		
Tag 1–5	Actinomycin-D	10 µg/kg/d i. v.
Wiederholung nach mind. 7 Tagen Pause		
EMA/CO		
Tag 1	Etoposid	100 mg/m² i. v. (über 30 min)
	Methotrexat	300 mg/m² i. v. (über 12 h)
	Actinomycin-D	0,5 mg i. v. (Bolus)
Tag 2	Etoposid	100 mg/m² i. v. (über 30 min)
	Actinomycin-D	0,5 mg i. v. (Bolus)
	Folinsäure*	2 × 15 mg p. o. (Beginn 24 h nach MTX)
Tag 3	Folinsäure*	2 × 15 mg p. o.
Tag 8	Vincristin	1,4 mg/m² i. v. (Bolus) (max. 2 mg)
	Cyclophosphamid	600 mg/m² i. v. (über 30 min)
Wiederholung nach 6 Tagen Pause		
Zusätzlich bei Hirnmetastasen		
Tag 1	Methotrexat (Dosis- ↑)	1 g/m² i. v. (über 24 h)
Tag 2–4	Folinsäure* (Dosis- ↑)	3 × 30 mg i. v. (Beginn 32 h nach MTX)
Tag 8	Methotrexat	12,5 mg intrathekal
BEP		
Tag 1, 8	Bleomycin	30 mg i. v. Bolus
Tag 1–5	Etoposid	100 mg/m² i. v. (über 30 min)
	Cisplatin	20 mg/m² i. v. (über 1 h Hydratation!!)
Wiederholung Tag 22 kumulative Höchstdosis für Bleomycin 300 mg (pulmonale Toxizität)		

Tab. 4.3 (Fortsetzung).

EP/EMA		
Tag 1	Etoposid	150 mg/m² i. v. (über 30 min)
	Cisplatin	75 mg/ m² i. v. (3 × 25 mg über jeweils 4 h)
Tag 8	Etoposid	100 mg/m² i. v. (über 30 min)
	Methotrexat	300 mg/m² i. v. (über 12 h)
	Actinomycin-D	0,5 mg i. v. (Bolus)
Tag 9–10	Folinsäure*	4 × 15 mg p. o. (12-stündlich) (Beginn 24 h nach MTX)
Wiederholung nach 4 Tagen Pause		
Für alle Therapien gilt: vor jeder Therapie β-HCG-Kontrolle ab negativem β-HCG-Wert 2–3 weitere Zyklen zur Konsolidierung		

* Calciumfolinat (z. B.: Leucovorin)

4.1.3 Invasive Mole

Diagnostik und Befunde

- histologische Struktur wie bei der kompletten Mole
- Infiltration des Myometriums
- vaskuläre Metastasierung selten (meist Lunge oder Vagina)
- persistierende und/oder ansteigende β-HCG-Werte
- evtl. Einblutungen bzw. echodichte Bezirke im Myometrium
- Ausschluss von Metastasen in Leber, Lunge und Genitale

Therapie

- Hysterektomie ohne Adnexektomie bei abgeschlossener Familienplanung
  - alternativ oder bei Metastasen Einsatz der Chemotherapie
- β-HCG-Kontrollen und Chemotherapieplanung wie bei der Blasenmole

4.2 Nichtvillöse Trophoblasterkrankungen

4.2.1 Plazentabettknötchen (Placental Site Nodule; PSN)

- meist Zufallsbefund im Abradat oder Hysterektomiepräparat
- evtl. auffällig durch dysfunktionelle Blutungen
- retiniertes Trophoblastepithel im Bereich der Implantationsstelle
- großer zeitlicher Abstand (Jahre) zu vorausgegangener SS möglich
- Therapie durch Abrasio ist ausreichend.
- keine weiteren β-HCG-Kontrollen

4.2.2 Hyperplastische Implantationsstelle des Plazentabetts (Exaggerated placental Site; EPS)

- meist Zufallsbefund
- häufig mit Blasenmole kombiniert
- Nachsorge nur bei Assoziation mit Blasenmole (s. S. 92) notwendig

4.2.3 Chorionkarzinom

Diagnostik und Befunde

- dysfunktionelle Blutung als Leitsymptom
- Diagnose durch Abrasio
- häufig β-HCG-Werte > 100 000 IU/l mit entsprechenden Symptomen (s. o.)
- meist nach Molenschwangerschaft, aber auch nach anderen Schwangerschaften/Aborten
- ausschließlich hämatogene Metastasierung, bevorzugt Lunge, Leber, Gehirn und Vagina
- Gelegentlich ist kein Primärtumor im Uterus nachweisbar (Regression des Primärtumors?).
- lange Latenzperiode → Auftreten auch Jahre nach Hysterektomie oder Sterilisation möglich
- hochaggressiv
  - Unbehandelt liegt die Letalität nach 1 Jahr bei über 90 %.
- Metastasensuche
  - wie unter 4.1.2 beschrieben
  - bei Erstdiagnose und bei Chemotherapieresistenz

Stadieneinteilung

- **WHO-Klassifikation** (klinisch und prognostisch) (s. Tab. 4.**2**)
  1. nicht metastasierendes Chorionkarzinom
  2. metastasierendes Chorionkarzinom *Low Risk*; Score < 4
  3. metastasierendes Chorionkarzinom *Medium Risk*; Score 5–7
  4. metastasierendes Chorionkarzinom *High Risk*; Score > 7
- TNM- und FIGO-Klassifikation s. Tab. 4.**1**

Prognose

- Chorionkarzinom Low-Risk → Rezidivrate 0–3,7 %
- Chorionkarzinom High-Risk → Rezidivrate 13 %
- Kriterien einer **guten Prognose**
  - letzte SS vor weniger als 4 Monaten
  - HCG < 40 000 IE/l im Serum
  - keine Leber- oder Gehirnmetastasen
  - keine vorausgegangene Chemotherapie
- Kriterien einer **schlechten Prognose**
  - letzte SS länger als 4 Monate zurückliegend
  - HCG > 40 000 IE/l im Serum
  - Leber- oder Gehirnmetastasen
  - vorausgegangene Chemotherapie
  - vorausgegangene SS, die bis zum Termin ausgetragen wurde

Therapie

- Abrasio unter sonografischer Kontrolle, da hohes Perforationsrisiko
- keine primäre Hysterektomie, da Risiko der Tumorzellverschleppung (insbesondere Lunge)
  - Ausnahme: nichtbeherrschbare Blutung

- Planung der Chemotherapie nach dem FIGO-Score (s. S. 92 GTN nach Blasenmole sowie Tab. 4.**3**)
  - Chorionkarzinom Low Risk und Medium Risk
    - Monotherapie mit MTX, ggf. Actinomycin D (s. Kap. 4.1.2 und Tab. 4.**3**)
    - Rezidiv → Polychemotherapie wie High Risk (s. Tab. 4.**3**)
  - Chorionkarzinom High Risk
    - Die Kombination aus Methotrexat, Actinomycin-D und Cyclophosphamid wurde verlassen, da nur in 50 % Remissionen eintraten.
    - aktuelle Standardtherapie: EMA/CO (Remissionsraten 82–91 %)
    - bei Hirnmetastasen → zusätzlich Ganzschädelbestrahlung oder Methotrexat intrathekal
    - bei Plateau oder Anstieg des HCG → Schemawechsel (s. Kap. 4.1.2 und Tab. 4.**3**)
    - β-HCG-Wert negativ → noch 3 konsolidierende CHT-Zyklen
    - Hysterektomie nur bei
      - vital bedrohlicher Blutung
      - Perforation des Tumors ins Abdomen
      - Persistenz des Tumors aufgrund einer generellen Chemotherapieresistenz
      - massiver Zunahme der Tumormassen
    - Metastasenchirurgie singulärer Metastasen bei genereller Chemotherapieresistenz

Nachsorge

- β-HCG-Kontrolle alle 2–3 Wochen
- Werte bleiben negativ → monatliche Kontrollen für 1 Jahr
- ab dem zweiten Jahr β-HCG-Kontrolle alle 4 Monate
- Rö-Thorax, CT, MRT, ggf. PET-CT im ersten Jahr zum Metastasenausschluss
  - **Cave:** Fehlinterpretation von Umwandlungsprozessen im ehemaligen Metastasenbereich, die über Monate persistieren können. Ausschlaggebend ist der negative β-HCG-Wert.
- Eine erneute Schwangerschaft sollte bei allen Trophoblasttumoren frühestens nach 1 Jahr angestrebt werden → Kontrazeption z. B. mit einem kombinierten Ovulationshemmer.

4.2.4 Plazentabetttumor (Placental Site trophoblastic Tumor; PSTT)

- azyklische Blutung oder Amenorrhö als Leitsymptom
- evtl. vergrößerter Uterus und/oder erhöhte β-HCG-Werte (1000–2000 IU/l)
- sonografisch intrauterine Tumorbildung
- vorausgegangene SS unter Umständen vor Jahren
- zu 80–85 % benigne
- bei Malignität liegt die Mortalität bei 20 %
- Hysterektomie ist bei Begrenzung auf den Uterus Therapie der Wahl
- schlechtes Ansprechen auf eine CHT oder Radiatio
  - Am ehesten spricht EMA/CO oder EP/EMA an.
  - BEP als Ultima Ratio
- Nachsorge wie bei der Blasenmole
- Nach Hysterektomie ist ein reversibles nephrotisches Syndrom möglich → Kontrolle der entsprechenden Parameter.

4.2.5 Epitheloider Trophoblasttumor (Epitheloid trophoblastic Tumor; ETT)

- azyklische Blutung und intrauteriner Tumornachweis als Leitsymptom
- geringe Erhöhung des β-HCG (unter 2500 IU/l)
- Dignität ist unklar.
- maligner Verlauf möglich
- schlechtes Ansprechen auf CHT
- Hysterektomie als Therapie der Wahl
- Metastasierung → CHT wie bei PSTT

5 Beschwerden in der Schwangerschaft

5.1 Gastrointestinaltrakt

5.1.1 Nausea und Emesis

5.1.1.1 Differenzialdiagnostik

Folgende Differenzialdiagnosen sind bei dem Symptom Übelkeit zu beachten:

Schwangerschaftsabhängigkeit

- morgendliches Erbrechen, Hyperemesis gravidarum
- Blasenmole
- Mehrlinge
- Hydramnion
- Schwangerschaftshypertonie
- Refluxkrankheit
- Schwangerschaftscholestase, akute Schwangerschaftsfettleber
- vorzeitige Plazentalösung

Schwangerschaftsunabhängigkeit

- **gastrointestinale und hepatobiliäre Ursachen**
  - Refluxösophagitis
  - Hiatushernie
  - Gastritis, Ulcus ventriculi/duodeni, Helicobacter-Infektion
  - Gallenwegserkrankungen, Hepatitis, Pankreatitis
  - Appendizitis
  - Ileus
- **urogenitale Ursachen**
  - Pyelonephritis
  - Urämie
  - stielgedrehte Ovarialzyste
  - degenerative Prozesse in Myomen
- **weitere Ursachen**
  - Hirntumor, Meningitis
  - vestibuläre Erkrankungen
  - Hyperthyreose
  - metabolische Erkrankungen, z. B. diabetische Ketoazidose
  - Hyperkalzämie
  - Hyperparathyreoidismus

5.1.1.2 Emesis gravidarum

Übelkeit (mild; 80 % aller Schwangeren) oder Übelkeit und Erbrechen (mäßig; 30 % aller Schwangeren) ohne die Kriterien der Hyperemesis. Einige Autoren diskutieren die frühzeitige Behandlung dieser Symptome mit Antiemetika, da die Lebensqualität der betroffenen Frauen deutlich eingeschränkt ist.

- Bei 80 % der Frauen hält die Übelkeit den ganzen Tag an.
- Maximum 9. SSW, Abklingen bis zur 20. SSW
- Bei 20 % der Schwangeren halten die Beschwerden bis zur Geburt an.

5.1.1.3 Hyperemesis gravidarum

Definition

Ganztägiges Erbrechen (> 3 ×) mit Gewichtsverlust (> 3 kg bzw. 5 % des KG), Ketonurie (als Zeichen der katabolen Stoffwechsellage), Dehydratation und Elektrolytverschiebungen. Etwa 0,3–1,5 % aller Schwangeren sind betroffen. Unter Umständen mit einer schwangerschaftsbedingten Hepatopathie vergesellschaftet (s. Kap. 7.4.)

Zeitraum

- 2–4 Wochen p. c. bis maximal 16. SSW
  - aber: Bei 50 % persistieren die Beschwerden bis weit ins 2. Trimenon, bei 10 % bleiben die Beschwerden sogar die ganze Schwangerschaft bestehen.
- Bei fortbestehenden Symptomen ist eine weiterführende Diagnostik notwendig.

Risikofaktoren

- Mehrlingsschwangerschaften
- Nulliparität
- weiblicher Embryo
- Adipositas
- metabolische Ursachen
- Hyperemesis in der vorangegangenen SS
- Trophoblaststörungen
- Essstörungen (Anorexia nervosa oder Bulimie)
- Migrationshintergrund

Ursachen

- psychische Faktoren (nicht bewiesen)
  - Ablehnung der eigenen Weiblichkeit
  - ambivalente Gefühle zur Schwangerschaft
  - Angst, verlassen zu werden
  - häufig sehr enge Bindung zur Mutter
  - häufig infantiler oder hysterischer Persönlichkeitstyp
  - aber: Eventuell ist HG die Ursache und nicht die Folge der psychischen Probleme (neuere Studien).
- somatische Ursachen
  - HCG-Spiegel im Serum mit Maximum zwischen der 8. und 12. SSW
    - Zusammenhang ist nicht bewiesen.
  - gastrale Dysrhythmie (bedingt u. a. durch Progesteron)
  - Helicobacter-pylori-Infektion (Erythromycin-Therapie hilft häufig, wenn Infekt nachgewiesen wurde)
  - transiente Hyperthyreose (selbstlimitierend)
    - Vermutlich kommt es durch Ähnlichkeit des HCG mit dem TSH zur Kreuzreaktion des HCG- mit dem TSH-Rezeptor.
    - wiederholt pathologische Laborparameter (meist euthyreot, aber TSH ↓)

- keine präexistente Hyperthyreose
- keine Schilddrüsen-Ak (TRAK) nachweisbar
- keine Therapie notwendig

Differenzialdiagnosen

- s. Tabelle 5.1.

Labor

- Blutbild (Hkt ↑)
- Elektrolyte (K ↓, Na ↓)
- Gesamteiweiß
  - erhöht durch Hämokonzentration
  - erniedrigt bei kataboler Stoffwechsellage
- metabolische hypochlorämische Alkalose durch HCL-Verlust
- Transaminasen (GOT und/oder GPT bis zu 200 IU/l erhöht)
- Bilirubin ↑
- Schilddrüsenparameter (fT3, fT4 und TSH ↓)
- Urinstatus (Ketonkörper pos., spez. Gewicht ↑)

Leichte Hyperemesis

- ambulante Betreuung mit Ernährungsberatung
  - 1. Mahlzeit im Bett, häufig kleine Mahlzeiten mit reichlich Flüssigkeit
    - reich an Kohlehydraten, fettarm, wenig Säure
    - lösen gekochte Speisen Übelkeit aus (Geruch) → kaltes Essen
  - Lebensstilberatung
    - Stressreduktion
    - Ruhephasen
    - Entspannungstechniken
  - leichte Sedativa, Vitamin B_6 3 × 20 mg oral
  - Antiemetika
    - Dimenhydrinat (Vomex)
      - 3–4 × 50 mg oral
      - 1–3 × Supp. rektal
    - Diphenhydramin
      - 25–50 mg oral alle 6–8 h
    - Metoclopramid
      - 4 × 10 mg oral
    - Promethazin (z. B. Atosil)
      - 12,5–25 mg bis zu 6 × /d
    - Meclozin (z. B. Postadoxin, Peremesin) ist nicht mehr erhältlich.

Schwere Hyperemesis

- **Folgen**
  - Ketoazidose → Azetonurie
  - Vitamin B ↓ → Polyneuropathie, Muskelschwäche
  - Erbrechen → metabolische, hypochlorämische Alkalose
  - Dehydratation → Hämokonzentration (Hb ↑, HKT ↑)
  - Oligurie → Harnstoff ↑; Kreatinin ↑
  - Somnolenz, ggf. ZNS-Symptome bis zum Tod
- **Therapie**
  - stationäre Aufnahme, ggf. Besucherverbot
  - Abfragen und Erarbeiten von Lösungsangeboten bei
    - Partnerkonflikten
    - sozialen Belastungen
  - ggf. zunächst Nahrungskarenz
  - Infusionstherapie (mindestens 3000 ml/d)

Tab. 5.1 Differenzialdiagnose bei anhaltender Übelkeit und Erbrechen in der SS.

Ursachen	Differenzialdiagnose	wegweisende Diagnostik
schwangerschafts-assoziiert	Emesis gravidarum (< 5 ×/d)	meist morgens, Verlaufsbeobachtung
	Hyperemesis gravidarum (> 5 ×/d)	Ketonurie, Ketonämie
	Präeklampsie	Prodromalstadium der Eklampsie im 2. und 3. Trimenon
	akute Leberverfettung	Klinik, Serologie, Sonografie
gastrointestinal	Gastroenteritis	Klinik, Verlaufsbeobachtung, Stuhlkultur
	Hepatitis	Transaminasenerhöhung
	Appendizitis	Frühgravidität: typische Druckschmerzpunkte Spätgravidität: keine typischen Leitsymptome (**Cave!**)
	Pankreatitis	Klinik, Serologie, Amylase, Lipase
	Ileus und Subileus	Klinik, Abdomenleeraufnahme (auch in der SS)
	Leber- und Gallenwegserkrankungen	Serologie, Oberbauchsonografie
	Ulcus ventriculi oder duodeni	Gastroskopie
	Magenkarzinom	Gastroskopie
	Zwerchfellhernie	Gastroskopie
urogenital	Pyelonephritis	Klinik, Urinstatus, Kreatinin
	Nephrolithiasis	Sonografie
	degenerative uterine Myome	Sonografie
	Urämie	Urinstatus, Kreatinin
metabolisch	diabetische Ketoazidose	Klinik, Urinstatus
	Porphyrie	Serologie
	Morbus Addison	Klinik, Serologie
	Hyperthyreoidismus	freies Triiodthyronin (fT3), freies Tetraiodthyronin (fT4), thyreoidstimulierendes Hormon (TSH)
	Thyreotoxikose	Klinik, Serologie
neurologisch	Wernicke-Enzephalopathie	Anamnese, Verlauf, ggf. MRT
	vestibuläre Störungen	Nystagmus, Hörstörung
	Korsakow-Psychose	Anamnese, Verlauf
	Migräne	Anamnese
weitere Ursachen	Lebensmittelvergiftung	Anamnese
	Eisenmedikation	Anamnese
	Arzneimittelvergiftung	Anamnese

    - 1000 ml NaCl/Ringer-Lösung
    - 1000 ml Glc 5–10 %
    - Kohlenhydrat- und Aminosäurenlösung
      - 8400–10 500 KJ/d
    - Multivitamine
      - 200 mg Vitamin B_1 (Thiaminchlorid)
      - 200 mg Vitamin B_6 (Pyridoxin; cave: Vitamin-B_6-induzierte toxische primäre sensorische Neuropathie
      - 200 µg Vitamin B_{12} (Cyanocobalamin)
      - 2000 mg Vitamin C (Ascorbinsäure)
    - Antiemetika (z. B. Vomex, Metoclopramid)
      - 5-HT3-Antagonisten haben keine Wirkung.
    - ggf. Sedativa (Valium)
  - Zuwendung und ggf. psychosomatische Hilfe
  - Therapieversuch mit Akupunktur und Akupressur (s. Abb. 5.**1**)
  - Homöopathie; z. B. Ipecacuanha D_{12}
  - Wunschkost
  - keine Besserung innerhalb von 48 h
    - Abklärung der Differenzialdiagnosen
    - ausschließlich parenterale Ernährung
    - Flüssigkeitsbilanzierung
    - Therapieversuch mit Glukokortikoiden (z. B. Hydrokortison)

5.1.2 Sodbrennen

Inzidenz

- 50 % im 1. Trimenon
- 39 % im 2. Trimenon
- 72 % im 3. Trimenon
- Sistieren der Beschwerden nach der Geburt

Ursachen

- gestagenbedingte Abnahme von Tonus und Motilität der glatten Muskulatur → kontinuierlicher Abfall des Sphinktertonus von der 10. bis zur 36. SSW
- steigender intraabdominaler Druck durch Uteruswachstum mit resultierendem intragastrischem Druckanstieg auf zweifach höhere Werte bezogen auf nicht schwangere Frauen

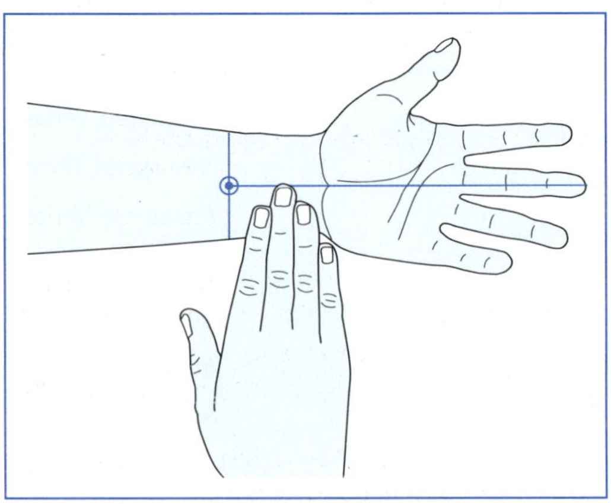

Abb. 5.**1** Akupressur von P6.

→ Insuffizienz des Ösophagussphinkters mit Reflux des Mageninhalts und resultierendem Sodbrennen. Adipositas ist ein zusätzlicher Risikofaktor.

Prozedere

- auslösende Speisen vermeiden (z. B. Schokolade, Alkohol, Kaffee und Nikotin)
- nach dem Essen nicht sitzen oder liegen, sondern besser laufen
- Verteilung der Nahrungsaufnahme auf mehrere kleine Mahlzeiten
- medikamentöse Therapie:
  - Gaviscon Advance 5–10 ml bei Bedarf (max. 40 ml/d)
    - Antirefluxmittel
    - rein physikalische Wirkung (Hochvisköse Schutzschicht schwimmt auf dem Mageninhalt und verhindert Rückfluss in den Ösophagus.)
    - keine Resorption, keine Beeinträchtigung des Magen-pH
    - Wirkungsdauer ca. 4 h
    - Mittel der Wahl in Schwangerschaft und Stillzeit
  - Antazida (kalzium- und magnesiumkarbonathaltig), z. B. Rennie
    - Wirkungsdauer ca. 2 h
    - neutralisieren die Magensäure, inaktivieren Pepsin und binden Gallensäure
    - Sicherheitslage aluminiumhaltiger Antazida ist noch nicht ausreichend geklärt.
  - motilitätssteigernde Pharmaka
    - fördern Magenentleerung und vermindern den Reflux
    - antiemetische Wirkung
    - Metoclopramid ist wegen ausreichender Prüfung in der Schwangerschaft der Vorzug zu geben.
  - Protonenpumpenhemmer
    - unterdrücken fast vollständig die Salzsäureproduktion des Magens
    - Das Mittel der Wahl ist Omeprazol, da es ohne embryotoxische und teratogene Nebenwirkungen zu sein scheint.
  - H2-Rezeptorantagonisten
    - Ranitidin und Cimetidin sind in der Schwangerschaft am besten untersucht.
- Maßnahmen ohne Erfolg → endoskopische Abklärung

5.1.3 Darmbeschwerden

5.1.3.1 Obstipation

Ursachen

- reduzierte Peristaltik durch Progesteron
- verstärkte Wasserresorption aus dem Darm durch Aldosteronwirkung
- Einnahme von Eisenpräparaten
- Störungen im Wasser- und Elektrolythaushalt

Klinik

- Stuhlfrequenz unter der Norm (3 ×/d–3 ×/Woche)
- Blähungen, Völlegefühl, Unwohlsein
- Unterleibsschmerzen

Prozedere

- Ausschluss abdominaler Erkrankungen bei Verdacht (Ileus, Appendizitis etc.)
- kleine, ballaststoffreiche Mahlzeiten (Gemüse, Obst, Vollkornbrot)
- Quellmittel (Weizenkleie, Leinsamen)
- Lactulose oral (benötigte Menge ist individuell unterschiedlich)
- Mikroklist rektal
- Suppositorien, z. B. Dulcolax (Bisacodyl) oder Gycilax (Gycerol 85 %)
- **Cave:** kein Rizinusöl (wehenauslösend)

5.1.3.2 Diarrhö

- meist durch unproblematische Infekte
- Ausreichende Flüssigkeitszufuhr ist wichtig.
  - Zur aktiven Resorption von Flüssigkeit in den oberen Darmabschnitten sind glucosehaltige Getränke geeignet.
    - Falls kein Traubenzucker erreichbar ist, kann Cola verwendet werden.
    - ggf. intravenöse Flüssigkeitszufuhr
    - **Cave:** bei Flugreisen und Flüssigkeitsdefizit erhöhte Thrombosegefahr
- Medikamente:
  - medizinische Kohle
  - Loperamid
    - Dosierung so, dass noch ca. 2 Darmentleerungen pro Tag stattfinden
- bei Persistenz Anlegen einer Stuhlkultur

5.2 Hautprobleme

5.2.1 Pruritus

Siehe Kap. 7.4.1 Schwangerschaftscholestase sowie Kap. 6.1 Pruritus in der Schwangerschaft

5.2.2 Kosmetisch störende Hautveränderungen

5.2.2.1 Striae distensae (Dehnungsstreifen)

60–90 % aller schwangeren Frauen bekommen Dehnungsstreifen in der Schwangerschaft. Prädilektionsstellen sind Abdomen, Brüste und Hüften.

Ursachen

- irreversible Konformationsänderung des Kollagenfasergeflechts
  - hormonell und mechanisch verursacht
- genetische Disposition

Mögliche Prophylaxe

- ab der 12. SSW regelmäßige Massage und Pflege der Haut
- Massagelotion mit Tigergras (fördert Kollagensynthese)
  - z. B. Massagelotion Female Basic prevent

5.2.2.2 Melasma (Chloasma)

Symmetrische Hyperpigmentierung im Gesicht (bes. Stirn, Schläfen und Wangen) bei ca. 5 % der schwangeren Frauen. In 70 % der Fälle spontane Rückbildung post partum.

Ursachen

- Stimulation der Melanozyten und melanozytäre Hyperpigmentierung der Keratinozyten sowie Akkumulation von Pigment in Makrophagen
  - durch erhöhte Hormonspiegel und Sonnenexposition

Prophylaxe

- konsequenter Sonnenschutz des Gesichts mit einem Sonnenschutzpräparat (z. B. Daylong 25 ultra)
- Meiden einer direkten UV-Exposition während der SS

5.3 Beschwerden im Bereich des Bewegungsapparats

5.3.1 Leistenschmerzen

- kontinuierlicher Schmerz durch Dehnung der Mutterbänder
- Beginn im 2. Trimenon
- Differenzialdiagnostisch sind vorzeitige Wehen auszuschließen.
  - sonografische Zervixlängenmessung
  - Tokogramm
- Information über die Harmlosigkeit des Befunds

5.3.2 Rückenschmerzen

Allgemeines

- Bis zu 56 % der Schwangeren geben Rückenschmerzen an.
- Ursachen:
  - Gewichtszunahme und Verlagerung des Schwerpunkts → Hyperlordose
  - Flüssigkeitsgehalt von Knochen und Bandscheiben steigt.
  - Hormon Relaxin ist im Serum erhöht → zunehmende Dehnung der Ligamente
  - Eine temporäre Minderperfusion der Wirbelsäule durch den komprimierenden Uterus wird als Ursache diskutiert.
- zwei Schmerztypen (s. Abb. 5.**2**)
  - Schmerzen im dorsalen knöchernen Becken
  - Schmerzen im paravertebralen Lumbalbereich

Diagnostik

- Anamnese
  - Schmerzanamnese mit Angabe der Lokalisation
  - neurologische Ausfälle?
- Untersuchung
  - Ausschluss gynäkologischer Ursachen
    - vorzeitige Wehentätigkeit
    - Myome

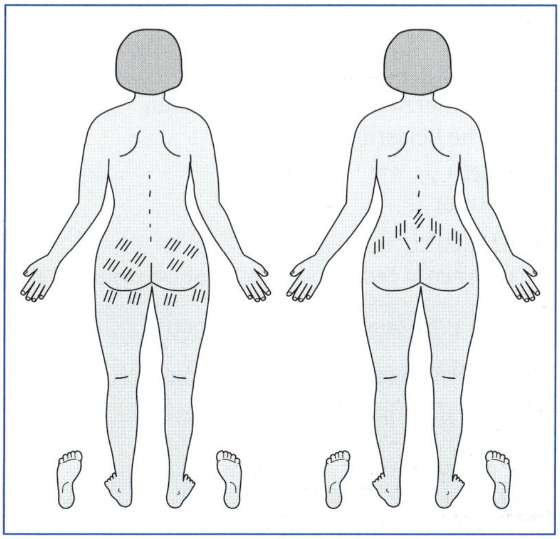

Abb. 5.**2** Mögliche Lokalisationen bei Rückenschmerzen.

- neurologischer Status (Motorik, Sensibilität)
  - Symphysendruckschmerz
  - Wirbelsäulenklopfschmerz
  - Verspannung der paravertebralen Muskulatur
  - Posterior pelvic Provocation Test nach Ostgaard
- MRT bei
  - Trauma
  - Zunahme der Schmerzintensität oder starken Schmerzen
  - neurologischen Ausfällen, Posterior pelvic Provocation Test

Therapieoptionen

- physikalische Therapie (Wärmeanwendung, Massage)
- Akupunktur
- Lokale Antiphlogistika und Quaddelungen haben keinen nachweisbaren Effekt.
- Bettruhe ist wegen des Thromboserisikos kontraindiziert.
- Gymnastikprogramm
  - Wassergymnastik
  - Aerobic-Programm
    - langsames Laufen 5 min
    - Dehnungsübungen 5 min
    - Aufwärmtraining 15 min
    - spezifische Übungen zur Stärkung des Ileopsoas und der paravertebralen Muskulatur 20 min
    - Lockerungsübungen
- Analgetika (s. Tab. 5.**2**)

5.3.2.1 Therapiewahl nach Beschwerdebild

Schmerzen im dorsalen knöchernen Becken

Anamnese

- zumeist keine Schmerzanamnese vor der Schwangerschaft
- schmerzfreie Intervalle
- gute Beweglichkeit der Wirbelsäule
- positiver Posterior Pain Provocation Test (s. Abb. 5.**3**)
- manchmal Ausstrahlung in Oberschenkel oder Knie (Lumboischialgie)
- manchmal zusammen mit Symphysenschmerzen
- nicht selten deutliche Bewegungseinschränkung und Gehstörungen durch Instabilität

Therapie

- Vermeidung schmerzauslösender Aktivitäten
  - asymmetrische Belastung
  - Treppensteigen
  - starke Belastung

Tab. 5.**2** Auswahl der wichtigsten in der SS und Stillzeit einzusetzenden Analgetika.

Auswahl	1. Trimenon	2. Trimenon	3. Trimenon	Stillzeit
1. Wahl	Paracetamol	Paracetamol	Paracetamol	Paracetamol
2. Wahl	Ibuprofen	Ibuprofen	Codein	Ibuprofen
3. Wahl	Codein	Codein		Codein
Codein sollte nur über eine kurze Zeit eingesetzt werden.				

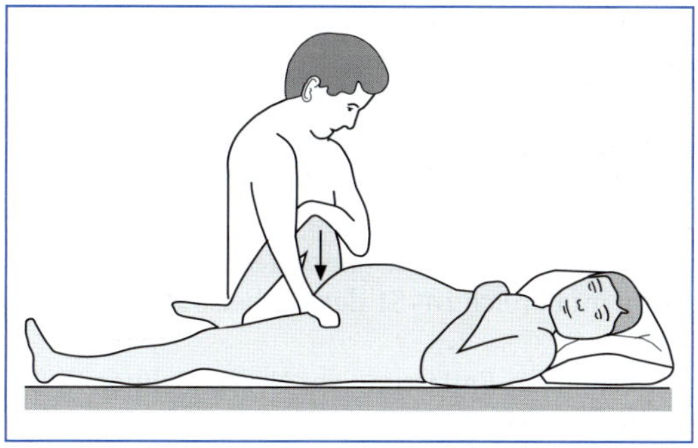

Abb. 5.**3** Posterior Pain Provocation Test nach Ostgaard.

- evtl. Beckengürtel (z. B. Si-Loc für Schwangere)
- evtl. Wassergymnastik?

Schmerzen im paravertebralen Lumbalbereich

Anamnese

- bereits vor der Schwangerschaft bekannter Schmerz
- Dauerschmerz
- eingeschränkte Beweglichkeit in der Lendenwirbelsäule
- negativer Posterior Pain Provocation Test (s. Abb. 5.**3**)

Therapie

- Straffung der paravertebralen Muskulatur (möglichst schon vor der Schwangerschaft)
- lokale Wärmeanwendung
- Massage
- Wassergymnastik

5.3.3 Symphysenschmerzen

Die Dehnung und Lockerung der Symphyse ist im gewissen Rahmen physiologisch.

5.3.3.1 Symphysenlockerung

Klinik

- Auftreten evtl. schon während der Schwangerschaft
- Einbeinstand schwierig bis unmöglich
- „watschelnder Gang“
- Schmerzen beim Gehen, besonders beim Treppensteigen
- Sonografie des Symphysenspalts
  - Spalt > 10 mm pathologisch, evtl. Stufenbildung sichtbar
  - Schon bei 8 mm können deutliche Schmerzen auftreten.

Prozedere

- präpartal → Information, dass eine Spontangeburt zu einer deutlichen Verschlimmerung mit folgender länger dauernder Immobilität führen kann; Angebot der Sectio caesarea unter Dokumentation aller Risiken
- Diclofenac 3 × 50 mg
- Stützmieder oder -gürtel
- chirurgische Stabilisierung wegen hoher Komplikationsrate obsolet

5.3.4 Ischiasschmerz

Akut oder subakut einsetzender Schmerz im Bereich der unteren Wirbelsäule mit Ausstrahlung ins Bein.

Ursachen

- Kopf des Kindes drückt auf die afferenten Nervenbahnen des N. ischiadicus.
- Kompression im Bereich L4–S1 der Wirbelsäule

Prozedere

- Lageveränderung zur Entlastung der Nervenbahnen (z. B. auf die kontralaterale Seite legen und Becken hochlagern)
- weitere Abklärung (neurologisch, MRT) bei starken Schmerzen, motorischen Ausfällen und gehäuftem Auftreten

5.3.5 Schmerzen am Rippenbogen

- meist im 3. Trimenon
- Steiß drückt auf Magen, Leber und Rippen.
- Selten ist eine Interkostalneuralgie die Ursache.
- Differenzialdiagnose:
  - HELLP-Syndrom
  - Gastritis oder Ulkus

Therapie

- symptomatisch
- Bei einer Interkostalneuralgie kann eine Nervenblockade durch einen Schmerztherapeuten erfolgen.

5.3.6 Karpaltunnelsyndrom

Kompression des N. medianus im Verlauf durch das Lig. carpi transversum

Ursachen

- V. a. genetische Veranlagung (Wiederholungsrisiko)
- Ödembildung im peripheren Bereich der oberen Extremität

Klinik

- schleichender Verlauf mit zunehmend stärkerer Einschränkung der Sensibilität im Bereich des N. medianus (Schwurhand)
- später auch Einschränkung der Motorik möglich

Diagnostik

- nur bei frühzeitigem Auftreten (1. oder 2. Trimenon), starken Schmerzen oder persistierenden neurologischen Defiziten
  - neurologische Untersuchung
  - Messung der sensiblen Reizleitungsgeschwindigkeit

Therapie

- Handgelenkschiene
- Injektion von 40 mg Methylprednisolon (z. B. Medrate Solubile 40) + 10 mg Lidocain proximal vor dem Karpaltunnel
- Durchtrennung des Lig. carpi transversum (meist nicht notwendig)

Prognose

- Bei 90 % der Betroffenen kommt es post partum zur Remission.

5.3.7 Wadenkrämpfe

Ursachen

- nicht sicher geklärt
  - evtl. relativer Magnesiummangel
  - evtl. erhöhte Östrogenspiegel

Klinik

- krampfartige Schmerzen im Unterschenkel
- meist beidseitig
- Tendenz zur Besserung durch Dehnung, Streckung und Massage der Muskulatur

Therapie

- akut: Dehnung, Streckung und Massage der Muskulatur
- Prophylaxe: Magnesiumsubstitution (z. B. Magnetrans forte 150 mg 2 × 1/d bis max. 900 mg/d; bei Diarrhö Dosis reduzieren)

5.4 Venöse Insuffizienz

Schwangerschaft und Geburt gehen mit einer erhöhten Rate an venösen Erkrankungen einher.

5.4.1 Varikosis

Ursachen

- Zunahme des Blutvolumens um 40–50 %
- Vergrößerung des Gefäßbettes im Bereich des uteroplazentaren Kreislaufs
- Steigerung des Herzminutenvolumens (Maximum in der 24. SSW erreicht)
  - Zunahme des Flusses im Bereich der uteroplazentaren Gefäße
  - erhöhter Einstrom und Druck im Bereich der Beckenvenen
  - Abstromhindernis für das Blut der unteren Extremität
  - erhöhter Fluss in Kollateralvenen (vulvar, rektal, lumbar)
  - Hämorrhoiden, Vulvavarizen, Teleangiektasien
- Uterus komprimiert die Beckenvenen
  - Obstruktion der Ausflussbahn der unteren Extremität
  - Reduktion der Flussgeschwindigkeit und erhöhter intravenöser Druck
  - Distension der Venen (auch durch andere Faktoren: Progesteron, Prostaglandine, cAMP, intrazellulärer Kalziumaustausch)
  - unvollständiger Klappenschluss
  - Reflux
- genetische Disposition
  - polygenetischer Merkmalsdefekt mit Ausbildung einer Kollagensynthesestörung

Therapie

- zurückhaltende Indikationsstellung
  - Großer Teil bildet sich post partum zurück.
- Entscheidung über Therapie der Varikosis 6–12 Monate post partum
- konservativ:
  - Kompressionsstrümpfe (besser: angepasste Strumpfhosen)
- operative Entfernung der degenerativ veränderten Venenanteile und Unterbrechung der insuffizienten Verbindungen zum tiefen Venensystem

- akute Thrombophlebitis:
  - Kompression
  - Mobilisation
  - Heparinisierung
  - ggf. Kühlen
  - ggf. operative Intervention

5.4.2 Hämorrhoiden

Ursachen

- s. Kap. 5.4.1
- ballaststoffarme Ernährung
- Bewegungsmangel (Minderbeweglichkeit in der SS)
- chronische Verstopfung
- Stuhlpassagebehinderung durch den Uterus

Stadieneinteilung und Symptome

Hypertrophie und Prolaps des Corpus cavernosum recti. Klassische Lokalisation entsprechend der arteriellen Versorgung bei 3, 7 und 11 Uhr in Steinschnittlage
Gradeinteilung nach Ausmaß des Prolaps:

- Grad 1:
  - Hypertrophie, aber anatomisch korrekte Lage (auch beim Pressen) proximal der Linea dentata
    - gelegentlich hellroter perianaler Blutabgang
- Grad 2:
  - Hämorrhoiden prolabieren, von Anoderm bedeckt, beim Pressen in den Analkanal.
    - Gefühl der unvollständigen Stuhlentleerung
    - vermehrtes Pressen
    - Circulus vitiosus
- Grad 3:
  - Hämorrhoiden prolabieren beim Pressen aus dem Analkanal nach außen.
  - sind reponibel und retrahieren sich spontan nach dem Pressen
    - Nässen, unwillkürlicher Schleimabgang, Stuhlschmieren
    - perianales Ekzem (Jucken und Brennen)
- Grad 4:
  - permanenter, nichtreponibler Prolaps mit Mukosa

Differenzialdiagnose

- Marisken
- thrombosierter Hämorrhoidalknoten
- perianale Thrombose
- Anal-/Rektumprolaps
- Analfissur
- Analkarzinom

Therapie in der SS

- primär konservativ
  - schmerzlindernde Salben und Suppositorien (z. B. Faktu)
  - Kamillosan-Sitzbäder (15–20 ml Konzentrat/Sitzbad)
  - Kühlung
  - häufig Remission post partum
- Sklerosierungsbehandlung in der SS ist umstritten.

- operative Intervention bei:
  - Auftreten schwerer Blutungen
  - unvertretbarem Analgetikabedarf
  - perianaler Thrombose → Inzision

5.5 Blutungen

Differenzialdiagnose

- **Portioektopie**
  - Diagnostik: Spekulumeinstellung, Zytologie
  - Therapie: Beobachtung
- **Zervixneoplasie**
  - Diagnostik: Zytologie, Kolposkopie, Gewebeentnahme
  - Therapie: je nach Befund, s. Zervixkarzinom (Kap. 44.3, S. 659 ff.)
- **uterine Blutungen**
  - Diagnostik: Spekulumeinstellung, Ultraschall
  - Therapie:
    - Missed Abortion → Abrasio
    - Hämatom → Bettruhe
    - Abortus imminens → Bettruhe
    - Abortus incompletus → Abrasio
    - Abortus completus → Abrasio
    - Blasenmole → Kap. 4.1.2
    - präpartale Blutungen → Kap. 18, S. 243 ff.
    - bei Rh-negativen Patientinnen immer 1 Amp. Anti-D i. m.

5.6 Fluor

Unveränderte Farbe

- **bakterielle Mischinfektion**
  - Diagnose: Sicherung durch Abstrich
  - Therapie: Betaisodona Vaginalsuppositorien, evtl. Antibiotika

Gelblicher Fluor

- **Gonorrhö**
  - Diagnose: durch Gramfärbung und Methylenblau
  - Therapie: Penicillin, Partnerbehandlung, Kontrollabstriche
- **Syphilis**
  - Diagnose: durch Dunkelfeldmikroskopie und Serologie
  - Therapie: Penicillin, Partnerbehandlung, Kontrollen

Weißlicher Fluor

- **Trichomonadenkolpitis**
  - Diagnose: im Nativ- oder Methylenblauabstrich
  - Therapie: Metronidazol Vaginalovula, Partnertherapie
- **Candidabefall**
  - Diagnose: im Nativabstrich, Kultur
  - Therapie: Clotrimazol Vaginalovula und Salbe

5.7 Unterbauchschmerzen

Differenzialdiagnose

- Zystitis
  - Diagnose: durch Urinstatus, -sediment, -kultur
  - Therapie: Blasentee, viel Flüssigkeit, ggf. Antibiotika
- Pyelonephritis
  - Diagnose: wie bei der Zystitis und durch Ultraschall der Niere
  - Therapie: Ampicillin oder Cephalosporin nach Austestung
- Ureterstau
  - Diagnose: durch Nierenultraschall
  - Therapie: ggf. Double-J-Katheter
- Uterusdehnungsschmerz bzw. Bänderdehnungsschmerz
- Adnextumor
- Appendizitis
- Divertikulitis

6 Dermatologische Erkrankungen und Probleme in der Schwangerschaft

6.1 Pruritus in der Schwangerschaft

6.1.1 Allgemeines

C Fasern = juckreiz ?

Einteilung nach dem Pathomechanismus

- durch C-Fasern vermittelt
  - durch Dermatosen, z. B. Entzündung, Trockenheit, atopische Dermatitis
- neuropathischer Pruritus
  - z. B. postherpetischer Pruritus/Neuralgien
  - infolge einer Schädigung der Afferenzen des ZNS
- neurogener Pruritus
  - z. B. cholestatischer Pruritus
  - durch Affektion zentraler Strukturen
- psychogener Pruritus
  - z. B. taktile Halluzinationen, Dermatozoenwahn

Auswahl der wichtigsten pruritogenen Erkrankungen

- **Schwangerschaftsdermatosen**
  - polymorphes Exanthem der Schwangerschaft (PEP, früher PUPP)
  - Pruritus gravidarum
  - Pruritus gravidarum mit intrahepatischer Schwangerschaftscholestase (ISC; s. Kap. 7.4.1)
  - Prurigo gestationis
  - Pemphigoid (Herpes) gestationis
  - pruriginöse Follikulitis
- **weitere Dermatosen und pruritogene Erkrankungen**
  - verschlechterte, vorbekannte Dermatosen
  - bakterielle, mykotische, virale Infektionen (z. B. Varizellen, Tinea, Pityriasis rosea)
  - Parasitosen (z. B. Skabies)
  - systemische Erkrankungen (z. B. renale, hepatische, hämatologische Erkrankungen)
  - Medikamentennebenwirkung (z. B. Östrogene, β-Blocker, Morphine, Chloroquin)

Differenzialdiagnosen des genitalen Pruritus

- infektiöse Vulvovaginitis
  - mykotisch (Kandidosen sind am häufigsten)
  - bakteriell
  - viral (z. B. Herpes genitalis)
- atopische Dermatitis
  - meist schon vor der SS existente Dermatose
  - häufig Besserung während der SS
  - gelegentlich deutliche Verschlechterung zum Ende der SS
  - Auftreten einer Dyshidrose in der SS
    - rezidivierendes Auftreten von juckenden Bläschen an Fingerstreckseiten, Handtellern und/oder Füßen

    - Verschlechterung dieses dyshidrotischen Ekzems durch vermehrtes Schwitzen in der SS sowie vermehrten Wasserkontakt und Kontakt mit hautreizenden Substanzen durch die Säuglingspflege nach der Geburt
- Lichen simplex chronicus
  - Verdickung und Vergröberung der Haut durch ständiges Scheuern und Kratzen z. B. aufgrund einer präexistenten Dermatose
- Lichen ruber planus
- Psoriasis vulgaris
  - meist schon vor der SS existente Dermatose
  - Pruritus als Symptom am ehesten bei genitaler Lokalisation und am Kopf
  - häufiger Verbesserung (55 % der Schwangeren) als Verschlechterung (26,4 %) in der SS
  - Tritt keine Besserung ein, ist oftmals eine Fortführung der Therapie in der SS notwendig.
  - Impetigo herpetiformis
    - mögliche Komplikation der Psoriasis
    - akute, pustulöse Form (meist ohne Pruritus)
    - meist 2. und 3. Trimenon
    - Allgemeinsymptome wie Schüttelfrost, Fieber, Brechreiz, Durchfall sowie hypokalzämische Tetanie
    - Risiko für Herz- und Nierenversagen
    - Risiko von Totgeburten und fetalen Anomalien
    - klingt nach der Geburt ab, ggf. ist vorzeitige Entbindung indiziert
    - erneute Exazerbation bei folgender SS oder unter oralen Kontrazeptiva möglich
- allergische und irritative Kontaktdermatitis
- Eisenmangel
- Lichen sclerosus et atrophicus
  - bessert sich oft während der SS (bis zur Beschwerdefreiheit)
  - rezidiviert post partum
- Präkanzerosen der Vulva

6.1.2 Diagnostik

Eine genaue Diagnostik ist wichtig, da bestimmte Schwangerschaftsdermatosen (s. u.) mit einem erhöhten fetalen Risiko einhergehen.

Anamnese

- Beginn und Verlauf
- frühere dermatologische Probleme außerhalb der SS (präexistente Dermatose?)
- andere erkrankte Personen im Umfeld (Skabies?)

Körperliche Untersuchung

- genaue Inspektion der Haut, Schleimhäute, Kopfhaut, Haare, Nägel und der Anogenitalregion
- primäre Effloreszenzen: Erythem, Quaddeln, Knötchen, Knoten, Bläschen, Blasen, Pusteln
- sekundäre Effloreszenzen: Schuppung, Krusten, Nekrosen, Exkoriationen, Erosionen, Ulzerationen, Atrophie, Narben
- Status von Lymphknoten, Leber, Milz und Nieren
- ggf. bakteriologische und mykotische Abstriche
- Hautbiopsie (in Lokalanästhesie ohne Adrenalinzusatz)
  - direkte Immunfluoreszenz bei V. a. Herpes gestationis (Nachweis der Komplementablagerung entlang der Basalmembranzone)

6.1.3 Therapeutische Maßnahmen im Allgemeinen

6.1.3.1 Topische Therapie in der Schwangerschaft

Schließt pflegende Maßnahmen und spezifische Lokaltherapie ein.

Hautpflege/allgemeinbegleitende Maßnahmen

- **rückfettende Externa**
  - Lipolotionen, Fettcremes (tagsüber; beeinträchtigen das Tragen von Kleidung weniger), Fettsalben (abends)
  - rückfettende Waschsyndets
  - besonders bei Dermatosen, die mit Hautaustrocknung einhergehen
- **allgemeine Maßnahmen**
  - langes heißes Baden vermeiden, besser kurzes Duschen
  - Haut abtupfen, nicht abreiben
  - Kleidung aus Baumwolle, nicht aus Wolle oder Synthetik
  - stark juckende Stelle mit kaltem Waschlappen leicht komprimieren
  - Meiden von Hitze, heißen Getränken und Alkohol
  - Vermeidung von Stress
- **symptomatisch antipruriginöse Therapie**
  - Menthol
  - Kampfer
  - Gerbstoffe
  - Polidocanol
  - antimikrobielle Substanzen
  - topische Glukokortikosteroide
  - lokal austrocknende Maßnahmen im Bereich der Blasen (z. B. beim Pemphigoid gestationis)
    - z. B. hydrophile Cremes
- **harnstoffhaltige Externa**
  - in der Schwangerschaft gut einsetzbar
  - juckreizstillend
  - wirken hydratisierend, glättend, penetrationsfördernd und proliferationshemmend
    - 3–10%ig → Hydratisierung der Haut bei trockenen Dermatosen (z. B. Ekzem)
    - Harnstoff-Creme-Rezeptur:
      - Urea pura 5,0
      - Ungt. emuls. aquosum ad 100,0
    - 10–20%ig → Hemmung der Epidermisproliferation (z. B. bei schuppenden Hauterkrankungen)

Symptomatische topische Therapie

- Gerbstoffe, z. B. Tanninpräparate
  - Bäder, Lotio und Gel zur Austrocknung (z. B. bei Bläschen)
    - Tannin-Lotio-Rezeptur
      - Tannin 5,0
      - Zinkoxid 20,0
      - Talkum 20,0
      - Glycerol 85 % 30,0
      - Aqua dest. ad 100,0
  - Salbe und Fettsalbe zur Rückfettung trockener Hautzustände
- Kühlende Maßnahmen wie Schüttelmixturen und kalte Kompressen können die Haut austrocknen und zu Austrocknungsekzemen führen.

- Menthol- und Kampfer-Lotions zum Stillen des Juckreizes können auf erodierten und aufgekratzten Hautstellen zu Brennen führen.
  - Menthol-Salbe-Rezeptur
    - Menthol 5,0
    - Polysorbat 60 5,0
    - Cetylstearylalkohol 10,0
    - Glycerol 85% 10,0
    - Vaselin. alb. 25,0
    - Aqua purificat. ad 100,0
- Polidocanol kann auch in Kombination mit Harnstoff zur Juckreizstillung in der Schwangerschaft angewandt werden.
  - z.B. Anaesthesulf Lotio
  - Thesit-Schüttelmixtur
    - Polidocanol 5,0
    - Lotio alba ad 100,0

Spezifische Lokaltherapie

- **Antiseptika und antimikrobielle Substanzen** bei bakterieller oder mykotischer (Super-)Infektion der Haut
  - antibakterielle Therapie
    - Metronidazol (nicht im 1. Trimenon), Clindamycin, Erythromycin (z.B. Aknemycin; nicht im 1. Trimenon), Bacitracin (z.B. Batrax)
    - Gentamycin (Refobacin) und vor allem Neomycin (z.B. Nebacetin) können zu einer allergischen Reaktion vom Typ IV (→ allergisches Kontaktekzem) führen.
      - eine Resorption von Neomycin über die Haut ist nicht auszuschließen → **Cave** in der Schwangerschaft
    - Fusidinsäure (Fucidine) ist in der Schwangerschaft gut einsetzbar.
  - antimykotische Therapie
    - Mittel der Wahl sind Nystatin (z.B. Candio Hermal) und Clotrimazol (z.B. Canesten)
    - Miconazol (z.B. Daktar) und Ciclopiro (z.B. Batrafen)
      - moderne Breitspektrummykotika
      - Lokaltherapie in der Schwangerschaft gilt als sicher.
      - intravaginal nicht im 1. Trimenon
- **Antiparasitika/Antihelmintika**
  - Crotamiton (z.B. Crotamitex; Einsatz bei Skabies und Läusen) und Benzylbenzoat (z.B. Acarosan; Einsatz zur Vernichtung von Hausstaubmilben z.B. in Matratzen und Kissen sowie am Menschen gegen Skabies) sind bezüglich der Anwendung in der Schwangerschaft nicht geprüft.
  - Permethrin (Delixi liquidum) und Pyrethrumextrakt (Goldgeist) zur Behandlung von Kopf- und Körperläusen dürfen unter strenger Indikationsstellung in der SS angewandt werden.
  - Lindan (z.B. Jacutin; Anwendung bei Läusen, Filzläusen und Skabies) sollte insbesondere im ersten Trimenon, aber wegen der Neurotoxizität überhaupt nicht in der SS gegeben werden.
  - Allethrin (z.B. Jacutin N zur Behandlung von Läusen sowie Spregal zu Behandlung der Skabies) sollten im 1. Trimenon nicht gegeben werden.
  - Larva migrans (Hautmadenfraß durch wandernde Fliegenlarven) wird mit Rezeptur Thiabendazol 5–20%ig therapiert.
- **topische Antihistaminika**
  - Dimetindenmaleat (Fenistil)
    - lindert Juckreiz
    - bei atopischer Dermatitis nicht effektiv

- **Bufexamac (z. B. Parfenac)**
  - nicht steroidales Antiphlogistikum
  - im letzten Trimenon kontraindiziert
  - keine ausreichenden Erfahrungen beim Einsatz in der SS
  - Wegen hoher allergischer Potenz und erhöhter Penetration bei Dermatosen sollte es hier nicht eingesetzt werden.
  - Einsatz bei Ekzemen und Dermatitiden verschiedener Genese
- **topische Glukokortikosteroide**
  - häufig Mittel der ersten Wahl bei mittelschweren und schweren Ekzemformen
  - bei Virusinfektionen (z. B. Herpes simplex, Herpes zoster, Varizellen) kontraindiziert
  - schwache Glukokortikosteroide
    - z. B. Hydrokortison (z. B. Hydrogalen) oder Desonid (Sterax)
    - Anwendung in Gesicht und Intertrigines (Leisten, Achseln, submammäre Region), Genitalregion; nur kurzfristig
    - Cortison-Creme-Rezeptur
      - Hydrocortison 0,5
      - Ungt. emuls. aquosum ad 100,0
  - mittelstarke Glukokortikosteroide
    - Anwendung im Bereich der übrigen Körperregionen
    - z. B. Mometasonfuroat (z. B. Ecural), Methylprednisolon (z. B. Advantan), Prednicarbat (z. B. Dermatop), Triamcinolonacetonid (z. B. Volon A)
    - starke Glukokortikosteroide
    - z. B. Dexamethason (z. B. Cortidexason), Triamcinolon, Fluocinonid (z. B. Topsym), Desoximetason (z. B. Topisolon), Betasonvalerat
    - keine Anwendung in der SS
    - unkontrollierte Langzeitanwendung führt zu:
      - Hautatrophie, Teleangiektasien, Striae distensae, Hypertrichose, akneähnlichen Hauteffloreszenzen, Tachyphylaxie
- **topische Immunmodulatoren**
  - Tacrolimus und Pimecrolimus
  - zugelassen für die Therapie der atopischen Dermatitis
  - Effekte in der SS zurzeit nicht absehbar
  - zurzeit in der Schwangerschaft nicht zugelassen
- **Zusammenfassung der in der SS kontraindizierten Lokaltherapeutika**
  - teerhaltige Externa
  - Capsaicin
  - Metronidazol (1. Trimenon)
  - Salicylsäure (letztes Trimenon)
  - stark wirksame Glukokortikosteroide (s. o.)
  - Isotretinoin
  - Tazarotene
  - Lindan (Hexachlorcyclohexan)
  - topische Immunmodulatoren
  - topische Chemotherapeutika (z. B. Podophyllin, 5-Fluorouracil)

6.1.3.2 Systemische antipruritogene Therapie

- **systemische Glukokortikosteroide**
  - bei Pemphigoid (Herpes) gestationes; schwere Formen von PEP, akutem allergischem Kontaktekzem, exazerbierte atopische Dermatitis

  - *Nichtmethylierte* Glukokortikosteroide sind in der SS Mittel der Wahl.
    - Prednisolon (z. B. Decortin H), alternativ Prednison (z. B. Decortin)
    - initial 0,5–2 mg/kgKG/d, Erhaltungsdosis 0,1–0,5 mg/kgKG/d
    - Anfangsdosis in der SS zunächst 20–40 mg/d Prednisolon, je nach Schwere der Dermatose und nach Körpergewicht ggf. höhere Dosierung
    - Bis zu 180 mg/d Prednisolon können bei schweren Formen des Pemphigoid (Herpes) gestationes als Initialdosis notwendig sein.
    - in der SS als Kurzzeitherapie (<4 Wochen)
    - normalerweise als einmalige Tagesdosis morgens (oral), nur in schweren Fällen Aufteilung der Gesamtdosis auf 2–4 Einzeldosen, sowie i. v.-Gabe
    - Bei Kurzzeittherapie treten allgemein keine Nebenwirkungen auf.
    - Bei Langzeittherapie sollte das kindliche Wachstum sonografisch kontrolliert werden.
  - Dexamethason und Betamethason als stark wirksame Glukokortikosteroide sind relativ kontraindiziert.
- **Antihistaminika**
  - H1-Antihistaminika z. B. bei Urtikaria und allergischen Erkrankungen
  - keine Wirksamkeit bei atopischer Dermatitis
  - Älteren, sedierenden Antihistaminika wie Clemastin (Tavegil) und Dimetinden (Fenistil) sollte wegen der schlechten Datenlage während der SS (insbesondere im 1. Trimenon) der Vorzug gegeben werden.
  - Cetirizin (z. B. Zyrtec) kann wohl im 2. und 3. Trimenon als unbedenklich angesehen werden.
  - Fexofenadin, Terfenadin, Astemizol und Hydroxycin sollten nicht in der SS eingesetzt werden.
- **Antibiotika, Antimykotika, Virustatika**
  - Penicilline, Cephalosporine und Erythromycin sind Mittel der Wahl während der SS.
  - Antimykotika
    - Nystatin ohne Einschränkung
    - Amphotericin B nur bei bedrohlichen, generalisierten Mykosen
    - Griseofulvin und Trebinafin sind kontraindiziert.
    - Itraconazol, Ketoconazol und Fluconazol sollten nicht eingenommen werden (bes. 1. Trimenon).
  - Virustatika
    - Aciclovir
      - äußerliche Anwendung problemlos
      - systemisch nur unter strenger Indikationsstellung (z. B. schwere Verläufe von Varizellen- oder Herpesinfektionen)
    - Famiciclovir, Ganciclovir und Valaciclovir sind in der SS kontraindiziert.
- **Immunsuppressiva**
  - Cyclosporin (Sandimmun)
    - nicht teratogen → Einsatz in der SS möglich
    - nur bei z. B. exazerbierter atopischer Dermatitis
    - exazerbierte Psoriasis vulgaris
    - maximale Dosis 3 mg/kgKG/d
  - Methotrexat, Azathioprim und Cyclophosphamid sind kontraindiziert.
- **Acetylsalicylsäure**
  - Bei Pruritus ohne Hauterscheinungen ist ASS 4 × 600 mg erfolgreicher als ein Antihistaminikum.
  - im 3. Trimenon kontraindiziert (Verschluss des Ductus arteriosus)

- **UV-Phototherapie**
  - erfolgreich bei atopischer Dermatitis, nummulärem Ekzem, dyshidrotischem Ekzem, hyperkeratotisch-keratotisch-rhagadiformem Hand- und Fußekzem
  - in Kombination mit oralen Psoralen (PUVA-Therapie) kontraindiziert
  - UV-Therapie hat immunsuppressive Wirkung.
    - erst bei fortgeschrittener SS
    - enge Indikationsstellung
- **weitere kontraindizierte Medikamente**
  - Gold, Mycophenolatmolatmofetil, Thalidomid, Fumarate, Psoralene, Vitamin-A-Säure-Derivate wie Retinoide

6.2 Schwangerschaftsdermatosen

Tab. 6.1 Übersicht über die wichtigsten pruriginösen Schwangerschaftsdermatosen.

Schwangerschaftsdermatose	Vorkommen	Ätiopathologie und Labor	Fetales Risiko	Lokalisation des Pruritus	Therapie
Pruritus gravidarum (ohne Cholestase)	1. Trimenon	unklar, erhöhte Gallensalze, durch Prostaglandine erniedrigtes Juckempfinden, normale Leberfunktion	nein	generalisiert	topisch
Pruritus gravidarum (mit Schwangerschaftscholestase)	2. und 3. Trimenon	unklar, genetische Disposition, alterierte Gallengänge und Hepatozyten, deutlich erhöhte Gallensäuren, Transaminasen, AP, Cholesterin, Lipide	ja	generalisiert, bes. Hände und Füße, nächtliche Verschlechterung	topisch, Cholestyramin, Phenobarbital, Aktivkohle, UV-B-Therapie, Ursodesoxycholsäure (nicht zugelassen)
polymorphe Exantheme der SS (PEP, früher PUPP)	3. Trimenon	unklar, mögliche Assoziation zu erhöhtem mütterlichem und kindlichem Körpergewicht und zur raschen Bauchdehnung	nein	Abdomen, proximale Extremitäten	topisch, Antihistaminika, systemische Glukokortikosteroide
Pemphigoid (Herpes) gestationis	2. und 3. Trimenon	autoimmun, Autoantikörper gegen BFA 180 (bullöses Pemphigoid-Antigen), Histologie, Immunhistologie	ja (vermehrt Früh- und Totgeburten)	periumbilikal, Extremitäten, Handinnenflächen, Fußsohlen	topisch austrocknend und Glukokortikosteroide (Initialstadium), systemische Glukokortikosteroide
Prurigo gestationis	frühe und späte Form möglich	unklar (Atopie?)	nein	Extremitäten-Streckseiten	topisch
Pruriginöse Follikulitis	4.–9. Monat	unklar (hormonell induzierte Akne?)	nein	oberer Rumpf, Extremitäten	topisch Benzoylperoxid 10% und Hydrocortison 1%

7 Gastroenterologische Erkrankungen in der Schwangerschaft

7.1 Gastritis

A-Gastritis

- chronisch-atrophische Autoimmungastritis
- autosomal-dominant vererbliche Autoimmunerkrankung
- Epigastrische Beschwerden fehlen.
- Zeichen des Vit.-B_{12}-Mangels
  - perniziöse Anämie → Müdigkeit, rasche Erschöpfung
  - neurologische Defekte → Zungenbrennen, Parästhesien an Händen und Füßen
- Therapie:
  - parenterale Vit.-B_{12}-Gabe

B-Gastritis

- Infektion durch Helicobacter pylori (mit 80 % häufigste Ursache für Gastritiden)
- Circa 25 % der Infizierten erleiden später eine Folgekrankheit der chronischen Gastritis (Ulkus).
- Übelkeit, Erbrechen und epigastrische Beschwerden sind eher selten.
- Therapie s. Ulkuserkrankung

C-Gastritis

- reaktive Gastropathie durch Noxen
  - chemische Noxen wie Alkohol oder Antiphlogistika
  - physikalische Noxen wie Radiatio oder Ischämie
- Übelkeit, Erbrechen und epigastrische Beschwerden sind eher selten.
- Therapie s. Ulkuserkrankung

7.2 Ulcus ventriculi et duodeni

Hauptursache sind Helicobacter pylori und nichtsteroidale Antiphlogistika (oft in Kombination mit Steroiden).

Klinik

- Schmerzen im mittleren Epigastrium mit Ausstrahlung in die Nachbarregionen
- Nüchternschmerz oder Schmerzen nach der Nahrungsaufnahme
- Erbrechen, Appetitverlust, Nahrungsvermeidung → Gewichtsverlust
- ggf. Blutungen (Teerstuhl, Hämatemesis, okkultes Blut im Stuhl)
- ggf. Eisenmangelanämie

Komplikationen

- meist während der Entbindung oder im Wochenbett
- selten während der Schwangerschaft, da diese durch Hormonspiegel und andere Lebensweise protektiv wirkt

Therapie

- endoskopische Abklärung
- Vermeidung von ulkusfördernden Medikamenten und Nahrungsmitteln

- medikamentös
  - Mittel der ersten Wahl sind Antazida (s. Sodbrennen)
  - Protonenpumpenhemmer
    - unterdrücken fast vollständig die Salzsäureproduktion des Magens
    - Mittel der Wahl ist Omeprazol, da es ohne embryotoxische und teratogene Nebenwirkungen zu sein scheint.
  - H2-Rezeptorantagonisten
    - Ranitidin und Cimetidin sind in der Schwangerschaft am besten untersucht.
  - Eradikation des Helicobacter pylori
    - Clarithromycin, Amoxicillin und Omeprazol sind als Kombinationstherapie in der SS am besten geeignet.
- Therapie von Blutungen
  - endoskopische Unterspritzung mit Suprarenin und/oder Fibrinkleber
  - ggf. chirurgische Intervention und gleichzeitige Sectio bei entsprechendem SS-Alter

7.3 Chronisch-entzündliche Darmerkrankungen (CED)

Hierzu gehören Morbus Crohn, Colitis ulcerosa und Colitis indeterminata (nicht klassifizierbar).

Allgemeines

- Erstmanifestation meist zwischen 15. und 35. Lebensjahr
- insbesondere in den Remissionsphasen ist die Fertilität nicht beeinträchtigt (es sei denn durch postoperative Adhäsionen)
- Endoskopie mit Biopsie hat auch in der SS zentrale Bedeutung.
- familiäre Häufung
  - ein Elternteil betroffen → kindliches Erkrankungsrisiko 0,4–0,7 %
  - beide Eltern betroffen → kindliches Erkrankungsrisiko über 30 %
- Eine Schwangerschaft beeinflusst die Erkrankung nicht negativ.
- Bei Remission oder geringer Krankheitsaktivität besteht kein erhöhtes Risiko für die Schwangerschaft.
- erhöhte Krankheitsaktivität → Risiko für Abort, Frühgeburt, Totgeburt und IUGR erhöht
- Eine Schwangerschaft ist nicht kontraindiziert, sollte jedoch nach Möglichkeit in einem erkrankungsfreien Intervall geplant werden.
- Der Entbindungsmodus liegt im Ermessen des Geburtshelfers.
  - Spontanpartus anstreben
  - durch Fisteln vernarbtes und rigides Perineum → Sectio bevorzugen

Therapie

- Diät bei Morbus Crohn
  - bei Colitis ulcerosa nicht empfohlen
  - arm an raffinierten Kohlenhydraten
    - wenig Zucker, weißes Mehl, Süßigkeiten
    - bevorzugt Kartoffeln, Gemüse und Obst
- bei hohem Flüssigkeitsverlust parenterale Ernährung
- medikamentöse Therapie wie außerhalb der Schwangerschaft (s. Tab. 7.**2**)
  - Gefahren durch Erkrankungsschub sind höher als durch Medikamente.
  - Medikamente sind unter fetotoxischen und teratogenen Gesichtspunkten als sicher einzustufen.
  - Kortikosteroide

Tab. 7.1 Unterscheidungskriterien von Morbus Crohn und Colitis ulcerosa.

Colitis ulcerosa	Morbus Crohn
kontinuierliche Entzündung	diskontinuierliche Entzündung („skip lesions")
nur Kolonbefall (Ausn. „backwash ileitis")	gesamter Intestinaltrakt (bes. terminales Ileum, Kolon)
nichttransmurale Entzündung	transmurale Entzündung
Fisteln untypisch	Fisteln typisch
blutige Diarrhö als Leitsymptom	Schmerzen, nichtblutige Diarrhö
Abszedierung selten	Abszedierung häufig
Stenosen selten	Stenosen häufig
Kryptenabszesse typisch, Granulome fehlen	Kryptenabszesse untypisch, Granulome häufig
Aphthen untypisch	Aphhen häufig (auch in der Mundschleimhaut)
primär sklerosierende Cholangitis in einem Teil der Fälle	primär sklerosierende Cholangitis selten

Tab. 7.2 Anwendbarkeit von Medikamenten in der SS.

Wahrscheinlich sicher	Vermutlich sicher	Unsichere Datenlage	Kontraindiziert
Mesalazin	Azathioprin	Infiximab	Methotrexat
Sulfasalazin	6-Mercaptopurin	Olsalazid	
Metronidazol (2. und 3. Trimenon)	Budenosid	Balsalazid	
Prednisolon	Tacrolimus	Loperamid	
Hydrocortison		Ciprofloxacin	
Methylprednisolon			

- wichtigster therapeutischer Ansatz
- initial Prednisolon (60 mg/d; kurz wirksam und rasche Metabolisierung)
- schrittweise Reduktion
- Erhaltungsdosis 5–10 mg für 8–12 Wochen zur Prophylaxe des Frührezidivs
- **Cave:** steroidinduzierter Diabetes
- neuerdings topischer Einsatz lipophiler Kortikosteroide mit hoher lokaler Wirkungsaktivität
  - z. B. Beclomethason oder Budesonid
- Das Risiko der intrauterinen Wachstumsretardierung oder postpartalen Niereninsuffizienz ist eher theoretisch.
  - trotzdem sorgfältige sonografische Überwachung und postpartale Kontrolle der Kinder nach Langzeitapplikation

– 5-Aminosalicylsäurepräparate (antiinflammatorisch)
- Sulfasalazin (beachte: Folsäureantagonist → auf jeden Fall bereits präkonzeptionell Folsäuresubstitution), Mesalazin (beachte: verminderte Folsäureresorption → prophylaktische Folsäuresubstitution)

- Immunsuppressiva
  - bei therapierefraktären Verläufen
  - 6-Mercaptopurin, Azathioprin oder Ciclosporin A
  - Metotrexat ist kontraindiziert (führt zu Aborten und Neuralrohrdefekten).
  - Infliximab (Ak gegen Tumor-Nekrose-Faktor-alpha) ist kontraindiziert, da es keine Erfahrungen gibt.
  - anscheinend keine teratogenen Veränderungen
  - fraglich erhöhtes Risiko für Wachstumsretardierung und Frühgeburt (Hinweise bei Azathioprin + Steroidtherapie nach Nierentransplantation)
- Antibiotika
  - Metronidazol; Einsatz möglichst kurz halten in der SS
  - Ciprofloxacin; wegen unklarer Datenlage sollte Metronidazol der Vorzug gegeben werden

7.4 Hepatopathie

Tab. 7.3 Differenzialdiagnose schwangerschaftsspezifischer Hepatopathien im Routinelabor (Quelle: Trauner, Fickert, Pertl. Schwangerschaftsspezifische Lebererkrankungen. Dt Ärztebl 2004; 50, 2889–95).

	ALT	Bili	GS	Hsre	Plt	PZ
HG	1–2×	<5	N	N	N	N
ICP	1–5×	<5	H	N	N	N/(↓)
HELLP	1–10 (0)×	<5	N	H	↓	N/(↓)
AFLP	1–5×	<10	N	H	N/↓	↓

AFLP = Schwangerschaftsfettleber, GS = Gallensäuren, H = erhöht, Hsre = Harnsäure, HG = Hyperemesis gravidarum, N = normal, ICP = Schwangerschaftscholestase; Plt = Thrombozyten, P = Prothrombizität, ALT = Alanin-Aminotransferase, Bili = Bilirubin, HELLP = HELLP-Syndrom, ↓ = vermindert

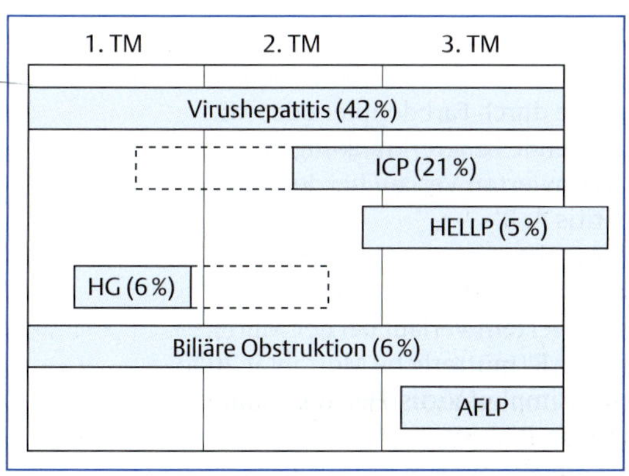

Abb. 7.1 Ursachen eines Ikterus in der Schwangerschaft. Häufigkeit (in %) und zeitliches Auftreten im Verlauf der Schwangerschaft.
HELLP = HELLP-Syndrom;
HG = Hyperemesis gravidarum;
AFLP = akute Schwangerschaftsfettleber;
TM = Trimenon.
(Quelle: Lammert et al. J Hepatol 2000; 33: 1012 (6)).

Abb. 7.2 Differenzialdiagnostischer Algorithmus bei erhöhten Leberwerten im 3. Trimenon.

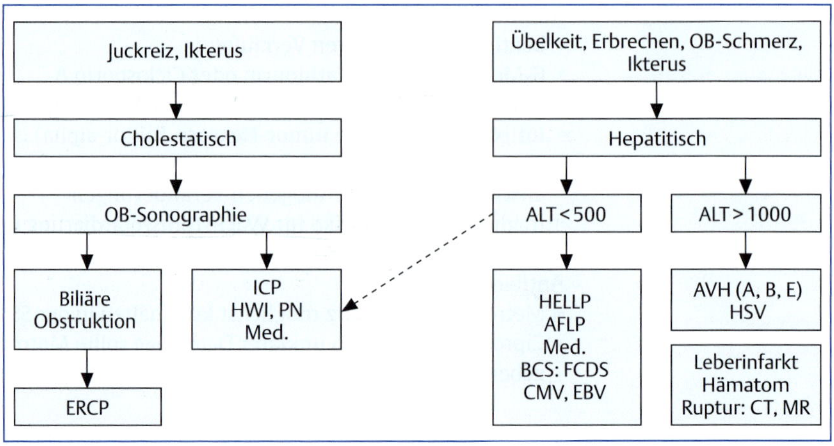

ALT = Alanin-Aminotransferase, AFLP = akute Schwangerschaftsfettleber, AVH = akute Virushepatitis (A, B, E), BCS = Budd-Chiari-Syndrom, CM = Cytomegalievirus, CT = Computertomografie, EB = Epstein-Barr-Virus, ER-CP = endoskopische retrograde Cholangiopankreatografie, HELLP = HELLP-Syndrom, HG = Hyperemesis gravidarum, HWI = Harnwegsinfekt (als Auslöser einer Infekt-/Sepsis-assoziierten Cholestase), HS = Herpes-simplex-Virus, ICP = Schwangerschaftscholestase, MR = Magnetresonanztomografie, PN = Pyelonephritis (als Auslöser eine Infekt-/Sepsis-assoziierten Cholestase). (Quelle: Trauner, Fickert, Pertl. „Schwangerschaftsspezifische Lebererkrankungen". Dt Ärztebl 2004; 50, 2889 – 2895).

Hepatobiliäre Erkrankungen in der SS

- schwangerschaftsspezifische Lebererkrankungen
  - Hyperemesis gravidarum
    - 50% der Frauen mit HG haben ALT(Alanin-Aminotransferase)-Erhöhungen.
    - 10% bekommen einen Ikterus.
  - Schwangerschaftscholestase
  - Leberbeteiligung bei Präeklampsie, Eklampsie, HELLP-Syndrom, Infarkt, Ruptur
  - Schwangerschaftsfettleber
- Schwangerschaft als möglicher Auslöser hepatobiliärer Erkrankungen; z. B.:
  - Cholelithiasis
  - Budd-Chiari-Syndrom
    - bedingt durch z. B. thrombotischen Verschluss der V. hepatica
    - Diagnose durch Farbdoppler oder MRT
- interkurrierende Lebererkrankungen
  - ohne aggravierten Verlauf bei der Mutter:
    - Hepatitis A, B
    - Zytomegalie
    - Ebstein-Barr-Virus
  - mit aggraviertem Verlauf bei der Mutter:
    - Hepatitis E (mütterliche Mortalität 20%)
    - Herpes-simplex-Virus-Hepatitis (mütterliche Mortalität bis zu 40%)
    - Coxsackie-B-Virus
  - s. Kap. 13 Infektionen in der Schwangerschaft
- präexistente Lebererkrankungen
  - intrahepatische Raumforderung
  - Z. n. Lebertransplantation

7.4.1 Schwangerschaftscholestase

Intrahepatische Cholestase in der Schwangerschaft (ISC) → Erhöhung der Gesamtgallensäuren-Serumkonzentration und resultierender Pruritus besonders im 3. Trimenon.

Ursachen

- Induktion vor allem durch Östrogen und seine (sulfatierten) Metaboliten, aber auch durch Progesteron
- Selenmangel (in Chile könnte die sehr hohe Inzidenz durch Selensubstitution deutlich gesenkt werden)
- präexistente Hepatitis C
- genetische Disposition

Diagnosekriterien

- Beginn des Pruritus während der SS, bevorzugt an Handflächen und Fußsohlen
- Juckreiz bis zum Zeitpunkt der Entbindung
- Verschwinden des Juckreizes nach der Entbindung (meist 1–2 Tage post partum)
- Juckreiz während vorangegangener Schwangerschaften oder nach Einnahme oraler Kontrazeptiva bei der Patientin, Mutter oder Schwester der Patientin (fakultativ)
- Gesamtgallensäuren-Serumkonzentration > 11,0 µg/l (unabdingbares Kriterium)
- Ikterus nur bei 10–25 % der Patientinnen mit ISC
- kein Anzeichen einer dermatologischen Erkrankung
- kein wiederkehrender Juckreiz außerhalb einer SS oder der Einnahme oraler Kontrazeptiva
- keine Einnahme von Medikamenten (ausgenommen Vitaminpräparate und Eisen)
- kein Vorkommen anderer aktiver Lebererkrankungen

Differenzialdiagnosen

- allergische Reaktionen
- Pruritus bei Striae gravidarum
- Schwangerschaftsdermatosen
  - Herpes gestationis
  - Impetigo herpetiformis
  - Prurigo gestationis
  - pruritische urtikarielle Papeln und Plaques in der Schwangerschaft (PUPP)
- andere Hauterkrankungen
  - atopisches Ekzem
  - Skabies
  - exfoliative Dermatitis
- schwangerschaftsbedingter Ikterus
  - akute Schwangerschafts-Fettleber
  - HELLP-Syndrom
  - Hyperemesis gravidarum
  - Hepatitis E
- Ikterus allgemein
  - Virushepatitis
  - Steatohepatitis
  - septische Pyelonephritis
  - Hyperbilirubin-Syndrom
  - medikamenteninduzierter Ikterus
  - Gallengangsobstruktion

- hämolytischer Ikterus
- Stoffwechselerkrankungen

Prognose

- erhöhte Rate an Früh- (20%) und Totgeburten (1–2%)
- erhöhte perinatale Mortalität
  - lässt sich durch intensiviertes CTG-Monitoring senken
- Fetale Prognose korreliert mit Schwere des Krankheitsbildes.
- Wiederholungsrisiko bei erneuter SS zwischen 45 und 70%
- erhöhtes Risiko für Gallensteinbildung

Therapie

- Mittel der Wahl ist Ursodesoxycholsäure (Ursofalk)
  - senkt die Spiegel der toxischen mütterlichen Gallensäuren auf etwa ein Drittel
  - Reduktion der kindlichen Risiken und des Pruritus
  - Dosierung 12,5 – 15 (evtl. bis 20) mg/kgKG/d →Tagesdosis ca. 1 g
  - im 1. Trimenon nur bei primär sklerosierender Cholangitis
  - zur Therapie der ISC nicht zugelassen
  - Nebenwirkungen:
    - selten leichte Diarrhö
    - bei Steatorrhö mit Fettmalabsorptionsstörung auf Zeichen des Vit.-K-Mangels (Gerinnungsparameter) und Gewichtsabnahme achten
- weitere Medikamente mit fraglicher Wirkung sind:
  - Antihistaminika
  - Phenobarbital
  - Cholestyramin (cave: Verschlimmerung des Vit.-K-Mangels)
  - S-Adenosylmethionin (SAM)
  - Dexamethason (fördert gleichzeitig die Lungenreife)
- vorzeitige Entbindung bei intrauterinem Stress des Kindes
- ggf. Vit.-K-Substitution (je nach Gerinnungslabor)

7.4.2 Präeklampsie und HELLP-Syndrom

Siehe auch Kap. 12 Hypertonie in der Schwangerschaft.

Inzidenz der Präeklampsie

- 3–5% bei Erstgebärenden
- 0,5% bei Mehrgebärenden
- Leberbeteiligung (Erhöhung der Transaminasen) in 10–20% der Fälle

Inzidenz der Eklampsie

- 0,1–0,2% der Schwangerschaften
- Leberbeteiligung in 70–90% der Fälle
  - durch Endothelaktivierung mit Vasokonstriktion und Aktivierung der Gerinnungskaskade

Inzidenz und Statistik des HELLP-Syndroms

- 4–12% aller Patientinnen mit Präeklampsie
- 0,5% aller Schwangerschaften
- schwangerschaftsspezifische Hepatopathie mit der größten klinischen Relevanz
- Komplikationen wie Leberruptur und Leberhämatome nur in 1–2% der (Prä-) Eklampsien
- in 69% der Fälle antepartal, in 31% postpartal!!

Management

Siehe auch Kap. 12 Hypertonie in der Schwangerschaft.

- positiver Effekt auf die Lebersituation durch

Tab. 7.**4** Unterscheidung von HELLP-Syndrom und Schwangerschaftsfettleber.

	HELLP	**AFLP**
Übelkeit, Erbrechen	+	+++
OB-Schmerzen	++	++
Ikterus	(+)	+++
HE	((+))	++
EPH-Gestose	+++	++
AST/ALT	AST > ALT (LDH)	AST < ALT
Thrombopenie	+++	++
Koagulopathie	+ (DIG)	+++ (DIG + Leber)

DIG = disseminierte intravasale Gerinnung, HE = hepatische Enzephalopathie, AFLP = akute Schwangerschaftsfettleber, HELLP = HELLP-Syndrom, OB = Oberbauch, EPH-Gestose = Ödeme (edema), Proteinurie, Hypertonie, AST = Aspartat-Aminotransferase, ALT = Alanin-Aminotransferase, NINS = Niereninsuffizienz, LDH = Laktatdehydrogenase, Crea = Kreatinin, Hsre = Harnsäure, + = gelegentlich vorhanden, ++ = häufig vorhanden, +++ = sehr häufig vorhanden

  - Glukokortikosteroide
  - Nifedipin
- baldige Entbindung ab der 32. SSW
- vor der 32. SSW individuelles Management in Abhängigkeit vom fetalen und mütterlichen Gesundheitszustand

7.4.3 Schwangerschaftsfettleber

Schwere Komplikation einer Schwangerschaft mit einer Inzidenz von 1 : 7000 bis 1 : 16 000.

Ursachen

- Defekt der mitochondrialen Betaoxidation von Fettsäuren
- hormonbedingte Erhöhung der freien Fettsäuren
- In 10–20 % liegt zusätzlich fetaler Enzymdefekt vor → homozygoter Fetus überschwemmt die heterozygote Mutter mit Fettsäuren(-metaboliten).
- Hoch dosierte intravenöse Tetrazyklingabe kann ebenfalls die mitochondriale Oxidation von Fettsäuren hemmen.

Klinik und Diagnose

- Müdigkeit und Abgeschlagenheit
- Oberbauchschmerzen, Übelkeit und Erbrechen
- Refluxösophagitis und Mallory-Weiss-Syndrom → gastrointestinale Blutung
- Ikterus (86 %)
- hepatische Enzephalopathie (56 %)
- evtl. Bild des akuten Leberversagens
- gelegentlich Aszites und/oder Pankreatitis
- Erhöhung der Transaminasen (meist 350–500 U/l)
  - akute Virushepatitis meist > 1000 U/l
- Erhöhung des Bilirubins (5–15 mg/dl)
- Erhöhung der nierenpflichtigen Substanzen (Kreatinin, Harnstoff, Harnsäure)
- Leukozytose!!

- Hypoglykämie
- Thrombopenie und Schistozyten im Differenzialblutbild
- Gerinnungsstörungen
  - hepatogen
  - Verbrauchskoagulopathie
- Dichteminderung der Leber im CT (im Unterschied zum HELLP-Syndrom)

Management

- Omeprazol zu Prophylaxe und Therapie der Ösophagitis und zur Vermeidung von Blutungen
- Glukose 5 % i. v. zur Vermeidung von Hypoglykämien
- intensivmedizinische Versorgung
- sofortige Entbindung
- Untersuchung der Neugeborenen phäno-/genotypisch auf LCHAD-Defekte
- Lebertransplantation bei fehlender postpartaler Besserung

Prognose

- mütterliche Mortalität 5 % (früher 27–70 %)
- fetale Mortalität 8 % (früher 32–90 %)
- postpartale Remission möglich
- Rezidivrisiko bei erneuter SS ist gering.
- nur bei LCHAD-Defekt (autosomal-rezessiv) 25 % Rezidivrisiko

7.4.4 Leberzirrhose

- in Verbindung mit einer Schwangerschaft selten
  - Erkrankung älterer Menschen
  - Störung des Hormonhaushalts → Anovulation und Infertilität
- In ca. 20 % der Fälle besteht Aszites.
  - schlechte kindliche Prognose
    - Totgeburten 40 %
    - Frühgeburten 28 %

Geburts-management

- Behandlung von Gerinnungsstörungen mit FFP
- keine Inhalationsnarkose
- möglichst Regionalanästhesie
- vaginal-operative Entbindung zur Vermeidung eines zu hohen Drucks in der Pressperiode
- Eine Indikation zur primären Sectio besteht nicht.

8 Schilddrüsenerkrankungen in der Schwangerschaft

Besonderheiten in der Diagnostik

- Östrogenanstieg → kontinuierlicher Anstieg des Thyroxin bindenden Globulins TBG
  → vermehrte Bindung von T4 und in geringerem Umfang auch von T3
  → fT4 (f = freies) und fT3 bestimmen
- β-HCG bindet an TSH-Rezeptor
  → Stimulation der Schilddrüse
  → physiologische TSH-Erniedrigung; ca. um 15 %
  - Vortäuschen einer subklinischen Hyperthyreose
  - immer zusätzlich fT4 bestimmen!
- Schilddrüsenszintigrafie und Radio-Iod-Therapie sind kontraindiziert.
- Ein Hypothyreose-Screening zum Ausschluss einer subklinischen Verlaufsform wird diskutiert.
- TSH-Kontrollen bei Hypothyreose
  - jedes Trimenon
  - postpartal
  - 3 und 6 Monate postpartal

8.1 Hypothyreose

- für den Fetus gefährlicher als eine Hyperthyreose
  - fetale Entwicklungsstörungen bis zum Kretinismus
  - vermehrt hypertone SS-Erkrankungen (3 × häufiger)
  - Früh- und Totgeburten bei 50 % aller mütterlichen Hypothyreosen
  - vermutlich frühzeitige Schädigung oder Reifungsstörung der Plazentagefäße
  - perinatale kindliche Mortalität bei 10–20 %

Ursachen

- Iodmangel
  - endemisch ernährungsbedingt (50 % der Deutschen haben eine vergrößerte Schilddrüse.)
  - Hämodilution in der SS → Iodkonzentration sinkt
  - verstärkte renale Iodausscheidung in der SS
- Autoimmunthyreoiditis (s. S. 131)
- Resorption hoher Iodmengen (im Grammbereich)
  - z. B. durch Desinfektion mit Polyvidon-Iod → iodbedingte Hemmung der Iodaufnahme, der Hormonsynthese und der Hormonsekretion
  - Niedrige Iodmengen im µg-Bereich steigern die Hormonsynthese.
- Selenmangel
  - Selen schützt die Schilddrüse vor Wasserstoffperoxid (Sauerstoffradikale), das bei der Hormonsynthese entsteht.
  - verminderte Deiodase-Aktivität → suboptimale Spiegel des aktiven T3

Symptome

Gefahr der Fehlinterpretation als SS-Beschwerden

- trockene Haut
- Verstopfung
- Gewichtszunahme trotz verminderten Appetits
- Karpaltunnelsyndrom
- struppiges Haar
- Kälteintoleranz

Prophylaxe des Iodmangels

- Iodsubstitution (200 µg/d; z. B. Iodetten) bereits vor der Schwangerschaft, spätestens aber während der SS und Stillzeit

Therapie

- Levothyroxin (z. B. Euthyrox) 75–150 µg/d
  - TSH und fT4 sollen im mittleren Normbereich liegen.
  - erhöhter Bedarf in der SS von ca. 40 % (entspricht Mehrbedarf von 50–60 µg/d)
    - Anpassung TSH-abhängig
  - selten reduzierter Bedarf in der SS bei einer Hashimoto-Thyreoiditis
    - Bedarf steigt postpartal wieder an.
- Kontrollen des TSH s. o.
- Levothyroxin-Gabe ist postpartal und während der Laktation fortzuführen, ggf. Dosisadaptation
- Iodmangelstruma
  - vor der Schwangerschaft mit Levothyroxin behandelt
    - Levothyroxin absetzen und 200 µg Iodid/d substituieren (nicht beides kombinieren!); bis zum Ende der Laktation

8.2 Autoimmun-Thyreoiditis (AIT)

- häufigste Form der erworbenen Hypothyreose in der SS
- Prädisposition zur TPO-Ak-Bildung wird autosomal rezessiv vererbt
- In 90 % der Fälle von AIT werden TPO-Ak und Tg-Ak (gegen Schilddrüsen-Peroxidase und Thyreoglobulin) gefunden.
- Eine subklinische AIT kann durch die SS zu einer klinisch manifesten Hypothyreose führen.
- Abortrate und Frühgeburtlichkeit auch bei euthyreoten Frauen mit TPO-Ak erhöht
- assoziierte Erkrankungen
  - atrophische Gastritis mit Vit.-B_{12}-Mangel und Folsäuremangel
    - megaloblastäre Anämie, Leukopenie, Thrombozytopenie, Risiko von Neuralrohrdefekten erhöht
  - Hyperhomocysteinämie
    - durch genetische Disposition oder Vit.-B_{12}- und Folsäuremangel
    - teratogene Wirkung (Neuralrohrdefekt, ventrale Verschlussstörung, aortopulmonale Teilungsstörung
    - Schädigung des Gefäßendothels → Thromboserisiko erhöht
    - Senkung des Homocysteinspiegels durch
      - erhöhte Östrogenspiegel in der SS
      - Substitution von Folsäure (400 µg) und Vitamin B_{12} (400 µg)

Formen

- chronisch atrophische Thyreoiditis
- Hashimoto-Thyreoiditis einhergehend mit einer diffusen Struma
- Silent Thyreoiditis
- postpartale Thyreoiditis

Therapie

- Levothyroxin (s. o.)

Merke: Levothyroxin-Therapie senkt auch bei euthyreoten Frauen mit positiven TPO-Ak die Rate an Schwangerschaftskomplikationen.

8.2.1 Postpartale Thyreoiditis

- manifestiert sich innerhalb des ersten postpartalen Jahres
- 3 Phasen
  - für 1–3 Monate Hyperthyreose
    - (DD zu M. Basedow: ^{131}I- oder Tc-Uptake ist bei AIT vermindert)
  - gefolgt von einer 3- bis 8-monatigen Hypothyreose
  - in der dritten Phase Regeneration der Schilddrüse

8.3 Hyperthyreose

Bei 0,7 % aller Schwangeren.

Ursachen

- Stimulation der Schilddrüse durch β-HCG (keine thyreostatische Therapie notwendig)
  - Mehrlingsschwangerschaft
  - Blasenmole
  - Chorionkarzinom
- Morbus Basedow (90 % der Fälle)
  - Autoimmun-Ak gegen den TSH-Rezeptor (TRAK) stimulieren die Schilddrüse unkontrolliert.
    - sind plazentagängig und können fetale Hyperthyreose bedingen → Tachykardie, Wachstumsretardierung, Herzinsuffizienz
  - evtl. auch Nachweis von TPO-Ak und Tg-Ak (gegen Schilddrüsen-Peroxidase und Thyreoglobulin), wie bei der AIT
- Schilddrüsenautonomie (5 % der Fälle)
- Hashimoto-Toxikose (immunogen)
- postpartale Thyreoiditis
  - selten
  - passagere Hyperthyreose
  - durch TRAK-Bestimmung Abgrenzung zum M. Basedow

Risiken

- Abort
- Präeklampsie
- Frühgeburtlichkeit

Symptome

- Tachykardie, Systolikum
- emotionale Verwirrung
- Hitze-Intoleranz
- Gewichtsabnahme
- Augenbefunde
- Zittern
- prätibiales Ödem

Therapie

- Thyreostatika
  - sind in der SS nicht kontraindiziert
  - Dosierung so niedrig wie möglich
  - Euthyreose ist besonders in der späten SS wichtig.
    - Thyroxin supprimiert sonst die fetale Hypophysen-Schilddrüsen-Achse bis zu 6 Monate postpartal.
  - fT3 und fT4 sollen im oberen Normbereich liegen.
    - hierdurch auch Normalisierung der erhöhten fetalen Herzfrequenz
  - keine Kombination mit Levothyroxin (z. B. Euthyrox) in der SS, da Bedarf an Thyreostatika hierdurch steigt und die fetale Schilddrüse beeinträchtigt
  - Bei Morbus Basedow können aufgrund der veränderten Immunlage ab dem 2. Trimenon die Thyreostatika oft reduziert oder abgesetzt werden.
  - Dosierung post partum und während der Laktation (zur Vermeidung einer neonatalen Struma):
    - Thiamazol (z. B. Favistan) unter 10 mg/d
    - Propythiouracil (z. B. Propycil) unter 100 mg/d
      - in SS und Stillzeit bevorzugt
  - Risiko der Agranulozytose und hepatotoxischer Reaktionen
    - Blutbild und Leberwerte regelmäßig kontrollieren
- operative Therapie
  - nur ausnahmsweise; nach dem 1. Trimenon
    - bei großer Struma
    - Malignität
    - bei notwendig sehr hohen Thyreostatikadosen

9 Erkrankungen der ableitenden Harnwege

9.1 Harnstau

▶ Gehäuftes Auftreten auf der rechten Seite durch die topografische Beziehung des Ureters zur V. ovarica.

Einteilung

- **Grad I:** Nierengröße normal, normale Parenchymbreite, Ausweitung der Kelchnischen, Papillen nur gering abgeplattet (in der SS physiologisch)
- **Grad II:** Niere vergrößert, Parenchym verschmälert, vollständige Abplattung der Papillen
- **Grad III:** Parenchym nur noch als schmaler Saum sichtbar

Ursache

- progesteronbedingte Weitstellung der Ureteren
- mechanische Abflussbehinderung

Klinik und Therapie

- Darstellung in Abb. 9.**1**

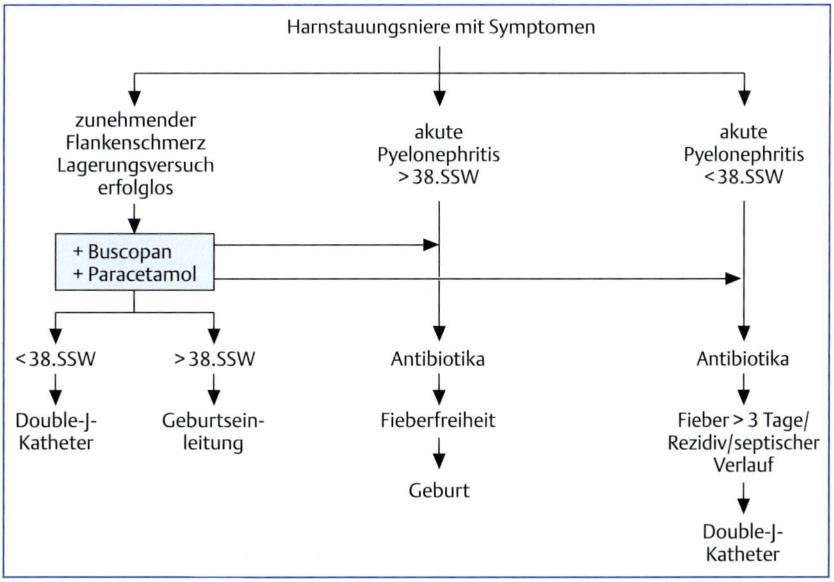

Abb. 9.**1** Symptomatik und Therapie bei Harnstauungsniere.

9.2 Infektionen

9.2.1 Bakteriurie

- oft asymptomatisch
- Diagnose durch Urinstatus oder Streifentest (Nitrit positiv)
- Ureterdilatation und verlangsamter Abfluss in der SS
  - Risiko einer Pyelonephritis (20–40 %)
  - auch bei fehlenden Symptomen gezielte Antibiose nach Antibiogramm
    - Urinkultur
    - Beginn der Antibiose mit Amoxicillin 3 × 2 g oral
    - ggf. Wechsel der Antibiose nach Vorliegen des Antibiogramms
    - regelmäßige Urinkontrolle wegen erhöhten Rezidivrisikos (25–30 %)

9.2.2 Akute Pyelonephritis

Klinik

- Klopfschmerz im Nierenlager, Flankenschmerz
- Fieber
- Pollakisurie, Dysurie
- Übelkeit und Erbrechen
- evtl. vorzeitige Wehentätigkeit

Prozedere

- Urinkultur
- Nierensonografie zum Ausschluss Harnstau (s. o.)
- Butylscopolamin (z. B. Buscopan)
  - Suppositorien oder Dragees
  - 3 × 10–20 mg (maximal 60 mg/d)
- Paracetamol
  - 3 × 500–1000 mg
- Amoxicillin oder Ampicillin 3 × 2 g/d oral
- ggf. Wechsel der Antibiose nach Vorliegen des Antibiogramms
- regelmäßige Urinkontrolle wegen erhöhten Rezidivrisikos (25–30 %)

10 Hämatologische Erkrankungen

10.1 Hämoglobinopathie

10.1.1 Thalassämie

Erbliche Störung der Hämoglobinkettensynthese → Mangel einer Kettenart (α, β, γ oder δ). Am häufigsten ist die *klassische* β-Thalassämie mit Synthesehemmung der β-Ketten und Hervortreten der normalen Nebenhämoglobine HbA_2 (α_2 δ_2) und HbF (α_2 δ_2). Homozygote Formen sind lebensgefährlich. Einzige kausale Therapie ist die Knochenmarktransplantation.
Eine Eisensubstitution ist wegen des Risikos der Hämosiderose kontraindiziert.

Formen

- **Thalassaemia minor**
  - meist heterozygote Form
    - MCV < 70–75, MCH < 22–26, Hb kaum erniedrigt
  - In der Schwangerschaft kommt es evtl. zu einer ausgeprägten Hämolyse.
- **Thalassaemia intermedia**
  - geringe und ineffektive Erythropoese
  - Diagnose meist erst nach dem 3. Lebensjahr
  - Gelegentlich sind eine Tranfusions- und Chelattherapie notwendig.
- **Thalassaemia major**
  - meist homozygote Form → völliges Fehlen der betroffenen Kettenart → schwere Anämie
  - Oft ist schon ab dem 1. Lebensjahr die Transfusionstherapie notwendig.
  - Zur Verhinderung der Eisenüberladung wird täglich ein Chelatbildner (z. B. Desferal) i. v. gegeben.
  - Die Lebenserwartung beträgt 15–25 Jahre.

10.1.2 Sichelzellanämie

Es handelt sich um eine autosomal rezessiv vererbliche β-Kettenanomalie → Bildung von Sichelzellen. Es kommt zu krisenhaften hämolytischen Anämien, rezidivierenden Gefäßverschlüssen und einer erhöhten Infektneigung. Auslösen der Krisen durch Sauerstoffmangel. Heterozygote sind symptomfrei. Betrifft vorwiegend die schwarze Bevölkerung und Menschen aus dem Mittelmeerraum.

10.1.3 Präventivmaßnahmen

Risikopatienten erkennen

- Familien, die bereits ein erkranktes Kind haben
- Screening bei Paaren aus Risikoländern → Erkennen von Heterozygoten (Südtürkei, West-, Zentralafrika, Griechenland, Italien):
  - so früh wie möglich, spätestens zu Beginn der Schwangerschaft (bes. wenn MCH pathologisch) Veranlassen einer Hb-Elektrophorese
  - Vor der Elektrophorese ist ein Eisenmangel auszuschließen, da es sonst zu keinem charakteristischen HbA_2-Anstieg > 3,2 % kommt.
  - ist die Frau heterozygot → Kontrolle des Partners
  - sind beide Elternteile heterozygot → Rat zur pränatalen Diagnostik

Pränatale Diagnostik

- Chorionzottenbiopsie 8.–11. SSW
- Amniozentese 16. SSW
- Ist das Kind homozygot, ist eine Abruptio zu erwägen.

10.1.4 Probleme in der Schwangerschaft

Sichelzellanämie

- **Homozygotie:** hohe Rate an mütterlichen und kindlichen Komplikationen
- **Heterozygotie:** keine Probleme

Thalassämie

- **Thalassaemia major**
  - Eine Schwangerschaft ist meist nicht möglich, da es durch die Eisenüberladung zum Hypogonadismus kommt.
- **Thalassaemia intermedia**
  - Eine Transfusionstherapie ist oft notwendig.
  - Desferal sollte wegen möglicher teratogener Wirkungen nicht gegeben werden.
- **Thalassaemia minor**
  - Vor allem im 3. Trimenon kommt es zur Anämie → evtl. Transfusionstherapie nötig

10.2 Thrombozytopenie

10.2.1 Idiopathisch-thrombozytopenische Purpura (ITP)

- Synonym: Morbus Werlhof
- häufigste Thrombozytopenie in der SS
- bedingt durch IgG-Autoantikörper
- Erstmanifestation in der SS und Remission post partum möglich
- Vom Stillen ist abzuraten. (IgG sind in der Milch nachweisbar.)

Klinik und Labor

- Hämaturie, Petechien
- Thrombozyten ≤ 50 000
- Ak-Nachweis
- verlängerte Blutungszeit
- evtl. auch Thrombozytopenie beim Kind → sub partu keine Kopfschwartenelektrode (KSE)

Therapie

- Kortisongabe bei Thrombozyten < 50 000
  - z. B. Prednisolon 1,0–1,5 mg/kgKG/d
- Immunglobulin (oder ggf. Thrombozytenkonzentrate bei < 30 000 Thrombozyten) bei fehlendem Ansprechen und zu erwartenden Blutungen (Geburt oder Sectio)

10.2.2 Medikamenteninduzierte Thrombozytopenie

Ursächliche Medikamente

- Analgetika
  - ASS, Indometacin, Phenylbutazon
- Antibiotika
  - Ampicillin, Penicillin
- Antiepileptika
  - Carbamazepin, Phenytoin, Valproinsäure
- Diuretika
  - Furosemid
- sonstige
  - Heparin, Cimetidin, Ranitidin, Assameteodopa

10.2.3 Nichtimmunologische Thrombozytopenie

HELLP-Syndrom

s. Kap. 12.3, S. 163 ff.

Thrombotisch-thrombozytopenische Purpura (TTP)

Klinik

- Fieber
- neurologische Symptome (Krämpfe, Hemiparese)
- Nierenfunktionsstörungen
- evtl. Plazentainsuffizienz durch Infarkte

Prozedere

- zügige Beendigung der SS
- Plasmaaustausch

Hämolytisch-urämisches Syndrom (HUS)

Klinik

- Nierenversagen durch hyaline Thromben in Arteriolen und Kapillaren

Prozedere

- zügige Beendigung der SS
- Plasmaaustausch

10.3 Angeborene Gerinnungsstörungen

Sind meist schon vor der Schwangerschaft bekannt und gut eingestellt.

Hämophilie

- Hämophilie A (85 %)
  - Faktor-VIII-Mangel
- Hämophilie B (15 %)
  - Faktor-IX-Mangel
- Blutungsgefahr bei Spiegeln unter 30 %
- zur Geburt Spiegel auf 50–60 % anheben
  - bei Hämophilie A
    - Therapieversuch mit Minirin i. v., 0,3–0,4 µg/kgKG zur Steigerung der Faktor-VIII-Gerinnungsaktivität
    - ansonsten Faktorensubstitution
  - postpartale Kontrolle des Kindes auf Hämophilie

Hypofibrinogenämie

- Fibrinogen < 50 mg/dl → FFP zur Entbindung bereitstellen, ggf. Fibrinogensubstitution

Von-Willebrand-Jürgens-Syndrom

- autosomal dominant vererbbar
- Veränderung des Faktor-VIII-assoziierten Antigens
- verminderte Thrombozytenadhäsion → Hämostasestörungen

Labor

- verlängerte Blutungszeit
- Verminderung der Faktor-VIII-Komponenten
- Verminderung der Plättchenadhäsion

Therapie

- Ziel ist eine Faktor-VIII-Aktivität von 30–50 %.
  - Therapieversuch mit Minirin i. v., 0,3–0,4 µg/kgKG zur Steigerung der Faktor-VIII-Gerinnungsaktivität
  - ggf. FFP vor der Entbindung und 4–5 Tage post partum

10.4 Thrombophilie

Thrombophile Risikofaktoren spielen eine zentrale Rolle in der Pathogenese thromboembolischer Komplikationen in Schwangerschaft und Wochenbett.

Plazentare Gefäßkomplikationen und Thrombophilie

Für alle untersuchten Thrombophilien wurden wahrscheinliche oder gesicherte Assoziationen zu Schwangerschaftskomplikationen nachgewiesen.

Tab. 10.1 Thrombophilie: Assoziationen zu Schwangerschaftskomplikationen.

Thrombophilie	wiederholte Spontanaborte	IUFT	Prä-eklampsie	HELLP-Syndrom
Antithrombin-Mangel	++	++	+	
Protein-C-Mangel	+	++	+	
Protein-S-Mangel	+	++	+	
APC-Resistenz	+	++	++	+
Faktor-V-Leiden-Mutation	++	++	++	+
Hyperhomozysteinämie	+	+	+	+
Prothrombinmutation		+	+	
Antiphospholipid-Ak	++	++	++	+
Kombinationen	++	++	+	+

+ = wahrscheinliche Assoziation
++ = definitive Assoziation

Indikationen zum Thrombophilie-Screening

- Thromboembolien in der Anamnese
- Familienanamnese mit Thromboembolie
- wiederholte Aborte im 1.Trimenon
- Abort(e) im 2.Trimenon
- intrauteriner Fruchttod
- schwere oder wiederholte intrauterine Wachstumsretardierung
- Präeklampsie/HELLP-Syndrom (auch bei positiver Anamnese und erneuter SS)

Empfohlene Untersuchungen

- Faktor-V-Leiden
- (Faktor-II-)Prothrombin-G20210A-Mutation
- Faktor-VIII-Aktivitätserhöhung
- homozygote MTHFR-Mutation/(Hyperhomozysteinämie); Blutentnahme nach 8-stündiger Nahrungskarenz, sofort abzentrifugieren (ansonsten falsch erhöhte Werte)
- Antithrombin, Protein C, Protein S
- Erhöhung von Lipoprotein a
- Antiphospholipid-Antikörper (APA); Blut sofort abzentrifugieren (ansonsten evtl. falsch negativer Wert)
  - Lupus-Antikoagulans (LA); beweisend sind 2 positive Messungen im Abstand von 6 Wochen
  - Anticardiolipin-Antikörper (IgG und IgM) (ACA); beweisend sind 2 positive Messungen im Abstand von 6 Wochen
- β-2-Glycoprotein-1 (in Zusammenhang mit niedrigen Titern der Anticardiolipin-Ak)
- APC-Resistenz (erworbene Form)

Thromboseprophylaxe in der Schwangerschaft

Tab. 10.2 Empfehlungen zur Thromboseprophylaxe in der Schwangerschaft (C2-Empfehlungen).

Risikogruppe	Patientinnen	Prophylaxe
niedriges Risiko	▪ mit familiärer Thromboseanamnese ▪ mit thrombophilen Defekten ohne eigene und familiäre Thromboseanamnese	in Schwangerschaft: physikalische Methoden (u. a. Kompressionsstrümpfe, Venengymnastik) post partum: niedermolekulares Heparin → 6 Wochen p. p.
mittleres Risiko	▪ mit Thrombose in der Anamnese ohne hereditäres Thrombophilie-Risiko ▪ mit wiederholtem Spontanabort oder schwerer Präeklampsie/HELLP-Syndrom und Thrombophilie (angeboren, erworben, APS) ▪ ohne Thrombose in der Anamnese ▪ mit homozygoter Faktor-V-Leiden-Mutation ohne Thrombose in der Anamnese	niedermolekulares Heparin in Schwangerschaft und Wochenbett → 6 Wochen p. p. Tagesdosis z. B. ▪ 40 mg Enoxaparin (Clexane) ▪ 3000 Anti Xa E Certoparin (Mono-Embolex) ▪ 0,3 ml Nadroparin (Fraxiparin) ▪ Anti Xa E Dalteparin (Fragmin) ▪ < 50 kgKG 2500 IE/d ▪ 50–75 kgKG 5000 IE/d ▪ 75–100 kgKG 7500 IE/d
hohes Risiko	▪ mit Herzklappenersatz* ▪ mit Thrombose in der aktuellen Schwangerschaft* ▪ mit wiederholter Thrombose in der Anamnese oder laufender Antikoagulation wegen zurückliegender Thrombose ▪ mit homozygoter Faktor-V-Leiden-Mutation oder kombinierten thrombophilen Defekten und einer Thrombose in der Anamnese	in Schwangerschaft und Wochenbett (mind. 6 Wochen): hoch dosierte *therapeutische* Gabe von NMH peripartal: UFH i. v. APTT adjustiert Tagesdosis z. B. ▪ 2 × 40 mg Enoxaparin (Clexane) ▪ 40–60 Anti Xa E/kg Nadroparin (Fraxiparin) ▪ 5000–10 000 Anti Xa E Dalteparin (Fragmin)

UFH = unfraktioniertes Heparin, * gesonderte Empfehlungen

Empfehlungen bei Thrombophilie und SS-Komplikationen

- wiederholte Spontanaborte/schwere Präeklampsie/HELLP-Syndrom, IUFT/schwere Plazentainsuffizienz → NMH (wie „mittleres Risiko"), falls erhöhte APA → + ASS 100 mg/d
- positive ACA und LA ohne Symptome, ohne Anamnese → keine Therapie, evtl. 100 mg ASS/d
- positive ACA oder LA mit tiefer Venenthrombose oder arterieller Thrombose → niedermolekulares Heparin oder UFH und ASS 100 mg/d
- positive ACA oder LA mit wiederholten Spontanaborten, oder Präeklampsie < 34. SSW → niedermolekulares Heparin oder UFH und 100 mg ASS/d

Merke: Der Einsatz von niedermolekularem Heparin erfolgt als Off-Label-Use. Die Patientin ist darüber aufzuklären.

10.4.1 Prophylaxe und Therapie mit Antikoagulanzien

Der Gebrauch von Antikoagulanzien in der Schwangerschaft kann zu Komplikationen für Mutter und Kind führen.

Komplikationen

- bereinigte Komplikationsrate für unfraktioniertes Heparin 3,6%
- Komplikationsrate oraler Antikoagulation 26,1%
- Gesamtkomplikationsrate der niedermolekularen Heparine (Dalteparin = Fragmin, Enoxaparin = Clexane und Nadroparin = Fraxiparin) 12,6%

Orale Antikoagulation

- Cumarinderivate wie Phenprocoumon (z. B. Marcumar) und Warfarin (z. B. Coumadin) passieren die Plazenta.
  - teratogene Wirkung
    - Skelett-Embryopathie
    - Optikusatrophie, Mikrozephalus und fetale Entwicklungsstörungen stehen im 2. Trimenon im Vordergrund.
  - fetale Blutungen
  - Totgeburten
- sollten im gesamten Verlauf der SS nicht gegeben werden
  - Ausnahme:
    - absolute Indikation zur Antikoagulation und lebensbedrohlicher Heparin-Unverträglichkeit
    - Trägerinnen mechanischer Herzklappen (besonders in Mitralposition)
    - in der 12.–34. SS möglich
    - danach Umstellung auf UFH oder Fragmin 100–150(–200) IE/kgKG/d

Unfraktioniertes Heparin

- Heparin-induzierte Thrombozytopenie (HIT II) in 0,3–3% der Fälle 5–28 Tage nach Therapiebeginn → Thrombozytenkontrolle ab dem 5. Tag zweimal wöchentlich über insgesamt 3 Wochen
  - Thrombozyten < 100 000 → UFH absetzen und alternativ NMH
- Osteoporose-bedingte Fraktur bei Langzeitanwendung in 2–3% der Fälle sowie Verminderung der Knochendichte in 5–10% der Fälle
- Dosierung zur Prophylaxe 3 × 5000 IE/d
- Dosierung zur Therapie: 30 000–50 000 IE/24 h im Perfusor für 8–10 Tage; Ziel ist eine PTT 1,5- bis 2,5-fach über Normalwert
- PTT als Gerinnungsparameter ist nur im therapeutischen, nicht im prophylaktischen Bereich erhöht.

Niedermolekulares Heparin (NMH)

- Außerhalb der SS ist NMH ebenso sicher und effektiv wie UFH.
- HIT II tritt bei NMH-Therapie selten bis nie auf, trotzdem Thrombozytenkontrolle ab dem 5. Tag zweimal wöchentlich über insgesamt 3 Wochen.
- Verminderung der Knochendichte bei Langzeitanwendung in 3–5% der Fälle
- geringeres Blutungsrisiko als bei UFH-Therapie
- Fragmin ist zur Therapie bei mechanischem Herzklappenersatz in der SS geprüft.
  - Clexane wird zurzeit nicht für diese Indikation empfohlen.

- Für Fraxiparin und Clexane liegen in der SS nur begrenzte klinische Erfahrungen vor.
- Fragmin zeigte in einer prospektiven Studie niedrige Thromboseraten bei gleichzeitig niedriger Nebenwirkungsrate → NMH der Wahl.
  - Dosierung:
    - < 50 kgKG 2500 IE/d
    - 50–75 kgKG 5000 IE/d
    - 75–100 kgKG 7500 IE/d
    - > 100 kgKG 10 000 IE/d
    - bei hohem Risiko s. o.
    - 100–150(–200) IE/kgKG/d
- Messung der Wirkung durch Faktor-Xa-Aktivitätsmessung
  - im Hochdosisbereich von 10 000 IE Fragmin und darüber empfohlen
  - Ziel ist ein Anti-Xa-Spiegel von 0,35–0,7 IU/ml im Hochrisikokollektiv.
  - Bei Mitralklappenersatz sollte der Anti-Xa-Spiegel 1,0–1,2 IU/ml betragen.

Danaparoid

- Einsatz in der SS bei
  - vorher bekanntem HIT-Typ II
  - kutan-allergischer Heparin- und NMH-Unverträglichkeit
  - Wirkung und Nebenwirkung dem NMH vergleichbar
  - Effekt über Faktor-Xa-Aktivität messbar

Fondaparinu (Arixtra)

- direkter Thrombininhibitor
- in der SS nicht zugelassen
- Im Einzelfall ist der Einsatz zu erwägen bei schwerer Unverträglichkeit aller UFH und NMH sowie von Danaparoid.

10.4.1.1 Rückenmarknahe Punktion und Antikoagulation

Tab. 10.3 Zeitintervalle vor und nach rückenmarknaher Punktion oder Katheterentfernung (Quelle: aktuelle Empfehlungen der DGAI).

	vor Punktion/ Katheterentfernung	nach Punktion/ Katheterentfernung	Laborkontrolle
unfraktionierte Heparine (prophylaktische Dosis, subkutane Gabe)	4 h[1]	1 h	Thrombozytenzahl bei Therapie > 5 Tagen jeden 2.–3. Tag
unfraktionierte Heparine (therapeutische Dosis, intravenöse Gabe)	4 h	1 h	APTT, Thrombozytenzahl bei Therapie > 5 Tagen jeden 2.–3. Tag
niedermolekulare Heparine[2] (prophylaktische Dosis)	10 – 12 h	2 – 4 h	Thrombozytenzahl bei Therapie > 5 Tagen jeden 2.–3. Tag
niedermolekulare Heparine[2] (therapeutische Dosis)	24 h	2 – 4 h	Thrombozytenzahl bei Therapie > 5 Tagen jeden 2.–3. Tag
Cumarine[3]	INR < 1,4	0 h	
Acetylsalicylsäure (4)	> 3 Tage	0 h	

[1] bei Standarddosis von 2–3 × tgl. 5000 IE Heparin s.c.; bei höheren Dosen (z. B. 7500 IE pro Einzeldosis), geringem Körpergewicht (< 50–60 kg) sowie bei verzögerter Heparinresorption z. B. infolge einer Adipositas können maximale Wirkspiegel erst 3–4 h nach der letzten Gabe auftreten. Hier sollte 6–8 h vor Punktion oder Katheterentfernung abgewartet werden.

[2] bei schwerer Niereninsuffizienz ggf. Anpassung/Verlängerung der angegebenen Intervalle erforderlich

[3] Cumarine sind in der Schwangerschaft kontraindiziert. Als Ausnahme werden jedoch Patientinnen mit mechanischen Herzklappen vor allem in Mitralposition von etwa der 12.–34. SSW mit Cumarinen antikoaguliert. Anschließend werden sie in der Regel auf therapeutisch dosiertes unfraktioniertes Heparin umgestellt (Zeitintervalle s. dort, aktuelle INR beachten).

(4) Anmerkung des Autors: Unter Therapie mit ASS100 ist der einmalige Versuch einer Punktion ohne erhöhtes Blutungsrisiko möglich.

DGAI = Deutsche Gesellschaft für Anästhesiologie und Intensivmedizin, INR = International normalized Ratio, APTT = aktivierte partielle Thromboplastinzeit

11 Thromboembolie in der Schwangerschaft

Pathophysiologie

- Zwei der drei Faktoren der **Virchow-Trias**, die zur Thrombose prädisponieren, sind vorhanden:
  - Durch das Uteruswachstum kommt es zur Behinderung des venösen Rückstroms und damit zu Stase und Dilatation der Gefäße im Bein- und Beckenbereich.
  - Das Blut weist besonders zum Ende der SS eine erhöhte Koagulabilität auf.
- besonders gefährdet sind: immobilisierte Patientinnen, Mehrlingsschwangerschaften, Patientinnen mit Hydramnion und Faktorenmangel (AT III, Protein C und Protein S).

▶ Die Emboliemortalität steigt während der Schwangerschaft an. Ein Kaiserschnitt steigert die Inzidenz auf das 2- bis 5-Fache des Risikos bei einer normalen Geburt.

Risikofaktoren für postpartales Ereignis

- Fertilitätstherapie
- vorzeitige Lösung
- Präeklampsie
- Placenta praevia
- Sectio

11.1 Tiefe Beinvenenthrombose (TVT)

Abb. 11.**1** Diagnostischer Algorithmus bei Verdacht auf Venenthrombose (TVT).

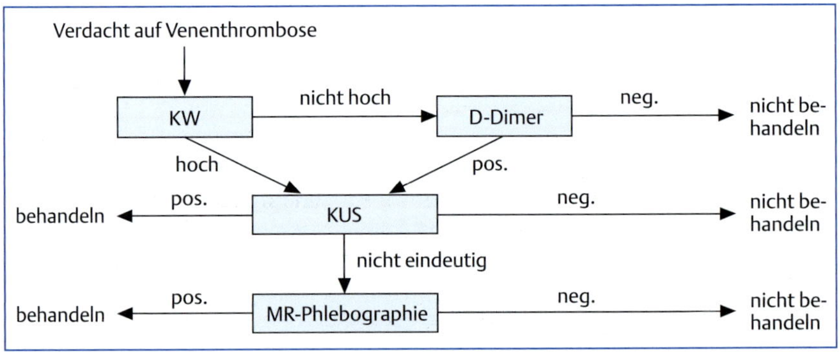

K = klinische Wahrscheinlichkeit, KUS = Kompressionssonografie der Beinvenen (Quelle: M. Beckmann, Diagnostik und Therapie der Bein- und Beckenvenenthrombose und der Lungenembolie. Frauenarzt 46, 2005: 505–12).

Tab. 11.1 Bestimmung der klinischen Wahrscheinlichkeit einer Venenthrombose (TVT) (Quelle: M. Beckmann, Diagnostik und Therapie der Bein- und Beckenvenenthrombose und der Lungenembolie. Frauenarzt 46; 2005: 505–12).

klinische Charakteristik	Score
aktive Krebserkrankung	1,0
Lähmung oder kürzliche Immobilisation der Beine	1,0
Bettruhe (> 3 Tage); große Chirurgie (< 12 Wochen)	1,0
Schmerz/Verhärtung entlang der tiefen Venen	1,0
Schwellung ganzes Bein	1,0
US-Schwellung > 3 cm gegenüber Gegenseite	1,0
eindrückbares Ödem am symptomatischen Bein	1,0
Kollateralvenen	1,0
frühere, dokumentierte TVT	1,0
alternative Diagnose mindestens ebenso wahrscheinlich wie tiefe Venenthrombose	-2,0

Score = 2,0: Wahrscheinlichkeit für TVT hoch
Score < 2,0: Wahrscheinlichkeit für TVT nicht hoch

Klinik

- Überwärmung
- rötlich-livide Färbung
- Umfangsdifferenz
- Wadendruckschmerz
- Homans-Zeichen (Schmerzen in der Wade bei Dorsalflexion des Fußes)
- Payr-Zeichen (Fußsohlenklopfschmerz)
- Schmerzen in der Leiste

Diagnostik

- Sonografie (fehlende Komprimierbarkeit der Venen, Binnenecho)
- Dopplersonografie mit Nachweis des verminderten oder fehlenden Blutflusses
- Phlebografie (wegen der Strahlenbelastung des Fetus nur in Ausnahmen)
- MR-Phlebografie als vielversprechende Alternative
- D-Dimere sind wegen des physiologischen Anstiegs in der SS nur bedingt verwertbar (s. Kap. 11.3).
  - D-Dimere entstehen als Endprodukte bei der Proteolyse von Fibrin, das durch Faktor VIII quervernetzt ist.
  - Werte unter 500 µg/dl schließen ein akutes thromboembolisches Geschehen aus.
- Testung auf Thrombophilie (→ gezieltes Prozedere bei erneuter SS; s. Kap. 10.4)

< 500 D-Dimer → alles gut!

Therapie

- unfraktioniertes Heparin in therapeutischer Dosierung
  - aPTT sollte das 1,5- bis 2,5-Fache des Normwertes betragen.
  - 30 000–50 000 IE/24 h im Perfusor für 8–10 Tage
    - In der SS kann der Bedarf höher sein; bis zu 60 000 IE sind beschrieben.
    - weitere Antikoagulation im Anschluss an die Heparin-Therapie, z. B. hoch dosiert NMH bis mindestens 6 Wochen post partum
- niedermolekulare Heparine
  - in der SS nicht explizit zugelassen → Off-Label-Use

- Ausdrückliche Warnhinweise bestehen nicht mehr.
- fehlende Plazentagängigkeit
- Dosierung von Fragmin
  - 100–150(–200) IE/kgKG/d
- bis mindestens 6 Wochen post partum
- Kompressionstherapie
  - Kompressionsverband (Typ Fischer)
  - angepasster Kompressionsstrumpf; besser Strumpfhose
  - reduziert die Inzidenz des postthrombotischen Syndroms um etwa die Hälfte
  - Mobilisation vom 1. Tag an
    - Immobilisation senkt das Embolierisiko nicht.
    - ist bei akuter TVT wichtig und effektiv
    - 3 × tgl. 20–30 min gezielt spazieren gehen
- Thrombolyse oder Thrombektomie bei obliterierender Bein- oder Beckenvenenthrombose
  - Streptokinase oder Urokinase (zwischen 16. und 38. SSW); Therapeutika der ersten Generation
  - Einsatz von rekombinantem Gewebe-Plasminogen-Aktivator (rTPA; Actilyse); Therapeutikum der zweiten Generation
    - 28 Fallberichte in 2007
      - Komplikationsrate wie bei Nichtschwangeren
      - bisher keine kontrollierten Studien bei Schwangeren → nur im Falle schwerer und lebensbedrohlicher Komplikationen anzuwenden
    - keine Allergie-Probleme
    - weniger Blutungskomplikationen
    - aber teuer
    - rTPA der zweiten Generation (Lanoteplase); Phase-IV-Studie. Eventuell noch weniger Blutungskomplikationen
  - begleitende Antikoagulation mit unfraktioniertem Heparin + ASS
  - Thrombektomie durch erfahrenen Gefäßchirurgen
- peripartales Management
  - 24 h vor einer Geburt, einer rückenmarknahen Punktion oder einer Sectio sollte NMH abgesetzt werden (s. S. 141)
  - frühzeitiges Umstellen auf aPTT adjustierte UFH-Gabe (i. v.); Dosierung im therapeutischen Bereich s. o.
    - Diese sollte 4–6 h vor einer Geburt, einer rückenmarknahen Punktion oder einer Sectio abgesetzt und 4–6 h post partum wieder begonnen werden.

Tab. 11.2 Dauer der Sekundärprophylaxe mit Vitamin-K-Antagonisten nach venöser Thromboembolie (TVT, LE). Quelle: Büller et al. 2004.

Behandlungssituation	Dauer
erste Thromboembolie bei transientem Risikofaktor (TVT proximal und distal, LE)	3 Monate
erste Thromboembolie bei idiopathischer Genese oder Thrombophilie	6–12 Monate
erste Thromboembolie bei kombinierter Thrombophilie oder Antiphospholipid-Ak-Syndrom	12 Monate
rezidivierende Thromboembolie oder aktive Krebserkrankung	zeitlich unbegrenzt

- post partum
  - Fortführen der Antikoagulation (hoch dosiert NMH) für mindestens 6 Wochen oder orale Antikoagulation
  - Dauer der oralen Antikoagulation zur Sekundärprophylaxe

11.2 Lungenembolie

Klinik

- atemabhängiger Schmerz
- Dyspnoe, Husten
- Blutdruckabfall, Tachykardie

Diagnostik

- D-Dimere < 500 µg/l schließen eine Lungenembolie aus, aber: Werte steigen in der SS → erhöhte Werte sind nur bedingt zu verwerten (s. Kap. 11.3)
- EKG (Rechtsdrehung [S_I-Q_{III}-Lagetyp])
- Blutgasanalyse
- Ventilations-Perfusions-Szintigrafie bei V. a. Lungenembolie (weniger belastend für Schwangere)
- Spiral-Computertomografie (weniger belastend für Fetus)
  - Darstellung der Pulmonalarterien
  - besonders enge Indikationsstellung im 1. Trimenon
  - Indikation nach klinischem Zustand
  - körperumwickelnde Bleiabdeckung des Abdomens
  - in Zukunft evtl. MR-Tomografie als Alternative
- Echokardiografie
  - zur Beurteilung des Akutrisikos
    - rechtventrikuläre Druckbelastung und Dysfunktion?
    - → Risiko der hämodynamischen Instabilität (kardiogener Schock)
- Thrombophilieabklärung

Therapie

- bei klinischem Verdacht sofortiger Therapiebeginn mit Antikoagulation, sofern keine Kontraindikation vorliegt
  - Bolus 5000 IE Heparin i. v., 400 IE /kgKG/24 h AntiXa E, Thrombinzeit > 2 min, Umstellung auf NMH 200 IE/kgKG/d s. c.

Tab. 11.3 Bestimmung der klinischen Wahrscheinlichkeit einer Lungenembolie. Quelle: Wells et al. 1998.

klinische Charakteristik	Score
klinische Zeichen einer Venenthrombose (TVT)	3,0
LE wahrscheinlicher als eine andere Diagnose	3,0
Herzfrequenz > 100/min	1,5
Immobilisation oder OP in den vergangenen 4 Wochen	1,5
frühere TVT oder LE	1,5
Hämoptyse	1,0
Krebserkrankung (aktiv oder in den vergangenen 6 Monaten)	1,0

Score < 2,0: Wahrscheinlichkeit für LE gering
Score 2,0–6,0: Wahrscheinlichkeit für LE Mitte
Score > 6,0: Wahrscheinlichkeit für LE hoch

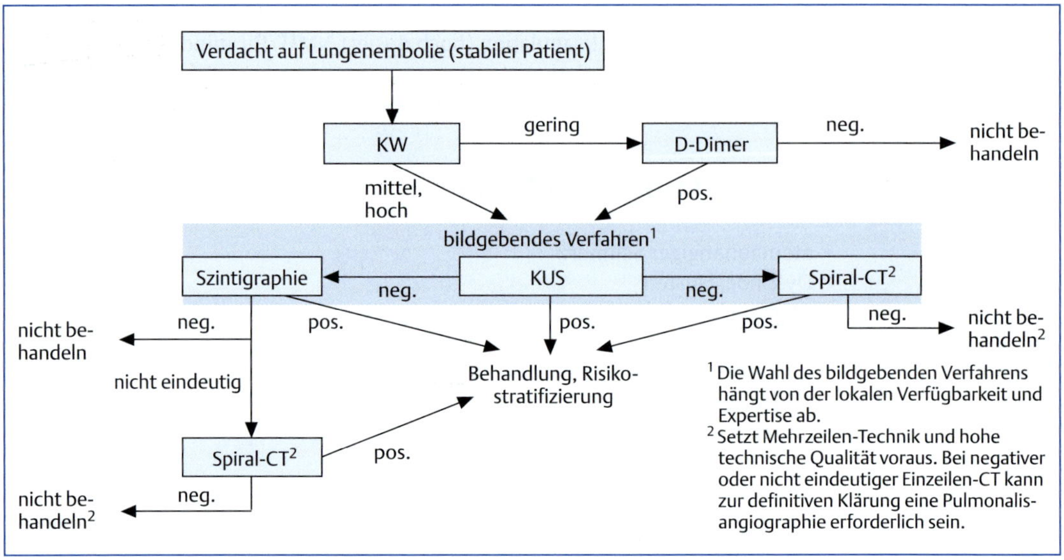

Abb. 11.2 Diagnostischer Algorithmus bei Verdacht auf Lungenembolie (stabiler Patient). K = klinische Wahrscheinlichkeit, KUS = Kompressionssonografie der Beinvenen.

- Risikogruppe I:
  - hämodynamisch stabil
  - keine rechtsventrikuläre Dysfunktion
  - → Antikoagulation, wie bei TVT
- Risikogruppe II:
  - hämodynamisch stabil
  - rechtsventrikuläre Dysfunktion
  - → in geeigneten Fällen Thrombolyse mit Streptokinase oder Urokinase (zwischen 14. und 38. SSW), begleitende Antikoagulation mit unfraktioniertem Heparin
- Risikogruppe III:
  - Schock (RR systolisch < 100 mmHg, Puls > 100/min)
  - → systemische Thrombolyse, außer bei absoluter Kontraindikation
- Risikogruppe IV:
  - Reanimationspflicht
    → systemische Thrombolyse
- Geburt hinauszögern, bis Einstellung der Antikoagulation optimal

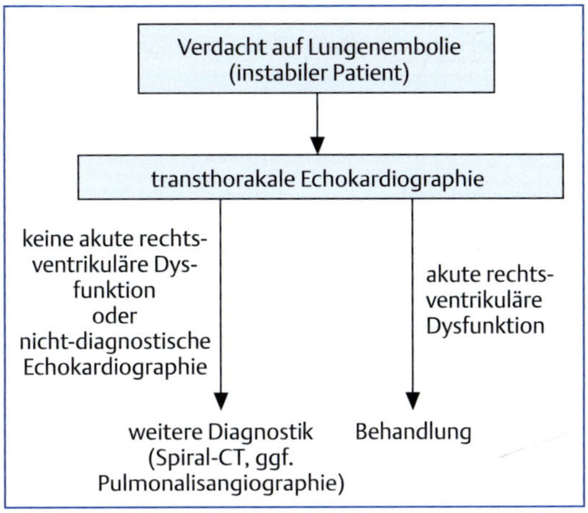

Abb. 11.3 Diagnostischer Algorithmus bei Verdacht auf Lungenembolie (instabiler Patient) (Quelle: M. Beckmann, Diagnostik und Therapie der Bein- und Beckenvenenthrombose und der Lungenembolie. Frauenarzt 46; 2005: 505–12).

11.3 D-Dimer-Konzentration in der Schwangerschaft

Tab. 11.4 D-Dimer-Konzentrationen im Plasma gesunder Frauen mit und ohne orale Kontrazeption.

D-Dimer-Konzentration (µg/l)			
	alle Frauen	**Frauen ohne orale Kontrazeption**	**Frauen mit oraler Kontrazeption**
	(n = 73)	**(n = 39)**	**(n = 34)**
5. Perzentile	77	68	97
Median	162	132	213
95. Perzentile	**385**	**300**	**543**
97,5. Perzentile	524	325	683
99. Perzentile	719	330	855
Alter	19–45	23–45	19–42

Tab. 11.5 D-Dimer-Konzentrationen im Plasma gesunder Schwangerer.

D-Dimer-Konzentrationen (µg/l)						
	alle Schwangeren	**1. Trimenon**	**2. Trimenon**	**3. Trimenon**	**1. Hälfte des 3. Trimenons**	**2. Hälfte des 3. Trimenons**
	(n = 183)	**(n = 45)**	**(n = 41)**	**(n = 97)**	**(n = 20)**	**(n =77)**
5. Perzentile	222	141	289	589	438	685
Median	735	317	554	1147	931	1270
95. Perzentile	**1970**	**701**	**1205**	**2313**	**1672**	**2584**
97,5. Perzentile	2395	780	1355	2722	1922	2822
99. Perzentile	2848	1412	1556	3137	2071	3266
Alter	21–44	21–44	22–40	21–44	24–42	21–44

Tab. 11.6 Empfohlene Referenzbereiche für den Ausschluss eines thrombembolischen Ereignisses bzw. für Risikoabwägungen bei unterschiedlichen Patientinnengruppen.

Patientinnengruppe	D-Dimer-Konzentration (µg/l)
Nichtschwangere ohne orale Kontrazeption	300
Nichtschwangere mit oraler Kontrazeption	543
Schwangere im 1. Trimenon	701
Schwangere im 2. Trimenon	1205
Schwangere in der ersten Hälfte des 3. Trimenons	1672
Schwangere in der zweiten Hälfte des 3. Trimenons	2584

12 Hypertonie in der Schwangerschaft

Blutdruckmessung

- im Sitzen oder liegend mit 45° angehobenem Oberkörper
- Arm vollständig entkleiden
- Manschette auf Herzniveau
- systolischer Blutdruck → Phase I nach Karotkoff (= erstmaliges Hören der Töne)
- diastolischer Blutdruck → Phase V nach Karotkoff (= vollständiges Verschwinden der Töne)
- Armumfangskorrekturen (s. Tab. 12.**1**) sollten berücksichtigt werden.
- alternativ unterschiedliche Manschettenbreiten nutzen:
  - Standardmanschette 12–13 cm breit und 35 cm lang bei Armumfang 24–32 cm
  - Manschette 15 × 30 cm bei Armumfang 33–41 cm
  - Manschette 18 × 36 cm bei Armumfang > 41 cm
  - Manschette 10 × 18 cm bei Armumfang < 24 cm
- Messung an beiden Armen; bei Differenz Messwert des rechten Armes valide
- ggf. 24-h-Messung; Verlust des zirkadianen Rhythmus ist prognostisch ungünstig
- in der ambulanten Betreuung Selbstmessung morgens, mittags und spätabends

Grenzwerte

- > 90 diastolisch und > 140 mmHg systolisch bzw.
- ein Druckanstieg während der Schwangerschaft von systolisch > 30 und/oder diastolisch > 15 mmHg
- Die Werte müssen innerhalb von 6 h reproduzierbar sein.

Tab. 12.**1** Armumfangskorrekturen bei auskultatorischer Ermittlung des arteriellen Druckes.

Armumfang (cm)	systolischer Druck (mmHg)	Armumfang (cm)	diastolischer Druck (mmHg)
15–18	+ 15	15–20	± 0
19–22	+ 10	21–26	– 5
23–26	+ 5	27–31	– 10
27–30	± 0	32–37	– 15
31–34	– 5	38–43	– 20
35–38	– 10	44–47	– 25
39–41	– 15		
42–45	– 20		
46–49	– 25		

12.1 Präexistente Hypertonie

Formen

- **chronische Hypertonie**
  - vor der 20. SSW bzw. nach dem 42. postpartalen Tag (z. B. bei Nierenerkrankungen)
- **präexistente chronische Nierenerkrankung**
  - Proteinurie oder chronisches Nierenleiden schon vor der 20. SS bekannt
- **chronische Hypertonie + Proteinurie = Pfropfpräeklampsie**
- **chronische Hypertonie + Krampf = Pfropfeklampsie**

12.2 Hypertensive Erkrankungen in der SS

Bedeutung

- Es handelt sich neben der Blutung um die häufigste Komplikation in der Schwangerschaft (6–8 %).
- Auftreten frühestens in der 20. SSW bis längstens 42. Wochenbetttag, meistens im 3. Trimenon
- nur erhöhter Blutdruck in der SS → normale perinatale Mortalität
- erhöhter Blutdruck und zusätzliche Proteinurie (Präeklampsie) → 5-fach gesteigerte perinatale Mortalität

12.2.1 Physiologie und Pathophysiologie

Trophoblast-invasion

Ursache der schwangerschaftsinduzierten Hypertonie ist eine **gestörte Trophoblastinvasion.**

- Invasion nicht bis in die Media der Spiralarterien, kein Ersatz des Endothels → Menge des Blutes im intravillösen Raum ↓ → Blutsäule schlägt auf Engstelle auf → Notch im Gefäßdoppler der A. uterina
- Der normale Trophoblast hat nicht die klassischen Transplantationsantigene HLA Klasse I und II, sondern nur HLA-G. →
  - Trophoblast wird nicht als fremd betrachtet.
  - HLA-G schützt vor T-Zellen → keine Lyse und es eliminiert den wachstumshemmenden Effekt von Interleukin 2.
  - Bei Präeklampsie kommt es zur verminderten Expression von HLA-G auf dem extravillösen Trophoblasten.
- Im Bereich der Spiralarterien konnte ein lokales Renin-Angiotensin-System nachgewiesen werden.
  - höhere Präeklampsieinzidenz bei Mutation des Angiotensinogen (Thr 235 statt Met 235)
- Modulation der Hämostase (Gerinnungssystem, Gefäßtonus, Thrombozyten, Fibrinolyse etc.) durch Endothel
  - Hinweise, dass Endothel bei der Präeklampsie nicht geschädigt, sondern aktiviert wird → Adhäsionsmoleküle VCAM I und ICAM I ↑ (bereits in 16. SSW) → vermehrte Durchlässigkeit der Gefäße für T-Zellen
  - Schwangere, bei denen eines oder beide Adhäsionsmoleküle erhöht sind, bekommen zu 80 % eine Präeklampsie (Screeningtest der Zukunft?).

Weitere Veränderungen bei Präeklampsie

- Wanddicke der Media der Spiralarterien nimmt zu.
- AK aus IgG-Fraktion aktivieren α_1- und Angiotensin-I-Rezeptoren.
- Überlebenszeit der Thrombozyten ↓

- Faktor-VIII-Gerinnungsaktivität steigt mehr als in der normalen SS.
- AT-III-Aktivität ↓
- fibrinolytische Aktivität ↓
- Verformbarkeit der maternalen Erythrozyten ist vermindert → gestörte Perfusion der fetoplazentaren Einheit

Sekundäre Pathologie

- **Blut:** Volumen ↓ → Hkt ↑, RR ↑
- **Nieren:** Harnsäure-Clearance ↓ → Harnsäure ↑ (Spätzeichen)
- **Dopplerbefunde:** diastolische Strömung, ↓ Fortbestehen des frühdiastolischen Notch der A. uterina über die 22.–24. SSW
- **Hypertonus des Fetus** durch Plazentainsuffizienz → Risiko des Insults im Alter ↑

Risikofaktoren

- Erstgebärende unter 16 Jahren
- Spätgebärende > 35 Jahre
- Hydramnion
- Trophoblasterkrankung
- Rhesus-Inkompatibilität
- Mehrlingsschwangerschaft
- hypertensive Schwangerschaftserkrankung in der vorangegangenen Gravidität
  - Wiederholungsrisiko steigt, je früher die Manifestation war.
  - > 60 %, wenn Manifestation bereits vor der 28. SSW
- Adipositas
- Diabetes mellitus Typ I
- Lupus erythematodes
- Antiphospholipid-Ak
- schon vorbestehende Nierenerkrankung
- schon vorbestehende essenzielle Hypertonie

Prädiktion

- zurzeit kein Screeningtest etabliert
- vorhandene Risikofaktoren laut Anamnese und Klinik

Tab. 12.**2** Risikofaktoren für die Präeklampsie.

Antiphospholipid-Syndrom	**RR ~ 9**
Z. n. Präeklampsie	RR ~ 7
Body-Mass-Index > 35	RR ~ 4
vorbestehender Diabetes mellitus	RR ~ 3,5
familiäre Belastung	RR ~ 3
vorbestehende Nierenerkrankung	RR ~ 3
Erstparität	RR ~ 2,5
Alter > 40	RR ~ 2
chronische Hypertonie	Risiko ↑
Autoimmunerkrankungen (z. B. systemischer Lupus erythematodes mit Nephritis)	Risiko ↑ ↑
Thrombophilie	Datenlage unklar
Antiphospholipid-Syndrom	RR ~ 9

RR = relatives Risiko für Präeklampsie

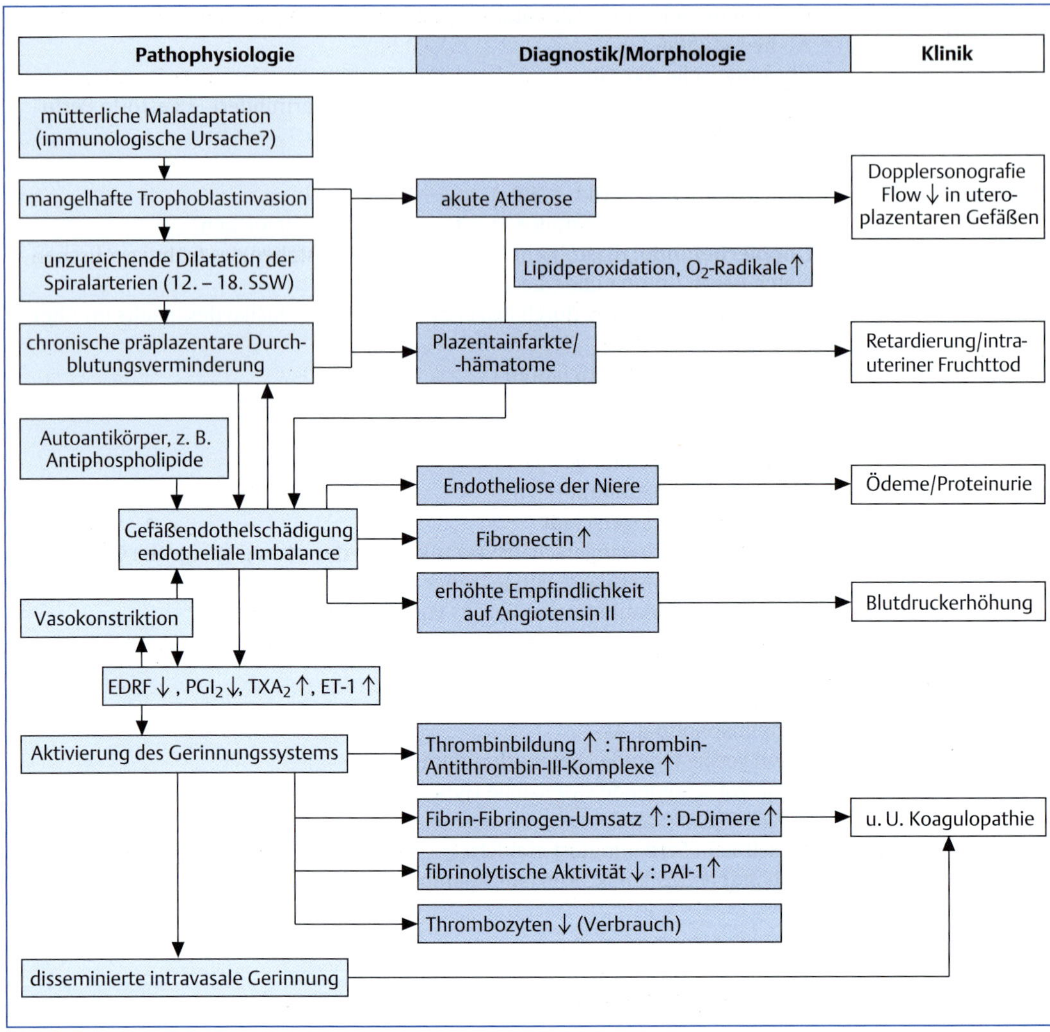

Abb. 12.1 Pathophysiologie, Diagnostik, Morphologie und klinische Symptome des HES (nach Gille). Quelle: Baltzer et al., Praxis der Gynäkologie und Geburtshilfe, Georg Thieme Verlag, Stuttgart, 2004.

- bilateraler Notch und/oder stark reduzierter diastolischer Fluss im Doppler der Aa. uterinae zwischen der 22. und 24. SSW und darüber hinaus persistierend

Prävention

- ASS 100 mg/d bereits in der Früh-SS, spätestens ab der 16. SSW
  - bei Frauen mit einer schweren Präeklampsie in der Vorgeschichte

12.2.2 Klinische Symptomatik und Diagnostik

Einteilung

- **Schwangerschaftshypertonie**
  - nach der abgeschlossenen 20. SSW auftretende erhöhte RR-Werte bei zuvor normotensiven Schwangeren
  - leicht

    - Blutdruck systolisch ≥ 140, diastolisch ≥ 90 mmHg bei zwei unterschiedlichen Messungen im Abstand von 4–6 h oder
    - Blutdruck systolisch ≥ 160, diastolisch ≥ 110 mmHg bei einer Messung
  - schwer
    - Blutdruck systolisch > 160 oder diastolisch > 110 mmHg bei zwei unterschiedlichen Messungen oder
    - Blutdruck systolisch > 180 oder diastolisch > 120 mmHg bei einer Messung
- **Präeklampsie (Synonym: Gestose)**
  - Hypertonus + Proteinurie > 300 mg/l im 24-h-Sammelurin (= ++ oder +++ des Urinstix auf Protein)
  - alternativ: Hypertonus ohne Proteinurie, aber zusätzlich
    - fetale Wachstumsretardierung
    - Beteiligung der Leber (erhöhte Transaminasen)
    - Nierenfunktionsstörung
    - neurologische Probleme
    - hämatologische Störungen
  - schwere Eklampsie, wenn zusätzlich mindestens ein Kriterium:
    - Nierenfunktionseinschränkung (Kreatinin ≥ 0,9 g/l oder Oligurie < 500 ml/24 h
    - Leberbeteiligung (Transaminasen, schwere Oberbauchschmerzen)
    - Lungenödem oder Zyanose
    - hämatologische Störungen (Thrombozytopenie, Hämolyse)
    - neurologische Symptome (schwere Kopfschmerzen, Sehstörungen)
    - fetale Wachstumsretardierung
    - RR ≥ 170/110 mmHg
    - Proteinurie ≥ 5 g/24 h
- **Eklampsie**
  - Präeklampsie und Krämpfe (tonisch-klonisch)

Symptome

- größtenteils bedingt durch den Vasospasmus in betroffenen Organen:
  - Kopfschmerzen, visuelle Störungen
  - Anurie/Oligurie
  - Hyperreflexie/Krämpfe
  - epigastrische Schmerzen
  - Retardierung des Kindes
  - Ödeme
    - in 30 % aller Schwangerschaften → als alleiniges Symptom kein großer Aussagewert
    - **Cave:** Gewichtszunahme > 1 kg/Woche
  - Hypertonie

Labor

- Urinstix ≥ + Protein → quantitative Eiweißausscheidung im 24-h-Sammelurin
- quantitative Eiweißausscheidung im 24-h-Sammelurin bei allen Patientinnen mit neu aufgetretener Hypertonie in der SS
- Plasmavolumen ↓, Hkt ↑, (≥ 38 %), Gesamteiweiß ↓, Harnsäure ↑, Proteinurie > 300 mg/l im 24-h-Urin
  bei schwerem Verlauf: Thrombozyten ↓ (< 100 000/µl), Fibrinspaltprodukte ↑, Leberwerte ↑
  Merke: Progredienter Thrombozytenabfall muss auch im Normbereich engmaschig kontrolliert werden.

Tab. 12.3 Empfohlene Laborparameter.

Parameter	pathologisch
Hämoglobin	> 13 g/dl (Abfall bei HELLP)
Hämatokrit	≥ 38 %
Erythrozytenzahl	Anstieg
Thrombozytenzahl	< 100 000/µl
SGPT	Anstieg
SGOT	Anstieg
LDH	Anstieg
Bilirubin (indirekt)	≥ 1,2 mg/dl
Harnsäure	> 5 mg/dl ab 32. SSW
Eiweiß im Urin	> 0,3 g/24 h
Kreatinin	> 0,9 mg/dl
Haptoglobin	Abfall (bei HELLP)
AT III	< 70 %
D-Dimere	Anstieg (deutlich im Verlauf)
Fibrinogen	Abfall < 150 mg/dl
Hämoglobin	> 13 g/dl (Abfall bei HELLP)

PGF

Zukunftsaussicht
Liegen in der Mitte der Schwangerschaft erniedrigte PIGF-Spiegel (PIGF: Proangiogenesis Protein Placental Growth Factor) vor, entwickelt sich mit hoher Wahrscheinlichkeit eine Präeklampsie. Lassen sich diese Vermutungen in weiteren Studien validieren, wäre ein Teststreifenverfahren zum Screening von z. B. Risikopatientinnen denkbar.

Zeichen des drohenden Krampfanfalls

- Zunahme der Kopfschmerzen, Ohrensausen
- Augenflimmern, starrer Blick
- Unruhe

Komplikationen

- Plazentalösung
- Nierenversagen
- Gerinnungsstörungen
- HELLP-Syndrom
- Lungenödem
- apoplektischer Insult

Zustandsdiagnostik

- **Mutter**
  - Blutdruck, evtl. ZVD
  - Augenfundus/Nagelbett (Vasokonstriktion?)

Der Augenfundus spiegelt den aktuellen Gefäßstatus am besten wider.

- Urin
  - Kontrolle auf eine Proteinurie > 300 mg/l
  - Uricult zum Ausschluss eines Harnwegsinfekts als Ursache der Proteinurie
- Flüssigkeitsbilanzierung
- Blutuntersuchung: Hb, Hkt, Thrombozyten, Gesamteiweiß, Albumin, Harnstoff, Harnsäure, Kreatinin, Leberwerte, Elektrolyte, Gerinnung
- Reflexstatus

- **Fetus**
  - CTG
  - Ultraschall (Wachstum, Fruchtwasser, Dopplersonografie)

12.2.3 Prozedere und Therapie

ASS zur Prophylaxe (100 mg/d) bis zur 28. SSW bei Gestoseanamnese oder pathologischer Dopplersonografie (Notch und oder pathologische Werte im Doppler der Aa. uterinae). Der Nutzen dieser Maßnahme wird kontrovers diskutiert.

12.2.3.1 Ambulante Therapie

Einschlusskriterien

- nur Hypertonie < 160/100 mmHg (ggf. unter Therapie)
- keine Proteinurie
- keine zentralen Symptome
- Zustandsparameter bei Mutter und Kind im Normbereich

Allgemeine Maßnahmen

- ambulante Überwachung möglich
- 3 × tgl. Blutdruckkontrolle mit eigenem Messgerät, ein Wert am späten Abend!
- 3 × tgl. Urinstix auf Proteinurie
- 3 × tgl. 5 mmol Mg oral
- Ernährungsberatung (proteinreich, Reis-Obst-Tage sind obsolet)
- Arbeitsunfähigkeitsbescheinigung, Schonung
- Kontrolle in der Praxis oder Klinik alle 2–3 Tage mit CTG und Dopplersonografie, Labor (s. o.), ggf. Oxytocin-Belastungstest

Medikamentöse RR-Senkung Langzeit

- medikamentöse Therapie nur bei schweren Verlaufsformen und dann in der Klinik

12.2.3.2 Stationäre Überwachung

Indikationen

- Hypertonie ≥ 160 systolisch, oder ≥ 100 mmHg diastolisch
- manifeste Präeklampsie
- Proteinurie und rasche Gewichtszunahme mit Ödemen im 3. Trimenon (≥ 1 kg/Woche)
- Hypertonie oder Proteinurie bei Risikofaktoren
  - (Gestations-)Diabetes
  - Mangelentwicklung
  - Mehrlingsgravidität
  - frühes Gestationsalter < 34. SSW
  - An-/Oligohydramnion
- mangelnde Kooperation der Mutter

- (drohende) Eklampsie
- V.a. HELLP, insbesondere bei persistierenden Oberbauchschmerzen
- Hinweise für eine fetale Bedrohung
  - suspektes/pathologisches CTG
  - pathologischer Doppler
  - intrauterine Wachstumsretardierung (Schätzgewicht <10. Perzentile)

Allgemeine Maßnahmen

- stationäre Einweisung
- engmaschige CTG-Kontrollen (1–3 × täglich oder häufiger)
- Blutdruckkontrollen (stündlich; besser 24-h-Langzeitmessung)
- Fetometrie und Bestimmung der Fruchtwassermenge alle 10–14 Tage
- Dopplersonografie (mindestens 1 ×/Woche, ggf. häufiger bis täglich)
- Laborkontrollen täglich bis 2 ×/Woche (s. o.)
- auf Prodromalsymptome achten
  - Oberbauchschmerzen
  - Kopfschmerzen
  - Sehstörungen
  - Hyperreflexie (→ Reflexstatus prüfen)
  - Bewusstseinsstörung
  - Dyspnoe
  - Blutungsneigung
- Mg 3 × 10 mmol/d zur Antikonvulsion
- Bilanzierung und Kontrolle der stündlichen Urinausscheidung bei schwerer Präeklampsie
- Pulsoxymetrie bei respiratorischer Symptomatik
- Infusionstherapie bei bestehender Hämokonzentration, z. B. mit HAES und Glukose 5 %, Ziel ist ein Hkt unter 32 % und – falls die Möglichkeit zur Messung gegeben ist – ein ZVD von + 8 bis + 10 cm Wassersäule
- Kontrolle des 24-h-Urins auf Proteinurie ist besser als Stix.
- tägliche Gewichtskontrolle
- 24-h-RR-Messung unter medikamentöser Therapie
  - nachts RR-Abfall → konservativ, abwarten
  - nachts kein RR-Abfall oder sogar Anstieg → Entbindung anstreben

Medikamentöse RR-Senkung

- nur unter klinischen Bedingungen
- hinsichtlich der fetalen Entwicklung problematisch (Plazentaperfusion)
- dient der Vermeidung maternaler zerebro-/kardiovaskulärer Komplikationen
- nur bei persistierenden RR-Werten ≥ 170 mmHg systolisch und/oder ≥ 110 mmHg diastolisch
- bei präexistentem Hypertonus, bekannter Nierenerkrankung oder Diabetes mellitus bereits bei RR ≥ 160/100 mmHg
- Einsatz von Nifedipin und Urapidil im Off-Label-Use

Medikamentöse RR-Senkung akut

RR-Senkung immer unter CTG-Kontrolle. Senkung zunächst um 20 % des Ausgangswertes, nicht jedoch unter 140–160 mmHg systolisch und 90–105 mmHg diastolisch (**Cave:** Störung der Plazentaperfusion)

- Nifedipin 5–10 mg p. o. (Kapsel zerbeißen), ggf. Wiederholung nach 20 min
- Nepresol 5 mg i. v. alle 20 min oder 5 mg als Bolus und anschließend 2–20 mg/h
- Urapidil (Ebrantil) 6,25–12,5 mg über 2 min
  - 50 mg Ebrantil (10-ml-Ampulle) mit 10 ml NaCl in einer 20-ml-Spritze verdünnen (2,5 mg/ml)

- 3–5 ml Lösung als Bolus langsam über 2 min spritzen
- keine ausreichende Blutdrucksenkung → Wiederholung nach 5 min
- RR-Messungen während der i. v.-Gabe zum Heruntertitrieren des Blutdrucks
- Mittel der Wahl wegen geringer Nebenwirkungen und guter Steuerbarkeit

Medikamentöse RR-Senkung (Dauertherapie) oral

- Presinol (α-Methyldopa)
  - Mittel der Wahl bei oraler Therapie
  - Einschleichen mit 3 × 125 mg/d
  - Steigerung bis max. 3–4 × 500 mg/d möglich
  - ggf. Kombination mit Metroprolol (Beloc)
  - ggf. Kombination mit Dihydralazin (nicht 1. Wahl!)
- Beloc (Metroprolol)
  - Beginn mit Beloc mite 2 × 1
  - ggf. Steigerung auf Beloc 2 × 1
  - Tagesdosis bis 200 mg
  - ist plazentagängig
    - regelmäßige CTG-Kontrollen
    - Reduktion bei starker Erniedrigung der fetalen Herzfrequenz
    - fetale Wachstumsretardierungen sind beschrieben → regelmäßige Fetometrie
    - Einnahme bis zum Partus → pädiatrische Beobachtung des Kindes für 48 h (Bradykardie, Hypotonie, Hypoglykämie, gastrointestinale Probleme)
- Adalat (Nifedipin)
  - als Langzeittherapie Adalat T20 ret. 2 × 1 und auftretende RR-Spitzen mit 1 Kps. Adalat abfangen
  - im letzten Trimenon möglich

Tab. 12.**4** Langzeitbehandlung mit oralen Antihypertensiva.

	Medikament	Anmerkungen
geeignet	α-Methyldopa	Mittel der 1. Wahl
eingeschränkt geeignet	Nifedipin	nicht indiziert im 1. Trimenon aufgrund teratogener Effekte im Tierversuch
	selektive β-1-Rezeptorblocker	erhöhtes Risiko fetaler Wachstumsrestriktion (Metoprolol als Mittel der Wahl)
	Dihydralazin	Reflextachykardie, Kopfschmerzen; Tachyphylaxie
nicht geeignet	Diuretika	potenzielle Beeinträchtigung der uteroplazentaren Perfusion durch zusätzliche Plasmavolumenreduktion; Ausnahme: Gabe möglich bei Frauen mit einer mittelschweren und schweren Hypertonie, die bereits eine ausreichende Zeit vor Eintritt einer Schwangerschaft (> 3 Monate) in einer Kombinationstherapie effektiv mit einem Thiaziddiuretikum eingestellt waren
	ACE-Hemmer	akutes Nierenversagen bei Neugeborenen; Oligohydramnion, Schädelkalottendefekte, teratogene Effekte (1. Trimenon)

Medikamentöse RR-Senkung (i. v.-Erhaltungstherapie)

- intravenöse Erhaltungstherapie (Nepresol-Dauerinfusion)
  - 1 Amp. = 25 mg auf 250 ml NaCl → 10 ml = 1 mg
  - Beginn mit 20 ml/h, ggf. Steigerung um 10 ml/h alle 30 min bis max. 75 ml/h = 7,5 mg/h
  - Eine Dauertherapie sollte jedoch 40 ml/h nicht überschreiten (max. Tagesdosis 100 mg = 4 mg/h).
  - Nebenwirkungen: Tachykardie, Kopfschmerz → kardioselektiver β-Blocker, z. B. Visken
  - *nie* Nepresol in Glukoselösung (Wirkung ↓)
- (Urapidil) Ebrantil kontinuierlich per infusionem 6–24 mg/h
  - 2 Amp. 50 mg Ebrantil (= 20 ml) mit 30 ml NaCl 0,9%ig in Perfusorspritze auffüllen (1 ml = 2 mg Ebrantil)
  - Perfusor auf 3 ml/h bis maximal 12 ml/h einstellen

Antihypertensive in der Stillzeit

- Presinol (Dosis bis 3 × 500 mg/d)
- Metroprolol
  - Beloc zoc bis zu 200 mg/d (Es gelangen nur 0,7 mg Metroprolol/Liter in die Muttermilch.)
- Nifedipin (z. B. 2 × 1 Adalat ret. T20 oder Adalat Kps. 10 mg)

Lungenödem bei Präeklampsie

- Linksherzversagen → positiv inotrope Substanzen
- peripherer Widerstand erhöht → Vasodilatation
- Volumenüberschuss → Furosemid (z. B. Lasix; 10–20 mg i. v., ggf. Wiederholung mit erhöhter Dosis)

12.2.3.3 Drohende Eklampsie

Allgemeine Maßnahmen

- bei Übererregbarkeit Abschirmung der Patientin in abgedunkeltem Raum
- Bilanzierung (Dauerkatheter)
- Diazepam und Gummikeil bereitlegen

Medikamentöse Maßnahmen

- **Mg** ist Mittel der 1. Wahl
  - **initial:** 5 g Mg über 30 min = 250 ml NaCl + 1 Amp. Mg 50 % à 10 ml), Infusiomat auf 500 ml/h einstellen
  - **Erhaltungsdosis:** 1 g Mg/h = 500 ml Ringer-Lösung + 20 g Mg (= 4 Amp. 50 % à 10 ml), Infusiomat auf 50 ml/h = 2 g Mg/h einstellen; eine Infusionsmenge von < 1 g/h sollte angestrebt werden
  - Nebenwirkungen: Atemdepression, Patellarsehnenreflex ↓, Kumulation bei Niereninsuffizienz → Dauerüberwachung
- Atemfrequenz nicht unter 12/min
- Kontrollen des Reflexstatus (PSR)
- EKG-Monitoring
- Urinausscheidung nicht unter 20–25 ml/h
  - Antidot: 10 ml (1 Amp.) Calciumgluconat 10 % (z. B. Calcium-Sandoz 10 %) langsam i. v. über 3 min
- alternative Medikamente
  - Diazepam, Phenytoin (250 mg i. v.; Mittel der 2. Wahl), Clomethiazol, Phenobarbital

12.2.3.4 Eklampsie (Anfall)

Therapie

- Mundkeil
- Mittel der 1. Wahl ist **Mg:** 6–8 ml aus 1 Amp. Mg-5-Sulfat 50% unverdünnt langsam i.v.
- Mittel der 2. Wahl ist **Phenytoin:** initial 1–2 Amp. = 250–500 mg i.v., Maximaldosis: 1500 mg/d
- ggf. 20 mg **Diazepam** langsam i.v. (falls keine anderen Medikamente zur Hand sind)

12.2.3.5 Geburtshilfliches Management

- Bei Präeklampsie ist die Entbindung ab der abgeschlossenen 37. SSW indiziert.
- Präeklampsie 34+0 bis 36+6 SSW, Entbindung bei:
  - Wachstumsretardierung < 5. Perzentile und gleichzeitig Zero- oder Reverse-Flow im Doppler der A. umbilicalis
  - reduzierte Fruchtwassermenge ist prognostisch wenig aussagefähig → keine Indikation
  - schwerer Präeklampsie (Kriterien s.o.)
- Präeklampsie 24+0 bis 33+6 SSW
  - nach Möglichkeit konservatives Vorgehen bis zur 32. SSW
  - Wachstumsretardierung < 5. Perzentile bei fehlendem Zero- oder Reverse-Flow im Doppler der A. umbilicalis ist allein keine Indikation zur Entbindung!!
  - fetale Indikationen zur Entbindung
    - Wachstumsretardierung < 5. Perzentile und gleichzeitig Zero- oder Reverse-Flow im Doppler der A. umbilicalis
    - Abruptio placentae
    - Leberhämatom oder Leberruptur
  - maternale Indikationen zur Entbindung
    - therapierefraktäre schwere Hypertonie ≥ 180/110 mmHg
    - therapierefraktäre Niereninsuffizienz (Oligurie/Anurie > 4–6 h)
    - akutes Lungenödem
    - disseminierte intravasale Gerinnung
    - persistierende schwere Oberbauchschmerzen
    - neu aufgetretene schwere zentralnervöse Symptome
    - Eklampsie
    - HELLP (evtl. Therapieversuch mit Glukokortikoiden, s.u.)
  - RDS-Prophylaxe
    - bei absehbarer Indikation zur Schwangerschaftsbeendigung
    - vor Ende der 34. SSW
    - 2 × 12 mg Betamethason (Celestan) i.m. im Abstand von 24 h oder i.v. (wenn keine 24 h zur Verfügung stehen)
- Präeklampsie ≤ 24. SSW
  - Vermeidung mütterlicher Komplikationen steht im Vordergrund.
- Geburtsmodus
  - Vaginale Entbindung ist bei stabilem Zustand von Mutter und Kind möglich.
    - PG-Einleitung bei vorgereifter Zervix oder schnellem Ansprechen auf PG möglich
    - ansonsten großzügige Indikation zur Sectio
    - Geburt
      - gute Sedierung

  - PDA (günstige Beeinflussung des Blutdrucks, weniger Schmerzstress); **Cave:** mütterliche Hypotonie gefährdet die Plazentaperfusion; nicht bei HELLP
  - Verkürzung der Austreibung
- Indikation zur Sectio aus mütterlicher Indikation
  - schwere Präeklampsie (RR ≥ 180/110 mmHg, Proteinurie > 3,0 g/l)
  - therapeutisch nur schwer beherrschbarer Hypertonus
  - auf Volumengabe refraktäre Oligurie/Anurie > 4–6 h
  - respiratorische Insuffizienz
  - progrediente Thrombozytopenie < 100 000 µl
  - persistierende schwere Oberbauchschmerzen und steigende Transaminasen
  - drohende Eklampsie
  - *nach* einem eklamptischen Anfall
  - Abruptio placentae
  - HELLP (evtl. Therapieversuch mit Glukokortikoiden, s. u.)
  - Leberhämatom oder Leberruptur
- Indikation zur Sectio aus kindlicher Indikation
  - pathologisches CTG
  - schwere Wachstumsretardierung unter 10. Perzentile
  - ausgeprägtes Oligohydramnion (AFI ≤ 2)
  - hochpathologischer Doppler (z. B. Zero-Flow oder Reverse-Flow in der Aorta und A. umbilicalis)

12.2.3.6 Wochenbett

- weitere auch laborchemische Überwachung über 48 h postpartal
- Beibehalten einer i. v.-Magnesiumtherapie bis 48 h postpartal
- regelmäßige RR-Kontrollen bis zur Blutdrucknormalisierung
  - Zielwert bei Entlassung < 150/100 mmHg
  - antihypertensive Therapie innerhalb von 3 Tagen ausschleichen
  - ggf. antihypertensive Therapie bis zu 6 Wochen fortführen (Mittel der Wahl sind Metoprolol, Nifedipin, α-Methyldopa, Dihydralazin)
  - bei Persistenz der Hypertonie > 6 Wochen postpartal → weitere diagnostische Abklärung
- Beratung
  - orale Kontrazeption ist möglich.
  - Wiederholungsrisiko (2–19 %) → evtl. ASS-Prophylaxe, Überwachung
  - erhöhtes kardiovaskuläres Risiko; 90 % entwickeln nach 20–25 Jahren eine chronische Hypertonie → Diagnostik und Therapie von Risikofaktoren wie Adipositas, Nikotinabusus, erhöhte Blutfettwerte, metabolisches Syndrom
  - Verweis auf Selbsthilfegruppen
  - weitere Diagnostik nach dem Wochenbett (Vermerk im Entlassungsbericht)

12.2.3.7 Nachsorge

- Diagnostik nach 3 Monaten
  - Serumkreatinin
  - Eiweißausscheidung (Stix; idealerweise jedoch im 24-h-Urin)
  - persistierende Kreatininerhöhung und/oder Proteinurie → nephrologische Kontrolle
  - schwere Präeklampsie oder HELLP, insbesondere vor der 34. SSW → Thrombophilie-Diagnostik

12.3 HELLP-Syndrom

HELLP: **H**emolysis, **e**levated **L**iver Enzymes, **l**ow **P**latelet Count

> Es ist noch nicht geklärt, ob es sich um ein eigenständiges Krankheitsbild oder um eine schwere Verlaufsform der Gestose handelt. Eine Gestationshypertonie sowie eine Gestationsproteinurie sind jedenfalls nur fakultative Begleitsymptome.

Mortalitätsraten

- weltweit: Mutter bei 3–5 %, perinatal 7,7–37 %
- in Westeuropa seit 1990: Mutter ca. 1 %, Kind 5–16 %; Tendenz eher abnehmend

Klinik

- mit oder ohne (in 15 % der Fälle) Symptome der Präeklampsie
- rechtsseitiger Oberbauchschmerz/epigastrischer Schmerz durch Kapselspannung der Leber (durch Obstruktion des Blutflusses in den Lebersinusoiden) → bei Auftreten nach der 18. SSW HELLP ausschließen
- Leberhämatome in 2,5 % der Fälle durch konfluierende hämorrhagische Nekrosen, **Cave:** Leberruptur (mütterliche Letalität 35 %)

Laborbefunde

- initial Kontrollen alle 6–8 h
- Thrombozytopenie < 100 000/µl
- Hämolysezeichen: Hb ↓, Haptoglobin ↓ < 0,45 g/l (sicherster Nachweis der Hämolyse, da Haptoglobin mit freiem Hb stabile Komplexe bildet), LDH ↑ > 200 U/l (nichtspezifisch), Bilirubin ↑ > 1,2 mg/dl, Fragmentozyten im peripheren Blutausstrich
  - Haptoglobin ist ein sensitiverer Parameter für den Krankheitsverlauf als der Thrombozytenabfall, da der Haptoglobinabfall rasanter verläuft.
- Erhöhung der Transaminasen über das 2- bis 3-Fache der Standardabweichung vom Normalwert
- CRP ↑; nicht als Infektionsfolge
- Fibrinogenabfall, Anstieg der D-Dimere als Zeichen der intravasalen Gerinnung
- In 21,5–43 % der Fälle kann mit einer biochemischen Rückbildung gerechnet werden.
- Es kann aber auch zu einer rasanten Verschlechterung mit Gerinnungsstörung und Multiorganversagen kommen.

Differenzialdiagnose

- Lebererkrankungen (s. Tab. 12.**6**)
- Mikroangiopathien (s. Tab. 12.**7**)

Tab. 12.**5** Mississippi-Klassifikation (bezogen auf den niedrigsten Wert während des peripartalen Verlaufs).

	Thrombozytenzahl
Klasse 1	≤ 50 000/µl
Klasse 2	> 50 000–100 000/µl
Klasse 3	> 100 000–150 000/µl

Tab. 12.6 Lebererkrankungen als Differenzialdiagnosen des HELLP-Syndroms.

Kriterien	HELLP	akute Schwangerschaftsfettleber	Virushepatitis	intrahepatische Schwangerschaftscholestase
Hämolyse	++	(+)	–	–
Transaminasen	++	++	+++	+
Thrombozytopenie	++	sekundär +	–	–
Hypertonie	++[1]	+[2]	–	–
Proteinurie	+++	+	–	–
Leukozytose	–	+++	++	–
Niereninsuffizienz	+ → +++	sekundär +	–	–
neurologische Symptomatik	+ → +++	++	–	–
Ikterus	(+)	+	+++	++
andere	DIG	Hypoglykämie DIG → Blutungen	Bilirubin ↑ Serologie	Pruritus Cholestase

DIG = disseminierte intravasale Gerinnung, [1]85 – 95 %, [2]30 – 50 %

Tab. 12.7 Thrombotische Mikroangiopathien als Differenzialdiagnosen des HELLP-Syndroms.

Kriterien	HELLP	TTP	HUS
Hämolyse	++	+++	+++
Transaminasen	++	(+)	(+)
Thrombozytopenie	++	+++	+++
Hypertonie	++[1]	(+)	sekundär +
Proteinurie	+++	+	++
Fieber	–	(+)	+ variabel
Niereninsuffizienz	+ → +++	+	+++
neurologische Symptomatik	+ → +++	+++	+ variabel
Ikterus	(+)	++	++
andere	DIG	große von-Willebrand-Multimere	Wochenbett

TTP = thrombotisch-thrombozytopenische Purpura, HUS = hämolytisch-urämisches Syndrom, DIG = disseminierte intravasale Gerinnung, [1]85 – 95 %

Prozedere

- Oberbauchsonografie (Leberhämatom?)
- Behandlung einer Gestosesymptomatik (s. o.)
- fetale und mütterliche Indikation zur Entbindung sowie Sectio s. Präeklampsie
- SS > 33+6 → Entbindung anstreben
  - vaginale Entbindung bei stabilen Verhältnissen möglich
    - Problem ist die oft unkalkulierbare Zeitspanne bis zur Entbindung.
    - Eine PG-Einleitung erscheint möglich.
    - keine PDA
- Geburtsbeendigung bei > 32.–34. SSW
  - vaginale Geburt bei stabilen Verhältnissen und rasch eintretender zervixwirksamer Wehentätigkeit möglich
  - ansonsten Sectio caesarea
    - (evtl. auch bei abgestorbenem Kind)
- Ein konservatives SS-prolongierendes Vorgehen (besonders < 32. SSW) ist aufgrund der o. g. Rückbildungsmöglichkeit zu überlegen.
  - nur, wenn keine zwingende Indikation zur SS-Beendigung aus vitalen Gründen besteht (s. Präeklampsie)
  - nur durch Klinik, die Erfahrung mit dem konservativen Management hat
  - geburtshilfliches-anästhesiologisches Intensivmanagement
  - Gabe von Glukokortikoiden (günstige Beeinflussung der Thrombozytenfunktion und des Immunsystems)
    - z. B. 2 × 12 mg Betamethason (Celestan) i. m. über 2 Tage zur RDS-Prophylaxe + 32 mg Methylprednisolon i. v./d (z. B. Urbason; ggf. höhere Dosierung) – Schwangerschaftsverlängerungen bis zu 12 Tagen sind beschrieben.
- frühzeitig FFP (Fresh frozen Plasma), wenn Fibrinogen < 100 mg%
- kein Heparin, wenn Thrombozyten nicht > 100 000/µl und Fibrinogen > 200 mg%
- Thrombozytenkonzentrate, wenn Abfall unter 50 000/µl (Gefahr spontaner Blutungen)
- Als Indikator für eine Beendigung der Schwangerschaft sind der progrediente Haptoglobin- und Thrombozytenabfall und der Anstieg der D-Dimere zu werten.
- **Cave:** akutes Abdomen durch Leberkapselhämatome mit Gefahr der Ruptur, Nachblutungen durch Gerinnungsstörungen

13 Infektionen in der Schwangerschaft

TORCHLL-Komplex = Zusammenfassung der wichtigsten pränatalen Infektionen: Toxoplasmose, „others“ (= Parvovirus B19), Röteln, Zytomegalie und Hepatitis (A, B, C), Herpesviren (Herpes simplex, EBV, Varizellen), HIV, Lues, Listeriose

Sonografische Hinweiszeichen einer intrauterinen Infektion des Fetus

- Plazentadicke > 6–7 cm
- Poly-/Oligohydramnion
- symmetrische IUGR
- Hydrops
  - Aszites
  - Hydrothorax
  - Perikarderguss
  - Hautödem
- Hepatosplenomegalie
  - Verkalkungen
- Hirnventrikel
  - Ventrikulomegalie (Lateralventrikeldilatation)
  - echogener Saum (Periventrikulitis)
  - Zysten

Tab. 13.**1** Bedeutung der TORCHLL-Infektionen.

	quantitativ bedeutsam	Therapie/ Prophylaxe	mittelfristiges Outcome	Langzeitprognose
Toxoplasmose	ja, oft verkannt, Infektrisiko	sowohl intrauterine als auch kindl. Therapie mit Pyrimethamin-Sulfadiazin/ keine	Rückgang der Enzephalitisfälle nach In-utero-Therapie, Therapie des Kindes immer erforderlich	Chorioretinitis nach Jahren noch möglich, neurologische Prognose nach Enzephalitis unterschiedlich
Zytomegalie	ja, oft verkannt	Ganciclovir und Valganciclovir exp.	eher suspekt	erhebliche schwere Behinderungen, Taubheit, Blindheit
Röteln	selten	keine	suspekt	Behinderungen
Herpes	selten	Aciclovir	gut	gut
Hepatitis B	häufig	Simultanimpfung	gut	gut
Hepatitis C	häufig	keine	gut	suspekt
Listeriose	selten	Ampicillin	schlecht	gut
Lues	zunehmend	Penicillin	gut	gut
Parvovirus	häufig	keine	gut	gut

- Herz
  - Perikarderguss
  - echodichte Herde
  - Myokarditis (Trikuspidalinsuffizienz)

Prozedere bei V. a. Infektionen in der SS

- Anamnese
  - Impfstatus, Immunstatus
  - Kontaktzeitpunkt
    - ggf. Immunglobuline vor Virämie
- mütterliche Serologie
  - ggf. Verlaufskontrolle der IgG- und IgM-Ak;
    Cave:
    - Vortäuschen einer Primärantwort
      - Persistenz von IgM-Antikörpern
      - reaktivierte Infektion oder Reinfektion → IgM-Anstieg möglich
      - unspezifischer IgM-Befund im Testsystem
    - falscher Ausschluss der Primärinfektion
    - IgM-Anstieg
      - ausbleibend oder schwach
      - nur kurz nachweisbar
      - verzögert
  - Aviditätsindex
    - Differenzialdiagnose frische oder lang zurückliegende oder reaktivierte Infektion ist möglich
    - IgG-Ak reifen mit der Zeit
      - hoch avides IgG: hohe Bindungskraft zum korrespondierenden Antigen
      - niedrig avides IgG: niedrige Bindungskraft → Zeichen für frische Infektion
    - niedriger Aviditätsindex → frische Infektion
- pränatale Diagnostik
  - Ultraschall
  - Chorionzottenbiopsie
  - Amniozentese
  - Kordozentese
- Therapie
  - Expositionsprophylaxe mit spezifischen Immunglobulinen
  - Antibiotika
  - intrauterine Transfusion
  - Optimierung des Entbindungszeitpunkts und des Geburtsmodus

13.1 Röteln

90% der Erwachsenen haben Antikörper. Übertragung durch Tröpfcheninfektion sowie bei Virämie transplazentar.

Erreger

- Rötelnvirus aus der Gruppe der Togaviren

Inkubationszeit

- 14–16 Tage; Virämie ab 8. Tag nach Kontakt

Klinik

- 50% der Infektionen verlaufen inapparent.
- konfluierendes, mittelfleckiges Exanthem, besonders im Bereich des Rückens und der Streckseiten der Extremitäten

- Fehlen katarrhalischer Symptome
- Arthralgien (besonders bei Erwachsenen)
- geschwollene Nackenlymphknoten
- Blutbild mit Leukopenie, relativer Lymphozytose und atypischen Lymphozyten

Klinik des CRS

- **Gregg-Syndrom:** Katarakt, Schwerhörigkeit oder Taubheit durch Innenohrschaden, Herzvitien
- Retinopathie
- Oligophrenie und Mikrozephalie

Diagnostik zu Beginn der SS

- ausführliche Anamnese
  - Exanthem und Fieber vor kürzerer Zeit?
  - Rötelnkontakt?
- Hämagglutinationshemmungstest (HAHT)
  - Standardtest zur Bestimmung der Dauerimmunität
  - seronegativ = Titer < 1 : 8 →
    - Titerkontrolle zwischen der 14. und 16. SSW
  - Immunität wahrscheinlich = Titer 1 : 8 oder 1 : 16 →
    - HAHT ist im unteren Bereich unzuverlässig
    - Hämolyse-in-Gel-Test als Bestätigungstest
  - Immunität = Titer ≥ 1 : 32
  - Titer 1 : 128 → frische Infektion nicht sicher auszuschließen
  - Titer > 1 : 256 → frische Infektion möglich
  - IgM-Bestimmung bei 1 : 128, insbesondere bei > 1 : 256

Diagnostik nach Exposition

- **Immunität, wenn:**
  - Impfanamnese
  - Ak zu Beginn der SS ≥ 1 : 32
  - IgG-Elisa ≥ 15 IU/ml
  - Nachweis hochavider IgG-Ak (Aviditätsindex > 70 % → Infektion vor mehr als 8 Wochen)
  - Nachweis von E2-IgG-Konformationsantikörpern
- **Reinfektion (→ geringes Risiko für den Fetus), wenn:**
  - IgM-Antikörper in 2 verschiedenen methodischen Tests
  - Nachweis hochavider IgG-Ak (Aviditätsindex > 70 %)
  - Nachweis von E2-IgG-Konformations-Ak
- **Primärinfektion, wenn:**
  - Klinik vorhanden
  - 3 Blutproben (IgG und IgM)
    - 1. Probe sofort, 2. Probe 14 Tage und 3. Probe weitere 14 Tage später
    - beweisend für frische Infektion:
      - erstmaliges Auftreten von Ak in der 2. Probe
      - mindestens 4-facher Anstieg zwischen 1. und 2. Probe
      - Nachweis spezifischer IgM-Röteln-Ak
  - IgM-Ak in 2 verschiedenen methodischen Tests
    - IgM-Antikörper:
      - können gleich nach Auftreten der Krankheitszeichen nachgewiesen werden, erreichen ihren Höhepunkt nach 7–10 Tagen und persistieren bis zu 4 Monate nach Ausbruch der Hauterscheinungen;
      - falsch positive Ergebnisse durch Kreuzreaktion mit anderen Ak möglich

  - Bei positivem Nachweis erfolgt Nachweis spezifischer Antikörper → spezieller AHT-Test und ELISA mit monoklonalen Ak für Anti-μ.
- IgG-Elisa ≤ 15 IU/ml
- Nachweis niedrigavider IgG-Antikörper (Aviditätsindex < 70 % → Infektion in den letzten 8 Wochen)
- kein Nachweis von E2-IgG-Konformations-Ak (bis 3 Monate nach Infektion)

Prozedere nach Exposition

Nach einer Rötelnexposition kann es bei fehlender Immunität durch Tröpfcheninfektion zur Virämie der Mutter und diaplazentar zur Infektion des Fetus kommen.

- bei negativem, fraglichem oder unbekanntem Titer Gabe von Hyperimmunglobulin (z. B. Beriglobin)
  - innerhalb von 5–8 Tagen nach Exposition (d. h. vor der Virämie)
  - mit Einsetzen der Virämie bzw. nach Ausbruch des Exanthems sind Ig sinnlos
  - kein 100%iger Schutz!
- weitere Ak-Kontrollen nach 2, 4 und 6 Wochen

Prozedere bei Infektion

- Infektion vor der Konzeption bis 10 Tage nach der letzten Menstruation → fetale Infektion und Schädigung unwahrscheinlich → keine Abruptio empfehlen
- bis zum Ende der 11. SSW Abruptio erwägen
  - fetale Infektionsrate
    - 1.–11. SSW: 90 %
    - 12.–17. SSW: 70 %
    - > 17. SSW: 20–40 %
  - Embryopathierate 1.–7. SSW 56 %
  - Embryopathierate 8.–12. SSW 25 %
  - alternativ zur Abruptio, die oft nicht notwendig wäre, PCR-Bestimmung ab der 11. SSW abwarten
- ab 11. SSW
  - pränatale Diagnostik:
    - IgM-Bestimmung in Fruchtwasser, Chorionzotten oder Fetal-Blut (Entdeckungsrate 95 %)
    - Virusnachweis in Chorionzotten oder Fruchtwasser mittels PCR (Entdeckungsrate 80–93 %)
      - positiv → Abruptio überlegen
      - negativ → erneute PCR- und IGM-Bestimmung aus Nabelschnurblut nach der 22. SSW
      - US-gesteuerte Punktion der Nabelvene nach der 22. SSW
        Nachweis von rötelnspezifischem IgM und positive PCR spricht für die fetale Infektion, Vorhersage von Schädigungen ist nicht möglich. Abruptio auf Wunsch der Eltern nach entsprechender Aufklärung über das altersspezifische Erkrankungsrisiko des Kindes

Beratung bei Infektion nach der 11. SSW

Ab der 11. SSW ist ein abnehmendes Risiko für eine kindliche Schädigung zu erwarten.

- 16.–20. SSW
  - Das Auftreten einer fetalen Infektion ist selten und manifestiert sich dann meist in einer doppelseitigen Taubheit.
    - Bei Infektionen nach der 18. SSW wurden in neueren Studien bei den Kindern keine Auffälligkeiten beobachtet.
- > 22. SSW
  - Es gibt keine gesicherten Ergebnisse über kongenitale Schäden.

Tab. 13.2 Fetale Infektions- und Embryopathieraten bei symptomatischen Röteln in der Schwangerschaft (nach Enders, 1994).

mütterliche Röteln (Zeitpunkt)	fetale Infektionsrate	Embryopathierate
Präkonzeption bis 10. Tag p. m.	ca. 3,5 %	3,5 %
1.–7. SSW	70–90 %	56 %
8.–12. SSW	70–90 %	25 %
13.–17. SSW	ca. 54 %	6–10 %
18.–26. SSW	ca. 20 %	ca. 3,5 %
27.–38. SSW	>35 %	ca. 3,5 %

- Nach Vorliegen der pränatalen Diagnostik muss eine ausführliche Information der Eltern bezüglich der kindlichen Risiken erfolgen.
- Erst dann kann eine fundierte Entscheidung zum Weiterführen oder Beendigen der Schwangerschaft getroffen werden.

Prophylaxe

- **Impfung von Kindern**
  - alle Kinder im Alter von 12–15 Monaten
  - alle Schulkinder in der Pubertät ohne gesicherte Rötelnimmunität
  - Die Impfung ist auch möglich, wenn eine schwangere Frau im Haushalt lebt, da keine Mensch-zu-Mensch-Übertragung des Vakzinevirus stattfinden kann.
- **Impfung von Jugendlichen und Erwachsenen**
  - Eine Schwangerschaft sollte in den folgenden 12 Wochen nicht eintreten → sichere Kontrazeption.
  - keine Impfung in der Schwangerschaft
  - versehentliche Impfung kurz vor oder nach Eintritt der SS
    - kein Embryopathierisiko → keine Indikation zur Abruptio
  - Impfstoff, z. B. Rubellovac i. m.
  - alle Personen, die seronegativ sind, aber besonders:
    - Frauen im Gebäralter
    - Pflegepersonal und ärztliches Personal, das mit schwangeren Frauen zu tun hat
    - seronegative Frauen post partum (Kontrolle der Antikörper nach 6–8 Wochen notwendig)
    - Durch Stillen kann es in seltenen Fällen zur Rötelnerkrankung des Kindes kommen.
  - Nach Impfung besteht nicht unbedingt eine lebenslange Immunität.
    - vor jeder geplanten SS Titerkontrolle
    - bei der Erstuntersuchung nach eingetretener SS ebenfalls Titerkontrolle

13.2 Toxoplasmose

Erreger

- Toxoplasma gondii (Protozoon)
- weltweit verbreitet
- Erstinfektion → in 50 % der Fälle gelangen Parasiten in das Kind.
  - Das Transmissionsrisiko steigt mit dem SS-Alter.
  - Das Risiko einer klinischen Manifestation beim Neugeborenen sinkt mit dem SS-Alter.

- nachgewiesene frische Infektion einer nichtschwangeren Frau → 7 Monate sicher verhüten

Hauptinfektionsquelle

- Kot frisch infizierter Katzen → Verbreitung mit Staub und Wind
  - besonders junge Katzen
  - Alte Katzen haben meist Ak gegen Toxoplasmose.
- rohes oder ungenügend gebratenes Fleisch von Schweinen, Ziegen und Schafen

Durchseuchung

- zwischen 30 und 50 %, je nach Alter
- Schwangerenscreening wird empfohlen, da der Infekt auch ohne Symptome verlaufen kann; in den deutschen Mutterschaftsrichtlinien ist ein Screening nicht vorgeschrieben.
- Erstinfektion in 0,7 % aller SS

Expositionsprophylaxe in der SS

- Katzenkontakt möglichst meiden
  - auf jeden Fall Katzentoilette täglich durch andere Person reinigen lassen
  - Gartenarbeit nur mit Handschuhen
  - Gemüse und Obst gut waschen
  - rohes Fleisch nur mit Handschuhen bearbeiten
  - nur ausreichend erhitztes Fleisch bzw. Fleischprodukte essen

Klinik

- meist symptomlos
- ggf. Symptome eines grippalen Infekts
- über längere Zeit persistierende Lymphknotenschwellungen in 30–40 %

Risiko für Fruchtinfektion

- bei unbehandelter mütterlicher Infektion:
  - 1. Trimenon → Fruchtinfektion in 15 %
  - 2. Trimenon → Fruchtinfektion in 45 %
  - 3. Trimenon → Fruchtinfektion in 68 %

Fetalkrankheit

- Fruchtinfektion führt unbehandelt in 4–6 % zur Fetalkrankheit:
  - obstruktiver Hydrozephalus
  - Chorioretinitis
  - intrazerebrale Verkalkungen
  - Mikrozephalie
  - Hepatomegalie
  - Retardierung
  - Plazentaverdickung
    → Treffsicherheit durch Zeichen im Ultraschall 50 %

Serologisches Screening

- auf Wunsch
- vor allem bei Katzenkontakt sinnvoll
- im 1. Trimenon
  - bei fehlender Immunität
    - Kontrolle am Ende des 2. und 3. Trimenons (obligat in Österreich) → ⅔ der intrauterinen Infektionen können rechtzeitig behandelt werden.
    - Testung alle 4 Wochen (obligat in Frankreich) → 100 % der intrauterinen Infektionen können rechtzeitig behandelt werden.
- bei klinischen Symptomen der Infektion
- Bestimmung von IgG und IgM
  - IgG ≥1 : 16 → Immunität wahrscheinlich
  - bei negativem Befund Wiederholung am Ende des 2. Trimenons und in der Mitte des 3. Trimenons

- IgG positiv bei negativem IgM → zurückliegende Infektion
- IgG und IgM positiv
  - zurückliegende Infektion mit persistierendem IgM-Titer möglich
  - Frische Infektion, insbesondere bei steigendem IgG-Titer, ist möglich.
  - Differenzierung durch:
    - IgG-Aviditätstest
      Hohe Avidität schließt frische Infektion aus.
      Nachweis von IgG-Ak mit niedriger Avidität erbringt keine sichere Aussage.
      Hinzuziehen eines Speziallabors (z.B. Labor Enders in Stuttgart)
      keine sichere Einordnung → serologische Kontrolle nach 14 Tagen
      Signifikanter Anstieg von niedrigaviden IgG-Ak und ggf. IgA-Ak ist serologisch beweisend.
      Einsatz von Immunoblot und quantitativen Untersuchungsverfahren
    - Amniozentese mit PCR nach der 16. SSW (vor Behandlungsbeginn)
      positive PCR → Bestätigung des Parasitennachweises mittels Tierversuch oder Zellkultur
      → Sensitivität 90 % → negative PCR schließt Infektion nicht aus (Nachweisgrenze bei 10 Toxoplasma-Genomäquivalenten)
    - mit positiver PCR ist nur zu rechnen, wenn
      Infektion der Mutter mindestens 4 Wochen bestanden hat
      Amniozentese nicht vor der der 16. SSW
      bisher keine Therapie mit plazentagängiger Medikation (s. u.)

Therapie bei akuter Toxoplasmose in der SS

- **Monotherapie bis zur 15. SSW**
  - Spiramycin (Rovamycine 500) 9 Mio. IE/d (= 3 g/d) oral über 4 Wochen = 3 × 2 Tbl./d; kaum plazentagängig
- **plazentagängige Kombinationstherapie ab der 16. SSW**
  - insbesondere bei nachgewiesener (invasive Pränataldiagnostik) fetaler Infektion
  - Pyrimethamin (Daraprim) 25 mg oral/d = 1 Tbl./d
    - nicht vor der 16. SSW, da Folsäureantagonist
    - am ersten Tag der Einnahme 2 Tbl. = 50 mg
  - + Sulfadiazin (Sulfadiazin-Heyl) 500 mg (= 1 Tbl.) 3–(4 [bei KG > 60 kg]) × 2 Tbl./d + Ca-Folinat (Leucoverin) 1 Tbl. = 15 mg/d
  - wöchentliche Thrombozytenzählung und bei Abfall Erhöhung der Folsäuredosis, z.B. täglich 5–10 mg
  - Therapie über 4 Wochen → Spiramycin 3 g/d Monotherapie über 4 Wochen → erneut Kombinationstherapie über 4 Wochen.
    - diese wechselnde Intervalltherapie bis zur Geburt
  - bei nachweislicher fetaler Infektion Therapie über 8 Wochen oder zumindest bis zur Geburt

Diagnostik bei Erstinfektion

- **Ultraschall**
  - engmaschige Kontrollen
  - Hydrozephalus (ähnlich der Aquäduktstenose) ist pathognomonisch.
  - Intrakranielle Verkalkungen sind nur indirekt darstellbar und meist erst postpartal im CT nachweisbar.
  - Perikarditis und Trikuspidalinsuffizienz
  - Hydrops fetalis durch Mitbefall der Leber
  - sonografisch dichte Plazenta (selten)
- **Amniozentese**
  - Erregernachweis durch PCR (Polymerase Chain Reaction)
  - Kordozentese ist nicht mehr notwendig.

- **US-Kontrollen** alle 2 Wochen
  - Hemisphären-Ventrikel-Verhältnis, intrakranielle Verkalkungen
  - Aszites, Hepatosplenomegalie
  - Durchmesser der Plazenta

Eine Abruptio kommt nur dann in Betracht, wenn die fetale Infektion gesichert ist und im Ultraschall Zeichen einer Fetopathie zu finden sind.

Konnatale Toxoplasmose

Bei Erstinfektion der Mutter auf jeden Fall postpartale Serologie des Kindes veranlassen:
Nabelschnurblut zur IgM-Bestimmung

- Infekt (insbesondere Risiko der Augentoxoplasmose mit Visusverlust) → antibiotische Therapie durch den Pädiater
  - mindestens 3 Monate (subklinischer Infekt ohne Erregernachweis) bis zu 12 Monate
- Infekt unwahrscheinlich, aber Werte nicht eindeutig → wiederholte Serologie bis zur U6, falls IgG-Persistenz → Infektion möglich → Therapie
- eindeutig kein Infekt → keine Therapie

13.3 Masern

Erreger

- Morbillivirus
- Paramyxovirus (RNA-Virus)
- 1 Serotyp, aber 8 Clades (A-H) mit insgesamt 23 Genotypen

Durchseuchung

- 98 % aller Schwangeren besitzen Masernantikörper → Infektion in der Schwangerschaft ist eine Seltenheit.
- lebenslange Immunität
  - Säuglinge bis zu 8 Monate erkranken durch Ak-Schutz vonseiten der Mutter nicht.

Klinik

- Fieber, Husten, Konjunktivitis, Rhinitis
- makulopapulöses Exanthem durch Immunkomplexphänomene
  - Beginn hinter den Ohren
- Koplik-Flecken
  - bläulich weiße, leicht erhabene Flecken der Wangenschleimhaut
  - gehen dem Masern-Exanthem 1–3 Tage voraus
- Komplikationen
  - Otitis media (10 %)
  - Pneumonie
  - Laryngotracheitis mit Krupp → Erstickungsgefahr → Klinikbegleitung
  - Weltweit sterben > 1 Mio. Kinder jährlich (insbesondere in armen Ländern).

Maßnahmen bei Masernkontakt

- Test auf IgG-Antikörper
- normales Immunglobulin 0,2–0,4 ml/kgKG, wenn IgG negativ ist

Maßnahmen bei akuter Infektion

- Bestätigung durch Nachweis von IgM oder Virus-RNA bzw. Titeranstieg in 2. Probe
- Immunglobulin (s. o.)
  - wirksam innerhalb von 3 Tagen nach Masernexposition
  - Zwischen dem 4. und 7. Krankheitstag ist evtl. ein abgeschwächter Krankheitsverlauf zu erreichen.

- Antibiotika bei bakteriellen Komplikationen
- Bei Infektion kurz vor oder nach der Entbindung ist eine schwere Infektion des Kindes möglich → Kind isolieren und mit Immunglobulin behandeln.
- Abruptio ist nicht indiziert.

Folgen akuter Infektion

- Abort- und Totgeburtenrate sind leicht erhöht (nicht bewiesen).
- vermehrtes Auftreten von Bronchitiden und Pneumonien
- Fehlbildungen sind nicht sicher bewiesen.
- Infektion zum Zeitpunkt der Entbindung
  - schwere neonatale Infektion möglich
  - Gabe von Immunglobulin für das Neugeborene direkt nach der Geburt

13.4 Mumps

Erreger

- Paramyxovirus parotitidis
- RNA-Virus; 7 Genotypen

Durchseuchung

- 96% der Patientinnen haben Antikörper.

Diagnostik

- Klinik
- Serologie: ≥4-facher Titeranstieg der IgG-Ak in 2 Proben; IgM-Anstieg beweist frische Infektion
- Virusisolierung und PCR sind keine Routineverfahren.
- Amylase; ggf. Elastase 1 und Lipase zum Ausschluss einer Pankreatitis (Abdomen unauffällig?)

Komplikationen

- Pankreatitis
- Oophoritis (5% der Frauen)
- Mastitis
- Meningitis

Prozedere

- Mumps-Hyperimmunglobulin bei gefährdeten (z. B. immunsupprimierten) Patienten oder kompliziertem Verlauf

13.5 Varizellen-zoster-Infektion

Erreger

- Varizella-zoster-Virus gehört zur Gruppe der Herpesviren.

Infektionsrate

- Bei fehlender Immunität liegt die Infektionsrate bei 90%.
- Übertragung durch Tröpfcheninfektion

Inkubationszeit

- 8–28 Tage

Durchseuchung

- >95% der Patientinnen haben Antikörper und sind somit immun.

Infektionsmodus

- **Varizellen** = Erstmanifestation → Virämie
- **Herpes zoster** = Reaktivierung in den Ganglien persistenter Viren → keine Virämie → keine transplazentare Infektion des Fetus

Kontakt mit Zoster oder Varizellen

Kontakt bedeutet Zusammensein > 1 h; ein Kontakt in der ersten Woche postpartal ist problemlos.

- schnelle Titerbestimmung:
  - IgG im ELISA positiv → keine Konsequenz
  - IgG negativ
    - Kontakt vor < 4 Tagen → Varizella-zoster-Immunglobulin (Varicellon) 0,3 ml/kgKG i. m. innerhalb von 96 h bis zur 20. SSW
    - Kontakt nach der 20. SSW → Beruhigung der Schwangeren, keine fetale Erkrankung in der Literatur beschrieben
- Titerkontrolle IgG und IgM 4–6 Tage nach Auftreten eines Exanthems sowie 8 Tage später
  - IgM-Nachweis oder ≥ 4facher IgG-Titeranstieg in 2 Proben beweist die Infektion.
  - Bei Herpes zoster steigen vor allem IgG und IgA an.
    - Erregernachweis durch PCR möglich, Virusisolierung ist sehr aufwendig.

Klinik

- Exanthem
  - Nebeneinander von feinen Bläschen, Knötchen und Krusten = polymorphes Bild (Sternenhimmel)
  - Juckreiz

Akute Infektion in der SS

- Frühschwangerschaft
  - bei schwerem Verlauf evtl. Abort
- spätere Schwangerschaft
  - Gefahr der Früh- oder Totgeburt
- vom SSW-Alter unabhängig, bis zur 20. SSW
  - **konnatales Varizellensyndrom** möglich, aber sehr selten
    - in ca. 2 % der Infektionen bis zur 20. SSW
    - Nach der 20. SS wurde bisher keine Erkrankung beschrieben.
    - Hautulzera
    - Störungen der Extremitäten
    - Augendefekte
    - neurologische Defekte
    - Letalität 47 %

Varizellen (Exanthem) um den Entbindungstermin

- Übertragung in 25–30 % intrauterin → neonatale Varizellen entsprechend der Inkubationszeit (verkürzt auf 9–10 Tage)
- 5–21 Tage vor der Entbindung:
  - neonatale Varizellen innerhalb der ersten 4 Lebenstage verlaufen durch Antikörperbildung der Mutter meist gutartig → kein Varicellon
- 4 Tage vor bis 2 Tage nach der Entbindung → Risiko der neonatalen Varizellenerkrankung (8 %)
  - neonatale Varizellen vom 6.–12. Lebenstag an haben eine Letalität von 31 %, da zu wenig Antikörper von der Mutter auf das Kind übertragen wurden →
    - Verzögerung der Geburt möglichst auf 7 Tage nach dem Auftreten des Exanthems (Notwendigkeit wird kontrovers diskutiert)
    - Verzögerung nicht möglich
      - Varizella-Zoster-Immunglobulin-Gabe an die Mutter nicht sinnvoll
      - Aciclovir 10–15 mg/kgKG oral alle 8 h über 14 Tage
      - passive Immunisierung des Kindes mit Varizella-Zoster-Immunglobulin (Varicellon); 0,5 ml/kgKG i. m.
      - Neonatologe entscheidet über virostatische Therapie des Kindes.

Herpes zoster in der SS

- kein Risiko für das Kind in der Schwangerschaft
- antivirale Therapie mit Aciclovir (3 × 10 mg/kgKG i. v. bei schwerem Verlauf oder 5 × 800 mg oral) bei:
  - Zoster im Kopf-Hals-Bereich
  - hämorrhagischen Läsionen am Stamm
  - mehr als ein Segment betroffen
  - Immundefizit
  - florider Dermatitis atopica und Ekzeme
- Zur Geburt sollten die Bläschen gut abgedeckt werden.

Diagnostik bei Varizelleninfektion der Mutter

- keine invasiven Maßnahmen (da nur niedrige Embryopathierate)
- US-Kontrollen bei Infektion vor der 20. SSW
  - fetaler Hydrops
  - abnormes Fruchtwasservolumen
  - Ventrikulomegalie
  - Wachstumsretardierung
  - Abnormalitäten im Bereich der Extremitäten (Hypo- oder Aplasie, Kontrakturen)
- bei sonografischen Auffälligkeiten:
  - Amniozentese oder Kordozentese und Erregernachweis mittels PCR, falls positiv → Abruptio berechtigt

> **Cave:** Ein positiver Virusnachweis **ohne** sonografische Auffälligkeiten ist kritisch zu bewerten → eher keine Abruptio!

13.6 Herpes simplex

Erreger

- Infektion meist durch HSV2 (genitaler Typ), seltener (bis 10 %) durch HSV1 (orofazialer Typ)
- DNA-haltiges Herpesvirus
- HSV1: Im Erwachsenenalter sind 95 % der Bevölkerung infiziert.
- HSV2: Im Erwachsenenalter sind 10–30 % der Bevölkerung infiziert.

Infektionsrate

- Infektionsrate ist in der SS 3-mal höher als außerhalb.
- Häufigkeit der reaktivierten, aktiven Infektionen nimmt mit dem SS-Alter zu.

Klinik

- Prodromalstadium (Juckreiz, Spannungsgefühl)
- herpetiforme Bläschen im Vulva- und Zervixbereich
- Dysurie und Dyspareunie
- Abgeschlagenheit und flüchtige Fieberattacken
- Schwellung der inguinalen Lymphknoten

Diagnostik

- klinische Untersuchung
- Virusisolierung aus den Bläschen
- Bestimmung des Ak-Status (IgG und IgM)
  - wegen hoher Durchseuchung nur bei Primärinfekt sinnvoll
  - Beweisend sind Serokonversion und IgM+.

Risiken des aktiven Herpes genitalis

Von einem aktiven Herpes genitalis spricht man beim Vorliegen von Läsionen.

- während der Schwangerschaft
  - Die Abortrate ist bis zur 20. SS erhöht.
  - Eine Abruptio ist nicht indiziert, da keine Embryopathien beschrieben sind.

- um den **Entbindungstermin**, d. h. kurz vor der Geburt
  - Gefahr der Infektion sub partu
  - Bei einer Primärinfektion beträgt das Risiko der kindlichen Infektion 40–50 %.
  - Bei einer rekurrierenden Infektion liegt das Risiko durch die Antikörperübertragung der Mutter auf das Kind bei 5–10 %.
  - Frühgeborene sind 4- bis 5-mal stärker gefährdet.

> Aufgrund der Gefahr einer kindlichen Infektion mit oft letalem Ausgang ist der Entbindungsmodus der Wahl bei Primärinfektion, negativem Ak-Titer oder fehlender Ak-Bestimmung die **Sectio caesarea** (nur vor oder max. 4 h nach Blasensprung sinnvoll).

Prozedere

- **Screening**
  - bei Frauen mit Anamnese für Herpes genitalis
  - auch Screening des Partners
  - bei positiver Anamnese des Partners und negativen AK für HSV1 und 2 bei der Mutter:
    - Kondome spätestens ab 2. Trimenon
    - AK-Kontrolle Ende 3. Trimenon, bei Serokonversion Vorliegen einer Primärinfektion
- **Verdacht auf Herpes genitalis bis 2 Wochen vor ET**
  - Sicherung der Diagnose durch Virusnachweis aus den Bläschen
  - Serologie zur Unterscheidung eines primären von einem sekundären Infekt
    - negative Serologie → Wiederholung 4 Wochen vor ET (Nestschutz?)
  - primärer Herpes genitalis:
    - 5–6 × tgl. 200 mg Aciclovir (ACV) oral für 14 Tage
    - engmaschige Kontrolle des Kindes nach der Geburt
  - Rezidiv
    - kein Aciclovir
    - engmaschige Kontrolle des Kindes nach der Geburt
- **Herpes genitalis zur Entbindung**
  - Aciclovir (z. B. Zovirax) 5 mg/kgKG alle 8 h i. v.
  - Primärinfektion bzw. unbekannter Immunstatus → primäre Sectio
    - nur sinnvoll vor Ablauf von 4 h nach Blasensprung
    - prophylaktische Aciclovir-Behandlung des Kindes
  - Rezidiv und bekannter hoher Ak-Titer → vaginale Entbindung möglich
    - engmaschige Kontrolle des Kindes
    - großzügige Indikation zur Aciclovir-Behandlung; Beginn am besten 3 Tage vor Entbindung

Therapie des Neugeborenen

- Augen- und Nasen-Rachen-Abstriche direkt postpartal, nach 24 und 36 h
- bei Auffälligkeiten sofort Aciclovir, auch wenn Abstrichbefunde noch nicht vorliegen
- Neonatalherpes → ACV i. v. 10 mg/kgKG alle 8 h für 10 Tage
- asymptomatisch mit erhöhtem Infektionsrisiko → ACV i. v. für 5 Tage, dann 5 Tage oral
- asymptomatisch mit geringem Infektionsrisiko → ACV oral, 4 × tgl. 100 mg für 5 Tage

13.7 Pertussis

Erreger

- Bordetella pertussis

Bedeutung in der SS

- keine Gefahr für das Kind, da die Bakterien nicht in die Blutbahn gelangen
- Auch die Toxine bleiben lokal begrenzt.

Inkubationszeit

- 7–14 Tage

Infektionsverdacht

- in der Schwangerschaft
  - Die Hustenanfälle können während der Schwangerschaft problematisch sein → schon bei geringstem Verdacht auf eine Infektion 2 g/d Erythromycin oral über 14 Tage.
- kurz vor der Geburt
  - Mutter 2 g/d Erythromycin
  - Kind nach der Geburt 40 mg/kgKG Erythromycin
  - Mundschutz und Händedesinfektion

13.8 Scharlach

Erreger

- β-hämolysierende toxinbildende A-Streptokokken, die von einem Bakteriophagen befallen sind; dieser verursacht die Toxinbildung
- 5 verschiedene erythrogene Toxine sind bekannt → Mehrfacherkrankung möglich.

Inkubationszeit

- 2–5 Tage
- hohes Fieber

Klinik

- Angina
- typisches diffuses kleinfleckiges Exanthem
  - auf Druck abblassend
  - Handflächen und Fußflächen sind ausgespart.
  - Hautfarbe wie „gekochter Krebs"
- Erdbeerzunge
  - gerötete Papillen und weißer Belag
- Komplikationen durch interstitielle Nephritis, Myokarditis und Rheumatoide
- Komplikationen für die Schwangerschaft sind nicht beschrieben.

Diagnostik

- klinische Untersuchung
- Nachweis der Streptokokken im Rachenabstrich, ggf. auch in der Vagina
- Leukozytose, erhöhtes CRP
- Der ASL-Titer ist nicht geeignet, da er erst in der 2.–4. Woche ansteigt.

Prozedere

- Penicillin- oder Erythromycin-Therapie über 10 Tage
- antibiotische Prophylaxe nach Kontakt nur unmittelbar am Geburtstermin
- Stillen mit Mundschutz ist möglich, da Neugeborene selten an Scharlach erkranken.

13.9 Zytomegalie

Erreger

- Zytomegalievirus (CMV), gehört zur Gruppe der Herpesviren (DNA-Virus)
- Nach der Primärinfektion persistiert das Virus lebenslang in den Lymphozyten und kann reaktiviert werden.

Durchseuchung

- liegt bei 18- bis 30-Jährigen bei 50 %
- Kinder seronegativer und seropositiver Frauen sind gefährdet, d. h. kein Schutz des Kindes durch Antikörper der Mutter.
- vertikale Transmission bei Primärinfektion ca. 40 %

Infektionsquellen

- Ein längerer, enger körperlicher Kontakt (insbesondere mit Kindern) ist zur Übertragung notwendig.
- Speichel
- Urin
- Genitalsekrete
- Sperma
- Tränenflüssigkeit
- Blut

Infektion in der SS

- Virämie durch
  - Primärinfektion oder
  - erneutes Aufflammen der persistierenden Viren, bedingt durch die zunehmende Depression der zellulären Immunantwort
- Virämie → **kindliche Infektion** zu 40 % (überwiegend 2. Trimenon), Schädigungsrate bei kindlicher Infektion bis zu 20 % (unter 1 % bei reaktivierter Infektion)

Infektionswege

- **pränatal:** diaplazentar (Virämie), aszendierend
- **peripartal:** infizierte Sekrete im Geburtskanal
- **postpartal:** Milch, Kontaktinfektion

Klinik bei der Mutter

- meist uncharakteristisch
- Fieber und Abgeschlagenheit
- Lymphknotenschwellungen
- schwere Verläufe mit Pneumonie, Hepatitis, Myo-/Perikarditis u. a. möglich

Klinik beim Kind

- psychomotorische Retardierung als Kleinkind mit günstiger Prognose
- bei intrauteriner Diagnostik
  - Retardierung
  - Hepatosplenomegalie (typisches Zeichen der konnatalen Infektion)
  - Mikrozephalie, Porenzephalie
- kongenitales Syndrom
  - Hepatosplenomegalie
  - Petechien durch Thrombozytopenie
  - hämolytische Anämie
  - Hyperbilirubinämie
  - Mikrozephalie, Enzephalitis, Krämpfe
  - Chorioretinitis
  - Spätschäden in 90 %:
    - Intelligenzdefizit (IQ < 70)
    - Sprach-Hör-Störungen (sensorische Hörstörung), Taubheit

    - Krampfanfälle
  - größte Schädigung bei Infektion in der Früh-SS

Diagnostik

- Eine Unterscheidung der Primär- von der reaktivierten Infektion ist bezüglich der kindlichen Prognose bei kindlicher Infektion wichtig.
- IgG und IgM mittels ELISA (sind nur bei 60 % der Erkrankten positiv)
  - Sicher beweisend für Primärinfekt ist nur die Serokonversion von negativ (alte Serumproben heranziehen) auf positiv.
  - ggf. Quantifizierung der IgM-Ak
  - Rückschlüsse bei positiven IgM-Ak:
    - akute Primärinfektion (rascher Abfall von IgM)
    - Monate zurückliegende Primärinfektion (langsamer Abfall von IgM)
    - rekurrierende Infektion
    - IgM-Persistenz nach Primärinfektion
    - falsch positives Resultat
- IgG-Aviditätsbestimmung ist für Differenzialdiagnose Primärinfektion oder Reinfektion beweisend.
  - hoher IgM-Titer bei gleichzeitiger niedriger Avidität (≤50 %) → Primärinfektion innerhalb der letzten 3 Monate wahrscheinlich
  - Hohe Aviditäts-CMV-IgG-Ak > 80 % schließen eine primäre Infektion weitgehend aus.
- CMV-neutralisierende Antikörper
  - Bildung 15 Wochen nach Primärinfektion
  - nicht nachweisbar → Primärinfektion kann nicht viel länger als 15 Wochen zurückliegen.
- Virusnachweis im Blut, Urin oder Zervixsekret mittels PCR
- sonografische Hinweiszeichen
  - IUGR
  - echogener Darm
  - auffällige Hirnventrikel
    - Ventrikulomegalie
    - Plexus-choroideus-Zysten
  - ZNS-Kalzifizierungen und Mikrozephalie
- Virusnachweis im Fruchtwasser durch Schnellantigentest und PCR → Nachweis der kindlichen Infektion
  - ideal ≥21. SSW und > 6–8 Wochen nach Serokonversion
- IgM-Bestimmung im fetalen Blut (schwieriger und nicht unbedingt notwendig)
- CMV-DNA-Nachweis in fetalen Erythroblasten, die im mütterlichen Blut zirkulieren
  - Vermeidung invasiver Pränataldiagnostik
  - zurzeit experimentell
- Kindliche Infektion gilt als gesichert, wenn in der ersten Lebenswoche das Virus im Urin nachweisbar ist.
  - PCR und Virusnachweis im Urin, Speichel oder Blut
  - OAE-Gehörscreening

Therapie

- zurzeit noch nicht etabliert
- Erwägen der Schwangerschaftsbeendigung nur bei positiver PCR aus Fruchtwasser oder fetalem Blut **und** sonografischen Hinweisen auf eine fetale Schädigung
  - Ob die Bestimmung der Viruslast beim Kind eine Aussage zur Prognose zulässt, wird zurzeit in Studien geklärt.
- Inwieweit sich mit Ganciclovir 3 g/d die Prognose bei kindlicher Infektion verbessern lässt, ist weiterhin offen.

- Bei sonografisch nachgewiesener Organsymptomatik und dem Wunsch, die SS fortzusetzen, ist ein Therapieversuch zur Verbesserung der Prognose zu diskutieren.
- aber: im Tierversuch teratogene Effekte! → Aufklärung über Kontraindikation und fehlende Datenlage (meist nur Einzelfallbeschreibungen)

- Behandlung des Neugeborenen mit Ganciclovir ist weiterhin experimentell.
- Gabe von CMV-Hyperimmunglobulin (Cytotect CP) reduziert das Risiko einer symptomatischen CMV-Infektion des Neugeborenen.
  - für die Therapie in der SS nicht zugelassen → Off-Llabel-Use
  - Infusion mit 200 IE/kgKG bei Nachweis der fetalen Infektion per Amniozentese
  - sonografischer Verdacht auf persistierende Erkrankung des Feten → erneute Infusion bei der Mutter sowie fetal i. v. per Kordozentese (oder intraamnial)
  - In anderen Einzelfallbeschreibungen wurde bei gesicherter Infektion des Feten auch ohne sonografischen Nachweis eine ca. wöchentliche intrauterine Therapie durchgeführt.
  - keine invasive Pränataldiagnostik erwünscht → monatlich 100 IE/kgKG Cytotect CP bis zur Entbindung

Prophylaxe

- aktive Prophylaxe zurzeit nicht möglich
- postexpositionelle Gabe von CMV-Immunglobulin als passive Immunisierung
  - scheint bei der der Prophylaxe weniger effektiv zu sein als bei der Erkrankung (s. o.)
- CMV-Immunstatus aller Schwangeren, aber zumindest von Schwangeren in Risikobereichen bestimmen
  - seronegativ →
    - CMV-IgG-(IgM)-Ak-Kontrolle alle 4–6 Wochen bis Ende 2. Trimenon
    - Beratung zur Expositionsprophylaxe (s. u.)
    - bei Entbindung:
      - IgG im mütterlichen Blut und Nabelschnurblut
      - IgG positiv → Neonataldiagnostik (PCR und Hörscreening)
      - bei Symptomatik antivirale Therapie (GCV i. v., VGCV)
- bei seronegativen Frauen Immunstatus des Sexualpartners bestimmen
- Information über Risikobereiche und Verhaltensweisen für seronegative Frauen
  - insbesondere Umgang mit Kindern < 3 Jahre
  - Kindertagesstätten
  - Wickeln anderer Kinder mit Handschuhen
  - Küssen vermeiden
  - Kondomverkehr bei seropositivem Partner
  - Händewaschen beim Umgang mit bespeicheltem Spielzeug oder Kontakt mit Windeln
  - keine gemeinsame Verwendung von Handtüchern und Zahnbürsten
  - Dialysestationen
  - Transplantbereiche
  - Kinderstationen
- Verwendung CMV-negativer Blutprodukte bei Therapie der seronegativen Schwangeren oder einer intrauterinen Therapie des Kindes

13.10 Ringelröteln (Erythema infectiosum)

Erreger

- humanes Parvovirus (B19)
- 50–70 % der Erwachsenen besitzen Antikörper.
- Auftreten meist epidemieartig in Kindergärten oder Schulen

Infektionsmodus

- Tröpfcheninfektion
- sehr selten parenteral durch Blutkonserven und Plasmaprodukte
- Zielzellen der Viren sind die erythropoetischen Zellen im Knochenmark (Rezeptor ist das Blutgruppen-P-Antigen) → Hemmung der Erythropoese.
- Zusätzlich kommt es zur Hämolyse beim Fetus.

Klinik

- **Normalperson** mit normalem Erythrozytenumsatz:
  - evtl. asymptomatisch (ca. 30 % der Infektionen)
    - grippale Symptome
    - makulopapulöses, z. T. konfluierendes Erythem
      - befällt Arme; Beine und Stamm symmetrisch
      - spart Handflächen und Fußsohlen aus
  - Erythema infectiosum, Infektiosität ca. 6 Tage vor Exanthem
  - rheumatoide Verlaufsform
- **Fetus** (erhöhter Erythrozytenumsatz, Lebensdauer der Erythrozyten 20 Tage):
  - größtes Risiko bei Infektion in der 14.–24. SSW
    - schwere Anämie in 4–17,5 %
    - aplastische Krise
    - Hydrops fetalis
- immunsupprimierte Personen:
  - chronische Anämie
  - Organmanifestation

Infektion in der SS

In bis zu 30 % der Fälle kommt es zur Infektion des Kindes.

- 1. Trimenon → **Abort**
- 2. Trimenon → Anämie des Fetus → Herzinsuffizienz → Flüssigkeitsretention → **Hydrops fetalis**
- 3. Trimenon → intrauteriner Fruchttod (bei 11 % der Infektionen < 20. SSW; 0 % der Infektionen > 20. SSW)
- Bei lebend geborenen Kindern wurden bisher keine Missbildungen festgestellt, jedoch gibt es tierexperimentelle Hinweise auf fetotoxische Wirkungen der Viren.
- Eine Abruptio ist dementsprechend primär nicht indiziert, sollte aber bei fehlendem Therapieerfolg eines infektionsbedingten Hydrops fetalis erwogen werden.

Diagnostik

- allgemeines Labor:
  - kurzfristiges Absinken des Hb
  - passagere Retikulozyten und Thrombozytopenie
- bei V. a. Infekt oder nach Kontakt → B19-Immunstatus:
  - IgG positiv, IgM negativ: Durchseuchung → keine weiteren Maßnahmen
  - IgG negativ, IgM negativ: kein Anhalt für Infekt, Kontrolle in 1–2 Wochen (Serokonversion?)
  - IgG positiv oder negativ, IgM positiv: V. a. akuten Infekt → sofortige Kontrolle
- bei unklaren serologischen Befunden oder V. a. Infekt → Virusnachweis z. B. durch PCR

- **Cave:** lange B19-DNAämie täuscht frische Infektion bei PCR vor → bei Unsicherheit zusätzlich:
- VP1-IgG-Avidität sowie VP2-IgG-ETS → Präzision der Diagnose
- nach der 16. SSW Amniozentese und PCR zum Infektionsnachweis beim Fetus

Prozedere bei Kontakt

- Bestimmung des Immunstatus
- Ak-Titer negativ → Infektionsquelle fernbleiben
- erneute Serologie nach 3 und 6 Wochen

Prozedere bei akutem Infekt

- Mit Zeichen der fetalen Erkrankung ist deutlich nach Erkrankungsbeginn der Mutter zu rechnen.
- engmaschige US- und Doppler-Kontrollen
  - einmal wöchentlich für 12 Wochen
  - Doppler der A. cerebri media (V_{max}ACM):
  - Pathologie weist auf Anämie hin
  - Anämie erhöht durch Herzzeitvolumen ↑ und Blutviskosität ↓ die Strömungsgeschwindigkeit.
  - Messung am Abgang der ACM vom Circulus arteriosus Willisi
  - Höchster V_{max} aus 3 Folgeuntersuchungen wird gewertet.
  - >34.–36. SSW weniger zuverlässig
  - V_{max}-Cut-off liegt bei 1,5 MoM (Multiple of Median in Abhängigkeit vom Gestationsalter)
    - >1,5-fach des Medianwertes → erhöhtes Risiko für transfusionspflichtige Anämie → Kordozentese in Transfusionsbereitschaft
  - serielle Untersuchung im Risikokollektiv im Abstand von 7–14 Tagen
  - Neben V_{max} gibt auch der Anstieg von V_{max} im Verlauf einen Hinweis auf das Risiko der Entwicklung einer transfusionspflichtigen Anämie.
    Merke: Nach der ersten Transfusion steigt die Falsch-positiv-Rate von V_{max} aufgrund der unterschiedlichen Viskosität des adulten Blutes. Vgl. Abb. 15.**2**, S. 225
- bei pathologischem Doppler der A. cerebri media und/oder Hydrops fetalis, Aszites
  - Kordozentese nach Bereitstellung von Erykonzentrat Blutgruppe 0 Rh negativ (Hkt ca. 70 %, bestrahlt, Kell- und CMV-negativ):
    - ggf. vorher RDS-Prophylaxe
    - Nachweis von B19-DNA mittels PCR, fetales Hb
    - fetale Bluttransfusion je nach Hb (<8–10 g/dl)
    - einmalige Transfusion ist meist ausreichend
    - Transfusionsvolumen:
      V(ml EK) = [(Hkt-Ziel – Hkt-Start)/Konserven-Hkt] × Blutvolumen (100 ml/kgKG)
    - >36. SSW: Transfusion + Entbindung
  - häufig Restitutio ad integrum ohne Therapie! !

▶ Prophylaxe ist nicht möglich.

13.11 Chlamydien

Erreger

- Chlamydia trachomatis ist der am häufigsten vorkommende sexuell übertragbare Mikroorganismus in Deutschland.
- Prävalenz bei Schwangeren ca. 1–3 %

Screening und Diagnostik

- zu Beginn der Schwangerschaft Bestandteil des Mutterschutzgesetzes und seit dem 1.4.1995 obligat
  - Zervixabstrich auf Chlamydien (Enzymimmunoassay, EIA)
    - war als Übergangsregelung nur noch bis 31.12.2008 abrechenbar
    - Seit Juli 2007 können auch Nukleinsäure-Amplifikationsverfahren (NAT) über die GKV abgerechnet werden.
      - Untersuchung erfolgt im Urin.
      - Aus Wirtschaftlichkeitsgründen kann der Test in einem Poolingverfahren durchgeführt werden (bis zu 5 Patientinnen).
      - seit 1.1.2009 ausschließliches von der GKV bezahltes Verfahren
    - bei positivem Erregernachweis durch Kultur oder 2 verschiedene Antigenteste:
      - 4 × 500 mg Erythromycin oder
      - 2 × 150 mg Roxithromycin (besser verträglich)
      - plus Partnerbehandlung, z. B. mit Doxycyclin 2 × 100 mg/d über 10 Tage
- Weiteres Screening im 3. Trimenon (30.–34. SSW) wird empfohlen, insbesondere bei klinischem Verdacht.

Komplikationen in der SS

- Abort, Frühgeburt
- Infektion des Neugeborenen: Konjunktivitis, Pneumonie
- Sterilität

Klinik

- mukopurulenter Ausfluss aus der Zervix
- unspezifisch wirkende Zervizitis
- evtl. asymptomatisch

Risiken

- vorzeitiger Blasensprung
- Chorionamnionitis
- Frühgeburt
  - niedriges Geburtsgewicht
  - erhöhte perinatale Morbidität und Mortalität
- Infektion des Kindes bei der Geburt
  - Einschlusskörperchenkonjunktivitis
  - atypische Pneumonie
  - Otitis media
  - Infektion des Nasopharynx
- postpartale Endometritis

Therapie

- immer Partnertherapie
- außerhalb der Schwangerschaft: oral für 2 Wochen
  - Tetracyclinhydrochlorid, Doxycyclin, Erythromycin, Ofloxacin (Tarivid)
- **in der Schwangerschaft**
  - Therapie direkt nach Diagnosestellung, nicht jedoch vor Abschluss der 14. SSW
    - Erythromycin (4 × 500 mg) oral für 7 Tage; am besten in Form von Erythromycinethylsuccinat (4 × 880 mg) als Trockensaft oder Granulat, da besser magenverträglich → weniger Therapieabbrüche
    - alternativ Clindamycin

Kind postpartal

- Exposition des Kindes muss dem Pädiater mitgeteilt werden.
- Ophthalmieprophylaxe z. B. mit 1%iger Silbernitrat-Lösung
- Therapie nur beim erkrankten Neugeborenen
  - Erythromycin 40–60 mg/kgKG/d für 14 Tage

13.12 Streptokokken der serologischen Gruppe B (GBS)

Allgemeines

- GBS bei 16% der meist symptomlosen Schwangeren
- Infektion und Gefährdung des Kindes (besonders bei niedrigem Geburtsgewicht und bei Frühgeborenen)
- Eine Wassergeburt erscheint auch bei positivem GBS-Status vertretbar.

Klinik beim Neugeborenen

- **Early Onset**
  - schwere Sepsis Stunden bis 7 Tage post partum mit Ateminsuffizienz, Meningitis und Pneumonie
  - Letalität 60–70%
- **Late Onset**
  - 1–8 Wochen post partum meningitische Symptome
  - oft neurologische Restschäden
  - Letalität 10–20%

Screening in der 35+0–37+0 SSW

- Abstrich vom Introitus (keine Spekulumuntersuchung!)
- Anorektalabstrich
- Verwendung von Selektivmedien für GBS → mikrobiologisches Labor über Ziel des Abstrichs informieren
- Leistung wird nicht durch Kassen erstattet.
- Antibiotische Therapie bei Keimnachweis in der Schwangerschaft, jedoch ohne Symptome, ist nicht effektiv.

Therapie bei vorzeitigen Wehen und intrapartal

- positiver Abstrich kurz vor der Entbindung oder GBS-Status unbekannt und Risikofaktoren (s. Abb. 13.1) → prophylaktische Antibiose intrapartal, z. B.
  - 2 g Ampicillin i. v., dann alle 4 h 1 g bis zur Geburt

Abb. 13.1 Intrapartale Chemotherapie zur Vermeidung der Neugeborenensepsis durch Streptokokken der Gruppe B.

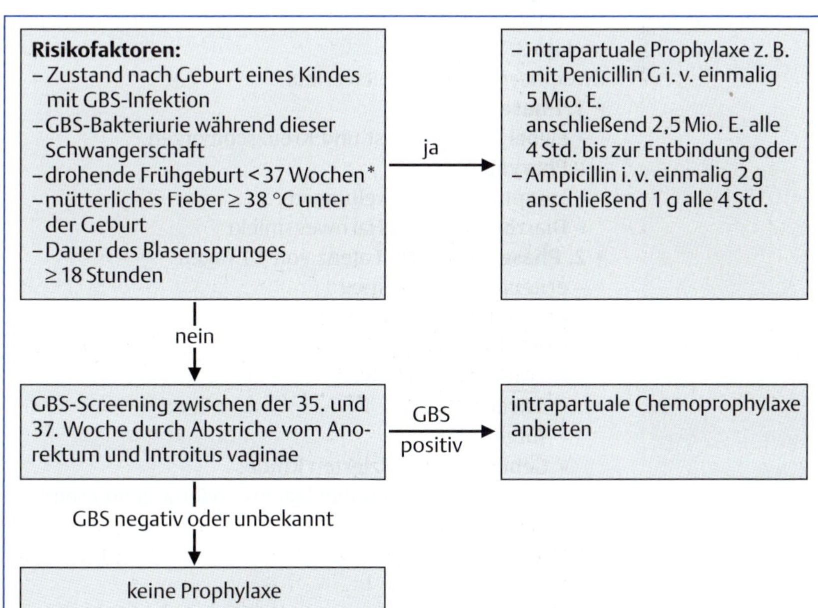

- Cefazolin 2 g i.v. einmalig, dann 1 g alle 8 h
- Clindamycin 900 mg i.v. alle 8 h

Prophylaxe einer Neugeborenensepsis

- Darstellung des Prozedere in Abb. 13.**1**
- bei Penicillinallergie:
  - Clindamycin 900 mg i.v. alle 8 h bis zur Geburt
  - Erythromycin 500 mg i.v. alle 6 h bis zur Geburt

Therapie des Neugeborenen

- engmaschige Überwachung
- schon beim geringsten Verdacht:
  - Ampicillin 200 mg/kgKG oder
  - Cefotaxim 100–150 mg/kgKG
  - Verlegung in die Kinderklinik
- bei unbekanntem Erreger
  - Breitbandpenicillin in Kombination mit Aminoglykosid für 7–14 Tage
    - z. B. Pipril 2 × 100 mg/kgKG + Netilmycin 1 × 5 mg/kgKG

13.13 Listeriose

Erreger

- grampositives Stäbchen, dessen humanpathogene Stämme ein β-Hämolysin produzieren

Infektionsmodus

- Übertragung durch Schmierinfektion oder infizierte Nahrungsmittel (rohe Eier, Käse aus nicht pasteurisierter Milch, Weichkäse, rohes Fleisch, geräucherte Fische, vakuumverpackter Räucherlachs und Rohkost aus der Erde (bei Düngung mit Fäkalien)
- Personal, das Tierprodukte verarbeitet, ist vermehrt gefährdet.
- Infektionen kommen besonders bei Menschen mit gestörter zellulärer Infektabwehr, z. B. Schwangeren, vor.

Infektion in der SS

Die Häufigkeit liegt bei 0,3 %, bevorzugtes Auftreten gegen Ende des 2. Trimenons und im 3. Trimenon.

Zweiphasiger Krankheitsverlauf:

- **1. Phase**
  - Fieber, Schüttelfrost und Kreuzschmerzen
  - Pharyngitis
  - Lymphknotenschwellungen
  - Diarrhö und/oder Harnwegsinfekt
- **2. Phase** nach einer Latenz von 14 Tagen
  - erneuter Fieberanstieg
  - Zeichen eines Amnioninfekts
  - Uteruskontraktionen
  - Ausstoßung der Frucht
    - febriler Abort
    - Totgeburt
    - Geburt eines infizierten Kindes
  - Infektion des Kindes diaplazentar oder aszendierend

Infektion des Neugeborenen

- **Frühform**
  - Symptome 2 Tage postpartal
  - Infektion erfolgte intrauterin.
  - besonders bei untergewichtigen Frühgeborenen
  - Mütter hatten oder haben Infektionszeichen.
- **Intermediärform**
  - Auftreten der Symptome am 3.–5. Tag postpartal
  - Kinder meist normalgewichtig
  - Mütter meist ohne Symptome
- **Symptome** der Früh- und Intermediärform
  - Trinkschwäche, Erbrechen, schleimige Stühle
  - Dyspnoe (RDS), Aspirationspneumonie
  - Krämpfe, Symptome einer Meningitis
- **Spätform**
  - Beginn zwischen 6. und 40. Lebenstag
  - Kinder meist normalgewichtig
  - Mütter asymptomatisch
- **Symptome** der Spätform
  - purulente Meningitis
  - Meningoenzephalitis

> Die **Letalität** der Neugeborenenlisteriose liegt ohne sofortige Therapie bei 33–70 %. Die Erkrankung des Neugeborenen ist **meldepflichtig**.

Diagnostik

- Erregernachweis steht an erster Stelle (Kultur, PCR).
  - Blut, Rachen- und Vaginalabstriche, Urin
  - ggf. Amnionflüssigkeit, Abortmaterial, Plazenta, Lochien, Mekonium
  - Ohrabstrich und Liquorprobe beim Neugeborenen
- Serologische Diagnostik ist wegen Kreuzreaktionen mit anderen Bakterien ungeeignet.
- Serologie zur Klärung einer Abortursache ist ebenfalls ungeeignet.
- Namentliche Meldepflicht besteht bei direktem Erregernachweis aus sonst sterilen Substraten (z. B. Blut, Liquor etc.).

Therapie der Mutter

Schon bei den ersten verdächtigen Symptomen ist die Therapie indiziert (über 2 Wochen).

- 1. Wahl: Penicillin und Ampicillin
- 2. Wahl: Erythromycin

Therapie des Neugeborenen

- 200 mg Ampicillin/kgKG/d
- bei schwerem Verlauf: Ampicillin + Gentamicin 4–5 mg/kgKG/d
- bei Meningitis und Meningoenzephalitis: zusätzlich intrathekal Gentamicin
- Dauer der Therapie mindestens 2 Wochen, besser 3–4 Wochen

Prophylaxe

- Meiden der o. g. Nahrungsmittel
- Isolierung von Wöchnerinnen und Neugeborenen bei Verdacht auf maternofetale Listeriose

13.14 Hepatitis

13.14.1 Hepatitis A

Erreger

- stabiles RNA-Enterovirus (Familie der Picorna-Viren)
- keine Inaktivierung durch normale Seife

Infektionsweg

- Schmierinfektion fäkal-oral
- kontaminierte Lebensmittel
  - Muscheln, Schalentiere (Virus überlebt im Meerwasser ca. 3 Monate)
  - verunreinigtes Trinkwasser

Inkubationszeit

- 15–50 Tage

Infektion in der SS

- Chronische Verläufe sowie Schädigungen des Fetus sind nicht bekannt.
- Bei schwerem Verlauf kann es zu vorzeitigen Wehen und Frühgeburten kommen.

Klinik

- Prodromalsymptome wie grippaler Infekt
- Ikterus und Juckreiz
- Dunkelfärbung des Urins
- Entfärbung des Stuhls
- Abklingen nach 4–6 Wochen

Diagnostik

- Titeranstieg des Anti-HAV-IgG
- Nachweis von Anti-HAV-IgM
- IgG persistiert meist lebenslang

Tab. 13.**3** Hepatitisarten und Schwangerschaft (Quelle: Petersen, Infektion in Gynäkologie und Geburtshilfe, Georg Thieme Verlag, Stuttgart 2003).

Hepatitis/Erreger	Virusgenom	Übertragung	Inkubationszeit in Tagen	Schwangerschaft	Komplikationen	Prophylaxe
A (HAV, Picornavirus)	RNA	fäkal-oral	12–90	nichts bekannt	fulminante Hepatitis	Impfung
B (HBV, Hepadnavirus)	DNA	parenteral sexuell-perinatal	40–180	chron. Erkrankung des Kindes	chron. Erkrankung, Leberzirrhose, Leberkarzinom	Impfung
C (HCV, Flavivirus)	RNA	parenteral (sexuell)	3–140	nichts bekannt	chron. Erkrankung, Leberzirrhose, Leberkarzinom	keine Immun-Prophylaxe
D (HDV)	inkomplette RNA	parenteral perinatal	21–49	nichts bekannt	chron. Erkrankung	wie bei Hepatitis B
E (HEV)	RNA	Trinkwasser (fäkal-oral), Asien, Afrika	20–65	hier besonders gefährlich	Letalität bei Schwangeren 10–20 %	keine

Therapie

- Gabe von Standardimmunglobulin beim Neugeborenen bei akuter Infektion der Mutter
- Abstillen bei akuter Infektion unter Beachtung der üblichen Hygienemaßnahmen nicht notwendig

Prophylaxe

- 5–7 ml Standardimmunglobulin bei Kontakt oder Gefährdung
- aktive Immunisierung, z. B. Havrix 1 ml i. m. zur Grundimmunisierung und nach 6–12 Monaten erneut 1 ml i. m. für den Langzeitschutz

▶ Erkrankung und Tod sind meldepflichtig.

13.14.2 Hepatitis B

Zur Vermeidung der kindlichen Infektion mit all ihren Folgeschäden ist das Screening in der Schwangerschaft Bestandteil der Mutterschaftsvorsorge und muss in den Mutterpass eingetragen werden → Bestimmung von HbsAg bei allen Schwangeren in der 34.–36. SSW, die nicht geimpft wurden.

Erreger

- DNA-Virus mit relativ labiler Hülle
- Die wichtigsten Antigene des Virus sind:
  - HBsAG (Virushülle) = Surface-Antigen
  - HBcAg (Innenkörper) = Core-Antigen
  - HBeAg (Nachweis → hohe Infektiosität) = Envelope-Antigen (sekretorische Form des HBcAg)

Infektionsweg

- Übertragung durch Blut und daraus hergestellte Ersatzstoffe
- Infektionsrisiko nach Nadelstichverletzung mit infiziertem Blut ca. 30 %
- Übertragung durch Körpersekrete (Sexualkontakt 65 % der Infekte)
- Bei 10 % der Patienten kommt es zum chronischen Verlauf mit evtl. resultierender Leberzirrhose oder Leberzellkarzinom.

Inkubationszeit

- 1–6 Monate

Infektion des Kindes

- Die Infektion erfolgt meist bei der Geburt, selten diaplazentar (hier ist die postpartale Simultanimpfung sinnlos).
- Mutter HBsAg- und HBeAg-positiv → Infektion des Kindes bei der Geburt in 70–80 %
- Mutter nur HBsAg-positiv → Infektion des Kindes bei der Geburt in 6 %

Diagnostik

- akute Phase
  - HbsAg (in 90 % pos.), HBeAg und Anti-HBc-IgM (immer pos.) sind positiv.
- unkomplizierter Verlauf
  - HBsAg und HBeAg → Anti-HBe und Anti-HBs werden und bleiben positiv.
- möglicherweise chronischer Verlauf
  - HBsAg und HBeAg sind länger als 12 Wochen positiv.
- Kriterien der Infektiosität
  - HBsAg, HBeAg, **HBV-DNA (PCR)** und Anti-HBc-IgM
  - HBV-DNA nicht nachweisbar → nicht infektiös
- Nach Impfung finden sich nur Anti-HBs-Antikörper, da nur mit HBsAg geimpft wird.

Prozedere

- **HBsAg-Nachweis in der Schwangerschaft:**
  - Bestimmung von HBeAg und Leberwerten
  - Hepatitis-Serologie beim Partner
    - negativ → Impfung mit HBVAXPRO 10 Mikrogramm, Wiederholung 4 Wochen und 6 Monate nach der ersten Gabe
    - positiv → Therapie (Interferon)
  - postpartal
    - Untersuchung des Nabelschnurblutes auf Anti-HBc, Anti-HBs und AntiHBsAg
    - Simultanimpfung des Kindes innerhalb von 24 h postpartal
      - 1 ml Hepatitis-B-Immunglobulin + 0,5 ml HBVAXPRO 5 Mikrogramm für Kinder; erneute Gabe 4 Wochen und 6 Monate nach der ersten Gabe
    - Titerkontrollen 3. und 6. Lebensmonat
    - Abstillen ist nach Simultanimpfung nicht notwendig.
- **kein Eintrag im Mutterpass**
  - Kind wird postpartal innerhalb von 12 h aktiv mit HBVAXPRO immunisiert.
  - Bestimmung des HBsAg bei der Mutter sofort nach Feststellen des fehlenden Eintrags
    - Dies sollte in einer geburtshilflichen Einrichtung jederzeit möglich sein.
  - passive Immunisierung innerhalb von 7 Tagen bei Vorliegen eines positiven HBsAg der Mutter
  - **Merke:** Die direkt postpartal durchgeführte Simultanimpfung bietet den besten Schutz.
- Hepatitisintimkontakt in der Schwangerschaft + Seronegativität:
  - Hepatitis-B-Immunglobulin Behring 0,06 ml = 200 IE/kgKG + HBVAXPRO 10 µg jeweils in einen und den kontralateralen M. deltoideus zur aktiven Immunisierung

13.14.3 Hepatitis C

Erreger

- Hepatitis-C-Virus
  - mäßig stabiles RNA-Virus
  - Flavavirus
  - mehrere Subtypen (ca. 100) sind bekannt
  - Infektionen mit Genotyp 2 und 3 werden günstiger bewertet.

Infektionsweg

- Blut(transfusion)
  - spielt seit Testung aller Blutspenden auf HC nur noch untergeordnete Rolle
- sexuelle Übertragung in ca. 3 % → Partner testen
- Perinatale Übertragung ist selten.
- vertikale Infektion in utero in ca. 4,2–6,9 %
- Risikogruppen sind vor allem i. v. Drogenabhängige (80 % sind positiv) und Dialysepatienten.
- Infektionsrisiko nach Nadelstichverletzung mit infiziertem Blut ca. 3 %

Infektion in der SS

- Bei Schwangeren ist ein schwerer Verlauf möglich.
- Zur chronischen Erkrankung kommt es bei 60–80 % der Patientinnen.
  - evtl. Leberzirrhose (bei 50 % der chronisch Erkrankten) und/oder Leberzellkarzinom nach 15–30 Jahren (bei 10 % der chronisch Erkrankten)
- Übertragung auf den Fetus je nach Viruskonzentration < 10 %

Diagnostik

- Nachweis von Anti-HCV-IgG nach 3–6 Monaten
- PCR (HCV-RNA) zur Bestimmung der Viruslast
  - positiv → infektiös

Prozedere

- keine Behandlung in der Schwangerschaft
- wird ein HCV-positiver Partner behandelt → Kondomverkehr, um Medikamentenübertritt zu vermeiden
- Von invasiver Pränataldiagnostik ist bis zum Vorliegen entsprechender Daten abzuraten.
- Abruptio nicht notwendig
- keine primäre Indikation zur Sectio
- Stillen ist möglich.
- Nicht infizierte Kinder verlieren die mütterlichen Antikörper nach ca. 8 Monaten.
- Laborkontrollen beim Kind:
  - HCV-Antikörper und HCV-RNA
    - bei Entbindung
    - nach 4–6 Wochen
    - im Alter von 3 Monaten
    - dann alle 3 Monate bis zum Verschwinden der mütterlichen Ak
    - Persistenz von HCV-RNA nach 3 Monaten oder von HCV-Ak nach 12 Monaten spricht für Infektion des Kindes.
- Therapie mit PEG-INF-α über 24 Wochen → Ausheilung in 95 %

13.14.4 Hepatitis D

Infektionsmodus

- inkomplettes RNA-Virus, das nur zusammen mit Hepatitis B auftritt
- Das Hepatitis-D-Virus braucht zur Vermehrung das HBV (Hülle).
- Eine Hepatitis B kann hierdurch fulminant verlaufen.

Diagnostik

- Anti-HD bei HBsAg-positiven Personen

13.14.5 Hepatitis E

Erreger

- Hepatitis-E-Virus (HEV)
  - einsträngige RNA
  - Vorkommen in tropischen und subtropischen Ländern

Infektionsmodus

- Schmierinfektion von Tieren und Trinkwasser

Diagnostik

- RNA-Nachweis durch PCR
- Ak-Nachweis (anti-HEV-IgM und IgG)

Klinik

- ähnlich der Hepatitis A

Infektion in der SS

- Bei jugendlichen Schwangeren sind eine hohe Abortrate sowie eine mütterliche Letalitätsrate bis zu 20 % beschrieben.
- Eine Therapie ist nicht möglich.

13.14.6 Hepatits G

Erreger

- HGV
- aus der Gruppe der Flavi-Viridae
- entfernt verwandt mit HCV

Vorkommen

- 1–2 % der gesunden Blutspender
- 10–20 % aller Hämophilen, die regelmäßig Fremdblut erhalten

Besonderheiten

- keine klinisch erkennbare Leberentzündung
- schützender Effekt bei HIV-Infektion

13.15 Lues

Erreger

- Treponema pallidum

Infektionsmodus

- Infektion des Kindes kann wohl zu jedem Zeitpunkt der Schwangerschaft erfolgen.
  - Infektion in der Frühschwangerschaft → Abort oder IUFT
  - Infektion ab dem 4. Schwangerschaftsmonat → Lues connata

Diagnostik

- TPHA-Test als Suchtest nach Feststellen der SS
- als Screening vorgeschrieben (wegen der Folgeschäden beim Kind); weitere Diagnostik bei positivem Test; s. Kapitel Geschlechtskrankheiten

Therapie

- Behandlung der Mutter
  - Clemizol-Penicillin 1–2 Mio. IE/d i. m. über 21 Tage
  - Benzylpenicillin-Benzathin 2,4 Mio IE i. m. auf 2 Gesäßhälften verteilt, 3 × im Abstand von einer Woche (Therapie der Wahl)
    - bei Penicillinallergie 2 g Ceftriaxon (Rocephin) tgl. i. m. oder i. v. über 15 Tage
- Behandlung des Neugeborenen
  - wenn Mutter behandlungsbedürftig war
  - IgM-Ak-Nachweis beim Kind oder 4-fach höherer IgG-Titer beim Kind gegenüber der Mutter
  - sonstige Verdachtsmomente auf eine kindliche Infektion
    - evtl. Liquorpunktion erwägen
  - 2 × 25 000 IE/kg Penicillin tgl. i. m. oder i. v. über 10 Tage

Lues connata

Etwa bei der Hälfte aller lebend geborenen Kinder einer infizierten Mutter.

- makulopapulöses Exanthem, wie bei Lues II
- syphilitischer Pemphigus (Blasen mit gelblichem, flüssigem Inhalt an Handinnenflächen und Fußsohlen)
- plattenförmige Hautinfiltrate, besonders rund um Körperöffnungen; Infiltrate um den Mund reißen beim Schreien ein und verheilen narbig
- Schleimhautirritationen → Schnupfen
- Hutchinson-Trias (eher selten):
  - tonnenförmige eingekerbte Schneidezähne
  - Innenohrschwerhörigkeit
  - Keratitis parenchymatosa
- Hydrozephalus

- Splenomegalie
- Leberzirrhose
- Sattelnase
- Säbelscheidentibia (säbelscheidenartig verkrümmte Tibia)

13.16 HIV-Infektion

> Ein Screening in der Frühschwangerschaft ist dringend zu empfehlen, da bei positivem Befund die fetomaternale Transmission durch medizinische Maßnahmen von ca. 15–20 % ohne Therapie auf unter 2 % gesenkt werden kann.

Infektionsweg

- Übertragung erfolgt über:
  - Genitalsekrete (Intimkontakt)
  - Blut und Blutprodukte

Infektion in der SS

- Die Schwangerschaft begünstigt bei HIV-positiven Frauen die Entwicklung von AIDS, da die zelluläre Immunantwort in der SS abgeschwächt ist.

Diagnostik

- Screeningangebot (ELISA) im 1. Trimenon für alle Schwangeren
  - 28 % HIV-positiver Schwangerer entstammen nicht den klassischen Risikogruppen.
  - Test ist nur mit ausdrücklicher Zustimmung der Mutter erlaubt (Dokumentation).
  - ausführliche Beratung vor und ggf. nach dem Test
  - bei positivem ELISA Bestätigungstest (Western Blot)
- Risikogruppen (insbesondere hier Screening nahelegen)
  - Drogenabhängige
  - Prostituierte
  - Promiskuität
  - Z. n. Bluttransfusionen
  - Patientinnen aus Hochrisikoländern
- bei gesicherter Infektion
  - Viruslast im Blut (HIV-RNA)
  - Immunstatus (CD4-Zellen/ml)
  - Ausschluss eines HIV-Wildtyps mit Zidovudin-Resistenzen
  - Abklärung der Sexualpartner und Kinder
  - Ausschluss opportunistischer Erkrankungen

Betreuung während der SS

- interdisziplinäre Zusammenarbeit zwischen HIV-Behandler, Geburtshelfer und Pädiater
  - Verhinderung der maternofetalen Transmission
  - optimale HIV-Behandlung der Schwangeren
  - Minimierung unerwünschter Wirkungen der Medikamente auf Mutter und Kind
- zusätzlicher PAP-Abstrich in der 24.–28. SSW + HPV-Abstrich und Typisierung
- ggf. Drogenscreening im Urin
- evtl. Pneumocystis-carinii-Pneumonie-Prophylaxe (bei CD4 < 200 µl)

Infektion des Kindes

- Die perinatale Infektion spielt die größte Rolle (50–60 %).
- Der Verlauf der angeborenen HIV-Infektion hängt entscheidend vom Krankheitsstadium der Mutter ab.

Tab. 13.4 (Zusätzliche) Diagnostische Maßnahmen während einer komplikationslosen HIV-Schwangerschaft.

diagnostische Maßnahme	Zeitpunkt/Häufigkeit	Begründung
HIV-Such- und ggf. HIV-Bestätigungstest	bei unbekanntem HIV-Status (routinemäßig im 1. Trimenon); bei neg. Erstbefund und fortbestehendem Infektionsrisiko Testwiederholung zu Beginn des 3. Trimenons	Voraussetzung für Durchführung transmissionsverhindernder Maßnahmen
CD4-Zellzahl + Viruslast	mind. alle 2 Monate	Verlaufskontrolle der HIV-Infektion; ART-Beginn oder -Wechsel bei Therapieversagen; Kontrolle der Wirksamkeit der (HA)ART zur Vermeidung einer hohen HI-Viruslast zum Geburtstermin
HIV-Resistenztest	1. möglichst früh vor Prophylaxebeginn 2. bei virol. Therapieversagen während einer ART 3. bei nachweisbarer Viruslast gegen Ende einer HIV-Prophylaxe 4. 2–6 Wochen nach Einsatz einer präpartalen NVP-Kurzprophylaxe	1. Ausschluss einer primären ZDV-Resistenz 2. entspr. allgemeinen Therapieempfehlungen zur Optimierung eines Therapiewechsels 3. Dokumentation einer evtl. Resistenzinduktion mit Folgen für die zukünftige Therapie 4. Dokumentation einer eventuellen Resistenzinduktion
Hb-Wert	monatlich	Erkennung von Anämien, Thrombopenien insbesondere bei Einsatz von ZDV
oraler Glukosetoleranztest	zwischen SSW 23+0 und SSW 27+6	Erkennung eines Gestationsdiabetes
Laktatspiegel + Leberwerte +γ-GT + LDH + Amylase + Lipase	1. zu Beginn der Schwangerschaft 2. nach Beginn Therapie/Prophylaxe 3. bei Klinik 4. monatlich im 3. Trimenon	empfohlen zur Erkennung einer Laktatazidose (gehäuftes Auftreten im 3. Trimenon), Diskussion erhöhter Laktat- und anderer Werte mit Zentren mit Erfahrung in der Durchführung und Bewertung von Laktatspiegelbestimmungen
pH-Bestimmung im Vaginalsekret	bei jeder Schwangerschaftsvorsorge	
Nativpräparat	bei jeder Schwangerschaftsvorsorge	
mikrobiologische Kultur	zu Beginn der Schwangerschaft sowie bei Klinik	Erkennung und rechtzeitige Behandlung lokaler Koinfektionen, die das HIV-Transmissionsrisiko erhöhen können
STD-Diagnostik: Chlamydien, Gonorrhö, Trichomonaden, Syphilis, Hepatitisserologie	zu Beginn der Schwangerschaft sowie bei Klinik	
Toxoplasmose-Screening	zu Beginn der Schwangerschaft sowie im 2. und 3. Trimenon	zur Diagnose einer Neuinfektion oder Toxoplasmose-Reaktivierung
Kolposkopie, zytologische Kontrollen auf vulväre, vaginale und zervikale Dysplasien, HPV-Testung	zu Beginn der Schwangerschaft; bei Auffälligkeiten kolposkop. Kontrollen und ggf. histolog. Klärung (Biopsie)	erhöhtes Dysplasierisiko bei HIV-Infektion

Tab. 13.**4** (Fortsetzung).

diagnostische Maßnahme	Zeitpunkt/Häufigkeit	Begründung
Messung der Nackentransparenz	SSW 10+6–SSW 13+6	Abschätzung des Aneuploidierisikos
Sonografie, mind. DEGUM-Stufe 2	SSW 19+6–SSW 22+6	Fehlbildungsausschluss

- Je niedriger die mütterliche CD4-Zellzahl und je höher der HIV-1-p24-Antigen-Spiegel bei der Entbindung liegen, umso größer ist das kindliche Mortalitätsrisiko.
- HIV-2-Übertragungen auf das Kind sind seltener als HIV-1-Übertragungen.
- Das Übertragungsrisiko liegt bei HIV1 bei bis zu 30%.

Empfehlungen für HIV-positive Frauen

- Risikoberatung bei Planung einer Schwangerschaft
  - Transmissionsrisiko unter Therapie
  - langfristig letaler Krankheitsverlauf
- Abruptio ist aus medizinischer Indikation möglich.
- keine pränatale invasive Diagnostik (Verschleppung!)
- primäre Sectio am wehenfreien Uterus in der 38. SSW
- Abstillen
- ganztags Rooming-in

Cave: Krankenhausinfektion

Prävention der maternofetalen Transmission

- antiretrovirale Therapie während der SS und unter der Geburt (s. u.) primäre Sectio am wehenfreien Uterus
  - 37+0–37+6
  - blutarme OP-Technik durch geübten Operateur
  - stumpfe Eröffnung bei Uterotomie
  - Kindsentwicklung unter Erhalt der Fruchtblase
  - sofortiges Abwischen von Sekreten aus Gesicht, Augen, Nase und Ohren
  - kein Absaugen am OP-Tisch
  - sofortiges Waschen nach neonataler Versorgung
  - Viruslast unterhalb der Nachweisgrenze unter hochaktiver, antiretroviraler Therapie (HAART) → Benefit der Sectio versus vaginaler Entbindung nicht signifikant
  - keine Sectio bei fortgeschrittener Eröffnungsphase und/oder Blasensprung >4 h ohne antiretrovirale Prophylaxe
  - bei vaginaler Entbindung:
    - keine invasiven Überwachungsmethoden (z. B. Mikroblutanalyse)
    - Amniotomie so spät wie möglich, besser gar nicht
    - vaginaloperative Entbindung vermeiden
    - großzügige und frühe Sectioindikation
  - prophylaktische Behandlung des Neugeborenen mit Zidovudin
- Stillverzicht
  - 30–50% aller weltweit mit HIV infizierten Kinder werden durch Stillen infiziert.

Tab. 13.5 Kommentierung der initialen Kombinationen/Substanzen.

initiale Kombinationen und Substanzen		Kommentar
Nukleosidanaloga für die die meisten Erfahrungen vorliegen	Zidovudin + Lamivudin/ (auch als Combivir) Zidovudin + Didanosin	meiste Erfahrungen für Zidovudin nachgewiesene Metabolisierung in der Plazenta, die für den transmissionsverhindernden Effekt mit verantwortlich sein könnte einzelne letale Mitochondriopathien bei nicht infizierten Kindern nach Zidovudin/Lamivudin-Therapie der Mutter berichtet Die Langzeittoxizität (insbes. Kanzerogenität durch nachgewiesenen Nukleosidanaloga-Einbau in DNA) kann bisher nicht abschließend beurteilt werden. Bei Therapieversagen ist u. a. zu bedenken, dass die Pharmakokinetik von NNRTIs in der Schwangerschaft verändert sein kann.
Alternativen	Stavudin + Lamivudin Zidovudin + Didanosin Didanosin + Lamivudin Abacavir	weniger klinische Erfahrungen, erhöhte Aufmerksamkeit bzgl. möglicher Nebenwirkungen, bes. bei DDI enthaltenden Regimen Einsatz von Abacavir nur nach Bestimmung des HLAB*5701 zum Ausschluss einer Hypersensitivitätsreaktion!! Bisher wurde beim Menschen keine erhöhte Fehlbildungsrate festgestellt, es existieren jedoch Einzelfallberichte
	Tenofovir	In Tenofovir-Dosierungen, die einem Vielfachen der beim Menschen eingesetzten Dosis entsprechen, wurden in Tierversuchen verminderte Knochendichte und Nierenschädigungen beobachtet.
NNRTI	Nevirapin	Cave: Leberwerterhöhung, allergische Reaktionen häufiger, da Pharmakokinetik in der Schwangerschaft verändert. Erhöhte Lebertoxizität inbes. bei CD4-Zellzahlen >250/µl. bei längerer Gabe Enzyminduktion des Cytochrom-P450-Systems und dadurch beschleunigte Metabolisierung von Nevirapin nicht nur bei der Schwangeren, sondern auch beim Neugeborenen feststellbar Einmaldosis vor Geburt und beim Neugeborenen reicht deshalb zur Übertragungsprophylaxe nicht mehr aus, wenn Nevirapin bereits über längere Zeit im Laufe der Schwangerschaft gegeben wurde.
Protease-Inhibitoren für die die meisten Erfahrungen vorliegen	allgemein	Aufgrund der geringgradigen Plazentagängigkeit der meisten PIs (keine oder nur wenige Daten: FosAmprenavir, Tipranavir, Darunavir) sind im fetalen Kompartiment keine therapeutischen Wirkspiegel zu erwarten. Dadurch ist zwar keine relevante fetale NW-Rate zu erwarten, aber grundsätzlich ist nicht klar, ob für die Verhinderung der vertikalen Transmission therapeutische Wirkspiegel beim Fetus notwendig sind oder nicht.
	Lopinavir + Ritonavir (Kaletra)	keine erhöhte Fehlbildungsrate beim Menschen
	Saquinavir + Ritonavir	bisher zwar wenig publizierte Erfahrungen zum Einsatz bei Schwangeren, aber bislang keine Anhaltspunkte für ungewöhnliche oder unerwartete Probleme

Tab. 13.5 (Fortsetzung).

initiale Kombinationen und Substanzen		Kommentar
Reserve	Nelfinavir	Zwar liegen für Nelfinavir bei Schwangeren die meisten Erfahrungen vor, jedoch ist bei heutigem Kenntnisstand die Therapie mit einem ungeboosteten PI nicht mehr als optimal anzusehen.
	Ritonavir	Als Mono-PI wegen schlechter Verträglichkeit kontraindiziert, in niedriger Dosierung zur Boosterung der Plasmaspiegel anderer PIs einsetzbar
	Indinavir + Ritinovir	Wegen Nebenwirkungen selten in der Schwangerschaft eingesetzt, daher bislang wenig publizierte Erfahrungen zur Sicherheit während der Schwangerschaft
neue Substanzen	T-20 (Fuzeon®)	Bei intensiv vorbehandelten Schwangeren, bei denen aufgrund der Resistenzsituation ein wirksames Therapieregime schwer zusammenzustellen ist, kann T-20 im Rahmen einer Kombinationstherapie eingesetzt werden, da aufgrund der Molekülgröße ein diaplazentarer Übergang nicht zu erwarten ist. Einzelerfahrungen sind bislang positiv.
	Atazanavir	keine ausreichenden Erfahrungen, nicht plazentagängig
	Emtricitabin (Nukleotidan.), Fosamprenavir, Tipranavir, Darunavir, Maraviroc, Raltegravir	bislang allenfalls Einzelfallberichte zum Einsatz in der Schwangerschaft, keine Aussage über das Fehlbildungsrisiko möglich

Tab. 13.**6** Prävention der maternofetalen HIV-Infektion bei normalem Schwangerschaftsverlauf.

Status der Schwangeren	keine ART vor Schwangerschaft Therapieindikation gemäß den Dt.-Österr. Empfehlungen zur Therapie der HIV-Infektion			ART vor Schwangerschaft
Indikation	CD4 > 2350/µl und HIV-RNA < 10 000 HIV-Kopien/ml	CD4 > 350/µl und HIV-RNA > 10 000 HIV-Kopien/ml	A) Stadium B + C oder B) CD4 < 350/µl	bei Schwangerschaftseintritt bereits unter antiretroviraler Kombinationstherapie
maternale Behandlungsindikation	**NEIN**	**NEIN**	JA	JA
fetale Behandlungsindikation	JA (Prophylaxe bei Standardrisiko)	JA (Prophylaxe bei erhöhtem mütterl. Transmissionsrisiko)	JA	JA
Therapie: 1.–13. SSW		Resistenztest zum Ausschluss einer primären ZDV-Resistenz		
	invasive pränatale Diagnostik (strenge Indikationsstellung!!) nur unter antiretroviraler Therapie/Prophylaxe			
	keine ART		A) **Beginn der ART sofort**	A) **Unterbrechung der ART**, falls klinischer, immunologischer und virologischer Status der Mutter dies erlaubt
	mind. alle 2 Monate Monitoring von CD4 und VL		mind. alle 2 Monate Monitoring von CD4 und VL	**CAVE:** Absetzen von NNRTIs wg. langer HWZ
	Beginn ART bei dringender mütterlicher Behandlungsindikation		Wechsel der ART bei Therapieversagen	mind. alle 2 Monate Monitoring von CD4 und VL
	invasive pränatale Diagnostik (strengste Indikationsstellung) nur unter antiretroviraler Therapie/Prophylaxe			sofortiger Wiederbeginn der ART bei dringender mütterlicher Behandlungsindikation
			B) **Beginn der ART** nach Woche 13, abhängig von der Dringlichkeit der Behandlungsindikation s. u.	B) ansonsten **Fortsetzung der ART**, ggf. Austausch von Efavirenz; Austausch von Stavudin oder Didanosin, falls diese kombiniert gegeben werden
			mind. alle 2 Monate Monitoring von CD4 und VL	mind. alle 2 Monate Monitoring von CD4 und VL
			Beginn ART vor Woche 13 bei dringender mütterl. Behandlungsindikation	

Tab. 13.**6** (Fortsetzung).

Status der Schwangeren	keine ART vor Schwangerschaft Therapieindikation gemäß den Dt.-Österr. Empfehlungen zur Therapie der HIV-Infektion		ART vor Schwangerschaft
Therapie: 14.–32. SSW			**Beginn/Wiederbeginn der ART** z. B. mit ZDV + 3TC/ddl + PI/NVP oder Vormedikation
Therapie: 32.–37 + 0/37 + 6 SSW	A) **ZDV (AI)** 2 × 250 mg/d p. o. B) **HAART (BI)** z. B. mit ZDV + 3TC/ddl + PI/r möglichst nicht EFV oder d4T + ddl	**HAART (AI)** z. B. mit ZDV + 3TC/ddl + PI/r (geboosteter PI) möglichst nicht EFV odr d4T + ddl	möglichst nicht EFV oder d4T + ddl, mind. alle 2 Monate Monitoring von CD4 und VL, Wechsel der ART bei Therapieversagen
37 + 0–37 + 6 SSW	**primäre Sectio**		**primäre Sectio**
	+ 1 mg/kg ZDV i. v. ab 3 h vor Sectio bis Entbindung, während der 1. Stunde doppelte Ladedosis, d. h. 2 mg/kg		+ 1 mg/kg ZDV i. v. ab 3 h vor Sectio bis Entbindung, während der 1. Stunde doppelte Ladedosis, d. h. 2 mg/kg
	oder vaginale Geburt nur wenn kurz vor der Geburt Viruslast unter der Nachweisgrenze und keine geburtshilflichen Risiken vorliegen		**oder vaginale Geburt** nur wenn kurz vor der Geburt Viruslast unter der Nachweisgrenze und keine geburtshilflichen Risiken vorliegen
			kein ZDV wenn d4T Bestandteil der mütterl. Therapie
Neugeborenes bei komplikationslosem Geburtsverlauf	1: **ZDV** 4 × 2 mg/kg/d p. o. über 2–4 Wochen 2: **ZDV** 4 × 1,3 mg/kg/d i. v. über 10 Tage Stillverzicht		

ZDV = Zidovudin, ART = antiretrovirale Kombinationstherapie mit üblicherweise 3 Medikamenten: 2 nukleosidale Reverse-Transkriptase-Inhibitoren + 1 – möglichst geboosteter – Protease-Inhibitor (PI/r) oder Nevirapin, 3TC = Lamivudin, ddl = Didanosin, d4T = Stavudin, NVP = Nevirapin, EFV = Efavirenz, VL = Viruslast

Tab. 13.7 Verhinderung der vertikalen HIV-Transmission bei Schwangerschafts- und Geburtskomplikationen.

Schwangerschaftskomplikation	komplikationslose Mehrlingsschwangerschaft und VL kurz vor Geburt <3000 Kopien/ml	VL kurz vor Geburt 3000–1000 Kopien/ml	vorzeitige Wehen, Frühgeburt in der 36 + 6 – ≥ 33 + 0 SSW	AIS, vorzeitiger Blasensprung > 4 h, Frühgeburt < 33 + 0 SSW	Viruslastanstieg am Ende der Schwangerschaft > 10 000 HIV-Kopien/ml, z. B. auch wegen fehlender präpartaler Prophylaxe
HIV-Transmissionsrisiko	normal	erhöht	erhöht	sehr hoch	sehr hoch
Maßnahmen in der 24 + 0–37 + 0–6 SSW	Vorgezogener Prophylaxebeginn mit ZDV oder ART nach SSW 29 + 0 (wegen Risiko der Frühgeburtlichkeit)		Tokolyse, ggf. Antibiose Lungenreifung, **HAART** z. B. mit ZDV + 3TC/ddl + PI/r möglichst nicht EFV oder d4T + ddl		
Geburt: 37 + 0–37 + 6 SSW	(primäre) Sectio + 1 mg/kg ZDV i. v. ab 3 h vor Sectio bis Entbindung, während der 1. Stunde doppelte Ladedosis, d. h. 2 mg/kg			falls noch möglich (Entscheidung unter geburtsmed. Aspekten!) Sectio innerhalb 4 h nach Blasensprung + 1 mg/kg ZDV i. v. ab 3 h vor Sectio bis Entbindung, während der 1. Stunde doppelte Ladedosis, d. h. 2 mg/kg zusätzlich zu der laufenden ZDV-Prophylaxe oder ART präpartal 1 × 200 mg NVP[1]	primäre Sectio + 1 mg/kg ZDV i. v. ab 3 h vor Sectio bis Entbindung, während der 1. Stunde doppelte Ladedosis, d. h. 2 mg/kg zusätzlich zu der laufenden ZDV-Prophylaxe oder ART präpartal 1 × 200 mg NVP[1]

Tab. 13.7 (Fortsetzung).

Schwangerschaftskomplikation	komplikationslose Mehrlingsschwangerschaft und VL kurz vor Geburt <3000 Kopien/ml	VL kurz vor Geburt 3000–1000 Kopien/ml	vorzeitige Wehen, Frühgeburt in der 36 + 6 – ≥ 33 + 0 SSW	AIS, vorzeitiger Blasensprung > 4 h, Frühgeburt < 33 + 0 SSW	Viruslastanstieg am Ende der Schwangerschaft > 10 000 HIV-Kopien/ml, z. B. auch wegen fehlender präpartaler Prophylaxe
postnatale Prophylaxe des Neugeborenen	**4 Wochen:** **Dosierung bei Neonaten:** ZDV 4 × 2 mg/kg/d p. o. Stillverzicht		**6 Wochen:** **A) Dosierung bei Neonaten + FG ≥ 33 + 0 SSW:** ZDV 4 × 2 mg/kg/d p. o. B) Dosierung bei FG < 33 + 0 SSW: 2 × 2 mg/kg/d p. o. oder 2 × 1,5 mg/kg i. v. **FG > 28 + 0 SSW:** **ab 3. Lebenswoche:** 3 × 2 mg/kg/d p. o. **FG ≤ 28 + 0 SSW:** **ab 4. Lebenswoche:** 3 × 2 mg/kg/d p. o. Stillverzicht	**6 Wochen:** ZDV 4 × 2 mg/kg/d (auf Frühgeborenendosierung achten) + 3TC 2 × 2 mg/kg/d[2] A) bei erfolgreicher pränataler NVP-Gabe[1] weitere NVP-Dosis beim Neugeborenen (2 mg/kg) im Alter 48–72 h B) falls präpartal kein NVP[1], postnatal 2 NVP-Dosen beim Neugeborenen: 1. Dosis möglichst bald nach der Geburt, 2. Dosis am 3. Lebenstag (kein NVP, falls NVP Bestandteil der mütterl. Therapie in der Schwangerschaft) Stillverzicht	
Geburtskomplikationen	**Schnittverletzung des Kindes** **Absaugen blutigen Fruchtwassers aus Gastrointestinal- oder Respirationstrakt des Kindes**				
HIV-Transmissionsrisiko **Maßnahmen postnatal**	sehr hoch **6 Wochen:** ZDV 4 × 2 mg/kg/d (auf Frühgeborenendosierung achten, s. o.) + 3TC 2 × 2 mg/kg/d[2] postnatal **2 NVP-Dosen**[1] beim Neugeborenen: 1. Dosis möglichst bald nach der Geburt, 2. Dosis am 3. Lebenstag (kein NVP, falls NVP Bestandteil der mütterl. Therapie in der Schwangerschaft) Stillverzicht				

[1]cave: Ist die HIV-1-positive Schwangere in der Schwangerschaft länger mit Nevirapin behandelt worden, kann auch beim Neugeborenen eine Enzyminduktion vorliegen, die zum schnelleren Abbau von Nevirapin führt.

[2]cave: Zurzeit existieren nur wenige klinische Erfahrungen bei Einsatz und Dosierung von Lamivudin bei (extremen) Frühgeborenen.

ZDV = Zidovudin, ART = antiretrovirale Kombinationstherapie mit üblicherweise 3 Medikamenten: 2 nukleosidale Reverse Transkriptase-Inhibitoren + 1 – möglichst geboosteter – Protease-Inhibitor (PI/r) oder Nevirapin, 3TC = Lamivudin, ddI = Didanosin, d4T = Stavudin, NVP = Nevirapin, EFV = Efavirenz, FG = Frühgeborene, AIS = Amnion-Infektionssyndrom

Antiretrovirale Therapie

- Ziele
  - Hemmung der Virusreplikation
  - Prophylaxe der Transmission
  - Vermeidung einer Beeinträchtigung zukünftiger Behandlungsoptionen
- mütterliche Behandlungsindikation (s. u.)
  - Dreifachkombination mit Protease-Inhibitor oder einem NNRTI (Non Nucleosid Reverse Transcriptase Inhibitor)
    - nicht Efavirenz (Risiko von zerebralen Missbildungen)
    - keine Kombination von Nukleosidanaloga mit besonders hoher mitochondraler Toxizität (Dideoxycytidin, Stavudin und Didanosin)
      - bei Schwangeren Gefahr von tödlich verlaufenden Laktazidosen
- Zidovudin ist das einzige in der Schwangerschaft zugelassene Medikament.
  - bei hoher Viruslast jedoch nicht ausreichend zur Prophylaxe einer Transmission
- z. T. unbekannte Pharmakokinetik in der Schwangerschaft →
  - regelmäßige Wirkspiegelkontrolle (Talspiegel) bei Einsatz von Proteaseinhibitoren und NNRTI

13.17 Vulvovaginale Infektionen

Diagnostik

- Inspektion
  - regelmäßige Spekulumeinstellung
    - Infektionen der Vagina (gelber Fluor)
    - Störungen der Vaginalflora
    - Zervizitis
    - Fruchtblasenprolaps
- pH-Messung
  - $<4{,}5$ → Laktobazillen anwesend
  - 5,0 → V. a. bakterielle Fehlbesiedlung
  - >6 → V. a. Blasensprung
- KOH-Test
  - 10%ige KOH-Lösung löst bei bakterieller Vaginose Amingeruch aus.
- Mikroskopie
  - Verdünnung des Fluor mit 0,1%iger Methylenblaulösung
  - starke Entzündung → Kochsalzlösung (Trichomonaden werden nicht inaktiviert.)
- Mikrobiologie

13.17.1 Bakterielle Vaginose

Erreger

- Leitkeim ist Gardnerella vaginalis.
- Daneben sind insbesondere anaerobe Bakterien der Darmflora beteiligt.
- Häufigkeit in der Schwangerschaft 10–20 %

Klinik und Diagnostik

- dünnflüssiger grauer, homogener, evtl. faulig riechender Fluor
- KOH-Probe (10%ig) → Amingeruch
- pH vaginal $>4{,}5$ (Eigenscreening durch die Frau möglich und sinnvoll!)
- Clue Cells im Methylenblauabstrich
- häufigste Ursache der Frühgeburtlichkeit
- Screening vor geplanter Schwangerschaft und möglichst früh in der Schwangerschaft ist zu empfehlen.

Risiken

- vorzeitiger Blasensprung
- Frühgeburt
- Fieber unter und nach der Entbindung
- Endometritis post partum
- Wundinfektionen

Therapie

- Lokaltherapie, wenn es sich um ein rein lokales Geschehen handelt
  - Ansäuern des Vaginalmilieus mit 1 Tbl. Vagi-C (Wirksamkeit nicht bewiesen)
  - vaginale Desinfektiva (z. B. Vagihex) (Wirksamkeit nicht bewiesen)
  - Antibiose
  - Lokale Therapie scheint bei Hochrisikogruppen zur Vermeidung von Frühgeburten nicht geeignet!
- systemische Therapie bei:
  - Rezidiv
  - Z. n. Frühgeburt
  - Zeichen der Frühgeburtlichkeit (z. B. Verkürzung der Zervix, Trichterbildung, vorzeitige Wehen)
  - evtl. bei Zeichen der Frühgeburtlichkeit Kombination mit Erythromycin
- **Clindamycin**
  - Lokaltherapie mit Sobelin Vaginalcreme (2%ige Clindamycin-Creme) tgl. abends eine Applikatorfüllung mit 5 g (= 100 mg Clindamycin) über 7 Tage
  - ab dem 2. Trimenon Clindamycin oral 2–4 × 300 mg/d für 7 Tage möglich
- **Metronidazol**
  - lokal 1 Vaginaltablette über 7 Tage
  - ab dem 2. Trimenon Metronidazol 2 × 500 mg/d oral über 7 Tage möglich
- **Ampicillin**
  - 3–4 × 1000 mg oral oder Cephalosporin z. B. Ceporexin 2–4 × 1000 mg oral
- anschließend Aufbau der Döderlein-Flora mit z. B. Gynoflor → Bildung von H_2O_2

13.17.2 Trichomonadenkolpitis

Klinik und Diagnostik

- schaumiger, übel riechender Fluor als Wegbereiter für Bakterien aus dem Darm
- pH vaginal ≥ 4,5
- massenhaft Leukozyten und Trichomonaden im schwimmenden Präparat
- ggf. kultureller Nachweis bei Metronidazol-Resistenz

Therapie

- Metronidazol Vaginaltabletten 1 ×/d über 6 Tage
- ab dem 2. Trimenon Einmalgabe von 2 g Metronidazol oral möglich
- Partnerbehandlung!
- vor der 14. SSW Behandlung mit Desinfektiva, z. B. Vagihex

13.17.3 Kandidose

Infektion in der SS

- vaginale Besiedlungsrate außerhalb der SS 10–20 %
- Besiedlungsrate in der 40. SSW 30–40 %

Klinik und Diagnostik

- Juckreiz und Brennen
- weißliche Beläge
- Pilzhyphen im Nativabstrich nur in ca. 80 % nachweisbar → ggf. Pilzkultur
- nicht durch pH-Messung erfassbar

- Screening durch Pilzkultur ab der 34. SSW empfohlen
  - bei drohender Frühgeburt eher

Therapie

- Reinigung der Scheide mit Aseptikum (kein PVP)
- Clotrimazol 3-Tage-Therapie Ovula (1 × 1 abends) und Creme (2 ×/d) in Kombination z. B. Canesten-Gyn 3-Tage-Therapie Kombipackung
- Miconazol 1 × 1 Applikatorfüllung, bzw. Ovulum über 7 Tage
- Orale Triazole (z. B. Fluconazol) sind in der SS kontraindiziert.

Kind postpartal

- Übertragung in ca. 80 %
  - Besiedlung der Haut, des Mundes und des Gastrointestinaltrakts
    - Anogenitalmykose in 90 % im 1. Lebensjahr
    - Besiedlung der mütterlichen Brustwarze
    - besonders bei Frühgeborenen Risiko der Kandidämie → Kandidasepsis
- Frühgeborene < 1500 g und erforderliche Intensivtherapie → bei positiver Pilzkultur (z. B. Mundhöhle oder Stuhl) mehrwöchige Prophylaxe mit oralen Polyenen
  - Nystatin 3 × 100 000 IE täglich oder
  - Amphotericin B 4 × 0,2 ml = 80 mg

13.17.4 Mykoplasmen

Klinik

- nur in Ausnahmefällen für pathologischen Fluor verantwortlich

Therapie

- Bei asymptomatischen Frauen ist keine Therapie notwendig.
- bei Fluor Erythromycin 3 × 500 mg/d über 5 Tage

14 Diabetes mellitus

▶ Zu unterscheiden ist der **Gestationsdiabetes**, der während der Schwangerschaft durch eine periphere Insulinresistenz bedingt ist, vom bereits **manifesten Diabetes**, der im reproduktiven Alter meist durch einen Untergang von B-Zellen bedingt ist.

Anamnestische Hinweise

- Polyurie, Polydypsie, Pruritus vulvae, gehäufte Infekte
- Z.n. fetalen Missbildungen, intrauterinem Fruchttod, habituellen Aborten

14.1 Gestationsdiabetes (GDM)

- erstmals in der SS aufgetretene oder diagnostizierte Glukosetoleranzstörung

14.1.1 Risikokollektiv

- 2% aller Schwangeren!! (Häufigkeitsangaben schwanken von <1–20%, je nach Bewertungskriterien für den GDM.)
- >30 Jahre
- Übergewicht
- PCO und metabolisches Syndrom
- diabetische Verwandte 1. Grades
- Makrosomie oder Totgeburt in der Anamnese

14.1.2 Risiken in der SS

14.1.2.1 Mütterliche Morbidität

Akute Folgen und Risiken

- erhöhte Anfälligkeit für Harnwegsinfekte, Zervix- und Scheideninfekte
- in bis zu 30% schwangerschaftsinduzierte Hypertonie, Präeklampsie, Eklampsie
- Hypoglykämien unter Therapie
- erhöhte Sectiorate und Rate an vaginaloperativen Entbindungen bei der Geburt

Langzeitfolgen

- Manifestation eines latenten Diabetes 10 Jahre post partum in 40–50% (meist durch eine periphere Insulinresistenz = Diabetes Typ II)
- erhöhtes Risiko für manifesten Diabetes nach GDM:
  - nüchtern Glc kapillär >95 mg/dl oder venös >105 mg/dl
  - Insulinpflicht
  - Diagnose des GDM vor der 24. SSW
  - GDM bereits in früherer SS
  - eingeschränkte Glukosetoleranz im postpartalen oGTT
  - Übergewicht

14.1.2.2 Kindliche Morbidität und Mortalität

- bereits bei eingeschränkter Glukosetoleranz (ein erhöhter Wert im Glukosetoleranztest) fetale Morbidität, wie beim GDM
- perinatale Mortalität 2–4%
- In 28% der pränatalen Todesfälle muss von einem unerkannten GDM ausgegangen werden.

Neonatale Morbidität und Mortalität

- diabetische Fetopathie
  - cushingoid
  - Makrosomie (>4500 g)
  - Hepatokardiomegalie (Glykogenspeicherung)
  - Erythroblastose (Erythroblastenvermehrung von 10000–400000/mm³ durch eine gesteigerte Erythropoese als Gegenregulation bei einer Hämolyse)
- Frühgeburtlichkeit vor der vollendeten 37. SSW (29 vs. 11%)
- Hyperglykämie der Mutter → Hyperglykämie des Fetus → Makrosomie durch Hyperinsulinismus des Fetus → Komplikationen bei der Geburt (z. B. Schulterdystokie)
- unreife Leber → Gefahr der Hyperbilirubinämie
- unreife Lunge → Gefahr des Atemnotsyndroms (12 vs. 3%)
- postpartale Hypoglykämie, Hypokalzämie, Hypomagnesiämie
- Schulterdystokie (2,5 vs. 0,6%)

Langzeitfolgen eines unzureichend behandelten GDM

- intrauterine Schädigung der fetalen B-Zellen durch Hyperinsulinismus → erhöhtes Risiko, bereits in der Pubertät oder im frühen Erwachsenenalter Übergewicht oder eine Glukosetoleranzstörung/einen Diabetes mellitus zu entwickeln (Stoffwechsel-vermittelte Teratogenese)

14.1.3 Screening

2003 wurde die Aufnahme des GDM-Screenings in die Mutterschaftsrichtlinien wegen einer nicht ausreichenden Datenlage abgelehnt. Es sollte auf den Abschluss einer weltweiten Studie gewartet werden. Diese wurde jedoch nicht wie erwartet 2004 beendet, sondern erst 2007 abgeschlossen. Die Ergebnisse, die 2008 vorgestellt wurden, führten leider nicht zu neuen Grenzwerten, die sich mehr am „Fetal Outcome" orientieren (HAPO-Studie). Eine internationale Einigung auf neue Grenzwerte ist erst in den nächsten Jahren zu erwarten (Stand Anfang 2009).

→ Zurzeit laut Mutterschaftsrichtlinien nur Urin-Glukosescreening (Sensitivität 9,5%!!)

Im Rahmen des DMP-Diabetes und zweier 2005 abgeschlossener Studien, die zeigen, dass ein unbehandelter GDM mit einem beträchtlichen Risiko für das Kind verbunden ist, haben sich verschiedene Krankenkassen zur Finanzierung eines Screenings bereit erklärt.

14.1.3.1 Indikation

- alle Schwangeren von der vollendeten 24. SSW (24+0) bis zur vollendeten 28. SSW (27+6)
- bei Risikofaktoren im 1. Trimenon (1 Faktor reicht)
  - Übergewicht (Body-Mass-Index vor der SS ≥27,0 kg/m² Körperoberfläche)
  - Diabetes bei Eltern/Geschwistern

  - GDM in der Anamnese
  - Geburt eines makrosomen Kindes (≥4500 g)
  - Z.n. intrauterinem Fruchttod (IUFT)
  - schwere kongenitale Fehlbildungen in einer vorangegangenen SS
  - habituelle Abortneigung (≥3 Fehlgeburten hintereinander)
- bei Vorliegen mindestens eines Risikofaktors
  - Test im 1. Trimenon
  - Test wie bei allen Schwangeren
  - Test zwischen der 32. und 34. SSW, wenn alle vorherigen Tests negativ waren
- diagnostischer oGTT (75 g) immer bei:
  - Blutglukose ≥200 mg/dl (≥11,1 mmol/l)
  - Diabetes-Symptomen (Durst, Polyurie, Gewichtsabnahme unklarer Ursache)
  - Glukosurie in der Frühschwangerschaft

14.1.3.2 Methodik

Suchtest mit 50 g Glukose (zweizeitiges Vorgehen)

- unabhängig von der Tageszeit
- unabhängig von vorheriger Nahrungszufuhr
- 50 g Glukoselösung (200 ml) innerhalb von 3–5 min trinken
- körperliche Ruhe, nicht rauchen
- bei Übelkeit den Test um wenige Tage verschieben
- BZ-Kontrolle nach 1 h
- Bewertung:
  - BZ ≥140 mg/dl (≥7,8 mmol/l): V.a. GDM
- → diagnostischer oGTT mit 75 g Glukose

Diagnostischer 75-g-oGTT (einzeitiges Vorgehen)

- morgens, nach mindestens 8 h Nahrungskarenz
- mindestens 3 Tage vor dem Test keine Einschränkung der KH-Aufnahme
- Screeningwert beim 50-g-Test ≥200 mg/dl (≥11,1 mmol/l)
  - zunächst nur Nüchtern-BZ
    - kapillär ≥90 mg/dl (≥5,0 mmol/l) bzw. venös ≥95 mg/dl (≥5,3 mmol/l) → auf Test kann verzichtet werden, Diagnose GDM ist gesichert
    - kapillär ≥110 mg/dl (≥6,0 mmol/l) bzw. venös ≥126 mg/dl (≥7,0 mmol/l) → Test nicht durchführen, Zuweisung zum diabetologischen Schwerpunkt
- 75 g Glukoselösung (300 ml) innerhalb von 3–5 min trinken
- körperliche Ruhe, nicht rauchen
- bei Übelkeit den Test um wenige Tage verschieben
- BZ-Kontrollen nüchtern vor dem Test, nach 1 und 2 h
  - Empfohlen wird die sofortige kapilläre BZ-Bestimmung mit einer qualitätsgesicherten Methode.
  - alternativ Versand von Kapillarblut als Hämolysat oder venösem Plasma in Versandbehältern mit Zusatz von Na-Fluorid zur Glykolysehemmung und EDTA oder Heparin zur Gerinnungshemmung, Lagerung bei 4 °C
- Bewertung:
  - nur ein Wert überschritten → eingeschränkte Glukosetoleranz = IGT (Wertung bezüglich der Behandlungsbedürftigkeit wie GDM)
  - Überschreitung von mindestens 2 Werten → GDM gesichert
  - Die Grenzwerte in Tab. **14.1** erfassen nicht das kindliche Risiko, sondern das Risiko der Mutter, einen manifesten Diabetes zu entwickeln.
  - Evaluierung der Grenzwerte für eine erhöhte kindliche Morbidität in der HAPO-Studie (Empfehlungen aus den Ergebnissen sind 2009 zu erwarten.)

Tab. 14.1 Diagnostischer 75-g-oGTT; pathologische Werte.

Messzeitpunkt	kapilläres Vollblut	venöses Plasma
nüchtern	≥ 90 (mg/dl), ≥ 5,0 mmol/l	≥ 95 (mg/dl), ≥ 5,3 mmol/l
nach 1 h	≥ 180 (mg/dl), ≥ 10,0 mmol/l	≥ 180 (mg/dl), ≥ 10,0 mmol/l
nach 2 h	≥ 155 (mg/dl), ≥ 8,6 mmol/l	≥ 155 (mg/dl), ≥ 8,6 mmol/l

Ungeeignet zum Screening

- Handmessgeräte zum Screening (Messmethode muss qualitätsgesichert sein)
- HbA1c und Fruktosamin (falsch negativ)
- einzelne Nüchtern- oder Gelegenheits-BZ-Werte

14.1.4 Prozedere bei GDM und IGT

14.1.4.1 BZ-Zielwerte in der Schwangerschaft

- BZ nüchtern ≤ 90 mg/dl (≤ 5,0 mmol/l)
- 1 h postprandial ≤ 140 mg/dl (≤ 7,8 mmol/l)
- 2 h postprandial ≤ 120 mg/dl (≤ 6,7 mmol/l)
- sind die Werte diätetisch nicht zu erreichen → Insulintherapie (Entscheidung nach 1–2 Wochen)
- Insulintherapie → präprandialer Wert nicht unter 60 mg/dl (3,3 mmol/l)
- keine Einstellung auf BZ-Mittelwerte < 87 mg/dl bzw. < 4,8 mmol/l (aus 3 prä-

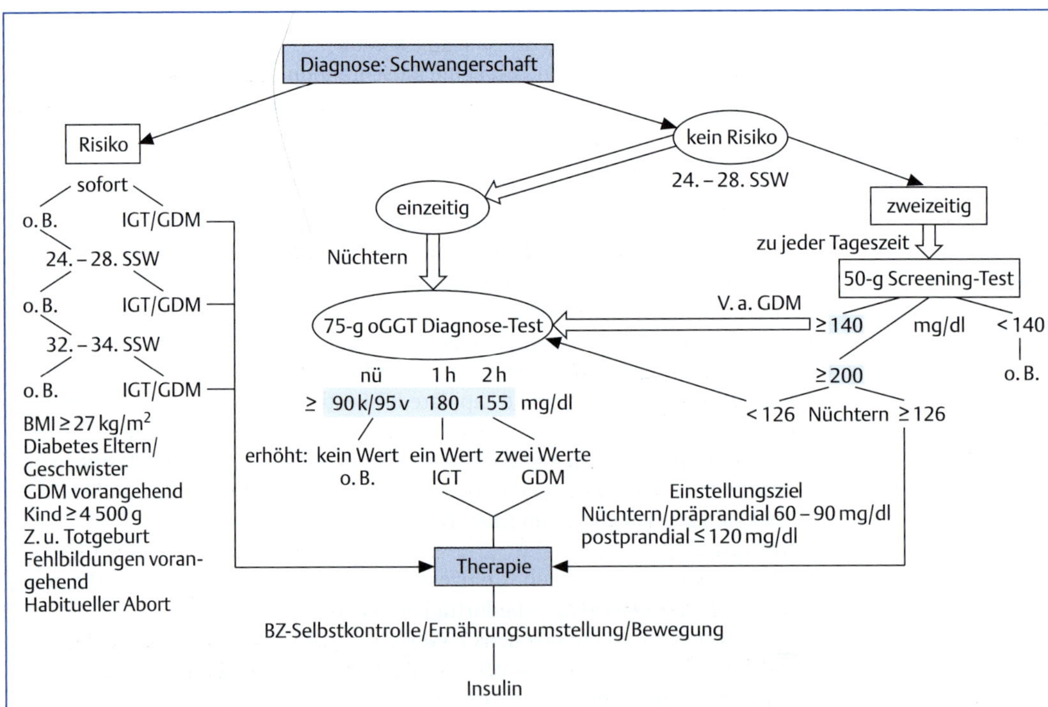

Abb. 14.1 Gestationsdiabetes-Screening. Quelle: AG Diabetes und Schwangerschaft der DDG, Dezember 2000.

und 3 postprandialen Werten eines Tagesprofils); ansonsten Verdopplung der Gefahr eines hypotrophen Fetus

- Einstellung nach BZ-Selbstkontrolle
  - HbA1c und Fruktosamin spielen wegen der zu langsamen Ansprechbarkeit als retrospektive Parameter eine untergeordnete Rolle (Bestimmung bei Diagnosestellung).

14.1.4.2 Diabetologische Betreuung

Nach Diagnose eines GDM sofortige Überweisung an eine ambulante diabetologische Schwerpunkteinrichtung.

- Zeitverzögerungen zwischen Diagnose und Therapiebeginn sind zu vermeiden.
- Expertise des mitbetreuenden Diabetologen muss gewährleistet sein.
  - regelmäßige Betreuung von Schwangeren mit GDM
  - Erfahrungen in der Behandlung insulinpflichtiger Schwangerer

Schulung

- Schulung sofort:
  - Ernährungsberatung
  - Erstellen eines Protokolls
  - Umgang mit dem Handmessgerät
  - Erstellen eines Tagesprofils
  - Bewegung und Sport
- Ernährungsberatung
  - Kalorienmenge im 2. und 3. Trimenon 30 kcal/kgKG
  - Body-Mass-Index > 27 kg/m² am Beginn der SS → Reduktion der Kalorienmenge auf 25 kcal/kgKG
  - Eine gezielte Gewichtsabnahme ist zu vermeiden.
    - Stagnation oder Reduktion um 1–2 kg ist zu Beginn unbedenklich.
  - Anteil der KH-Menge am Gesamtanteil der Kalorien < 50 %, jedoch nicht < 40 %
  - fettarme Ernährung
  - Zucker weglassen
  - viel Ballaststoffe
  - Kostverordnung durch ausgebildete Fachkraft nach Kohlenhydrat-Einheiten (KE)
    - Unterstützung durch Mitgabe geeigneten schriftlichen Materials
- Selbstkontrolle mit Dokumentation
  - BZ-Werte vor den 3 Hauptmahlzeiten und je 1 h nach Beginn der Mahlzeit (6 Werte/d)
  - ggf. Anpassung der Häufigkeit und der Intervalle
  - Überprüfung der Messgenauigkeit
    - Referenzmessung im Labor beim Erstbesuch, Folgebesuch und dann alle 4 Wochen
    - Messergebnisse sollen im Bereich von 60–140 mg/dl (3,3–7,8 mmol/l) nicht > 10 % von der Labormessung abweichen.
  - individuelle Planung der Wiedervorstellung, jedoch keine Intervalle größer 2 Wochen
  - Kontrolle der Keton-Körper im Urin mittels Messstreifen
    - ++ oder +++ → Überprüfung der Tageskalorienmenge, insbesondere des KH-Anteils (besonders bei gleichzeitiger Gewichtsabnahme)
- Bewegung und Sport
  - Senkung der Insulinresistenz
  - Senkung der Blutglucose durch direkten Energieverbrauch

- Ausdauersportarten unter Beachtung der Kontraindikation in der SS sind geeignet (vgl. Kap. 1.2.2, S. 14).
  - idealerweise postprandial

Orale Antidiabetika

Nach derzeitigem Kenntnis- und Erfahrungsstand kontraindiziert.

Insulintherapie

- wenn Einstellungsziel sonst nicht erreichbar
- Entscheidung nach 1–2 Wochen insulinfreiem Management
- mindestens 2 präprandial und/oder postprandial erhöhte Werte pro Tagesprofil an mindestens 2 Tagen innerhalb einer Woche
- nur grenzwertig erhöhte Werte
  - Entscheidung zur Insulintherapie von Makrosomie abhängig
  - AU > 90. Perzentile (n. Hadlock) → Insulintherapie
- Die Arbeitsgruppe um Weiß empfiehlt die Bestimmung des fetalen Insulins im Fruchtwasser mittels Amniozentese zur Indikationsstellung für eine Insulintherapie (invasiv und risikoreicher).
- Die Insulineinstellung kann ambulant erfolgen.
- Einsatz von Humaninsulinen
  - Insulinanaloga (NovoRapid, Lantus, Humalog) sind in der SS nicht zugelassen.
  - Begrenzte Erfahrungen gibt es mit dem Insulinanalogon Humalog.

14.1.4.3 Geburtshilfliche Betreuung

Während der Schwangerschaft

- übliche Schwangerschaftsvorsorge bei diätetisch eingestelltem GDM ohne zusätzliche Komplikationen
- insulinpflichtiger GDM → Überwachung, wie bei manifestem Diabetes (s. Kap. 14.2)
- nach Diagnosestellung differenzierter US zum Ausschluss von Fehlbildungen
- ab der 24. SSW monatliche Fetometrie zum Ausschluss einer Makrosomie
- Ultraschall vor der Entbindung zur Erhebung des Schätzgewichts
- Dopplersonografie nur bei Vorliegen entsprechender zusätzlicher Risiken
- insbesondere auf Anzeichen eines Harnwegsinfekts, einer Vaginalinfektion sowie eines Hypertonus und einer Präeklampsie achten
- RDS-Prophylaxe mit Glukokortikoiden und β-Mimetika (Tokolyse) können zur BZ-Wert-Dekompensation führen → strenge Indikationsstellung.
- Stationäre Aufnahme 2 Wochen vor der Entbindung ist bei komplikationslosem GDM nicht notwendig.
- Entbindungstermin
  - gute BZ-Einstellung, keine Makrosomie → ET abwarten, ggf. Einleitung
  - gute BZ-Einstellung, Makrosomie, Hydramnion → Einleitung ab der 39. SSW
  - mäßige BZ-Einstellung, Makrosomie, Hydramnion → Einleitung ab der vollendeten 37. SSW
  - schlechte BZ-Einstellung, Makrosomie, fetale oder maternale Pathologie → Einleitung vor der vollendeten 37. SSW, primäre Sectio

Unter der Geburt

- Die Klinik sollte über besondere diabetologische Erfahrung verfügen.
- keine Indikation zur vorzeitigen Einleitung oder geplanten Sectio bei unkompliziertem GDM
- Überschreitung des Termins bei insulinpflichtigem GDM vermeiden
- bei unbefriedigender Stoffwechseleinstellung ggf. vorzeitige Einleitung

- bei insulinpflichtigem GDM
  - Entbindung in Klinik mit Neonatologie
  - am Morgen vor geplanter Sectio kein Insulin
  - bei Geburtseinleitung nur kurz wirksame Insuline (Normalinsulin = Altinsulin, 2–8 h wirksam, Einsetzen der Wirkung nach 10–30 min), zur besseren Steuerbarkeit (z. B. Actrapid, Huminsulin)
  - Bei Beginn der Wehentätigkeit soll kurz wirksames Insulin nur nach vorheriger BZ-Messung injiziert werden.
    - alternativ Infusion von Glukose und Altinsulin (1 IE Altinsulin/3 g Glukose)
  - zweistündliche BZ-Kontrolle, ggf. häufiger
  - Zielwert unter der Geburt liegt bei 70–110 mg/dl (3,8–6,1 mmol/l)

14.1.4.4 Betreuung des Neugeborenen

Probleme

(besonders bei ungenügend behandeltem GDM oder mangelhaft eingestelltem Diabetes)

- erhöhte Rate an Azidosen
- vermehrt Asphyxien
- kardiopulmonale Anpassungsstörungen
- Frühgeburtlichkeit
- Makrosomie
- Fehlbildungen
- Herzhypertrophie bei 30 % der Kinder

Abb. 14.2 Basis- und Kontrollschema zur postnatalen Bestimmung der Blutglucose bei Neugeborenen diabetischer Mütter. Quelle: AG Diabetes und Schwangerschaft der DDG, Dezember 2003.

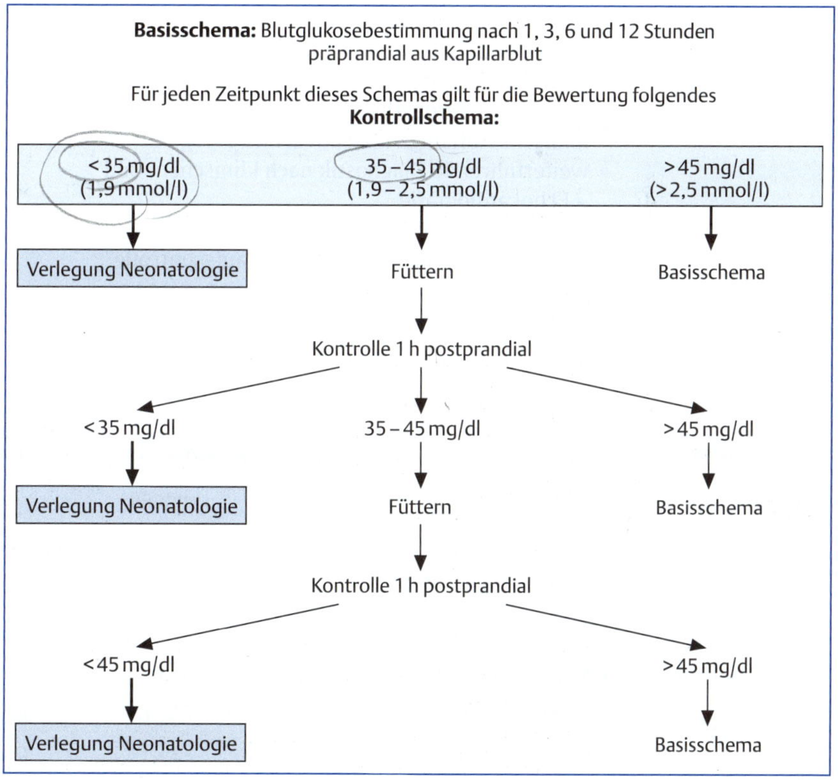

- Hypoglykämie
- Polyglobulie
- Hypokalzämie
- Hypomagnesiämie
- Hyperbilirubinämie

Prozedere

- Vorstellung beim Neonatologen
  - sofort bei Auffälligkeiten
  - spätestens nach 24 h
- Zustandsbeurteilung durch erfahrene Pflegekraft zu jeder Mahlzeit
  - Dokumentation von Hautfarbe, Atemfrequenz, Trinkverhalten
  - Hinzuziehen des Neonatologen und Bestimmung des BZ-Wertes bei:
    - Zittrigkeit, Apathie und Krampfanfällen
- Blutglukosebestimmungen 1, 3, 6, 12 h präprandial aus Kapillarblut (nicht mit Teststreifen!)
  - Verlegung in die Neonatologie bei:
    - BZ < 35 mg/dl (1,9 mmol/l) am 1. Lebenstag
    - trotz Füttern mehr als 2 grenzwertige BZ-Werte am 1. Lebenstag (35–45 mg/dl = 1,9–2,5 mmol/l)
    - BZ < 45 mg/dl (2,5 mmol/l) am 2. Lebenstag
- Frühfütterung
  - Maltodextrin 15 % oder Formula-Nahrung 3 ml/kgKG alle 3 h ab der 3. Lebensstunde (am 1. Lebenstag)
  - Glukoselösungen sind nicht geeignet.
  - Verlängerung der Fütterungsintervalle → Verkürzung der BZ-Kontrollintervalle
- Stillen ist kein Problem, wird sogar empfohlen.
  - erstes Anlegen bereits im Kreißsaal
  - jeweils vor der Nahrungsgabe
- Kontrolle von Hb, Hkt, Serummagnesium und Bilirubin nur bei klinischen Symptomen (u. a. Fetopathia diabetica und Hypoglykämien); Serumkalzium auch ohne klinische Auffälligkeiten am 2. und 3. Tag
- weiterführende Diagnostik nach klinischem Bild
  - Echokardiografie
  - Schädel- und Nierensonografie
  - entwicklungsneurologische Verlaufskontrolle

Tab. 14.2 Blutzucker-Kontrolle am 2. postpartalen Tag.

Messzeitpunkt	kapilläres Vollblut		venöses Plasma		Bewertung
	mg/dl	mmol/l	mg/dl	mmol/l	
nüchtern	< 100	< 5,5	< 110	< 6,0	normal
	100–109	5,6–5,9	110–125	6,1–6,9	gestörte Nüchternglukose
	> 110	> 6,0	> 126	> 7,0	Diabetes mellitus
nach 2 Stunden	< 140	< 7,8	< 140	< 7,8	normal
	140–199	7,9–11,0	140–199	7,9–1,0	gestörte Glukosetoleranz
	> 200	> 11,1	> 200	> 11,1	Diabetes mellitus

14.1.4.5 Nachsorge

- BZ-Kontrolle am 2. postpartalen Tag (nü + 2 h postprandial)
  - diabetologische Weiterbehandlung bei
    - Nüchtern-BZ ≥ 110 mg/dl (≥ 6,1 mmol/l)
    - 2 h nach dem Frühstück ≥ 200 mg/dl (11,1 mmol/dl)
- normale BZ-Werte postpartal → oGTT 6–12 Wochen post partum (unabhängig davon, ob gestillt wird oder nicht)
- Bewertung:
- erneute Durchführung bereits nach einem Jahr
  - GDM mit hohen Nüchtern-Glukosewerten
  - insulinpflichtiger GDM
  - Diagnose des GDM bereits im 1. Trimenon
  - Adipositas
  - postpartal gestörte Nüchtern-Glukose und/oder gestörte Glukosetoleranz
- ansonsten Wiederholung alle 2 Jahre
- Rat zu:
  - Gewichtsreduktion
  - Ausdauersport
  - Nikotinabstinenz
- Hinweis im Kinderheft, dass Mutter GDM hatte
  - Für das Kind besteht erhöhtes Risiko bezüglich Diabetes und Adipositas.

14.2 Manifester präkonzeptionell bekannter Diabetes

- bei ca. 0,76 % aller Schwangerschaften in Deutschland

14.2.1 Risiken

- (s. a. GDM Kap. 14.1.2)
- Verschlechterung eines manifesten Diabetes
- Verschlechterung einer Retinopathie und/oder einer Nephropathie
- Hypoglykämien unter Therapie
- Disposition zur Pfropfpräeklampsie (30 %)
- Plazentainsuffizienz durch eine Angiopathie
- Ketonkörper bei schlechter Einstellung wirken evtl. in der 7.–8. SSW teratogen.
- Abortrisiko erhöht
- Fehlbildungsrisiko 4-fach erhöht (bei Typ-I- und Typ-II-Diabetes)
  - Herz und herznahe Gefäße 4 × erhöht
  - Neuralrohrdefekte 2–3 × erhöht
  - bei geplanten SS mit gut eingestellter Stoffwechsellage geringer als bei ungeplanten SS
- letale Fehlbildungen 2–3 × häufiger
- vorzeitige Wehen (Frühgeburtlichkeit beträgt fast 20 %)
- perinatale Mortalität 3–4 % (in Perinatalzentren < 2 %)
- neonatale Morbidität vor allem durch diabetische Fetopathie (s. o.)

Information der Diabetikerin, dass sich viele der Risiken durch eine präkonzeptionelle normoglykämische Einstellung minimieren lassen.

Tab. 14.3 Modifizierte Diabetes-Klassifikation nach White. Quelle: Baltzer et al., Praxis der Gynäkologie und Geburtshilfe, Georg Thieme Verlag, Stuttgart, 2004.

A	nichtinsulinpflichtiger Diabetes
B	Diabetes-Dauer < 10 Jahre oder Manifestation nach 20. Lebensjahr
C	Diabetes-Dauer 10 – 19 Jahre, Manifestation 10.–19. Lebensjahr
D	Diabetes-Dauer > 20 Jahre oder Beginn vor 10. Lebensjahr oder benigne Retinopathie
F	Nephropathie mit Proteinurie (> 0,5 g/24 h), arterielle Hypertonie
G	multiple Komplikationen in der Schwangerschaft (habituelle Aborte und/oder Totgeburten)
R	proliferative Retinopathie oder Glaskörperblutung
RF	diabetische Nephro- und Retinopathie
H	koronare Herzerkrankung
T	nach Nierentransplantation

Klasse E mit Kalzifizierung der Beckenarterien ist nicht mehr gebräuchlich.

14.2.2 Kontraindikation zur SS

- Diabetikerin nach Herzinfarkt
- relativ
  - fortgeschrittene Nephropathie
  - schwere Retinopathie
  - ausgeprägte arterielle Verschlusskrankheit der Beckenarterien

14.2.3 Diabetologische Betreuung

14.2.3.1 Präkonzeptionell

- Information über
  - Probleme der diabetischen Schwangerschaft
  - Ernährung
  - Blutzuckerselbstkontrolle/-korrektur
- Optimierung der Stoffwechseleinstellung (HbA_{1c} < 7 %, besser < 6,5 % für mindestens 3 Monate) und der Lebensführung
- evtl. Therapieoptimierung (s. u.)
- Absetzen oraler Antidiabetika und Einstellen auf Insulin, wenn eine Ernährung ohne schnell resorbierbare Kohlenhydrate nicht ausreicht
- Normalisierung des Blutdrucks
- Absetzen von ACE-Hemmern und Austausch gegen ein in der SS zugelassenes Anti-Hypertensivum (vgl. Kap. 12.2.3, S. 157; Mittel der Wahl ist α-Methyldopa)
- Blutdruckeinstellung < 140/90 mmHg präkonzeptionell reduziert Risiko der Propfpräeklampsie.
- Kontrolle der übrigen Begleitmedikation bezüglich Kontraindikationen in der SS
- Abklärung der Schädigung des Augenhintergrundes, ggf. Lasertherapie

- weitere Kontrollen:
  - sofort nach Diagnose der SS
  - danach alle 3 Monate bis zur Geburt
- Kontrolle der Nierenfunktion (Kreatinin, Albuminurie)
  - Mikroalbuminurie (20–200 mg/l) ist Indikator für:
    - beginnende diabetische Nephropathie
    - Prädiktor weiterer Komplikationen im Gefäßbereich
    - >200 mg/l = Makroalbuminurie
  - Mittelwert aus 2 spontanen Urinproben (wegen hoher Variabilität)
  - Albuminscreening nach Eintreten der SS zu Beginn jeden Trimenons
    - bei erstmaligem Auftreten erhöhtes Präeklampsie- und Frühgeburtsrisiko!
- TSH-Bestimmung präkonzeptionell, spätestens mit Eintritt der SS (gehäuft Autoimmunthyreoiditis); vgl. Kap. 8, S. 129
- Kontaktaufnahme mit einem spezialisierten Frauenarzt/Frauenklinik

14.2.3.2 Therapieziele

- HbA_{1c} (glykosyliertes Hb):
  - Norm: <8 % (4,8–6,0 %)
  - In der Schwangerschaft sollte ein Wert <6 % angestrebt werden.
  - HbA_{1c} >9 → Fehlbildungsrate + 18 % (nicht bei GDM)
  - Der Wert ist erst nach mindestens 8-wöchiger Hyperglykämie erhöht und frühestens 2 Wochen nach verbesserter Therapie rückläufig.
  - HbA_{1c} in der 1. SS-Hälfte oberer Normbereich, aber <5,3 %
  - HbA_{1c} in der 2. SS-Hälfte unterer Normbereich
- Prognostische Bedeutung für das Kind haben vor allem die postprandialen BZ-Werte.
- Blutzuckerzielwerte s. Tab. 14.**4**

14.2.3.3 Insulintherapie

- Bereits präkonzeptionell sollten normoglykämische Werte angestrebt werden → Missbildungsrate (bis auf Herzvitien) normal.
- frühzeitige Umstellung von oralen Antidiabetika auf Normalinsulin
- Humaninsulin ist Mittel der Wahl.
- Einstellung auf kurz wirksame Insulinanaloga wie Insulin aspart oder lispro kann beibehalten werden.

Tab. 14.**4** Blutzuckerzielwerte.

	nüchtern (mg/dl)	**präprandial (mg/dl)**	**postprandial (mg/dl)**	**vor dem Schlafen (mg/dl)**	**nachts (2:00–4:00 Uhr) (mg/dl)**
vor der Schwangerschaft	80–100	80–100	1 h 90–140 2 h 90–120	90–120	80–100
Schwangerschaft	60–90	60–90	1 h 90–140 2 h 90–120	90–120	60–90
Patientin mit Hypoglykämie-Risiko	70–110	90–110	1 h 90–140 2 h 90–120	80–110	80–110

- Keine Erfahrungen für Insulin glulisin
- Kein Einsatz von lang wirksamen Insulinanaloga wie Insulin glargin und Insulin detemir
- intensivierte Insulintherapie
  - 4–5 Injektionen/d
  - Insulinpumpe (kontinuierlich subkutan; CSII), wenn keine Normwerte erreichbar
  - Normalinsulin als Bolus präprandial, Verzögerungsinsulin zur Nacht
  - Insulinbedarf steigt nach 1. Trimenon bis zur 36. SSW an (+50–100%), gleichzeitig sinkt das Hypoglykämierisiko.
  - Hypoglykämierisiko besonders in der 6.–16. SSW und nach der 36. SSW
  - Gelegentlich sind niedrige Morgenwerte nur durch eine zusätzliche Dosis Normalinsulin in der zweiten Nachthälfte zu erreichen.
  - Mit Beginn der Geburt reduziert sich der basale Insulinbedarf um ca. 50%.
  - postpartale Anpassung der Insulintherapie an geänderten Bedarf (meist dem Bedarf präkonzeptionell ähnlich)

14.2.3.4 Kontrollen

- Vorstellung beim Diabetologen alle 2 Wochen
- HbA_{1c}-Kontrolle monatlich
- BZ-Selbstkontrolle (6 × tgl.)
  - morgens nüchtern
  - 1½ h nach 1. Frühstück
  - vor dem Mittagessen
  - 1½ h nach dem Mittagessen
  - vor dem Abendessen
  - vor dem Schlafengehen
- Urinstix auf Ketonurie täglich, positiv bei:
  - nächtlichen Hypoglykämien
  - unzureichendem Kohlenhydratgehalt der Kost

14.2.3.5 Ernährung

- Ausreichender Kaloriengehalt in der 2. SS-Hälfte ist wichtig.
- Faustregel: prägravides Idealgewicht in kg × 30–40 = kcal/d
  - Bei adipösen Schwangeren sollten 1500 kcal nicht unterschritten werden.
- Nahrungszusammensetzung
  - Kohlenhydratanteil 45–60%
  - Fett < 35%
  - Eiweiß ca. 15%

14.2.3.6 Klinikeinweisung

- nicht einstellbare Stoffwechsellage
- schwere Hypoglykämie
- Ketoazidose
- andere internistische Indikation, z. B. akute Pyelonephritis

14.2.3.7 Komplikationen

Diabetische Retinopathie

- ophthalmologische Fundusuntersuchung in Mydriasis mindestens 1×/Trimenon
  - geringe, nichtproliferative Retinopathie → Prognose gut
  - schwere, nichtproliferative und proliferative Retinopathie → Verschlimmerung im Laufe der SS möglich → regelmäßige Augenfunduskontrollen notwendig
    - ggf. Lasertherapie
- Progressionsrisiken sind:
  - ungünstiger präkonzeptioneller Ausgangsbefund
  - unzureichende präkonzeptionelle Laserkoagulation
  - arterielle Hypertonie
  - diabetische Nephropathie
  - Rauchen
  - hohes perikonzeptionelles HbA_{1c}-Niveau
  - schnelle Normalisierung der Hyperglykämie
  - Diabetesdauer > 10 Jahre
  - Anämie

Diabetische Nephropathie

- evtl. Abraten von einer Schwangerschaft bei Kreatinin > 2,0 und Z. n. Nierentransplantation
- Überwachung von:
  - Eiweißausscheidung (Proteinurie), s. o.
    - Anstieg der Proteinurie ist oft postpartal reversibel.
  - Serumkreatinin
  - Blutdruck: tägliche Blutdruckselbstkontrollen
- Ob die SS den Verlauf einer Nephropathie verschlechtert, ist nicht gesichert.
- erhöhtes Risiko einer Pfropfgestose
- erhöhtes Risiko einer IUGR
- ACE-Hemmer absetzen

14.2.4 Gynäkologisch-geburtshilfliche Betreuung

- Humangenetische Beratung (Risiko des Kindes, an Typ-I-Diabetes zu erkranken)
  - 0,8 % nach 5 Jahren (11 %, wenn auch der Vater Typ-I-Diabetiker ist; 12 %, wenn auch ein Geschwister der Mutter erkrankt ist)
  - 5,3 % nach 20 Jahren
  - Das Risiko der Allgemeinbevölkerung liegt bis zum 25. Lj. bei ca. 0,3 %.
- assistierte Reproduktion bei unerfülltem Kinderwunsch möglich
- bereits mindestens 4 Wochen präkonzeptionell 0,4–0,8 mg Folsäure/d
- 200 µg Iodid/d in der gesamten SS
- ASS 100 spätestens ab der 12. SSW bis zur 34. SSW bei Diabetes Typ I mit arterieller Hypertonie und Nephropathie
- Hochdrucktherapie ab 160–170 mmHg systolisch und 100–110 mmHg diastolisch
- α-Methyldopa bei normotensiven Frauen mit Mikroalbuminurie und Typ-I-Diabetes reduziert die Frühgeburtenrate.
- Vorstellung beim Gynäkologen alle 2 Wochen
- Infektionsdiagnostik des Urogenitaltrakts und ggf. frühzeitige Antibiose
- besonderes Augenmerk in Bezug auf Begleitkomplikationen, insbesondere Präeklampsie

- Ultraschall
  - 8.–12. SSW zur Feststellung der SS
  - 11–14. SSW Nackentransparenzmessung (optional)
  - differenzierte Organdiagnostik (entsprechend Level DEGUM II) in der 19.–22. SSW
  - Kontrollen alle 4 Wochen, ab 24. SSW alle 2 Wochen
    - Fetometrie und Fruchtwassermenge
    - Abdomenumfang > 90. Perzentile (Hadlock) ist sicherster Hinweis für Makrosomie
- fetale Zustandsdiagnostik ab der 28. SSW:
  - fetale Bewegungen (Kineto-CTG)
  - CTG
    - ab der 32. SSW 2 ×/Woche
    - ab der 35. SSW 3–7 ×/Woche
  - Dopplersonografie bei Wachstumsretardierung und/oder Hypertonie
- Klinikeinweisung
  - großzügige Indikation bei Komplikationen
  - Therapie vorzeitiger Wehen
    - Atosiban ist Mittel der Wahl.
    - Off-Label-Use: Nifedipin
    - Anpassung der Insulintherapie beim Einsatz von Glukokortikoiden (ca. + 20–40 %) und/oder β-Mimetika
  - routinemäßig 1–2 Wochen vor dem Entbindungstermin
    - geburtshilfliche Überwachung
    - Diabetesbehandlung

14.2.4.1 Geburtsplanung

- bei insulinpflichtigem Diabetes Entbindung in einem Perinatalzentrum Level 1 oder 2
- Präpartale Vorstellung in der Entbindungsklinik mit 36 SSW ist obligat.
- bei pränatal diagnostizierten Fehlbildungen Entbindung nur in Klinik mit Anbindung entsprechender kinderchirurgischer, kardiochirurgischer und neurochirurgischer Kompetenz
- keine Geburtseinleitung vor Termin, wenn keine weiteren Risiken (s. u.) vorliegen
- Übertragungen sollten vermieden werden → Einleitung am Termin.
- primäre Sectio bei Schätzgewicht > 4500 g (kleine Frauen > 4250 g) erwägen; Risiko der Schulterdystokie

Risikopatientinnen

Bei folgenden Patientinnen sollte bei Progredienz der Erkrankung die Entbindung deutlich vor dem Termin angestrebt werden:
- labiler Stoffwechsel
- proliferative Retinopathie
- Nephropathia diabetica (Kimmelstiel-Wilson)
- Koronarsklerose
- Z. n. Nierentransplantation
- (Fehl- oder) Totgeburt in der Anamnese
- Makrosomie
- vorzeitiger Blasensprung
- Präeklampsie

- Bei einem auftretenden Hypertonus in Kombination mit einer Proteinurie ist sowohl an eine Nephropathia diabetica als auch an eine Präeklampsie zu denken.

Geburtsvorgang

- komplikationsloser SS-Verlauf → vaginale Entbindung anstreben
- Gefahr der Plazentainsuffizienz → keine Überschreitung des Termins; ggf. Einleitung mit Prostaglandin oder Oxytocin
- Dauer-CTG unter der Geburt
- großzügige Sectioindikation
- Entbindung in Klinik mit Neonatologie
- am Morgen vor geplanter Sectio kein Insulin
- bei Geburtseinleitung nur kurz wirksame Insuline (Normalinsulin = Altinsulin, 2–8 h wirksam, Einsetzen der Wirkung nach 10–30 min), zur besseren Steuerbarkeit (z. B. Actrapid, Huminsulin)
- Bei Beginn der Wehentätigkeit soll kurz wirksames Insulin nur nach vorheriger BZ-Messung injiziert werden.
  - alternativ Infusion von Glukose und Altinsulin
    - 1 IE Altinsulin/3 g Glukose
- stündliche BZ-Kontrolle, ggf. häufiger
- Zielwert unter der Geburt liegt bei 70–110 mg/dl (3,8–6,1 mmol/l).

14.2.4.2 Versorgung des Neugeborenen

- s. Kap. 14.1.4.4
- Prozedere wie bei insulinpflichtigem GDM

15 Blutgruppenunverträglichkeit

Zurzeit sind ca. 250 Erythrozytenantigene bekannt, davon können 30 zu Ak-Bildung und Hämolyse führen. Die Vererbung der Blutgruppenantigene erfolgt autosomal und kodominant, d.h., bei heterozygoten Individuen werden beide Allele exprimiert. Rhesus ist das wichtigste proteinbasierte Blutgruppensystem. Bisher sind 49 Antigene beschrieben. Damit ist es das umfangreichste aller 29 Blutgruppensysteme. Die Antigene befinden sich auf 2 Rhesus-Proteinen, RhD und RhCE, und werden durch die Unterschiede in deren Proteinsequenzen verursacht. Der Rhesusfaktor ist am Chromosom 1 p 34–36 lokalisiert.

Die **Rh-Inkompatibilität** ist die häufigste Ursache der Erythroblastosis. 18% der Bevölkerung Deutschlands sind rhesusnegativ → aufgrund der Genfrequenzen ist in ca. 10% der Schwangerschaften die Konstellation „rhesusnegative Mutter mit rhesuspositivem Kind" zu erwarten. Zurzeit gibt es ca. 100 behandlungsbedürftige Rhesus-Inkompatibilitäten/Jahr in Deutschland.

Die Immunisierungsrate Rh-negativer Mütter konnte von 4,4% auf 0,4% gesenkt werden durch die Gabe einer Standarddosis Anti-D-Immunglobulin (300–330 µg) post partum, um weitere 90% durch die Anti-D-Gabe in der 28.–29. SSW.

Auch die Rh-Antigene C und E sowie Antigene der Erythrozytenmembran (Kell, Duffy und Kidd) können gelegentlich zu einer Erythroblastosis fetalis führen. Die pränatale Diagnostik und Therapie sind dieselbe. Die Kell-Inkompatibilität ist jedoch aggressiver als die Rh-Inkompatibilität, da statt reifer Erythrozyten auch Vorstufen wie die Retikulozyten betroffen sind, was zu einer aplastischen Anämie führt.

Eine AB0-Inkompatibilität kommt bei 0,6% aller Geburten vor. Eine intrauterine Schädigung des Kindes ist nie beschrieben worden. Lediglich postpartal kann es aufgrund der Hämolyse zu einem verstärkten Ikterus kommen → keine pränatale Therapie notwendig.

15.1 Pathophysiologie

15.1.1 AB0-Inkompatibilität

- Konstellation: Mutter Blutgruppe 0, Kind Blutgruppe A oder B
- 20% aller Schwangerschaften
- IgG-Ak passieren die Plazenta und können zu Hämolyse führen.
  - nur in 2% geringe Anämie, da
    - wenige Antigen-A- bzw. -B-Lokalisationen auf der fetalen Erythrozytenmembran
    - vollständige Ausbildung der Antigene A und B auf dem Erythrozyten erst im Alter von 2–4 Jahren
    - A- bzw. B-Antigene in allen Geweben und Körperflüssigkeiten
  - klinische Manifestation erst postpartal (Ikterus)
- schon in der 1. SS möglich
- Der Schweregrad nimmt nicht mit weiterer SS zu.
- keine intrauterine Diagnostik oder Therapie

15.1.2 Rh-Inkompatibilität

- Konstellation: Rh-negative Mutter und Rh-positives Kind
- embryonale Blutbildung beginnt in der 5.–7. SSW
- Ab der 12.–13. SSW ist das Rh-Antigen auf der Oberfläche der Erythrozyten voll ausgebildet.
- Im 1. Trimenon passieren bei 5 % der Schwangeren fetale Erythrozyten die Plazentaschranke.
- Bis zum 3. Trimenon ist dies bei 47 % der Schwangeren geschehen.
- Meist tritt nur eine geringe Anzahl fetaler Erythrozyten ins mütterliche Blut über → in der 1. Schwangerschaft liegt die Inzidenz der primären Sensibilisierung bei 1 %.
- weitere Ursachen für eine maternale Alloimmunisierung in der SS
  - präpartale Blutungen
  - abdominales Trauma
  - partielle Plazentalösung
  - vorzeitige Wehen
- postpartale Sensibilisierung durch fetomaternale Transfusion
- Sensibilisierung ist abhängig von:
  - Ausmaß der fetomaternalen Transfusion
  - Vorliegen einer AB0-Inkompatibilität → Anti-A- und Anti-B-Ak der Mutter zerstören übergetretene fetale A-, B- oder AB-Erythrozyten, bevor eine Rh-Sensibilisierung eintreten kann → Risiko der Sensibilisierung verringert sich um 50–75 %
- Bei Kontakt der Mutter mit fetalem Rh-positivem Blut bei einer erneuten Schwangerschaft kommt es zur sekundären Immunantwort → massive Bildung von IgG-Antikörpern, die die Plazentaschranke passieren → Hämolyse der kindlichen Erythrozyten.

15.2 Diagnostik und Prophylaxe

15.2.1 Screening und Diagnostik

▶ Immer Blutgruppe, Rh-Faktor und Antikörpersuchtest (Coombs-Test) mit Feststellen der Schwangerschaft!

Tab. 15.1 Differenzialdiagnose Rhesus/Kell.

Rhesus-Inkompatibilität	Kell-Inkompatibilität
reife Erys betroffen	auch Vorstufen der Erys betroffen
Retikulozytose	weniger Vorstufen produziert
	keine Retikulozyten ausgeschwemmt
	macht aplastische Anämie
	aggressiver als Rhesus-Inkompatibilität

15.2.1.1 Antikörpersuchtest

- Titer negativ → Kontrolle in der 24.–27. SSW
- Titer 1 : 4 → Kontrolle in 4–8 Wochen
- Titer 1 : 8 → Kontrolle in 2–4 Wochen
- Titer 1 : 16 im 2. Trimenon oder 1 : 32 im 3. Trimenon → Überweisung in ein Pränatalzentrum und weitere Diagnostik (s. Kap. 15.3)

Anmerkung: Aufgrund sensitiverer Testverfahren kann mittlerweile schon bei 1 : 8 von einer Sensibilisierung ausgegangen werden, sodass bereits hier weitere Diagnostik erfolgen sollte.

> **Cave:** Auch durch die routinemäßige Anti-D-Gabe wird der Antikörpersuchtest für ca. 12 Wochen positiv.

15.2.1.2 Blutgruppenbestimmung der Mutter

- Mutter Rh-negativ → Blutgruppenbestimmung beim Vater:
  - Vater Rh-negativ → keine Gefahr, da Kind auch Rh-negativ sein wird
  - Vater Rh-positiv → erneuter Ak-Suchtest bei der Mutter in der 20., 24. und 28. SSW
- Ak-Suchtest negativ → Es ist keine Sensibilisierung erfolgt. → Anti-D-Gabe in der 28. SSW, kein weiteres Screening
- Ak-Suchtest positiv → Schwangere ist immunisiert (s. u.)
- D^{weak} = D^{U} durch Gendefekt → es fehlt ein Teil des D-Antigens, aber eine **Antikörperbildung ist trotzdem möglich** → **Anti-D-Gabe wie üblich**. Dies gilt nur für einige seltene weak-D-Typen. Die häufigen weak-D-Typen 1 bis 3 können D-positiv transfundiert werden, benötigen dementsprechend keine Prophylaxe → genetische Diagnostik, welches D^{weak} vorliegt, könnte mehrere Anti-D-Gaben bei ca. 3500 Schwangeren pro Jahr in Deutschland vermeiden.

15.2.1.3 Bestimmung des fetalen Rh-Faktors

Aus dem Fruchtwasser mittels PCR

- Durchführung bei Rh-negativen Schwangeren, die aus anderen Gründen eine Amniozentese bekommen
- **fetale DNA** (Lyse fetaler Zellen) im mütterlichen Serum → Bestimmung des fetalen Rh-Faktors im Serum der Mutter ist möglich (wird u. a. in England, dem Labor mit der größten Erfahrung [ein falsch positives und ein falsch negatives Ergebnis bei 327 Schwangeren], als weltweiter Service angeboten)
  - Molecular Diagnostics, The International Blood Group Reference Laboratory, National Blood Service, Southmead Road, Bristol, BS10 5ND, Tel. 01179912124, Fax: 01179591660, E-Mail: molecular.diagnostics@nbs.nhs.uk)

Kordozentese

- in der 20.–24. SSW
- bei positiver Anamnese
  - Z. n. intrauterinem Fruchttod (IUFT) wegen Rh-Konstellation
  - Z. n. transfusionsbedürftiger Anämie bei einer vorausgegangenen Schwangerschaft
- bei positivem Ak-Titer (> 1 : 16 im 2. Trimenon oder > 1 : 32 im 3. Trimenon) oder raschem Titeranstieg und wahrscheinlich Rh-positivem Kind (s. u.)

- bei sonografischen Zeichen und erhöhtem Ak-Titer
  - Hydrops fetalis
  - Kardiomegalie
  - Aszitessichel
- Vorteile der Kordozentese
  - Bestimmung des fetalen Hb und Hkt
  - Diagnostik und Therapie (Transfusion) in einem Eingriff möglich
  - Abschätzung der Prognose

15.2.2 Prophylaxe

Durch 300 µg Anti-D (1,5 ml Rhesogam i. m., 2 ml Rhesonativ i. m., 1,32 ml Partobulin SDF i. m. oder 2 ml Rhophylac 300 i. m. **oder i. v.**) bei Rh-negativen Frauen → Blockierung der Antigene an fetalen Erythrozyten → zentrale Verhinderung der Ak-Produktion. Volle Wirkdauer 3 Wochen (IgG 1 Halbwertzeit 21 Tage):

- nach Aborten, Chorionzottenbiopsie, Amniozentesen, Kordozentesen, Plazentazentese oder Extrauteringravidität (EUG) (ab 5. SSW, da hier Blutbildung beim Embryo bereits beginnt)
- in der 28. SSW, nach der routinemäßigen 2. Antikörperbestimmung
- bei retroplazentarem Hämatom
- Blutungen in der Gravidität
- bei Abdominaltrauma
- nach äußerer Wendung bei Beckenendlage
- postpartal bei Rh-positivem Kind

> ▶ Die Anti-D-Gabe in der 28. SSW gibt einen Schutz für 12 Wochen.
> Nach 12 Wochen sind noch ca. 20 µg vorhanden (reicht noch für 1 ml Fetalblut).
> Der Ak-Titer kann bis zu 11 Wochen positiv sein (maximaler Wert 1 : 16).

Postpartal

- möglichst bald (48, spätestens 72 h post partum)
- reduzierte Wirkung auch noch nach 72 h
  - Innerhalb von 2 Wochen ist Ak-Bildung evtl. noch unterdrückbar.
  - 3 × 300 µg mit kurzem Abstand innerhalb von 14 Tagen post partum → 50 % Erfolg
- 25 ml übergetretenes Fetalblut sind abgedeckt.
- 1–4 ‰ aller Entbindungen führen zu einer Makrotransfusion.
  - Risikofaktoren
    - Placenta praevia
    - Abruptio placentae
    - manuelle Plazentalösung
    - unvollständige Plazenta
    - Hydramnion
    - Uterusatonie, starke Lösungsblutung
    - Multiparität, Mehrlingsschwangerschaft
    - prolongierte Geburt
    - bei Verdacht (Risikofaktor und/oder kindliches Hb < 10 g/dl):
      - Kleihauer-Betke-Färbung der HbF-Zellen: bei HbF-Zellen > 3 ‰ → V. a. Makrotransfusion → Nachimmunisieren (300 µg Anti-D decken 3 ‰ HbF-Zellen ab)
      - neuer Gelagglutinationstest: Grenzwert 0,2 % HbF-Zellanteil entsprechen 15 ml Fetalblut

- indirekter Coombs-Test am 5. postpartalen Tag negativ (d. h., alle Ak der ersten Gabe wurden verbraucht), aber unsicher und im Rahmen verkürzter Liegezeiten problematisch

> ▶ Kontrolle der Patientin auf eine Sensibilisierung nach Makrotransfusion mittels indirekten Coombs-Tests nach ca. 9 Monaten

15.3 Diagnostik bei positivem Ak-Suchtest

- zunächst manuelle Titerbestimmung mit einem modernen Testverfahren (Capter, Mikro Slice etc.) = Standard für Pränatalmedizin
- genaue Bestimmung der zirkulierenden Antikörper
  - Anti-Zell-Antikörper können schon bei einem Titer von 1 : 4 zu einem Hydrops fetalis führen.
- Ultraschallkontrollen: Hydrops ab Hb < 4 g/dl → zur Früherkennung einer fetalen Anämie ungeeignet, da Hydrops ein Spätsymptom ist
- Heterozygotendiagnostik beim Vater (auch zur präkonzeptionellen Risikoberatung bei bekannter Sensibilisierung der Mutter geeignet)
  - homozygot (10 %) → Kind zu 100 % Rh-positiv
  - heterozygot (90 %) → 50 % der Kinder sind Rh-negativ
- Bestimmung des fetalen Rh-Faktors, ggf. der fetalen Blutgruppe, vgl. Kap. 15.2.1.3
  - keine Gefahr durch die zirkulierenden Ak → keine weitere Diagnostik und Therapie
  - Inkompatibilität → engmaschige Kontrollen der Ak-Titer

15.3.1 Beurteilung der fetalen Anämie

Nicht invasiv

- Konzentration der Ak-Titer: Titer mit hohen Werten korrelieren oft nicht mit der Anämie.
- Ultraschall: Hydrops erst ab Hb < 4 g/dl → zu spät
- Doppler der A. cerebri media (V_{max} ACM):
  - Pathologie weist auf Anämie hin.
  - Anämie erhöht durch Herzzeitvolumen und Blutviskosität die Strömungsgeschwindigkeit.

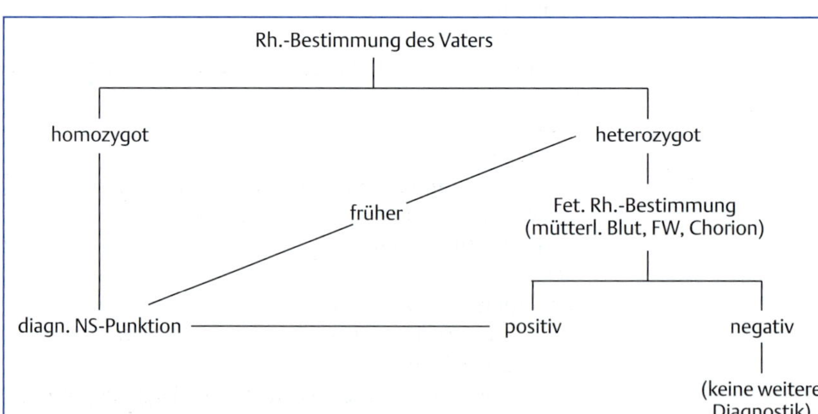

Abb. 15.1 Rhesus-Inkompatibilität (positiver Ak-Titer).

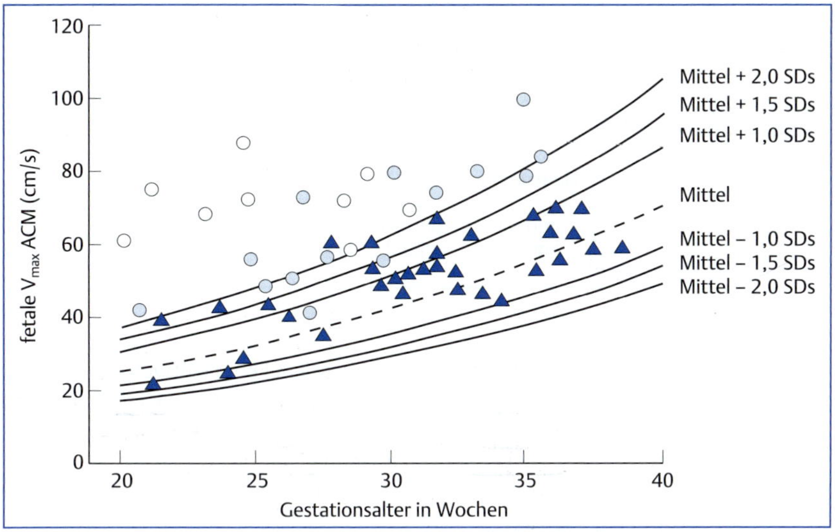

Abb. 15.**2** Mittlere Maximalgeschwindigkeit in der A. cerebri media. Quelle: Mari et al. 2000, 2002. Nicolaides et al. 2004. ACM: A. cerebri media, SDs: Standardabweichungen.

- Messung am Abgang der ACM vom Circulus arteriosus Willisi
- Höchster V_{max} aus 3 Folgeuntersuchungen wird gewertet.
- ist in ihrer Aussage der invasiven ΔOD450-Messung (s. u.) überlegen; >34.–36. SSW weniger zuverlässig
- V_{max}-Cut-off liegt bei 1,5 MoM (Multiple of Median in Abhängigkeit vom Gestationsalter)
  - >1,5-fach des Medianwertes → erhöhtes Risiko für transfusionspflichtige Anämie → Kordozentese in Transfusionsbereitschaft
- serielle Untersuchung im Risikokollektiv im Abstand von 7–14 Tagen
- Neben V_{max} gibt auch der Anstieg von V_{max} im Verlauf einen Hinweis auf das Risiko der Entwicklung einer transfusionspflichtigen Anämie.
- **Merke:** Nach der ersten Transfusion steigt die Falsch-positiv-Rate von V_{max} aufgrund der unterschiedlichen Viskosität des adulten Blutes.

Invasiv

Cave: Bei Punktion durch eine Vorderwandplazenta kommt es in 30 % der Fälle zu einer Ak-Boosterung!

Schema nach Liley: obsolet

- indirekte Bilirubinbestimmung im Fruchtwasser mit Rückschlüssen auf das kindliche Hb
- Gemessen wird die Extinktionsdifferenz bei 450 nm im Vergleich zu normalem Fruchtwasser.

Kordozentese

- Goldstandard
- Bestimmung von Blutgruppe und Rh-Faktor, direkter Coombs-Test, Hb, Hkt, Retikulozyten, Serum-Bilirubin und Karyotyp
- erste Punktion in der 18.–24. SSW je nach Befunden (Ak-Titer, sonografische Zeichen etc.)
- Indikationen (s. o.)
  - sonografische Hinweise
    - Hydrops fetalis
    - pathologische Werte der ACM-Dopplersonografie bei positiven Rh-Antikörpern

Prognoseparameter

- Retikulozyten stark vermehrt
- Direkter Coombstest hoch positiv
- Umbilikales Bilirubin > 3 mg %

Hämatokrit	Retikulozyten	Direkter Coombstest	Kontroll-Chordozent.
normal	normal	+ bis ++	4 Wochen
normal	erhöht	+++ bis ++++	2 Wochen

Abb. 15.**3** Kontroll-Kordozentese in Abhängigkeit von Prognoseparametern.

        - Kardiomegalie, Aszitessichel bei positiven Rh-Antikörpern
    - serologische Hinweise: Coombstest > 1 : 16 im 2. Trimenon; Coombs-Test > 1 : 32 im 3. Trimenon; schnell steigender Titer
    - Z. n. IUFT wegen Rh-Konstellation
    - Z. n. transfusionsbedürftiger Anämie bei einer vorausgegangenen Schwangerschaft
- Wiederholung der Kordozentese in Abhängigkeit von Prognoseparametern:
    - umbilikales Bilirubin > 3 mg/dl → Kontrollintervall 2 Wochen

15.4 Therapie

15.4.1 Transfusion des Fetus

- bei Hkt < 30
- Ziel ist Hkt von 50–60 %.
- Transfusion von 0-Rh-negativem Blut
    - filtriert (leukozytendepletiert)
    - gewaschen
    - γ-bestrahlt (zur Eliminierung noch vorhandener Leukozyten; Vermeidung einer Graft-versus-Host-Reaktion)
    - Hkt 70–80 %
    - 5 bis max. 50 ml (je nach Größe bzw. Alter des Kindes)
        - Gefahr der kardialen Dekompensation bei hohen Transfusionsvolumina
- bei lebensfähigem Kind Lungenreifeinduktion vor der ersten Transfusion!

15.4.1.1 Intraperitoneale Transfusion

- nur wenn intravaskuläre Transfusion nicht möglich ist (Risiko ist 6 × höher)
- Hkt des zu transfundierenden Blutes 90 %
- Zielgebiet zwischen Blase und Nabel
- Blutmenge: (SSW minus 20) × 10 ml
- nachfolgende Transfusion, wenn alles resorbiert ist (nach ca. 4 Wochen)
- Aufnahme des Blutes durch lymphatisches System
- Entbindung nach der 32. SSW

15.4.1.2 Intravaskuläre Transfusion

- Hkt des zu transfundierenden Blutes 70–80%
- Punktion der Nabelvene am NS-Ansatz
- Anästhesie des Fetus, um komplikationslose Punktion zu gewährleisten: Muskelrelaxans, Opiat und Benzodiazepin; Ultraschall bis zum ersten Schlucken
- 1 Ampulle Fentanyl i. v. für die Mutter 10 min vor dem Eingriff
- nachfolgende Transfusion ca. 2–3 Wochen später
- engmaschige Punktionen wegen schlechter Prognose bei: stark vermehrten Retikulozyten, hoch positivem direktem Coombs-Test, umbilikalem Bilirubin >3 mg/dl
- letzte Transfusion in der 34.–35. SSW
- Entbindung spontan in der 37.–38. SSW
- Sectio bei CTG-Veränderungen

15.4.1.3 Transfusionsrisiken

- Verbluten des Fetus
- intraarterielle Transfusion → Vasokonstriktion mit fetaler Dekompensation
- Blasensprung
- Infektion
- Übertransfusion → kardiale Dekompensation

15.4.1.4 Überwachung nach Transfusion

- wöchentlich Ultraschall (Hydropszeichen)
  - Vorboten eines Hydrops
    - Zunahme des AU (Hepatosplenomegalie)
    - Hydramnion
    - Plazentadicke >6–7 cm
    - Herzvergrößerung
    - Perikarderguss
    - Anstieg des Durchmessers der V. umbilicalis
- wöchentlich Doppler der A. cerebri media
- wöchentlich mütterlicher Ak-Titer

15.4.2 Geburtsplanung

- letzte Transfusion in der 34.–35. SSW
- vaginale Entbindung in der 36.–38. SSW
- Sectio bei:
  - CTG-Pathologie
  - schweren Hydropszeichen
  - vorzeitigen Wehen oder Blasensprung
  - CC-assoziierten Komplikationen (Bradykardie)

15.4.3 Kind postpartal

- mütterliche Ak können bis zu 6 Wochen im Neugeborenen persistieren
  - weiterhin Hämolyse
    - Bilirubinanstieg
      - Fototherapie
      - ggf. Austauschtransfusion
- Anämie → ggf. neonatale Transfusion notwendig

16 Intrauterine Wachstumsretardierung (IUGR)

16.1 Allgemeines

Definition

- Abweichung in Größe und Gewicht unter die 10. Perzentile
  - trifft für 10% aller Feten zu, ohne dass es eine Aussage über den Gefährdungsgrad ergibt
- Terminkorrekturen sind nur vor der 20. SSW möglich.
- SGA (Small for gestational Age) meint alle Kinder, deren Größe unter der 10. Perzentile liegt.
  - in ca. 50% genetisch kleiner Fetus → Wachstumspotenzial ausgeschöpft
  - kontinuierliches Wachstum auf niedrigem Niveau
  - nicht zwangsläufig gefährdet
- IUGR (intrauterine Wachstumsretardierung)
  - Wachstumspotenzial kann nicht beibehalten werden.
  - in ca. 50% exogene oder endogene Einflüsse
  - mögliche Folgen:
    - nutritive Deprivatation
    - Hypoxämie
    - bleibende neurologische Schäden

> **Merke:** IUGR beschreibt einen pathologischen Prozess, der ein normales Wachstum verhindert.

Bedeutung der IUGR

- 26% aller Totgeburten!!
- Inzidenz 3–5% (–10%) aller Geburten
- höheres Letalitätsrisiko (4- bis 8-fach)
- Frühmorbidität durch Hypoxie/Azidose, Polyglobulie, Hypoglykämie und Hypothermie
- Spätmorbidität durch zerebrale Störungen
  - Störungen der Sprachentwicklung in 30%
  - neurologische Defizite in 40%
- Abweichungen unter die 5. Perzentile weisen ein erhöhtes Risiko auf.
- Dystrophe Frühgeborene, die zudem intrauterin pathologische Doppler-Flow-Werte haben, zeigen häufiger neurologische Entwicklungsstörungen als eutrophe Frühgeborene.
- IUGR steigert das Risiko für eine arterielle Hypertonie, kardiovaskuläre Erkrankungen sowie Diabetes Typ II und metabolisches Syndrom im späteren Leben.
- Einige Untersuchungen weisen auf einen möglichen Zusammenhang zwischen niedrigem Geburtsgewicht und späterer Schizophrenie sowie der Erhöhung des Mamma-Ca-Risikos bei jungen Frauen hin; andere Untersuchungen konnten dies nicht bestätigen.
- Die Genauigkeit der Diagnose ist proportional zur Anzahl der gemessenen Parameter.

- Nur etwa 50 % aller Retardierungen unter der 10. Perzentile sind durch pathologische Faktoren bedingt.
  - hohe Rate an falsch positiven Ergebnissen (hohe Sensitivität bei schlechter Spezifität)
  - 5. Perzentile als Grenzwert würde die Spezifität verbessern, jedoch auf Kosten der Sensitivität → eine Reihe von hypoxiegefährdeten Kindern würde nicht entdeckt.

16.2 Einteilung und Ursachen

Typ 1, symmetrische IUGR (30 %)

- Das Kind ist gleichmäßig zu klein bei zeitgerechten Frühultraschallen.
- meist eher frühes Auftreten
- Hemmung der Zellproliferation, die besonders für das Wachstum bis zur 16. SSW verantwortlich ist → irreversibel
- Ursachen vor allem:
  - chromosomale Aberrationen
  - Fehlbildungen
  - virale Infektionen (z. B. CMV)
  - Drogen, Alkohol

Typ 2 asymmetrische IUGR (70 %)

- AU ist in Relation zum KU zu klein → V. a. Retardierung durch Plazentainsuffizienz
- frühes Auftreten weist auf eine schlechte Prognose hin
- Hemmung der Zellproliferation, die jenseits der 16. SSW zunehmend für das Wachstum verantwortlich ist
- führt zu einer chronischen Zentralisation des Feten
- Ursachen vor allem:
  - gefäßrelevante mütterliche Erkrankungen
  - pathologische Plazentaveränderungen
  - Präeklampsie
- Eine schwere Retardierung bei normaler Dopplersonografie und evtl. bestehendem Polyhydramnion sollte auf genetische Störungen und Missbildungen untersucht werden.

16.2.1 Störfaktoren des fetalen Wachstums

Tab. 16.**1** Störfaktoren des fetalen Wachstums. Quelle: Baltzer et al., Praxis der Gynäkologie und Geburtshilfe, Georg Thieme Verlag, Stuttgart, 2004.

intrinsisch (10–20 %) **symmetrisch** **<16 SSW**	**extrinsisch (30–35 %)** **asymmetrisch** **>24 SSW**	**kombiniert (5–10 %)** **intermediär** **16–24 SSW**	**idiopathisch (40 %)** **asymmetrisch** **>24 SSW**
Trisomie 13, 18, 21, Turner-Syndrom, Fehlbildungen (z. B. Herz, Skelett), Umweltfaktoren (Strahlen, Drogen), Infektionen (z. B. Zytomegalievirus)	uteroplazentare Perfusionsstörung (Präeklampsie, HELLP-Syndrom, chron. Hypertonie, maternale Nieren-/Herzkrankheit), Diabetes mellitus, Hämoglobinopathie	Plazentainfarkt, Chorangiom, Fehlernährung Drogen, Nikotin, Mehrlingsschwangerschaft	unbekannt

16.3 Diagnostik bei sonografischem V. a. IUGR

Tab. 16.2 Fetale intrauterine Wachstumsrestriktion: Ultraschallparameter zur IUGR-Prädiktion.

US-Parameter	positiver Prädiktionswert (%)
Plazentagrading	16
Femurlänge	19
biparietaler Durchmesser	33
fetales Schätzgewicht	45
Oligohydramnion	55
Ratio Kopf-/Abdomenumfang	62

US = Ultraschall

- Bestimmung des korrekten Gestationsalters
  - Regelanamnese, Konzeptionszeitpunkt
    - unregelmäßiger Zyklus?
    - Zykluslänge bei regelmäßigem Zyklus
    - bekannter Konzeptionszeitpunkt (z. B. bei assistierter Reproduktion)
  - Messwerte der Scheitel-Steiß-Länge im 1. Trimenon (zuverlässigste Größe)
  - Korrektur des Termins bei folgenden Abweichungen
    - SSL > 7 Tage
    - BIP > 10 Tage
  - keine Korrekturen nach der 20. SSW
- sonografische Bestätigung des Verdachts mittels US-Kontrolle nach 14 Tagen
  - fehlende Zunahme des AU
  - Zunahme des AU um weniger als 1 cm
  - reduzierte Fruchtwassermenge (größtes Depot < 2 cm)
- Dopplersonografie (s. Kap. 1.5.7, S. 47) vgl. Tab. 16.**3**
- differenzierter US mit fetaler Echokardiografie zum Ausschluss von Fehlbildungen oder Hinweiszeichen einer Chromosomenaberration
- ggf. Amniozentese mit Karyotypisierung
- ggf. TORCH-Serologie
  - **T**oxoplasmose
  - Lues, Listeriose, Parvovirus B19 (**o**ther agents)
  - **R**öteln
  - Zytomegalie (**C**ytomegaly)
  - **H**erpesviren (Herpes simplex, EBV, Varizellen)
- CTG
  - zur aktuellen Zustandsdiagnostik

Tab. 16.3 Follow up in Abhängigkeit der Flussmusterpathologie (Art. Umbilicalis); EUROGRIT-Studie 2004.

	normaler Fluss	zero-Flow	reverse-Flow
Mortalität vor Entlassung	4 %	14 %	27 %
schwere Behinderung n. 2 Jahren	2 %	8 %	13 %
Tod oder Behinderung n. 2 Jahren	10 %	30 %	46 %

   - 24.–32. SS eingeschränkte Beurteilbarkeit
   - Kombination mit Kinetogramm
     - Zwei Kindsbewegungen mit entsprechenden Akzelerationen (> 15/min) sollten innerhalb von 20 min, spätestens nach 50 min aufgetreten sein.
- OBT
   - zur Beurteilung der fetalen Belastbarkeit vor geplanter Geburtseinleitung und geplanter vaginaler Entbindung
   - **nicht** bei schwerer Retardierung und/oder pathologischem Doppler
     - Gefahr der akuten Exazerbation der kindlichen Hypoxie → strenge Indikationsstellung; im Zweifelsfall besser primäre Sectio caesarea

16.4 Management

- Ausschaltung von Noxen (Alkohol, Nikotin, Drogen)
- bei schweren Formen: Geburt auch vor der 37. SSW
   - vor Ende der 34. SSW nach Möglichkeit Induktion der Lungenreife
   - vor der 28.(–32.) SSW Planung der Geburt in enger Kooperation mit dem Neonatologen
   - meist Sectio caesarea zur Schonung des Kindes
- regelmäßig Zustandsdiagnostik des Fetus
   - Kindsbewegungen
   - CTG (2 × wöchentlich – mehrfach täglich)
   - Fruchtwassermenge 1 × wöchentlich
   - US-Biometrie alle 7–10 Tage, Wachstumsverlauf
   - Dopplersonografie täglich bis wöchentlich (A. umbilicalis und A. cerebri media), ggf. Ductus-venosus-Doppler bei schwerer IUGR bzw. auffälligem arteriellem Doppler
     - Klinikaufnahme bei Zero-Flow der A. umbilicalis
   - zurückhaltende Indikation bezüglich des OBT
- präventive Maßnahmen (Nutzen nicht gesichert und als fraglich einzustufen)
   - Bettruhe + Magnesium zur besseren Plazentadurchblutung (Low-Dose-Heparinisierung bei kompletter Immobilisierung!)
   - ggf. stationäre Einweisung und Verbesserung der Rheologie durch 500 ml HÄS 10 % + 500 ml Ringerlactat
     - bei Hämatokrit >38 %
     - kann bei IUGR und normalen Dopplerwerten zur Verbesserung des Fetal Outcome führen

Bisherige Untersuchungen weisen darauf hin, dass eine Nahrungssubstitution, die Verabreichung von Vitaminen und anderen Nahrungsergänzungsmitteln oder einen Infusionstherapie nach der Diagnose der fetalen Wachstumsrestriktion die Restriktion nicht rückgängig machen können.

- Planung der Entbindung in Abwägung des SS-Alters (Frühgeburtsrisiken) und der Schwere der Pathologie!
   - Entbindung < 28. SSW
     - persistierende Spätdezelerationen
     - negativer/reverser Flow im Ductus venosus
     - Kurzzeitvariation (STV) im CTG < 3,0 ms (nur durch computerisierte Analyse des CTG nach den Dawes-Redman-Kriterien erfassbar)
   - Entbindung > 28. SSW
     - reverser Flow A. umbilicalis

    - Kriterium unter <28. SSW genannt
- Entbindung ab 32+0
    - bei schwerer Wachstumsrestriktion auch ohne die oben genannten Doppler- und CTG-Pathologien, da Risiken der Frühgeburt weit hinter den Risiken der schweren IUGR stehen (vor 34+0 RDS-Prophylaxe)
    - A. umbilicalis >95 Perz. und ACM <5. Perz. (vor 34+0 RDS-Prophylaxe) sowie bei höhergradigen Dopplerpathologien oder CTG-Pathologie

Cave: Blutdrucksenkung durch Rückenlage, Medikamente oder Spinalanästhesie können eine bisher kompensierte Situation dekompensieren lassen. Dasselbe gilt für Oxytocin-Belastungstests. Bei vorzeitigen Wehen keine Wehenhemmung mit Fenoterol, da Nebenwirkungen (z. B. Tachykardie) für das Kind gefährlich sind.
Merke: Mortalität und intaktes Überleben werden vor der 29. SSW hauptsächlich durch das Gestationsalter und das Geburtsgewicht bestimmt, nach der 29. SSW auch durch die Flusskurven im Ductus venosus und den arteriellen Nabelschnur-pH.

> Anmerkung: Die TRUFFLE-Studie soll klären, ob es zwischen der 26+0 und 31+6 SSW bei pathologischem A. umbilicalis-Flow Vorteile bezüglich des neurologischen Outcome der Kinder hat, die Entbindung von Pathologien des Ductus venosus statt von CTG-Pathologie abhängig zu machen.

16.5 Prophylaxe

- ASS 100
  - bei positiver Anamnese bezüglich Präeklampsie und IUGR bereits präkonzeptionell
  - bei doppelseitigem Notch der Aa. uterinae
    - Hinweise, dass Einsatz bereits im 1. Trimenon sinnvoll ist
    - Datenlage für den Einsatz nach der 20. SSW besser
- NMH bei bekannter Thrombophilie und belasteter Anamnese
  - zusätzlich ASS 100 bei erhöhten Antiphospholipid-Ak

17 Mehrlingsschwangerschaft

Hellin-Regel

Die Häufigkeit von natürlichen Mehrlingsgraviditäten berechnet sich nach der Hellin-Regel:
Zwillinge 1:85 = 1,18%
Drillinge 1:85^2 = 0,014%
Vierlinge 1:85^3 = 0,0000016%
Aufgrund der Erfolge der Reproduktionsmedizin stimmen die tatsächlichen Zahlen nicht mehr mit der o.g. Regel überein.

17.1 Zygotie, Chorion und Amnion

Die frühe Erkennung und exakte Dokumentation der Chorionizität und der Amnionizität sind aufgrund der unterschiedlichen Komplikationsraten und damit verbundenen Kontrollen und Konsequenzen sehr wichtig.

Zygotie

- eineiige = erbgleiche Zwillinge (aber in seltenen Fällen gibt es unterschiedliche Karyotypen wohl durch Mosaikbildung, bedingt durch Nondisjunction in der mitotischen Teilung nach Zwillingsbildung in nur einem Fetus → für beide Feten getrennt eine Chromosomenanalyse durchführen, wenn diese indiziert ist)
  - 5:1000 Schwangerschaften
  - immer gleichgeschlechtlich
  - ein gemeinsames Chorion (sicherer Beweis) oder zwei Chorien
  - Gefäßverbindungen der Plazenten
  - ein oder zwei Amnien
  - Teilung der Blastozyste in den ersten 3 Tagen nach der Konzeption → dichoriale-diamniote monozygote Gemini
  - Teilung der Blastozyste im Zeitraum von 4–7 Tagen nach der Befruchtung → monochoriale-diamniote monozygote Gemini
  - Teilung der Blastozyste erst 8–12 Tage post conceptionem (1–3% der monozygoten Gemini) → monochoriale-monoamniote Gemini
  - Teilung später als 13 Tage post conceptionem (1:600 bei Gemini; Inzidenz 1:50000–1:100000) → Conjoined Twins („siamesische Zwillinge“)
- zweieiige = erbungleiche Zwillinge
  - verschiedene Geschlechter (sicherer Beweis)
  - zwei Chorien und gleiches Geschlecht → Blutfaktorenuntersuchung und Ähnlichkeitsdiagnostik sind notwendig zur Bestimmung der Zygotie.

Plazenta und Eihautverhältnisse

Die Häufigkeiten und Mortalitätsraten der einzelnen Kombinationen sind in Tab. 17.**1** dargestellt. US-Unterscheidung zwischen mono- und dichoriotischen Zwillingen sowie die Beurteilung der Amnionmembran sind zwischen der 6. und 12. SSW gut möglich:

Tab. 17.1 Folgen des Plazentaaufbaus.

Plazentaaufbau	Häufigkeit (%)	Mortalität (%)
getrennte Plazenten	35	9,6
gemeinsame Plazenten		
diamnotisch-dichorial	34	8,2
diamnotisch-monochorial	29	25,0
monoamniotisch-monochorial	1,2	50,0

- **dichorial**
  - unterschiedliches (→ sicher) oder gleiches Geschlecht
  - getrennte (→ sicher) oder gemeinsame Plazenta
  - dicke trennende Wand = 4 Schichten oder >2 mm
  - Nachweis getrennter Chorionhöhlen im 1. Trimenon im Abdominal-US (Amnionmembran ist zu dieser Zeit fast nie transabdominal nachweisbar)
  - Twin Peak Sign = Lambda-Zeichen: Plazentagewebe reicht in das Septum zwischen den Chorionhöhlen hinein, die Spitze des hineinragenden Gewebes ist dreieckig.
    - wichtiges Zeichen für dichorial, wenn die Plazenten zu einer gemeinsamen Plazenta zusammengewachsen sind
- **monochorial**
  - Beurteilung der Amnionverhältnisse wichtig
  - monochorial-diamniotisch
    - gleiches Geschlecht (aber: zwischen 1976 und 2002 wurden 12 monochoriale Fälle mit unterschiedlichem Geschlecht publiziert)
    - Amnion als dünne trennende Wand = 2 Schichten <2 mm

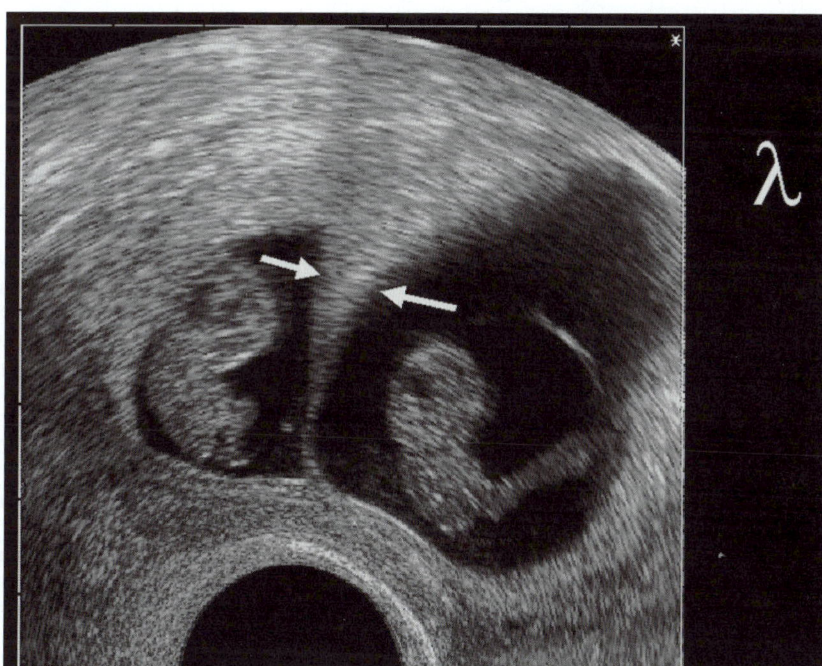

Abb. 17.1 Lambda Sign. Quelle: Merz E. Ultraschall in Gynäkologie und Geburtshilfe. Band 2. 2. Aufl. 2001 Stuttgart:, Georg Thieme Verlag.

  - bis zur 12. SSW am besten vaginalsonografisch beurteilbar
  - fehlende Darstellung → erneute Kontrolle im 2. Trimenon
- keines der Zeichen für „dichorial“
- Mortalität und Morbidität sind erhöht.
- Insertio-velamentosa- und Vasa-praevia-Rate sind erhöht.
- Risiko des fetofetalen Transfusionsrisikos durch gemeinsame plazentare Gefäße

17.2 Komplikationen von Mehrlingsschwangerschaften

17.2.1 Mütterliche Probleme

- Übelkeit durch hohes HCG
- Atemnot durch Zwerchfellhochstand
- Varikose und Thrombose durch Behinderung des venösen Rückflusses
- Anämie
- erhöhte Gestoserate
- postpartale Uterusatonie

17.2.2 Kindliche Probleme

17.2.2.1 Tod eines Fetus

Vanishing Child

- intrauteriner Fruchttod eines Kindes durch Plazenta- oder Nabelschnuranomalien im 1. oder frühen 2. Trimenon (1–10% aller im 1. Trimenon diagnostizierten Mehrlingsschwangerschaften)
- Prognose für den überlebenden Zwilling ist gut.

Tab. 17.2 Risiken bei Mehrlingsschwangerschaften. Quelle: Baltzer et al. Praxis der Gynäkologie und Geburtshilfe. Stuttgart: Georg Thieme Verlag; 2004.

Allgemeine Risiken bei Zwillingsschwangerschaften	Zusatzrisiken bei monochorialen Verhältnissen
▪ vanishing Twin ▪ Tod eines Feten ▪ Wachstumsretardierung ▪ Fehlbildungen ▪ Polyhydramnie und/oder Oligohydramnie ▪ Zervixinsuffizienz ▪ vorzeitiger Blasensprung ▪ Frühgeburt ▪ Komplikationen bei der Entbindung wie – Fehleinstellungen – Nabelschnurkomplikationen – intrapartale Hypoxie u. a. ▪ Erkrankung der Mutter – Gestose – Plazentaablösung – atonische Blutungen	▪ bei monochorialen/diamnialen Zwillingen: – chronisches fetofetales Transfusionssyndrom – akutes fetofetales Transfusionssyndrom – Dead-Fetus-Syndrom beim überlebenden Zwilling – parasitärer Zwilling (Arkadius) ▪ außerdem bei monoamnialen Zwillingen: – Nabelschnurumschlingung – siamesische Zwillinge – (conjoined Twins)

- Komplikationen:
  - Gerinnungsstörungen bei der Mutter (deutlich seltener als beim Absterben eines Einlings)
  - multizystische Enzephalomalazie bei den überlebenden Feten

Fetus papyraceus

- intrauteriner Fruchttod im oder nach dem späten 2. Trimenon
- Der abgestorbenen Fetus mumifiziert.

Dead-Fetus-Syndrom

- Überlebender Zwilling gerät durch den Tod des anderen in Gefahr.
- Auftreten nur bei Gefäßanastomosen bei monochorialen Zwillingen
- Einstrom thromboplastischen Materials aus dem Gefäßbett des verstorbenen Fetus → Thromboembolien und Induktion einer DIC
  - in der **frühen SS** mit:
    - Hydrozephalie, Hydranenzephalie, Mikrozephalie, Kleinhirnnekrose
    - Darmatresien, Hufeisenniere, hemifazialer Mikrosomie
    - terminalen Extremitätendefekten
    - Aplasia cutis congenita
  - in der **späten SS** mit:
    - multizystischer Enzephalomalazie
    - Nebennierenrindennekrose

    → sofortige Entbindung des lebenden Zwillings bei monochorialen Gemini, bei dichorialen Gemini abwarten

17.2.2.2 Fehlbildungen

Die Fehlbildungsrate ist um den Faktor 1,25 erhöht, insbesondere durch Malformationen bei monozygoten Mehrlingen.

Zwillingsspezifische Fehlbildungen

- siamesische Zwillinge
  - Inzidenz 1 : 50 000 bis 1 : 100 000 aller Lebendgeburten
  - Kraniopagus, Thorakopagus, Omphalo-Xiphopagus und Pyopagus sind am häufigsten.
  - sonografische und echokardiografische Einschätzung der Prognose
  - ggf. Abbruch erwägen
- parasitärer Zwilling (Akardius), vgl. Kap. 17.2.2.6
  - Inzidenz 1 : 35 000 aller Lebendgeburten
  - schwerste Form der fetofetalen Transfusion:
    - keine direkte Verbindung des Akardius zur Plazenta
    - Versorgung über umbilikale arterioarterielle Anastomosen durch den anderen Zwilling → schwere Fehlbildungen besonders an Kopf und Oberkörper des Akardius
    - kardiale Dekompensation des gesunden Zwillings (Letalität 50 %)
    - Zeichen der Herzinsuffizienz des gesunden Kindes (Regurgitation an der Trikuspidalklappe) → Laserkoagulation

Allgemeine Fehlbildungen

- erhöhte Prävalenz bei Mehrlingen für
  - Hydrozephalie, Neuralrohrdefekte
  - Herzfehler, Down-Syndrom
  - Klinefelter-Syndrom, Turner-Syndrom

17.2.2.3 Fetales Wachstum

- intrauterine Wachstumsretardierung
  - häufiger als bei Einlingen
  - Mehrlinge sind **nicht** generell kleiner.
    - Das Gewicht von Zwillingen entspricht bis zur 32. SS dem von Einlingen.
    - Das Gewicht von Drillingen entspricht bis zur 28. SS dem von Einlingen.
    - Erst danach liegen die Fetalgewichte unter den Normwerten für Einlinge.
    - Normwertkurven für Mehrlinge gibt es nicht.
  - Gewicht ≤ 10. Perz. gilt auch bei Mehrlingen als Grenze zur IUGR.
  - Prozedere wie bei Einlingen
- diskordantes Wachstum
  - per definitionem Unterschied der Fetalgewichte von ≥ 25 %
  - bei monochorialer Plazenta in 19–22 % der Schwangerschaften
    - ungleiche Aufteilung des bidirektionalen Flusses durch plazentare Gefäßverbindungen
  - bei dichorialer Plazenta in 6–12 % der Schwangerschaften
    - Plazentainsuffizienz
    - kleineres genetisches Wachstumspotenzial
  - Überwachung wie bei retardierten Einlingen
  - auf Zeichen des fetofetalen Transfusionssyndroms achten

17.2.2.4 Verkürzte Schwangerschaftsdauer

Reduzierte Tragzeit und eine damit verbundene 7- bis 8-fach erhöhte Rate unreifer Neugeborener erhöht das perinatale Risiko von Mehrlingen. Prozedere bei Frühgeburtlichkeit s. a. Kap. 21, S. 269 Frühgeburt.

Ursachen

- vorzeitige Beendigung der SS
  - Gestose
  - Plazentainsuffizienz
  - vorzeitiger Blasensprung
- vorzeitige Wehentätigkeit
- Zervixinsuffizienz

Prophylaxe

- Selbstuntersuchung des Scheiden-pH in der 16.–28. SSW
  pH < 4,4 = normal, pH > 4,7 → Infektionsdiagnostik
- vaginalsonografische Kontrolle der Zervixlänge (s. a. Kap. 21, S. 269 Frühgeburt)
  - 16., 20., 22.–26. SS wöchentlich, 28. und 30. SSW
  - 36–38 mm als normaler Mittelwert bei Gemini in der 23. SSW → niedriges Risiko einer Frühgeburt vor der 34. SSW
  - physiologische Verkürzung im 3. Trimenon, Norm bei Gemini 30 mm in der 25 + 0–29+6 SSW
  - < 25 mm im 2. Trimenon (bei Einlingen liegt der Cut-off bei 15 mm)
    - erhöhtes Frühgeburtsrisiko
    - engmaschige Überwachung
    - ggf. stationäre Aufnahme in Perinatalzentrum
    - ggf. Zerklage (Studienlage bezüglich des Nutzen unterschiedlich)
- Tokografie nur bei V. a. vorzeitige Wehen
- Beschäftigungsverbot
  - bei Gemini ab der 31. SSW
  - bei Drillingen ab der 25. SSW

Mit zunehmender Zahl der Mehrlinge verkürzt sich die Schwangerschaftsdauer durch vorzeitige Wehen und/oder Zervixinsuffizienz.

17.2.2.5 Asphyxierisiko

- Bei Spontangeburten ist das Risiko einer intrapartalen Asphyxie für den 2. Zwilling erhöht durch
  - Wehenschwäche
  - Lageanomalie
  - Nabelschnurvorfall
  - Plazentalösung

→ enge Kontrolle des 2. Zwillings nach der vaginalen Geburt des 1. Kindes; außerdem zeitliche Begrenzung der Austreibungsperiode

17.2.2.6 Fetofetales Transfusionssyndrom

Gefährdet sind besonders eineiige Mehrlinge mit diamnial-monochorialen und mit monoamnialen Plazenten (s. o.). Durch Gefäßanastomosen kommt es zur fetofetalen Transfusion mit ausgeprägter Hämoglobindifferenz (>5 g/dl = 3,1 mmol/l). Ausgeprägteste Form des fetofetalen Transfusionssyndroms (FFTS) ist die TRAP-Sequenz (Twin reversed arterial Perfusion). Hierbei kommt es bereits in der frühen Embryonalphase durch erhöhten Druck im Kreislaufsystem des einen Feten zu einer Flussumkehr mit retrograder Durchblutung des anderen Feten. Der gesunde „pumpende" Zwilling versorgt so retrograd den anderen Feten, der jedoch unterversorgt wird und somit schwere Fehlbildungen des Herzens und/oder des Gehirns (Acranius arcardius) ausbildet.

Diagnose

sonografisch, s. Tab. 17.**3**

Kordozentese: Eine Differenz des Hb >5 d/dl ist beweisend.

Stadieneinteilung

- vgl. Abb. 17.**2**
- Bereits Stadium I ist ein schweres FFTS.
- im Stadium III hochpathologischer Doppler beim Empfänger

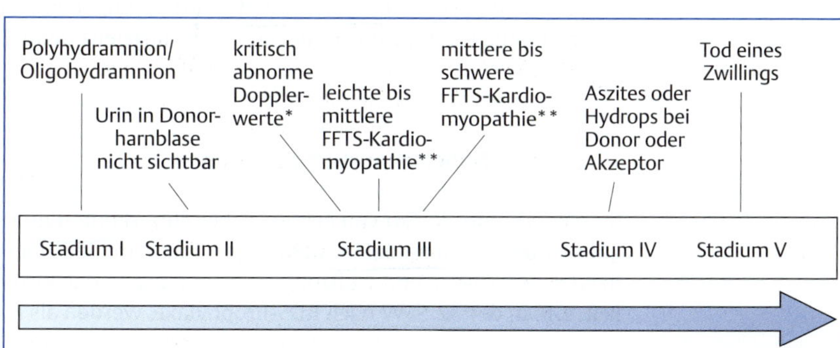

Abb. 17.**2** Cincinnati Modifikation der Quintero-Stadieneinteilung des FFTS.

* Kritisch abnorme Dopplerbefunde definiert als kein oder reverser enddiastolischer Fluss in der Umbilikalarterie, reverser Fluss im Ductus venosus und/oder pulsatiler umbilikaler venöser Fluss.

** FFTS-Kardiomyopathie bewertet anhand der atrioventrikulären Klappeninkompetenz, der ventrikulären Wanddicke und der ventrikulären Funktion. FFTS: fetofetales Transfusionssydnrom.

Tab. 17.3 Sonografische Zeichen eines fetofetalen Transfusionssyndroms.

Kriterium	Akzeptor	Donor
Geschlecht	identisch	identisch
Plazenta	monochorial	monochorial
Fruchtwasser	Polyhydramnion	Oligo-/Anhydramnion
Harnblase	permanent gefüllt, oft vergrößert	nicht oder deutlich verkleinert darstellbar
Nabelschnur	verdickt	dünn, evtl. marginale Insertion oder Insertio velamentosa
Herz	Kardiomegalie, Myokardhypertrophie, Trikuspidalklappeninsuffizienz, evtl. Pulmonalstenose	normal
Wachstum	um 1–2 Wochen größer als der Donor	um 1–2 Wochen kleiner als der Akzeptor
Doppler		
▪ A. umbilicalis	Zero-/Reverse-Flow in 5 %	Zero-/Reverse-Flow in 19 %
▪ Ductus venosus	a-Welle in 37 % erniedrigt	a-Welle in 9 % erniedrigt

Therapie

- wiederholte Amniozentesen der polyhydramnischen Fruchthöhle (Amnion-Reduktion)
- Transfusion des Donors via Kordozentese
- Digitalisierung transplazentar:
  - Tag 1: 3 × 0,5 mg Digoxin i. v.
  - Tag 2: 2 × 0,5 mg Digoxin i. v.
  - ab Tag 3: 1 mg Digoxin oral
  - Der Digoxinspiegel der Mutter soll bei 2,0 ng/ml liegen.
- EKG, Kaliumkontrollen regelmäßig
- fetoskopische Koagulation der Anastomosen mittels Laser
  - wegen guter Erfolge Therapie der Wahl
  - Insbesondere die Überlebensrate des Donors verbessert sich von 52 % auf 63 %, während die des Akzeptors mit etwa 70 % weitgehend konstant bleibt.
- Entbindung bei Zeichen der Rechtsherzinsuffizienz beim Akzeptor, spätestens in der 33. SSW

17.2.2.7 Nabelschnurkomplikationen

Massiv erhöhtes Risiko von echten Nabelschnurknoten und Nabelschnurumschlingungen bei monoamnialen Mehrlingen. Engmaschige Überwachung ab Lebensfähigkeit der Kinder und frühzeitige Sectio jenseits der Risiken der Frühgeburtlichkeit, z. B. in der 32. SSW nach RDS-Prophylaxe, werden als Empfehlung diskutiert.

17.3 Präpartales Vorgehen

- frühe Sicherung der Eihautverhältnisse
  - am besten im 1. Trimenon, wenn Chorion und Amnion noch nicht aneinanderliegen (ab der 16. SS nicht mehr zu beurteilen)
- Vitamin-, Folsäure- (1 mg/d) und Eisensubstitution (60–80 mg/d)
- Intervalle der Vorsorgeuntersuchungen (inkl. Fetometrie, Fruchtwasser) bis zur 28. SSW 14-täglich, dann wöchentlich (zusätzlich CTG)
- Selbstuntersuchung des Scheiden-pH in der 16.–28. SSW
  - pH <4,4 = normal, pH >4,7 → Infektionsdiagnostik
- vaginalsonografische Kontrolle der Zervixlänge (s. a. Kapitel Frühgeburt)
  - 16., 20., 22.–26. SS wöchentlich, 28., 30. SSW
  - 36–38 mm als normaler Mittelwert bei Gemini in der 23. SS → niedriges Risiko einer Frühgeburt vor der 34. SSW
  - physiologische Verkürzung im 3. Trimenon, Norm bei Gemini 30 mm in der 25 + 0–29+6 SSW
  - <25 mm im 2. Trimenon
    - erhöhtes Frühgeburtsrisiko
    - engmaschige Überwachung
    - ggf. stationäre Aufnahme in Perinatalzentrum
    - ggf. Zerklage (Studienlage bezüglich des Nutzen unterschiedlich)
- Tokografie nur bei V. a. vorzeitige Wehen
- bei geringstem Verdacht auf ein fetofetales Transfusionssyndrom oder einen Akardius (parasitärer Zwilling)
  - engmaschige Dopplerkontrollen und fetale Echokardiografie
  - ggf. je nach Schwangerschaftsalter baldmöglichste Beendigung der Schwangerschaft
- 2. US-Screening in der 19.–22. SSW mit Fehlbildungsdiagnostik und fetaler Echokardiografie
- keine prophylaktische Zerklage oder Tokolyse
- ab 28+0 SSW generell Arbeitsunfähigkeit bescheinigen
- ab der 37. SSW wöchentlich Wehenbelastungstests, Dopplersonografie und Gestoselabor
- frühzeitige Therapie einer auftretenden Wehenbereitschaft mit 3 × 10 mmol Mg/d und 8 × 1 Tbl. Partusisten/d, ggf. i. v. Tokolyse

17.4 Mehrlingsgeburt

17.4.1 Geburtsplanung

Ist eine vaginale Entbindung möglich, wird von den meisten Autoren empfohlen, in der 38. SSW mit der Geburtseinleitung (Priming) zu beginnen.

Voraussetzungen für vaginale Entbindung

- SS-Alter >33. SSW
- unauffälliger SS-Verlauf: keine Retardierung, keine Gestose etc.
- **Lage:**
  - Längslagen beider Kinder
    - Primipara SL/SL oder SL/BEL
    - Multipara SL/SL, SL/BEL (BEL/BEL und BEL/SL werden kontrovers diskutiert und eher zur Sectio empfohlen)

  - Bei SL/BEL sollte der 2. Zwilling nicht größer als der führende Zwilling sein.

Indikationen zur primären Sectio

- Z.n. Sectio
- Frühgeburt vor der 33. SSW
- Dystrophie eines oder beider Kinder
- Mehrlinge > 2
- **Lageanomalien:**
  - Querlage des vorangehenden Kindes
  - 2. Kind liegt in BEL und ist größer als das führende Kind.
  - 1. Kind liegt nicht in Schädellage und die Patientin hat noch nicht geboren; hat sie bereits ein Kind geboren, ist bei der geringsten Pathologie die Indikation zur Sectio zu stellen (manche Autoren empfehlen auch hier die elektive Sectio).
- Pathologie in der SS:
  - fetofetales Transfusionssyndrom
  - siamesische Zwillinge
  - Amnioninfektionssyndrom
  - Gestose der Mutter, Plazentainsuffizienz

17.4.2 Prozedere bei vaginaler Entbindung

Vorbereitungen

- simultane CTG-Ableitung
- Empfehlung zur Periduralanästhesie
- Voraussetzungen für eine schnelle Sectio schaffen (Labor, Einwilligung, Anästhesiebereitschaft etc.)
- Anwesenheit eines Pädiaters

Nach Geburt des 1. Kindes

- abnabeln
- Oxytocin-Infusion, da sonst evtl. längere Wehenpause
- Lagebestimmung des 2. Kindes per US
- Amniotomie, wenn sich die 2. Blase gestellt hat und der 2. Zwilling in einer geburtsmöglichen Lage liegt (evtl. langsames Ablassen mit Pudendusnadel)
- maximale Zeitspanne bis zur 2. Geburt 20 min (evtl. auch etwas länger, wenn keine Auffälligkeiten vorliegen)
  - **Cave:** Asphyxierisko des 2. Zwillings!
- 1. Zwilling azidotisch → schnelle Geburt des 2. Zwillings sinnvoll
- **Cave:** Nabelschnurvorfall, vorzeitige Plazentalösung (Blutung, pathologisches CTG)!
- bei Pathologie schnelle Geburtsbeendigung: Vakuumextraktion, Sectio caesarea

Postpartal

- Oxytocin-Infusion 500 ml Glucose 5 % + 3 IE Oxytocin, Infusiomat auf max. 120 ml/h einstellen
- bei atonischer Nachblutung frühzeitig Prostaglandin F_{2a} (nicht mehr im Handel) bzw. Sulproston (s. Kap. 27.12.2, S. 351)

Indikation zur sekundären Sectio

- protrahierter Geburtsverlauf
- drohende kindliche Asphyxie
- Querlage des 2. Zwillings
  - Von Wendungsversuchen wird wegen erhöhter Morbidität und Mortalität abgeraten.
- vorzeitige Plazentalösung
- Nabelschnurvorfall

18 Blutungen im 3. Trimenon

▶ In der Spätgravidität beträgt die Frequenz pathologischer Blutungen 3–5 %. Im Vordergrund stehen die Placenta praevia und die vorzeitige Lösung.

Ursachen

Die Ursachen und ihre Häufigkeiten sind in Tab. 18.**1** dargestellt.

Klinik und Diagnostik

▶ **Cave:** Vor vaginaler/rektaler Untersuchung erst Placenta praevia ausschließen!

- **Klinikeinweisung**
- Kontrolle des Allgemeinzustandes
  - Schocksymptomatik: Blutdruck/Puls
  - Schmerzen: Wehen oder Dauerschmerz
  - Palpationsbefund: Abdomen/Uterus
- **Inspektion**
  - Vulva, Vagina → Blutungsstärke
  - evtl. Blutausstrich auf HbF-Zellen; falls positiv, ist das Verbluten des Kindes möglich!
- **i. v. Zugang**
  - Kreuzblut, Sectiolabor, u. a. Hb, Gerinnung
  - Blutkonserven und FFP in Bereitschaft
- **abdominaler US** mit voller Blase
  - Sitz der Plazenta
  - Ausschluss eines retroplazentaren Hämatoms/Lösung
  - vorsichtige Vaginalsonografie in Operationsbereitschaft

Tab. 18.**1** Ursachen für vaginale Blutungen im 3. Trimenon.

Ursache	typische Symptomatik	Häufigkeit
Plazentarandblutung		17–33 %
vorzeitige Lösung	Uterus hyperaktiv, dunkelrote Blutung	15–16 %
Placenta praevia	Uterustonus normal, hellrote Blutung	12–24 %
Entzündungen, Polypen		1,5–4 %
Uterusruptur	plötzlicher Schmerz, Sistieren der Wehentätigkeit, Aufsteigen der Brandel-Furche	0,8 %
Blasensprung bei Insertio velamentosa	Blutungsbeginn mit Blasensprung, das Kind blutet!	0,5 %
Placenta extrachorialis		0,5 %
schwangerschaftsunabhängige Ursache		5,0 %
unbekannte Ursache		30–50 %

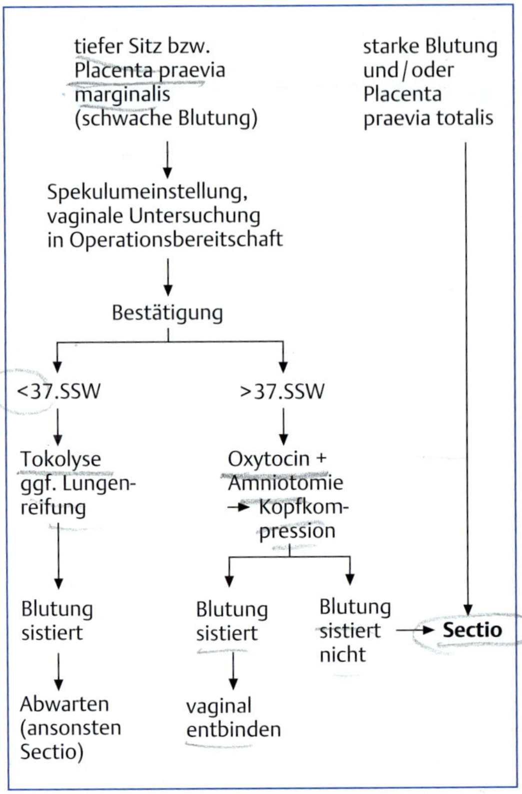

Abb. 18.1 Blutung bei pathologischem Plazentasitz.

  - Sitz der Plazenta
  - Vasa praevia?
- **CTG-Kontrolle**
- zunächst Dauer-CTG
- bei sonografisch gesichertem **pathologischem Plazentasitz**: Prozedere Abb. 18.1
- bei sonografisch gesichertem **retroplazentarem Hämatom**:
  - CTG pathologisch und/oder starker Hb-Abfall → Sectio caesarea
  - CTG o. B., Mutter stabil:
    - < 34+0 SSW → Tokolyse (**Cave:** Zunahme der Blutung bei partieller Lösung möglich), Lungenreifung, engmaschige Kontrollen von Labor, Kreislauf und Dopplersonografie, Anti-D-Gabe bei Rh-negativer Mutter
    - > 34 +0 → Sectio caesarea

18.1 Placenta praevia

Eine Blutung tritt meist nach der 28. SS auf.

Häufigkeit

- 0,1–0,4 % am Ende des 3. Trimenons
- Zwischen der 10.–20. SSW weisen bis zu 6 % der Schwangeren eine PP auf.
  - Verschwinden zu 90 % bis zum Termin aufgrund Dehnung und Wachstums des unteren Uterinsegments sowie durch Kranialverlagerung der Plazenta Richtung gut durchblutetem Fundus im Verlauf der SS

→ keine Diagnose Placenta praevia im 1. Trimenon stellen, sondern sonografische Kontrollen im 2. und 3. Trimenon
- Wiederholungsrisiko bei 4–8%

Einteilung

- **Placenta praevia marginalis:** Der Plazentarand reicht an den inneren Muttermund heran (50%).
- **Placenta praevia partialis:** Der Plazentarand überschreitet den inneren Muttermund (30%).
- **Placenta praevia totalis:** Die Plazenta liegt komplett über dem Muttermund (20%).

Anmerkung: tief sitzende Plazenta = kaudaler Plazentarand <5 cm vom inneren Muttermund entfernt

Risikofaktoren

- vorangegangene Sectio caesarea
- Myomenukleation
- Kürettagen
- Mehrlinge
- Prävalenz bei männlichen Feten um 14% erhöht
  - Verzögerte Implantation der männlichen Blastozyste wird als Ursache diskutiert.

Häufige Begleitkomplikationen

- Lageanomalie des Feten (BEL/QL)
- IUGR
- vorzeitiger Blasensprung
- vorzeitige Lösung
- Plazentaimplantationsstörungen (Placenta accreta/increta/percreta)
- Pathologie des Nabelschnuransatzes (Vasa praevia, Insertio velamentosa)

Klinik

- hellrote, schmerzlose Blutung
  - Blutungsrisiko steigt mit zunehmendem SS-Alter (durch vermehrte Scherkräfte im unteren Uterinsegment bei Kontraktionen und Zervixreifung).
  - tritt bei 30% der Schwangeren vor der 30. SSW auf
- Blutverlust nach außen und Kreislaufsituation der Mutter korrelieren.
- Uterus meist weich, nur vereinzelt Kontraktionen
- Beginn vor dem Blasensprung, sistiert oft mit dem Blasensprung
- Ein prognostisch ungünstiger Einriss von Zottengefäßen (→ fetale Blutung) kann durch einen HbF-Abstrich verifiziert werden.
  - Hinweis unter Umständen durch Tachykardie des Fetus

Diagnostik

- Der Plazentasitz sollte bei allen Schwangeren im II. und III. Trimenon sonografisch überprüft werden und im Mutterpass dokumentiert sein!!
- transabdominaler US mit voller Blase
- vorsichtige Vaginalsonografie bei entleerter Blase in Operationsbereitschaft

Merke: keine vaginale oder rektale Untersuchung außerhalb der Klinik!

Management bei symptomfreier Patientin mit PP

- Dokumentation der Implantationstiefe, Plazentalage und des Nabelschnuransatzes
- digitale Tastuntersuchung und Koitus vermeiden
- 3–4-wöchentliche Verlaufskontrollen
  - Evaluation der PP
  - Ausschluss IUGR

- Hb-Kontrollen und großzügige Eisensubstitution zum Erhalt eines guten Ausgangs-Hb
- elektive Sectio in der 37. SSW bei Placenta praevia totalis
  - Blutkonserven bereitstellen
  - Neonatologen über möglichen fetalen Blutverlust informieren
- Spontangeburt anstreben bei Placenta praevia partialis oder marginalis

18.2 Vorzeitige Lösung (Abruptio placentae)

Ursachen

- Trauma (z. B. Gurtdruck bei Auffahrunfall)
- Gestose
- Kokainabusus

Klinik

- plötzlich auftretende, starke Unterleibsschmerzen (Dauerschmerz)
- dunkelrote vaginale Blutung
- Schocksymptomatik
- druckdolenter, harter Uterus (Dauerkontraktion)
- steigender Fundus durch Hämatombildung
- pathologisches CTG
- Gerinnungsstörungen
  - Einschwemmung gerinnungsaktiver Substanzen (Gewebsthromboplastin, aktiviertes Thrombin)
  - DIC mit Verbrauchskoagulopathie
- Couvelaire-Uterus
  - Uterus fleckig rot bis schwarz
  - durch Hämorrhagien im Myometrium
  - postpartal erhöhtes Atonie-Risiko
  - primär keine Indikation zur Hysterektomie

Schweregradeinteilung nach Page

- **Grad 0:**
  - klinisch keine Symptome
  - Diagnose post partum
    - bei der Inspektion der Plazenta
    - scharf begrenzte Eindellung mit Koagel auf der mütterlichen Seite
- **Grad I:**
  - geringe Blutung nach außen
  - keine Tonussteigerung
  - keine Druckempfindlichkeit
  - keine mütterlichen Schocksymptome
  - Perinatale Mortalität ist erhöht.
- **Grad II:**
  - mittelstarke Blutung
  - schmerzhafter Tetanus des Uterus
  - kompensierter Schockzustand der Mutter (Hypotonie, Tachykardie)
  - Hypoxiezeichen im CTG oder IUFT
- **Grad III:**
  - starker Blutverlust
  - extrem druckschmerzhafter Uterus
  - abdominale Abwehrspannung
  - Schockzustand der Mutter

- Gerinnungsstörungen
- Kind abgestorben

Diagnostik

- Ultraschall
  - Vitalität des Kindes
  - Ausschluss Placenta praevia als Blutungsursache
  - außergewöhnlich dicke Plazenta
    - älteres retroplazentares Hämatom
    - evtl. Vorwölbung der Plazenta
    - evtl. Unterscheidung von Plazentagewebe durch Farbdoppler
  - Randabnormitäten
  - im Vergleich zur Plazenta echoärmere Zone zwischen Myometrium und Plazenta
    - besonders bei frischen Hämatomen
  - Hämatom > 60 ml und Plazentalösung > 20 % der Gesamtfläche → erhöhte kindliche Mortalität
- CTG
- RR und Puls der Mutter
- Hb, Hkt, Urinausscheidung
- engmaschige Kontrolle der Gerinnungsparameter
  - Beurteilung des vaginal abfließenden Blutes (koagulierend?)
  - Clot-Observation-Test
    - Gerinnselbildung im Reagenzglas bleibt auch nach 15 min aus.
    - sekundäre Auflösung eines instabil gebildeten Gerinnsels nach 15 min → Hyperfibrinolyse
  - Quick, PTT, Thrombinzeit, AT III, Fibrinogen, Fibrinspaltprodukte, D-Dimere, Thrombozyten, Fragmentozyten?

Prozedere bei Grad I

- abwartendes Verhalten bei Unreife des Kindes
  - RDS-Prophylaxe
  - engmaschige Verlaufskontrolle bei Mutter und Kind
  - vaginale Entbindung bei stabilen Verhältnissen und nach Risikoaufklärung der Mutter diskutieren
- > 34. SSW baldige Entbindung

Prozedere bei Grad II und III

- bei akuter Gerinnungsstörung
  - zentraler Venenkatheter und Volumenersatz unter ZVD-Kontrolle
  - kein Heparin!!

Tab. 18.**2** Erkrankungsphasen und phasenabhängige Laborbefunde bei Verbrauchskoagulopathie. Quelle: Baltzer et al. Praxis der Gynäkologie und Geburtshilfe. Stuttgart: Georg Thieme Verlag; 2004.

Phase	Bezeichnung	charakteristische Laborbefunde
I	Initial-/Aktivierungsphase	Thrombozyten ↓, AT III ↓
II	frühe Verbrauchsphase	Thrombozyten ↓, AT III ↓, Quick ↓, Gerinnungsfaktoren (insbes. Fibrinogen) ↓, PTT ↑, Thrombin-Antithrombinkomplex ↑
III	späte Verbrauchsphase	Thrombozyten ↓ ↓ (< 30 000/µl), AT III ↓ ↓, Quick ↓ ↓, Gerinnungsfaktoren ↓ ↓, Fibrinogen < 1 g/l, PTT ↑, Thrombinzeit ↑, Reptilasezeit ↑, Fibrinogenspaltprodukte/Fibrinmonomere +, D-Dimere +++, Fragmentozyten nachweisbar

  - frühzeitige Transfusion auch bei normalem Hb
  - Frischplasma (FFP) bei bestehender Koagulopathie bzw. nach Gabe der 4. Konserve
  - bei Thrombozyten <40 000 Gabe von Thrombozytenkonzentraten
  - ggf. Fibrinogen und AT III substituieren
  - bei Hyperfibrinolyse ggf. Aprotinin (Trasylol)
- **bei lebendem Kind**
  - sofortige Sectio bei pathologischem CTG
  - Sectio, ggf. nach FFP-Gabe, wenn der Uterus auch in der Wehenpause hart bleibt
  - Sectio nach FFP-Gabe bei Koagulopathie
- **bei totem Kind**
  - US zur Lagebestimmung und Sicherung des intrauterinen Fruchttods
  - bei zunehmender Blutungsgefahr Sectio auch bei totem Kind
  - vorher FFP und Ery-Konzentrate zur Stabilisierung der Mutter
  - Nur bei stabilem Zustand der Mutter und reifer Zervix ist die vaginale Entbindung zu diskutieren.

18.3 Plazentarandblutung

- Flächenverschiebung, besonders bei tief sitzender Plazenta
- Blutung meist nach Geburtsbeginn
- schmerzlos, leicht
- sonografisch Plazentalösung und Vasa praevia ausschließen
- Forcieren der vaginalen Geburt durch Amniotomie → Kompression der Blutung durch Tiefertreten des Kopfes

18.4 Vasa praevia/Insertio velamentosa

- Nabelschnurgefäße inserieren im Bereich der Eihäute; Prävalenz 1%
- 12% der singulären Nabelschnurarterien sind mit einer Insertio velamentosa assoziiert.
- Verlaufen die Gefäße am unteren Eipol (Vasa praevia; Prävalenz 0,4%), können diese beim Blasensprung einreißen.
- Asymptomatische Mutter und Bradykardie des Kindes erhärten den Verdacht.
- Schnellstmögliche Sectio ist die einzige Chance für das blutende Kind.
- Fetale Mortalität ohne pränatale Diagnose liegt bei 60%.

Risikofaktoren

- Placenta praevia
- tief sitzende Plazenta
- Placenta bipartita bei (monochorialen) Mehrlingsschwangerschaften
- Schwangerschaft nach assistierter Reproduktion
- singuläre Nabelschnurarterie

18.4.1 Asymptomatische Vasa praevia/ Insertio velamentosa

> **Merke:** Der Ausschluss oder die Dokumentation von Pathologien des Nabelschnuransatzes soll (insbesondere bei Vorliegen einer Risikokonstellation) frühzeitig erfolgen.

Diagnostik

- sonografische Darstellung einer Insertio velamentosa am besten im ersten Trimenon
- Eine singuläre NS-Arterie kann ein Hinweis sein.
- Vaginalsonografie, ggf. mit Farbdoppler zum Ausschluss von Vasa praevia im III. Trimenon

Management

- Vasa praevia
  - stationäre Aufnahme zwischen der 30. und 32. SSW
  - RDS-Prophylaxe
  - Blasensprung in 10 % am wehenfreien Uterus → Notsectio
  - elektive Sectio in der 35.–36. SSW
- Insertio velamentosa
  - Ansatz im unteren Uterinsegment ist mit vermehrten CTG-Pathologien sub partu assoziiert.
  - Entbindung in Perinatalzentrum
    - Azidoserisiko ↑
    - fetales Blutungsrisiko ↑

19 Drohende Frühgeburt

19.1 Zervixinsuffizienz

Schmerzfrei, d. h. in Abwesenheit von Wehen auftretende Verkürzung der Zervix.

19.1.1 Diagnostik

Vaginalsonografie

- Sludge am unteren Eipol
  - durch Schubsbewegung mit Vaginalsono darstellbar
  - wohl Folge einer Infektion
  - möglicher prädiktiver Faktor für Frühgeburt

Sonografische Zervixlänge

- ist der Tastuntersuchung überlegen
  - Tastuntersuchung erhöht das Risiko der Keimverschleppung.
- effektivster Marker für drohende Frühgeburt
  - hohe Sensitivität bei symptomatischen Frauen und High-Risk-Patientinnen
- nicht als Screening-Untersuchung für alle Schwangeren geeignet
- evtl. als Monitoring für Schwangere mit Frühgeburten in der Anamnese sowie bei Mehrlingen im 2. (ab 16. SSW) und frühen 3. Trimenon
  - 16., 20., 22.–26. SSW wöchentlich, 28., 30. SSW
  - 36–38 mm als normaler Mittelwert bei Gemini in der 23. SSW → niedriges Risiko einer Frühgeburt vor der 34. SSW
  - physiologische Verkürzung im 3. Trimenon, Norm bei Gemini 30 mm in der 25+0–29+6 SSW
  - < 25 mm im 2. Trimenon bei Gemini, < 15 mm bei Einlingen
    - erhöhtes Frühgeburtsrisiko

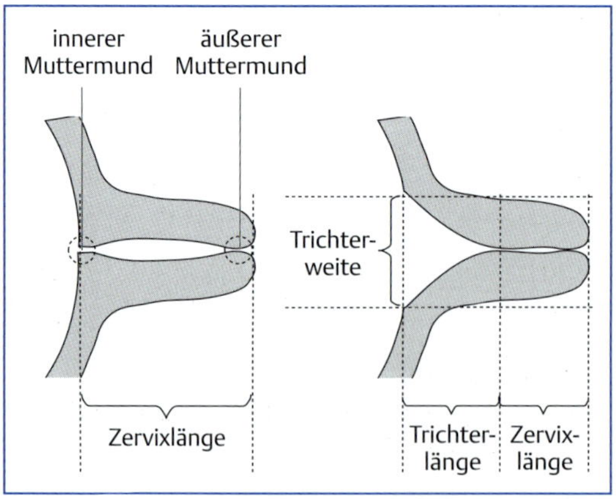

Abb. 19.**1** Schemazeichnung der unterschiedlichen Distanzmessungen (Zervixlänge, Trichterweite und Trichterlänge) an der Zervix. Quelle: Merz. Sonographische Diagnostik in Gynäkologie und Geburtshilfe. 2. Aufl. Stuttgart, Georg Thieme Verlag; 2002.

    - engmaschige Überwachung
    - ggf. stationäre Aufnahme in Perinatalzentrum
    - ggf. Zerklage (Studienlage bezüglich des Nutzens unterschiedlich), s. u.
- Longitudinalschnitt mit Darstellung von
  - Os internum
  - Zervikalkanal
  - Os externum
  - ggf. Ausmessen des Trichters in Länge und Weite
- verkürzte Zervix in oder nach der 20. SSW → Untersuchung auf:
  - fetale Anomalien
  - vorzeitige Wehen
  - maternale Faktoren
    - vaginale Infektion
    - Chorionamnionitis

Infektions-screening

- pH-Messung des Vaginalsekrets
  - pH < 4,4 = normal, pH > 4,7 → Infektionsdiagnostik
    - Nativ- und Methylenblau-Abstrich
      - Clue-Cells als Zeichen einer bakteriellen Vaginose
      - Fischgeruch verstärkt sich nach Benetzen des Vaginalsekrets am Spekulum durch KOH
    - bakteriologischer Abstrich der Zervix
      - insbesondere Chlamydien und β-hämolysierende Streptokokken der Gruppe B

Fibronektin-Test

- Fibronektin-Test negativ bei Ck-Länge 15–25 mm → ambulante Betreuung unter engmaschiger Kontrolle erwägen
- Bei Ck-Länge < 15 mm ergibt der Fibronektin-Test keine Verbesserung der prognostischen Aussage bezüglich der Frühgeburtlichkeit.

19.1.2 Prozedere bei verkürzter Zervix ohne Wehentätigkeit oder Chorionamnionitis

19.1.2.1 Allgemeine Maßnahmen

- ggf. Infektsanierung (s. Kap. 21, S. 269, Frühgeburt)
- Reduktion der körperlichen Aktivität
- sexuelle Abstinenz
- striktes Rauchverbot
- engmaschige Kontrollen

19.1.2.2 Pessartherapie

- Kompression oder Verlagerung der Zervix
- Ein positiver Effekt auf die Tragzeit konnte bisher nicht nachgewiesen werden.

Nach Hammann und Jorde

- Sakralisation der Zervix
- uterine Druckverlagerung auf die Uterusvorderwand
- bandartiger Verschluss der Zervix

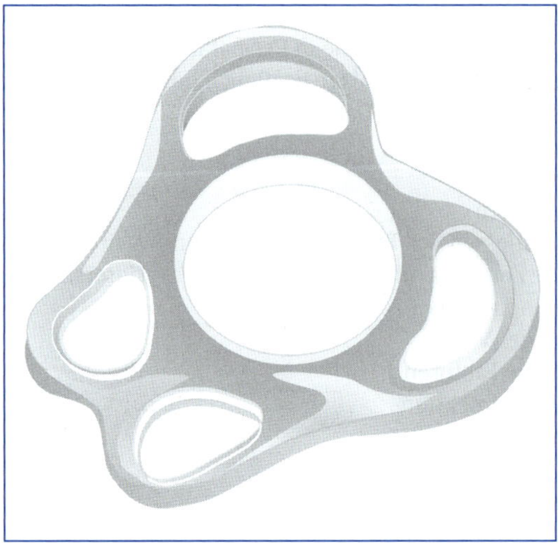

Abb. 19.2 Zerklage- und Stützpessar nach Hamann und Jorde.

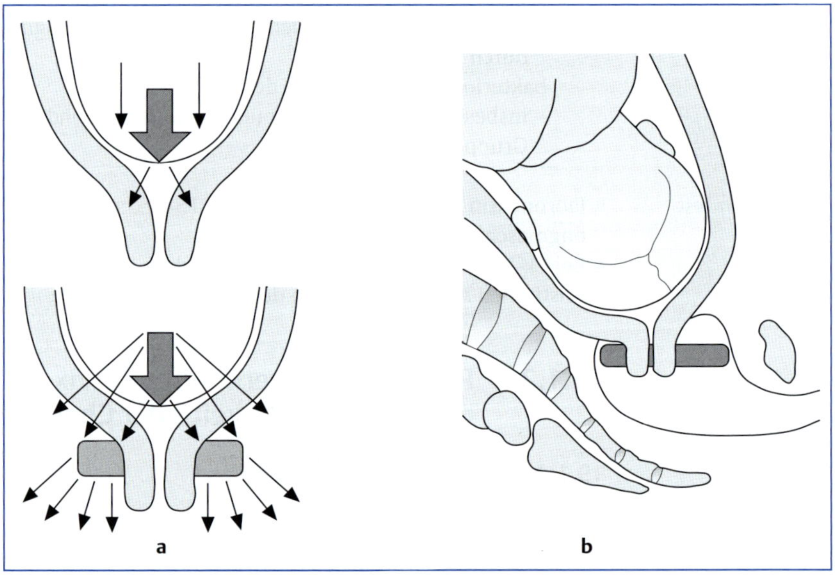

Abb. 19.3 Zerklage- und Stützpessar nach Hamann und Jorde.
a Darstellung der Druckverhältnisse am unteren Eipol nach Einlegen eines Stützpessars.
b Stützpessar in situ: bandartiger Verschluss des Cervix uteri, Sakralisation der Zervix und intrauterine Druckverlagerung auf die Uterusvorderwand.

Hodge-Pessar

- Sakralisation der Zervix und intrauterine Druckverlagerung auf die Uterusvorderwand

Arabin-Pessar

- Engerstellen der Zervix

19.1.2.3 Zerklage

- Nutzen weiterhin umstritten
- nur nach Ausschluss einer Chorionamnionitis und vorzeitiger Wehen
- vorher Screening und Behandlung urogenitaler Infektionen
- Komplikationen

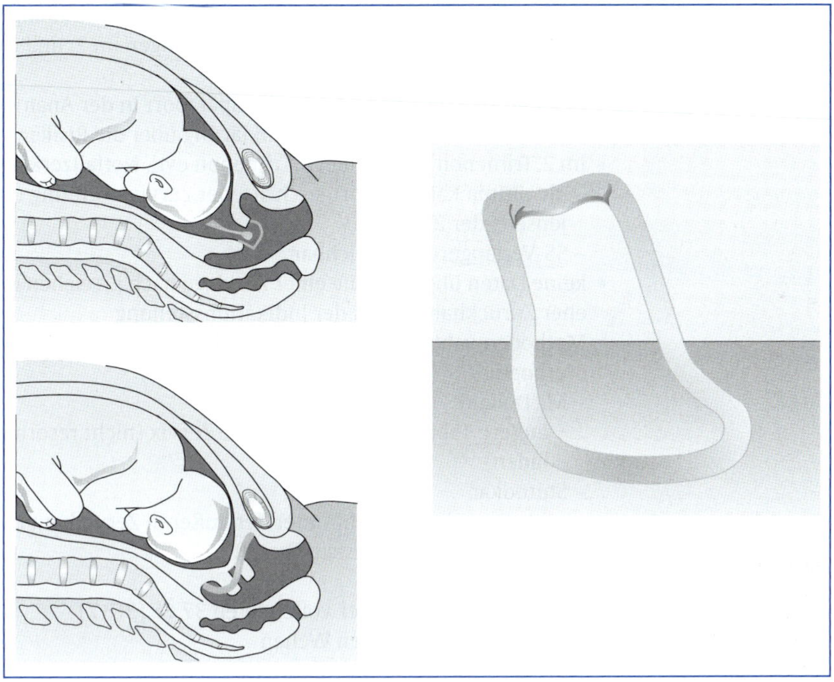

Abb. 19.**4** Hodge-Pessar.

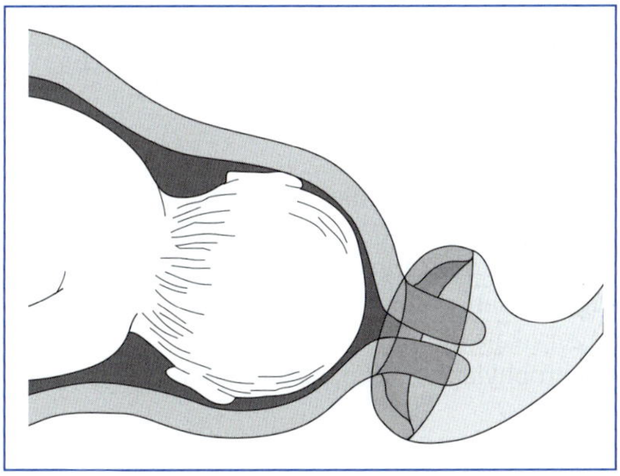

Abb. 19.**5** Arabin-Cerclage-Pessar in situ. Das Pessar wird mit der Konkavität nach kaudal so eingelegt, dass die Zervix in die zentrale Öffnung eintaucht. Quelle: Martius et al. Geburtshilfe und Perinatologie. Bd. II. Stuttgart: Georg Thieme Verlag; 1998.

  - Blasensprung
  - Chorionamnionitis
- perioperative Antibiotikaprophylaxe, z. B. Cephazolin 3 × 1,5 g/d i. v.
- bei therapeutischer und insbesondere bei Akutcerclage i. v.-Tokolyse präoperativ und 2–3 Tage postoperativ
- prophylaktisch in der 13.–16. SSW
  - nur bei Frauen mit drei oder mehr Schwangerschaftsverlusten im mittleren Trimenon oder vorzeitigen Entbindungen wegen Zervixinsuffizienz
  - nicht routinemäßig nach Konisation
  - eher obsolet
  - Number to treat, um bei einer Patientin ein Benefit zu erlangen, liegt bei 25 → zu viel Risiko für wenig Erfolg.
  - Als Alternative ist der frühe totale Muttermundverschluss zu diskutieren.

- Daten zur therapeutische Zerklage wegen Trichterbildung und Zervixverkürzung < 25 mm bei Gemini bzw. 15 mm bei Einlingen im 2. und frühen 3. Trimenon sind uneinheitlich.
  - Subgruppe mit Frühgeburt oder Spätabort in der Anamnese scheint leicht zu profitieren → anbieten mit Aufklärung über die Risiken.
- im 2. Trimenon und frühen 3. Trimenon evtl. Notfallzerklage
  - als Ultima Ratio bei fortgeschrittener Zervixeröffnung und Fruchtblasenprolaps jenseits der 20. SSW
  - SS-Verlängerung erreichbar
- keine Daten über Vorteile einer Zerklage nach Erreichen der Lebensfähigkeit → eher Zurückhaltung bei der Indikationsstellung
- Methodenwahl ist individuelle Entscheidung, keine Vorteile bezüglich einer Methode.
  - Mc Donald
    - äußere Tabaksbeutelnaht um die Zervix (nicht resorbierbarer Kunststoff-faden)
  - Shirodkar
    - innere zirkuläre Naht unter der äußeren Zervixhaut (nicht resorbierbares, flach gewebtes Kunststoffband)
- Lösen der Zerklage
  - routinemäßig nach der vollendeten 37. SS (36+7)
  - bei therapieresistenten Wehen
  - bei chronischer Kolpitis/Zervizitis

19.1.2.4 Totaler Muttermundverschluss (TMV)

- Barriere gegen Keimaszension
  - bei habitueller Abortneigung
  - Spätabort durch vaginale Infekte in früherer Schwangerschaft
- Kontraindikation
  - floride Infektion der Zervix oder Vagina
  - vorzeitiger Blasensprung
  - unklare zervikale Blutung
- Antibiotikaprophylaxe, z. B. Cephazolin 3 × 1,5 g/d i. v. perioperativ und über 5 Tage
- früher TM in der 13.–16. SSW
- später TM > 17. SSW
- Ablauf:
  - Drahtschlinge nach Saling wird um den oberen Teil der Zervix gelegt und zugezogen.
    - Bluttrockenheit
    - Abdichten der Zervix nach oben
  - Darstellen und Spreizen des Zervikalkanals mit Organfasszangen
  - Desepithelialisieren des Zervikalkanals mit fußgesteuertem Schleifgerät (z. B. Microlan von Aesculap)
    - grober Schleifkopf zum Desepithelialisieren
    - feiner Schleifkopf zum Glätten
  - Verschluss des Zervikalkanals mit 2 hintereinanderliegenden Tabaksbeutel-nähten (resorbierbares Material)
  - Verschluss der Portio mit Einzelknopfnähten
  - Entfernen der Drahtschlinge

19.1.2.5 weitere Therapieansätze

- Studie aus England (2007)
  - 200 mg Progesteron (z. B. 2 Kps Utrogest) bei CK < 15 mm in der 24.–34. SWW → Frühgeburt < 34. SSW signifikant reduziert

19.2 Vorzeitiger Blasensprung

s. Kap. 20.1, S. 265

19.3 Vorzeitige Wehentätigkeit

Definition

- Frühgeburtsbestrebungen durch Wehentätigkeit vor der vollendeten 37. SSW (d. h. bis 36 + 6)

Normalbefunde

- bis zu 10 Kontraktionen in 24 h
- < 30. SSW bis 3 Kontraktionen/h
- > 30. SSW bis 5 Kontraktionen/h
- ab der 20. SSW Auftreten von Schwangerschaftswehen in Form von
  - Alvarez-Wellen = unkoordinierte lokale Uteruskontraktionen niedriger Stärke (20 mmHg)
  - Braxton-Hicks-Kontraktionen = stärkere Uteruskontraktionen (30 mmHg) mit anschließender typischer Wehenpause (Abb. 19.**6**)

19.3.1 Ursachen und Diagnostik

Ursachen vorzeitiger Wehen

- Überlastung (psychisch, körperlich)
- generalisierte Infekte (Harnwegsinfektion!)
- Fieber
- Mehrlinge (hohes Risiko)
- Hydramnion
- Plazentainsuffizienz
- Plazentalösung
- lokale Infektionen: Kolpitis, Zervizitis, intrauterin → verstärkte Freisetzung von Phospholipase A_2 → Synthese von Arachidonsäure → Prostaglandinsynthese → Weheninduktion

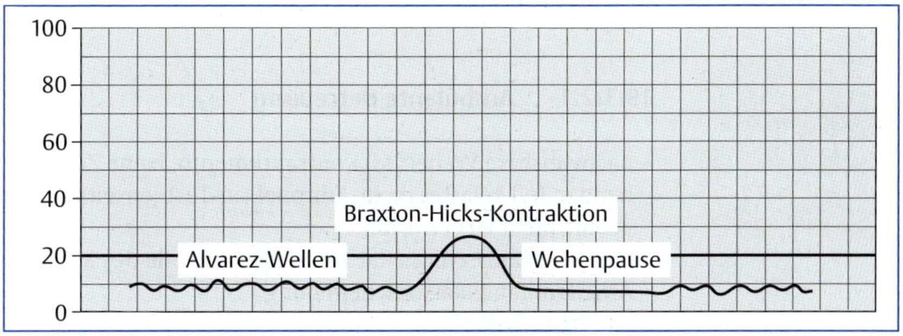

Abb. 19.**6** Normale Uteruskontraktionen.

Diagnostik

- Zervix
  - **palpatorisch**
    - Konsistenz: weich/derb
    - Länge: erhalten/verkürzt
    - Muttermund: geschlossen/Weite
    - vorangehender Kindsteil: belastet/belastet nicht
  - **sonografisch**
    - Länge: Normwert 3,5–5 cm
    - Wert < 25 mm im 2. Trimenon und frühen 3. Trimenon bei Gemini und < 15 mm bei Einlingen → in Kombination mit vorzeitigen Wehen und/oder Blasensprung hohes Risiko, innerhalb von 7 Tagen zu entbinden
    - Trichterbildung?
    - Die Zervixlänge ist ein guter Parameter, ob die Wehentätigkeit zervixwirksam, also bedrohlich ist.
- Tokogramm, ggf. CTG
- bakteriologischer Abstrich, Mykoplasmen, Chlamydienabstrich
- Ausschluss Blasensprung: Fibronektin, Amni-Check, Bromthymol, Lackmus
- Fibronektin-Test als Frühgeburtsmarker
  - Ein negativer Fibronektin-Test jenseits der 22. SSW zeigt ein geringes Frühgeburtsrisiko auf.
  - Bei CK-Länge < 15 mm ergibt der Fibronektin-Test keine Verbesserung der prognostischen Aussage bezüglich der Frühgeburtlichkeit.
- Vaginal-pH: Alkalische Werte weisen auf ein erhöhtes Risiko für Frühgeburt hin.
- Labor: CRP und Leukozyten zum Ausschluss eines Amnioninfektes, Urinstatus, Urinkultur
- US, Dopplersonografie und CTG zum Ausschluss einer fetalen Gefährdung

19.3.2 Überblick über das Prozedere bei vorzeitigen Wehen

Immer erforderlich

- Infektdiagnostik und -therapie (s. Kap. 21, S. 269, Frühgeburt)
  - Vagina, Zervix, ableitende Harnwege
  - lokale und systemische Infektsanierung, wenn ein Infekt nachgewiesen wurde
- Ansäuerung des Scheiden-pH bei pH > 4,5 mit Gynoflor, 1 × 1 Vaginalsupp. abends über 12 Tage
- Entbindung bei fetaler und maternaler Gefährdung
  - Plazentainsuffizienz
  - schwere Präeklampsie
  - Eklampsie
  - Plazentalösung
  - Amnioninfekt
  - Eine Tokolyse ist hier kontraindiziert.

19.3.2.1 Ambulante Betreuung

- nachweisbare Wehen ≤ 6 Kontraktionen/h, keine Zervixwirksamkeit, vorangehender Teil belastet nicht, Fibronektin-Test jenseits der 22. SSW negativ → Frühgeburt nicht zu erwarten
- nach Infektausschluss Rat zur Selbstkontrolle des Scheiden-pH 2 ×/Woche
- Arbeitsunfähigkeitsbescheinigung
- viel (Bett-)Ruhe

- ggf. Haushaltshilfe organisieren
- 3 × 2 Tbl. Mg 5-Longoral/d = 30 mmol Mg
- Es gibt keine Indikation für orale Tokolytika.
- Information der Patientin über Symptome der Frühgeburtsbestrebungen: regelmäßiges Hartwerden des Bauches, Ziehen in Rücken und/oder Leistenregion
- engmaschige Kontrollen, inkl. Vaginalsonografie

19.3.2.2 Stationäre Aufnahme

- vor Abschluss der 32. SSW und/oder Kindsgewicht < 1500 g → Einweisung in ein perinatologisches Zentrum
- RDS-Prophylaxe zwischen der 24. und 34. SSW
- Tokolyse bei entsprechender Indikation
- Stressfaktoren ausschalten

Hinweiszeichen für stationäre Aufnahme

- sonografische Verkürzung der Zervixlänge (< 25 mm bei Gemini bzw. < 15 mm bei Einlingen)
- (positiver Fibronektin-Test; hohe Rate falsch positiver Ergebnisse)
- zunehmende Verkürzung der Zervix
  - Zervixlänge < 25 mm bzw. < 15 mm im 2. und frühen 3. Trimenon → hohes Risiko der Frühgeburt vor Beendigung der 37. SSW
- regelmäßige, schmerzhafte Wehen

19.3.2.3 Tokolyse

Merke:
- Tokolytika senken nicht die Frühgeburtenrate.
- Kurzfristige Hemmung der Wehentätigkeit ist möglich.
  - Tragzeitverlängerung von 2–7 Tagen (ggf. auch länger)
- In bestimmten Fällen ist Atosiban Mittel der ersten Wahl (s. u.).

Indikation zur Tokolyse

- zervixwirksame Wehentätigkeit 24+0–34+0 SSW
  - schmerzhafte, palpable Kontraktionen > 30 s, öfter als 3 ×/30 min
  - Verkürzung der funktionellen Zervixlänge (vaginalsonografische Messung)
  - und/oder Muttermundserweiterung
- Notwendigkeit der RDS-Prophylaxe vor Beendigung der 34. SSW (33+6)
- Transport in ein perinatologisches Zentrum vor Abschluss der 32. SSW (< 32+0) und/oder Gewicht des Kindes < 1500 g

Kontraindikation zur Tokolyse

- schwere Präeklampsie
- vorzeitige Plazentalösung
- intrauterine Infektion
- letale Fehlbildungen oder IUFT
- fortgeschrittene Zervixeröffnung
- pathologischer Doppler oder pathologisches CTG
- maternale Indikation zur SS-Beendigung
- > 34+0

Tokolytika

vgl. Tab. 19.**1**
- Betamimetika

Tab. 19.1 Wirksamkeit der Substanzen.

Medikament	Schwangerschaftsverlängerung von mindestens 2–7 Tagen nachgewiesen
β-Mimetika (Fenoterol)	ja
Atosiban	ja
Nifedipin	ja
Magnesium	nein
Indomethacin	ja
NO-Donatoren	Datenlage nicht ausreichend
β-Mimetika (Fenoterol) oral	nein

- Magnesium
- Oxytocinantagonisten
- Prostaglandinsynthese-Inhibitoren
- Kalziumantagonisten
- NO-Donatoren

Nur Fenoterol und Atosiban sind in Deutschland ausdrücklich zur Tokolyse zugelassen.

Auswahl des Tokolytikums

β-Mimetika (Fenoterol), Kalziumantagonisten (Nifedipin) und Oxytocinrezeptor-Antagonisten (Atosiban) sind äquieffektiv.

- Fenoterol hat mehr NW als Atosiban und Nifedipin.
- Bolustokolyse mit Fenoterol senkt subjektive NW und Verbrauch.
- Atosiban ist teuer.
- Nifedipin ist nicht zugelassen (Off-Label-Use).
- Magnesium in tokolytischer Dosierung → vermehrte perinatale Mortalität
- keine routinemäßige Kombination von Tokolytika (z. B. mit Magnesium)
- keine orale Tokolyse (fehlender Nachweis der Wirkung)

Dosierung der Tokolytika

vgl. Tab. 19.**2**

β-Mimetika

- am weitesten verbreitet und am besten untersucht
- Zubereitungsvorschlag herkömmliche Fenoterol-Tokolyse im Perfusor (Wirkstoffmengen vgl. Tab. 19.**2**)
  - 2 Amp. Partusisten (0,5 mg/10 ml)
  - 2 Amp. 0,9 % NaCl (10 ml)
    - → 0,04 ml = 1 µg
    - → 2 µg/min = 0,08 ml/min = 4,8 ml/h (Beginn)
    - → 0,8 µg/min = 0,032 ml/min = 1,92 ml/h (Steigerung alle 20 min)
    - → 4 µg/min = 0,16 ml/min = 9,6 ml/h (max. Dosis)
  - Zur Thromboseprophylaxe sowie besseren venösen Verträglichkeit können 15 000 IE unfraktioniertes Heparin 24 h der Infusionslösung zugegeben werden.
    - → Dosierung 4,8 ml/h (Beginn) = 115 ml/24 h = ca. 3 Zubereitungen → 5000 IE/Perfusorspritze

Tab. 19.2 Dosierung der Tokolytika.

Tokolytikum	Dosierung
Fenoterol	intravenös über Perfusor/Infusomat ▪ Beginn: 2 µg/min ▪ Steigerung um 0,8 µg alle 20 min (max. 4 µg/min) ▪ Perfusor-Bolustokolyse: Beginn: 3–5 µg alle 3 min
Tractocile	intravenös über Perfusor/Infusomat ▪ 6,75 mg über 1 min (Bolus) ▪ 18,00 mg/h über 3 h = 300 µg/min ▪ 6,00 mg/h über 15–45 h = 100 µg/min
Nifedipin	oral Die optimale Dosis von Nifedipin zur Behandlung vorzeitiger Wehen wurde bisher nicht eindeutig definiert. Eine gebräuchliche Dosierung ist die Verabreichung von ▪ 10 mg oral alle 20 min mit bis zu 4 Dosen (Aufsättigung), gefolgt von ▪ 20 mg oral alle 4–8 h ▪ Alternativ kann nach der Aufsättigung ein retardiertes Nifedipin (Nifedipin CR 30, 60) in 2 oder 3 Dosen mit einer Höchstdosis von 150 mg/d verabreicht werden
Magnesium	intravenös über Perfusor/Infusomat ▪ 4–6 g als Bolus über 15–30 min ▪ 1–2 (–3) g/h
Indomethacin	oral/rektal ▪ Beginn: 50 mg, Fortsetzung: 25 mg alle 4–6 h ▪ rektal: 100 mg, Fortsetzung oral: 25 mg alle 4–6 h ▪ (nicht länger als 48 h, nur bis 32. SSW)
NO-Donatoren	transdermal Die optimale Dosis von NO-Donatoren zur Behandlung vorzeitiger Wehen wurde bisher nicht eindeutig definiert. ▪ Bisher in Studien verwendete Dosierungen sind 1–2 Pflaster mit 10 mg/d bis 1–2 Pflaster mit 50 mg/d.

  - → Dosierung 9,6 ml/h (Maximaldosierung: 230 ml/24 h = ca. 5 Zubereitungen (abgerundet) → 3000 IE/Perfusorspritze
- Bolustokolyse bringt im Vergleich zur kontinuierlichen Gabe keinen therapeutischen Vorteil.
  - jedoch Senkung der subjektiven Nebenwirkungen und geringerer Medikamentenverbrauch (bis zu ⅕ der herkömmlichen Menge)
  - mikroprozessorgesteuerte Pumpe (z. B. Perfusor für Bolustokolyse Firma Braun)
  - Substanzmenge für 50-ml-Perfusorspritze
    - 2 Amp. Partusisten (0,5 mg/10 ml)
    - 2 Amp. 0,9 % NaCl (10 ml)
    - 1000 IE Heparin
  - gewichtsadaptierte Dosierung
    - < 61 kg → Bolusgröße 3 µg
    - 61–79 kg → Bolusgröße 4 µg
    - > 79 kg → Bolusgröße 5 µg

- Therapieverlauf
  - Beginn (unter CTG-Kontrolle) → Bolusintervall 3 min
  - nachlassende Wehen → Bolusintervall 6 min
  - nach 12 h, wenn möglich → Bolusintervall 12 min
  - nach 24 h, wenn möglich → Bolusintervall 24 min
  - nach 48 h, wenn möglich → beenden
- Wehenhemmung ineffektiv
  - zunächst Intervalle verkürzen
  - nicht ausreichend → Vergrößerung des Bolus
    - max. 7 µg alle 2 min = 3,5 µg/min

- absolute Kontraindikationen
  - hämodynamisch wirksame Herzvitien
  - Herzmuskelerkrankungen → EKG (Angina pectoris, Kardiomyopathie)
  - Niereninsuffizienz → Nierenwerte
  - akute fieberhafte Pyelonephritis
  - pulmonale Hypertonie
  - Pneumonie, schwere Bronchitis
  - unbehandelte Hyperthyreose
  - schwere Anämie
  - entgleister Diabetes mellitus → Nüchternblutzucker
  - Hyperkalzämie → Elektrolyte
  - schwere Lebererkrankungen → Leberwerte
  - Glaukom
- Kontrollen
  - EKG vor der i. v.-Tokolyse, innerhalb der ersten 3 Tage, dann wöchentlich
  - Blutdruck und Puls in den ersten 24 h engmaschig, dann 2-mal täglich
  - Labor (Elektrolyte, Nierenwerte, Leberwerte) zu Beginn, dann wöchentlich
  - Flüssigkeitsbilanzierung in den ersten 3 Tagen
- Nebenwirkungen der β_2-Mimetika
  - Hyperglykämie
  - Hypokaliämie
  - kardiopulmonale Effekte:
    - Herzfrequenz ↑, mittlerer Aortendruck ↑, Schlagvolumenindex ↑, peripherer Widerstand ↓, koronarer Gefäßwiderstand ↓
  - Hypotension
  - Herzinsuffizienz
  - Tremor
  - Übelkeit
  - Kopf- und Brustschmerzen
  - Risiko eines Lungenödems (s. u.) 1 : 425
- Tokolyseabbruch bei β_2-Mimetika
  - Dyspnoe
  - Hypertonie/Hypotonie
  - Herzfrequenz > 130
  - Extrasystolen
  - persistierende EKG-Veränderungen
  - Zeichen der Niereninsuffizienz, die gegen Diuretika resistent sind
  - Amnioninfekt
  - ZVD-Anstieg
  - pathologisches CTG
- Lungenödem unter Fenoterol-Tokolyse
  - Kofaktoren

- Hypervolämie
- Hypoproteinämie (z. B. Präeklampsie)
- verminderter kolloidosmotischer Druck
- Erkrankungen von Herz, Lunge, Niere oder Stoffwechsel
- Amnioninfekt, allgemeiner Infekt
- Gemini
- Allgemeinnarkose
- Medikamente:
  - Prostaglandinantagonisten
  - Vasodilatatoren
  - Glukokortikoide???
    Dexamethason hat nur geringe mineralokortikoide Wirkung → kaum Flüssigkeitsretention
    Statistisch treten Lungenödeme häufiger auf, wenn *keine* Kortikoide gegeben werden.

– Differenzialdiagnose: akutes Lungenversagen
- ARDS
- Aspiration
- Lungenembolie, Fruchtwasserembolie, Luftembolie
- Status asthmaticus
- Herzkrankheiten → Abnahme des Herzindex
- Medikamente:
  - Tokolytika
    Flüssigkeitsretention durch Aktivierung des Renin-Angiotensin-Systems ↑, → ADH ↑ → GFR ↓ → Na- und H_2O-Retention
    akute pulmonale Hypertension
    Laktatazidose
  - Prostaglandin (besonders Sulproston und PG-$F_{2\alpha}$)
    Anstieg des pulmonalarteriellen Drucks
  - Oxytocin
    Koronardurchblutung ↓
  - Magnesium
    Störung der Herzfunktion

– Prävention des Lungenödems
- besondere Überwachung bei
  - Mehrlingsgraviditäten
  - Hydramnion
  - Kombination der Tokolyse mit Kortikosteroiden, Prostaglandinantagonisten, Morphinderivaten, Antihypertensiva
- Einschränkung der Flüssigkeitszufuhr auf max. 2 l/d (i. v. + oral)
- Applikation eines β_1-Blockers
  - Verminderung des HZV-Anstiegs und des antidiuretischen Effekts
- Kombination mit Magnesium
  - Einsparen von Fenoterol
  - Erhöhung der exkretorischen Nierenfunktion

– Therapie des Lungenödems
- β_2-Mimetika absetzen
- Lagerung → Herzfunktion stützen
- Sauerstoffgabe, ggf. Intubation
- negative Flüssigkeitsbilanz → Furosemid (z. B. Lasix)
  - langsam entwässern
  - RR-Kontrolle

- gehäuft fetale Hypoglykämien, wenn Absetzen von Fenoterol <2 Tage vor Entbindung

Magnesium

- sollte zur Wehenhemmung nicht mehr eingesetzt werden
- Dosierung
  - 4–6 g als Bolus
  - dann 2–3 g/h
- Kontraindikation
  - Myasthenia gravis
- Nebenwirkungen
  - Erröten
  - Kopfschmerzen
  - Lethargie
  - Muskelschwäche
  - verminderte Reflexe
  - Atemdepression
  - mütterliche Todesfälle durch Atemdepression und Herzstillstand
  - Diplopie (Doppeltsehen)
  - trockener Mund
  - Herzversagen, ggf. Lungenödem
  - IUFT Relatives Risiko 2,8

Oxytocin-antagonisten

- Atosiban (Tractocile)
- kompetitives Oxytocin-Vasopressin-Analogon → Besetzung der myometranen und vasopressinen Rezeptoren → Reduktion der Nebenwirkungen herkömmlicher Tokolytika
- Wirksamkeit nicht besser als bei Fenoterol
- Mittel der Wahl (ungeachtet der Kosten) bei:
  - Diabetes mellitus
  - Gestationsdiabetes
  - Hypertonie
  - Gestose
  - Präeklampsie
  - Mehrlingsschwangerschaft
  - maternalem oder fetalem Herzfehler, Arrhythmie, Kardiomyopathie
  - Hypervolämie der Mutter
  - Polyhydramnion
  - vorzeitigem Blasensprung (insbesondere bei Infektionszeichen)
- Einsatzkriterien
  - regelmäßige Uteruskontraktionen über mindestens 30 s ≥4/30 min
  - Öffnung des Muttermundes auf eine Weite von 1–3 cm (0–3 bei Nullipara)
  - Zervixverstreichung ≥50 %
  - 24.–33. abgeschlossene SSW
  - Alter ≥18 Jahre
  - normale fetale Herzfrequenz
- Kontraindikation
  - <24. SS und >33. SSW
  - vorzeitiger Blasensprung >30. SSW
  - allgemeine Kontraindikationen zur Tokolyse
- Nebenwirkungen
  - Hautreaktionen an der Injektionsstelle
  - Übelkeit und Erbrechen

- Kopfschmerzen
- Schwindel
- Hitzewallungen
- Tachykardie
- Hypotonie
- Hyperglykämie
- keine fetalen NW
- Dosierung
  - initialer Bolus
    - Tractocile Injektionslösung, 0,9 ml i. v. über 1 min
  - hoch dosierte intravenöse Sättigungsinfusion
    - Tractocile Konzentrat 2 × 5 ml mit 0,9 % NaCl oder Ringer-Laktat oder Glucose 5 % auf 100 ml Infusionslösung verdünnen
      - Gabe 1 min nach dem Bolus über 3 h
        Infusomat: 24 ml/h = 18 mg/h
  - niedrig dosierte intravenöse Infusion
    - Tractocile Konzentrat 2 × 5 ml mit 0,9 % NaCl oder Ringer-Laktat oder Glucose 5 % auf 100 ml Infusionslösung verdünnen
      - Gabe nach der 3-stündigen hoch dosierten Infusion über bis zu 45 (bis max. 48) h
        Infusiomat: 8 ml/h = 6 mg/h

Nifedipin

- nicht zur Tokolyse zugelassen → Aufklärung der Patientin über Off-Label-Use
- Wirksamkeit den anderen Tokolytika gleichwertig
- EKG vor Therapiebeginn
- nicht kauen oder zerbeißen, sondern schlucken
- auf bilanzierte Flüssigkeitszufuhr achten, insbesondere bei RDS-Prophylaxe
  Cave: Lungenödem
- keine Kombination mit β-Mimetika
- Maximaldosis von 150 mg/d beachten
- Kontraindikationen
  - verminderte linksventrikuläre Funktion
  - Herzversagen
  - Hypertonie
  - Hypotension < 90/50 mmHg
  - gleichzeitigen Einsatz von Magnesiumsulfat vermeiden (schwere Bradykardien beim Feten möglich sowie bei i. v.-Gabe mütterliche Todesfälle)
  - Nierenerkrankungen
- Nebenwirkungen
  - Erröten
  - Kopfschmerzen
  - Schwindel
  - Übelkeit
  - vorübergehende Hypotension → RR-Kontrollen über 2 h nach Therapiebeginn alle 30 min
- mögliche Komplikationen
  - schwere Dyspnoe und Lungenödem
  - Myokardinfarkt
  - Vorhofflimmern
  - schwere Hypoxie
  - IUFT bei akuter mütterlicher Hypotension

Additive Maßnahmen

- In-Utero-Verlegung in ein Perinatalzentrum
- RDS-Prophylaxe
- engmaschige Überwachung mit CTG, US und Doppler
- ggf. niedermolekulares Heparin zur Thromboseprophylaxe
- nicht angezeigt:
  - Antibiose ohne Infektnachweis bei stehender Fruchtblase
  - keine absolute Bettruhe oder gar Sedierung

20 Blasensprung

Definitionen

- **vorzeitig:** vor Beginn der Eröffnungsphase
  - vorzeitiger Blasensprung vor Wehentätigkeit (PROM = premature Rupture of Membranes)
  - früher vorzeitiger Blasensprung vor Erreichen von 37+0 SSW (PPROM = preterm-PROM)
- **frühzeitig:** während der Eröffnungsphase
- **rechtzeitig:** bei vollständiger Eröffnung des Muttermunds
- **hoch:** oberhalb des Muttermundbereichs

20.1 Vorzeitiger Blasensprung

Ursachen

- vorzeitige Zervixreifung
- Infektion des unteren Eipols
- Hydramnion
- Mehrlinge
- Amniozentese, Zerklage

Diagnostik

- Spiegeleinstellung → Flüssigkeitsabgang aus der Scheide bzw. Portio
- Blaufärbung von Lackmus oder Bromthymol
- PROM-Test bei unklarem Befund
  - Amni-Check (Mast Diagnostika)
    - 75 % Sensitivität, 97 % Spezifität
    - Ein negatives Testergebnis schließt einen Blasensprung mit hoher Sicherheit aus, umgekehrt ist ein positiver Test kein Blasensprungnachweis.
  - actim PROM-Test alternativ
    - Zervikale Probenentnahme führt vereinzelt zu falsch positiven Ergebnissen. → vaginale Probe
    - Ablesen nach genau 5 min, später → evtl. falsch positives Ergebnis
    - Auch bei drohender Frühgeburt kann der Test falsch positiv sein.
    - schwere bakterielle Infektion der Scheide → falsch negative Ergebnisse möglich
- US → verminderte Fruchtwassermenge
- Ausschluss eines Amnioninfektionssyndroms (AIS)
- Zervix- und Vaginalabstrich nativ und mikrobiologisch bei PPROM, d. h. vor 37+0

Allgemeine Maßnahmen

- PPROM vor 32+0 → Verlegung in ein Perinatalzentrum
- Amnionauffüllung bei PPROM > 20+0 SSW
  - nur in Zentren
  - zur Vermeidung oder Reduktion von Kontrakturen und einer Lungenhypoplasie
  - wohl nur bei Oligohydramnion, nicht bei Anhydramnie sinnvoll

  - Punktion per Amniozentese
  - z. B. mit Normofundin (mind. 200 ml)
  - Wiederholung bei erneutem Oligohydramnion
  - Größere Statistiken zum Erfolg liegen nicht vor.
- tägliche bis 6-stündliche Kontrolle von CRP und Leukozyten
- engmaschige Temperaturkontrollen (von der Patientin selbst durchzuführen)
- wöchentliche bakteriologische Abstrichkontrollen (sterile Spekula!)
- keine vaginalen Untersuchungen
  - VU verkürzt nachweislich die Latenzzeit zur Geburt.
- Antibiose
  - bei den geringsten Zeichen einer Infektion (CRP!)
  - nach Antibiogramm bei positivem Abstrichergebnis
    - kein Amoxicillin + Clavulansäure
      - 5-fach höheres Risiko einer nekrotisierenden Enterokolitis beim Neugeborenen
  - bei nachgewiesenen hämolysierenden Streptokokken der Gruppe B
    - Ampicillin 2 g i. v. alle 6–8 h
  - Prophylaxe
    - Kombination Ampicillin (3 × 2 g/d)/Erythromycin (2 × 1000 mg/d in 500 ml NaCl 0,9%ig) i. v. über 2 Tage, dann Amoxicillin/Erythromycin oral für 5 Tage
- RDS-Prophylaxe bei vorliegender Indikation (s. Kap. 21.1, S. 269)
  - Wiederholte Gaben erhöhen das Risiko einer Early-Onset-Sepsis.
  - in Kombination mit Antibiotikaprophylaxe
- ggf. Tokolyse für maximal 48 h bis zum Erreichen der Lungenreife
- regelmäßige sonografische Kontrolle der FW-Menge und der kindlichen Vitalität, ggf. Doppler
- postpartal Rachenabstrich beim Kind

20.1.1 Prozedere <20+0 SSW

- Beendigung der Schwangerschaft unter i. v.-Antibiose bei V. a. Amnioninfektionssyndrom
- Abwarten für 1 Woche
  - kein Verschluss des Chorioamnions
    - Gefahr einer Amnioninfektion
    - Ausbildung einer Lungenhypoplasie
    - Gefahr von Gelenkdeformitäten
    - → Abortinduktion
- Fortführen der Schwangerschaft
  - nur nach Aufklärung über die extrem schlechte Prognose
  - keine prophylaktische Antibiose, Tokolyse oder RDS-Prophylaxe

20.1.2 Prozedere >20+0 SSW – <24+0 SSW

- Beendigung der Schwangerschaft unter i. v.-Antibiose bei V. a. Amnioninfektionssyndrom
- Tokolyse bei vorzeitiger Wehentätigkeit (Sinn wird unterschiedlich diskutiert)
- Antibiose, wie unter „allgemeine Maßnahmen" beschrieben
  - Vorteil nicht bewiesen, aber nach Expertenmeinung befürwortet
- keine RDS-Prophylaxe, evtl. Vorteile ab 23+0 SSW

20.1.3 Prozedere > 24+0 SSW – < 34+0 SSW

- bei V. a. Amnioninfektionssyndrom Sectio oder, wenn möglich, zügige Entbindung
- Prolongieren der SS bis 34+0 SSW
- RDS-Prophylaxe (nicht bei AIS)
- Tokolyse nur bis zum Erreichen der Lungenreife, d. h. max. 48 h
- Antibiose, wie unter „allgemeine Maßnahmen" beschrieben
- Entbindungsmodus s. Kap. 21.2, S. 272

20.1.4 Prozedere ≥ 34+0 SSW

- 12 h abwarten, falls keine Pathologie
- nach 12 h Geburtseinleitung, s. Kap. 23, S. 278
- bis 37+0 ist eine Antibiotikaprophylaxe sinnvoll.
  - > 37+0 SSW keine generelle Antibiotikagabe, wohl aber bei Indikation (z. B. GBS oder CRP ↑)
- bei V. a. Amnioninfektionssyndrom
  - i. v.-Antibiose
  - rasche Entbindung, ggf. Sectio

s. Abb. 20.**1** Prozedere bei vorzeitigem Blasensprung

20.2 Amnioninfektionssyndrom (AIS)

▶ Gefürchtete Komplikation des vorzeitigen Blasensprungs. 24 h nach erfolgtem Blasensprung sind bereits ca. 4 % der Kinder infiziert, nach 48 h sind es bereits 20 %.

Weitere Ursachen

- hämatogene Streuung (besonders Streptokokken) bei geschlossener Fruchtblase
- protrahierter Geburtsverlauf > 12 h

Klinik und Diagnostik

- **Mutter**
  - Wehentätigkeit
  - druckdolenter Uterus
  - fötides Fruchtwasser
  - Temperaturanstieg > 38,0 °C
  - Tachykardie > 100–120
  - Anstieg der Entzündungsparameter
    - CRP positiv mit steigender Tendenz
      - einmaliger Wert > 40 mg/l
      - 2 Werte im Abstand von 24 h > 20 mg/l
      - serieller Anstieg
    - Leukozyten > 20 000/µl mit steigender Tendenz
- **Kind**
  - tachykardes CTG (≥ 150 Spm)

Prozedere

- i. v.-Antibiose (s. o.)
- zügige Beendigung der Schwangerschaft, unabhängig vom SS-Alter

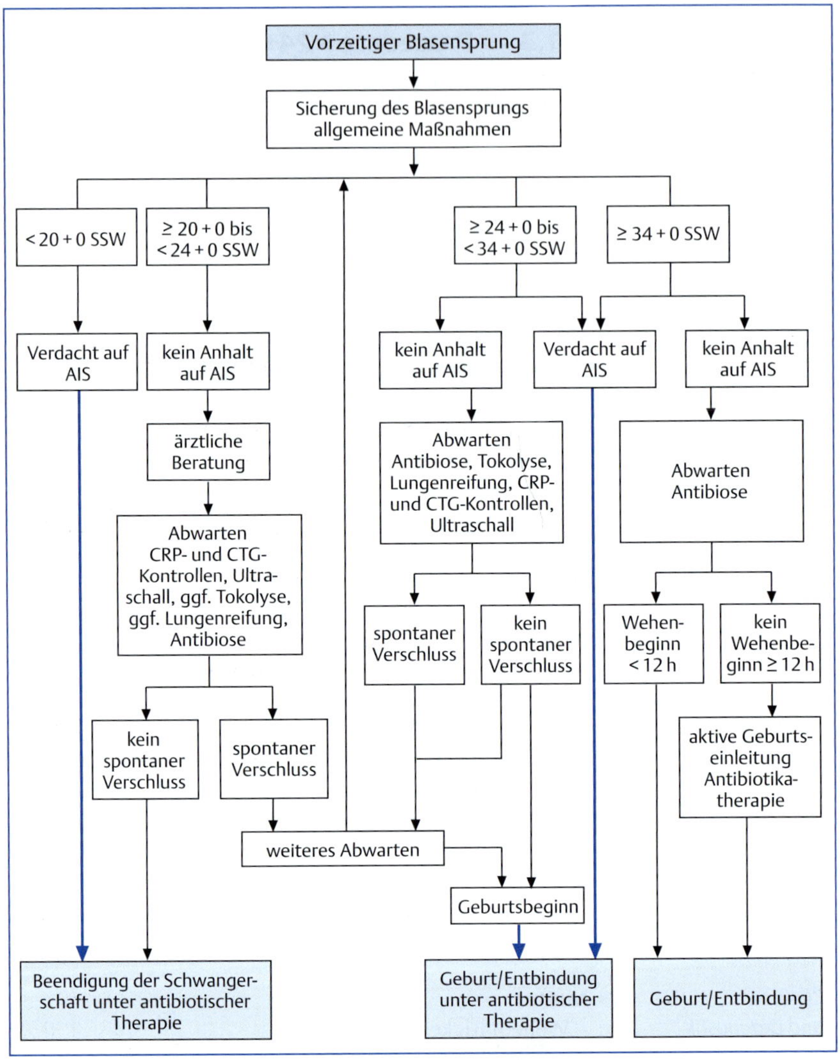

Abb. 20.1 Prozedere bei vorzeitigem Blasensprung. AIS: Amnioninfektionssyndrom. Quelle: AWMF Leitlinienregister 015/029 (S1).

20.3 Streptokokken der Gruppe B (GBS)

- Antibiose mit Penicillin G, alternativ Ampicillin oder Cephazolin (vgl. Kapitel 13.12, S. 185)
- GBS-Status unbekannt → mikrobiologischer Abstrich und Beginn einer Antibiotikaprophylaxe

21 Frühgeburt

21.1 Allgemeines

Definition

- Geburt vor der abgeschlossenen 37. SSW = 36+7 SSW (3–4 % aller Schwangerschaften)
- unterhalb der abgeschlossenen 34. SSW = 33+7 SSW deutlicher Anstieg der perinatalen Morbidität und Mortalität

▶ 70 % der perinatalen Mortalität sind durch Frühgeburten bedingt.

Einteilung

- <37+0 SSW – 32+0 SSW = Frühgeburt
- <32+0 SSW – 28+0 SSW = frühe Frühgeburt
- <27+6 SSW – 25+0 SSW = sehr frühe Frühgeburt
- <24+6 SSW Frühgeburt an der Grenze zur Lebensfähigkeit

Risikofaktoren und Ursachen

- vorausgegangene Frühgeburt (relatives Risiko 2,5-fach erhöht)
- vorausgegangene vorzeitige Wehen
- regelmäßige Wehentätigkeit
- Überdehnung des Uterus

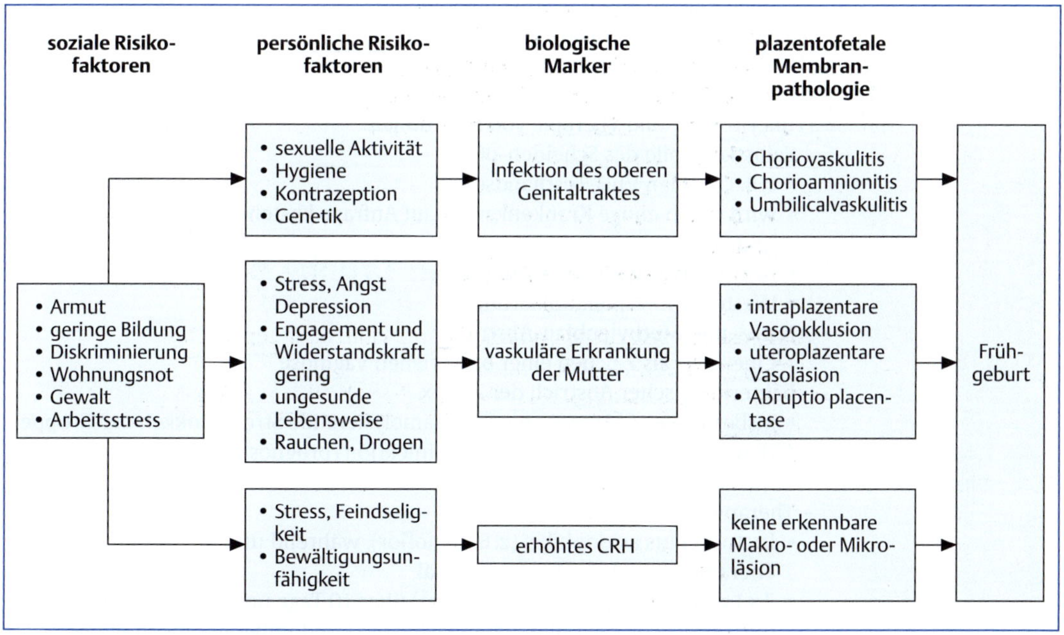

Abb. 21.1 Frühgeburt – Risikofaktoren und Ursachen. Quelle: Bergmann RL, Dudenhausen JW. Gynäkologe 2003; 36: 391.

- Hydramnion
- Mehrlinge (durch assistierte Reproduktion ansteigend)
- gestörte Plazentation: uteroplazentare Dysfunktion (→ u. a. Präeklampsie, HELLP)
- intrauterine Wachstumsretardierung
- frühzeitige Zervixveränderungen
- antenatale Blutungen
- chronisch rezidivierende Harnwegsinfekte
- Rauchen
- mütterliches Alter (< 17 J., > 35 J.)
- niedriger Body-Mass-Index (< 19,8 kg/m²)
- psychischer Stress (besonders in der 30. SSW)
- maternale Erkrankungen (Diabetes, Hypertonus)
- vaginale Infektionen
- Drogenabusus
- Koitus
- niedriger sozialer Status, geringe Schulbildung
- Uterusanomalien

Ätiologie

- vorzeitige Wehen (s. Kap. 19.3, S. 255), 40–50 %
- vorzeitiger Blasensprung (s. Kap. 20.1, S. 265), 25–40 %
- mütterliche oder fetale Pathologien, 20–25 %

Prophylaxe

- Früherfassung eines Risikos
  - Anamnese (Risikofaktoren)
  - Kontrolle des Vaginal-pH (s. u.)
  - sonografische Zervixlängenmessung (insbesondere im Risikokollektiv)
  - durch Fibronektin-Abstrich aus der Vagina
    - fehlender Nachweis jenseits der 22. SS spricht für problemlosen SS-Verlauf
    - hohe Rate an falsch positiven Befunden
- Vermeidung von Mehrlingen
- Verhinderung von Plazentationsstörungen
- Life-Style-Optimierung (z. B. Nikotinabstinenz, Stressabbau)
- Früherfassung und Therapie von Infektionen
  - Selbstkontrolle des Scheiden-pH
    - z. B. CarePlan VpH-Testhandschuh
    - wird durch einige Krankenkassen auf Anfrage kostenlos zur Verfügung gestellt
    - Normwerte zwischen 4,0 und 4,4
    - Werte ≥ 4,7 → Infektabklärung
  - Nativ- und Methylenblau-Abstrich
    - Clue-Cells als Zeichen einer bakteriellen Vaginose
  - bakteriologischer Abstrich der Zervix
    - insbesondere Chlamydien und β-hämolysierende Streptokokken der Gruppe B
  - CRP im Verlauf bei nachgewiesener Infektion (prognostischer Wert wird unterschiedlich beurteilt)
  - Therapie:
    - Lactobacillus acidophilus (z. B. Gynoflor), während und im Anschluss an die Therapie; abends 1 × 1 Supp. vaginal
    - 3 × 1 g Erythromycin (z. B. Erycinum) über 10 Tage und Partnerbehandlung mit Tetracyclin bei Chlamydiennachweis (Kondombenutzung in dieser Zeit)
    - Amoxicillin 3 × 1 g (z. B. Amoxypen) über 10 Tage bei Streptokokkennachweis

  - Sobelin-Vaginalcreme (eine Applikatorfüllung abends tief intravaginal über 7 Tage) oder Metronidazol (Clont Vaginaltabletten; 1 × 1 abends über 6 Tage) lokal bei bakterieller Vaginose
- Infektbarriere durch totalen Muttermundverschluss bei entsprechenden Risikopatientinnen (s. Kap. 19.1.2, S. 251)
- Therapie bei Symptomen (s. Kap. 19, S. 250 und 20, S. 265)
  - Zervixinsuffizienz
  - vorzeitiger Blasensprung
  - vorzeitige Wehentätigkeit

Beratung und Planung

> ▶ Frühgeburten <32+0 SSW, d. h. frühe Frühgeburten, sehr frühe Frühgeburten und Frühgeburten an der Grenze zur Lebensfähigkeit sollen in entsprechenden perinatologischen Zentren stattfinden.

- **Frühgeburt vor 22 SSW**
  - Kind ist in der Regel nicht lebensfähig.
  - Verzicht auf initiale Reanimation
  - würdevolle Betreuung beim Sterben
  - Betreuung der Eltern (vgl. Kap. 3, S. 76, Intrauteriner Fruchttod)
- **Frühgeburt nach 22 bis 23+6 SSW (sog. „Grauzone")**
  - Überlebenschancen bei 50 %
  - 20–30 % der Kinder haben schwere körperliche und geistige Behinderungen.
  - Bei der Planung lebenserhaltender Maßnahmen sind neben den kindlichen Interessen auch die Meinungen der Eltern zu berücksichtigen:
    - weiteres Prozedere im Konsens mit den Eltern
    - ggf. RDS-Prophylaxe und Sectio aus kindlicher Indikation
    - In Österreich und der Schweiz wird ein aktives Vorgehen <24+0 SSW abgelehnt.
- **Frühgeburt nach 24 SSW und später**
  - Überlebenschance in Deutschland (Stand 2002–2004)
    - 24+0–24+6 SSW → 60 %
    - 25+0–25+6 SSW → 75 %
    - 26+0–27+6 SSW → 85–90 %
    - 28+0–31+6 SSW → >95 %
  - zerebrale Morbidität
    - <28+0 SSW 18–25 %
    - 28+0–31+6 SSW 3–6 %
  - Lebensrecht ist dem reif Geborener gleichzusetzen.
    - lebenserhaltende Maßnahmen ggf. auch gegen den Wunsch der Eltern
  - Bis zur 27. SSW ist die Entscheidung zwischen Frühgeburt und Erhalt der Schwangerschaft trotz bestehender Pathologie eine Entscheidung zwischen zwei schlechten Alternativen und bedarf der interdisziplinären Diskussion mit dem Neonatologen.
- **Frühgeborene mit angeborenen und perinatal erworbenen Gesundheitsstörungen**
  - Bei schwersten Störungen ohne Aussicht auf Besserung ist je nach Schweregrad die Einschränkung der intensivmedizinischen Maßnahmen zu diskutieren.

s. Tab. 21.**1**

Tab. 21.1 Mortalität und Morbidität extrem kleiner Frühgeborener (1998–2000; Australien).

	23+0/7 bis 23+6/7 SSW	24+0/7 bis 24+6/7 SSW	25+0/7 bis 25+6/7 SSW
lebend entlassen*1	29%	50%	65%
schwere Retinopathie	64%	27%	15%
schwere Hirnblutung oder parenchymale Zysten	7%	14%	11%
keine Funktionsstörung*2	33%	61%	67%
schwere Funktionsstörung*3	33%	19%	13%

*1 in Prozent der Aufnahmen auf die Intensivstation; *2, *3 Untersuchung im Alter von 3 Jahren nach Griffiths Mental Development Scales; Bayley Scales of Infant Development, in Prozent; *2 Entwicklungsquotient oberhalb minus 1 Standardabweichung des Referenzkollektivs; *3 Entwicklungsquotient unterhalb minus 3 Standardabweichungen des Referenzkollektivs; +/– beidseitige Blindheit/hochgradige Sehstörung +/– Zerebralparese;
Es handelt sich um eine der größten, populationsbezogenen Studien mit 897 Frühgeborenen unter 26 SSW der Geburtsjahrgänge 1998 bis 2000 in 2 australischen Regionen.

21.2 Lungenreifung (RDS-Prophylaxe)

Definition

- Steigerung der intraalveolären Surfactant-Synthese zur Vermeidung eines RDS (= respiratory Distress Syndrome)

Indikationen

- Frühgeburtsbestrebungen zwischen Ende der 24. und Ende der 34. SSW (33+6)

Medikamente

- Glukokortikosteroide
  - Betamethason
  - Dexamethason
  - **Cave:** Lungenödem, Diabetesentgleisung
- Ambroxol
  - 1000 mg über 5 Tage i. v.
  - gleiche Wirksamkeit zu Glukokortikosteroiden nicht belegt

Dosierung

- 12 mg Betamethason i. m. (3 Amp. Celestan-solubile) + 12 mg Betamethason 24 h später
  - Die volle Wirkung setzt nach 24–48 h ein und hält etwa 7 Tage an.
    - In diesem Bereich profitieren die Kinder am meisten.
    - Nicht „vorsichtshalber“ geben, sondern nur, wenn Entbindung im Laufe der nächsten Tage zu befürchten ist!!
  - schnelle RDS-Prophylaxe bei drohender Frühgeburt in den nächsten 24 h
    - 2 × 12 mg Betamethason i. v. im Abstand von 12 h
- 4 × 6 mg Dexamethason i. m. im Abstand von 12 h
- keine Wiederholung der Behandlung
  - Gefahr von hirnorganischen Veränderungen beim Kind
  - Zu diskutieren wäre eine nochmalige Gabe nach 14 Tagen, wenn nun mit großer Wahrscheinlichkeit die Frühgeburt eines Kindes vor Ende der 34. SS bevorsteht.
    - Diesbezüglich bleibt das Ergebnis kontrollierter Studien abzuwarten.

Relative Kontraindikationen

- V. a. Amnioninfekt
- hoch dosierte Tokolyse mit β-Mimetika

- Diabetes mellitus

→ Reifung mit Mucosolvan 50 ml = 1000 mg Ambroxol in 500 ml über 2 h langsam i. v.; Nebenwirkungen: Übelkeit, Wehentätigkeit

21.3 Entbindungsmodus

falls noch möglich, Verlegung in ein perinatologisches Zentrum bei frühen Frühgeburten, ansonsten Entbindung in Anwesenheit der Pädiater

21.3.1 Sectio caesarea

Absolute Indikationen

- induzierte Frühgeburt
  - IUGR
  - schwere Präeklampsie
  - Amnioninfekt
  - pathologisches CTG oder Doppler
  - vorzeitiger Blasensprung mit Infektionszeichen
- BEL oder Querlage
- protrahierter Geburtsverlauf > 6 h
- Amnioninfekt
- drohende kindliche Asphyxie
- Mehrlinge > 2

Relative Indikationen

- Gemini
  - beide in Schädellage < 35+0 SSW
  - führendes Kind in SL, 2. Kind in BEL < 36+0 SSW

Prozedere

- isthmischer Querschnitt oder uteriner Längsschnitt je nach Kindslage und Dehnung des unteren Uterinsegments
  - Vorteil des korporalen Längsschnitte ist nicht evidenzbasiert belegt.
  - korporaler Längsschnitt → primäre Sectio zur Entbindung bei folgender Schwangerschaft
- Entwicklung des Kindes bei stehender Fruchtblase („Glückshaube") → keine Uteruskontraktur und damit weniger traumatische Kindsentwicklung

21.3.2 Vaginale Entbindung

Voraussetzungen

- Geburtsdauer < 6 h
- Schädellage
- kein Anhalt für intrauterine Asphyxie

Prozedere

- Periduralanästhesie → Beckenboden ist entspannter
- Kopfschwartenelektrode (KSE) nach Möglichkeit vermeiden
- Mikroblutentnahmen (MBU) < 32. SSW vermeiden, im Zweifelsfall Sectio
- Fruchtblase stehen lassen
- frühzeitige, großzügige mediolaterale Episiotomie
- ggf. Einsetzen breiter Spekula zur Entfaltung der Scheide

  Cave: Traumatisierung des Kindes durch Spekularänder → zurückhaltender Einsatz

21.4 Perinatale Morbidität

- Atemnotsyndrom
- Pneumothorax
- intraventrikuläre Hirnblutung
- periventrikuläre Leukomalazie
- Retinopathie
- nekrotisierende Enterokolitis
- Sepsis
- bronchopulmonale Dysplasie
- Apnoe-Bradykardie-Syndrom
- Hypoglykämie

21.4.1 Atemnotsyndrom (RDS)

Definition

- Mangel an Surfactant-Faktor → mangelnde Entfaltung der Alveolen aufgrund zu großer Oberflächenspannung

Klinik

- Atemfrequenz > 60/min
- Nasenflügeln
- thorakale Einziehungen bei der Inspiration
- exspiratorisches Stöhnen
- Zyanose

Morphologie

- Blutüberfüllung in Kapillaren und Venen
- Atelektasen
- hyaline Membranen

Therapie

- Prophylaxe (s. o.)
- Surfactant-Substitution

> **Cave:** Blutdruckabfall durch Öffnung der Lungenstrombahn!

- Beatmung: Ziel ist ein pO_2 von 50–70 mmHg (mit positivem endexspiratorischem Druck = PEEP)
- kontinuierlich positiver Atemwegsdruck bei spontan atmenden Frühgeborenen (continuous positive Airway Pressure = CPAP)
- Ausgleich einer Azidose mit Natriumbikarbonat

21.5 Langzeitfolgen

- Wachstumsstörungen
- kognitive Leistungsdefizite
- Epilepsie
- motorische Störungen
- Sehstörungen
- Hörstörungen
- Verhaltensstörungen

22 Terminüberschreitung

22.1 Definition

- Tragzeitüberschreitung: Schwangerschaftsdauer ≥ 281–294 Tage p. m.
- Übertragung: SS-Verlängerung > 294 Tage = > 14 über ET (ca. 10 % der Geburten)
- In 10 % der Schwangerschaften kann mit einem fehlenden Geburtsbeginn bis zum 294. Tag gerechnet werden.
- 34 % der medikamentösen Einleitungen finden wegen Übertragung statt.

22.2 Risiken

10 % aller schwangeren Frauen haben bis zur 42. SSW nicht entbunden. Eine Verlängerung der Schwangerschaft > 14 Tage (= echte Übertragung) hat ein erhöhtes Risiko:

- 1,5- bis 3-fach erhöhte Makrosomierate
- 1,5- bis 1,8-fach höhere perinatale Mortalität
- 2-fach erhöhtes Risiko der Schulterdystokie
- 2,5-fach höheres Risiko der Mekoniumaspiration

> **Cave:** Vorzeitige medikamentöse Geburtseinleitung führt besonders bei unreifen Verhältnissen zu iatrogenen Pathologien.

22.3 Überwachung

22.3.1 Techniken

- CTG
  - basale FHF
  - Kurzzeitvariabilität
  - Akzelerationen, Dezelerationen
- Sonografie
  - Makrosomie
  - Plazentainsuffizienz (FW-Menge, Doppler)
- biophysikalisches Profil (nach Manning)
  - fetale Bewegungsaktivität, Atemexkursionen, CTG-Registrierung

Einteilung in Risikogruppen

- **low Risk**
  - keine Zusatzkriterien
  - kein fetal Distress
  - Fruchtwassermenge normal

- **high Risk**
  - Gestose
  - Diabetes/GDM
  - Plazentainsuffizienz
  - fetal Distress
    - Oligohydramnion/Fruchtwasserindex (FWI) < 5
    - größte Fruchtwassertasche < 2 cm
  - andere Risiken

Ab errechnetem Termin (ET)

- low Risk
  - Abwarten bis Tag 10 über ET
  - CTG, Blutdruck, Urinstix, Kindsbewegungen und vaginale Untersuchung am ET, dann alle 2 Tage; spätestens ab 41+0 SSW 2-täglich
  - US mit Beurteilung der Fruchtwassermenge 2-mal/Woche, ab 41+0 alle 2 Tage
  - evtl. Dopplersonografie bei Unsicherheiten
- high Risk
  - Sectio bei z. B. Retardierung, pathologischem Doppler etc.
  - ansonsten OBT
    - pathologisch → Sectio
    - unauffällig → Geburtseinleitung
    - kein Erfolg nach wenigen Tagen → Sectio

    aber: aufgrund von Studien (hohe Rate falsch positiver Befunde) obsolet → bei high Risk Einleitung oder Sectio

Ab 10. Tag nach ET

- stationäre Einweisung
- erneute Terminberechnung
  - Zyklusanamnese: Berechnungen gehen von einem 28-Tage-Zyklus aus; Zyklusverlängerung fast immer durch längere Follikelphase, also späteren Eisprung → Verschiebung des Termins entsprechend der Zyklusverlängerung > 28 Tage
  - Rekonstruktion des Konzeptionstermins
  - frühester Termin der SS-Feststellung (US, β-HCG)
  - Kontrolle der Frühultraschalle: Der biparietale Kopfdurchmesser hat die beste Korrelation zum SS-Alter, alternativ SSL; Altersbestimmung anhand des Ultraschalls am besten in der 8.–10. SSW, aber auch bis zur 20. SSW möglich
- sonografische Bestimmung der FW-Menge, maximale Fruchtwassertasche < 2 cm → Oligohydramnion → V. a. nachlassende Plazentafunktion
- Wehenbelastungstest (OBT)
  - Ein Non-Stress-Test (NST) kann keine fetalen Todesfälle bei Übertragung vermeiden.

    aber: aufgrund von Studien (hohe Rate falsch positiver Befunde) obsolet → bei high risk Einleitung (spätestens bei 42+0 SSW) oder Sectio
- täglich CTG
- Abwägen und Beachtung der Patientenmeinung, wenn keine zusätzlichen Risiken (s. u.) vorhanden sind
- bei zusätzlichen Risiken (hypertensive Schwangerschaftserkrankung, Plazentainsuffizienz, Diabetes mellitus): Geburtseinleitung mit Prostaglandinen oder Oxytocin

Ab 14. Tag nach ET (42+0 SSW)

- spätester Termin zur Geburtseinleitung (s. Kap. 23, S. 278)
- Zervix-Sonografie zur Vorhersage der Entbindungswahrscheinlichkeit
  - Multipara mit Zervixlänge < 20 mm → 90 % entbinden spontan
  - Nullipara mit Zervixlänge > 30 mm → 70 % entbinden per Sectio

Anmerkung

Nach einer Metaanalyse führt die Einleitung ab 41+0 SSW zu einer geringeren perinatalen Todesrate und selteneren Mekonium-Aspirationssyndrom → der Mutter anbieten. Weiteres Abwarten unter engmaschiger Kontrolle (alle 2 Tage) von CTG und FW-Menge jedoch möglich bis 42+0.

23 Geburtseinleitung

23.1 Indikationen

Mütterliche Indikationen

- hypertensive Schwangerschaftserkrankung
- Diabetes mellitus
- sonstige Indikationen
  - Rhesus-Inkompatibilität
  - Herz-, Leber-, Nierenerkrankungen
  - (Einleitungswunsch → elektiv)

Fetale Indikationen

- Terminüberschreitung
- vorzeitiger Blasensprung > 34+0 SSW, wenn nicht innerhalb von 12h zervixwirksame Wehen auftreten
- fetale Wachstumsretardierung (**Cave:** Dekompensation unter Wehentätigkeit möglich → Doppler- und CTG-Kontrolle vor Einleitung)

23.2 Kontraindikationen

Absolute Kontraindikationen

- vaginale Geburt nicht möglich/erlaubt
  - Placenta praevia
  - vorzeitige Plazentalösung
  - Querlage
  - Schädel-Becken-Missverhältnis
  - Mehrlinge mit vorangehendem Kind in BEL oder Querlage
  - Nabelschnurvorliegen oder -vorfall
  - Z. n. Sectio mit korporalem Längsschnitt
  - Z. n. operativer Eröffnung des Cavum uteri (z. B. bei einer Myomenukleation)
  - manifestes Amnioninfektionssyndrom
  - aktiver Herpes genitalis
- Allergie gegen PG
- Status asthmaticus in der Anamnese bei PG-Einleitung

Relative Kontraindikationen

- unkalkulierbares Zusatzrisiko
  - Grand Multipara
  - Makrosomie
  - Gemini
  - Beckenendlage
  - Z. n. Sectio mit transisthmischem Schnitt
    - Es häufen sich Hinweise auf eine erhöhte Rate an Uterusrupturen bei Z. n. Sectio und PG-Einleitung → sehr zurückhaltende Indikationsstellung unter Risikoaufklärung.

- besonders erhöhte Rupturrate bei unreifer Zervix sowie einem Intervall <24 Monate

Vorsichtsmaßnahmen bei Geburtseinleitung und Z. n. Sectio

- Möglichkeit zur zügigen Akutsectio
- möglichst kontinuierliche Überwachung
- kontinuierliche CTG-Kontrolle ab Einsetzen der Wehen
- niedrige Dosierungen der PG
- kein Einsatz von Cytotec
- Kombination von PG und Oxytocin vermeiden
- Vermeidung von Überstimulationen
- großzügige Indikation zu sekundären Sectio
- Vermeidung von vaginal-operativen Operationen
- kein Kristellern

Techniken

- Prostaglandin-Applikation
- Prostaglandin oral
- Oxytocin-Infusion
- Amniotomie (Eröffnung der Fruchtblase)

23.3 Bishop-Score

- gibt den vaginalen Untersuchungsbefund wieder (s. Tab. 23.**1**)
  - Länge, Konsistenz und Stellung der Portio, Weite des Muttermundes und Höhe der Leitstelle

23.4 Prostaglandin-Priming

Voraussetzungen

- kein ambulanter Einsatz
- Tokolytika in Griffnähe (**Cave:** Überstimulation)
- Sectio muss jederzeit möglich sein.
- CTG-Kontrolle vor jeder einleitenden Maßnahme

Nebenwirkungen

- Erbrechen, Übelkeit, abdominale Krämpfe
- Diarrhö
- RR ↓, Tachykardie, Hypertonie (bei Dosierungen der Geburtseinleitung bei lebendem Kind eher selten)
- Bradykardie

Tab. 23.**1** Bishop-Score.

Punkte	0	1	2	3
Portiolänge (cm)	2	1	½	0
Portiokonsistenz	derb	mittel	weich	
Portiostellung	sakral	mediosakral	zentral	
MM (cm)	geschlossen	1	2	3
Leitstelle	2 cm über I	1 cm über I	1 cm unter I	

I = Interspinalebene, MM = Muttermund

- Bronchokonstriktion
- Fieber, Kopfschmerz, Benommenheit
- Zittern (bei Misoprostol)
- Überstimulation
- Wärmegefühl in der Vagina (bei vaginaler Applikation)
- Myokardischämie
- Störungen im Wasser- und Elektrolythaushalt

23.4.1 Prostaglandin E2 (PGE_2)

Wirkstoff ist Dinoproston.

Voraussetzungen

- keine Wehentätigkeit
- stationäre Bedingungen mit der Möglichkeit zur Notsectio
- **Bishop-Score <8**
- venöser Zugang (falls Komplikationen)

Kontraindikationen

- Z.n. Sectio oder anderen Uterusoperationen mit Eröffnung des Cavum uteri
- Prostaglandin-Unverträglichkeit
- Asthma bronchiale
- Glaukom
- schwerer Hypertonus
- kardiovaskuläre Erkrankungen
- zerebrale Krampfleiden
- Thyreotoxikose
- Colitis ulcerosa, Morbus Crohn
- **Cave:** nie gleichzeitig Oxytocin (Wartezeit 6h) geben.

Nebenwirkungen

- gastrointestinale Störungen: Übelkeit bis hin zum Erbrechen, Diarrhö
- Kopfschmerzen
- Fieber
- kardiovaskuläre Reaktionen: Hypotonie, Bradykardie
- Druckerhöhung im Lungenkreislauf → Gefahr des Lungenödems
- hyperfrequente Wehentätigkeit bis hin zum Wehensturm (→ Ausgleichstokolyse: 1 Amp. Partusisten in 250ml NaCl, Beginn mit 10ml/h)
- Hinweise, dass das Risiko für postpartale DIC insbesondere bei Frauen ≥35 Jahre erhöht ist

23.4.1.1 PGE_2-Gel (0,5mg) intrazervikal (Prepidil-Gel)

Indikation und Prozedere

- bei unreifer Zervix (**Bishop-Score ≤5**)
- am besten im Bett → keine Lageveränderung, die zum Gelverlust führen könnte (vorher Toilettengang)
  - Problem: 85% des Gels fließen ab → extraamnial: Überstimulation; vaginal: keine Wirkung
- Bettruhe bis zur maximalen Wirkungsentfaltung nach 2h
- direkt nach Applikation Dauer-CTG für 2h, dann diskontinuierlich
- Wiederholung nach 6h (zulassungskonform: 8–12h) möglich
- maximale Dosis 1,5mg/d
- frühestmögliche Oxytocingabe 6h nach Applikation

23.4.1.2 PGE_2-Gel (1 und 2 mg) vaginal (Minprostin-Gel)

Indikation und Prozedere

- alternativ zu 23.4.1.1 und 23.4.1.3 ab Bishop-Score ≥4
  - initial 1 mg, Tageshöchstdosis 3 mg
  - sollte 23.4.1.1. und 23.4.1.3. vorgezogen werden
- **Bishop-Score 3 und 4**
  - Studie, bei der initial 2 mg und max. 6 mg am Tag verabreicht werden → signifikant bessere Ergebnisse als mit Prepidil-Gel
  - Nulliparität und unreife Zervix (Bishop-Score <4) → Initialdosis 2 mg, Tageshöchstdosis 4 mg (nicht konform zur Zulassung)

> **Cave:** Zulassungsbeschränkung auf initial 1 mg und max. 3 mg/d

- **Bishop-Score ≥5**
  - kein Unterschied zur Vaginaltablette bezüglich der Wirksamkeit, aber weniger Nebenwirkungen
  - nach Applikation Dauer-CTG für 1–2 h, dann diskontinuierlich
  - Wiederholung nach 6–8 h; 1 mg oder 2 mg je nach Geburtsfortschritt und Wehentätigkeit
  - frühestmögliche Oxytocingabe 6 h nach Applikation

23.4.1.3 PGE_2-Tablette (3 mg) (Minprostin-Vaginaltablette)

Indikation und Prozedere

- bei wulstiger bis verstrichener Portio (**Bishop-Score >5**)
- Applikation ins hintere Scheidengewölbe bei liegender Patientin (Minprostin E_2 Vaginaltablette)
- Probleme:
  - unkalkulierbare Freisetzung des Wirkstoffs (evtl. erst nach Stunden)
  - schwer beherrschbare Überstimulation
- CTG nach 2 h, dann diskontinuierlich
- frühestmögliche Oxytocingabe 6–8 h nach Applikation
- Wiederholung nach 6 h (max. 2-mal/d)

> **Cave:** Überstimulation!

23.4.1.4 Propess 10 mg (vaginales Freisetzungssystem)

Indikation und Prozedere

- bezüglich des Bishop-Score kein Limit
- nur ab der 38. SSW (37+0), nicht bei vorzeitigem Blasensprung
- Einlegen unter Verwendung einer geringen Menge eines wasserlöslichen Gleitmittels
- CTG für 20–30 min, dann diskontinuierlich
- Liegedauer bis 12 (–24) h bei voller Mobilität
- maximal 10 mg/d
- frühestmögliche Oxytocingabe 30 min nach Entfernen des Vaginalinserts
- bei Z. n. Sectio oder cavumeröffnender Myomenukleation kontraindiziert

Entfernen des Vaginalinserts

- Einsetzen von Wehentätigkeit
- Überstimulation
- pathologisches CTG

- Nebenwirkungen wie Übelkeit, Erbrechen, Hypotonie, Tachykardie etc.
- mind. 30 min vor Oxytocingabe

23.4.2 Priming mit oralem Prostaglandin (Misoprostol)

- gute Datenlage
- nicht zugelassen
- preisgünstig
- keine Nebenwirkungen auf die Bronchen → auch bei Schwangeren mit Asthma bronchiale möglich
- Präparat: Cytotec, 200-µg-Tabletten (Präparat wurde Ende 2005 aus dem Handel genommen)
- Herstellung von magensaftlöslichen Kapseln mit 50 mg Misoprostol (durch zuliefernde Apotheke)

Kontraindikationen

- Z. n. transmuralen Uterusoperationen
- Z. n. Sectio
- Mehrlingsschwangerschaft
- schwere Präeklampsie oder HELLP-Syndrom

Indikation und Prozedere

- Geburtseinleitung im 3. Trimenon
- Initialdosis 50 µg Misoprostol oral
- nach 4 h 100 µg Misoprostol = ½ Tbl. Cytotec (Präparat wurde Ende 2005 aus dem Handel genommen) oral
- in 4-stündlichen Abständen jeweils 100 µg Misoprostol oral bis zur Tageshöchstdosis oder bis zum Geburtsbeginn
- Tageshöchstdosis 400 µg Misoprostol

Alternativ

- 25 µg intravaginal alle (4–) 6 h
- Nur diese Applikationsform findet in der Leitlinie der DGGG Berücksichtigung.
- wohl leichte Erhöhung des Überstimulationsrisikos
- Oxytocin frühestens 4 h nach der letzten Applikation

23.5 Oxytocin-Infusion

Indikation

- reifer MM (Bishop-Score > 8)
- Langwieriges Priming ist aus kindlicher oder mütterlicher Indikation nicht vertretbar.
- auch nach mehrfachem Priming keine ausreichende Wehentätigkeit

Prozedere

- 3 IE Oxytocin in 250 ml Glukose 5 %
- Beginn mit 5–10 ml/h
- Steigerung alle 15 min um 5 ml/h, bis eine regelmäßige Wehentätigkeit erreicht ist
- Maximaldosis 60 ml/h (weitere Steigerung nur nach enger Indikationsstellung)

Nebenwirkungen

- Überstimulation

23.6 Amniotomie

Indikation

Eine kanadische Multizenterstudie konnte nachweisen, dass ab einer Muttermundweite von 3 cm durch eine Amniotomie die Zahl der Zervixdystokien und notwendigen Oxytocin-Behandlungen gesenkt werden konnte. Auf den Entbindungsmodus hatte die frühzeitige Amniotomie keinen Einfluss.

- **Bishop-Score >8**
- Der Kopf muss fest auf Beckeneingang stehen.
  - bei ballottierendem Kopf nur bei strenger Indikationsstellung und in Sectiobereitschaft vorsichtige Amniotomie mit der Pudendusnadel; **Cave:** Nabelschnurvorfall

24 Kardiotokografie (= CTG)

▶ Ziel ist die rechtzeitige Erkennung einer fetalen Sauerstoffmangelversorgung, bevor zerebrale Schäden entstehen. Ein unauffälliges CTG spricht mit großer Sicherheit für fetales Wohlbefinden. Ein Problem der Beurteilung liegt in einer hohen Zahl falsch pathologischer (d. h. falsch positiver) Befunde.

Definition

- simultane Ableitung der Wehentätigkeit und der fetalen Herzaktionen
  - Ableitung der Wehen durch mechanischen Druckaufnehmer
  - Ableitung der Herzaktionen sonografisch oder direkt vom Kind durch Ableitung eines elektrischen Potenzials
- gleichzeitige Registrierung der Kindsbewegungen = Kineto-CTG

Klinische Wertigkeit antepartual

- im Niedrigrisikokollektiv keine Verbesserung der perinatalen Daten
- keine Verringerung der perinatalen Mortalität bzw. Morbidität in Risikokollektiven
- ohne additive Zusatzdiagnostik (z. B. Dopplersonografie) im Hochrisikokollektiv laut einer Metaanalyse sogar Zunahme der perinatalen Mortalität
  - evtl. durch Zunahme der iatrogen verursachten Frühgeburtlichkeit

Klinische Wertigkeit subpartual

- Viele Studien fanden selbst im Hochrisikokollektiv keine Verbesserung des perinatalen Outcome.
- Neuere Auswertungen der Studien weisen doch auf eine Reduktion der hypoxiebedingten perinatalen Mortalität.

Indikationen antepartual

- Anämie der Mutter (Hb < 10 g/dl)
- Arrhythmien des Feten (besonders Tachyarrhythmien) im US
- Blutungen in der Spät-SS
- Blutgruppenunverträglichkeit
- *Hypertonie (RR ≥ 140/90)*
- Diabetes mellitus
- suspekter oder pathologischer Doppler
- Drogenabusus (u. a. Nikotinabusus)
- Hydramnion (AFI > 25 cm)
- Infektionen (TORCH oder AIS)
- verminderte Kindsbewegungen
- instabiler maternaler Kreislauf
- *Mehrlings-SS*
- Oligohydramnion (kleinste FW-Tasche < 2 cm)
- Terminüberschreitung > 7 Tage
- *Thrombophilie oder Kollagenose*
- Unfall mit abdominalem Trauma oder schwere mütterliche Verletzung
- vorzeitige Wehen, drohende Frühgeburt, laufende Tokolyse
- *IUGR < 10. Perz.*

additiv Dopplersonografie bei den *kursiv* dargestellten Indikationen

Indikationen subpartual

- bei Aufnahme in den Kreißsaal
- intermittierend alle 30 min bis 2 h bei fehlendem Risiko
- kontinuierliche Registrierung in der späten Eröffnungsphase und in der Austreibungsphase
- bei Gabe von wehenhemmenden oder wehenfördernden Medikamenten

24.1 Einflussfaktoren

Maternal

- Körperhaltung
  - z. B. Rückenlage → Vena-cava-Kompression
- Fieber und körperliche Aktivität → Herzfrequenzerhöhung, Steigerung der Nabelschnurdurchblutung
- Kreislauf
  - Absinken des arteriellen Mitteldrucks → Absinken der uterinen Durchblutung
- Erhöhung des uterinen Tonus, z. B. Wehen → verminderte uterine Perfusion
- Insbesondere bei einer latenten Plazentainsuffizienz kann es durch Abnahme der uterinen Perfusion zur Einschränkung der fetalen Oyxgenierung kommen.

Fetoplazentar

- Plazentainsuffizienz (s. o.)
- Nabelschnurkompression
  - passagere NS-Kompressionen → saltatorisches CTG
- Chorionamnionitis → Abnahme der Oszillation und Anstieg der Herzfrequenz, bevor mütterliches Fieber auftritt

Fetal

- Gestationsalter und Verhaltenszustände
  - Mit zunehmendem Gestationsalter steigen die basale Herzfrequenz, die Variabilität und die Intensität der Akzelerationen.
  - REM-Schlaf = aktiver Schlaf → reaktives Frequenzmuster und NREM-Schlaf = ruhiger Schlaf → Abnahme der Variabilität und der Akzelerationen lässt sich mit zunehmenden Gestationsalter besser voneinander abgrenzen.
    - ruhiges Muster bei geburtsreifen Kindern ca. 20–30 min (Stadium 1F)
      - Fetale Bewegungen können ganz fehlen.
      - nicht zu verwechseln mit pathologisch eingeengten bis silenten CTGs
    - reaktives Muster bei geburtsreifen Kindern ca. 20–90 min (Stadium 2F)
  - Schlafstadien gesamt ca. 80–90 % der Zeit reifer Feten
  - Wachstadien werden in ruhige (Stadium 3F) und aktive Stadien (Stadium 4F) unterteilt.
- Bewegungen
- Hypoxie → adaptive Mechanismen zur Aufrechterhaltung der fetalen Oxygenierung (s. pathologische CTG-Befunde)

Exogen

- Medikamente
  - Herabsetzung der Variabilität bis zum silenten Kurvenverlauf durch:
    - Sedativa
    - allgemein oder lokal wirksame Anästhetika
    - Antiepileptika
  - β-Mimetika (Tokolyse) → Herzfrequenzsteigerung, Reduktion der Variabilität
  - β-Blocker → Abflachung von Akzelerationen, Bradykardie, evtl. auch Tachykardie
- Rauchen kann zu einer Einschränkung der Variabilität und Abnahme der Akzelerationen führen.

- Drogen
- Weckreize → Die Änderung des Herzfrequenzmusters, im Allgemeinen zu einem reaktiveren Muster ist ein prognostisch gutes Zeichen.

24.2 Registrierung und Dokumentation

- Signalausfallrate unter 15 %
- FHF nicht beurteilbar, z. B. in der Austreibungsphase → Skalpelektrode
- antepartal bzw. bei Aufnahme in den Kreißsaal 30 min Registrierdauer
  - bei Auffälligkeiten auch länger
  - ggf. zusätzlich Dopplersonografie
- Registrierung in linker oder halblinker Seitenlage
- Schreibgeschwindigkeit 1 cm/min ist üblich.
  - visuelle Auflösung bei 2 oder 3 cm/min besser
  - In jeder Klinik sollte für alle Geräte dieselbe Schreibgeschwindigkeit festgelegt werden.
- Beurteilung und Abzeichnen durch Arzt oder Hebamme
- Dokumentation der Beurteilung auf dem CTG oder in der Akte mit Uhrzeit und Datum
- Name, Geburtsdatum und SS-Woche müssen auf dem CTG-Streifen dokumentiert sein.
- Aufbewahrungspflicht 10 Jahre

24.3 Langfristige fetale Herzfrequenzveränderungen

Normwert

- Grundfrequenz: 110–150 SpM (Schläge pro Minute)
  - 115–160 SpM am Termin ist physiologisch.
- Bei fetaler Unreife liegt die Frequenz eher im oberen Normbereich.

24.3.1 Tachykardie

Definition

- länger als 10 min dauernder Anstieg der HF > 160 SpM
  - **leicht:** 151–170 SpM
  - **schwer:** > 170 SpM

Prognose

- **prognostisch günstig**
  - erhöhter Sympathikotonus des unreifen Kindes (meist leichte Tachykardie) durch externe Reize
  - Medikamente: β-Mimetika, Parasympathikolytika
  - Stress der Mutter → Katecholaminausschüttung
  - paroxysmale Tachykardie des Kindes
- **prognostisch unklar**
  - Amnioninfekt
  - heterotope Reizbildung, Extrasystolie, AV-Block (Vitium, Myokarditis)
- **prognostisch ungünstig**
  - fetale Hypoxämie (meist mit zusätzlichen Kriterien)

Prozedere

- Ausschluss **Amnioninfekt:** Leukozytose, Linksverschiebung, CRP-Anstieg, Thrombozytenabfall
- Ausschluss **fetale Hypoxämie:** weitere CTG-Pathologien, Dopplersonografie, Oxytocin-Belastungstest, Mikroblutuntersuchung sub partu
- Ausschluss einer **kardialen Problematik:** fetales EKG, fetales Herzecho

24.3.2 Bradykardie

Definition

- länger als 3 min dauernder Herzfrequenzabfall
- leicht: 100–109 SpM
- schwer: < 100 SpM

Prognose

- **prognostisch günstig**
  - essenzielle Bradykardie, meist durch erhöhten Vagotonus
  - mütterliche Ursachen:
    - Vena-cava-Syndrom
    - Hyperventilation
    - orthostatische Dysregulation
  - Oxytocin- oder PG-Überstimulierung → uteroplazentare Minderdurchblutung
- **prognostisch ungünstig**
  - Vitium cordis (AV-Block)
  - persistierende Azidose → terminale Bradykardie als Zeichen einer hochakuten Gefährdung des Kindes, meist vorangehende CTG-Veränderungen

Prozedere

- Beseitigung einer maternalen (Seitenlagerung) oder iatrogenen Ursache (Tokolyse, O_2-Gabe)
- sofortiges Handeln zur Beendigung der Geburt bei terminaler Bradykardie

24.4 Mittelfristige Veränderungen

24.4.1 Akzelerationen

Definition

- Frequenzanstieg >15 SpM bzw. >½ Bandbreite über mehr als 15 s
- Norm: 2 Akzelerationen in 20 min
- pathologisch: keine Akzeleration über 40 min (Gewichtung unklar)
- suspekt: periodisches Auftreten mit jeder Wehe

24.4.1.1 Sporadische Akzelerationen

Definition

- Akzeleration in Verbindung mit spontaner oder exogen ausgelöster Kindsbewegung

Bedeutung

- sympathikotone Antwort auf Stimulus (= prognostisch günstig)

24.4.1.2 Periodische Akzelerationen

Definition

- periodisches Auftreten mit jeder Wehe (mindestens 3 aufeinanderfolgende Wehen) → suspekt

Formen

- **der Wehenform ähnlich**
  - durch wehensynchrone Minderdurchblutung der Plazenta → Chemorezeptorenreiz → Sympathikotonus
- **steil ansteigend und abfallend**
  - Kompression der Nabelschnur (nur V. umbilicalis) → Abnahme des O_2-haltigen Zustroms zum Herzen → Blutdruckabfall → Anstieg der HF

> Beide Formen sind Zeichen der erfolgreichen Kompensation.
> Ein **Übergang zur fetalen Tachykardie** weist auf beginnende fetale Gefährdung hin.

- **vor Beginn oder am Ende einer Dezeleration**
  - prognostisch günstiges Kriterium

24.4.2 Dezelerationen

Definition

- Abfall der Herzfrequenz > 15 SpM bzw. > ½ Bandbreite über mehr als 15 s bis zu 3 min
- Darstellung der verschiedenen Formen auf Abb. 24.**1**

24.4.2.1 Periodische Dezelerationen

Definition

- Dezeleration mit zeitlicher Korrelation zur Wehentätigkeit

Definition

frühe Dezelerationen
- gleichförmig und spiegelbildlich zur Wehe (Wehenakme und Spitze der Dezeleration sind zeitgleich)

Bedeutung

- Ausdruck einer Kopfkompression → zerebrale Durchblutungsstörung → Sympathikuszentrum reagiert am empfindlichsten → relativer Vagotonus → HF-Abfall
- in der Regel keine fetale Azidose

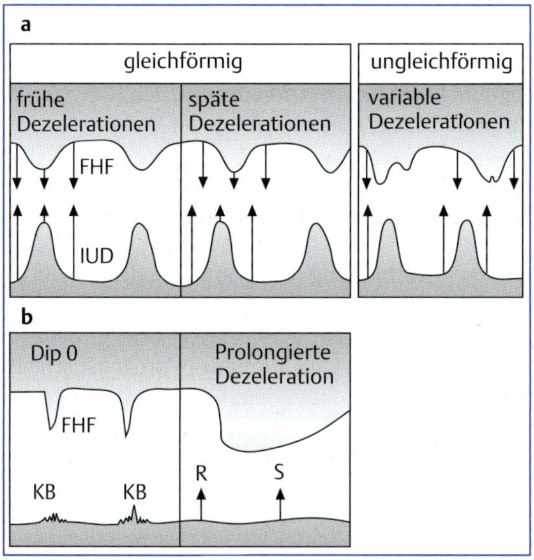

Abb. 24.**1** Schematische Darstellung von Dezelerationen
a Periodische Dezelerationen (FHF = fetale Herzfrequenz).
b Sporadische Dezelerationen. Das Auftreten von Dip 0 wird im Zusammenhang mit Kindsbewegungen (KB) beobachtet. Prolongierte Dezelerationen kommen z. B. im Verlauf eines V.-cava-Syndroms vor (R = Rückenlage, S = Seitenlage).

Konsequenzen

- generalisierte frühe Dezelerationen über 30 min → verstärkte intrakranielle Druckgefährdung
  - Wehenmittelgabe ist kontraindiziert.
  - evtl. Ausgleichstokolyse (1 Amp. Partusisten in 250 ml NaCl, Beginn mit 10 ml/h)
  - evtl. einmalige Mikroblutuntersuchung (MBU) → Sicherung der Harmlosigkeit

Definition

späte Dezelerationen

- gleichförmig und spiegelbildlich zur Wehe, jedoch mit Verzögerung, d. h. Spitze der Dezeleration kommt zeitlich nach der Wehenakme (> 20 s später)
- bei einer Bandbreite < 5 SpM sind auch Dezelerationen < 15 SpM gültig

Bedeutung

- Ausdruck einer O_2-Mangelversorgung
  - hyperaktive uterine Aktivität
  - Plazentainsuffizienz
- Es ist davon auszugehen, dass bei späten Dezelerationen nicht grundsätzlich eine Gefährdung des Kindes vorliegt.
- Je mehr sich das Verhältnis Kontraktion/Dezeleration in 10 min der 1 nähert, umso eher ist mit einer kindlichen Gefährdung zu rechnen.
- signifikant mit späterer Zerebralparese und neonataler Enzephalopathie assoziiert

Konsequenzen

- Lagewechsel, kurzzeitige Tokolyse
- bei intrapartalem Auftreten → MBU
- bei antepartal wiederholt auftretenden späten Dezelerationen → Sectio

Definition

variable Dezelerationen

- inhomogenes, bizarres, häufig rechteckiges Kurvenbild, Abfall- und Anstiegsverlauf unterscheiden sich deutlich, rascher Beginn und rasche Erholung; auch isoliert auftretend (s. Abb. 24.**2**)

Formen

- **leichte** variable Dezelerationen
  - Dezelerationsamplitude < 80 SpM unabhängig von der Dauer oder
  - Dauer < 30 s unabhängig von der Amplitude
- **mittelschwere** variable Dezelerationen
  - Frequenzabfall bis auf 70 über 30–60 s
- **schwere** variable Dezelerationen
  - Herzfrequenz < 70, Dauer > 60 s

Bedeutung

- Leichte variable Dezelerationen haben prognostisch keinen Einfluss, der kindliche pH ist normal (meistens Nabelschnurkompressionen).
- Mittelschwere und schwere variable Dezelerationen gehen mit einem signifikanten pH-Abfall einher.

*Negative Zusatzkriterien → **atypische** variable Dezeleration (bei einem Zusatzkriterium)*

- Abflachung der Anstiegssteilheit (s. Abb. 24.**3**)
- Oszillationsverlust in der Dezeleration (s. Abb. 24.**4**)
- Verlust der initialen Akzeleration (s. Abb. 24.**5**)
- Fortbestehen der kompensatorischen Akzeleration (s. Abb. 24.**6**)
- Nichterreichen der ursprünglichen Baseline (s. Abb. 24.**7**)
- Auftreten von gedoppelten, gerundeten Dezelerationen (s. Abb. 24.**8**)

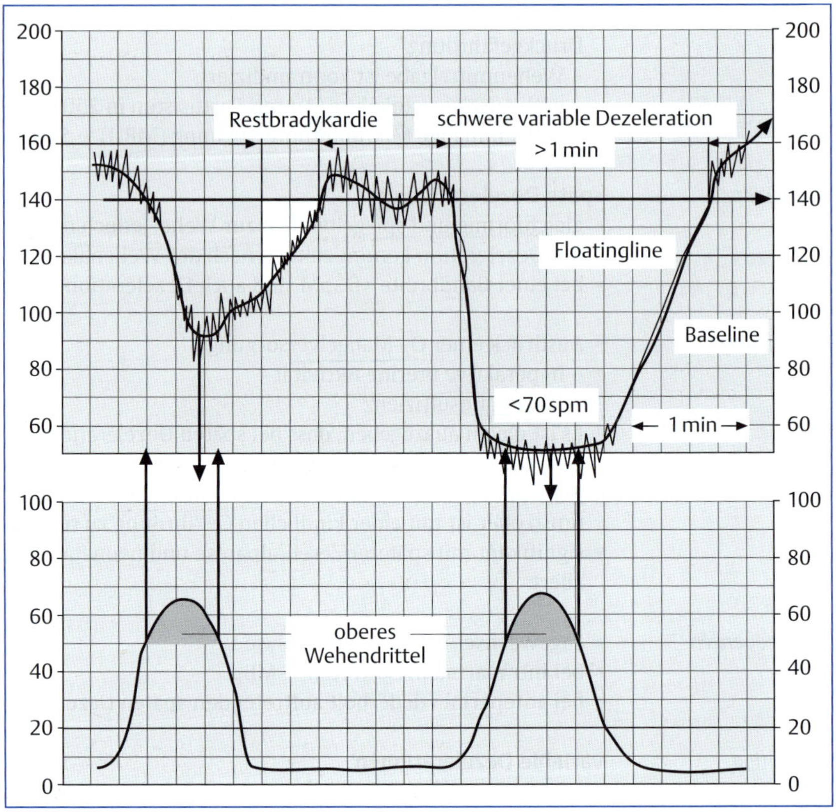

Abb. 24.**2** Variable Dezelerationen (nach Hammacher). Formen und zeitliche Zuordnung zur Wehe sind variabel.

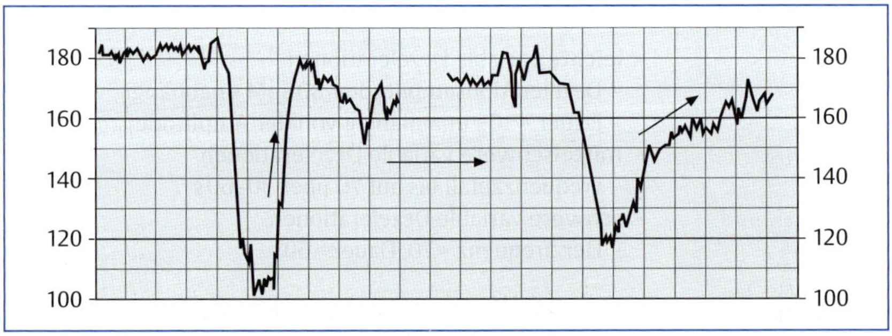

Abb. 24.**3** Abflachung der Anstiegssteilheit.

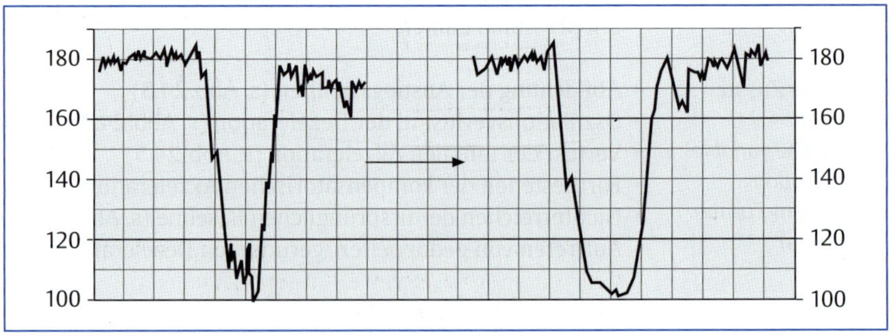

Abb. 24.**4** Oszillationsverlust in der Dezeleration.

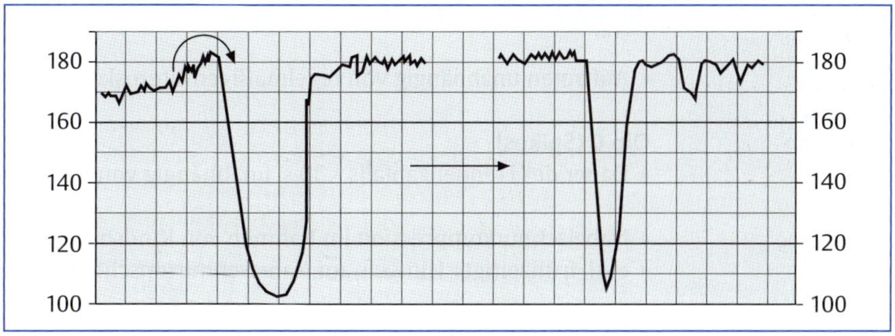

Abb. 24.**5** Verlust der initialen Akzeleration.

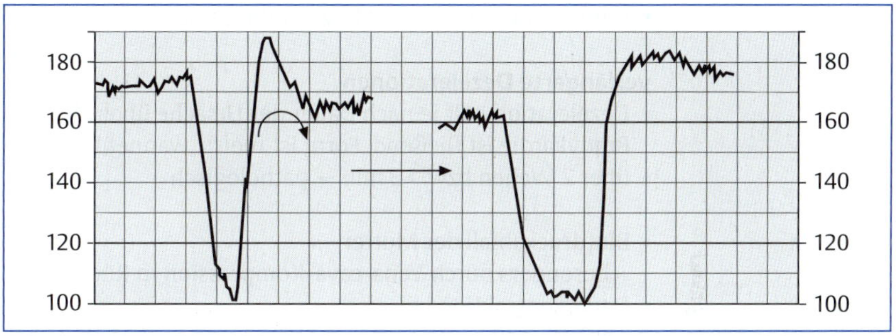

Abb. 24.**6** Fortbestehen der kompensatorischen Akzeleration.

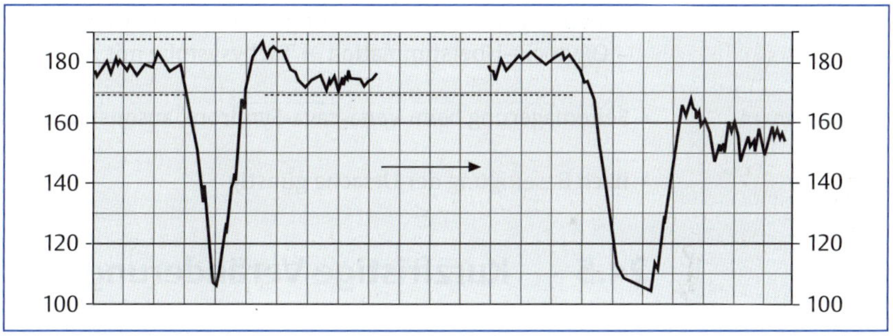

Abb. 24.**7** Nichterreichen der ursprünglichen Basalfrequenz.

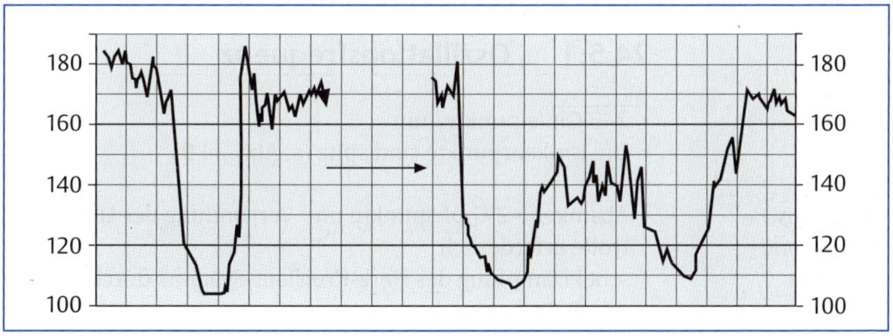

Abb. 24.**8** Auftreten von gedoppelten, verrundeten Dezelerationen.

Konsequenzen

- bei gehäuft auftretenden mittelschweren oder schweren variablen Dezelerationen und/oder negativen Zusatzkriterien:
  - intrapartal MBU durchführen
  - Antepartal ist eine Sectio indiziert.

24.4.2.2 Sporadische Dezelerationen

Definition

- Auftreten unabhängig von regelmäßigen Uteruskontraktionen

Definition

Dip 0 (Spikes)
- Dauer des Frequenzabfalls < 30 s, unabhängig von Uteruskontraktionen

Bedeutung

- Nabelschnurkompression im Rahmen von Kindsbewegungen
- evtl. frühzeitiger Hinweis auf Nabelschnurumschlingungen oder -knoten

Konsequenzen

- US-Kontrolle des Nabelschnurverlaufs
- Nabelschnurumschlingung → engmaschige CTG-Kontrollen
- Nabelschnurknoten → baldige Entbindung

verlängerte Dezelerationen
- Dezeleration hält je nach Dauer der Ursache über Minuten an, Übergang zur Bradykardie ist fließend, Form ist meist „wannenförmig"
- über 2 Wehen bzw. > 3 min → pathologisch

Ursachen

- Blutdruckabfall der Mutter
  - besonders durch Vena-cava-Kompression in Rückenlage
- Dauerkontraktion bei
  - PG-Überstimulation (bis zu 2 %) → immer Notfalltokolyse bereithalten (1 ml Partusisten intrapartal + 4 ml Glukose 5 %), ggf. 2 ml langsam (über 1 min), ggf. die gesamt Lösung über 2–3 min i. v. spritzen
  - Oxytocin-Überstimulation → Tachysystolie mit Anstieg des Basaltonus

Konsequenzen

- Seitenlagerung beim Vena-cava-Syndrom, ansonsten Bolustokolyse

Prognose

- nach Beseitigung der Ursache günstig

24.5 Kurzfristige Veränderungen: Oszillationen

Definition

- Änderung der Herzfrequenz durch schwankende Volumenangebote

24.5.1 Oszillationsfrequenz

Norm

- 2–6 Gipfelpunkte/min
- Die Umkehrpunkte sind spitz (s. Abb. 24.**9**).

Pathologische Formen und Ursachen

- Absinken < 2 Gipfelpunkte und Verrundung der Umkehrpunkte → strenge Kontrolle erforderlich
  - bei Dämpfung des Herz-Kreislauf-Systems durch zentraldepressive Pharmaka (z. B. Dolantin)
  - bei Zentralisation und damit Konstanthalten der zirkulierenden Blutmenge bei Sauerstoffmangel
- Gipfelpunkte > 6/min → auf Nabelschnurprobleme gefasst sein
  - bei vermehrten Schwankungen der zirkulierenden Blutmenge, besonders durch periodische Kompression der Nabelschnur (s. a. Dip 0)

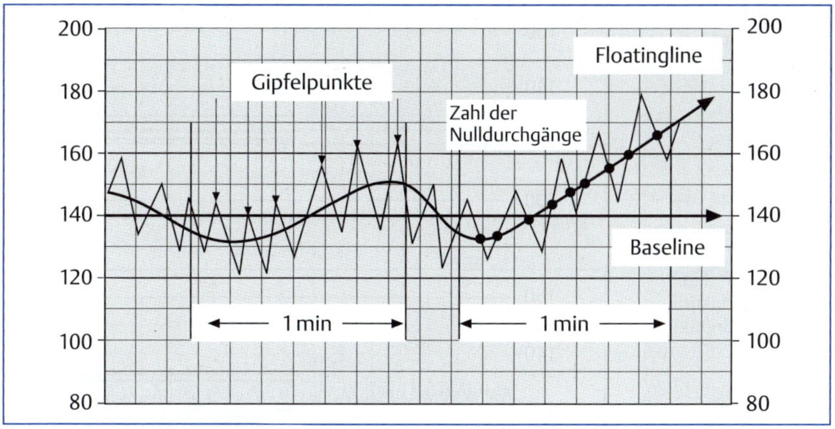

Abb. 24.9 Darstellung der Oszillationsfrequenz. Gezählt werden entweder die Nulldurchgänge durch die gedachte Mittelwertlinie oder die Gipfelpunkte der Frequenzänderungen.

24.5.2 Oszillationsamplitude = Bandbreite = Variabilität

Definition

- Der Amplitudenabstand lässt sich aus dem höchsten und dem niedrigsten Umkehrpunkt erkennen.
- Bandbreite des CTG = SpM-Differenz zwischen der höchsten und der tiefsten Fluktuation in der auffälligsten Minute innerhalb einer 30-minütigen Registrierung
  - **normal:** > 5 SpM im kontraktionsfreien Intervall
  - **suspekt:** < 5 SpM zwischen 40 und 90 min Registrierung oder > 25 SpM
  - **pathologisch:** < 5 SpM > 90 min
- Die Bandbreite spiegelt das Ausmaß der oben beschriebenen Blutvolumenschwankungen wider (s. Abb. 24.**10**).

> Ein waches Kind hat naturgemäß größere Schwankungen der Blutvolumina als ein schlafendes.

Formen der Bandbreite

- **silente Bandbreite** (s. Abb. 24.**11**)
  - physiologischer Ruhezustand → Weckversuch mit externem Reiz positiv (d. h. Verbreiterung der Amplitude), max. Dauer 40 min → CTG-Registrierung ggf. auf eine Zeit > 40 min verlängern
  - unter zentralsedierenden (z. B. Dolantin) und parasympathikolytischen (z. B. Atropin) Medikamenten

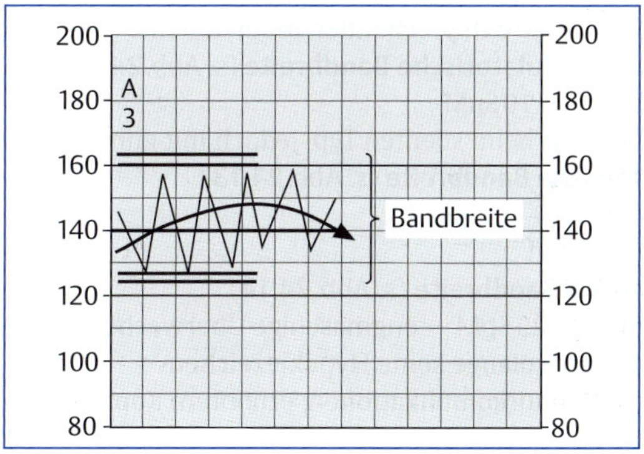

Abb. 24.**10** Bandbreite.

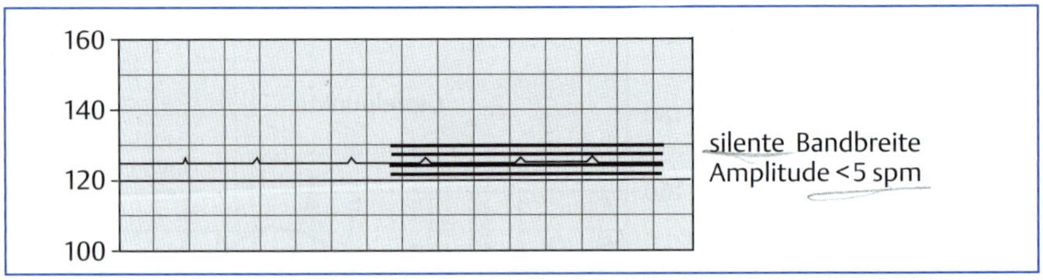

Abb. 24.**11** Bandbreite < 5 SpM.

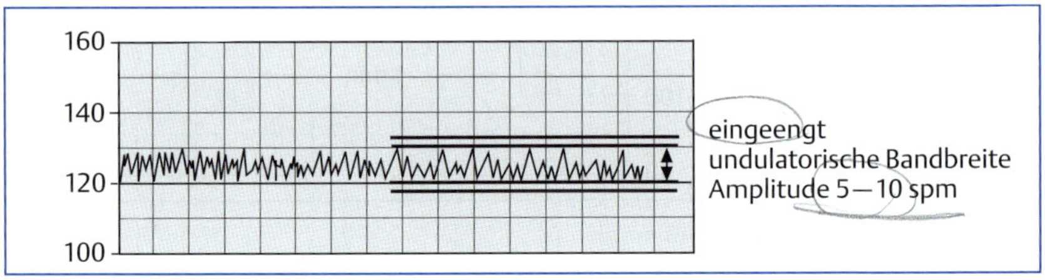

Abb. 24.**12** Eingeengt undulatorische Bandbreite.

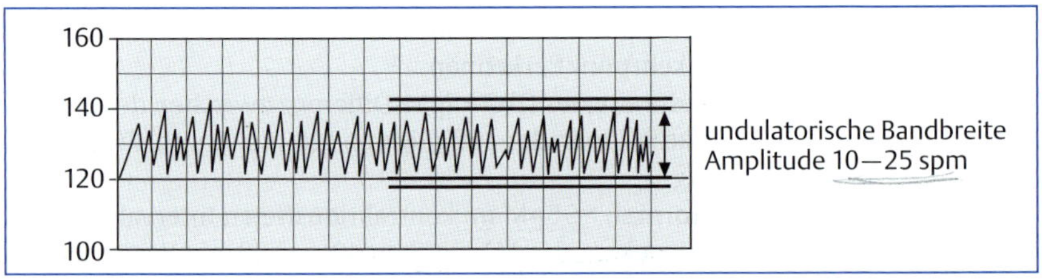

Abb. 24.**13** Undulatorische Bandbreite.

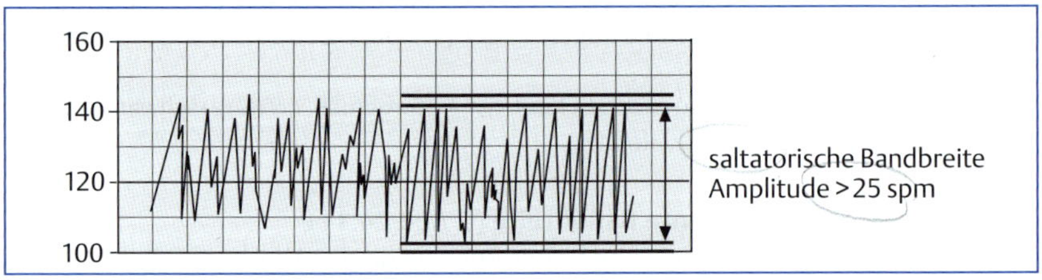

Abb. 24.**14** Saltatorische Bandbreite.

- bei zerebralen oder kardialen Missbildungen und bei chronischer Hypoxie
- **antepartal:** weitere Abklärung, z. B. US, Dopplersonografie, Oxytocin-Belastungstest, ggf. Beendigung der SS
- **intrapartal:** Abklärung durch MBU, besonders wenn negativer Weckversuch und/oder keine entsprechenden Medikamente gegeben wurden

- **eingeengt undulatorische Bandbreite** (s. Abb. 24.**12**)
  - Bandbreite 5–10 SpM
  - Ursachen wie beim silenten Typ, jedoch mit günstigerer Prognose
- **undulatorische Bandbreite** (s. Abb. 24.**13**)
  - Bandbreite 10–25 SpM
  - Normalbefund
- **saltatorische Bandbreite** (s. Abb. 24.**14**)
  - Bandbreite > 25 SpM → engmaschige Überwachung, ansonsten kein Handlungsbedarf, solange keine Hypoxiezeichen
  - bei Nabelschnurkomplikationen, erhöhtem Kopfdruck, lebhaften Kindsbewegungen

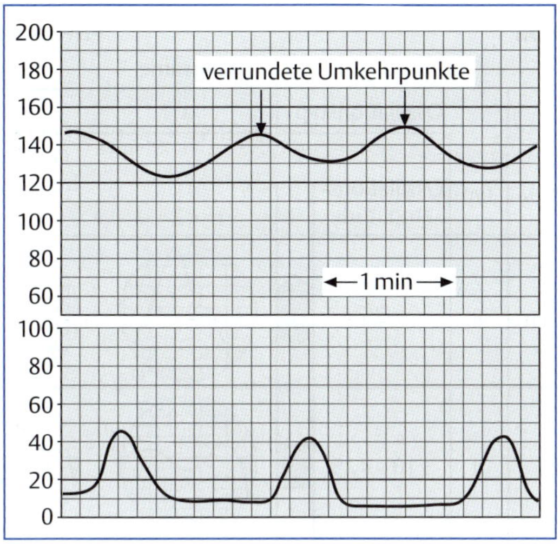

Abb. 24.**15** Sinusoidale Verrundungen eines silenten CTG.

- **sinusoidale Verrundungen**
  - silente Bandbreite und Verrundung der Umkehrpunkte
  - Langzeitschwankung der Grundfrequenz wie eine Sinuswelle
  - Das glatte undulierende Muster von mindestens 10 min hat eine relativ feste Wiederkehr von 3–5 Zyklen pro Minute.
  - Amplitude 5–15 SpM ober- und unterhalb der Grundfrequenz
  - Eine Grundfrequenzvariabilität lässt sich nicht nachweisen.
  - **langsame Form:** Zahl der Sinusschwingungen <2/min (s. Abb. 24.**15**)
    - Verschlechterung des fetalen Zustandes mit Gefahr des intrauterinen Fruchttodes
  - **schnelle Form:** Zahl der Sinusschwingungen >2/min
    - oft bei schweren kindlichen Anämien

24.6 CTG-Scores

▶ Als Grundlage dient ein mindestens 30 min dauerndes CTG.
Die Verwendung eines Scores verpflichtet den Untersucher, das CTG nach einem bestimmten Schema zu analysieren, sodass besonders der Anfänger alle wichtigen Punkte berücksichtigt.

24.6.1 Fischer-Score

Prinzip

Ähnlich wie beim Apgar-Score werden 5 Kriterien beurteilt und mit je 0–2 Punkten bewertet. Der Fischer-Score ist für die antenatale Überwachung geeignet (s. Abb. 24.**16**). Ungünstige Zusatzkriterien variabler Dezelerationen s. S. 8.

Beurteilung

- **8–10 Punkte:** physiologischer Zustand des Fetus
- **5–7 Punkte:** Oxytocin-Belastungstest (OBT) angezeigt
- **<5 Punkte:** OBT, ggf. Beendigung der SS

▶ **Cave:** Dekompension des Kindes durch OBT möglich!

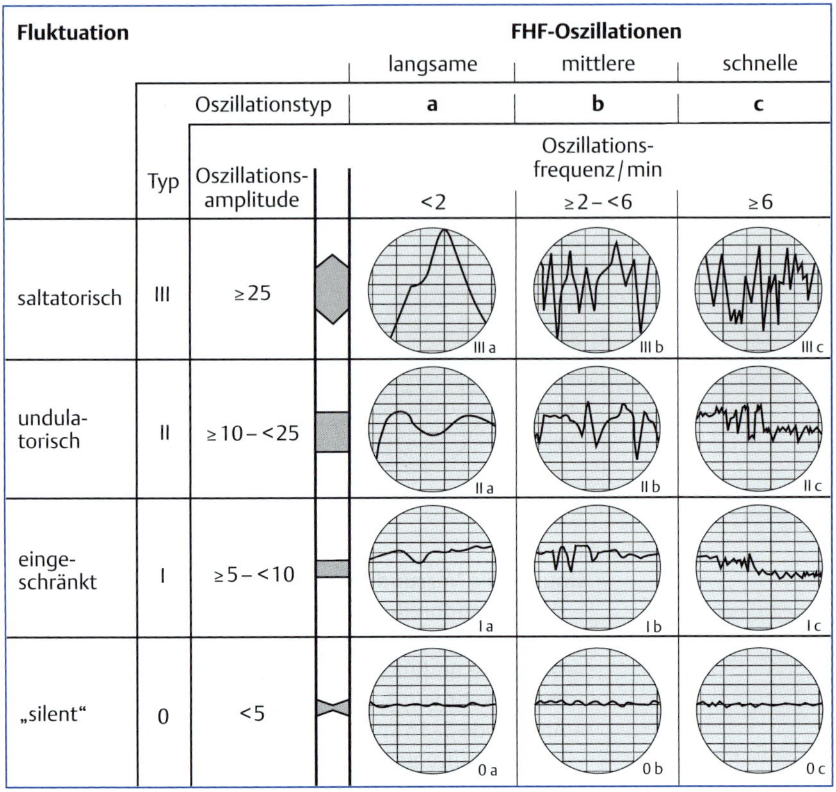

Abb. 24.16 Kriterien zur Vergabe der Punkte für die Fluktuation (nach Hammacher).

Tab. 24.1 Fischer-Score: Schema zur Beurteilung des fetalen Zustands.

		0	1	2
basale FHF	Niveau (SpM)	<100 >180	100–120 160–180	120–160
	Bandbreite (SpM)	<5	5–10 >30	10–30
	Nulldurchgänge (n/min)	<2	2–6	>6
FHF-Alterationen	Akzelerationen	keine	periodische	
	Dezelerationen	späte, variable mit prognostisch ungünstigen Zusatzkriterien	variable	keine, sporadisch auftretende Dip 0

Zustandsindex
Registrierdauer: 30 min
Berücksichtigung des jeweils ungünstigsten Musters
zusätzliches Zeitkriterium für basale FHF: 10 min Mindestdauer

24.6.2 Hammacher-Score

Zuverlässige Beurteilung des antenatalen und intranatalen Zustands

Tab. 24.**2** Hammacher-Score.

Punkte	*	Baseline (BL)	*	Floatingline (FL)	*	Fluktuation = Oszillationstyp (OT)
6	61	> 90 % BL kongruent mit FL bei 100 % 0a und/oder			67	
		(kein Atropin etc.)	63	100 % FL kongruent mit 100 % 0a–IIIa		
5	51	< 80 > 10 min	53	100 % Dip II	57	> 90 % 0a–IIIa (Weckversuch neg.)
4	41	< 80 > 3 min	43	^{3}2 schwere variable Dez.	47	> 60 % 0a–IIIa
3	31	> 180 > 30 min	35 34 33	^{3}5 variable Dez. 1 schwere variable Dez. Dip II (?)	38 37	OT nicht auswertbar > 30 % 0a–IIIa
2	22 21	> 180 > 10 min < 100 > 10 min	25 24 23	^{3}5 Dip 0 ^{3}5 Dip 1 ^{3}2 variable Dez.	28 27	> 50 % IIIb–IIIc > 90 % 0b–0c
1	12 11	> 160 > 10 min < 120 > 10 min	16 15 14 13	^{3}3 Dip 0 ^{3}3 Dip 1 1 variable Dez. V.-cava-Syndrom	17	< 50 % IIb
0	01	120–160	04 03	–2 Dip 0 –2 Dip 1	07	> 50 % IIb

* = Identifikationszahl für jedes Merkmal

CTG-Score			
normal	**suspekt**	**präpathologisch**	**pathologisch**
0	3	5	8
1	4	6	9
2		7	10
			11
			12

Beurteilung

Es ist zu berücksichtigen, dass innerhalb der 3 Score-Komponenten Baseline, Floatingline und Oszillationstyp mehrere Möglichkeiten gleichzeitig vorkommen können. Zur Anrechnung kommt dann das Merkmal mit der höchsten Punktzahl.

- **0–2 Punkte** = normales CTG → weitere CTG-Überwachung, je nach Indikation 1–3 ×; tgl.
- **3–4 Punkte** = suspekter Befund → Kniebeugebelastungstest
  - pathologisch → Oxytocin-Belastungstest
  - normal → Kontrolle nach 1 Tag

Tab. 24.3 Bewertung der Einzelparameter der FHF. Quelle: FIGO und RCOG.

Parameter	Grundfrequenz (SpM)	Bandbreite (SpM)	Dezelerationen	Akzelerationen
normal	110–150	≥5	keine[1]	vorhanden, sporadisch[2]
suspekt	100–109 151–170	<5 ≥40 min >25	frühe/variable Dezelerationen einzelne verlängerte Dezelerationen bis 3 min	vorhanden, periodisch (mit jeder Wehe)
pathologisch	<100 >170 sinusoidal[3]	<5 ≥90 min	atypische variable Dezelerationen späte Dezelerationen einzelne verlängerte Dezelerationen >3 min	fehlen >40 min (Bedeutung noch unklar)

[1] FHF-Dezelerationsamplitude ≥15 SpM Dauer ≥10 s
[2] FHF-Akzelerationsamplitude ≥15 SpM Dauer ≥15 s
[3] sinusoidale FHF: ≥10 SpM Dauer ≥20 min

Tab. 24.4 FHF-Klassifikation (nach FIGO).

Kategorie	Definition	Handlungsbedarf
normal	alle 4 Beurteilungskriterien normal	keiner
suspekt	mind. ein Beurteilungskriterium suspekt und alle anderen normal	konservativ
pathologisch	mind. ein Beurteilungskriterium pathologisch bzw. 2 oder mehr suspekt	konservativ und invasiv

- **>8 Punkte** = pathologisch → Oxytocin-Belastungstest
  - pathologisch (s. u.) →Versuch der MBU →
    - bei Azidose Sectio
    - bei normalem pH Einleitung der vaginalen Entbindung
    - bei Fehlschlag der MBU Sectioindikation nach CTG

Maßnahmen

- bei hochpathologischen CTG-Veränderungen mit dringendem Verdacht auf eine fetale Azidose auf einen OBT verzichten, um das Kind nicht weiter zu belasten
  - falls möglich MBU
  - Sectio, falls MBU nicht möglich ist

24.6.3 Bewertung der Einzelparameter (Quelle: FIGO und RCOG)

▶ Der FIGO-Score ist bisher der einzige Score mit breitem Konsens. Er ist antepartual und subpartual einsetzbar.

Prozedere

normal
- Eintrag auf dem CTG und der Akte mit Signatur

suspekt
- Angabe der Anzahl der suspekten Parameter (z. B. S1 für 1 suspekter Parameter)
- Lagewechsel
- Infusion
- Sauerstoffgabe
- wiederholte Registrierung nach 30 min

pathologisch
- ständige Registrierung notwendig
- Dokumentation der Beurteilung alle 10 min
  - mindestens Angabe der Anzahl suspekter und pathologischer Parameter (z. B. S2 oder P4)
- konservative Maßnahmen
  - Tokolyse
  - Weckversuch
  - Lagewechsel
  - Infusion
  - Sauerstoffgabe
- invasive Maßnahmen
  - Blutgasanalyse beim Fetus (FBA = MBU)
    - wenn möglich
    - Ausnahme: Ende der Pressperiode
- ggf. Sectio

24.7 CTG <28. SSW

Normalbefund

- keine Akzelerationen
- Spikes nach unten
- leicht erhöhte Basalfrequenz
- Bandbreite normal
- Dip 0 <30 s bei Schluckauf (ab der 11. SSW durch Vagusreiz)

24.8 CTG in der Austreibungsperiode

Normale Austreibungsphase

- Beginn mit vollständigem Muttermund
- Primapara: Pressperiode 30 min
- Multipara: Pressperiode 20 min
- max. 4 Presswehen in 10 min (→ ausreichende Erholungsphasen)

Typische CTG-Muster

- Auftreten meist in den letzten 6–7 Presswehen
- unauffällige CTG-Kurven (5–10 %)
- variable Dezelerationen mit initialer Akzeleration und kompensatorischer Tachykardie (45–50 %)
- normofrequentes Muster mit Dezelerationen und Übergang in eine terminale Bradykardie (20–30 %)
- Tachykardie mit Dezeleration, dabei Übergang in eine terminale Bradykardie in 5 %
- Bradykardie mit Dezelerationen (10–15 %)

Beurteilung

- Alle genannten Veränderungen außer der terminalen Bradykardie führen bei normaler Länge der Austreibungsperiode selten zur Azidose.
- bei verlängerter Austreibung ggf. MBU vornehmen
- Eine **terminale Bradykardie** zeigt eine akute Gefährdung an → Vakuumextraktion oder Zangenextraktion, bzw. bei zu hohem Kopf Sectio.

24.9 Weitere CTG-Entwicklungen

24.9.1 Elektronische Online-Auswertung

- computergestützte Klassifizierung der CTG-Registrierung
- laut Studien zuverlässigere Einordnung des CTG-Musters
- zeitnah durch Online-Analyse

24.9.2 Automatisierte antepartuale CTG-Auswertung

- computerisierte Analyse nach den Dawes-Redman-Kriterien
- Erreichen der Kriterien → hohe Rückversicherung, dass Fetus ungefährdet ist
- rückversichernde Kriterien:
  - Kurzzeitvariation (Short term variation, STV) > 4 ms
    - STV = Variation der durchschnittlichen absoluten zeitlichen Differenz zwischen konsekutiven Herzschlägen
    - nur computerisiert erfassbar
  - Abwesenheit sinusoidaler Rhythmen
  - mindestens eine Episode hoher FHF-Variation
  - keine tiefen bzw. wiederholten FHF-Dezelerationen
  - FHF-Akzelerationen und/oder fetale Bewegungen
  - Normokardie
- derzeit noch keine prospektiv randomisierte Studien, die Nutzen belegen

Tab. 24.5 Zusammenhang zwischen Kurzzeitvariation metabolischer Azidose und intrauterinem Fruchttod (IUFT).

STV (ms)	<2,6	2,6–3,0	>3,0
metabolische Azidose	10,3 %	4,3 %	2,7 %
IUFT	24,1 %	4,3 %	0 %

25 Weitere Überwachungsmethoden

25.1 Antepartual

25.1.1 Ruhe-CTG (Non-Stress-Test)

- Beurteilung des CTG ohne Wehen
- Durchführung nach den Mahlzeiten (hier evtl. mehr Kindsbewegungen)
- Gegebenfalls können durch akustische Weckreize Kindsbewegungen provoziert und der Test damit abgekürzt werden.
- Bewertet werden die Akzelerationen, die mit den kindlichen Bewegungen auftreten.
  - Norm: 2 bewegungsassoziierte Akzelerationen in 20 min, ggf. Verlängerung des Tests > 40 min
  - Hinweis auf Sauerstoffmangel
    - Abnahme oder völliges Fehlen von Akzelerationen und Kindsbewegungen bei einer Registrierung > 50 min
- weitere Kriterien
  - silente Oszillation (< 5 SpM) > 90 min → erhöhte perinatale Morbidität
- Vorteile gegenüber den üblichen Kriterien der CTG-Beurteilung konnten bisher nicht ermittelt werden → routinemäßige Anwendung muss nicht empfohlen werden.

25.1.2 Kineto-Kardiotokogramm (K-CTG)

- Verkürzung der fetalen Bewegungsdauer → früher Hinweis (12–14 Tage) auf eine fetale Gefährdung (oft auch anamnestisch)
- Auswertung zweier 10-Minuten-Intervalle und Addieren der Bewegungsdauer
- Die Anzahl der Bewegungen wird erst sehr spät eingeschränkt → kein Warncharakter.
- pathologisch: addierte Bewegungsdauer unter der 5. Perz. publizierter Normwertkurven
- Bei unklarer Lage der Baseline lassen sich Akzelerationen durch Kindsbewegungen zuordnen → Senken der Falsch-positiv-Rate des CTG um bis zu 50 %.

25.1.3 Kniebeugebelastungstest

Prinzip

- körperliche Belastung bis zur leichten Dyspnoe (z. B. 10–15 Kniebeugen)
- Belastungsbedingt kommt es zur Minderdurchblutung der Plazenta.

Bewertung

- Als unauffällig gilt ein weiterhin normaler CTG-Verlauf.
- Dezelerationen sind ein Zeichen für:

  - Plazentainsuffizienz
  - orthostatische Dysregulation:
    - Anstieg der mütterlichen HF > 20/min
    - Abfall des systolischen Blutdrucks > 10 mmHg
    - Anstieg des diastolischen Blutdrucks > 15 mmHg
    - Verkleinerung der Blutdruckamplitude um mehr als 20 mmHg
- Fahndung nach einer orthostatischen Dysregulation, ggf. Behandlung mit Effortil
- nach Ausschluss einer Dysregulation → Oxytocin-Belastungstest bzw. Entbindung anstreben

Problem

- Registrierung bei mütterlicher Bewegung schwierig → mehr als 15 % Signalausfallrate
- keine definierten Ausgangsbedingungen (unterschiedliche Reaktion des Kreislaufs)
- kein evidenzbasierter klinischer Benefit

25.1.4 Wehenbelastungstests

Prinzip

Während der Wehe kommt es zur physiologischen Minderperfusion der uteroplazentaren Einheit. Bei **Plazentainsuffizienz** hat das Kind nicht mehr die Reserven, darauf adäquat zu reagieren → pathologische CTG-Muster. Das Ergebnis hat eine Gültigkeit von 2–4 Tagen.

Ein evidenzbasierter klinischer Benefit wurde bisher nicht nachgewiesen.

Indikationen

- suspektes CTG
  - keine anderen anamnestischen oder klinischen Risikohinweise
- Terminüberschreitung > ET + 10 (2-tägig)
- vor einer Geburtseinleitung
- V. a. Plazentainsuffizienz (ab 32. SSW)
  - Oligohydramnion
  - Wachstumsretardierung

Cave: Bei ausgeprägter Plazentainsuffizienz ist das Kind unter Wehen stark gefährdet → Sectiobereitschaft. Bei ausgeprägter Retardierung und Wachstumsstillstand ggf. auf OBT verzichten und primäre Sectio durchführen.

Kontraindikationen

- bereits bestehender Verdacht auf vitale Gefährdung (z. B. sinusoidale Verrundungen bei silentem CTG)
- ausgeprägte Retardierung mit Wachstumsstillstand
- hochpathologischer Doppler (Zero- oder Reverse-Flow)
- Placenta praevia
- Querlage
- regelmäßige Wehentätigkeit (Überstimulation!)
- Frühgeburtlichkeit

25.1.4.1 Oxytocin-Belastungstest (OBT)

Prozedere

- CTG über 30 min zum Ausschluss einer Kontraindikation (halb sitzend oder in Linksseitenlage)
- i. v.-Zugang mit Laboraktualisierung (Blutbild, Elektrolyte, Gerinnung)
- vaginale Untersuchung zur Dokumentation des Ausgangsbefunds
- Oxytocin-Infusion:
  - 3 IE Oxytocin in 250 ml Glucose 5 %; Beginn mit 5–10 ml/h
  - Steigerung alle 15 min um 5 ml, bis regelmäßige Kontraktionen auftreten
  - sind bei 30 ml/h noch keine Kontraktionen nachweisbar, weitere Steigerung nur bei entsprechend enger Indikation bis max. 60 ml/h
- Ziel ist eine Kontraktionsfrequenz von 3 in 10 min; die Kontraktionen sollten von der Patientin deutlich gespürt werden.
- nach Abstellen der Infusion CTG-Registrierung bis zum Abflauen der Wehentätigkeit
- vaginale Untersuchung zur Beurteilung der Zervixwirksamkeit der registrierten Wehen
- Beurteilung des OBT nach den üblichen Kriterien der CTG-Analyse (s. o.)

▶ **Merke:** Aufgrund von Studienergebnissen mit zu vielen falsch positiven Ergebnissen (bis zu 50 %) mittlerweile obsolet.

25.1.4.2 Brustwarzenstimulationstest (BST)

Prinzip

Durch reibende Stimulation der Brustwarzen kommt es zur endogenen Oxytocin-Ausschüttung mit resultierender Wehentätigkeit.

Prozedere

- nur unter klinischen Bedingungen, da Überstimulationen möglich sind; ggf. Ausgleichstokolyse einsetzen (→ Steuerbarkeit gegeben)
- Vorbereitungen wie beim OBT
- einseitige Brustwarzenstimulation (Reiben mit Vaseline), ggf. wechselseitig, nach folgendem Schema:
  - 1 min stimulieren, 3 min Pause, insgesamt 6-mal
  - 2 min stimulieren, 3 min Pause, insgesamt 4-mal
  - CTG-Beurteilung
  - 10 min Pause, 10 min stimulieren
  - CTG-Beurteilung
- Ziel sind wie beim OBT 3 Kontraktionen in 10 min, die die Patientin deutlich verspürt haben muss; wird dieses Ziel nicht erreicht → OBT
- CTG-Registrierung bis zum Abflauen der Wehentätigkeit
- vaginale Untersuchung zur Beurteilung der Zervixwirksamkeit der Wehen
- CTG-Beurteilung nach den üblichen Kriterien der CTG-Analyse

25.1.4.3 Mittels Prostaglandinanwendung

- bei Indikation zur Geburtseinleitung
- Vorteil: kein Zeitverlust durch OBT bei dringlicher Einleitung
- Nachteil: schlecht steuerbar
- 2 mg Minprostin-Vaginal-Gel oder 50–100 µg Misoprostol (Cytotec) oral
- anschließend fortlaufende CTG-Registrierung über 45 min

Tab. 25.1 Score nach Manning für das biophysikalische Profil (BPP).

Untersuchungsparameter	Score 2	Score 0
fetale Atembewegungen	≥ 1 Episode > 30 s in 30 min	fehlende Episode oder > 30 s
fetale Kindsbewegungen	≥ 3 direkte Körperbewegungen/30 min	2 Episoden in 30 min
fetaler Muskeltonus	≥ 1 Episode mit aktiver Extension + Flexion einer Extremität (z. B. Öffnen u. Schließen der Hand)	nur langsame Extension mit anschließend teilweiser Flexion; fehlende Bewegungen
fetale Reaktivität	≥ 2 Episoden mit Akzelerationen ≥ 15 bpm und > 15 s verbunden mit fetalen Bewegungen in 20 min	< Episoden mit Akzelerationen oder Akzelerationen < 15 bpm in 20 min
Fruchtwasservolumen	≥ 1 Fruchtwasser-Depot > 1 cm in 2 senkrechten Ebenen	kein Fruchtwasser-Depot oder < 1 cm in 2 Ebenen

25.1.5 Biophysikalisches Profil

- synoptische Betrachtung von:
  - 30-minütigem US
    - aktive fetale Atembewegungen
    - Streck- und Beugebewegungen von Armen und Beinen
    - Drehbewegungen des Körpers
    - Fruchtwassermenge
  - fetaler Reaktivität im Ruhe-CTG
- Beurteilung durch Score nach Manning (s. Tab. 25.**1**)
  - Nachweis der geforderten Eigenschaft ergibt 2 Punkte (maximal 10 Punkte), kein Nachweis ergibt 0 Punkte.
  - 8 oder mehr Punkte → physiologisch

25.2 Subpartual

25.2.1 Pulsoxymetrie (POM)

Prinzip

Gemessen wird die fetale Sauerstoffsättigung durch Änderung der Absorption roten (735 nm) oder infraroten (890 nm) Lichts an der Haut des Fetus.

25.2.1.1 Transmissionspulsoxymetrie

Charakteristika

- Einsatz postpartal
- Punkte liegen gegenüber.

25.2.1.2 Reflexionspulsoxymetrie

Wegen technischer Probleme bei der Signalableitung besteht zurzeit keine Empfehlung zum Einsatz bei Risikogeburten.

Prinzip

- Leuchtdiode sendet intermittierend rotes bzw. infrarotes Licht aus → nicht absorbierte Signale werden vom Fotodetektor aufgenommen.

Charakteristika

- Einsatz intrapartal nach gesprungener Fruchtblase
- Punkte liegen in definiertem Abstand nebeneinander.

Prozedere

- vaginale Desinfektion
- Muttermund ist mindestens 2 cm, Fruchtblase gesprungen.
- Sensor an Wange oder Schläfe des Kindes anlegen

Probleme

- Einstellungsanomalie z. B. hoher Geradstand → Anpressdruck zu gering
- Kopf noch nicht im kleinen Becken → evtl. Nachkorrigieren beim Tiefertreten des Kopfes notwendig
- Schwankungen durch Kopfkompression oder Artefakte
- Werte um 90 % → Sensor hat sich gedreht und misst uterine Gefäße.

Interpretation

- Grenzwert 30–36 %
- **Spezifität** 100 % → keine falsch positiven Werte (z. B. > 10 min < 30 % → MBU-pH < 7,20 bei allen Feten)
- **Sensitivität** 81 % → 19 % falsch negative Werte → Bei pathologischem CTG und normaler POM muss das Wohlbefinden des Fetus durch eine MBU gesichert werden.
- **Fazit:** bessere Spezifität als Sensitivität → nur als positive Bestätigung der Sectioindikation bei pathologischem CTG geeignet

Bedeutung der Methode

- Wertigkeit der Pulsoxymetrie zur Senkung der Sectiorate bei suspekten CTG-Befunden ist noch offen!
- Bei Vena-cava-Kompression geht ein POM-Abfall dem CTG-Abfall voraus.
- wichtige Methode der Zustandsbeurteilung bei der fetalen Arrhythmie

25.2.2 Mikroblutanalyse (MBU) = Fetalblutanalyse (FBA)

Prinzip

- Blutgasanalyse aus kapillärem fetalem Mischblut bei V. a. fetale Hypoxie
- Voraussetzungen:
  - Fruchtblase gesprungen
  - Blutentnahme technisch möglich
- Indikation zu einer sekundären Sectio wegen pathologischen CTGs soll, wenn durchführbar und keine Kontraindikationen bestehen, durch eine Fetalblutanalyse untermauert werden.

Fehlerquellen

- Aspiration von Fruchtwasser
- Aspiration von mütterlichem Blut
- verfälschte Werte bei ausgeprägter Geburtsgeschwulst
- Luftbeimengungen
- zu lange Lagerung der Probe
- Gerätefehler (z. B. Eichung)
- metabolische Azidose der Mutter durch:
  - Muskelarbeit
  - Hyperventilation (→ respiratorische Alkalose → kompensatorische metabolische Azidose)

- Ketoazidose bei Diabetes mellitus
- Hungerzustand

Kontraindikationen

- floride maternale Infektionen, z. B. Hepatitis, HIV, Herpes simplex
- fetale Gerinnungsstörungen (z. B. Hämophilie)
- Frühgeburtlichkeit < 34. SSW
- geschlossene Zervix oder ungenügend geöffneter Muttermund (< 3 cm)
- nicht führender Mehrling
- Gesichtshaltung
- Ende der Pressperiode → rasche Entbindung anstreben

Prozedere

- Information der Patientin über den Sinn und Ablauf der Untersuchung
- Ruhe ausstrahlen (Es handelt sich für die Patientin um eine beängstigende Situation.)
- das Instrumentarium vorbereiten und auf Vollständigkeit und Funktionalität überprüfen:
  - Inzisionsvorrichtung mit Stichskalpell (Stichtiefe 1–2 mm)
  - Amnioskope verschiedener Größe (mit Lichtquelle)
  - Kornzange mit Tupfern und kleinerer Tupferträger für den Einsatz bei den kleineren Amnioskopen
  - Finalgon-Salbe auf einem Tupfer
  - Paraffinöl in einer Schale
  - heparinisierte Blutentnahmekapillare (evtl. mit einem fähnchenartigen Pflasterstreifen zum besseren Halten mit einer Kornzange) oder eine lange Kapillare mit Saugschlauch
- Blutgasanalysegerät auf Messbereitschaft überprüfen
- Steinschnittlagerung der Patientin
- Desinfektion des äußeren Genitales
- Einführen des größtmöglichen Amnioskops über die untersuchenden Finger
- Einstellen der Lichtquelle
- Reinigen der Inzisionsstelle mit einem Tupfer
- Hyperämisierung mit Finalgon (oft nicht notwendig) → kurz warten
- Betupfen mit Paraffinöl → kein Zerfließen des Bluttropfens
- Stichinzision möglichst neben der Geburtsgeschwulst
- Absaugen des Blutes mit der Kapillare (ohne Lufteinschlüsse)
- zügige Eingabe ins Gerät

Beurteilung und Konsequenz

- **pH ≥ 7,25** = in der Eröffnungsphase **grenzwertig**
  - Anleitung zum besseren Atmen, evtl. O_2-Gabe
  - bei persistierender CTG-Abnormalität erneute MBU-Kontrolle
- **pH 7,21–7,24 = Präazidose**
  - deutliche Verschlechterung zur letzten Messung → Entbindung erwägen
  - Anleitung zum besseren Atmen, evtl. O_2-Gabe
  - MBU-Kontrolle nach 30 min, bei deutlicher Verschlechterung Geburtsbeendigung
- **pH ≤ 7,20 = Azidose**
  - rasche Geburtsbeendigung, insbesondere bei metabolischer Azidose
    - pCO_2 > 65 mmHg = respiratorische Azidose
    - BE > –9,8 = metabolische Azidose

Einteilung der Azidose

- pH 7,15–7,19 = **leichte** Azidose
- pH 7,10–7,14 = **mittelgradige** Azidose
- pH 7,00–7,09 = **fortgeschrittene** Azidose
- pH <7,00 = **schwere** Azidose

▶ Bei fortgeschrittener und schwerer Azidose extreme Gefährdung des Kindes → Notsectio erwägen.

26 Normale Entbindung

26.1 Geburtsbeginn

Kriterien

- Abgang von blutigem Schleim als möglicher Vorbote
- Wehen alle 10 min über mindestens ½ h
- Blasensprung mit oder ohne Wehen
- Zervixreifung unter der Wehentätigkeit

26.2 Aufnahme in den Kreißsaal

26.2.1 Aufnahmegründe

Symptome

Die Patientin sollte in den folgenden Situationen in die Klinik kommen:
- vorzeitiger Blasensprung
- vaginale Blutung
- regelmäßige Wehentätigkeit
- pathologisches CTG
- nachlassende Kindsbewegungen
- vor einer geplanten Sectio
- andere Besonderheiten

26.2.2 Prozedere

Aufnahmegespräch

- der Patientin entgegengehen, sich vorstellen und nach dem Grund des Kommens fragen
- Ruhe verbreiten (Die Patientin – und ihr Partner – kommt mit Sorgen und Ängsten und sollte das Gefühl der Geborgenheit bekommen.)
- ausführliches Aufnahmegespräch mit Studium des Mutterpasses
  - Besprechen von Wünschen und Unsicherheiten
  - Anamneseerhebung
  - Abklären von Risikofaktoren
  - Erklären des weiteren Ablaufs und möglicher Variationen
    - Herumlaufen, Pezzi-Ball, Bad, Seil
    - Aromatherapie, Homöopathie, Reflexzonenmassage
    - Gebärpositionen, z. B. Gebärhocker
  - ggf. Vorstellen der Räumlichkeiten
  - Das Gespräch sollte beratend und begleitend sein.
  - Förderung der eigenen Verantwortung und Initiative

Untersuchungen

- äußere Untersuchung oder US → Größe und Lage des Kindes, evtl. Auffälligkeiten
- vaginale Untersuchung (VU)

- Reife der Zervix
- Weite des Muttermundes (MM)
- Höhenstand des vorangehenden Teils (VT)
- Fruchtblase?
- Pathologien: Nabelschnurvorfall, Vorliegen kleiner Teile
- Aufnahme-CTG über 30 min in einem gemütlichen Umfeld (sollte nie im Bad oder anderen improvisierten Räumlichkeiten erfolgen, da der erste Eindruck oft für die weitere Einstellung des Paares entscheidend ist)
- venöser Zugang, Labor: Blutbild, Elektrolyte, Gerinnung

Weitere Vorbereitung

- Auffordern zum Stöhnen während der Wehe → Entspannung
- Einlauf (nicht obligat) → eher zurückhaltend
  - wehenanregend
  - Eine volle Blase und ein voller Darm erschweren den Kopfeintritt.
  - Entleerung des Darms = Entlastung für die Pressphase
  - **nicht bei:**
    - bestehender Diarrhö
    - vorzeitigem Blasensprung und hohem Kopf
    - sehr raschem Geburtsfortschritt
- Bad, wenn gewünscht: reinigend, entspannend

26.3 Zeitliche Gliederung

26.3.1 Eröffnungsperiode

Definition

- Zeitspanne vom Geburtsbeginn (regelmäßige, zervixwirksame Wehentätigkeit) bis der Muttermund (MM) vollständig ist (10 cm)

Normale Dauer

- Erstgebärende 10–12 h
- Mehrgebärende 6–8 h

Lagerungsregel

- Während der Eröffnungsperiode soll die Patientin häufig auf *die* Seite gelagert werden, auf der die kleine Fontanelle ist → besseres Eindrehen in den Geburtskanal.

Veränderung am Uterus

- funktionelle Zweiteilung
  - Corpus uteri = aktiver Abschnitt
  - unteres Uterinsegment und Zervix = passiver Abschnitt
  - Kontraktionsring zwischen beiden = Bandl-Furche
- Wirkung der Wehe
  - Das passive Segment wird gedehnt und über den vorangehenden Teil (VT) gezogen.
  - Uterusinhalt wird nach unten gedrückt.

26.3.2 Austreibungsperiode

Definition

- Zeitraum von der vollständigen Eröffnung des MM bis zur Geburt des Kindes

Normale Dauer

- Erstgebärende 30–40 min
- Mehrgebärende 20–30 min

- Ist das Geburtsende nach 1 h Austreibung noch nicht absehbar, sind weitere Maßnahmen zu ergreifen.

Dauer der Pressperiode

- Erstgebärende bis 30 min
- Mehrgebärende bis 20 min

Physiologie

- Druck des VT auf den Beckenboden → Pressdrang
- reflektorische Verstärkung der Wehentätigkeit durch den Druck des VT

Hilfestellung

- aktive Pressphase erst, wenn Kopf auf Beckenboden steht →
  - weniger gestresste Kinder
  - weniger Scheidenrisse
  - weniger Dammrisse III. Grades
- Anleitung zum Pressen *nur* von einer Person
- Verzicht auf aktives Mitpressen in manchen Kliniken
  - Das Kind wird im Ausatmen herausgeschoben.
  - Die Patientin drückt nur, wenn sie selbst Drang verspürt.
  - Begründung: Wenn Augen und Kehldeckel aktiv geschlossen werden und die Luft angehalten wird, wie beim aktiven Pressen üblich, wird der Beckenboden angespannt.
- Dammschutz durch die Hebamme
- unterstützende Handgriffe zur Beschleunigung des Kopfdurchtritts, z. B. bei pathologischem CTG
  - **Griff nach Ritgen:** Bei verzögertem Durchtritt des Kopfes wird das Kinn mit der rechten Hand vom Hinterdamm (zwischen Anus und Steißbeinspitze) hochgedrückt.
  - **Kristeller-Handgriff:** In der Wehe wird der Fundus mit einer oder beiden Händen umfasst und das Kind mit steigendem Druck nach unten geschoben.

> **Cave:** Es wurden Leber- und Milzrupturen sowie Rippenfrakturen beschrieben!

Episiotomie oder Riss?

- Zu diesem Thema hat es viele Diskussionen gegeben; der Themenkreis reicht von der Sphinkterotomie bis zum Ablehnen jeglichen Eingreifens.
- genannte **Vorteile der Episiotomie**
  - Entlastung des Dammes und Schutz des Beckenbodens
  - Verhinderung von intrakraniellen Druckschwankungen
- genannte **Vorteile des Dammrisses**
  - geringere Traumatisierung (es reißt nur so viel wie nötig)
  - MRT-Untersuchungen haben einen deutlichen Verlust an muskulärer Substanz im Bereich der ehemaligen Episiotomie ergeben.
  - geringere postpartale Beschwerden (insbesondere weniger Kohabitationsbeschwerden)

26.4 Episiotomie

> **Merke:** Die restriktive Handhabung der Episiotomie ist gegenüber der routinemäßigen Anwendung vorzuziehen. Die mediane Episiotomie ist gegenüber der mediolateralen mit höheren Raten an Verletzungen von Sphincter ani und Rektum verbunden.

Indikationen

- drohende kindliche Asphyxie (zur Beschleunigung der kindlichen Geburt bei straffem Damm)
- Frühgeburt
  - Indikation zur Prävention von Hirnblutungen ist nicht belegt.
  - evtl. Beschränkung auf frühe Frühgeburt (<32+0)
- großes Kind mit Gefahr der Schulterdystokie
- Schulterdystokie
- vaginal-operative Entbindung (nach Notwendigkeit; keine zwingende Indikation)
- Lageanomalien
  - relative Indikation
  - BEL, Stirn-, Gesichts- oder Kinnlagen, hintere Hinterhauptslage
- keine Deszensus-Prävention durch Episiotomie

Probleme

- Langzeitmorbidität größer als bei Dammrissen II. Grades
  - Dyspareunie
  - Narbenschmerzen
  - mehr Wind- und Stuhlinkontinenzen im Zeitraum von 3–6 Monaten post partum als bei intaktem Damm
- Morbidität der mediolateralen Episiotomie ist größer als bei der medianen Episiotomie → Rat zur medianen Episiotomie.
  - erhöhte Rate an DR III mit resultierender Spätmorbidität bei der medianen Episiotomie → **Cave** bei kurzem Damm

Technik

- **Anlegen:** Jede Episiotomie sollte in ausreichender Analgesie geschnitten werden; auch bei gut ausgezogenem Damm spüren manche Patientinnen den Schnitt → mindestens Anlegen einer Lokalinfiltration, Schnitt im Maximum der Wehe.
- **Naht:** Beginn mit resorbierbarer 2–0-Naht und großer Nadel am oberen Wundwinkel in der Scheide → fortlaufende Naht bis zum Introitus vaginae → Naht der tiefen Muskelschichten ebenfalls mit fortlaufender Naht; nun mit derselben Fadenstärke, aber kleinerer Nadel zunächst Rundstich am Hymenalsaum → Knoten und Faden lang lassen → fortlaufende Naht der Subkutis bis zum anusnahen Wundwinkel → Einstechen ins intrakutane Gewebe und Intrakutannaht zum Introitus → Verknoten mit dem anderen Fadenende
  - **rektale Kontrolle**, ob Fäden durchgestochen sind; falls ja:
    - Versuch der Durchtrennung von rektal → Retraktion → Antibiotikaprophylaxe
    - ggf. Revision der Episiotomie

26.4.1 Mediane Episiotomie

Technik

- Schnitt von der hinteren Kommissur bis in die Nähe des Sphincter ani

Vorteil

- kommt den geringen Beschwerden eines Dammrisses II. Grades recht nahe

Nachteile

- Gefahr eines Dammrisses III. Grades
  - erhöhtes Risiko der späteren Stuhlinkontinenz (teilweise erst im Alter manifest)
  - Laut Metaanalyse stellt die mediane Episiotomie einen Risikofaktor für eine Stuhlinkontinenz dar.
- nicht erweiterbar ohne Sphinkterotomie

26.4.2 Mediolaterale Episiotomie

Technik

- Schnitt von der hinteren Kommissur im 45°-Winkel nach lateral

Vorteile

- geringeres Risiko eines Dammrisses III. Grades → besonders bei kurz aufgebautem Damm
- problemlos erweiterbar

Nachteile

- Durchtrennen des M. bulbospongiosus und M. transversus perinei superficialis mit folgender Defektheilung
- vermehrter Blutverlust
- stärkere postpartale Beschwerden bis zur Dyspareunie als Spätfolge

26.4.3 Laterale Episiotomie

Technik

- Schnitt lateral von der hinteren Kommissur Richtung Tuber ischiadicum
- Die Erweiterung wird als Schuchardt-Schnitt bezeichnet.

Vorteil

- größerer Raumgewinn

Nachteile

- Wundheilung häufig mit Komplikationen
- starke postpartale Beschwerden

▶ Nicht zu empfehlen!

26.5 Geburtsmechanik

26.5.1 Geburtslagetypen

Häufigkeiten

- Die Häufigkeiten der einzelnen Geburtslagetypen sind in Tab. 26.**1** dargestellt.

Tab. 26.**1** Geburtslagetypen.

Lagetypen	Häufigkeiten (%)
Längslagen	99,0
Querlagen	1,0
Schädellagen	96,0
vordere Hinterhauptslage (vHHL)	94,0
dorsoposteriore Schädellagen	2,0
▪ hintere Hinterhauptslage	1,0
▪ Scheitel- und Vorderhauptslage	0,5
▪ Stirn- und Gesichtslage	0,5
Beckenendlagen	3,0

26.5.2 Geburtsmechanismus der vHHL

Ablauf

- Ablauf wird durch den querovalen Beckeneingang und den längsovalen Beckenausgang bestimmt.
- Eintritt des Kopfes in den Beckeneingang erfolgt quer → Pfeilnaht ist quer zu tasten (s. Abb. 26.**1**).
- Verlauf der queren Pfeilnaht:
  - in der Führungslinie = synklitisch
  - dem Kreuzbein genähert = physiologischer vorderer Asynklitismus
- Im kleinen Becken führt der Kopf 3 Bewegungen aus:
  - **Tiefertreten**
  - **Beugehaltung (Flexion)** →
    - bessere Anpassung an die runde Beckenhöhle
    - Kleine Fontanelle wird zur Leitstelle (s. Abb. 26.**2**).
  - **Rotation** → Pfeilnaht dreht sich aus dem queren Verlauf über den schrägen Verlauf (1. schräger Durchmesser bei Rücken links, 2. schräger Durchmesser bei Rücken rechts) in den geraden Verlauf = ausrotiert (s. Abb. 26.**3**).
- Kopf bewegt sich um die Symphyse herum → Deflexion und Geburt von Hinterhaupt, Vorderhaupt, Stirn, Gesicht und Kinn nacheinander (s. Abb. 26.**4**)
- Schultergeburt
  - Passieren des querovalen Beckeneingangs
  - Rotation der Schulter in den längsovalen Geburtskanal →
    - äußere Drehung des Kopfes (s. Abb. 26.**5**); meist kehrt das Hinterhaupt in die ursprüngliche Stellung des Rückens zurück, d. h. nach 1. Lage (Rücken nach links) ist das Hinterhaupt meist links

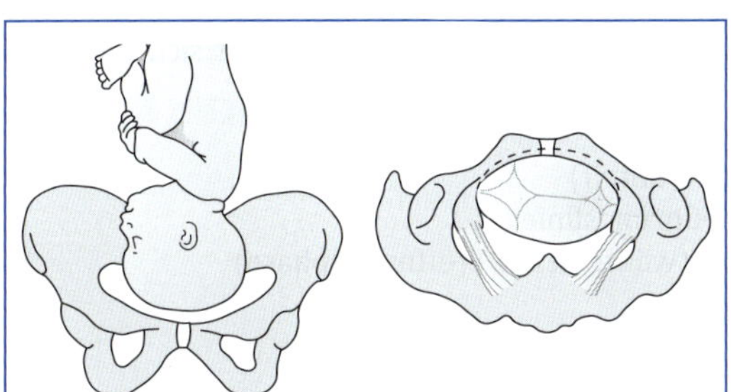

Abb. 26.**1** Eintritt des Kopfes in den Beckeneingang.

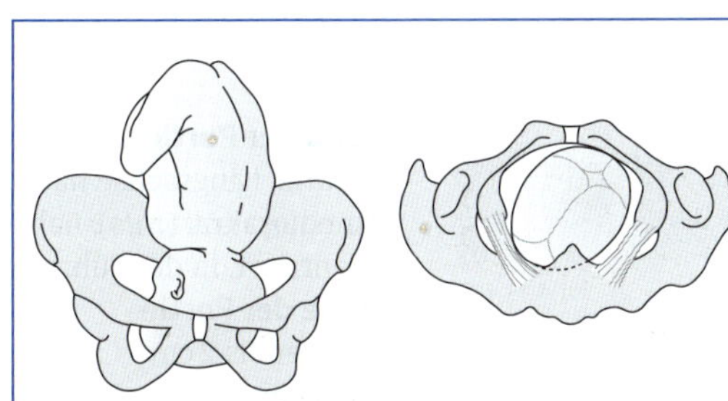

Abb. 26.**2** Bewegungen im kleinen Becken, kleine Fontanelle wird zur Leitstelle.

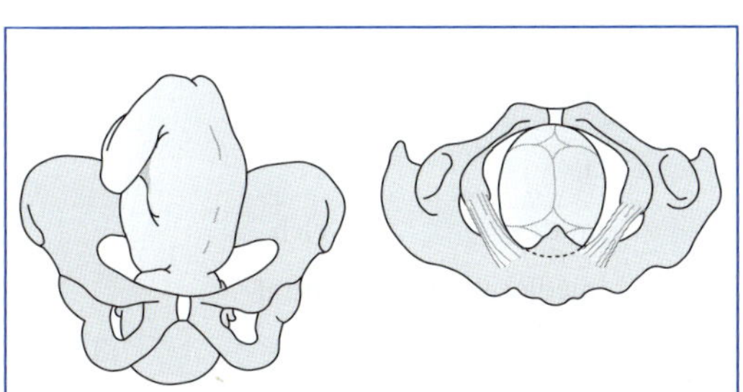

Abb. 26.**3** Kopf ist ausrotiert.

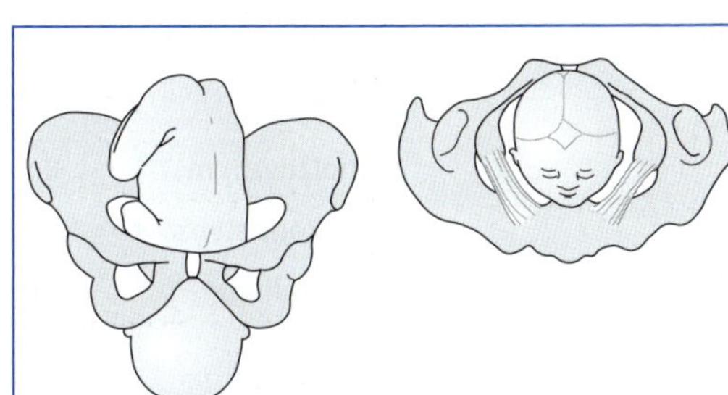

Abb. 26.**4** Geburt des Kopfes.

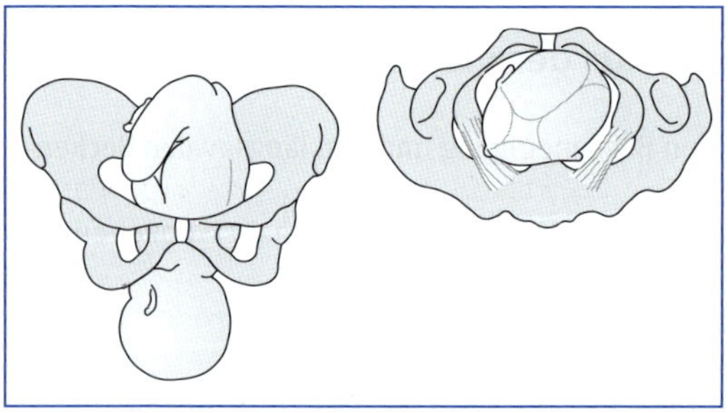

Abb. 26.**5** Äußere Drehung des Kopfes zur Geburt der Schulter.

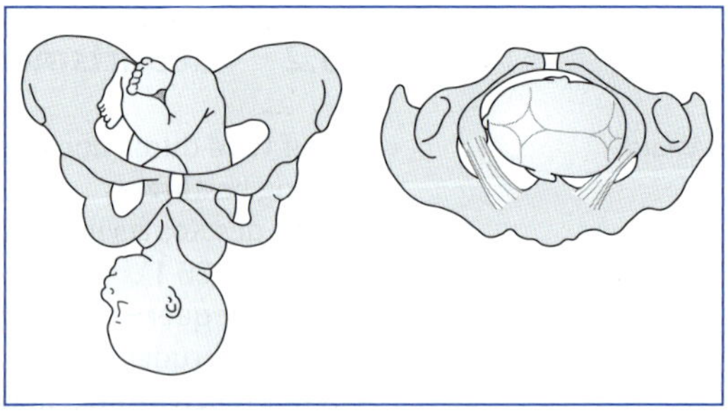

Abb. 26.**6** Geburt der hinteren Schulter.

- Geburt der vorderen, unter der Symphyse liegenden Schulter (die hintere Schulter weicht in die Kreuzbeinhöhle aus)
- Geburt der hinteren Schulter (s. Abb. 26.**6**)

26.6 Vaginale Untersuchung

Technik

- Die vaginale Untersuchung erfolgt nach entsprechender Händedesinfektion mit einem sterilen Handschuh.

Bishop-Score

- Die Einzelergebnisse der Untersuchung werden im Bishop-Score zusammengefasst (s. Tab. 26.**2**).

Portiobefund

Mit der Reifung des Geburtsbefundes wandert die Führungslinie der Portio immer mehr von hinten in die Führungslinie des Geburtskanals, verkürzt sich und wird weiter.

- **Stand der Portio**
  - sakral, Längsachse nach hinten (unreif)
  - mediosakral (m/s), nahe der Führungslinie
  - zentriert, in der Führungslinie (während der Eröffnungsphase)
- **Länge der Portio**
  - länger als 2 cm
  - 1–2 cm
  - 0,5 cm
  - verstrichen

Tab. 26.**2** Bishop-Score.

Punkte	**0**	**1**	**2**	**3**
Portiolänge (cm)	2	1	½	0
Portiokonsistenz	derb	mittel	weich	
Portiostellung	sakral	mediosakral	zentral	
MM (cm)	geschlossen	1	2	3
Leitstelle	2 cm über I	1 cm über I	1 cm unter I	

I = Interspinalebene, MM = Muttermund

- **Konsistenz der Portio**
  - derb (behält die Form beim Tasten)
  - mittel
  - weich (nachgiebig)
  - straff (verstrichene Portio tastet sich wie ein fester Ring → wenig nachgiebig → „weich machende“ Maßnahmen, z. B. PDA)

Muttermundweite

- Fingerkuppe einlegbar, d. h., der äußere Muttermund beginnt sich leicht zu öffnen
- Nur der innere Muttermund ist noch geschlossen, d. h., die Portio ist weitgehend passierbar, aber die Fruchtblase bzw. der vorangehende Teil ist nicht tastbar.
- fingerdurchgängig
- weitere Angaben in cm
  - 9 cm = bis auf Saum vollständig, d. h., es ist nur noch ein kleiner Saum an der Seite zu tasten; wichtig ist, ob dieser in der Wehe wegschiebbar oder straff ist
  - vollständig = 10 cm

Stand der Pfeilnaht

- Veränderungen der Pfeilnaht und der kleinen Fontanelle s. o.
- Zur Unterscheidung der kleinen von der großen Fontanelle fährt man an der Pfeilnaht entlang: Tastet man über die Fontanelle hinaus in derselben Richtung weiter und findet keine weitere Naht, so ist es die kleine Fontanelle, denn um diese sind im Gegensatz zur großen Fontanelle nur 3 Nähte tastbar.

Art des VT

- Kopf: Die Nähte sind tastbar.
- Steiß: Die Rima ani ist tastbar.
- kleine Teile oder Nabelschnur tastbar?

Höhenstand des VT

- Gemessen wird der tiefste Punkt des VT (s. Abb. 26.**7** und Abb. 26.**8**).
- Es muss in der Führungslinie untersucht werden, denn eine Palpation dicht hinter der Symphyse täuscht einen tieferen Stand des VT vor.
- Bei der Höhenstandsdiagnose setzt sich mehr und mehr die Angabe in cm von der **Interspinalebene** durch (parallele Ebene in Höhe der Spinae ischiadicae).

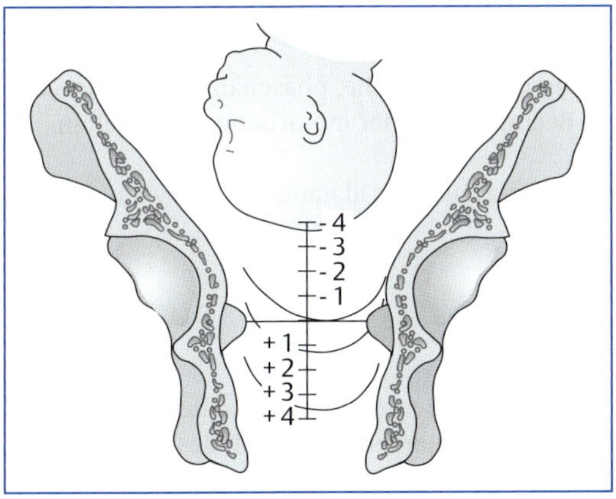

Abb. 26.**7** Höhenstand des kindlichen Kopfes in Bezug zur Interspinalebene (cm).

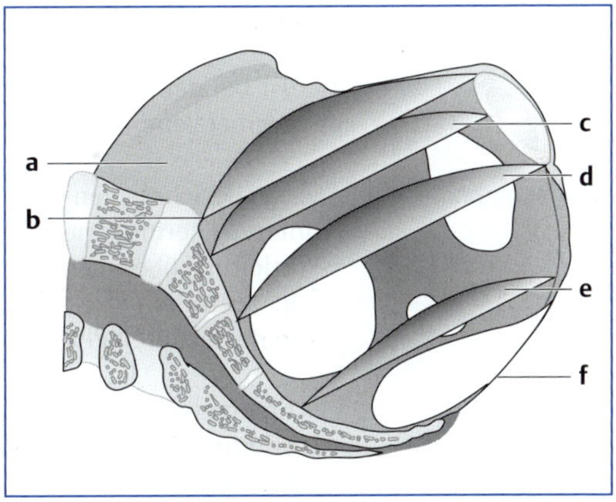

Abb. 26.**8** Parallele Beckenebenen. **a** obere Schoßfugenrandebene; **b** Promontorium; **c** Terminalebene; **d** untere Schoßfugenrandebene; **e** Interspinalebene; **f** Beckenboden.

Höhenstände

- Darstellung in Abb. 26.**7**
  - –4 = oberer Schoßfugenrand
  - –3 = zwischen oberem und unterem Schoßfugenrand (Hinterfläche der Symphyse ist tastbar, die Sakralhöhle ist leer)
  - –2 = unterer Schoßfugenrand (Hinterfläche der Symphyse ist nicht mehr tastbar, die Sakralhöhle ist leer)
  - –1 = zwischen unterem Schoßfugenrand und Interspinalebene
  - +/-0 = Interspinalebene (Sakralhöhle ist nicht mehr tastbar)
  - +1 = 1 cm unter der Interspinalebene
  - +2 = zwischen Interspinalebene und Beckenboden
  - +3 = 1 Querfinger über Beckenboden (Hier steht die Pfeilnaht korrekterweise gerade.)
  - +4 = Beckenboden

Fruchtblase

- steht → prallelastisch, manchmal dünn über dem VT ausgezogen, tastbar
- gesprungen → VT ist deutlicher zu tasten

26.7 Analgesie

Schmerzauslösende Faktoren

- Wehenschmerzen (sympathische Fasern Th 11/12)
- zervikaler Dehnungsschmerz (parasympathische Fasern S 3/4 und sympathische Fasern Th 11/12)
- Dehnungsschmerz im Bereich des Beckenbodens und der Vagina (N. pudendus S 3/4)

26.7.1 Allgemeine Maßnahmen

- Entspannungsübungen
- Massage
- Aroma- und Musiktherapie
- Akupunktur

26.7.2 Periduralanästhesie (PDA)

Ziel ist bei der vaginalen Entbindung die sensorische, phasenabhängige Blockade der schmerzleitenden Fasern ohne Beeinflussung der motorischen Fähigkeiten.

Eröffnungsphase

- viszerale Schmerzen durch Uteruskontraktionen, Dilatation der Zervix und des unteren Uterinsegments
- Fortleitung über marklose C-Fasern
  - in der frühen Phase über Th 11/12
  - in der späteren Phase über Th 10–L 1

Austreibungsphase

- Schmerzen durch Dehnung der Scheide, des Beckenbodens und der Vulva
- Fortleitung der somatischen perinealen Schmerzen im Bereich des N. pudendus
  - über myelinisierte A-Delta-Fasern
  - umfassen zusätzlich die Segmente Th 10–L 1 und L 2–S 4/5

Einfluss auf den Geburtsverlauf

- Schmerztherapie und damit Steigerung des mütterlichen Wohlbefindens
- geringste medikamentöse Belastung für Mutter und Kind
- Steigerung der uteroplazentaren Perfusion
  - um ca. 30% bei gesunder Mutter
  - um 70% bei Präeklampsie oder Eklampsie
- seit Einsatz niedrig dosierter Lokalanästhetika in Kombination mit Opioiden keine erhöhte Sectiorate durch PDA
- Weder das Hinauszögern der PDA bis zu einer bestimmten Muttermundweite noch das Ausklingen in der Austreibungsperiode sind gerechtfertigt.

Technik

- durale Injektion eines Lokalanästhetikums (LA) zur Schmerzausschaltung → Diffusion des LA durch die Dura zum Rückenmark und zu den paravertebralen Nerven (s. Abb. 26.**9**)

Indikationen

- Wunsch der Patientin bei starkem Wehenschmerz oder Wunsch einer schmerzlosen Entbindung
- protrahierter Geburtsverlauf (besonders bei straffem Muttermund)
- EPH-Gestose (s. Abb. 26.**10**)
  - **Cave:** Blutdrucksenkung kann zur Minderperfusion der Plazenta führen → Dekompensation des Kindes bei Plazentainsuffizienz möglich.
- Beckenendlage

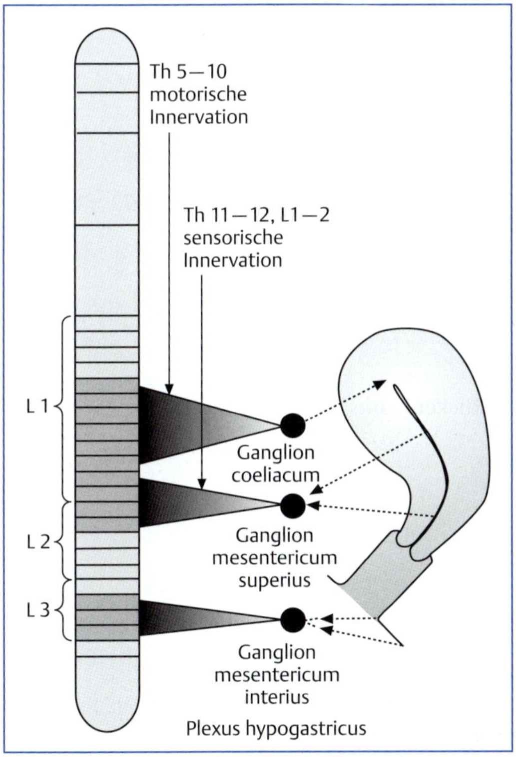

Abb. 26.**9** Motorische und sensorische Innervation des Uterus und sensorische Innervation des Dammes. Alle sensorischen Segmente müssen für eine schmerzfreie Geburt durch die PDA erfasst werden.

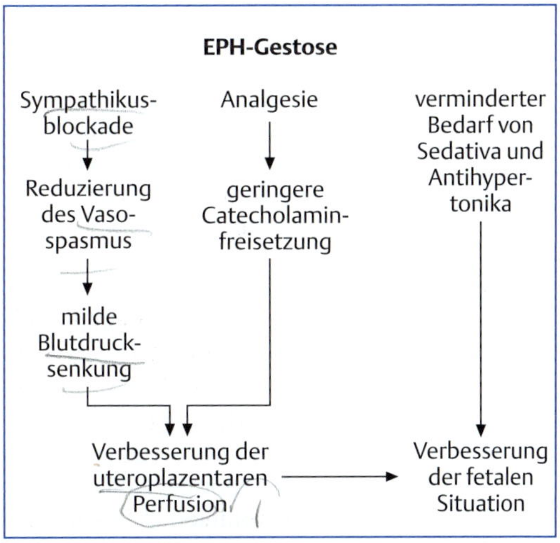

Abb. 26.**10** Einfluss der PDA auf eine Gestosesymptomatik.

	▪ Gemini ▪ Frühgeburt < 32. SSW ▪ Totgeburt ▪ Sectio caesarea: – Wunsch der Mutter („Geburtserlebnis“) – protrahierte Kindsentwicklung zu erwarten (z. B. Resectio) – fehlende akute Dringlichkeit – kardiopulmonales Risiko der Mutter – postoperative Schmerztherapie
Kontra-indikationen	▪ Allergie gegen das Lokalanästhetikum ▪ schwere Gerinnungsstörungen (HELLP-Syndrom!) ▪ schweres Volumendefizit, Schock ▪ chronische Hypotonie ▪ vitale Indikation zur Sectio, fetale Notlage ▪ Erkrankungen des ZNS (z. B. Epilepsie, multiple Sklerose) ▪ starke Anomalien der Wirbelsäule ▪ Einschränkungen unter Therapie mit Antikoagulanzien s. Tab. 10.**3** Kapitel 10.4.1.1, S. 143
Nebenwirkungen	▪ Hypoventilation ▪ Hypotonie
Komplikationen	▪ **totale spinale Komplikationen** – Gähnen, Sprachstörungen, Mydriasis – Hypotonie, Bradykardie, Bewusstlosigkeit, Apnoe, Asystolie ▪ **massive peridurale Komplikationen** – Parese der Arme, Asystolie ▪ **toxische Reaktion** – ZNS: Bewusstlosigkeit – kardial: Asystolie ▪ **vasovagale Reaktion** – Hypotonie, Bradykardie, Übelkeit, Erbrechen ▪ **Spätkomplikationen** – Kopfschmerzen – Blasenentleerungsstörungen – Katheterabriss, Verletzung des Rückenmarks, epidurales Hämatom, Duraperforation – Infektionen – Parese/Paralyse
Prozedere	▪ Kontrolle der Notfallausrüstung ▪ venöser Zugang ▪ Volumenvorgabe (500 ml Elektrolytlösung + 500 ml kolloidales Plasmaersatzmittel) – zur Vorbeugung einer vasodilatativ bedingten Hypovolämie ▪ Monitoring: NIBP, Pulsoxymeter ▪ kontinuierliche fetale Überwachung ▪ sterile Kautelen ▪ gekrümmter Rücken (Katzenbuckel) im Sitzen oder in Linksseitenlage ▪ Desinfektion und Lokalinfiltration der Punktionsstelle ▪ Punktion zwischen L 2/3 oder L 3/4

- Vorschieben bis zum Lig. flavum, „Loss of Resistance" beim Vorschieben → korrekte Lage
- Einlegen eines Katheters
- Gabe einer Testdosis zum Ausschluss einer intravasalen Lage oder einer totalen Spinalanästhesie
- bei geplanter vaginaler Entbindung: Gabe der notwendigen Menge

26.7.2.1 Klassische PDA (intermittierende Applikation)

- Lokalanästhetikum der Wahl ist Ropivacain (Naropin)
  - gleicht Bupivacain strukturell und im Wirkungsprofil
  - geringeres kardiotoxisches Potenzial
  - hohe maternale Proteinbindung (94%) → begrenzter Plazentaübertritt
  - Einsatz in einer Konzentration von 2 mg/ml
- Testdosis von 3–4 ml Ropivacain 0,2% (2 mg/ml)
- anschließend 8–10 ml Ropivacain 0,2% fraktioniert nachspritzen
- Analgesieausdehnung soll bis Th 10 reichen
- Analgesie hält 60–90 min vor
- danach erneute Gabe von 5–8 ml Ropivacain
- Nachteil:
  - intermittierender Anstieg der Schmerzsymptomatik
  - gelegentlich Verzögerung der Nachinjektion durch fehlende Sicherheit in den organisatorischen Strukturen

26.7.2.2 Kontinuierliche epidurale Infusion (CIEA)

- Testdosis von 3–4 ml Ropivacain 0,2% (2 mg/ml)
- anschließend 8–10 ml Ropivacain 0,2% fraktioniert nachspritzen
- unproblematischer Verlauf in den ersten 30 min →
  - Perfusor mit Ropivacain 0,2%
  - Förderrate 6–8 ml/h

26.7.2.3 „Walking-Epidural"

Zusatz

- Unter Zugabe von 10–30 µg **Sufentanil** zum Lokalanästhetikum werden eine Verlängerung sowie eine qualitative Verbesserung der Analgesie erreicht.

Vorteile

- keine Atemdepression bei Mutter oder Kind (wie bei Morphinzugabe bis 24 h nach Injektion möglich)
- verbesserte sensorische Blockade
- reduzierte motorische Blockade

Zusätzliche Nebenwirkung

- Juckreiz

Zubereitung (40 ml)

- 20 ml Naropin 0,2%ig + 30 µg = 6 ml Sufentanil + 14 ml NaCl 0,9%
- Konzentration des Lokalanästhetikums beträgt damit nur noch 0,1%.
- 40 ml = 30 µg = **Höchstdosis des Sufentanil**
  - fetale Plasmaspiegel knapp oberhalb der Nachweisgrenze → Nachteilige Folgen beim Kind sind nicht zu erwarten.

Prozedere

- initial über 3 min 10 ml der Lösung (Testdosis)
- bei Restschmerzen nach 10 min nochmals 10 ml
- bei erneuten Schmerzen nach frühestens 1,5 h, zumeist nach 2–3 h weitere Boli von 10 ml
- alternativ 30 ml in PCEA-Pumpe → Patientin kann Analgetikum selbst anfordern: Bolus 4 ml, Sperrintervall 20 min, keine Basalrate (also keine permanent laufende Dauerinfusion)
- **Maximaldosis** 30 µg Sufentanil, d. h. 40 ml der hergestellten Lösung
- nach Erreichen der Maximaldosis: nur noch Ropivacain 0,1(–0,2)%ig, ohne Sufentanil
  - als Einzeldosen (5–8 ml)
  - mittels PCEA-Pumpe: 20 ml NaCl 0,9 % + 20 ml Naropin 0,2%ig, Bolus und Sperrintervalle wie oben

26.7.3 Analgetika

Spasmoanalgetika

- z. B. Buscopan als Supp. oder Amp. (i. v., i. m. oder in die Infusion)
- zur Lösung von Spasmen
- bei straffem Muttermund
- zur Kombination mit zentral wirkenden Analgetika
- Wiederholung bei entsprechender Indikation möglich

Meptid

- starkes Analgetikum mit zentraler Wirkung
- schneller Wirkungseintritt und kurze Wirkdauer → gut steuerbar
- geringe Sedierung, aber häufig Übelkeit und Erbrechen
- **Dosierung:** 100–150 mg Meptazinolhydrochlorid i. m.

Dolantin

- opiatähnliches Analgetikum
- gute Analgesie und Spasmolyse
- besonders bei hyperkinetischer Wehentätigkeit und/oder straffem Muttermund
- Gefahr der Atemdepression bei Mutter und Kind, Sedierung der Mutter, evtl. silentes CTG beim Kind
- Dosierung:
  - 50(–100) mg Pethidin i. m., Wiederholung in 2-stündlichen Abständen bis zu einer Gesamtdosis von 100(–250) mg möglich oder
  - 100 mg Pethidin in 500 ml Elektrolytlösung, zuerst als Bolus, dann mit max. 100 ml/h über Infusiomat (besser steuerbar)
- Die maximale fetale Depression ist 2–3 h nach i. m.-Gabe zu erwarten. →
  - ggf. Gabe eines Antidots: **Naloxon** (Narcanti Neonatal) 0,04 mg = 2 ml, je 1 ml in jeden Oberschenkel s. c.

26.7.4 Pudendusanästhesie

Indikation und Vorteile

- Schmerzausschaltung in der Austreibungsperiode
- Gegebenenfalls ist eine Lokalinfiltration des Dammes vor einer Episiotomie notwendig.
- Reflex für den Pressdrang bleibt unbeeinflusst.
- anästhesierende Wirkung im unteren Scheidendrittel und in der Vulva

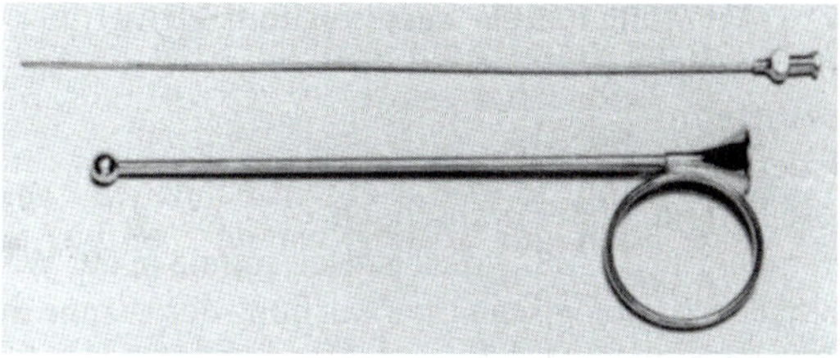

Abb. 26.**11** Iowa-Trompete für die geburtshilfliche Leitungsanästhesie.

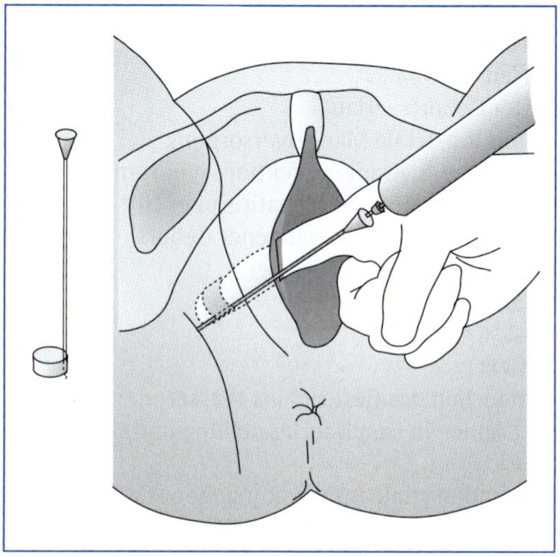

Abb. 26.**12** Infiltration von Lokalanästhetikum.

Prozedere

- Eingehen mit Mittel- und Zeigefinger in die Scheide
- Palpation der Spina ischiadica
- Einführen der Iowa-Trompete (s. Abb. 26.**11**)
- Punktion medial und 1 cm kaudal der Spina ischiadica
- Aspiration zum Ausschluss einer intravasalen Lage
- Infiltration von 10 ml Lokalanästhetikum (z. B. Scandicain 1 %) auf jeder Seite (s. Abb. 26.**12**)

Komplikationen

- zerebrale und kardiale Probleme bei intravasaler Applikation
- Hämatombildung
- Abszessbildung

26.8 Wassergeburt

Vorteile

- maximale Entspannung für die Mutter
- weniger Episiotomien
- geringerer Schmerzmittelverbrauch
- keine Unterschiede in Bezug auf pH und Apgar-Score
- keine erhöhte Rate an Aspirationen und Infektionen

Voraussetzungen

- Gebärbadewanne mit großem Abfluss und Zulauf (ideal ist ein regelmäßiger Zu- und Ablauf)

- Dauer-CTG-Ableitung mittels wasserdichter Telemetrie
- Klinikentbindung
- Low-Risk-Geburt
- Wunsch der Mutter
- lückenlose Betreuung der Kreißenden
- Wassertemperatur 36–38 ° (ideal ist Heizspirale in der Wannenwand)
- regelmäßige bakteriologische Überwachung der Wanne und des Zu- und Ablaufs
- zweite Person zum Transport aus der Wanne bei Problemen

Kontraindikationen

- Mehrlingsgeburten
- BEL-Geburten
- Frühgeburten
- protrahierter Geburtsverlauf
- Geburten mit V. a. fetale Mangelversorgung
- manifestes oder V. a. Amnioninfektionssyndrom
- mütterliche Infektionen wie Hepatitis oder HIV
- Schulterdystokie bei vorangegangener Geburt
- Makrosomie des Kindes
- Peridural- oder Spinalanästhesie

Physiologische Grundlagen

- Diving-Reflex:
  - Reiz: Eintauchen des Gesichts ins Wasser
  - Antwort: Apnoe in Exspirationsstellung und Larynxverschluss (Dieser ist nicht bewiesen.)
- Intrauterin finden fetale Atemexkursionen statt; hierbei kommt es nicht zur Aspiration, da die Lunge bereits gefüllt ist.
- Die Thoraxkompression bei der vaginalen Entbindung spielt nicht, wie früher geglaubt, eine Rolle bei der Entfernung der Lungenflüssigkeit, sondern die stressbedingte Flüssigkeitsresorption aus den Alveolen:
  - Stress → Katecholaminausschüttung → vermehrte Flüssigkeitsabsorption
  - intrauterine Hypoxie → Aspirationsgefahr

Prozedere

- SS-Alter > 36. SSW
- Vorzeitiger Blasensprung ist keine Kontraindikation.
- keinen Einlauf oder Einlauf gut absitzen lassen
- so spät wie möglich in die Wanne (späte Eröffnungsperiode)
- bei Durst reichlich trinken lassen
- bei Kreislaufproblemen Mutter aus der Wanne nehmen
- Aussteigen nur mit 2 Helfern
- Zeitdauer im Wasser unbegrenzt, meist 1–2 h
- Badezusätze zur Schonung der Haut (z. B. Badesalz) sind sinnvoll.
- Dammschutz in Form von Kopfbremsen und Anleitung
- bei der Geburt Nabelschnurpulsationen tasten:
  - bradykard: Kind sofort nach oben leiten und herausnehmen
  - normofrequent: 30 s „tauchen" sind möglich, im Zweifel lieber gleich an die Oberfläche leiten.

▶ **Cave:** Nabelschnurabriss bei zu hektischer Herausleitung und zu kurzer Nabelschnur.

- Nach der Geburt wird das Baby auf die Brust der Mutter gelegt.
- Körper zum Teil über Wasser, Vater gießt Wasser übers Kind, um Auskühlung zu vermeiden.

Cave: Kopf sollte nicht erneut unter Wasser geraten!

- Plazentaperiode und Plazentageburt möglichst außerhalb des Wassers
- vor dem Aufstehen kalt abduschen lassen (Aufstehen ist bezüglich des Kreislaufs der kritischste Moment.)

26.9 Nachgeburtsperiode

Definition

- Zeit von der Geburt bis zur Ausstoßung der Plazenta

Verlauf

- Dauer ca. 10–20 min (>30 min ist pathologisch)
- Nachwehen → retroplazentares Hämatom → Ablösung
- Blutverlust ca. 300–400 ml

Lösungszeichen

- **Schröder-Zeichen:** Hochsteigen des Uterusfundus
- **Küstner-Zeichen:** Druck auf den Uterus hinter der Symphyse → Uterus wird nach oben gedrückt; wird die Nabelschnur nicht mit nach oben gezogen, ist die Plazenta gelöst.
- **Ahlfeld-Zeichen:** Nabelschnur wird mit einem Bändchen markiert; nach der Lösung wandert es weiter nach vorne.

Lösungsart

- nach Schultze: Ablösung **von zentral nach außen**
  - Die Plazenta erscheint mit der kindlichen, glatten Seite voran (80 % der Geburten).
- nach Duncan: Ablösung **von lateral**
  - Die Plazenta erscheint mit der mütterlichen Seite (umgekrempelt) zuerst.
  - Durch die langsamere Lösung ist der Blutverlust größer.

Beschleunigung der Ablösung

- postpartale Gabe von Uterotonika, z. B. 3 IE Oxytocin i. v.
  - **Cave:** Bei kreislaufinstabilen Frauen, z. B. durch Hypovolämie, oder bei kardiovaskulär vorbelasteten Frauen keine Bolusgabe, sondern strenge Indikationsstellung und Gabe als 5-minütige Kurzinfusion
- Cord Traction: Zug an der Nabelschnur
- andere Methoden nur bei Plazentaretention (s. u.)

27 Pathologie der Geburt

27.1 Beratung bei Z. n. Sectio

Kontraindikationen für vaginale Entbindung

- absolute Kontraindikationen:
  - fehlende Patientenzustimmung
  - uteriner Längsschnitt
  - Z. n. Narbendehiszenz oder -ruptur
  - Uterusoperation mit Eröffnung des Cavum uteri (z. B. Myomenukleation)
  - Fortbestehen der Indikation für die vorausgegangene Sectio
  - Schädel-Becken-Missverhältnis
  - Befundrisiken wie Placenta praevia
- relative Kontraindikationen, d. h. erhöhtes Risiko für vaginalen Entbindungsversuch
  - Gemini
  - BEL
  - V. a. Makrosomie (Gewicht > 4250 g)
  - V. a. Missverhältnis
  - vorausgegangener uteriner T-Schnitt
  - Notwendigkeit der Geburtseinleitung mit Prostaglandinen

Aufklärung

- spätestens zwischen der 32. und 36. SSW
- sorgfältige Beratung über den zu empfehlenden Weg
  - Erfolgsrate vaginaler Entbindungsversuche
    - Z. n. 1 × Sectio → 73 % (Mittelwert = MW)
    - Z. n. 2 × Sectio → 68 % (MW)
  - Häufigkeit einer Dehiszenz oder Ruptur nach transisthmischer Uterotomie
    - Z. n. 1 × Sectio → 0,006–2 %
    - Z. n. 2 × Sectio → 5 % Dehiszenz, < 2 % Ruptur
  - Erhöhung der an sich sehr geringen Rate an subpartal erworbenen Zerebralparesen
  - günstige Faktoren für erfolgreiche Vaginalgeburt
    - Spontangeburt nach vorausgegangener Sectio
    - fetales Schätzgewicht < 4000g
    - Vorausgegangene Sectioindikation war kein Missverhältnis.
    - spontaner Wehenstart
- sorgfältige Dokumentation des Gesprächs

Maternale Risiken bei Z. n. Sectio

- Placenta praevia
- Placenta accreta/increta
- Uterusruptur
  - nach isthmischem Querschnitt
    - 1 × Sectio → 0,5 %
    - 2 × Sectio → 1,5 %

- > 2 × Sectio → 2,0 %
- nach Longitudinalschnitt
  - 1 × Sectio → 6–12 %
- Zeitspanne nach vorheriger Sectio
  - < 12 Monate → 4,8 %
  - 13–24 Monate → 2,7 %
  - > 24 Monate → 0,9 %

Prozedere bei vaginalem Entbindungsversuch

- Voraussetzungen für eine rasche, sekundäre Sectio
- kontinuierliche Überwachung des Geburtsverlaufs
- bei protrahiertem Verlauf oder Geburtsstillstand großzügige und baldige Sectioindikation
- keine Anwendungsbeschränkung für Analgetika oder Periduralanästhesie
- strenge Indikationsstellung für Oxytocin und insbesondere Prostaglandin
- nicht notwendig sind:
  - Pelvimetrie
  - sonografische Überprüfung der Uterotomienarbe
  - intrauterine Druckmessung
  - prophylaktische vaginal-operative Entbindung
  - Narbennachtastung nach der Geburt (kontraindiziert!)

27.2 Uterusruptur

Ursachen

- äußere Wendung
- Kristeller-Handgriff
- mechanisches Geburtshindernis (z. B. Missverhältnis)
- Querlage
- iatrogene Überstimulation
- Uterusnarben (Myomenukleation, Sectio, Operation nach Strassmann bei Uterusseptum)

27.2.1 Drohende Uterusruptur

Klinik

- Symptome durch Behinderung der Austreibung:
  - Zunahme der Wehentätigkeit bis zum Wehensturm
  - ungewöhnlich schmerzhafte Wehen
  - Hochsteigen der Bandl-Furche (obere Grenze des unteren passiven Uterinsegments) bis zum Nabel und höher
  - Druckschmerz zwischen Nabel und Symphyse, durch PDA nicht zu mildern
  - zunehmende Angst und Unruhe der Patientin
- evtl. keine Symptome bei:
  - Narbenrupturen: Hier ist die Austreibung nicht behindert; Ruptur schon bei normaler Wehentätigkeit.
  - Hydrozephalus: Das untere Uterinsegment ist schon während der Schwangerschaft chronisch überdehnt.

Prozedere

- i. v.-Tokolyse (Dosierung bis zum Sistieren der Wehentätigkeit)
- Sectio caesarea

27.2.2 Eingetretene Uterusruptur

Klinik

- plötzliches Sistieren der Wehentätigkeit (nicht immer)
- Vernichtungsschmerz
- Schmerzausstrahlung in die Schulter (Phrenikusreiz durch Blutung)
- Schocksymptomatik
  - schwacher, hochfrequenter Puls
  - Blutdruckabfall, Kaltschweißigkeit
- evtl. tastbare kindliche Teile im Abdomen
- vaginale Blutung
- ballottierender vorangehender Teil
- evtl. keine Symptome bei inkompletten Rupturen und Narbenrupturen

Prozedere

- i. v.-Tokolyse (Dosierung bis zum Sistieren der Wehentätigkeit)
- Volumenersatz mit HAES
- Kreuzblut
- Sectio mit Naht der Ruptur (besonders bei Narbenrupturen und gedeckten Rupturen möglich)
- ggf. Hysterektomie

> ▶ Jeder unklare Schockzustand sub partu oder postpartal kann durch eine Uterusruptur bedingt sein!

27.3 Blutungen sub partu

(s. Kap. 18, S. 243, Blutungen im 3. Trimenon)

Ursachen

- Placenta praevia, Plazentalösung, Plazentarandsinusblutungen, Insertio velamentosa, Vasa praevia, Placenta extrachorialis
- Uterusruptur
- iatrogen nach Untersuchung

Prozedere allgemein

- Blutdruck und Puls
- i. v.-Zugang, Blutbild, Gerinnung, Kreuzblut
- Feststellen der Blutungsstärke
- US-Kontrolle: Plazentasitz, Ausschluss retroplazentares Hämatom
- CTG-Kontrolle

27.3.1 Placenta praevia

(s. Kap. 18.1, S. 244)

- allgemeine Maßnahmen s. o.
- Operationsbereitschaft herstellen
- **Placenta praevia marginalis** oder **partialis**, schwache Blutung:
  - Oxytocin-Infusion
  - Amniotomie → Kompression der Blutungsquelle durch vorangehenden Teil
  - Sistieren der Blutung → vaginale Entbindung, ansonsten Sectio caesarea
- Placenta praevia totalis:
  - sofortige Sectio caesarea, bis dahin i. v.-Tokolyse

27.3.2 Vorzeitige Lösung (Abruptio placentae)

Prozedere

(s. Kap. 18.2, S. 246)

27.3.3 Plazentarandsinusblutungen

Definition

- marginale Blutung aus einer meist tief sitzenden Plazenta bei noch stehender Fruchtblase; bedingt durch die Wehentätigkeit kommt es zur Eröffnung des venösen Randsinus

Klinik

- meist leichte Blutung vor dem Blasensprung

Diagnostik

- Ausschluss anderer Blutungsursachen (s. o.)

Prozedere

- allgemeine Maßnahmen (s. o.)
- vaginale Entbindung anstreben
- Oxytocin-Infusion, Amniotomie

27.3.4 Insertio-velamentosa-Blutung (Vasa-praevia-Blutung)

- Insertion der Nabelschnur an den Eihäuten statt an der Plazenta; beim Blasensprung kann es zur Zerreißung der Gefäße mit der Gefahr des kindlichen Verblutens kommen.

Klinik und Diagnose

- mit dem Blasensprung einsetzende starke Blutung (Es blutet das Kind!)
- Mutter klinisch unauffällig
- schwere CTG-Veränderungen

> **Cave:** Die oft beschriebene HbF-Färbung dauert zu lange!

Prozedere

- i. v.-Zugang und Sectiolabor
- bei Auftreten in der Eröffnungperiode schnellstmögliche Sectio caesarea
- fetale Mortalität 50 %
- bei totem Kind vaginale Entbindung

27.3.5 Placenta extrachorialis

> Definition
> - Die Eihäute setzen nicht am Rand der Plazenta an, sondern weiter nabelschnurwärts → chorionfreier Randstreifen; dieser neigt zu vorzeitigen Ablösungen mit rezidivierenden Blutungen.

Klinik und Prozedere

- Präpartal ist eine abwartende Haltung gerechtfertigt.
- sub partu Vorgehen wie bei der Randsinusblutung

27.4 Nabelschnurvorfall

Definition

- nach Blasensprung Vorfall der Nabelschnur am führenden Teil vorbei in die Scheide; Gefahr droht durch die Kompression, besonders bei Schädellage

Ursachen

- „leeres" kleines Becken
  - hochstehender vorangehender Teil (Kopf oder Steiß)
  - Fußlage
  - Quer- oder Schräglage

Klinik

- plötzliche Bradykardie oder Dezelerationen nach Blasensprung
- Eventuell ist die pulsierende Nabelschnur in der Scheide tastbar oder vor der Vulva sichtbar.

Prozedere

- Bolustokolyse, dann Partusisten-Infusion
- extreme Beckenhochlagerung
- manuelles Eingehen in die Scheide und Hochschieben des VT → Dekompression der Nabelschnur (Halten bis zur Sectio)
- sofortige Sectio caesarea, wenn das Kind lebensfähig ist

27.5 Vorliegen/Vorfall kleiner Teile

Definition

- Armvorliegen: bei stehender Blase
- Armvorfall: bei gesprungener Blase

Ursachen

- **Lageanomalien:**
  - **zu enges Becken:** Der Kopf nimmt keine feste Beziehung zum Becken auf, der Arm mogelt sich durch eine bestehende Lücke vorbei.
  - **Gesichtslage:** Die Brust liegt der Uteruswand eng an → die Arme werden evtl. in Richtung Beckeneingang abgedrängt.
  - **Querlagen:** Der Beckeneingang ist frei.
  - **Hydramnion:** Das Kind ist bis zum Blasensprung meist schlecht eingestellt → evtl. Vorfall eines Armes beim Blasensprung.

Prozedere

Vorliegen eines Armes oder unvollkommener Armvorfall = Handvorfall

- meist für die Geburt belanglos
- Hochlagern des Beckens
- Lagerung auf die dem Arm entgegengesetzte Seite, bei Erfolglosigkeit Lagerung auf dieselbe Seite

vollkommener Armvorfall

- MM 7–8 cm oder besser vollständig
  - Kopf noch nicht fest im Beckeneingang:
    - Repositionsversuch in Narkose: Mit der ganzen Hand, die der Bauchseite des Kindes entspricht, in den Uterus eingehen, den vorgefallenen Arm mit 4 Fingern fassen und über den Hals hinaus hochschieben; dann den Kopf von außen per Hofmeier-Impression ins Becken schieben lassen (s. Abb. 27.**1**) und die eigene Hand zurückziehen.
    - Oxytocin-Infusion

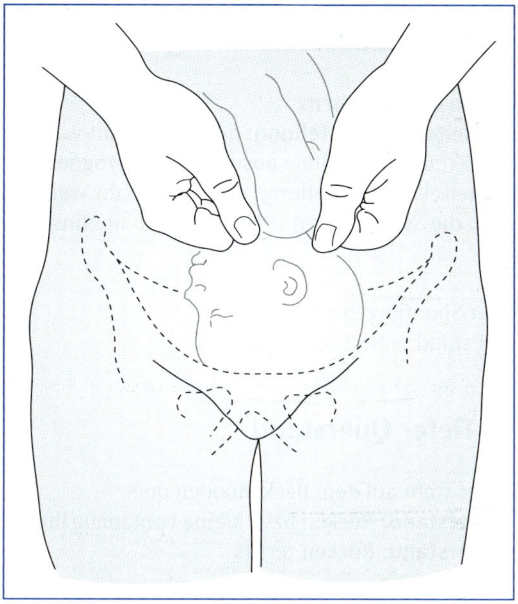

Abb. 27.1 Hofmeier-Impression.

  - Kopf fest im Beckeneingang:
    - abwarten, häufig vaginale Untersuchung
    - bei Geburtsstillstand Eingreifen mit Reposition, ggf. Sectio
- wenig eröffneter MM oder erfolglose Reposition: Sectio caesarea

Cave: Der Armvorfall stellt ein mechanisches Geburtshindernis dar und kann zur Uterusruptur führen.

27.6 Einstellungsanomalien

Definition

- Die Beziehung zwischen dem vorangehenden Teil und dem Geburtskanal ist nicht korrekt.

27.6.1 Hoher Geradstand

Befund

- fehlende Eindrehung des Kopfes in das querovale Becken, meist durch eine pathologische Beckenform (verengt)
- Trotz guter Wehentätigkeit bleibt die Pfeilnaht gerade.

Prozedere

- Schaukellagerung, d. h. wechselnde Seitenlagerung, ggf. unter Tokolyse
- kein Erfolg → Sectio caesarea

27.6.2 Scheitelbeineinstellung

Befund

- Lateralflexion des Köpfchens
- **vordere Scheitelbeineinstellung:** quere Pfeilnaht weicht nach sakral ab → Kopf kann in die Kreuzbeinhöhlung ausweichen → prognostisch günstiger.
- **hintere Scheitelbeineinstellung:** quere Pfeilnaht weicht nach vorne ab → Kopf rennt gegen die Symphyse an → prognostisch ungünstiger, meist geburtsunmöglich.

Prozedere

- Versuch der Spontangeburt
- Geburtsstillstand → Sectio caesarea

27.6.3 Tiefer Querstand

Befund

- Die Pfeilnaht steht auf dem Beckenboden quer.
- **1. tiefer Querstand:** Rücken bzw. kleine Fontanelle links
- **2. tiefer Querstand:** Rücken rechts

Prozedere

- Abwarten:
  - Linksseitenlage bei 1. tiefem Querstand
  - Rechtsseitenlage bei 2. tiefem Querstand
- Geburtsstillstand über ½ h → vaginal-operative Entbindung
  - Vakuumextraktion ist Therapie der Wahl: Glocke exzentrisch auf das Hinterhaupt aufsetzen → Beugung und Rotation des Kopfes

27.6.4 Hintere Hinterhauptslage

Befund

- Die große Fontanelle ist unter der Symphyse tastbar, die kleine Fontanelle führt → bereits vorhandene Beugung des Kopfes muss noch deutlich verstärkt werden, damit das Kind um die Symphyse herumkommt → erhöhter Reibungswiderstand.

Komplikationen

- verlängerte Austreibungsperiode
- Gefahr der Geburtsverletzungen erhöht

Prozedere

- Abwarten und Lagerung auf die Seite der kleinen Fontanelle
- große Episiotomie
- nur bei strenger Indikation vaginal-operative Entbindung
  - Vakuumextraktion ist Methode der Wahl: Glocke auf die kleine Fontanelle aufsetzen
  - Zangenextraktion: Gefahr von Weichteilverletzungen bei der Mutter

27.7 Haltungsanomalien

Definition

- gestörte Beziehung zwischen Kopf und Rumpf = **Deflexionslage** (s. Abb. 27.**2**)
- Der Kopf ist nicht wie üblich gebeugt, sondern in unterschiedlichem Ausmaß gestreckt.

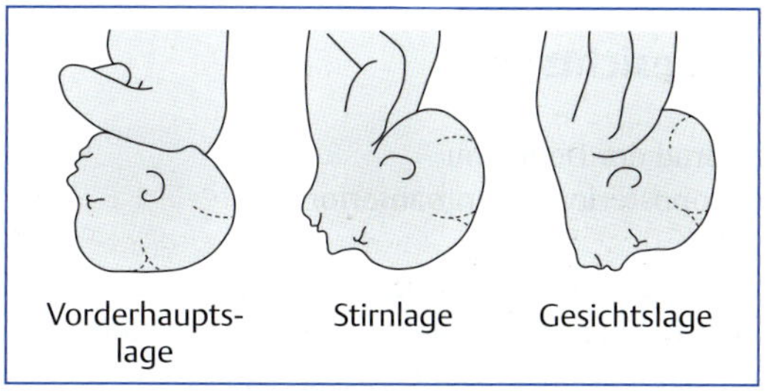

Abb. 27.**2** Deflexionslagen.

27.7.1 Vorderhauptslage

Befund

- Leitstelle ist die große Fontanelle.
- Der Rücken liegt meist hinten.
- Umfangsvergrößerung der Durchtrittsebene

Komplikationen

- verzögerter Geburtsverlauf
- Gefährdung des Dammes

Prozedere

- Lagerung auf die Seite des Hinterhauptes = Seite der kleinen Fontanelle und des Rückens
- tritt die kleine Fontanelle nicht in Führung → auf die andere Seite lagern
- großzügige Episiotomie
- nur bei dringlicher Indikation (drohende kindliche Asphyxie) vaginal-operative Entbindung
  - Zangenextraktion vermeiden, da Gefahr tiefer Weichteilläsionen
  - eher Vakuumextraktion; **Cave:** Glocke liegt über der großen Fontanelle!

27.7.2 Stirnlage

Befund

- gefährlichste und ungünstigste aller gebärfähigen Schädellagen, wenn vaginal vorgegangen wird
- Die Nasenwurzel und Augenbrauen sind tastbar.
- Das Kinn ist niemals tastbar.
- größtmöglicher Umfang der Durchtrittsebene

Komplikationen

- Die kindliche Mortalität ist erhöht.
- Spontangeburt nur in 30–40 % der Fälle zu erwarten
- **Geburtsunmöglich** ist die dorsoanteriore, nasoposteriore Lage, d. h., der Rücken liegt vorne.

Prozedere

- Lagerung auf die Seite des Kinns
- Bei vaginaler Entbindung ist die Zangenextraktion kontraindiziert.
- persistiert die Stirnlage → Sectio caesarea

27.7.3 Gesichtslage

Befund

- stärkster Grad der Deflexion
- meist dorsoposterior = mentoanterior
- Kinn tastbar
- Durchmesser der Durchtrittsebene vergrößert
- evtl. Verwechslung mit Steißlage, Orientierungshilfe:
  - Mund meist für Finger passierbar → Zahnleisten
  - After nicht passierbar, evtl. Mekoniumverschmutzung
  - im Zweifel US

Prozedere

- Lagerung auf die Seite des Kinns
- abwartende Haltung
- **Geburtsunmöglich** ist die mentoposteriore Gesichtslage.
- Spontangeburt bei mentoanteriorer Lage möglich
- bei Indikation zur Geburtsbeendigung auf Beckenmitte → Sectio caesarea
- Zangenextraktion schwierig und gefährlich

27.8 Querlage

Befund

- Becken leer
- Uterus queroval, tief stehend
- bei stehender Blase keine Gefahr

Komplikationen

- nach Blasensprung → Gefahr:
  - Vorfall kleiner Teile, Nabelschnurvorfall
  - Einkeilung der Schulter
  - Uterusruptur

▶ **Verschleppte Querlage:** Das Kind ist durch die Wehentätigkeit so weit ins Becken gepresst (evtl. mit Armvorfall), dass es manuell nicht mehr bewegt werden kann; höchste Gefahr der Uterusruptur!

Prozedere

- **Querlage vor ET**
  - Sicherung durch US
  - Klinikaufnahme 2–3 Wochen vor Termin
  - Bettruhe und Hochlagerung des Beckens (Prävention des vorzeitigen Blasensprungs)
  - evtl. Versuch der äußeren Wendung unter Tokolyse und Sectiobereitschaft
  - regelmäßige CTG-Kontrollen, da häufig chronische Plazentainsuffizienz vorliegt
  - primäre Sectio caesarea
- **verschleppte Querlage**
  - sofort hoch dosierte Tokolyse
  - Sectio caesarea

▶ Wendung ist bei verschleppter Querlage absolut kontraindiziert!

27.9 Beckenendlage (BEL)

Definition

- Längslage mit vorangehendem Steiß

Häufigkeit

- vermehrt bei Erstgebärenden
- 5 % aller Geburten
- 10–15 % aller Frühgeburten
- 25 % aller Mehrlingsgeburten

Varianten

- **reine Steißlage** („Extended Legs") 60 % (s. Abb. 27.**3a**)
  - günstigste Lage für vaginale Geburt
  - beide Beine hochgeschlagen und im Kniegelenk gestreckt, Steiß führt
  - Umfang des vorangehenden Teils ca. 28 cm
  - hochgeschlagene Beine stellen evtl. Geburtshindernis dar
    - erschwerte Abbiegung des Rumpfes zur Seite →
      - protrahierte Austreibungsperiode
      - Steiß tritt in der Wehe zum Teil bis zum Beckenboden und zieht sich außerhalb der Wehe deutlich zurück.
      - Geburtsstillstand ≥ 2 h in der Austreibungsperiode → Sectio caesarea
- **vollkommene Steiß-Fuß-Lage** 4 % (s. Abb. 27.**3b**)
  - Beine in Hockstellung, Füße neben dem Steiß
  - Umfang des VT ca. 33 cm
  - Geburtsverlauf durch den großen Umfang günstig
  - Geburtsdauer der der SL-Geburt vergleichbar
  - keine Verzögerung in der Austreibungsperiode
  - erhöhtes Risiko für Nabelschnur- oder Extremitätenvorfall
  - Fußvorfall bei Steiß in BM → vaginale Geburt möglich
  - Fußvorfall bei Steiß über BE → Sectio caesarea

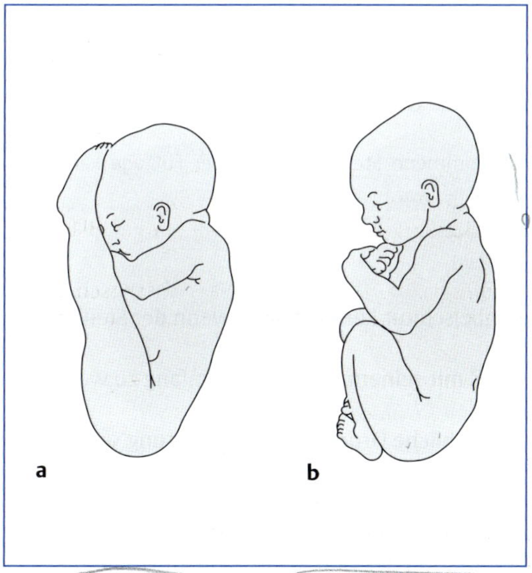

Abb. 27.3 Reine Steißlage (**a**) und vollkommene Steiß-Fuß-Lage (**b**).

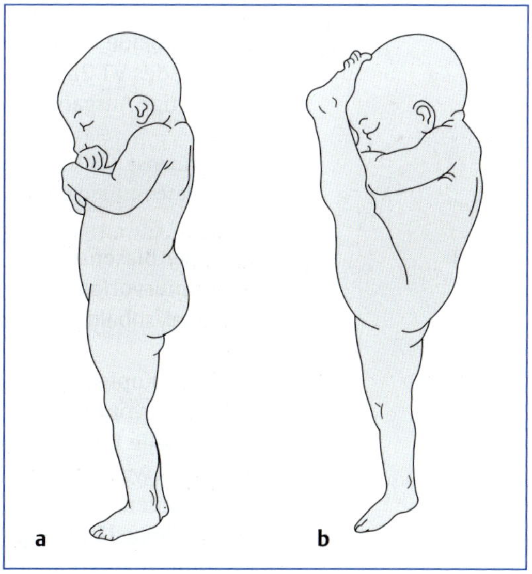

Abb. 27.4 Vollkommene Fußlage (**a**) und unvollkommene Fußlage (**b**).

- **unvollkommene Steiß-Fuß-Lage** 10%
  - Ein Bein ist hochgeschlagen, der andere Fuß liegt neben dem Steiß.
  - Umfang des VT ca. 30 cm
  - Geburtsverlauf durch den großen Umfang günstig
  - Geburtsdauer der der SL-Geburt vergleichbar
  - keine Verzögerung in der Austreibungsperiode
  - erhöhtes Risiko für Nabelschnur- oder Extremitätenvorfall
  - Fußvorfall bei Steiß in BM → vaginale Geburt möglich
  - Fußvorfall bei Steiß über BE → Sectio caesarea
- **vollkommene Fußlage** 15% (s. Abb. 27.**4a**)
  - Diagnose erst nach gesprungener Fruchtblase → Die Indikation Fußlage für die primäre Sectio caesarea gibt es nicht!
  - entwickelt sich aus einer Steiß-Fuß-Lage
  - Beide Beine sind ausgestreckt, Füße in Führung.
  - Umfang des VT ca. 25 cm
  - evtl. erschwerte Entwicklung des Kopfes durch den geringen Umfang des vorangehenden Körpers
  - Sectio ist der Spontangeburt vorzuziehen, wenn:
    - Blasensprung und Entwicklung der Fußlage vor vollständiger MM-Eröffnung
    - Steiß bleibt auf BE stehen.
- **unvollkommene Fußlage** 10% (s. Abb. 27.**4b**)
  - Diagnose erst nach gesprungener Fruchtblase → Die Indikation Fußlage für die primäre Sectio caesarea gibt es nicht!
  - entwickelt sich aus einer Steiß-Fuß-Lage
  - Ein Bein ist hochgeschlagen, das andere Bein ist gestreckt und der Fuß führt, Umfang des VT ca. 27 cm.
  - evtl. erschwerte Entwicklung des Kopfes durch den geringen Umfang des vorangehenden Körpers
  - Sectio ist der Spontangeburt vorzuziehen, wenn:
    - Blasensprung und Entwicklung der Fußlage vor vollständiger MM-Eröffnung
    - Steiß bleibt auf BE stehen.
- **Knielage** ca. 1%
  - ein bzw. beide Knie führen
  - Umfang des VT 25–27 cm
  - ungünstige Ausgangslage für vaginale Geburt

> Die Diagnose vollkommene/unvollkommene Steiß-Fuß-Lage oder Fußlage kann erst nach Blasensprung gestellt werden.

Risiken

- vorzeitiger Blasensprung
- Nabelschnurvorfall
- **O_2-Mangel**, sobald der Kopf die Nabelschnur komprimiert (wenn der Steiß geboren ist)
- verzögerte Kopfgeburt, da der Steiß mit seinem geringeren Umfang zu wenig für den Schädel vordehnt
- **intrakranielle Blutungen** durch erhebliche Druck- und Zugbelastung während der Kopfentwicklung
- Plexusschäden (besonders bei hochgeschlagenen Armen)
  - **obere Plexuslähmung** C 5 und 6 (Erb): Schulter- und Unterarmmuskeln sind gelähmt; Abduktion und Außenrotation des Oberarmes sind eingeschränkt; Beugung des Unterarmes und Supination der Hand sind aufgehoben; „Fallhand"; Greifreflex möglich

- **untere Plexuslähmung** C 7 und 8, Th 1 (Klumpke): Unterarmlähmung, fehlender Greifreflex, evtl. Horner-Syndrom (Miose, Ptose und Enophthalmus) bei Schädigung des R. communicans trunci sympathici
- steigende Morbidität und Mortalität mit zunehmender Unreife (bei vaginaler Entbindung)

Untersuchungsbefund

- Der Kopf ist mit dem 1. Leopold-Handgriff ballottierend im Uterusfundus tastbar.
- kleinerer unregelmäßiger vorangehender Teil (3. und 4. Leopold-Handgriff)
- Herztöne oberhalb des Nabels
- Vaginal ist die Crista sacralis mediana tastbar.
- endgültiger Beweis der Verdachtsdiagnose durch US

27.9.1 Selbstwendungstechniken

Methoden

- **indische Brücke**
  - mit einem Lagerungskissen Hochlagerung des Beckens 2-mal tgl. ca. 15–20 min (ab der 32. SSW)
- **Moxibustion**
  - Reizung des seitlichen Nagelwinkels der kleinen Zehe mit einer Moxa-Zigarre pro Seite 10-mal, bis ein intensives Wärmegefühl auftritt
  - Sinnvoll ist die anschließende Beckenhochlagerung für 20 min entsprechend der indischen Brücke (ab Mitte der 34. SSW).
- **Akupunktur**
  - evtl. in Verbindung mit der Moxibustion Ansetzen von Akupunkturnadeln am seitlichen Nagelwinkel der kleinen Zehe (Blase 67) senkrecht, 1–2 mm tief, für einige Minuten (s. Abb. 27.**5**)

▶ **Cave:** Auslösung von Wehen!

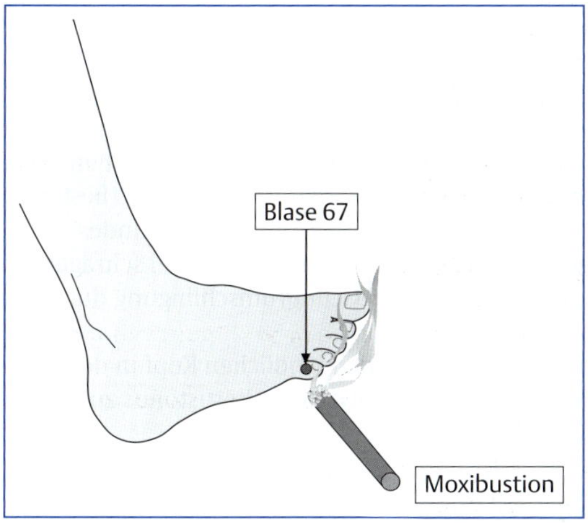

Abb. 27.**5** Akupunktur in Verbindung mit Moxibustion.

27.9.2 Äußere Wendung

Sinnvoll ist nach heutiger Meinung nur die Wendung in Terminnähe (37+0 SSW).

Absolute Kontraindikationen

- Placenta praevia totalis, partialis oder marginalis
- vaginale Blutung unklarer Genese
- pathologisches CTG oder pathologischer Doppler
- vorzeitiger tiefer Blasensprung
- relatives Missverhältnis
- Mehrlinge
- Uterusanomalien, Uterusoperationen
- Oligohydramnion
- Präeklampsie
- tief sitzender Steiß

Wendungserfolg

- u. a. abhängig von der Größe des Kindes (s. Tab. 27.**1**)

Vorbereitung

- Anamnese mit Ausschluss von Herzerkrankungen (hohe Fenoterol-Dosis!)
- US zur Lagebestimmung des Fetus und der Plazenta
- Dopplersonografie der Halsregion, bei Nabelschnurumschlingung > 1-mal → keine Wendung
- 30 min CTG in Linksseitenlage und leichte Beckenhochlagerung
- Sectiobereitschaft herstellen (für Notsectio); Patientin sollte nüchtern sein
- ängstliche Mutter → 5 mg Diazepam i. v. anbieten
- RR < 100/60 mmHg → 500 ml HAES i. v.
- Tokolyse über 10 min:
  - 2 Amp. Partusisten in 250 ml Trägerlösung → 70 ml/h (ca. 5 µg Fenoterol/min)
  - alternativ Partusisten-Intrapartal 1 ml/min, je als Bolus über 5 min
- ggf. 2 min vor Wendungsbeginn Analgesie mit Lachgas(4 l/min)-Sauerstoff (2 l/min)

Prozedere

- Beine der Patientin leicht angewinkelt (Knierolle) und abduziert → Entspannung der Bauchdecken
- Beckenhochlagerung
- Eine Person versucht, den Steiß aus dem Becken herauszudrehen, die andere Person legt die Hände breitflächig an den kindlichen Kopf:
  - zuerst Versuch der Rückwärtsrolle des Kindes (besonders bei gerader Kindsachse); Handelnder steht ventral des Kindes
  - bei Fehlschlag Vorwärtsrolle (besonders bei schräger Kindslage); größeres Risiko der Nabelschnurumschlingung durch die Wendung
- US-Kontrolle
- bei gelungener Wendung den kindlichen Kopf in der neuen Position halten, bis nach Absetzen der Tokolyse der Uterustonus zugenommen hat

Tab. 27.**1** Wendungserfolg bei Steißlage.

hypotrophes Kind	42 %
hypertrophes Kind	77 %
Zustand nach Sectio	58 %

Nachbetreuung

- ½ h CTG-Kontrolle, engmaschige Kontrollen in den nächsten 24 h
- nach 6 h erneute CTG- und US-Kontrolle sowie Doppler zum Ausschluss einer neu aufgetretenen Nabelschnurumschlingung
- Anti-D-Gabe bei Rh-negativen Frauen
- am nächsten Tag Entlassung
- CTG alle 2 Tage

Risiken

- Plazentalösung
- CTG-Pathologie

27.9.3 Geburtsplanung und -durchführung bei BEL

Merke: Die Ergebnisse der perinatalen und neonatalen Mortalität und Morbidität hängen von einer strengen Risikoselektion, der Qualifikation des Geburtshelfers und der dazugehörigen spezialisierten Struktur der Entbindungsklinik ab.

27.9.4 Beratungsgespräch

Ausführliches Informationsgespräch mit einem Facharzt.

Fachärztliche Risikoselektion

- u. a. sonografischer Ausschluss von:
  - intrauteriner Wachstumsretardierung < 10. Perz.
  - asymmetrischer Wachstumsretardierung
  - Dysproportion (KU > AU)
  - Makrosomie
  - fetaler Anomalie (z. B. Hydrozephalus, Steißbeinteratom)
  - mütterlichen Erkrankungen (z. B. schwere Präeklampsie, HELLP-Syndrom, HIV-Infektion)
  - anderen Kontraindikationen
  - unklarer Datenlage für Gestationsalter < 37+0

Beratung und Aufklärung über Geburtsablauf

- Risiken der vaginalen Entbindung und der elektiven Sectio caesarea auf Basis eigener Erfahrungen und der vorhandenen Klinikstruktur
- Vor- und Nachteile der vaginalen bzw. abdominal-operativen Entbindung für Mutter und Kind
- Hinweis auf äußere Wendung und auf komplementärmedizinische Methoden
- Zustimmung nach Information (= Informed Consent) mit Entschluss zum vaginalen Entbindungsversuch oder zur elektiven Sectio caesarea

27.9.5 Sectio caesarea bei BEL

Primäre Sectio (38+0 SSW)

- Schätzgewicht ≥ 3800 g
- deutliches Missverhältnis zwischen Thorax und Kopf (zugunsten der Kopfgröße)
- biparietaler Kopfdurchmesser > 10 cm
- Hyperextension des Kopfes
- enges Becken (Conjugata vera < 11,5 cm) oder andere Beckenanomalien
- Steißteratom, Omphalozele, Gastroschisis, Myelomeningozele, Hydrozephalus
- Geminischwangerschaften: monochoriale monoamniale Gemini, monochoriale diamniale Gemini, diskordant entwickelte, dichoriale diamniale Gemini

- maternale Geburtsrisiken: Diabetes mellitus, Präeklampsie
- Plazentainsuffizienz, pathologisches CTG
- Unreife: SS < 36. SSW, vorzeitiger Blasensprung bei unreifem Befund
- Primaparae (diese Indikation wird von einigen Autoren und Kliniken sowie der DGGG-Leitlinie infrage gestellt)
- Wunsch der Eltern
  - nach entsprechender Risikoaufklärung und Dokumentation:
    - erhöhtes Uterusrupturrisiko bei Z. n. Sectio
    - vermehrt Placenta praevia, accreta, increta oder percreta bei nachfolgenden SS
      - evtl. daraus resultierende Blutungskomplikationen mit Erhöhung der maternalen Morbidität und Mortalität

Sekundäre Sectio

- drohende kindliche Asphyxie
- Nabelschnurvorfall
- Fuß- oder Knielage (s. o.)
- protrahierter Geburtsverlauf > 8 h seit Geburtsbeginn
- Geburtsstillstand
- unkooperative Patientin, z. B. bei mangelnder Analgesie

27.9.6 Vaginale Entbindung bei BEL

Entscheidungsfindung

- Information der Eltern über o. g. Risiken (s. Beginn Kapitel 27). Bei allen BEL-Geburten besteht unabhängig ob Sectio oder vaginale Geburt ein erhöhtes Risiko.
- In einer unteren und einer oberen Gewichtsklasse scheint primäre Sectio von Vorteil zu sein.
- Aus forensischer Sicht muss über die Hannah-Studie (besseres Outcome bei primärer Sectio) informiert werden.
  - Kritiker werfen der Studie methodische Mängel vor und verweisen auf eigene gute Daten.
  - Die neue Leitlinie der Fachgesellschaft stellt vaginale Entbindung als gleichwertige Alternative zur Sectio heraus.
- Erfahrungen des geburtshilflichen Teams mit vaginalen BEL-Geburten
- Abwägen des Für und Wider einer Vaginalgeburt gegenüber einer Sectio
  - **Sectio:**
    - höhere Morbidität und Mortalität der Mutter (Aktuelle Zahlen widerlegen dies für die elektive Sectio.)
    - vermehrte Anpassungsstörungen des Kindes
    - erhöhte Rate an Atemnotsyndromen
  - **vaginale Geburt:**
    - Risiken s. o.

Vorbereitung

- ausführlicher US zum Ausschluss möglicher Ursachen der BEL, die eine Sectio nahelegen, bzw. Kontraindikationen für eine vaginale Entbindung sind (s. a. Kap. 27.9.3):
  - Mehrlingsschwangerschaft
  - atypischer Plazentasitz
  - Nabelschnuranomalien (Nabelschnurumschlingungen)
  - Fruchtwasseranomalien (Nierenfehlbildungen, Ösophagusatresie)
  - Neuralrohrdefekte, Hydrozephalus
  - Myome, Uterusmissbildungen
- Sectiobereitschaft herstellen

Prozedere

- PDA, sobald eindeutiger Geburtsbeginn
- CTG-Dauerüberwachung
- bei protrahiertem Verlauf und/oder pathologischem CTG großzügige Indikation zur Sectio caesarea (Die Aussagekraft der Mikroblutuntersuchung ist eingeschränkt.)
- Fruchtblase in der Eröffnungsphase stehen lassen
- Austreibungsperiode: Oxytocin-Infusion, Anästhesiebereitschaft
- Entwicklung des Kindes:
  - Querbettlagerung bei Rückenlage der Mutter
  - immer Episiotomie
  - Oberstes Gebot ist Geduld: Wird zu früh am Steiß gezogen, führt dies zu gefährlicher Pathologie.
  - Abbremsen des Steißes, bis so viel Druck vorhanden ist (Sektkorken), dass das Kind schnellstmöglich geboren werden kann
  - aktive Mithilfe erst, wenn die Schulterblattspitzen sichtbar werden; dann auch Nachdrücken des Kopfes von oben
    - Versuch der Manualhilfe nach Bracht
    - kein Erfolg → kombinierte Armlösung nach Bickenbach
      - Vorderer Arm lässt sich nicht entwickeln → klassische Armlösung
    - Kopfentwicklung nach Veit-Smellie

Spezielle Entwicklungsmethoden

▶ Die Entwicklungsmethoden müssen auch bei einer Schnittentbindung beherrscht und sollten regelmäßig trainiert werden.

- **Manualhilfe nach Bracht**
  - Halten und Leiten des Kindes unter Druck von oben (s. Abb. 27.**6**, Abb. 27.**7** und Abb. 27.**8**)
  - niemals ziehen!
- **kombinierte Armlösung nach Bickenbach**
  - Kind in Seitenlage

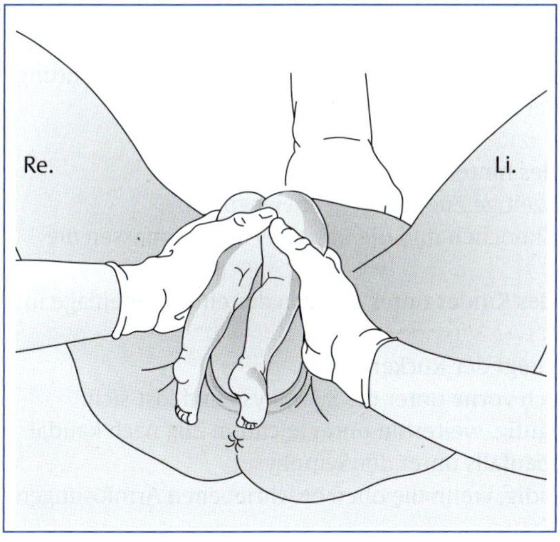

Abb. 27.**6** Gürtelförmiges Umfassen des Steißes mit beiden Händen.

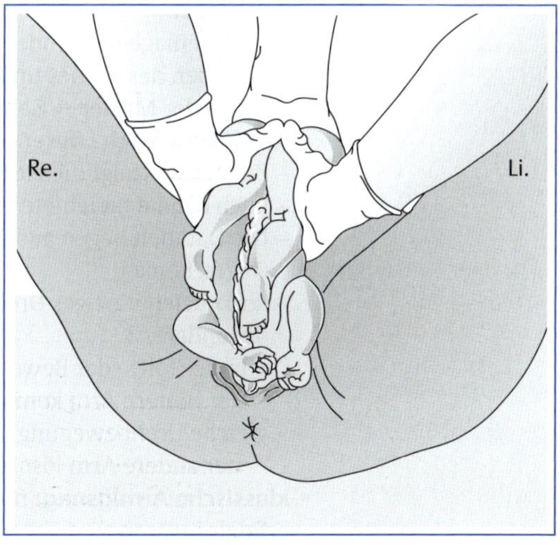

Abb. 27.**7** Langsam anheben, nicht ziehen!

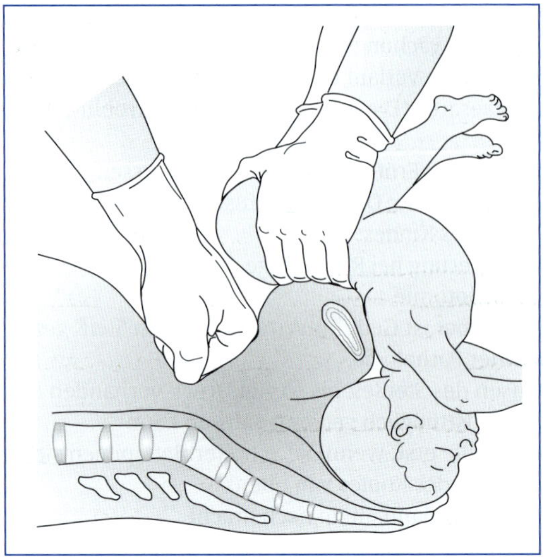

Abb. 27.**8** Rotation um die Symphyse.

- Fassen der Unterschenkel direkt über den Knöcheln
  - mit der Hand, die dem kindlichen Bauch entspricht
  - Ein Finger der Hand liegt zwischen den kindlichen Extremitäten (Hasengriff).
- leichtes Absenken des Kindes nach sakral
- bogenförmige Verlagerung des kindlichen Körpers Richtung Leiste der Mutter
- Die dem Rücken des Kindes entsprechende Hand geht in die Sakralhöhle ein.
  - Herausstreichen des hinteren Armes
    - über die Brust des Kindes
    - hierbei Schienen des Armes mit zwei Fingern
- Senken des Kindes nach sakral
- Lösen des vorderen Armes unter der Symphyse über die Brust

- **Armlösung (van Deventer/Mueller)**
  - Daumen liegen auf Gesäßknochen und die übrigen Finger umfassen die Oberschenkel.
  - in Seitenlage des Kindes Zug steil nach sakral → vordere Schulter wird geboren
  - Anheben des Kindes und Verlagerung des Rumpfes steil nach ventral Richtung Leiste der Mutter → Geburt der hinteren Schulter
- **Armlösung nach Lövset**
  - Zunächst erfolgt die Lösung des hinteren Armes.
  - nach kaudal gerichtete gleichzeitige Zug- und Drehbewegung
  - Die Daumen liegen auf Gesäßknochen und die übrigen Finger umfassen die Oberschenkel.
  - korkenzieherartiges Drehen des Kindes unter Zug von der einen Seitenlage in die andere
    - In der Mitte der Bewegung liegt der Rücken vorne.
    - Der hintere Arm kommt nach vorne unter die Symphyse und löst sich.
  - gleiche Drehbewegung rückläufig, weiterhin unter leichtem Zug nach kaudal → der andere Arm löst sich ebenfalls unter der Symphyse
- **klassische Armlösung:** notwendig, wenn die oben beschriebenen Armlösungen erfolglos waren
  - Kind in Seitenlage
  - Fassen der Unterschenkel direkt über den Knöcheln

    - mit der Hand, die dem kindlichen Bauch entspricht
    - Ein Finger der Hand liegt zwischen den kindlichen Extremitäten (Hasengriff).
  - leichtes Absenken des Kindes nach sakral
  - bogenförmige Verlagerung des kindlichen Körpers Richtung Leiste der Mutter
  - Die dem Rücken des Kindes entsprechende Hand geht in die Sakralhöhle ein.
    - Herausstreichen des hinteren Armes
      - über die Brust des Kindes
      - hierbei Schienen des Armes mit zwei Fingern
  - Drehen des kindlichen Rumpfes um 180°
    - unter stopfenden Bewegungen (Rumpf wird intermittierend Richtung Abdomen der Mutter geschoben)
  - Lösen des ehemals vorderen und jetzt hinteren Arms in der anfangs beschriebenen Weise
- **Entwicklung des Kopfes (Veit-Smellie)**
  - Eingehen in die Scheide mit der Hand, die der Seite des Mundes entspricht
  - Einführen des Zeigefingers in den Mund
  - Drehen des Kopfes in den geraden Durchmesser und Beugung des Kopfes rumpfwärts
  - Die äußere Hand greift von oben gabelförmig über die Schulter (s. Abb. 27.**9**).
  - Zug nach abwärts, bis die Nacken-Haar-Grenze erscheint
  - nun das Kind langsam symphysenwärts heben und Kopf langsam entwickeln (Dammrissgefahr) (s. Abb. 27.**10**)
  - bei Schwierigkeiten breites Spekulum einsetzen und kräftig nach unten ziehen lassen
- **Zange am nachfolgenden Kopf:** notwendig, wenn alle Manualhilfen erfolglos sind
  - Eine Hilfsperson hält den Körper des Kindes an den Armen und Beinen hoch.
  - Anlegen der Zange wie üblich = biparietal
  - Zug in Richtung der Griffe

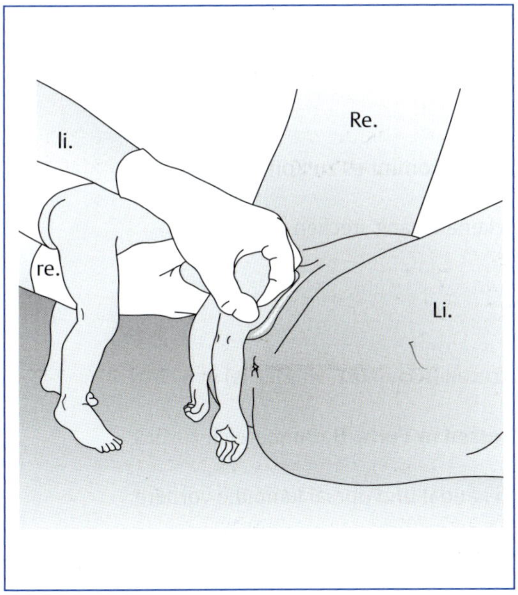

Abb. 27.**9** Gabelförmiger Griff über die Schulter.

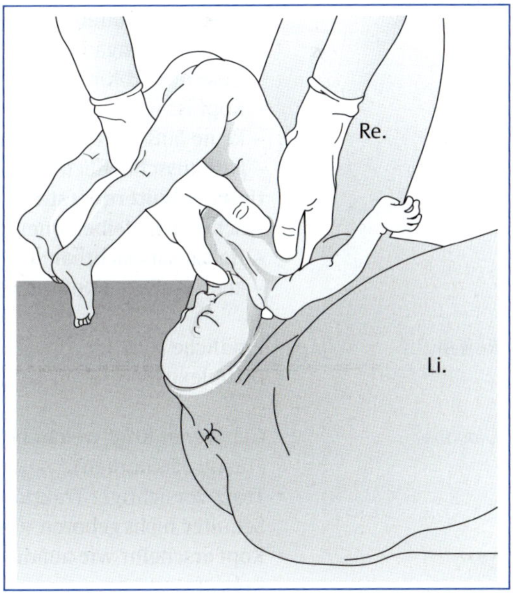

Abb. 27.**10** Hebung des Kindes und Entwicklung des Kopfes.

27.10 Schulterdystokie

Definition

- Geburtsstillstand nach Geburt des Kopfes durch Hängenbleiben der Schulter. Inzidenz ca. 0,5%; bei Makrosomie um ein Vielfaches höher

Prädisponierende Faktoren

- adipöse Patientin, starke Gewichtzunahme in der SS
- Kleinwuchs
- Diabetes mellitus, Gestationsdiabetes
- Makrosomie:
  - > 4000 g (Abdominalumfang > 35 cm) → Inzidenz 2%
  - > 4500 g (Abdominalumfang > 38 cm) → Inzidenz 10%
  - 5000 g → Inzidenz 40%
  - **aber:** Die Hälfte aller Schulterdystokien tritt bei einem Geburtsgewicht < 4000 g auf.
- Anenzephalie, Mikrozephalie
- Z. n. Schulterdystokie; Wiederholungsrisiko 13,8% → großzügige Indikation zur primären Sectio caesarea
- Beckenanomalie
- protrahierte Geburt
- Geburtsstillstand über Beckenboden
- vaginal-operative Entbindung; Kopf oberhalb des Beckenbodens

Prophylaxe

- Es wird diskutiert, ob der Rat zur prophylaktischen Sectio ab einem mittleren Thoraxdurchmesser von 11,5 cm das Risiko einer Schulterdystokie und die damit verbundene kindliche Morbidität und Mortalität senken kann.
- Bei einem zu erwartenden Geburtsgewicht ≥ 4500 g ist eine alternative Aufklärung zum Kaiserschnitt angemessen.

Formen

- **hoher Schultergeradstand**
  - Vordere Schulter wird von der Symphyse zurückgehalten, d. h. Schulterdystokie in Beckeneingang.
  - Gesicht und Kinn sind schwer zu entwickeln.
  - Kopf ist wie auf die Vulva aufgepresst.
  - keine äußere Kopfdrehung
  - Fast ausschließlich bei dieser Form kommt es zu Komplikationen.
- **tiefer Schulterquerstand**
  - Schultern bleiben quer im Beckenausgang stecken
  - Halsansatz sichtbar
  - keine äußere Kopfdrehung

Risiken

- kindliche Hypoxie
- Armplexusparesen in 13%, Frakturen (Klavikula, Humerus) in 5–7%

Diagnose

- Geborener Kopf weicht beim Pressen in Vulva-Dammbereich zurück (Turtle-Phänomen).
- Trotz vorsichtiger Traktion nach kaudal und dorsal kann die vordere Schulter nicht geboren werden.
- Kopf erscheint wie auf die Vulva aufgepresst.

Prozedere

- Ruhe bewahren (Die meisten Behandlungsfehler erfolgen aus einer Panikreaktion heraus.)

- Hinzuziehen von Facharzt, Anästhesist sowie Neonatologen (sofern vorhanden)
- nie von oben drücken („kristellern") bzw. von unten ziehen
- große mediolaterale **Episiotomie** bzw. vorhandene Episiotomie erweitern
- Oxytocininfusion, falls vorhanden abstellen
- Partusisten intrapartal zur Vermeidung einer weiteren Verkeilung
- **Lagewechsel**
  - Linksseitenlage
  - Aufstehen
  - „All Fours Manöver" nach Gaskin
  - Knie-Ellenbogen-Lage → Lösen der verkeilten Schulter durch Lagewechsel des Kindes
  - Hängelage nach Walcher
    - Absenken der Beine, Arme hinter dem Rücken verschränken
    - Becken wird von der kindlichen Schulter weggebeugt.
  - **McRoberts-Manöver**
    - Manöver der ersten Wahl
    - mehrmalige **Stellungsänderung der Symphyse** (s. Abb. 27.**11**) und gleichzeitiger **suprasymphysärer Druck** (rhythmisch) von außen auf die Schulter

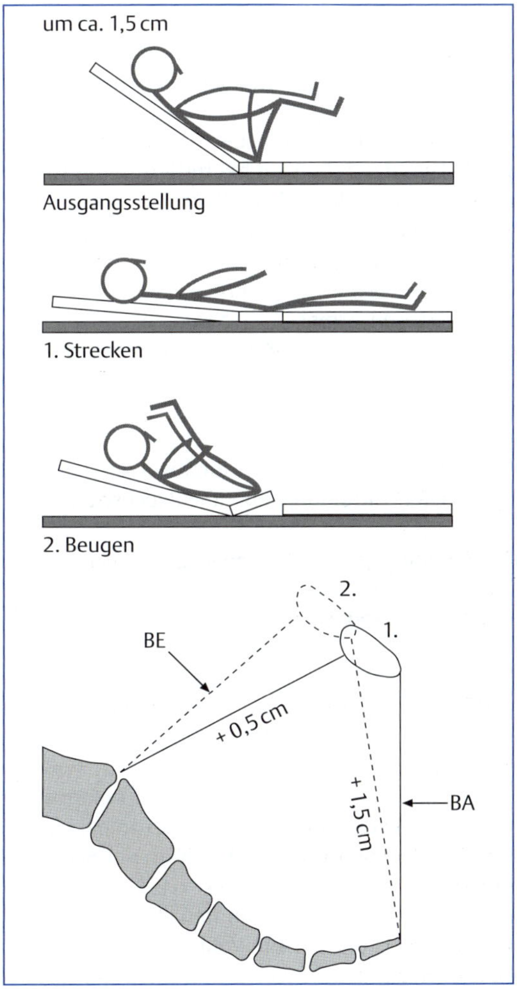

Abb. 27.**11** Stellungsänderung der Symphyse.

- Flachlagerung, Beine ganz ausstrecken und dann schnell maximal beugen (dabei Becken hochdrehen, Beine abduziert und außenrotiert) → Vergrößerung der Conjugata vera um ca. 0,5 cm und des Beckenausgangs um ca. 1,5 cm

- **innere Manöver**
  - erst großzügige Episiotomie
  - ausreichende Analgesie, ggf. Narkose zur Entspannung der Muskulatur
  - beherztes Eingehen mit der Hand; es geht um das Leben des Kindes!
  - **Manöver nach Rubin**
    - Kombination von suprasymphysärem Druck und innerer Manipulation
      - äußerer suprasymphysärer Druck auf die vordere Schulter
      - innerer Druck durch die bauchseitige Hand (2 Finger) auf den ventralen Teil der hinteren Schulter → Drehung des Rumpfes in den schrägen Durchmesser, sodass der Rücken schräg nach vorne kommt
  - **Manöver nach Woods**
    - Hintere Schulter wird durch Druck von der ventralen Schulterseite um 180 ° nach rückwärts gedreht → vordere Schulter dreht sich unter der Symphyse heraus.
    - dabei leichter Druck im Sinne des Kristeller-Handgriffs
  - **innere Rotation der Schulter**
    - Eingehen auf der Seite des kindlichen Rückens
    - Druck auf das vordere Schulterblatt → Drehen der Schultern in den queren Durchmesser
    - erst dann Einsetzen des Kristeller-Handgriffs (Druck von oben)
  - **innere Rotation der Schultern bei tiefem Schulterquerstand**
    - Eingehen von der Seite des kindlichen Rückens
    - Druck mit 2 Fingern auf den Rücken, um einen geraden Durchmesser zu erreichen; dies erfolgt während einer Presswehe.
    - Eine Hilfsperson unterstützt aktiv die äußere Drehung des Kopfes.
  - **Lösen des hinteren Armes**
    - Eingehen in die Sakralhöhle mit der bauchseitigen Hand und Entwicklung des hinteren Armes über die Bauchseite → Verminderung des Schulterdurchmessers
    - Folgt die vordere Schulter nicht nach → Drehung des Kindes um 180 ° (sodass der Bauch unter der Symphyse durchwandert) und Entwicklung des zweiten Armes von der Sakralhöhle über die Bauchseite.

> **Cave:** Oberarmfraktur!

  - **äußere Überdrehung bei hohem Schultergeradstand**
    - Der Kopf wird ohne Zug entgegen der physiologischen Drehung gedreht.
      - I. Stellung → Der gerade stehende Kopf wird entgegen dem Uhrzeigersinn mit dem Hinterhaupt nach rechts (Patientenseite) gedreht.
      - II. Stellung → Der Kopf wird im Uhrzeigersinn mit dem Hinterhaupt nach links gedreht.
    - Der Erfolg der langsamen Drehung ist am Tiefertreten des Kopfes erkennbar.
    - **Cave:** Plexusschäden durch starkes Überdrehen
- **Kombiniert abdominale/vaginale Rotation der Schulter (Kasuistik des Autors) als Ultima Ratio**
  - nur bei Versagen aller oben genannten etablierten Verfahren
  - Laparotomie und Uterotomie in Vollnarkose im Kreißbett
  - abdominaler Druck auf die vordere Schulter und vaginaler Druck mit der ande-

ren Hand des Operateurs in entgegengesetzter Richtung auf die andere Schulter → Drehen der Schulterebene in den queren Durchmesser → dosierter Zug am kindlichen Kopf durch die Hebamme

▶ Wichtig ist die ausreichende Dokumentation aller beteiligten Personen, Maßnahmen und Zeiten.

27.11 Vaginal-operative Entbindung

Indikationen

- sekundäre Wehenschwäche in der Austreibungsperiode
- Geburtsstillstand in der Austreibungsperiode
- Kontraindikation zum Mitpressen
  - kardiopulmonale oder zerebrovaskuläre Erkrankungen
- kindliche Asphyxie (pathologisches CTG, fetale Hypoxämie, fetale Azidose) und ausreichender Höhenstand

Voraussetzungen

- MM vollständig
- Fruchtblase eröffnet oder gesprungen
- Kopf sollte mindestens auf Beckenmitte stehen = tiefster Punkt des vorangehenden Teils ist I (Interspinalebene) +3, d. h., die knöchernen Bereiche des Geburtskanals sind überwunden (Damit ist ein Missverhältnis zwischen Kopf und Becken unwahrscheinlich.)
- oberhalb von I+2 nur unter strenger Indikationsstellung und rotierter Pfeilnaht (≤45°)
  - nur durch erfahrenen Facharzt
  - nach erster Traktion Entscheidung, ob vaginal-operative Entbindung möglich ist, ansonsten Sectio caesarea
  - Zange liegt selten optimal.
- Organisatorische Voraussetzung für Notsectio müssen gegeben sein.

▶ **Cave:** Eine Geburtsgeschwulst täuscht evtl. einen tieferen Stand vor.

Vorbereitung

- ausführliche und insbesondere ruhige Information der Eltern über den Grund des Eingriffs und den Ablauf; selbst bei gebotener Eile nach außen Ruhe ausstrahlen; der Eindruck von Ruhe und Souveränität ermöglicht den Eltern trotz allem ein positives Geburtserlebnis
- Querbettlagerung
- Entleerung der Harnblase
- Pudendusblock oder Lokalinfiltration vor der Episiotomie
- Eine Episiotomie ist nicht zwingend erforderlich.
  - erhöhte Rate an DR III und IV
  - Schulterdystokie-Risiko wird nicht reduziert.

Auswahl des Verfahrens

Entscheidend bei der Auswahl des Verfahrens sind Ausbildung und Übung des Geburtshelfers in Bezug auf die Forzepsentbindung oder die Vakuumextraktion. Es gibt keinen Unterschied zur Sectiorate, den Apgar-Werten und zum 5-Jahres-Follow-up von Müttern und Kindern.

- **Zangenextraktion**
  - Frühgeburt (in neueren Publikationen nicht mehr als spezielle Indikation zur Forzepsentbindung genannt)
  - Kopf auf Beckenboden, Pfeilnaht gerade

- Kopf auf Beckenboden, fetale Indikation
- SGA-Kind (Small for gestational Age)
- Risiken:
  - Weichteilverletzungen bei Mutter und Kind
  - Rate an DR III und IV höher als beim VE
  - Nervenläsionen (N.-facialis-Parese)
  - intrakranielle Blutungen
  - Schädelfrakturen
- **Vakuumextraktion**
  - Kopf auf Beckenboden, Pfeilnaht schräg oder quer
  - Kopf oberhalb des Beckenbodens
  - Kopf kann unter dem Zug frei rotieren, es wird für das Instrument kein zusätzlicher Platz im Geburtskanal benötigt.
  - Risiken:
    - Kephalhämatom
    - intrakranielle Druckschwankungen
    - intrakranielle Blutungen
    - Retinablutungen (bilden sich immer zurück)
    - Schädelfrakturen
    - Ikterus (Resorption des Kephalhämatoms)

27.11.1 Vakuumextraktion

Voraussetzungen

- Höhenstand sollte I+3 sein.
- Kopf muss nicht ausrotiert sein wie bei Zangenextraktion.
- keine Stirn- oder Gesichtslage
- keine BEL
- keine HIV- oder Hepatitisinfektion der Mutter (relative Kontraindikation)
- >34 SSW

Materialwahl

- Silikonglocke
  - höhere Rate nicht erfolgreich beendeter Operationen, insbesondere bei:
    - hinterer Hinterhauptslage und Deflexionshaltungen
    - nicht ausrotierten BM-Positionen
- Metallglocke
  - höhere Rate an Skalpverletzungen

Prozedere

- Wahl der größtmöglichen Glocke, die noch eingebracht werden kann, ohne Weichteile einzuklemmen (z. B. 60 mm)
- Die Glocke wird, nachdem ggf. eine Kopfschwartenelektrode (KSE) entfernt wurde, schräg in die Scheide eingeführt; der Damm wird hierbei heruntergedrückt.
- **Platzierung** in der Führungslinie; exzentrische Platzierung nur, wenn die Leitstelle (kleine Fontanelle) nicht in Führung liegt
- **Sog** auf 0,2 kg/cm² bringen und nachtasten, ob die Glocke korrekt sitzt und keine Weichteile eingeklemmt wurden
- Sog langsam (ca. 1 min) bis auf 0,8 kg/cm² erhöhen und warten (ca. 3–5 min), bis sich die künstliche Geburtsgeschwulst der Glocke angepasst hat → optimale Haftung
- ggf. Leitstelle in Führung bringen (s. Abb. 27.**12**)
- ggf. Unterstützung durch den Kristeller-Handgriff
- Die Finger einer Hand liegen am Glockenrand, um ein drohendes Abreißen frühzeitig zu erkennen.

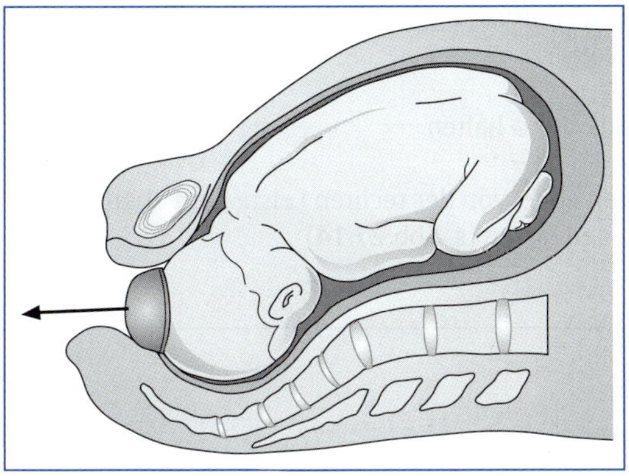

Abb. 27.**12** Vakuumextraktion. Zug in der Führungslinie.

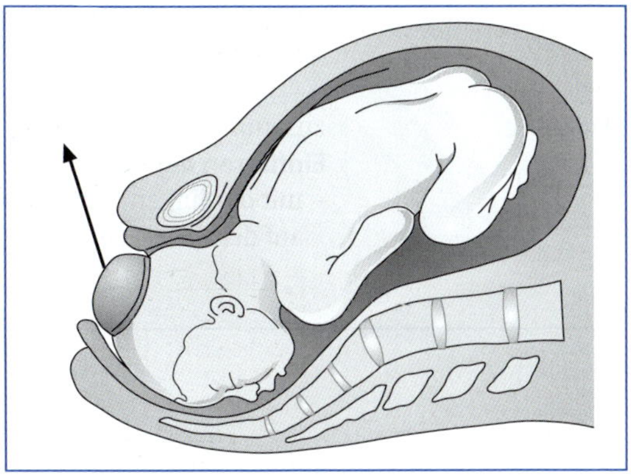

Abb. 27.**13** Änderung der Zugrichtung.

- ertönt ein schlürfendes Geräusch → Zug nachlassen, da sonst die Glocke abreißt; ggf. Zugrichtung in die Führungslinie korrigieren
- Reißt die Glocke ab (**Cave:** hohe intrakranielle Druckschwankungen beim Kind), ist es sinnvoll, die Geburt per Forzeps zu beenden, um keine weitere Zeit zu verlieren. Das heißt, jeder eigenverantwortlich arbeitende Geburtshelfer sollte beide Methoden beherrschen. Kombinierte vaginal-operative Eingriffe sollten aber wenn irgend möglich vermieden werden (höhere Inzidenz von intrakraniellen Blutungen; dies gilt auch für die Kombination gescheitertes VE und nachfolgende Sectio).
- **Episiotomie**, wenn sich der Damm anspannt, ggf. kann auf die Episiotomie verzichtet werden
- Sobald die Leitstelle in der Vulva erscheint, wird die Zugrichtung nach oben geändert, um die **Rotation um die Symphyse** zu erreichen (s. Abb. 27.**13**).
- **Dammschutz** durch die Hebamme oder den Arzt
- nach Geburt des Kopfes langsames Ablassen des Soges
- postpartal Spiegeleinstellung zum Ausschluss von Weichteilverletzungen (einschließlich Zervixrevision)

27.11.2 Forzepsentbindung

Voraussetzungen

- Kopf zangengerecht: Höhenstand sollte I+3 = tief in Beckenmitte oder I+4/5 = Beckenboden sein
- Kopf ausrotiert
- keine Vorderhaupts- oder Stirnlage
- keine Hepatitis- oder HIV-Infektion der Mutter

Zangenmodelle

- Naegele-Zange
  - abgewinkelter Schaft → entspricht der Beckenkrümmung
  - Einsatz bei Kopfstand auf Beckenmitte (und höher) durch Beckenkrümmung möglich
  - festes Schloss
- Kjelland-Zange
  - gerader Schaft
  - bevorzugter Einsatz bei Geburt von Beckenboden

- Gleitschloss → keine Arretierung notwendig
- besonders geeignet für „Anfänger“

Prozedere

- zusammengesetzte Zange vor die Vulva halten
- **Einführen der Löffel:**
  - mit der linken Hand den linken Löffel von der rechten Leiste der Patientin her auf der linken Seite hineingleiten lassen (s. Abb. 27.**14**)

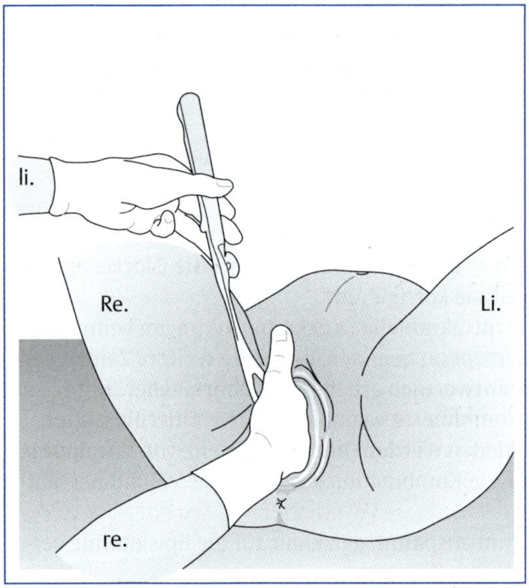

Abb. 27.**14** Forzepsentbindung. Einführen des linken Löffels.

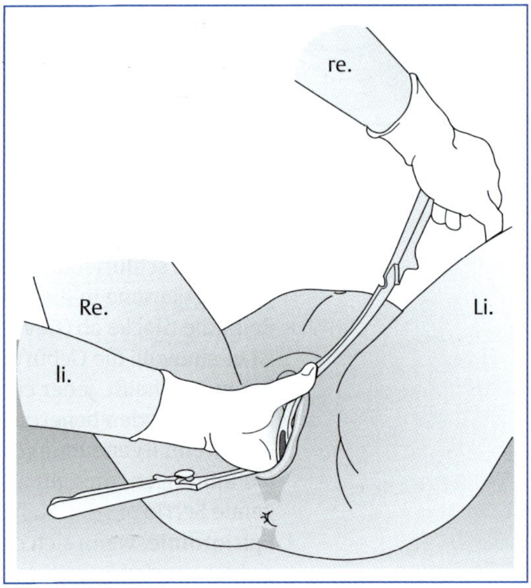

Abb. 27.**15** Einführen des rechten Löffels.

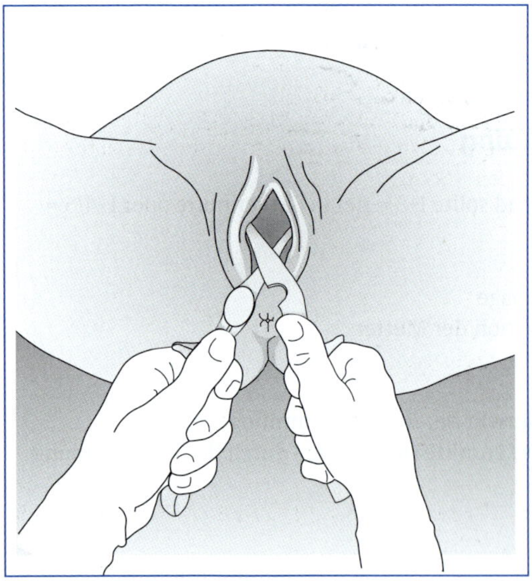

Abb. 27.**16** Schließen der Zange.

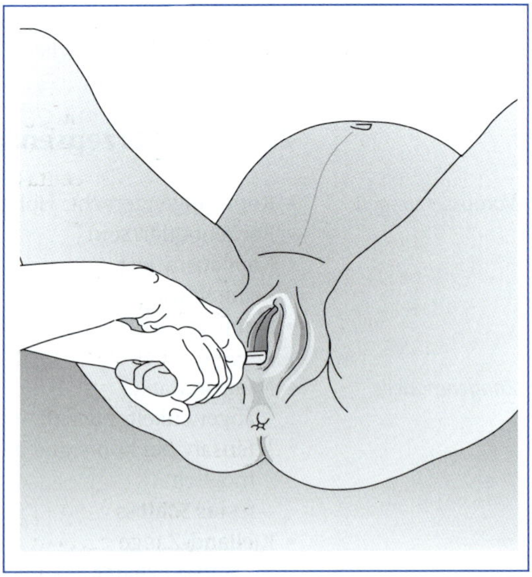

Abb. 27.**17** Griff über die Busch-Haken.

- Die rechte Hand schützt hierbei die Vagina, d. h., der Löffel wird zwischen Kopf und Hand eingeführt.
- Beim Einführen wird der Griff langsam in die Führungslinie des Geburtskanals gesenkt.
- darauf achten, dass die Zange weit genug hineingleitet, bis sie dem Scheitelbein gut anliegt
- Einführen des rechten Löffels analog mit der rechten Hand (s. Abb. 27.**15**)

- Schließen der Zange muss bei korrektem Sitz ohne Kraftanwendung gelingen (s. Abb. 27.**16**).
- vaginales Nachtasten zum Ausschluss einer Weichteileinklemmung
- **Probezug** mit der linken Hand, wobei der Zeigefinger zwischen den beiden Griffen liegt und der rechte Zeigefinger prüft, ob der Kopf folgt und die Zange nicht abgleitet
- Nun wird die rechte Hand über die linke gelegt, wobei Zeige- und Mittelfinger über die Busch-Haken greifen (s. Abb. 27.**17**).
- **wehensynchroner Zug** in Richtung der Griffe
- Anlegen einer **Episiotomie**
- Wird die Leitstelle in der Vulva sichtbar → **Heben der Griffe**, damit der Kopf um die Symphyse herumrotieren kann.
- **Dammschutz:**
  - durch die Hebamme oder
  - Fassen der Zange mit der rechten Hand und Dammschutz mit der linken Hand (Operateur steht am linken Oberschenkel der Patientin)
- nach der Geburt des Kopfes Entfernen der Zange und weitere Entwicklung durch die Hebamme
- Spiegeleinstellung zum Ausschluss bzw. zur Versorgung von Scheiden- oder Zervixrissen

27.12 Pathologie in der Nachgeburtsperiode

27.12.1 Plazentaretention

Definition 30 min

- keine Lösungszeichen (s. Kap. 26.9, S. 323) > 30 min post partum

Ursachen

- Uterusatonie (hier oft verstärkte Lösungsblutung > 300 ml)
- Placenta accreta: Die Chorionzotten sind fest mit der Muskulatur verwachsen.
- Placenta increta: Die Chorionzotten sind in die Muskulatur hineingewachsen.
  - Ursachen für Placenta accreta und increta:
    - septischer Abort
    - Puerperalfieber
    - forcierte Abrasio
    - Z. n. Sectio

Prozedere

- keine Plazentalösung nach 30 min und/oder Blutverlust > 500 ml
  - aktives Vorgehen
  - evtl. Sonografie zum Ausschluss einer Plazentationsstörung
- **Uterotonika**
  - 3 IE Oxytocin i. v.
  - **Cave:** Methergin führt evtl. zur Dauerkontraktion am inneren MM → manuelle Lösung erschwert oder sogar unmöglich.
- Volumenersatz mit HAES
- Harnblase mit Einmalkatheter entleeren

- Eisblase auf den Unterbauch (**Cave:** Hautschädigung durch zu kalte Kühlelemente)
- leichte Massage des Uterus (kein Pressen)
- Akupunktur: 1,25 cm lateral des Nabels (beiderseits) (s. Abb. 27.**18**)
- **credéscher Handgriff** (s. Abb. 27.**19**)
  - Es wird über und hinter den Fundus gefasst und der Uterus kräftig nach unten gedrückt.
  - nicht mit Gewalt drücken oder quetschen, ansonsten Gefahr der Uterusinversion und Gerinnungsstörung (durch Einschwemmung von Uterusthrombokinase)
- **manuelle Plazentalösung**
  - erfolgt in Narkose, wenn die anderen Maßnahmen keinen Erfolg hatten
  - Eine Hand drückt den Uterus mit dem credéschen Griff nach unten.
  - Die andere Hand geht nun in Pfötchenstellung in den Uterus ein und orientiert sich an der Nabelschnur.
  - „Abschälen" der Plazenta von der Uteruswand mit der Handkante

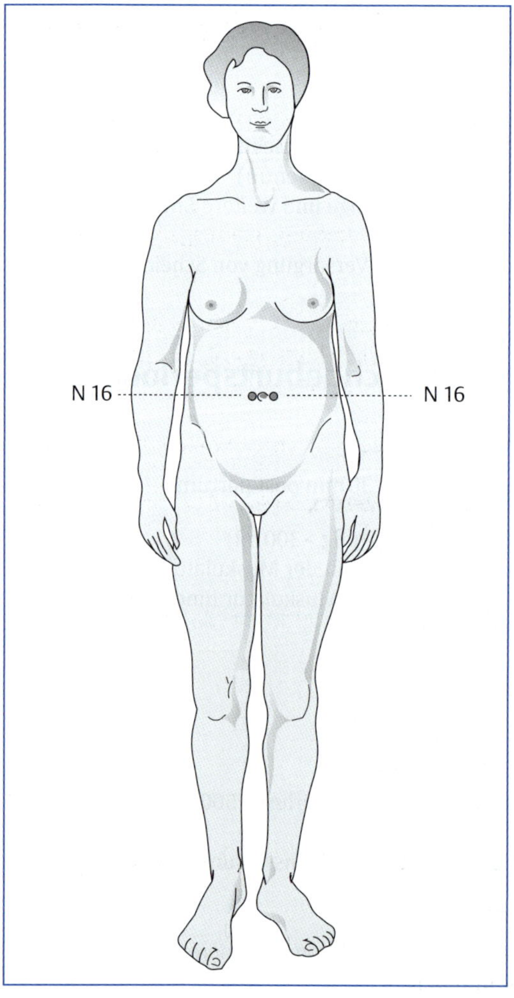

Abb. 27.**18** Akupunktur für die Plazentalösung. N 16 = Akupunkturpunkte.

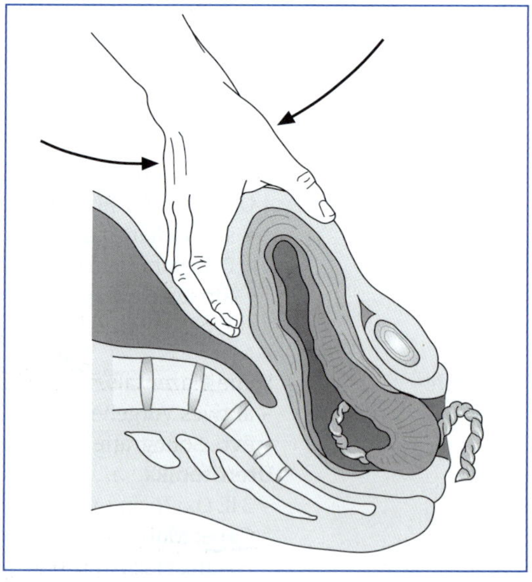

Abb. 27.**19** Credéscher Handgriff.

- **Nachkürettage**
  - sowohl bei unvollständiger Plazenta als auch nach manueller Lösung
  - Fassen der vorderen Muttermundslippe mit 2 Fensterklemmen
  - Eine Hilfsperson hält den Uterusfundus und gibt an, wenn sie die Kürette spürt.
  - Vor dem ersten Eingehen erfolgt die digitale Inspektion des Zervikalkanals, um eine Via falsa zu vermeiden.
  - vorsichtiges Eingehen ohne viel Druck (Perforationsgefahr)
  - Zurückziehen des Instruments mit Druck auf die Instrumentenspitze bis vor den Zervikalkanal
  - Vorgang wiederholen, bis das Cavum sicher leer ist
- Gabe von Uterotonika in einer Dauerinfusion, z.B. 10 IE Oxytocin in 500 ml Glukose 5% langsam i.v.
- Lässt sich die Plazenta nicht lösen (Placenta increta oder percreta), ist meist eine **Hysterektomie** nicht zu vermeiden.
  - Alternativ kann die Plazenta oder Teile davon über Wochen in utero belassen werden (falls keine starke Blutung oder spätere Infektion).
  - spätere Entfernung dann entweder über eine „spontane" Geburt oder einen erneuten Eingriff

Prophylaxe der Komplikationen

- antenatale Diagnostik, z.B. sonografisch, bei Risikopatientinnen
  - fehlende Abgrenzung zwischen Plazenta und Uterus, Lakunenbildung

Prozedere bei antenataler Diagnose

- Sectio bei Placenta increta oder percreta
- Sectiohysterektomie ohne Versuch der Plazentalösung bei ausgedehnten Befunden
- Uteruswandresektion bei fokalen Befunden
- konservatives Vorgehen mit Kindsentwicklung unter Umgehung der Plazentahaftstelle (z.B. Fundusquerinzision nach Längsschnittlaparotomie bei tief sitzender Vorderwandplazenta percreta) und Belassen der Plazenta in utero (4–6 Wochen)
  - evtl. Unterstützung der Apoptose der Plazentazotten mit Methotrexat (Dosierung s. Kapitel 3.1, S. 76)
- evtl. präventive Kathetereinlage in die Aa. uterinae während der Sectio → Embolisation, falls später notwendig, schnell möglich

27.12.2 Atonische Nachblutung/schwere peripartale Blutung (PPH)

Definition PPH

WHO

- WHO-Definition
  - Blutverlust > 500 ml nach vaginaler Geburt
  - Blutverlust > 1000 ml nach Sectio caesarea
- Definition „schwere Blutung"
  - Blutverlust > 150 ml/min innerhalb von 20 min
  - Blutverlust von 50% des zirkulierenden Blutvolumens innerhalb von 3 h
  - akuter Blutverlust > 1500–2000 ml

Ursachen und Risikofaktoren

- Uterusatonie
  - Hauptursache postpartaler Blutungen
  - Atonie bei früheren Geburten (Wiederholungsrisiko bis zu 25%)
  - Viel-, Häufiggebärende

- Übertragung
- Z. n. Sectio/Abort
- überdehnter (z. B. Mehrlinge, Polyhydramnion, Querlage), übermüdeter, wehenschwacher Uterus (z. B. bei protrahierter Geburt, lang andauernder Oxytocingabe)
- nach Tokolyse
- Myom oder Missbildung

- Uterusruptur
- Inversio uteri
- vorausgegangene Uterusoperationen (Sectio, Myomenukleation, Kürettage)
- Plazentalösungsstörung
  - Hauptrisikofaktor für peripartale Blutungen
  - Zunahme durch steigende Sectioraten
  - Wiederholungsrisiko bei entsprechender Anamnese
- Placenta accreta, increta oder percreta
- Placenta praevia
- erworbene oder angeborene Gerinnungsstörung
- vorzeitige Plazentalösung z. B. bei Präeklampsie

Prophylaxe

- 3 IE Oxytocin i. v. nach der Geburt des Kindes
- **Risikopatientinnen:** Oxytocin-Infusion mit 10 IE in 500 ml (90–300 ml/h) postpartal
- **Cave:** nie mehr als 3(–6) IE Oxytocin als Bolus
  - gerade bei Hypovolämie kann es zur Kreislaufdepression bis hin zum Herzstillstand kommen
- alternativ nach Sectio und Abnabeln des Kindes Gabe von 100 µg Carbetocin (Pabal)
  - lang wirkender Oxytocin-Agonist
  - Die uterine Aktivität nach i. v.-Gabe beginnt innerhalb von 1–2 min und dauert ca. 1 h.
  - zur Prävention nach vaginaler Entbindung zurzeit nicht zugelassen

Prozedere

- vgl. Abb. 27.**20**
- rasches Handeln
- enge Zusammenarbeit mit dem Anästhesisten/Intensivmediziner
- großvolumiger venöser Zugang
- Volumen 500 ml schnell i. v., HAES-Infusion
- regelmäßiges Kreislaufmonitoring (RR und Puls)
- Oxytocin-Infusion
  - 3 IE als Bolus, evtl. weitere 3 IE fraktioniert langsam i. v.
  - 10–40 IE in 500–1000 ml Ringerlaktat; Infusionsgeschwindigkeit je nach Wirkung
  - **Cave:** Reflextachykardie, Erhöhung des HMV, vorübergehender Abfall des arteriellen Blutdrucks; Myokardischämie und Todesfälle sind insbesondere bei hypovolämischen Patientinnen beschrieben.
- regelmäßige Kontrollen von Blutbild und Gerinnung inkl. Fibrinogen, ggf. frühzeitige Substitution (30 min bis 4 h)
- Blut und FFP bereitstellen
  - Grenzwerte für die Substitution von Blutkomponenten vgl. Tab. 27.**2**
  - Frühzeitige Gabe von Erythrozytenkonzentraten, FFP und Fibrinogen ist wichtig.
    - im Notfall Gabe von ungekreuzten 0-Rh-negativen Erythrozytenkonzentraten und FFP Gruppe AB

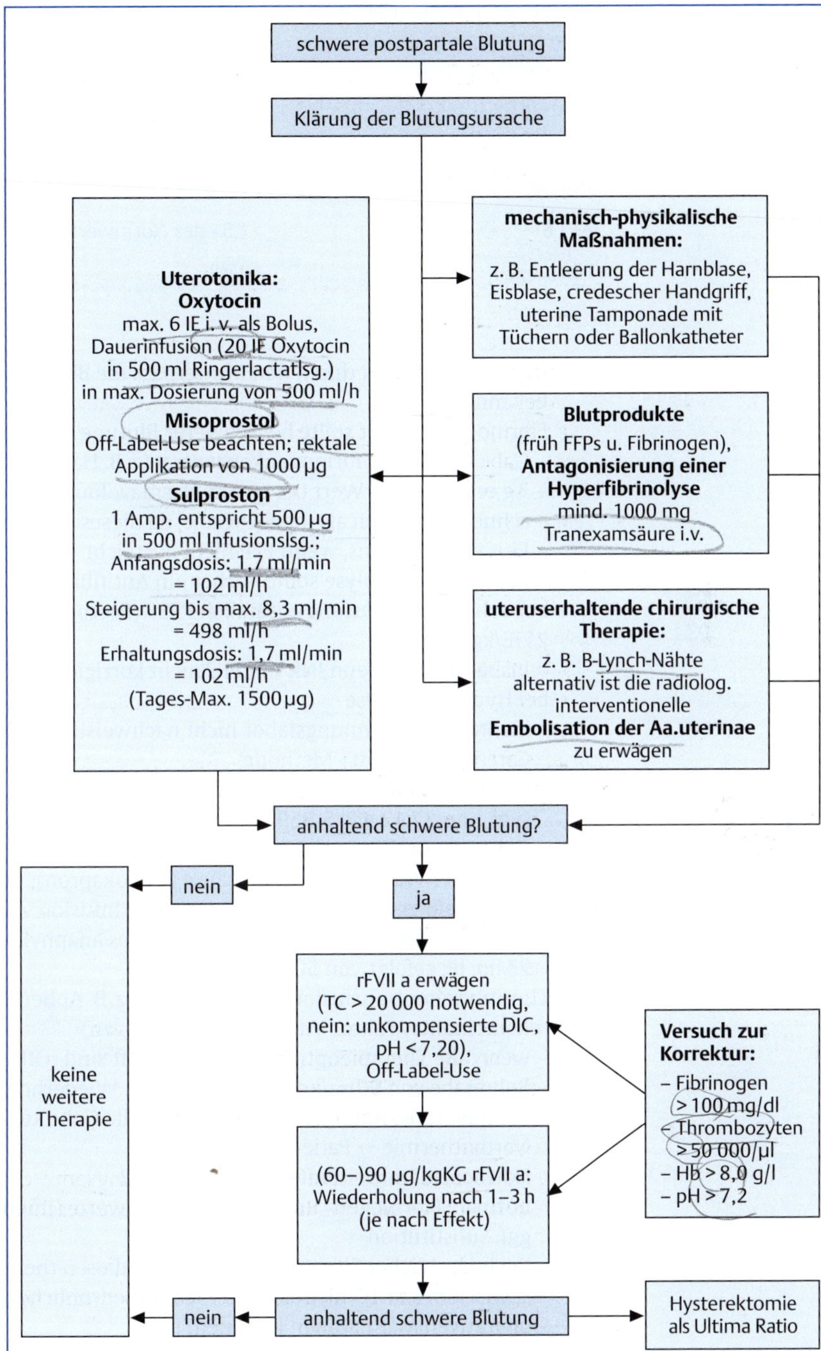

Abb. 27.**20** Prozedere bei postpartaler Blutung.

Tab. 27.2 Grenzwerte für die Substitution von Blutprodukten bei akuter und anhaltender Blutung.

Parameter	Grenzwert
Hb	7–8 g/dl
Thrombozyten	< 50 000/µl
INR-Wert bzw. Quick	>1,5 bzw. < 40 %
APTT	>1,5 × des Normwerts
Fibrinogen	< 1 g/l

- Im Allgemeinen ist durch den Mutterpass die Blutgruppe der Mutter bekannt.
- Fibrinogenzielwert sollte bei schwerer Blutung > 1,5 g/l (150 mg/dl) betragen
  - Gabe von 4–6 g Fibrinogenkonzentrat (z. B. Haemocomplettan)
  - 3 g erhöhen den Wert bei einem Plasmavolumen von 3 Litern um 1 g/l.
  - schneller möglich als die FFP-Gabe, da dieses aufgetaut werden muss
  - Einsatz spätestens, wenn FFP nicht ausreicht
  - Bei Hyperfibrinolyse sollte vorher ein Antifibrinolytikum gegeben werden.
- bei anhaltender Blutung zusätzlich PPSB (Prothrombinkomplex); 25 IE/kgKG
  - insbesondere, wenn INR mit FFP nicht korrigiert werden kann
- bei Hyperfibrinolyse
  - im Standardgerinnungslabor nicht nachweisbar → Einsatz valider Point-of-Care(Bedside-Test)-Methode
  - Nachweis durch Thrombelastogramm (TEG) oder Clot-Observation-Test (vgl. Kap. 27.12.4.2, S. 359)
  - Gabe von Antifibrinolytika
    Mittel der Wahl ist Tranexamsäure (Cyclokapron); Bolus von 10–20 mg/kgKG, gefolgt von einer kontinuierlichen Infusion von1–2 mg/kgKG
    alternativ Aprotinin (Trasylol); aber hohes anaphylaktisches Risiko; Bolus 2 Mio. IE, gefolgt von 500 000 IE/h
- Thrombozytentransfusion bei > 50 000/µl (z. B. Apheresekonzentrate)
- rekombinanter Faktor VIIa (rFVIIa; NovoSeven)
  - wenn alle Therapieoptionen ausgeschöpft sind (Off-Label-Use)
  - Bolusgabe von 90 µg/kgKG, HWZ 2 h, ggf. Wiederholung nach 1–3 h
  - Grundvoraussetzungen (andernfalls ist die Gabe kontraindiziert):
    Normothermie → Patientin wärmen
    Normoazidämie → Pufferung bei pH < 7,2
    normale Fibrinogen- und Thrombozytenwerte (mind. > 20 000/µl) → ggf. Substitution
  - Bei bedrohlicher Situation darf es durch diesen therapeutischen „Zwischenschritt" nicht zu einer lebensbedrohlichen Verzögerung von operativen Maßnahmen kommen!!
- kein Heparin während der Blutung oder bei erhöhter Blutungsgefahr, sondern stattdessen AT-III-Aktivität auf ≥ 70 % einstellen
  - je nach Blutverlust 1000–2000 IE AT-Konzentrat-Gabe (z. B. Kybernin)
- frühzeitiger Therapieversuch mit einmalig 800–1000 µg Misoprostol rektal; **Cave:** Nebenwirkungen ab ca. 500 µg zu erwarten)
  - (Cytotec wurde Ende 2005 aus dem Handel genommen.)
- Uterus ausdrücken und Wehe antreiben

- Scheiden- oder Zervixriss ausschließen
  - durch Spiegeleinstellung und Zervixrevision
- unvollständige Plazenta ausschließen
  - Inspektion der Plazenta
    - Defekte, Blutungen aus Plazentadefekten
    - aberrierende Gefäße in die Eihaut → retinierte Nebenplazenta?
  - Ultraschall
  - ggf. instrumentelles Nachtasten in Narkose
- Harnblase entleeren (Eine volle Blase hemmt reflektorisch die Wehentätigkeit.)
- kein Erfolg bei Uterusatonie und Blutverlust > 500 ml → Prostaglandin-$F_{2\alpha}$-Gabe
  Cave: Asthma bronchiale, Infektionen, Lungenödem
  - $PGF_{2\alpha}$ ist wegen fehlender Nachzulassung nicht mehr verkehrsfähig und wurde im Januar 2006 vom Markt zurückgerufen.
  - Sollte es nicht wieder verfügbar werden und Misoprostol ebenfalls nicht auf dem Markt zu bekommen sein, bleibt alternativ Sulproston (Nalador).
    - 1 Amp. = 500 µg in 500 ml Infusionslösung
      - Anfangsdosis 1,7 ml/min = 102 ml/h
      - bei Bedarf bis maximal 8,3 ml/min = 498 ml/h
      - Erhaltungsdosis 1,7 ml/min = 102 ml/h
    - Tagesmaximaldosis 1500 µg
    - Bronchospasmus als mögliche Nebenwirkung
      - Anwendung von β-adrenergen Sympathomimetika → Risiko des Lungenödems!
- uterine Tamponade
  - Datenlage kontrovers
  - z. B. mit Sulproston getränkte Bauchtücher (Off-Label-Use)
  - Ballonkatheter mit großem Inhalt (300 ml)
    - z. B. Senkstaken-Blakemore-Sonde
    - alternativ mehrere Foley-Katheter mit je 30 ml gefüllt
    - Ballonkathetertamponade bei Erfolg 24 h in situ belassen
  - nur bei diffuser Blutung aus der Plazentalösungsfläche sinnvoll
  - Bei Atonie wird die Kontraktilität behindert.
  - evtl. als Überbrückungsmaßnahme bis zur OP
- chirurgische Maßnahmen → Laparotomie
  - mögliche Gefäßligaturen:
    - beidseitige Gefäßligaturen des Lig. ovarii proprium und des aufsteigenden Uterinaastes
    - Ligatur der Aa. uterinae am Abgang von den Aa. iliacae internae
    - Ligatur der Aa. iliacae internae bds.
  - Uteruskompressionsnähte (vgl. Abb. 27.**21**)
    - Nahtmaterial: Monocryl No. 1 (monofil) oder Vicryl Nr. 1–2 (multifil); 70 mm semizirkuläre stumpfe Nadel oder gerade Nadel
    - Komplikationen
      - Pyometra
      - Synechien
      Cave bei Chorionamnionitis
      - Uterusnekrose, (-teilnekrose)
  - postpartale Hysterektomie als Ultima Ratio
    - immer Darstellung der Ureterverläufe (erhöhtes Risiko der Läsion)
    - erschwerte Abgrenzbarkeit der Zervix

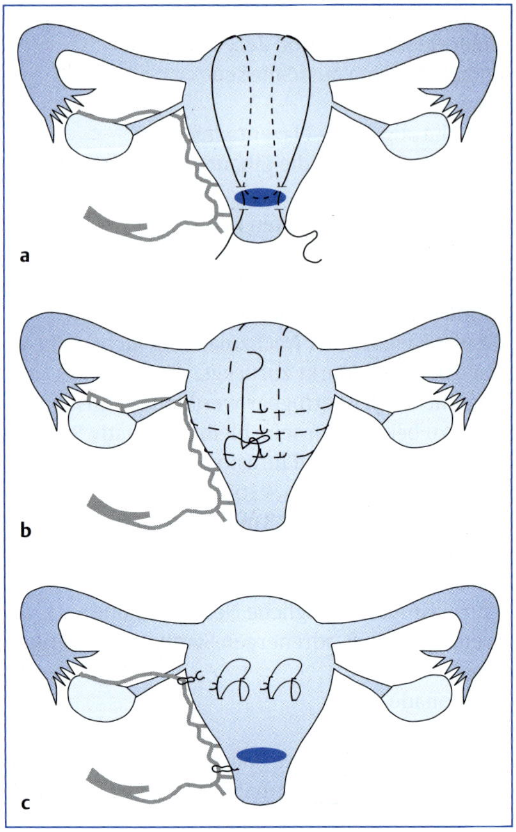

Abb. 27.**21** Uteruskompressionsnähte.
a Klassische B-Lynch-Naht („Hosenträger-Naht“)
b Naht nach Pereira, Kombination aus transversalen und longitudinalen Nähten
c Naht nach Cho, Vereinigung von Uterusvorder- und -hinterwand durch transmurale Nähte, hier gezeigt in Kombination mit abdomineller Ligatur der A. uterina nach O’Leary

- interventionelle Maßnahmen
  - Embolisation der Aa. uterinae
  - evtl. präventiv (zunächst nur Kathetereinlage) bei präpartal bekannter Plazentationsstörung und daher indizierter Sectio

Das Thromboserisiko ist deutlich erhöht → Thromboseprophylaxe im Wochenbett.

27.12.3 Fruchtwasserembolie

Definition

- Einschwemmung von Fruchtwasser in den mütterlichen Kreislauf über eröffnete Venen des Uterus (1 : 80 000 Geburten)

Ursachen

- Sectio caesarea
- Uterusruptur
- Zervixriss
- hoher Scheidenriss
- starke Wehentätigkeit nach Blasensprung
- Kristeller-Handgriff
- vorzeitige Plazentalösung
- manuelle Plazentalösung

Klinik

- Dyspnoe, Husten, Zyanose, Thoraxschmerzen
- akute Rechtsherzinsuffizienz durch Verlegung der Lungenstrombahn:
  - schwacher und hochfrequenter Puls, Blutdruckabfall
  - evtl. Bewusstlosigkeit
- disseminierte intravasale Gerinnung (durch Einschwemmung von Fruchtwasser mit hoher thromboplastischer und fibrinolytischer Aktivität) → Verbrauchskoagulopathie
- hohe mütterliche Letalität (60–80 %)

Diagnostik

- EKG (rechtsdrehender $S_I Q_{III}$-Lagetyp)
- Blutgasanalyse
- engmaschige Gerinnungskontrollen
- Thoraxröntgenaufnahme
- Ausschluss einer Thromboembolie mit einer Perfusionsventilationsszintigrafie oder Spiral-CT

Prozedere

- (vgl. Abb. 27.**22**)
- Oberkörper hoch, O_2-Gabe, ggf. Beatmung mit PEEP
- Intensivüberwachung
- Therapie der Rechtsherzinsuffizienz, z. B. mit Digitalis
- Therapie der DIC (s. u.)
  - frühzeitig Antifibrinolytika (z. B. Tranexamsäure 1 mg/kgKG)
  - mehrere Fallberichte zur erfolgreichen Verwendung von rFVIIa; NovoSeven

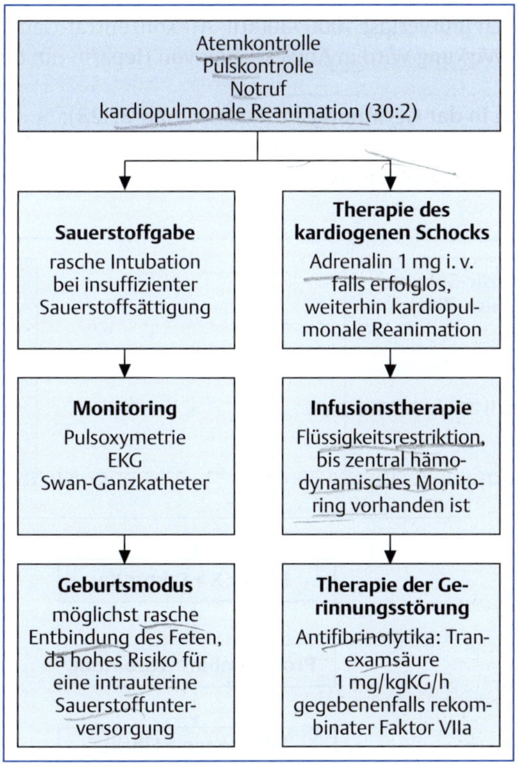

Abb. 27.**22** Vorgehen bei akuter Fruchtwasserembolie. Quelle: Dtsch. Ärztebl. 2008; 105: 636.

27.12.4 Verbrauchskoagulopathie

Ursachen

- septischer Abort, Missed Abortion, intrauteriner Fruchttod
- vorzeitige Plazentalösung
- Amnioninfektionssyndrom
- Präeklampsie/Eklampsie
- hämorrhagischer Schock
- Uterustraumen

27.12.4.1 Physiologie und Pathophysiologie

Antithrombin III

- **Synthese und Plasmakonzentration:**
  - AT III wird in den Hepatozyten und in Endothelien synthetisiert; die Synthese erfolgt unabhängig von Vitamin K.
  - Plasmakonzentration beträgt ca. 150–200 mg/l.
- **Halbwertszeit:**
  - 65 h bei Gesunden und 8,4–13,6 h bei Patienten mit AT-III-Mangel
  - Anwesenheit von Heparin verkürzt die Halbwertszeit auf 37 h.
- **AT-III-Aktivität:**
  - Unter 70 % bedeutet ein erhöhtes Thromboserisiko.
  - Unter 50 % Aktivität sollte substituiert werden.
  - kein Heparin während der Blutung, sondern stattdessen AT-III-Aktivität auf ≥70 % einstellen
    - je nach Blutverlust 1000–2000 IE AT-Konzentrat-Gabe (z. B. Kybernin)
  - AT-III-Wirkung wird in Anwesenheit von Heparin um den Faktor 1000 verstärkt.
- **Funktion in der Gerinnungskaskade** (s. Abb. 27.**23**):
  - AT III ist der wichtigste Inhibitor der Gerinnung; es hemmt besonders stark die aktivierten Faktoren Thrombin (Faktor II a) und den Stuart-Prower-Faktor (Fak-

Abb. 27.**23** Gerinnungskaskade.

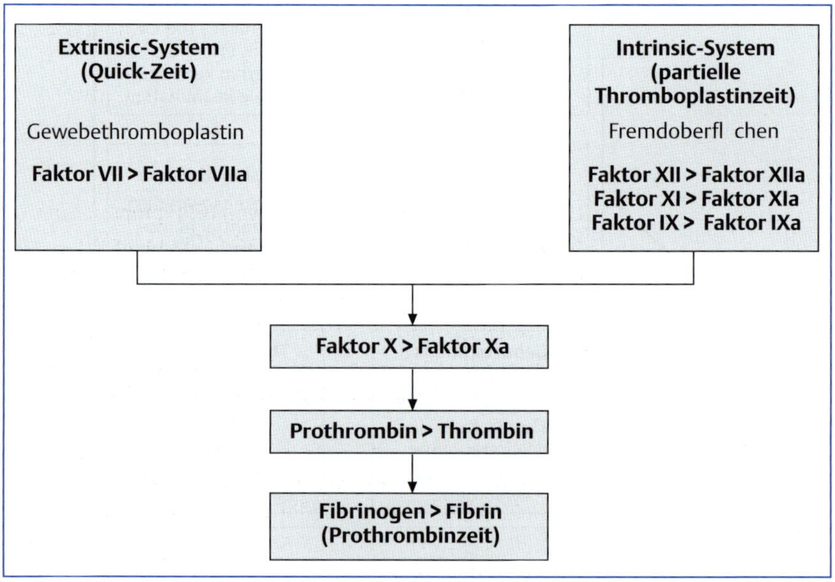

tor X), darüber hinaus die Faktoren XII a, XI a, IX a, VII a sowie Plasmin und Kallikrein.
- AT III hemmt über einen Argininrest im reaktiven Zentrum die Serinproteasen (außer Faktor-I-, -V- und -VIII-Serinproteasen; diese werden im Verlauf der Gerinnung lediglich aktiviert, die anderen Faktoren werden verbraucht).
- Kommt es zu einer Gewebsläsion, erfolgt anschließend explosionsartig die Bildung von Thrombin. An der Läsion vorbeiströmendes Thrombin könnte ohne „Gegenspieler" zu einer gefährlichen Thrombosierung führen. AT III bildet mit Thrombin einen irreversiblen Komplex (Thrombin-Antithrombin-III-Komplex) und hemmt damit eine überschießende Gerinnung.

Protein C und S

- weitere Inhibitoren: Protein C hemmt die Faktoren V und VIII (werden durch AT III nicht gehemmt).
- Aktivierung erfolgt durch Thrombin und Thrombomodulin.
- Synthese beider Inhibitoren erfolgt Vitamin-K-abhängig.

Pathophysiologie

- Entweder durch Volumenverlust und resultierende schlechte Mikrozirkulation oder durch Einschwemmung von thromboplastischem Material kommt es zur disseminierten intravasalen Gerinnung (DIC) → Verbrauch von Gerinnungsfaktoren und reaktive Hyperfibrinolyse.

27.12.4.2 Klinik, Diagnostik und Therapie

Klinik

- Blutungen aus frischen Wunden
- petechiale Blutungen

Diagnostik

- **Bedside-Test:**
  - Clot-Observation-Test
    - 5 ml Vollblut werden in ein unbeschichtetes Röhrchen gegeben und alle 30 s vorsichtig gekippt.
    - Gerinnselbildung im Reagenzglas nach 8–10 min, Auflösung nicht vor 20 min
    - pathologisch:
      - Gerinnselbildung bleibt auch nach 15 min aus → Zeichen für niedrige Fibrinogenkonzentration.
      - Gerinnselauflösung schneller → V. a. Hyperfibrinolyse
  - Thrombelastogramm (TEG)
- **Labor:** s. Tab. 27.**3**

Prozedere

- Grenzwerte für die Substitution von Blutkomponenten vgl Tab. 27.**2**
- Kontrollen je nach Dringlichkeit alle 30 min bis 4 h
- Frühzeitige Gabe von Erythrozytenkonzentraten, FFP und Fibrinogen ist wichtig.
  - im Notfall Gabe von ungekreuzten 0-Rh-negativen Erythrozytenkonzentraten
  - Im Allgemeinen ist durch den Mutterpass die Blutgruppe der Mutter bekannt.
  - Fibrinogenzielwert bei schwerer Blutung sollte > 1,5 g/l (150 mg/dl) betragen.
    - Gabe von 4–6 g Fibrinogenkonzentrat (z. B. Haemocomplettan)
    - 3 g erhöhen den Wert bei einem Plasmavolumen von 3 Litern um 1 g/l.
    - schneller möglich als die FFP-Gabe, da dieses aufgetaut werden muss
    - Einsatz spätestens, wenn FFP nicht ausreicht
    - Bei Hyperfibrinolyse sollte vorher ein Antifibrinolytikum gegeben werden.
  - bei anhaltender Blutung zusätzlich PPSB (Prothrombinkomplex); 25 IE/kgKG
    - insbesondere, wenn INR mit FFP nicht korrigiert werden kann

Tab. 27.3 Erkrankungsphasen und phasenabhängige Laborbefunde bei Verbrauchskoagulopathie (Quelle: Baltzer et al. Praxis der Gynäkologie und Geburtshilfe. Georg Thieme Verlag, Stuttgart, 2004).

Phase	Bezeichnung	charakteristische Laborbefunde
I	Initial-/Aktivierungsphase	Thrombozyten ↓, AT III ↓
II	frühe Verbrauchsphase	Thrombozyten ↓, AT III ↓, Quick ↓, Gerinnungsfaktoren (bes. Fibrinogen) ↓, PTT ↑, Thrombin-Antithrombinkomplex ↑
III	späte Verbrauchsphase	Thrombozyten ↓ ↓ (< 30 000/µl), AT III ↓ ↓, Quick ↓ ↓, Gerinnungsfaktoren ↓ ↓, Fibrinogen < 1 g/l, PTT ↑ ↑, Thrombinzeit ↑, Reptilasezeit ↑, Fibrinspaltprodukte/Fibrinmonomere +, D-Dimere +++, Fragmentozyten nachweisbar

- bei Hyperfibrinolyse
  - im Standardgerinnungslabor nicht nachweisbar → Einsatz valider Point-of-Care(Bedside-Test)-Methoden
  - Nachweis durch Thrombelastogramm (TEG) oder Clot-Observation-Test (s. o.)
  - Gabe von Antifibrinolytika
    - Mittel der Wahl ist Tranexamsäure (Cyclokapron); Bolus von 10–20 mg/kgKG, gefolgt von einer kontinuierlichen Infusion von1–2 mg/kgKG.
    - alternativ Aprotinin (Trasylol); aber hohes anaphylaktisches Risiko; Bolus 2 Mio. IE, gefolgt von 500 000 IE/h
- Thrombozytentransfusion bei > 50 000/µl (z. B. Apheresekonzentrate)
- rekombinanter Faktor VIIa (rFVIIa; NovoSeven)
  - wenn alle Therapieoptionen ausgeschöpft sind (Off-Label-Use)
  - Bolusgabe von 90 µg/kgKG, HWZ 2 h, ggf. Wiederholung nach 1–3 h
  - Grundvoraussetzungen (andernfalls ist die Gabe kontraindiziert):
    - Normothermie → Patientin wärmen
    - Normoazidämie → Pufferung bei pH < 7,2
    - normale Fibrinogen- und Thrombozytenwerte (mind. > 20 000/µl) → ggf. Substitution
- Kein Heparin während der Blutung oder bei erhöhter Blutungsgefahr geben, sondern stattdessen AT-III-Aktivität auf ≥ 70 % einstellen.
  - je nach Blutverlust 1000–2000 IE AT-Konzentrat-Gabe (z. B. Kybernin)

27.12.5 Dammrisse

Einleitung

- **Dammriss I. Grades:** Hauteinriss ohne Verletzung der Dammmuskulatur
- **Dammriss II. Grades:** Riss der Dammmuskulatur bis maximal an den M. sphincter ani externus
- **Dammriss III. Grades:** mit Riss des M. sphincter ani externus
  - DR IIIa: Sphinkter weniger als 50 % durchtrennt
  - DR IIIb: Sphinkter mehr als 50 % durchtrennt
  - DR IIIc: Sphinkter komplett durchtrennt
- **Dammriss IV. Grades:** mit Riss der Rektumvorderwand

Prozedere

- Naht grundsätzlich nur in ausreichender Analgesie
- **Dammriss I. und II. Grades**
  - Naht wie bei Episiotomie
- Dammriss III. Grades

> Naht sollte aus forensischen Gründen durch einen Facharzt oder einen Assistenzarzt auf Facharztniveau erfolgen.

  - Naht der Scheide bis zum Hymenalsaum
  - Vorziehen der Sphinkterenden mit 2 Ellissklemmen (Enden sind unmittelbar unter der Analhaut zu finden)
  - überlappende Vereinigung mittels U-Naht
    - Muskelstümpfe werden ca. 1 cm übereinandergelegt und dann durch U-Naht adaptiert.
  - Vereinigung mit mehreren Einzelknopfnähten (3–0, atraumatisch, resorbierbar; z. B. Vicryl)
  - weitere Naht wie bei der Episiotomie
  - weiche Kost und abführende Maßnahmen (z. B. 3 × 20 ml Bifiteral) über mind. 1 Woche
  - rektale Kontrolluntersuchungen vermeiden
  - Rat zur lebenslangen, regelmäßigen Beckenbodengymnastik
  - weitere Risikofaktoren → Risiko der späteren Stuhlinkontinenz (insbesondere bei okkultem Sphinkterdefekt)
    - weitere vaginale Entbindungen
      - bei okkultem, sonografisch nachgewiesenem Defekt Rat zur primären Sectio
      - bei bestehender Stuhlinkontinenz → Rat zur Sectio
      - ausführliche Anamnese (Flatus-Inkontinenz?) mit Dokumentation
      - bei fehlendem analsonografischem Befund → Risikoaufklärung vor der Geburt
    - mangelnde körperliche Bewegung
    - Alter
    - Menopause
  - bei Stuhlinkontinenz
    - Ausschöpfung konservativer Maßnahmen
      - Beckenbodengymnastik
      - Biofeedback
    - Sphinkter-Repair bei fehlendem Erfolg und nachgewiesenem Defekt
- **Dammriss IV. Grades**

> Die Naht sollte aus forensischen Gründen durch einen Facharzt oder einen Assistenzarzt auf Facharztniveau angelegt werden.

  - Naht der Rektumvorderwand einreihig mit Einzelknopfnähten (3–0, atraumatisch, resorbierbar) unter Fassen der Muskularis und Submukosa
  - Die Schleimhaut wird nicht mitgefasst.
  - Die Naht geht bis zur Analhaut vor.
  - alles Weitere wie beim Dammriss III. Grades

28 Kind postpartal und im Wochenbett

28.1 Erste Maßnahmen nach Geburt des Kindes

28.1.1 Erstversorgung

Absaugen

- vitales Neugeborenes, das in den ersten 5–10 s schreit und dessen Fruchtwasser klar ist → kein Absaugen notwendig
- Nachteile eines unnötigen Absaugens:
  - unangenehm für das Kind
  - Risiko der Schleimhautläsionen
  - Risiko der reflektorischen Bradykardie und Apnoe

Abnabeln

Eine plazentoneonatale Übertransfusion oder ein neonatoplazentarer Blutverlust soll vermieden werden.

- **Zeitpunkt des Abnabelns:**
  - mit Sistieren der Nabelschnurpulsationen (nach ca. 1–1½ min)
  - schnelleres Abnabeln bei sitzender oder hockender Gebärposition
- **Ausstreichen der Nabelschnur:**
  - kein zusätzliches Ausstreichen der Nabelschnur bei normaler vaginaler Entbindung
  - chronische Plazentainsuffizienz oder Übertragung → erhöhter Hämatokrit des Kindes → *rasches* Abnabeln *ohne* Ausstreichen der Nabelschnur
  - Nabelschnurumschlingung oder Nabelschnurknoten → in der Regel Blutmangel des Kindes → Nabelschnur lockern und ausstreichen, um Blutverlust zu retransfundieren
  - Ausstreifen der Nabelschnur auch bei Sectio

Abtrocknen und erste Lagerung

- möglichst rasch mit vorgewärmtem Frottier- oder Moltontuch abtrocknen
- nach Abnabelung das Kind der Mutter auf die Brust legen
- 20–30 min nach der Geburt sollte das Neugeborene erstmalig an der Brust der Mutter angelegt werden.

28.1.2 Apgar-Schema und Säure-Basen-Status, Serologie aus Nabelvenenblut

Apgar-Schema

- Zustandsdiagnose 1, 5 und 10 min post partum (s. Tab. 28.**1**)
  - 8–10 Punkte = lebensfrisches Kind
  - 5–7 Punkte = leichte Depression
  - 0–4 Punkte = schwere Depression

Säure-Basen-Status

- Blutabnahme noch vor Lösung der Plazenta
- nach Möglichkeit Blut aus einer Nabelarterie *und* einer Nabelvene

Tab. 28.**1** Apgar-Schema.

Punkte	0	1	2
Aussehen (Kolorit)	blass-asphyktisch	blau-zyanotisch	rosig
Pulsfrequenz (HF)	< 60–80 SpM	80–100 SpM	> 100 SpM
Grundtonus	keine Spontanmotorik	mäßige Spontanmotorik	rege und lebhaft
Atmung	keine Spontanatmung	reduzierte Atemtätigkeit (Stöhnen)	suffiziente Atmung
Reflexe	keine Spontanreflexe	Reaktion auf deutliche Stimulation	sofortige Reaktion

- heparinisiertes Blut verwenden
- Bestimmung von
  - **pH:** beschreibt respiratorischen und metabolischen Zustand
  - **pCO_2:** beschreibt respiratorischen Zustand
  - **BE:** Ältere Geräte berücksichtigen nicht die erniedrigte O_2-Sättigung des Nabelschnurblutes → mit sinkender Sättigung wird die Differenz zwischen herkömmlichem BE und korrigiertem BE (BE-Oxy) größer.

Cave: deutlicher Anstieg der neonatalen Akutmorbidität sowie der zerebralen Spätschäden ab einem pH = 7,10.

Geburtsasphyxie

- pH = 7,00
- BE ≤ –12 mmol/l
- 5-Minuten-Apgar ≤ 5

Coombs-Test (direkter AHG-Test)

- Entnahme aus der Nabelvene der Nabelschnur, wenn:
  - Antikörpersuchtests während der SS nicht durchgeführt wurden
  - positive Antikörpersuchteste in der Schwangerschaft
- positiver direkter AHG-Test post partum → V. a. Morbus haemolyticus neonatorum → umgehende Spezifizierung der Antikörper im mütterlichen Blut
  - **Cave:** evtl. schwach positiver Test durch präpartale Anti-D-Gabe

Blutgruppenbestimmung

- Bestimmung zumindest des Rh-Faktors aus dem Blut der Nabelvene bei:
  - Rhesus-negativen Müttern
    - Rh-positiv → Anti-D-Prophylaxe bei der Mutter möglichst innerhalb von 72 h post partum

28.2 Prophylaxen

28.2.1 Credésche Prophylaxe

Substanz und Stellenwert

- Einsatz einer 2%igen Silbernitratlösung in Deutschland zur Vermeidung der Blenorrhö; geht auf Credé in Leipzig zurück (31.1.1883)
- seit 1986 im Hebammengesetz nicht mehr vorgeschrieben, vom Bundesgesundheitsamt aber weiterhin empfohlen → Einsatz nur mit Einverständnis der Eltern

Vorgehen

- Vor dem Einträufeln ist das Einverständnis der Eltern einzuholen und zu dokumentieren.
- 1%ige Silbernitratlösung ist ausreichend.
- Bei frühzeitiger postnataler Anwendung (5–10 min post partum) besteht auch Wirkung gegenüber Chlamydien und gramnegativen Keimen.
- Alternativen gegen eine Chlamydienkonjunktivitis sind Erythromycin, Gentamicin oder Tetracyclin sowie 2,5%iges Polyvidon-Iod (nicht für diese Indikation zugelassen).

28.2.2 Vitamin-K-Prophylaxe

Kritik

1992 wurde im British Medical Journal ein Zusammenhang zwischen der i. m.-Gabe von Vitamin K und Krebs im Kindesalter beschrieben. Kritiker weisen auf die fehlende Spezifität des Effekts hin. Das Auslösen einer Vielzahl von Tumoren und Leukämien durch eine einzige Noxe – die parenterale Vitamin-K-Prophylaxe – wäre ungewöhnlich.

Empfehlungen

Folgende Empfehlungen wurden erarbeitet:

- weiterhin Vitamin-K-Gabe zur Prävention der Mangelblutung
- Gabe und Dosierung bei gesunden Neugeborenen:
  - 2 mg Konakion oral am 1. Lebenstag sowie bei den Vorsorgeuntersuchungen U2 und U3
  - 3. Gabe von 2 mg bei der U3
- kranke Neugeborene und Frühgeborene, bei denen eine orale Gabe nicht möglich ist:
  - 100–200 µg Vitamin K postpartal i. m. oder s. c.
  - 2. und 3. Gabe je nach klinischem Zustand oral oder parenteral

28.2.3 Vitamin-D-Prophylaxe

Dosierung

- täglich 500 IE Vitamin D und 0,25 mg Fluorid
- ab dem 5. Lebenstag für mindestens 1 Jahr
- sollte nicht im Herbst oder Winter beendet werden
- in Kombination mit Kariesprophylaxe (Fluor)

28.3 U1 = Neugeborenenuntersuchung

Erfolgt ca. 10–15 min nach der Geburt. Am besten während der Versorgung von Geburtsverletzungen bei der Mutter.

Erfassung von Risiken

- Geburtsgewicht < 2500 g oder > 4500 g (diabetisch?)
- Störung der Spontanatmung
- Unreife
- Fehlbildungen
- angeborene Krankheiten
- abnormes Verhalten
- Geburtsverletzungen

Allgemeines Schema

- Die wichtigsten Punkte der Erstuntersuchung zeigt Abb. 28.**1**.

U1 / Erstuntersuchung nach der Geburt durch Dr. ______________________

Zeit: ______________________

Gesamteindruck	☐ lebensfrisch ☐ reif	☐ beeinträchtigt ☐ überreif	☐ schlechter Zustand ☐ unreif ☐ dystroph
Haut	☐ Vernix überall	☐ wenig Vernix ☐ Ikterus ☐ Ödem	☐ keine Vernix
Lanugo	☐ fehlt	☐ Gesicht frei	☐ ganzer Körper
Turgor	☐ normal	☐ mäßig reduziert	☐ schlecht
		☐ Waschfrauenhände	☐ Mazeration
Verletzungen	☐ keine **rechts** **links** ☐ Kopfgeschwulst ☐ ☐ Saugglockenmarke ☐ ☐ Zangenmarke ☐ ☐ KS-Elektrodenmarke ☐	☐ Hämatome ☐ Petechien ☐ Erythem ☐ Wunden ☐ Angiome ☐ Exanthem ☐ Nävus	☐ Nekrosen ☐ Abszesse
Missbildungen	☐ keine	☐	
Verhalten	☐ wach	☐ unruhig	☐ schlaff ☐ ruhelos ☐ somnolent
Atmung			
Frequenz	☐ 35–60	☐ unregelmäßig	☐ >70 oder <30 ☐
Geräusch	☐ rein	☐ Rasselgeräusche	☐ abgeschwächt ☐ exsp. Stridor ☐ insp. Stridor
Silverman-Index	**0**	**1**	**2**
Bewegungen des oberen Thorax	☐ synchron mit Abdomen	☐ verzögert gg. Abdomen	☐ gegensinnig z. Abdomen
interkostale Einziehungen	☐ keine	☐ geringe	☐ starke
sternale Einziehungen	☐ keine	☐ geringe	☐ starke
Nasenflügeln	☐ kein	☐ gering	☐ stark
exsp. Stöhnen	☐ kein	☐ mit Stethoskop hörbar	☐ mit bloßem Ohr hörbar
Herz-Kreislauf			
Frequenz	☐ 110–150	☐ unregelmäßig	☐ >160 oder <100 ☐
Töne	☐ rein	☐ syst. / diast.	☐ atyp. Lage
Perfusion	☐ rosig ☐ Akrozyanose	☐ blass ☐ zentrale Zyanose	☐ zentralisiert

Abb. 28.**1** Formular zur Erstuntersuchung nach der Geburt.

28.3.1 Reifebestimmung

Reifezeichen

- Körperlänge > 48 cm
- Kopfumfang > 34 cm
- Gewicht > 2800 g
- Reste von Vernix
- kräftige Stimme
- Lanugobehaarung an Rücken, Schultern und Streckseiten der Oberarme (s. Tab. 28.**2**)
- Ausbildung der Ohrmuscheln (s. Tab. 28.**2**)

Tab. 28.**2** Reifebestimmung anhand externer Kriterien. Quelle: Hohenauer L. Z Geburtsh Perinat 1976; 180: 243.

Definition und Punktebewertung
1. Hautbeschaffenheit 0 = sehr dünn, gelatinös anzufühlen 1 = dünn und weich 2 = weich und mitteldick: Neugeborenenexanthem und oberflächliche Schuppung können vorhanden sein 3 = leicht verdickt und steif anzufühlen, mit oberflächlichen Sprüngen und Schuppen, besonders an Händen und Füßen 4 = dick und pergamentartig, mit oberflächlichen oder tiefen Sprüngen
2. Lanugo/Haarkleid 0 = keine Lanugo oder vereinzelt kurze Haare vorhanden 1 = reichlich; lang und dicht über ganzem Rücken 2 = Lanugohaare schütter, besonders an den kaudalen Rückenpartien 3 = wenig Lanugo mit kahlen Flächen 4 = mindestens die Hälfte des Rückens frei von Lanugo
3. Ohrform 0 = fast flach und formlos, keine oder nur geringe Wölbung des Randes 1 = Wölbung eines Teiles der Helix 2 = unvollkommene Wölbung der ganzen Helix 3 = ausgeprägte Wölbung der ganzen Helix
4. Ohrfestigkeit 0 = Helix weich und leicht faltbar 1 = Helix weich und leicht faltbar, kehrt aber spontan und langsam in die ursprüngliche Lage zurück 2 = Knorpel kann teilweise gefühlt werden, Helix springt nach Faltung spontan in Ausgangslage zurück 3 = Ohrmuschel ist fest, mit Knorpel bis zur Peripherie versehen, nach Falten unmittelbar zurückspringend
5. Genitale ▪ männlich: 0 = kein Testis im Skrotum 1 = mindestens ein Testis hoch im Skrotum 2 = mindestens ein Testis vollständig deszendiert ▪ weiblich: 0 = Labia majora weit klaffend, verhältnismäßig große, vorragende Labia minora 1 = Labia minora von Labia majora weitgehend bedeckt 2 = Labia minora von Labia majora vollständig bedeckt
6. Brustdrüsen (bei Seitenunterschieden wird der höhere Score gewertet) 0 = kein Drüsengewebe zu tasten 1 = Drüsengewebe tastbar, Durchmesser kleiner als 0,5 cm 2 = Drüsengewebe bds. zu tasten, mindestens an 1 Seite Durchmesser zwischen 0,5 und 1 cm 3 = Durchmesser an einer oder beiden Seiten mehr als 1 cm

Tab. 28.**2** (Fortsetzung).

7. Brustwarze
0 = Brustwarze kaum sichtbar, keine Areola
1 = deutliche Brustwarze, Areola vorhanden, aber nicht erhaben
2 = deutliche Brustwarze, Areola über Hautniveau erhaben

8. Fußsohlenfalten (nur tiefe Falten werden gewertet)
0 = keine Falten vorhanden
1 = Falten als rote Marken im vorderen Anteil der Fußsohle nachweisbar
2 = tiefe Falten über vorderem Drittel der Fußsohle nachweisbar
3 = tiefe Falten über mehr als ein Drittel nachweisbar
4 = sehr tiefe Falten über mehr als ein Drittel zu sehen

Konversion des Scores in geschätztes Gestationsalter

Score	Gestationsalter (Wochen)	Score	Gestationsalter (Wochen)	Score	Gestationsalter (Wochen)
0	26,1	09	34,6	18	39,9
1	27,2	10	35,3	19	40,3
2	28,3	11	36,0	20	40,7
3	29,3	12	36,2	21	41,0
4	30,3	13	37,3	22	41,3
5	31,2	14	37,9	23	41,6
6	32,1	15	38,5	24	41,8
7	32,9	16	39,0	25	42,0
8	33,8	17	39,5		

- Die Fingernägel überragen die Fingerkuppen.
- Die Zehennägel schneiden mit den Zehenkuppen ab.
- Die Hoden sind im Skrotum tastbar (s. Tab. 28.**2**).
- Die große Labien bedecken die Klitoris und die kleinen Labien (s. Tab. 28.**2**).
- Entwicklung von Brustwarze und -drüse (s. Tab. 28.**2**)
- Furchung der Fußsohlen (s. Tab. 28.**2**)

28.3.2 Basisuntersuchung

Verhalten

- wach/somnolent
- normales Bewegungsmuster/übererregt (z. B. bei zerebralen Schäden)
- ruhig/schreit kräftig durch/schrilles Schreien (bei zerebralen Schäden)
- leichter Opisthotonus (nach Deflexionslage normal)
- asymmetrische Haltung oder Bewegung bei:
  - Frakturen, Gelenksdysplasien, Plexuslähmung etc.

Haut

- blass: evtl. Blutverlust
- blass-grau: Infektion
- zyanotisch: Asphyxie, Vitium cordis
- ikterisch: Hämolyse unterschiedlicher Genese (z. B. Rh-Inkompatibilität)

Herz

- Frequenz, Rhythmus
- Herzgeräusche

Atmung

- Atemgeräusche, Darmgeräusche im Thorax (Zwerchfellhernie)
- Güte der Spontanatmung nach dem Silverman-Index (s. Abb. 28.**1**)

Kopf

- **Fazialisparese**
  - Asymmetrie der Mimik
  - Auge vor Austrocknung schützen
- **große Fontanelle**
  - Norm: 1,5–2,5 cm, leicht eingezogen oder im Niveau, weich, pulsiert leicht
  - pathologisch:
    - *eingesunken* bei Überreife und intrauterin dystrophierten Kindern
    - *vorgewölbt* bei Hirndrucksteigerung (Hydrozephalus, Hämatom)
- **Schädelknochen**
  - post partum oft übereinandergeschoben
  - bei Hirndrucksteigerung stark klaffende Nähte
- **Caput succedaneum** = Geburtsgeschwulst
  - teigige, ödematöse Anschwellung, bläulich, evtl. Petechien
  - die Nähte überschreitend
- **Kephalhämatom**
  - subperiostales Hämatom
  - überschreitet nie die Nähte
- **„Storchenbiss"**
  - verstärkte Durchblutung der Kapillargefäße; verstärkt sich beim Schreien; meist auf Nasenwurzel, Oberlidern oder Nacken
  - verschwindet im 1. Lebensjahr
- **Flammnävus**
  - großflächiges Hämangiom der Haut
  - gute Therapiemöglichkeiten per Laser
- **Augen**
  - Norm: meist geschlossen, unkoordinierte Bewegungen, graublaue Iris, Lichtreaktion der Pupillen, evtl. Blutungen der Skleren (verschwinden in der 1. Lebenswoche), Lidachse annähernd waagerecht
  - pathologisch:
    - Nystagmus, Sonnenuntergangsphänomen (Hydrozephalus), fehlende Pupillenreaktion, Katarakt, Kolobom
    - Trisomie 21: Hypertelorismus = überweiter Augenabstand, nach oben außen gerichtete Lidachse, Epikanthus = zum inneren Augenwinkel herunterziehende Falte
- **Ohren**
  - Trisomie 21: tiefer, nach vorne verschobener Ansatz
  - präaurikuläre Hautanhängsel → V. a. Nierenmissbildungen
- **Mund und Rachen**
  - Spaltbildungen, Verletzungen
  - Makroglossie (Mund kann meist nicht geschlossen werden)
- **Nase**
  - Choanalatresie: Beidseitig führt sie zu Atembehinderungen, anfallsweise auftretender Zyanose und Apnoe beim Trinkversuch; chirurgische Intervention nötig.

Ösophagus	▪ **Ösophagusatresie** (s. Abb. 28.**2**, Kap. 28.3.3.2) – sofortiges Erbrechen jeder Nahrung, Schaum vor dem Mund, schnorchelnde Atmung, evtl. Aspiration durch Fistel – Diagnose durch Sondenversuch (insbesondere bei Polyhydramnion indiziert), chirurgische Intervention notwendig
Hals	▪ Struma ▪ Halszysten ▪ Schiefhals durch Missbildung oder Trauma des M. sternocleidomastoideus
Abdomen	▪ Omphalozelen (Bruchsack, aus Amnion und Peritoneum bestehend) ▪ Milz- oder Lebervergrößerungen ▪ andere pathologische Resistenzen ▪ Hernien
Weibliche Genitalorgane	▪ Ödem im Bereich der großen Labien (harmlos) ▪ Spreizen der großen Labien → Synechien, Hymenalatresien, andere Anomalien ▪ glasiger, weißer Ausfluss (harmlos) ▪ geringe vaginale Blutung (harmlos)
Männliche Geschlechtsorgane	▪ Hydrocele testis (prallelastisch, transparent) ▪ Hypospadie (Fehlmündung der Urethra an der Unterseite des Penis, der Penis ist meist dorsalkonvex verkrümmt und unterentwickelt) ▪ Epispadie (unterschiedlich ausgeprägte Spaltbildung an der Oberseite des Penis, Korrektur nach dem 1. Lebensjahr)
Damm und Analregion	▪ Fisteln ▪ Analatresie
Rücken	▪ Spaltbildungen im Bereich der Wirbelsäule (s. Abb. 28.**3**; Kap. 28.3.3.5) ▪ Porusbildung im Sakralbereich + abnorme Behaarung in der Sakralgegend → evtl. Hinweis auf Spina bifida occulta ▪ Mongolenfleck = schiefergrauer Fleck in der Kreuzbeingegend (harmlos), Rückbildung bis zum 4. Lebensjahr
Hüftgelenk	▪ **normal:** Hüftgelenke leicht flektiert und abduziert (nach BEL verstärkte Hüftflexion → Ortolani-Klick nicht prüfen) ▪ **Ortolani-Phänomen** = wichtiges Zeichen zur Frühdiagnose der Hüftgelenksdysplasie: – Kind in Rückenlage, 4 Finger schienen den Oberschenkel; fühlbares Klicken bei passiver Abduktion und Außenrotation und gleichzeitigem Hüftwärtsdrücken des im Kniegelenk und in der Hüfte gebeugten Beines ▪ Luxation: – Asymmetrie der Oberschenkel- und Leistenfalten bei symmetrischer Wirbelsäule und gestreckten Beinen in Bauchlage (Screening durch Hüftsonografie bei der Untersuchung U3)
Extremitäten	▪ fehlende oder überzählige Finger oder Zehen ▪ Anhängsel ▪ Vierfingerfurche (Verschmelzung der beiden Hohlhandfurchen zu einer durchgehenden Hohlhandfurche; z. B. bei Trisomie 21) ▪ Fußfehlstellungen (s. u.) ▪ andere Fehlbildungen

Skelettverletzungen

- Klavikulafraktur (Scheinlähmung, Schmerzäußerung), keine weitere Therapie
- andere Frakturen

Reflexe

Der normale Zeitpunkt des Verschwindens ist jeweils in Klammern angegeben, Störungen des zeitlichen Verschwindens deuten auf zerebrale Probleme hin.

- **Gehautomatismus** (2. Monat):
  - In senkrechter Stellung macht das Kind auf einer Unterlage Schreitbewegungen.
- **symmetrischer tonischer Nackenreflex (3. Monat):**
  - Kopfstreckung → Armstreckung + Beinbeugung
  - Kopfbeugung → Armbeugung + Beinstreckung
- **asymmetrischer tonischer Nackenreflex** (6. Monat):
  - passive Drehung des Kopfes → Streckung von Arm und Bein der Gegenseite
- **Moro-Reflex** (6. Monat):
  - plötzliche Höhenveränderung des Kindes oder Erschütterung der Unterlage → Armstreckung und Spreizen der Finger, dann Zusammenführen beider Arme über der Brust
- **Saugreflex** (6. Monat):
  - periorale oder orale Berührung → Saugbewegung
- **Galant-Reflex** (6. Monat):
  - Streichen der Haut paravertebral der BWS → homolaterale Kontraktion des M. erector spinae mit Wirbelsäulenkrümmung und Beckenwendung zur gereizten Seite, Abstrecken des Beines und Adduktion des Armes derselben Seite
- **Greifreflex** (6. Monat):
  - Berühren der Handfläche → Handschluss

28.3.3 Fehlbildungen

28.3.3.1 Lippen-Kiefer-Gaumen-Spalte

Operative Versorgung

- immer postpartale Vorstellung in einer kieferchirurgischen Abteilung
- Lippenspalten: Versorgung 3.–4. Lebensmonat
- Spalten des weichen Gaumens: mit Abschluss des 1. Lebensjahres
- Spalten des harten Gaumens: mit 3–4 Jahren; postpartal wird eine Gaumenplatte angepasst

28.3.3.2 Fehlbildungen der Verdauungsorgane

Ösophagusatresie

- Formen s. Abb. 28.**2**
- Hydramnion der Mutter
- übermäßige Salivation des Kindes
- Erbrechen jeglicher Nahrung → Sondierungsversuch des Magens
- schnelle chirurgische Intervention, wenn Sondierung nicht möglich und die weitere Diagnostik (Gastrografin-Schluck) die Diagnose bestätigt

> **Cave:** Gefahr der Aspirationspneumonie!

Obturationen

- Erbrechen
- Ileussymptome
- frühzeitige Diagnose und Therapie notwendig

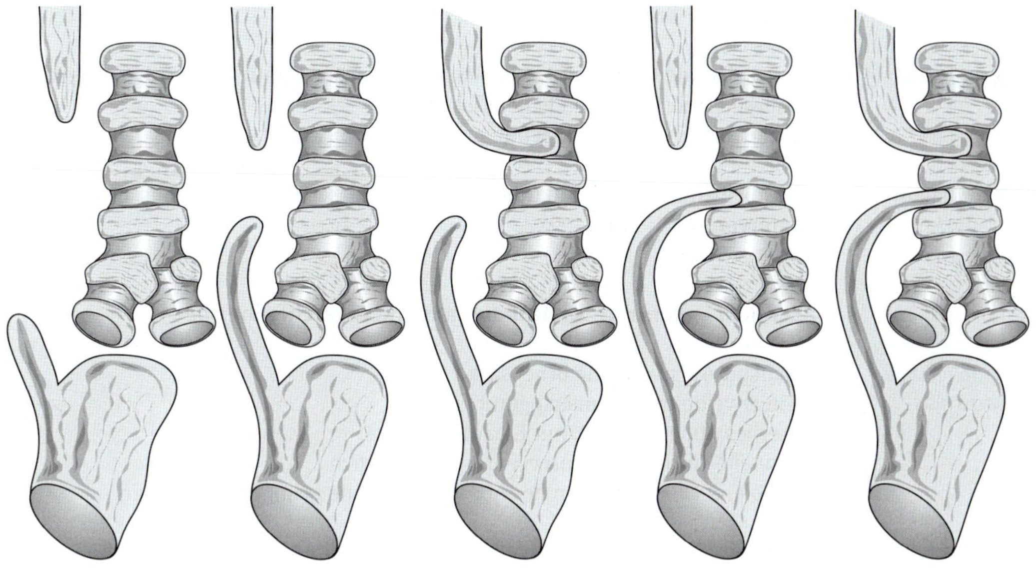

Abb. 28.**2** Formen der Ösophagusatresie.

Analatresie	▪ Fehlen des Afters durch Fortbestehen der Kloakenmembran ▪ oft mit Fehlbildungen des Urogenitaltraktes und anderen Fehlbildungen des Darmes verbunden ▪ routinemäßige postpartale Sondierung von einigen Autoren empfohlen ▪ schnelle operative Korrektur notwendig
Mukosviszidose	▪ Gefahr des Ileus durch eingedicktes Mekonium ▪ Wurde bis zum Ende des 2. Tages post partum noch kein Mekonium abgesetzt, sollte ein Einlauf zur Klärung durchgeführt werden.

28.3.3.3 Fehlbildungen des Urogenitalsystems

Blasenektopie	▪ frei liegende Blasenschleimhaut + Spaltbildung des Beckens ▪ sofort antibiotische Behandlung ▪ schnelle chirurgische Intervention
Epispadie und Hypospadie	s. Kap. 28.3.2 „Männliche Geschlechtsorgane“
Adrenogenitales Syndrom	▪ unstillbares Erbrechen im Strahl ▪ Durchfälle mit Exsikkose ▪ intersexuelles Genitale oder Klitorishypertrophie ▪ Na ↓, K ↑, 17-Ketosteroide im Urin ▪ s. Kap. 39.3.2, S. 596

▶ Salzersatz und Glukokortikoide sind lebensrettend.

Nierenmissbildung

- ausbleibende Urinproduktion > 48 h → Blasensonografie, ggf. Katheterismus
- Nierenagenesie (Nieren fehlen) ist tödlich.
- Zystennieren sind meist schon präpartal im US aufgefallen.

Urethralklappen

- ausbleibende Urinproduktion bei gefüllter Blase → Katheterismus, urologische Intervention

28.3.3.4 Ventrale Spaltbildungen und Zwerchfellhernie

Paromphalozele = Gastroschisis

- Bauchwandspalt ohne Bruchsack
- Eingeweide frei heraushängend
- steriles Abdecken, z. B. mit Eihäuten
- schnelle chirurgische Intervention erforderlich
- Problem: Die Reposition der Abdominalorgane gelingt nicht immer.

Omphalozele = Nabelschnurbruch

- Bruchsack aus Peritoneum, Wharton-Sulze und Amnion mit Nabelschnurgefäßen
- Komplikationen: Durchwanderungsperitonitis, mechanischer Ileus, Ruptur
- chirurgische Intervention mit Rückverlagerung und Bruchsackabtragung
- bei großem Bruchsack evtl. zunächst konservative, antiseptische Behandlung und spätere Rückverlagerung

Zwerchfellhernie

- Dyspnoe, Zyanose
- fehlendes Atemgeräusch (meist links)
- evtl. Darmgeräusche im Thorax
- schnelle chirurgische Intervention

28.3.3.5 Spaltbildungen der Wirbelsäule

Spina bifida occulta

- gespaltener Wirbelbogen, aber keine Fehlbildung des Rückenmarks oder seiner Häute

Spina bifida aperta

- Muskelatrophie, Inkontinenz, schlaffe Parese der Beine, evtl. Kombination mit einem Hydrocephalus internus
- kinderchirurgische Deckung des Defektes
- ggf. Ableitung eines Hydrocephalus internus
- multidisziplinäre Betreuung der Kinder

Meningomyelozele

- hernienartige Vorwölbung eines Rückenmarkabschnittes, wobei die Häute den Bruchsack bilden
- Die betroffenen Rückenmarkanteile sind immer verändert, Haut und Wirbelbogen nicht geschlossen.

Myelozele

- Vorwölbung eines Rückenmarkabschnitts (s. Abb. 28.**3**)

Menigozele

- Vorwölbung der Meningen; das Rückenmark ist meist nicht verändert

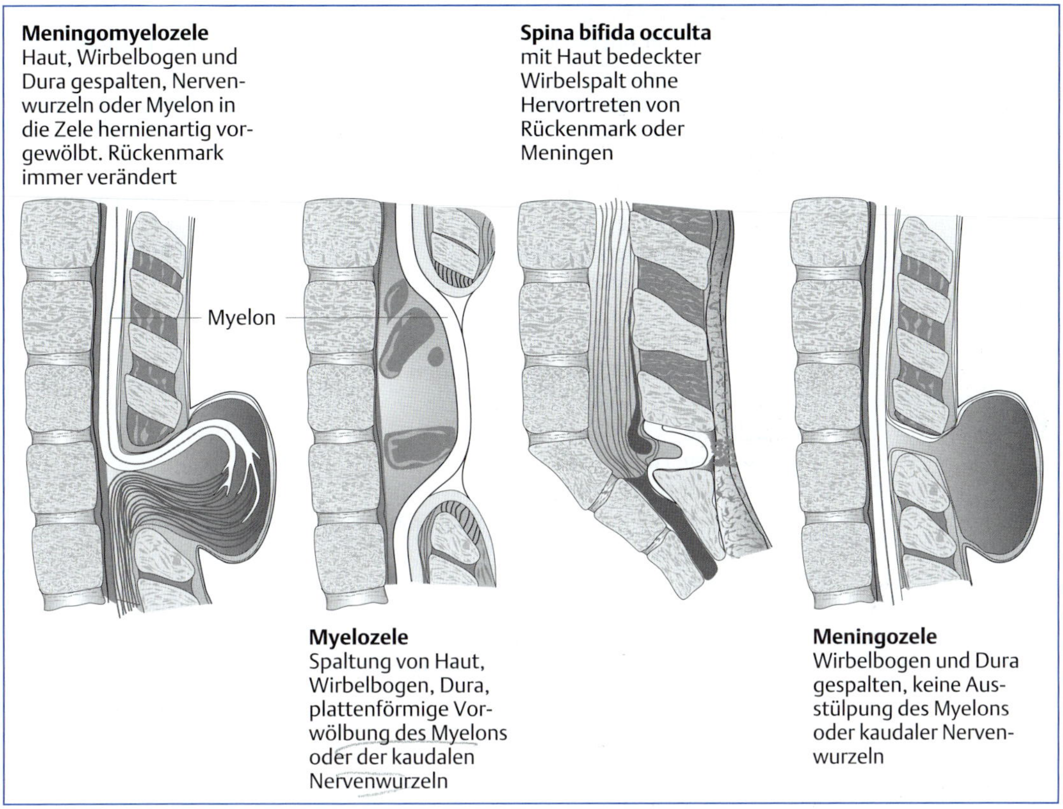

Abb. 28.**3** Myelozelen.

28.3.3.6 Kardiovaskuläre Fehlbildungen

Klinik

- Dyspnoe und Zyanose (besonders beim Trinken und Schreien)
- Herzgeräusche (nicht obligat bei fehlender Druckdifferenz zwischen linkem und rechtem Herzen)
- fehlende Femoralispulse

Formen

- **Ventrikelseptumdefekt** (30 % aller Vitien)
  - Links-rechts-Shunt
  - bei großem Defekt Entwicklung einer Herzinsuffizienz mit Belastungsdyspnoe (z. B. beim Schreien und Trinken)
- **Vorhofseptumdefekt**
  - offenes Foramen ovale, Links-rechts-Shunt
  - ggf. Leistungseinschränkung, Symptome evtl. auch erst im Erwachsenenalter
- **Aortenstenose**
  - Hypertrophie des linken Ventrikels durch Drucksteigerung
  - Druck hinter der Stenose und damit auch in den Koronargefäßen vermindert
  - Belastungsdyspnoe, Stenokardien
- **Pulmonalstenose**
  - Hypertrophie des rechten Ventrikels, Zeichen der Rechtsherzinsuffizienz
  - Belastungsdyspnoe

- **Aortenisthmusstenose**
  - Hypertonie der oberen Körperhälfte, Hypotonie und Zyanose der unteren Körperhälfte
  - fehlende oder abgeschwächte Femoralispulse
  - Linksherzbelastung
- **Fallot-Tetralogie**
  - Ventrikelseptumdefekt, Pulmonalstenose, Dextroposition der Aorta, Rechtsherzhypertrophie
  - Zyanose (besonders bei Belastung)
  - hypoxämische Anfälle

28.3.3.7 Extremitätenfehlbildungen

Formen

- **Polydaktylie**
  - überzählige Finger oder Zehen
  - Röntgenkontrolle sinnvoll
  - nichtknöcherne Rudimente abbindbar, operative Korrektur spätestens vor der Einschulung
- **Syndaktylie**
  - fehlende Trennung zweier Finger oder Zehen
  - kutane oder knöcherne Syndaktylie
  - operative Korrektur vor dem 3. Lebensjahr
- **Peromelie**
  - Stummelbildung im Bereich des Unterarms oder Unterschenkels
- **Phokomelie**
  - rudimentäre Entwicklung der langen Röhrenknochen
  - relativ normal ausgebildete Hände, nahe am Rumpf sitzend
- **Amelie**
  - komplettes Fehlen einer Extremität

> Störungen der Extremitätenentwicklung können genetisch bedingt sein oder durch toxische Einflüsse zwischen dem 29. und 46. Tag post menstruationem (z. B. Thalidomid) zustande kommen.

Spezielle Fußfehlbildungen

- **Klumpfuß**
  - in 20 % der Fälle genetisch bedingt
  - Spitzfußstellung im oberen Sprunggelenk
  - Varusstellung (Supination) des Rückfußes
  - Adduktion des Vorfußes
  - hohlfußartig verstärkte Längswölbung des Fußes
  - konservative Behandlung muss am 1. Lebenstag beginnen: manuelle Redression und Retention durch Gipsverband
  - Eine spätere Therapie ist immer operativ.
- **Hackenfuß**
  - Folge einer intrauterinen Zwangshaltung: (evtl. extremes) Heranziehen des Fußes Richtung Schienbein (Dorsalflexion im oberen Sprunggelenk)
  - Plantarflexion höchstens bis 90° möglich, evtl. gar nicht
  - manuelle Redression und Fixierung des Fußes in Spitzfußstellung durch Bandage
- **Sichelfuß**
  - verstärkte Vorfußadduktion
  - Abspreizung der Großzehe

- tägliche Redression in den ersten Lebensmonaten
- evtl. Fixierung durch Gipsverband in der ersten Lebenswoche

> Bei jeder Fußfehlstellung muss auch auf eine Hüftgelenksdysplasie geachtet werden (Hüftsonografie).
> Ein generelles Screening durch Hüftsonografie zur Verhinderung von Spätschäden der Hüftgelenksdysplasie ist im Rahmen der U3 etabliert worden.

28.4 Prozedere bei Risikofaktoren oder V. a. neonatale Störungen

- Kontrolle des Hb und Hkt bei:
  - Übertragung
  - chronischer Plazentainsuffizienz
  - Nabelschnurkomplikationen
  - V. a. fetalen Blutverlust
  - auffallende Blässe
- Pulsoxymetrie und neonatologische Untersuchung bei:
  - gestörter Atmung (Tachypnoe, Dyspnoe, Zyanose)
- Blutzuckerkontrolle bei:
  - Gewicht < 10. Perz.
  - Gewicht > 90. Perz.
  - mütterlichem Diabetes mellitus
  - Gestationsdiabetes
  - Nabelarterien-pH < 7,1
  - Hyperexzitabilität oder Hypotonie
  - Der physiologische postpartale BZ-Abfall ist nach 2 h verschwunden.
- CRP und Differenzialblutbild mit IT-Quotient bei:
  - auffälligen Neugeborenen
  - Frühgeborenen
  - anamnestischen Hinweisen
    - fetaler Tachykardie
    - Fieber der Mutter > 38,0 °C
    - vorzeitigem Blasensprung > 24 h

28.5 AB0-Inkompatibilität

Pathophysiologie

- Konstellation: Mutter 0, Kind A oder seltener B
- schon in der 1. Schwangerschaft möglich
- **Erworbene AK** gegen A oder B sind IgG-AK und damit plazentagängig. Sensibilisierung z. B. durch das Kind.
- **Angeborene AK** sind IgM-AK und damit nicht plazentagängig → für eine Hämolyse nicht verantwortlich.
- Schädigung beginnt nie intrauterin, sondern erst postpartal.
- milderer Verlauf als bei der Rh-Erythroblastose (Neugeborenenikterus)

Prozedere

- Überprüfung der Konstellation
- direkter Coombs-Test beim Kind positiv
- tägliche postpartale Bilirubinkontrolle
  - Hyperbilirubinämie → Phototherapie

- überdurchschnittlicher Anstieg → Hb-Kontrollen (Hämolyse!)
- Anstieg > 0,5 mg/h → Austauschtransfusion

28.6 Neugeborenenikterus

60 % aller reifen gesunden Neugeborenen werden klinisch sichtbar gelb.

Physiologische Ursachen

- Lebensdauer der Erythrozyten auf 70 Tage verkürzt
- Resorption von Hämatomen
- verminderte Kapazität der Glukuronyltransferase
- vermindertes Serumeiweiß und Albuminbindung (besonders nach Frühgeburt)
- Ikterus tritt nach > 36 h post partum auf und dauert nicht länger als 10 Tage

Pathologische Ursachen

gesteigerte Bilirubinbildung

- irreguläre Antikörper
  - direkter Coombs-Test positiv
  - Differenzialdiagnosen:
    - Rh-Inkompatibilität → Anti-D-AK nachweisbar
    - AB0-Inkompatibilität → Anti-A/B-IgG-AK nachweisbar
    - andere Antikörper

▶ Der Ikterus tritt evtl. vor der 24. Lebensstunde auf → Verlegung ins perinatologische Zentrum.

- Polyzythämie
  - Hkt > 70 %
  - direkter Coombs-Test negativ
  - direktes Bilirubin < 1,5 mg/dl (26 µmol/l)
  - Ursachen:
    - verzögerte Abnabelung (besonders wenn das Kind tiefer als die Plazenta liegt)
    - maternofetale Transfusion
    - fetofetale Transfusion bei Mehrlingen
- Hämatome

▶ Laborwerte bis auf das Gesamtbilirubin normal

verminderte Bilirubinausscheidung

- direkter Coombs-Test negativ
- direktes Bilirubin > 1,5 mg/dl (26 µmol/l)
- Ursachen:
  - Infektionen: Neugeborenensepsis, pränatale Infektionen (Zytomegalie, Lues, Toxoplasmose), Hepatitis
  - Stoffwechselerkrankungen: Mukoviszidose, Galaktosämie, Antitrypsinmangel,
  - Gallengangsatresie

▶ Verlängerter Ikterus (> 10 Tage)

Hemmung der Glukuronidierung

- direkter Coombs-Test negativ
- Gesamtbilirubin erhöht
- direktes Bilirubin normal
- Hkt normal

- Ursachen:
  - Unreife der Leber, besonders bei Frühgeborenen
  - Hypoxie/Azidose
  - Anämie (Hkt <45 %)
  - Thyroxinmangel
  - Glukuronyltransferasedefekt

▶ Verstärkter und verlängerter Ikterus

differenzialdiagnostisches Vorgehen s. Abb. 28.**4**

Diagnostik

- erweiterte pädiatrische Diagnostik bei Ikterus <24 Lebensstunden
- Entlassung im Alter <48 h und sichtbarer Ikterus → Bilirubinbestimmung und ggf. pädiatrische Untersuchung
- Bilirubinbestimmung bei allen ikterischen Neugeborenen spätestens anlässlich der U2 (36–72 Lebensstunden)
- Wert >75. Perz. bezogen auf das Lebensalter → erneute Kontrolle spätestens innerhalb von 48 h
- Wert >95. Perz. → Kontrolle innerhalb von 24 h
- Routinemäßige Messungen erfolgen unblutig transkutan.
  - Ergebnis über 75. Perz. → nasschemisches Verfahren zur korrekten Bestimmung notwendig
- Bestimmung von direktem Bilirubin, Blutgruppe, Hb, Hkt, Retikulozyten, Infektparameter je nach Anweisung des Pädiaters mit Beginn der Phototherapie

Prozedere

- Verlegung in die Kinderklinik bei:
  - Ikterus vor der 36. Lebensstunde
  - raschem Anstieg >0,5 mg/h
  - Erreichen der Austauschgrenze (s. u.)

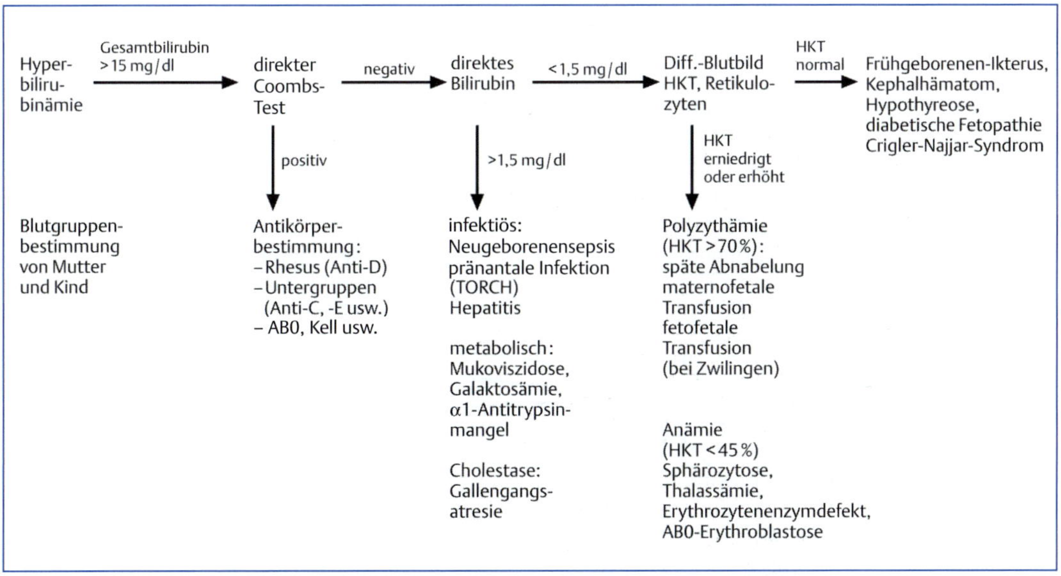

Abb. 28.**4** Differenzialdiagnostik bei Neugeborenenikterus.

Tab. 28.3 Management der Hyperbilirubinämie.

Alter (h)	Gesamtbilirubin in mmol/l (mg/dl)			
	Phototherapie erwägen[1]	Phototherapie	Phototherapie 4–6 h falls erfolglos[2]: Austauschtransfusion	Austausch-transfusion
≤24				
25–48	≥170 (12)	≥260 (15)	≥340 (20)	≥430 (25)
49–72	≥260	≥310 (18)	≥430 (25)	≥510 (30)
≥72	≥290 (17)	≥340 (20)	≥430 (25)	≥510 (30)

[1] Kinderärztliche Beurteilung; Phototherapie nur in besonders indizierten Einzelfällen.
[2] Austauschtransfusion, wenn Bilirubin in 4–6 h nicht um 20–30 µmol/l (1–2 mg/dl) abgefallen ist.

- **Phototherapie**
  - Aus Sorge vor einem Kernikterus werden die Grenzwerte oft sehr niedrig angesetzt → mehr als 10 % aller Neugeborenen erhalten eine Phototherapie → neuere Richtlinien mit höheren Indikationsgrenzen.

> **Merke:** Auswirkungen einer Hyperbilirubinämie wie Hörstörungen, neurologische und geistige Auffälligkeiten kommen bei reifen gesunden Neugeborenen ohne Hämolyse praktisch nicht vor.

  - Nebenwirkungen der Phototherapie:
    - Trennung von der Mutter
    - häufige Blutentnahmen
    - Stillabbruch
    - Wasser- und Elektrolytverluste
    - Dermatitis
  - Ablauf:
    - bis auf Windel nackt ausziehen
    - Augenabdeckung
    - reichlich Flüssigkeitszufuhr
    - Wellenlänge 410–530 nm; Optimum 460 nm (blaues Licht)
    - Bestrahlungsdauer ca. 12 h bzw. bis zum eindeutigen Bilirubinabfall
  - alternativ kann die Bestrahlung im Bili-Bett stattfinden
    - Das Kind liegt im Kinderbett.
    - Bestrahlungsquelle in Form einer fiberoptischen Leuchtmatte
    - Das Kind kann bei der Mutter verbleiben.
    - geringere Effektivität als bei konventioneller Phototherapie

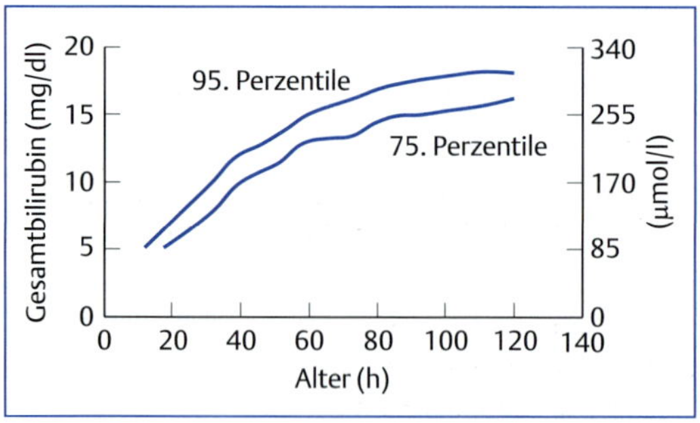

Abb. 28.5 Nomogramm mit altersbezogenen Serumbilirubinkonzentrationen bei reifen Neugeborenen zur Risikoabschätzung für das Auftreten einer behandlungsbedürftigen Hyperbilirubinämie. Oberhalb der 75. Perz. ist eine erneute Bilirubinbestimmung innerhalb von 48 h, oberhalb der 95. Perz. innerhalb von 24 h empfehlenswert (Quelle: www.uni-duesseldorf.de/AWMF/ll/024-007.htm).

28.7 Screeninguntersuchungen

28.7.1 U2

- Untersuchung des Kindes durch einen neonatologisch erfahrenen Kinderarzt
- in Gegenwart der Mutter/Eltern
- Beratung:
  - Notwendigkeit weiterer Vorsorgeuntersuchungen
  - Ernährungsempfehlungen
  - Impfungen
  - präventive Maßnahmen
    - Vit.-K- und Vit.-D- und Fluor-Gabe
    - sonografisches Hüftscreening bei der U3
    - Hörscreening
      - seit dem 1.1.2009 bis spätestens zum 3. Lebenstag vorgeschrieben
      - Bei Geburt im Krankenhaus soll der Test dort erfolgen.
      - Testergebnis auffällig → möglichst am selben Tag, spätestens bis zur U2, Kontroll-Hirnstammaudiometrie
  - Empfehlungen zur Vermeidung des plötzlichen Kindstods (s. Kap. 28.9)

28.7.2 Erweitertes Neugeborenenscreening

Richtlinie vom 21.12.2004

Umfang

- Störungen des Aminosäurestoffwechsels
  - Phenylketonurie (PKU) und Hyperphenylalaninämie (HPA)
  - Ahornsirupkrankheit (MSUD)
- Organoazidurien
  - Glutaraacidurie Typ I (GA I)
  - Isovalerianacidämie
- Defekte der Fettsäureoxidation
  - Medium-Chain-Acyl-CoA-Dehydrogenase-Mangel (MCAD)
  - Long-Chain-Acyl-CoA-Dehydrogenase-Mangel (LCAD)
  - Very-Long-Chain-Acyl-CoA-Dehydrogenase-Mangel (VLCAD)
- Defekte des Carnitinzyklus
  - Carnitin-Palmitoyl-Transferase-I-Mangel (CPT-I)
  - Carnitin-Palmitoyl-Transferase-II-Mangel (CPT-II)
  - Carnitin-Acylcarnitin-Translocase-Mangel
- Biotinidasemangel
- klassische Galaktosämie
- konnatale Hypothyreose
- klassisches Adrenogenitales Syndrom (AGS)

Zeitpunkt

- in der Regel am 3. Lebenstag
- technisch sicher auch nach der 36. Lebensstunde, unabhängig von der Proteinzufuhr
- Entnahme vor der 36. Lebensstunde bei:
  - Entlassung vor der 36. Lebensstunde
  - Verlegung in eine andere Institution
  - Transfusion oder Austauschtransfusion

- Behandlung mit Kortikosteroiden oder Dopamin
- → Zweitscreening
- Zweitscreening auch bei Frühgeborenen <32+0 SSW

28.7.3 Im Screening erfasste Erkrankungen

28.7.3.1 Phenylketonurie (PKU)

Häufigkeit

- 1 : 10 000

Pathophysiologie

- Mangel an Phenylalaninhydroxylase

Klinik

- Manifestation ohne Behandlung im Alter von 6–8 Monaten
- Entwicklungsrückstand, geistige Retardierung, Krampfanfälle, Mikrozephalie
- blonde Haarfärbung, blauäugig
- evtl. Geruch nach Mäusekot

Weitere Diagnostik

- Ausschluss einer Störung des Pteridinstoffwechsels durch orale Gabe von Tetrahydrobiopterin

Therapie

- bei klassischer Phenylketonurie: phenylalaninreduzierte Diät lebenslang

Prognose

- sofortiger Therapiebeginn → IQ um 100
- Therapie ab Auftreten von Symptomen → IQ 70–80
- keine Therapie → IQ 30
- Schwangerschaft einer erkrankten Patientin: Schon ab einem Spiegel von 4 mg/dl ist mit Fehlbildungen des Kindes zu rechnen.

28.7.3.2 Ahornsiruperkrankung

Häufigkeit

- 1 : 100 000

Pathophysiologie

- Defekt im Abbau von verzweigtkettigen Aminosäuren

Klinik

- Gedeihstörungen
- neurologische Komplikationen
- Tod im Neugeborenenalter

Therapie

- mittels eiweißarmer Diät

28.7.3.3 Glutaracidurie Typ I (GA I)

Häufigkeit

- 1 : 80 000

Pathophysiologie

- Defekt im Abbau organischer Säuren

Klinik

- zunächst unauffällige Entwicklung
- später schweres neurologisches Krankheitsbild
  - Bewegungsstörungen

- Krämpfe
- bei rechtzeitiger Behandlung Abmilderung der neurologischen Schäden

28.7.3.4 Isovalerianacidämie

Häufigkeit
- selten

Pathophysiologie
- Defekt im Abbau organischer Säuren

Klinik
- akute Form im Neugeborenenalter
  - Azidose, Erbrechen und Koma
- chronische Form
  - Azidoseattacken
- gute Behandlungsmöglichkeiten durch Diät und Medikamente

28.7.3.5 Medium-Chain-Acyl-CoA-Dehydrogenase(MCAD)-Mangel

Häufigkeit
- 1 : 10 000

Pathophysiologie
- häufigster Defekt in der Gruppe der Fettsäureoxidations-Defekte

Klinik
- Manifestation meist durch Blutzuckererniedrigung in den ersten zwei Lebensjahren
- in 35 % neurologische Defektheilungen nach Erstmanifestationsereignis
- gehört zu den Ursachen des plötzlichen Kindstods

Therapie
- strikte Meidung von Fastenperioden
- relativ fettarme Ernährung

28.7.3.6 Carnitinzyklus-Defekte

Klinik
- metabolische Krisen bei Stress
- Folgen:
  - Enzephalopathie
  - Hepatopathie
  - geistige Behinderung
- gute Therapiemöglichkeiten durch die Gabe mittelkettiger Triglyzeride

28.7.3.7 Hypothyreose

Häufigkeit
- 1 : 4000

Klinik
- Ikterus
- insgesamt verlangsamter Stoffwechsel, Hypothermie
- hohes Schlafbedürfnis, Trinkfaulheit
- Obstipation
- teigige Haut, verlängerter Ikterus
- verlangsamte Knochenbildung (offene kleine Fontanelle)

- evtl. vergrößerte Zunge
- ohne Therapie schwere geistige und körperliche Retardierung

Therapie

- Beginn in den ersten 2 Lebenswochen (→ keine Einschränkung des IQ)
- L-Thyroxin-Substitution lebenslang

Prognose

- frühzeitige Therapie → IQ um 100
- keine Therapie → IQ 70–80

28.7.3.8 Galaktosämie(n)

Häufigkeit

- 1 : 80 000

Einleitung

- Galaktose ist Bestandteil der Laktose. Man unterscheidet 3 Enzymdefekte, die zur Stoffwechselstörung führen:
  - Galaktose-1-Phosphaturidyltransferase-Defekt (klassische Galaktosämie)
  - Galaktokinasedefekt
  - Epimerasedefekt

Klinik

- schwere hypoglykämische Zustände (schon in den ersten Lebenstagen)
- Zeichen des Leberversagens:
  - Hyperbilirubinämie, Transaminasen ↑, Krampfanfälle, evtl. Durchfälle
- bei Überleben der Hypoglykämien ohne Therapie:
  - Katarakt, schwere geistige Retardierung, evtl. körperliche Retardierung, Hypogonadismus bei Mädchen

Therapie

- laktose- und galaktosefreie Diät
- bei Hypogonadismus hormonelle Substitution

Prognose

- unter frühzeitiger Therapie kein Intelligenzverlust
- ohne Therapie häufig letaler Ausgang im Säuglingsalter

28.7.3.9 Biotinidasemangel

Häufigkeit

- 1 : 100 000

Pathophysiologie

- Das Vitamin Biotin kann nicht von seiner Eiweißbindung abgespalten werden, um in seine aktive Form gebracht zu werden.

Klinik

- Symptome meist erst im Alter von 3 Monaten
- Lethargie, Muskelhypotonie
- Ataxie, Krampfanfälle, Akustikusatrophie → Schwerhörigkeit
- später Haarausfall

Therapie

- Substitution von Biotin

Prognose

- Verschwinden der meisten neurologischen Symptome nach Aufnahme der Therapie
- Eine Akustikusatrophie ist irreversibel.

28.7.3.10 Adrenogenitales Syndrom (AGS)

(s. Kap. 39.3.3, S. 596)

Pathophysiologie

- Ein Enzymdefekt der Nebennierenrinde führt zur verminderten Cortisolproduktion und zu einer vermehrten Bildung von Androgenen.

Klinik

- Fehlbildungen des äußeren Genitales bei Mädchen (Ausmaß von einer Klitorishypertrophie bis zur vollständigen Vermännlichung)
- Bei Jungen ist das äußere Genitale regelrecht (evtl. vergrößert und/oder hyperpigmentiert).
- evtl. Aldosteronmangel → Salzverlust → Na ↓, Wasserverlust, K ↑
- evtl. in der 2. Lebenswoche lebensbedrohlicher Zustand

Therapie

- Elektrolyt- und Flüssigkeitsausgleich
- Substitution von Mineralokortikoiden und Glukokortikoiden
- ggf. chirurgische Korrekturen bei Mädchen

28.8 Versorgung nach ambulanter Entbindung

Entlassung unter 36 Lebensstunden → Sicherstellung von:

- Kind in stabilem Zustand
- körperliche Untersuchung durch neonatologisch erfahrenen Kinderarzt zur Entlassung
- Erstscreening (s. Neugeborenenscreening)
- Info der Eltern über Notwendigkeit des Zweitscreenings
- Info der Mutter über Stillen bzw. Ernährung des Kindes
- Nachsorge durch Hebamme und Kinderarzt muss sichergestellt sein.
- Mutter muss körperlich und psychisch in der Lage sein, ihr Kind zu versorgen, oder entsprechende Hilfe haben.
- Mitgabe von schriftlichem Infomaterial

Verantwortlich sind Hebamme, Geburtshelfer und Kinderarzt.

28.9 Plötzlicher Säuglingstod (SIDS), Heimmonitoring

Heimmonitoring zur Prävention des plötzlichen Kindstodes sollte sich auf gut definierte Risikogruppen beschränken.

Risikogruppen

- **Z. n. „anscheinend lebensbedrohlichem Ereignis“ (ALE):**
  - Zyanose, plötzliche Blässe, Steifheit oder Schlaffheit
  - Beendigung nur durch heftige Stimulation oder Reanimation
  - keine definierbare Ursache wie Aspiration, Pertussis, Epilepsie
  - Risiko im Mittel um 3 % erhöht

▶ Überwachung bis 3 Monate nach dem letzten ALE bzw. letzten echten Monitoralarm.

- **nachgeborene Geschwister (nach plötzlichem Kindstod)**
  - Sterberate der Geschwister 4- bis 6-fach erhöht

▶ Überwachung bis zum 9.–12. Lebensmonat.

- **Frühgeborene**
  - < 1500 g Geburtsgewicht → Inzidenz 4- bis 5-mal höher als bei Kindern > 2500 g
  - Indikation zum Heimmonitoring bei:
    - bronchopulmonaler Dysplasie
    - Apnoen und Bradykardien
  - keine Indikation, wenn die Frühgeborenenapnoen bis zum Erreichen des Geburtstermins sistieren

Empfehlungen zur Prävention

- Vermeidung der Bauchlage
- Vermeidung einer Überwärmung
  - Zimmertemperatur ca. 18 °C
  - keine Mütze innerhalb des Hauses
  - Gitterbett
  - feste, luftdurchlässige Matratze
- sichere Kleidung (z. B. Schlafsack)
  - Verzicht auf:
    - Kopfkissen
    - zusätzliche Tücher
    - Federbetten
    - Kuscheltiere im Bett
- optimale Schlafumgebung (im eigenen Bett im Elternschlafzimmer)
- rauchfreie Umgebung

29 Wochenbett

Definition

- Zeitraum der ersten 6 Wochen postpartal

29.1 Rh-Prophylaxe post partum

Häufigkeiten

- 18 % der Bevölkerung Deutschlands sind Rh-negativ. → Aufgrund der Genfrequenzen ist in ca. 10 % der Schwangerschaften die Konstellation „Rh-negative Mutter mit Rh-positivem Kind" zu erwarten.
- Senkung der Immunisierungsrate Rh-negativer Mütter von 4,4 % auf 0,4 % durch Gabe einer Standarddosis Anti-D-Immunglobulin (300–330 µg) post partum bei Rh-positivem Kind

Dosierung

- Standarddosis = 300 µg Anti-D
  - 1,5 ml Partobulin S i. m.
  - 3 ml Rhesogam S i. m.
  - 2 ml Rhophylac 300 i. v. oder i. m.

Inidikation

- Rh-negative Mutter mit Rh-positivem Kind
- Mutter als Empfänger negativ, als Spender positiv

Prozedere

- Bestimmung des kindlichen Rh-Faktors aus dem Nabelschnurblut
- möglichst bald (48, spätestens 72 h post partum) bei Rh-positivem Kind
- reduzierte Wirkung auch noch nach 72 h
- 25 ml übergetretenes Fetalblut sind abgedeckt.
- 1–4 ‰ aller Entbindungen führen zu einer Makrotransfusion (besonders Placenta praevia, Abruptio placentae, manuelle Plazentalösung, traumatisierende Geburt, kindliches Hb < 10 g/dl), Überprüfung durch:
  - Kleihauer-Betke-Färbung der HbF-Zellen: HbF-Zellen > 3 ‰ → V. a. Makrotransfusion → Nachimmunisieren (300 µg Anti-D decken 3 ‰ HbF-Zellen ab)
  - indirekter Coombs-Test am 5. postpartalen Tag negativ (d. h., alle AK der ersten Gabe wurden verbraucht): unsicher, im Rahmen verkürzter Liegezeiten problematisch

▶ Kontrolle der Patientin auf eine Sensibilisierung nach Makrotransfusion mittels indirekten Coombs-Tests nach ca. 9 Monaten

29.2 Abstillen

Indikationen

- **primäres Abstillen:**
  - Fehlgeburt nach der 17. SSW
  - Totgeburt
  - Freigabe des Kindes zur Adoption
  - Wunsch der Mutter
  - Eklampsie
  - Schock
  - schwere konsumierende Erkrankung
  - Herpes in Brustwarzennähe
  - starker Nikotin-, Alkohol- oder Drogenabusus
  - in der Stillzeit kontraindizierte Medikamente (z. B. Zytostatika)
  - HIV-Infektion
  - Hepatitis A: Stillen mit entsprechender Vorsicht (**Cave:** Schmierinfektion)
  - Hepatitis B: Stillen nach aktiver und passiver Impfung des Kindes möglich
- **sekundäres Abstillen (es wurde bereits gestillt):**
  - ausgedehnte Mastitis
  - Mammaabszess
  - Kindstod

Prozedere

- **medikamentöses Abstillen**
  - Cabergolin (Dostinex)
    - einmalig 1 mg (2 Tbl.) innerhalb von 24 h post partum zum primären Abstillen
    - sekundäres Abstillen 1 × 1 mg für 2 Tage (keine Zulassung zum sekundären Abstillen; aber bessere Verträglichkeit)
  - Bromocriptin (Pravidel)
    - nicht mehr zum primären Abstillen empfohlen
    - sekundär: 2 × ½–1 Tbl. Bromocriptin über bis zu 14 Tage
  - Metergolin (Liserdol) 3 × 1 Tbl. über 14 Tage
  - unterstützend bei sekundärem (insbesondere konservativem) Abstillen: Phytolacca D4 3 × tgl. 5 Trpf.
- **physikalische Maßnahmen**
  - Hochbinden der Brüste
  - Kühlen
  - Salbei und Pfefferminze
    - 2–3 × eine Tasse Tee/d
    - entsprechende Bonbons mehrfach am Tag lutschen
  - verminderte Trinkmenge der Mutter

29.3 Lochien

29.3.1 Physiologie und Pathophysiologie

Physiologie

- 1. Woche: rein blutig (Lochia rubra)
- 2. Woche: braun-rötlich (Lochia fusca)
- 3. Woche: gelblich (Lochia flava)
- 4. Woche: gelblich-weiß (Lochia alba)
- danach Versiegen der Lochien

Verhaltensmaßnahmen

- während des Wochenflusses:
  - kein Vollbad
  - nicht schwimmen gehen
  - kein Geschlechtsverkehr

▶ Lochien sind infektiös, d. h. sollten nicht mit Wunden oder Mamillen in Kontakt kommen → Beachten der Hygienegrundsätze.

Pathologische Formen

- Wochenfluss > 14 Tage blutig oder verstärkte Blutung in den ersten 2 Wochen → Kontrolle
  - mögliche Ursachen:
    - Plazentaretention
    - Endo-/Myometritis
    - Geburtsverletzung
- fötide Lochien → V. a. beginnende Infektion (s. u.)

29.3.2 Lochialstau

Ursachen

- frühzeitiger Verschluss des Zervikalkanals besonders nach primärer Sectio
- Blutkoagel vor dem Zervikalkanal
- Eihäute vor dem Zervikalkanal

Klinik

- meist 4.–7. postpartaler Tag
- versiegende Lochien
- steigender Fundus, Fundusdruckschmerz
- hohes Fieber

Prozedere

- vaginale Untersuchung → Zervikalkanal verschlossen
- US → Flüssigkeitsansammlung im Cavum uteri
- 2 × 1 Amp. Oxytocin i. m. in Verbindung mit je einem Supp. Buscopan
- ggf. digitale oder instrumentelle Dilatation des Zervikalkanals
- Motivation zur Rückbildungsgymnastik

29.4 Uterusrückbildung

29.4.1 Involutio uteri

Normaler Verlauf

- direkt postpartal: Fundus zwischen Nabel und Symphyse
- einige Stunden postpartal: Fundus am Nabel
- in den ersten 3 Tagen: Involution 1 QF/Tag
- danach langsamere Involution
- Unterstützung durch Nachwehen, die sich unter dem Stillen verstärken → ggf. Paracetamol 500 mg Supp. zur Linderung
- Rückbildungsgymnastik, regelmäßige Darm- und Blasenentleerung und Bewegung sind förderlich.

29.4.2 Subinvolutio uteri

Ursachen

- Sectio caesarea
- Z.n. mehreren Geburten
- Mehrlingsgeburt
- Lochialstau (s.o., verminderter Wochenfluss)
- Endo-/Myometritis (vermehrter, evtl. fötider Wochenfluss)

Therapie

- Therapie der Ursache
- 2×1 Amp. Oxytocin + je 1 Supp. Buscopan
- Motivation zur Rückbildungsgymnastik

29.5 Laktation

- Muttermilch ist die beste Nahrung für das Kind.
  - Nährstoffzusammensetzung
  - Immunitätsschutz
- Stillen ohne Zufüttern im 1. Lebenshalbjahr senkt das Allergierisiko.
- Empfehlung der WHO
  - ausschließliches Stillen für 6 Monate
    - ein Vorteil des Stillens > 4 Monate ist nicht eindeutig belegt.
  - Allergierisiko in der Familie → bis zu 2 Jahre stillen, unter steigender Beikostgabe nach den ersten 6 Monaten
- Eine frühe Beikost (vor dem vollendeten 4. Lebensmonat) kann ein erhöhtes Risiko für eine atopische Erkrankung darstellen.

29.5.1 Milcheinschuss

- Milcheinschuss um den 3. postpartalen Tag
  - Brüste werden für 12–48 h prall, schwer und warm
  - gelegentlich verbunden mit Rötung
  - Prozedere
    - Kind oft anlegen
    - Wärme (Rotlicht, Umschläge) vor dem Stillen
    - Kälte (Kühlelemente, Quark) nach dem Stillen

29.5.2 Anlegezeiten und Trinkmenge

Erstes Anlegen

- Meist 20–30 min nach der Geburt sucht das Kind die Brust.
- Anlegen zu diesem Zeitpunkt, spätestens innerhalb der ersten Lebensstunde
- Eine Vollnarkose ist keine Kontraindikation.

Anlegezeiten

- 5- bis 6-mal anlegen, d. h. ca. alle 4 h bzw. bei Bedarf für 10–15 min
  - 1. Tag 4-mal anlegen
  - 2. Tag 6- bis 8-mal anlegen
  - 3. Tag 8- bis 10-mal anlegen
- genug Milchbildung → 7–10 Mahlzeiten/d
- bei voller Laktation eine Seite leer trinken lassen und die andere Seite antrinken lassen (20–30 min/10 min); beim nächsten Stillen Beginn mit der angetrunkenen Seite

Trinkmengen

- ungefähre Mindesttrinkmengen in 24 h:
  - 2. Tag 100–120 ml
  - 3. Tag 150–180 ml
  - 4. Tag 200–240 ml
  - 5. Tag 250–300 ml
  - 6. Tag 300–360 ml
  - usw., bis 600–720 ml erreicht sind
  - Dann ⅙ **des Körpergewichts** = Trinkmenge in 24 h
- Die Körpergewichtszunahme pro Woche beträgt ca. 160–180 g.

29.5.3 Wunde Mamillen

Ursachen

- falsche Anlegetechnik
- Stillposition zu weit vom Körper der Mutter entfernt und/oder immer die gleiche Stillposition
- festes Brustgewebe (Ansaugen erschwert)
- Saugverwirrung (verursacht durch Hütchen, Nuckel, Flasche etc.)
- Das Kind nuckelt statt zu saugen.
- Das Kind darf mit der Brustwarze im Mund längere Zeit schlafen.
- verkürztes Zungenbändchen des Kindes
- starkes Vakuum
- Soor, Infektionen
- Trauma

Therapie

- Ursache erkennen und erklären → Laktationsberatung
- 2- bis 3-mal tgl. für 3–5 min Rotlicht (Abstand 40–50 cm)
- Lansinoh Salbe auf defekte Hautstellen auftragen
- 1- bis 2-mal tgl. für ca. 5 min Brustwarze in Salbeitee baden

29.5.4 Brustpflege

- einmal täglich duschen oder mit seifenfreiem Wasser die Brust waschen
- nach dem Stillen einige Tropfen Milch ausdrücken und auf der Mamille antrocknen lassen
- Die Stilleinlagen wechseln, sobald sie nass sind.

29.5.5 Ernährung der Mutter

> Die Vorstellung, dass gewisse Lebensmittel beim Kind Beschwerden verursachen, ist weit verbreitet, kann aber wissenschaftlich nicht sicher nachgewiesen werden → beobachtete Reaktionen sollten sorgfältig beurteilt werden. Die Ursachen für z. B. die Dreimonatskoliken liegen nicht in der Ernährung der Mutter.

Empfehlungen

- 5–6 kleine Mahlzeiten über den Tag verteilt → weniger Blutzuckerabfälle
- ausreichend Vitamine und Mineralstoffe
  - Gemüse, Salat und Gemüsesaft 2-mal tgl.
  - Obst oder Fruchtsäfte 2-mal tgl.
  - Vollkornprodukte

- Kombination von tierischem und pflanzlichem Protein
  - tierisch: Fleisch, Eier, Milch, Milchprodukte, Fisch
  - pflanzlich: Getreideprodukte, Hülsenfrüchte, Kartoffeln, Nüsse
- kalziumreiche Nahrungsmittel
  - Milch- und Milchprodukte
  - Sesam, Nüsse, Soja
  - Brokkoli, Grünkohl, Oliven, Orangen, getrocknete Feigen, Datteln
- hochwertige Fette, aber wenig
  - kalt gepresstes Olivenöl, Sonnenblumenöl
  - Pflanzenmargarine, Bratenfett mit mehrfach ungesättigten Fettsäuren
- ausreichend Flüssigkeit, ca. 2–2,5 l pro Tag
  - Ein leichtes Durstgefühl sollte erhalten bleiben → ADH-Ausschüttung → vermehrte Prolaktinausschüttung.

> Keine Gewichtsabnahme über 1,5–2 kg/Monat, keine Abmagerungsdiäten während der Stillzeit, da sonst zu viel gespeicherte Umweltgifte freigesetzt werden.

29.5.6 Milchstau

Symptome

- Knoten in der Brust, empfindliche Stellen
- Rötung, evtl. Fieber

Ursachen

- verspäteter oder sehr starker Milcheinschuss
- mangelnde Entleerung der Brust
- falsche Anlegetechnik
- falsche Hilfsmittel (Stillhütchen)
- Stoß- und Druckeinwirkung (enger/Bügel-BH)
- Hautdefekte an der Mamille
- Stress! → mangelnde Oxytocin-Ausschüttung

Therapie

- Ursache erkennen und Lösung anbieten
- Angst abbauen, beruhigen
- viel trinken lassen!
- Brust mit kreisenden Bewegungen von außen nach innen massieren
- Brust zur Mamille hin ausstreichen
- vor dem Stillen für 5 min feuchte Wärme
- bis zum nächsten Stillen ggf. Weißkohlblätter in den BH legen
- ggf. Syntocinon Nasenspray 5 min vor dem Anlegen (1 Hub in jedes Nasenloch)

29.5.7 Stillen bei Erkrankungen der Mutter

Tab. 29.**1** Bei welchen Erkrankungen darf gestillt werden?

Erkrankungen	Stillen erlaubt?	Bemerkungen
HIV	**nein**	bei ausreichender Verfügbarkeit von Fertignahrung nicht zu vertreten
Zytomegalie	**ja** (in Absprache mit Kinderarzt), **nein** (bei Frühgeborenen)	Gefahr der langfristigen Virusausscheidung beim Säugling
Herpes simplex	**ja** (bei rekurrierender Infektion außerhalb der Brustregion) **nein** (bei Herpes der Brustregion und Primärinfektion)	bei primärer Herpesinfektion der Mutter: kein Kontakt mit Säugling (Antikörperstatus der Mutter klären)
Herpes zoster	**ja** (bei Läsion außerhalb der Brustregion)	direkten Kontakt des Kindes mit Läsion verhindern (abdecken)
Varizellen	**nein** (wenn noch keine Antikörper vorhanden sind) **ja** (bei Antikörpernachweis)	Kind von Mutter isolieren; abgepumpte Milch kann verfüttert werden
Masern	**nein**	Stillen erst nach Auftreten von Masern-Ak bei der Mutter erlaubt
Röteln	**ja**	keine Hinweise, dass Stillen zu klinisch manifesten Röteln beim Säugling führt
Mumps	**?**	bislang keine gesicherte Aussage möglich
infektiöse Mononukleose	**ja**	bei Beachtung üblicher Hygienemaßnahmen keine Kontraindikation
Hepatitis A	**ja**	bei Beachtung üblicher Hygienemaßnahmen keine Kontraindikation
Hepatitis B	**ja**	Impfung des Neugeborenen notwendig
Hepatitis C	**ja**	HCV-Transmission durch Stillen weitestgehend ausgeschlossen
Rotaviren	**ja**	bei Beachtung üblicher Hygienemaßnahmen keine Kontraindikation
Diabetes mellitus	**ja**	nicht bei Stoffwechselentgleisung
Asthma	**ja**	keine Beschränkung
Hypothyreose	**ja**	Kontrolle der Schilddrüsenfunktion des Neugeborenen
Hyperthyreose	**ja**	Propylthiouracil vorziehen, keine hoch dosierte Iodidgabe („Plummerung“)
Herzerkrankung, Hypertonie	**ja** (nein)	nein, falls Medikation nicht mit Stillen vereinbar (Kontraindikationen beachten)
Zustand nach Nierentransplantation	**nein**	Kontraindikation aufgrund Immunsuppressiva
zerebrale Anfallsleiden	**ja**	Medikamente lassen ein Stillen meist zu, Symptome beim Säugling beachten

Tab. 29.**1** (Fortsetzung).

Erkrankungen	Stillen erlaubt?	Bemerkungen
Malignome	**nein**	bei Chemotherapie
Wochenbettpsychose	**ja**	Versorgung des Kindes durch die Mutter muss gewährleistet sein, Lithium nur niedrig dosiert geben, Spiegelkontrolle
Thrombose	**ja**	keine Gefahr durch Heparin und Phenprocoumon
rheumatoide Arthritis	**ja**	allerdings früheres Aufflammen der Erkrankung möglich (Prolaktin wirkt proinflammatorisch)
Alkoholmissbrauch und -abhängigkeit	**nein**	Störungen der motorischen Entwicklung des Kindes
Nikotinabusus	**nein**	Nikotin reduziert die Milchproduktion und verändert die Zusammensetzung der Muttermilch.
Drogenabhängigkeit	**nein** (ja: nur bei zuverlässigen Patientinnen im Methadonprogramm)	**Cave:** HIV-Transmission bei i. v.-Drogen, kein Stillen bei Cannabis- und Kokainkonsum
Phenylketonurie	**ja** (bei guter Stoffwechsellage der Stillenden)	Serumphenylalaninspiegel der Mutter bei 2–4 mg/dl

29.6 Postpartale psychische Erkrankungen

Tab. 29.**2** Häufigkeiten postpartaler psychischer Erkrankungen nach Riecher-Rössler.

Störung	Merkmale	Häufigkeit (%)
postpartaler Blues	häufiges Weinen und Stimmungslabilität in der 1. Woche nach der Entbindung klingt innerhalb kurzer Zeit von selbst ab	25–40
postpartale Depression	depressive Symptome in den ersten 12 Monaten nach der Geburt hält über Wochen an und ist dringend behandlungsbedürftig	10–15
postpartale Psychose	psychotische Symptome in den ersten Monaten nach der Geburt hält über lange Zeit an und ist dringend behandlungsbedürftig	0,1–0,2

29.6.1 Psychische Symptome der Mutter

Tab. 29.3 Diagnostische Merkmale psychischer Beschwerden in der frühen Mutterschaft.

psychische Symptome der Mutter

depressive Symptome
- Müdigkeit, Erschöpfung, Antriebslosigkeit, Interessenverlust (auch am Kind), mangelhafte Selbstfürsorge
- Freudlosigkeit, Weinerlichkeit, Anhänglichkeit
- Schuldgefühl, Selbstvorwürfe, verringertes Selbstwertgefühl
- Schlafprobleme, schlechte Träume, Unfähigkeit, Ruhephasen zu nutzen
- Appetitlosigkeit, Konzentrationsstörungen, Nervosität
- Leere, Einsamkeit („Ich werde nicht verstanden."), Rückzug, abweisend gegenüber Ratschlägen
- Überforderung, Ratlosigkeit („Ich komme mit der Situation nicht zurecht, weiß nicht, wie es weitergeht.")
- Suizidgedanken („Ich will nicht mehr.")

Ängste
- allgemeine Unsicherheit („Mache ich alles richtig?"), Berührungsängste mit dem Kind
- Panikattacken (Herzrasen, Herzstolpern, Schwindel, Zittern, Angst, krank zu sein oder zu sterben)
- Angst vor der Verantwortung für das Kind („Ich habe Angst, ich kann mein Kind nicht versorgen.")
- Todesbefürchtungen für das Kind (Angst, mit dem Kind stimmt etwas nicht, vor plötzlichem Kindstod)

Zwänge
- Perfektionismus, Übergenauigkeit, übertriebene Reinlichkeit

körperliche Symptome
- körperliche Beschwerden (z. B. Verdauungsbeschwerden, Kopfschmerzen), Essstörungen

hypomane Symptome
- innere Unruhe, Aufgekratztsein, Sprunghaftigkeit, hohes Kontaktbedürfnis, Gereiztheit, Aggressivität

psychotische Symptome
- Verwirrtheit, veränderte(r) Ausdruck und Haltung, Körperbildstörungen
- gestörte Realitätswahrnehmung, Wahnvorstellungen („Ich habe Angst, mein Kind vergiftet zu haben.")

Mutter-Kind-Beziehungsstörungen

Unsicherheit bzgl. der Mutterrolle
- Gefühl, als Mutter unfähig und keine gute Mutter zu sein („Ich mache alles falsch.")

besonders enge Bindung an das Kind
- das Kind nicht abgeben können, ständige Kommunikation mit dem Kind

auffällige Beschreibungen des Kindes
- „Mein Kind schreit ständig, schläft nicht, es will immer beschäftigt sein, es nervt.", „Mein Kind lächelt mich nicht an, es schaut immer so grimmig."

reduzierter Kontakt zum Kind
- keine positive Grundstimmung zum Kind, wenig Kommunikation mit ihm, es nicht beruhigen können
- Körperkontakt zum Kind ablehnen, es selten tragen und stillen, das Kind als Gegenstand sehen

negative Gefühle und Schwierigkeiten im Verhalten zum Kind
- Gefühllosigkeit dem Kind gegenüber („Ich habe keine Gefühle für mein Kind, ich kann es nicht lieben.")
- Unsicherheit mit dem Kind, ständiger Vergleich mit älteren Geschwisterkindern, häufige Arztbesuche
- geringe Wahrnehmung und Fehlinterpretation der Bedürfnisse des Kindes, mangelndes Verantwortungsgefühl für das Kind, Vernachlässigung des Kindes
- Wut auf das Kind („Ich möchte es schütteln, an die Wand klatschen."), Ablehnung des Kindes („Ich kann mein Kind nicht an der Brust haben."), Entsetzen über solche Gefühle
- Todeswünsche für das Kind, Infantizidgedanken („Ich habe Angst, dem Kind etwas anzutun.")

Tab. 29.**3** (Fortsetzung).

Regulations- und Verhaltensstörungen des Kindes
▪ Schreikind, apathisches Kind, Schlafprobleme, Stillprobleme
Partnerschaftsprobleme
▪ Spannungen und Konflikte mit dem Partner, Aggressivität gegenüber dem Partner
Auffälligkeiten beim Vater
▪ besonders ängstlicher, besorgter Vater („Ich mache mir Sorgen.") ▪ hilfloser, überforderter, unsicherer Vater, sucht seine Rolle als Vater, sucht Hilfe bei der Verwandtschaft ▪ Vater sieht die Verantwortung für das Kind allein bei der Frau
auffällige Äußerungen des Partners über seine Frau ▪ „Ich kenne meine Frau nicht mehr.", „Sie ist grantig, launisch.", „Sie lehnt mich ab." ▪ „Sie hat keine Kraft, ist überfordert, sie schafft das nicht.", „Sie schläft nicht mehr." ▪ „Sie ist keine gute Mutter.", „Sie sollte sich mal um das Kind kümmern."
Störungen der Vater-Kind-Interaktion ▪ Vater hat besonders starken Bezug zum Kind, „sein" Kind ▪ Vater hat keinen Zugang zum Kind, Vater ist selten anwesend

29.6.2 Indikation zur Aufnahme in die Psychiatrie

- ambulante Therapie nicht ausreichend
- Suizidalität der Mutter
- auto- oder fremdaggressive Gedanken oder Impulse
- mittelschwere und schwere oder therapieresistente Depressionen
- postpartale Psychosen
- akute Manien
- Exazerbation von schizophrenen Erkrankungen
- mütterliche Beziehungsstörungen zum Kind (bei Anpassungsstörungen, Persönlichkeitsstörungen und Neurosen oder schweren, chronisch psychischen Erkrankungen)

Wenn möglich, sollte eine Mutter-Kind-Behandlung angestrebt werden.

29.7 Infektionen

Bei erhöhter Temperatur am 3.–4. Tag immer auch an einen Milcheinschuss als Ursache denken (Brustspannen, knotiger Drüsenkörper).

29.7.1 Endometritis

Klinik

- Subinvolutio uteri, Fundusdruckschmerz (Kantenschmerz)
- fötide, vermehrte Lochien; leichte Blutung ex utero
- subfebrile Temperatur, Kopfschmerzen

Therapie

- 2 × 1 Amp. Oxytocin i. m. + je 1 Supp. Buscopan
- ggf. Antibiotika

29.7.2 Endomyometritis

Klinik

- wie 29.7.1
- Fieber > 38 °C und Spontanschmerz

Therapie

- Kontraktionsmittel (s. o.), evtl. Oxytocin-Dauerinfusion
- **Antibiose i. v.**, z. B. 3 × 2 g Cefazolin, bei mangelndem Erfolg:
  - Kombination mit 2 × 500 mg Metronidazol
  - ggf. zusätzlich Aminoglykosid, z. B. 3 × 60–80 mg Refobacin (bei Niereninsuffizienz oder Untergewicht Dosisreduktion) → Milch verwerfen; weiterhin kein Erfolg:
    - Zienam 500 3–4 × 0,5 g i. v., Erhöhung auf max. 3–4 × 1 g
- Abrasio, falls notwendig, erst im fieberfreien Zustand (Keimverschleppung, Perforation)

29.7.3 Puerperalsepsis

Klinik

- wie 29.7.1
- hohes Fieber > 39 °C mit Schüttelfrost, schweres Krankheitsgefühl
- Tachykardie, Tachypnoe
- Kreislaufversagen, septischer Schock

Prozedere

- Kreislaufkontrollen (Blutdruck, Puls)
- Bilanzierung, ggf. Dauerkatheter
- Laborkontrollen (engmaschig; Gefahr der DIC): Gerinnung einschließlich AT III, Kreatinin, Blutbild (besonders Leukozyten und Thrombozyten), Elektrolyte
- Blutkultur (während des Schüttelfrostes = Bakteriämie)
- Fiebersenkung mit Paracetamol, ggf. Wadenwickel
- Antibiose direkt mit Dreierkombination, ggf. Zienam (s. o.)
- Heparinisierung (2 × 7500 IE), solange keine klinisch manifeste Verbrauchskoagulopathie vorliegt
- Hysterektomie als Ultima Ratio

29.7.4 Mastitis puerperalis

Beginn meist um den 10. Wochenbetttag.

Erreger

- Häufigster Erreger ist Staphylococcus aureus, seltener sind Streptokokken.

Ursachen

- Rhagaden als Eintrittspforten
- mangelhafte Hygiene
- Milchstau

Klinik

- schmerzhafte Schwellung oder Induration
- lokale Überwärmung und Rötung
- Fieber und Krankheitsgefühl
- evtl. Abszessbildung (Fluktuation), mammasonografisch gut nachweisbar
- Lymphknotenschwellung in der Axilla

Therapie

Basistherapie
- Abpumpen → gute Brustentleerung, ggf. Gabe von Syntocinon Spray
- bei starker Milchproduktion:
  - Flüssigkeitseinschränkung
  - Brust hochbinden (straffer BH)
  - ggf. 1–4 × ½ Tbl. Pravidel
- Kühlen (z. B. mit Quark oder Kühlelement), allerdings *nicht* bei Antibiotikatherapie
- Rhagadenbehandlung

keine Entfieberung nach max. 1 d →
- obige Maßnahmen
- Antibiose mit Staphylex 3 × 1 g (evtl. zunächst i. v.)
- Milch verwerfen (Keimkontamination)
- ggf. 2 × ½ Tbl. Prividel einmalig
- ggf. 4 × ½ Tbl. Pravidel tgl., Abstillen ist aber nicht unbedingt erforderlich

beginnende Einschmelzung →
- Rotlichtbehandlung, straffer BH
- Flüssigkeitsrestriktion
- Antibiose (s. o.)
- Milch verwerfen, 2 × 1 Tbl. Pravidel

29.7.4.1 Mammaabszess

Klinik

- evtl. kein Fieber
- Rötung und Überwärmung
- Fluktuation tastbar
- sonografisch nachweisbare Flüssigkeitsansammlung mit echodichten Strukturen und echoreichem Randsaum

Therapie

- Antibiose und Pravidel (s. o.)
- Inzision über den gesamten Abszess
- bakteriologischer Abstrich
- Einlegen einer Gummilasche
- Gegeninzision an der tiefsten Stelle bei großen Abszessen
- alternativ zur Inzision:
  - Abszessentlastung mit dicker Punktionskanüle
    - geringere Invasivität
    - geringere Rezidivrate
    - keine Narkose notwendig
    - gute kosmetische Ergebnisse

29.8 Symphysenlockerung

Klinik

- Auftreten evtl. schon während der Schwangerschaft
- Einbeinstand schwierig bis unmöglich
- „watschelnder Gang"
- Schmerzen beim Gehen, besonders beim Treppensteigen
- Sonografie des Symphysenspalts:
  - Spalt > 12–14 mm pathologisch, evtl. Stufenbildung sichtbar
- Beckenübersichtsaufnahme (am besten im Einbeinstand) bei unklarem sonografischem Befund:
  - Spalt > 10 mm, evtl. Stufenbildung ist pathologisch

Prozedere

- präpartal → Information, dass eine Spontangeburt zu einer deutlichen Verschlimmerung mit folgender länger dauernder Immobilität führen kann; Angebot der Sectio caesarea unter Dokumentation aller Risiken
- Diclofenac 3 × 50 mg
- Stützmieder oder -gürtel
- chirurgische Stabilisierung wegen hoher Komplikationsrate obsolet

29.9 Beratung

Wichtigste Themen

- Anraten eines **Arztbesuchs** bei
  - Blutung > 14 Tage postpartal
  - Fieber
  - Schmerzen
  - Rötung der Brust
- Rat zur **Hebammennachsorge**
  - bis zum 10. Wochenbetttag bei normalem Verlauf
  - ggf. auch länger bei Notwendigkeit
- Verhalten während des **Wochenflusses**
  - nicht baden, nur duschen
  - nicht schwimmen gehen
  - kein Geschlechtsverkehr
- Verhalten beim **Stillen**
  - Reinigung der Brust vor dem Anlegen mit sauberem Waschlappen
  - nach dem Stillen frisches steriles Mullläppchen auflegen
  - Brusttuch (frische Windel) täglich wechseln
- Pflege der **Dammnaht**
  - Pflege der Dammnaht *nach* der Brustpflege oder dem Stillen
  - Sitzbäder oder Spülungen; besser 2 × täglich abduschen; keine Scheidenspülungen
- Unterstützung der **Rückbildung**
  - erlernte Wochenbettgymnastik 6 Monate fortführen
  - nach Beendigung des Wochenflusses und Stillens viel schwimmen
  - keine einengenden Mieder (eher schädlich für die Muskulatur)
- **Kontrazeption**
  - Eine Empfängnis ist schon vor der ersten Regelblutung möglich.
  - Stillen ist keine sichere Kontrazeption; insbesondere nach den ersten 10 Wochen post partum steigt das Risiko, schwanger zu werden.
  - Kombinationspräparate sind während der Stillzeit kontraindiziert.
  - orale Kontrazeption erwünscht → Minipille
    - Levonorgestrel 0,03 mg (z. B. Microlut)
    - Desogestrel 0,15 mg (Cerazette); Mittel der Wahl
    - Eine pünktliche Einnahme zur selben Tageszeit ist wichtig für die Sicherheit.
  - 5–6 Wochen post partum kann ein Intrauterinpessar eingelegt werden.
- Wiedereinsetzen des **Zyklus**
  - nicht stillend: 5–10 Wochen post partum erste Menstruation
  - stillend: erster Zyklus meist gegen Ende der Stillzeit, selten während der Stillphase
- weitere Untersuchungen
  - Nachuntersuchung der Mutter 6 Wochen post partum
  - Untersuchung des Kindes in der 4. bis spätestens 6. Lebenswoche

30 Tabellen-Anhang: Biometrie

Die Tabellen 30.**1** und 30.**2** zeigen die wichtigsten Biometrieparameter und die Berechnung des Abdomenumfangs.

Tab. 30.1 Normaldaten für die einzelnen Kopf- und Rumpfparameter sowie für die langen Extremitätenknochen (nach Daten von Merz).

SSW	BPD			FOD			KU			AQ			AAP			Au			SSW
	5%	50%	95%	5%	50%	95%	5%	50%	95%	5%	50%	95%	5%	50%	95%	5%	50%	95%	
13.	17	22	026	021	026	031	070	083	097	15	021	027	14	019	025	45	063	082	13.
14.	21	26	030	026	031	036	084	097	111	18	024	030	17	023	029	55	074	092	14.
15.	25	30	034	031	036	041	097	111	125	21	027	034	20	026	032	64	084	103	15.
16.	29	33	038	035	041	046	110	124	139	24	031	037	23	029	036	74	094	114	16.
17.	32	37	042	040	045	051	123	137	152	27	034	041	26	033	039	84	104	125	17.
18.	36	41	046	045	050	055	136	150	165	30	037	044	29	036	042	94	115	136	18.
19.	39	44	050	049	054	060	149	163	178	34	040	047	32	039	046	104	125	146	19.
20.	43	48	053	053	059	064	161	175	191	37	044	051	35	042	049	113	135	157	20.
21.	46	51	057	057	063	069	173	188	204	40	047	054	38	046	053	123	146	168	21.
22.	50	55	060	061	067	073	184	199	216	43	050	058	42	049	056	133	156	179	22.
23.	53	58	063	065	071	077	196	211	227	46	054	061	45	052	059	143	166	189	23.
24.	56	61	067	069	075	081	207	222	239	49	057	064	48	055	063	153	176	200	24.
25.	59	64	070	073	079	085	218	233	250	52	060	068	51	059	066	163	187	211	25.
26.	62	67	073	076	082	088	228	244	261	55	063	071	54	062	070	172	197	221	26.
27.	65	70	076	079	085	092	238	254	271	59	067	075	57	065	073	182	207	232	27.
28.	67	73	079	083	089	095	248	264	282	62	070	078	60	068	076	192	217	243	28.
29.	70	76	081	086	092	098	257	274	291	65	073	081	64	072	080	202	228	254	29.
30.	72	78	084	088	095	101	266	283	301	68	076	085	67	075	083	212	238	264	30.
31.	75	81	087	091	097	104	275	292	310	71	080	088	70	078	087	222	248	275	31.
32.	77	83	089	094	100	107	284	301	319	74	083	092	73	081	090	232	259	286	32.
33.	79	85	091	096	103	109	292	309	327	77	086	095	76	085	093	242	269	296	33.
34.	81	88	094	098	105	112	300	317	336	81	090	098	79	088	097	251	279	307	34.

Tab. 30.**1** (Fortsetzung).

SSW	BPD			FOD			KU			AQ			AAP			Au			SSW
	5%	50%	95%	5%	50%	95%	5%	50%	95%	5%	50%	95%	5%	50%	95%	5%	50%	95%	
35.	83	90	096	101	107	114	307	325	343	84	093	102	82	091	100	261	289	318	35.
36.	85	92	098	103	109	116	314	332	351	87	096	105	86	095	104	271	300	328	36.
37.	87	94	100	105	111	118	321	339	358	90	099	109	89	098	107	281	310	339	37.
38.	89	95	102	106	113	120	328	346	365	93	103	112	92	101	110	291	320	350	38.
39.	91	97	103	108	115	122	334	352	372	96	106	115	95	104	114	301	331	360	39.
40.	92	99	105	110	117	124	340	358	378	99	109	119	98	108	117	311	341	371	40.

BPD = biparietaler Durchmesser, FOD = frontookzipitaler Durchmesser, KU = Kopfumfang, AQ = Abdomendurchmesser quer, AAP = Abdomendurchmesser anterior-posterior, AU = Abdomenumfang

SSW	Femur			Tibia			Fibula			Humerus			Radius			Ulna			SSW
	5%	50%	95%	5%	50%	95%	5%	50%	95%	5%	50%	95%	5%	50%	95%	5%	50%	95%	
13.	06	10	14	05	08	12	04	07	10	06	09	13	03	06	10	04	07	10	13.
14.	09	13	17	08	11	14	07	10	12	09	12	16	05	09	12	07	10	13	14.
15.	12	16	20	10	14	17	09	12	15	11	15	18	08	11	15	10	13	16	15.
16.	15	19	23	13	17	20	12	15	18	14	18	21	10	14	18	12	16	19	16.
17.	18	22	26	16	19	23	15	18	21	17	21	24	13	16	20	15	19	22	17.
18.	21	25	29	18	22	26	18	21	24	20	23	27	15	19	23	18	21	25	18.
19.	24	28	32	21	25	28	20	23	26	22	26	30	17	21	25	20	24	27	19.
20.	27	31	35	23	27	31	23	26	29	25	29	32	20	24	27	23	27	30	20.
21.	29	34	38	26	30	33	25	28	32	27	31	35	22	26	30	25	29	33	21.
22.	32	37	41	28	32	36	28	31	34	30	34	08	24	28	32	28	31	35	22.
23.	35	39	44	31	35	38	30	33	37	32	36	40	26	30	34	30	34	37	23.

Tab. 30.1 (Fortsetzung).

SSW	BPD			FOD			KU			AQ			AAP			Au			SSW
	5 %	50 %	95 %	5 %	50 %	95 %	5 %	50 %	95 %	5 %	50 %	95 %	5 %	50 %	95 %	5 %	50 %	95 %	
24.	37	42	47	33	37	41	32	36	39	34	38	42	28	32	36	32	36	40	24.
25.	40	45	49	35	39	43	35	38	41	37	41	45	30	34	38	34	38	42	25.
26.	43	47	52	37	41	45	37	40	44	39	43	47	32	36	40	36	40	44	26.
27.	45	50	54	39	43	48	39	42	46	41	45	49	33	37	42	38	42	46	27.
28.	47	52	57	41	46	50	41	44	48	43	47	51	35	39	43	40	44	48	28.
29.	50	55	59	43	48	52	43	46	50	45	49	53	36	41	45	42	46	50	29.
30.	52	57	62	45	49	54	44	48	52	47	51	55	38	42	47	44	48	52	30.
31.	54	59	64	47	51	56	46	50	53	49	53	57	39	44	48	45	49	53	31.
32.	57	62	67	49	53	57	48	51	55	50	55	59	40	45	49	47	51	55	32.
33.	59	64	69	50	55	59	49	53	57	52	56	61	42	46	51	48	52	56	33.
34.	61	66	71	52	57	61	51	54	58	53	58	62	43	47	52	49	53	58	34.
35.	63	68	73	54	58	63	52	56	60	55	59	64	44	48	53	50	55	59	35.
36.	65	70	75	55	60	64	53	57	61	56	61	65	45	49	54	52	56	60	36.
37.	67	72	77	57	61	66	55	59	62	57	62	67	45	50	55	53	57	61	37.
38.	68	74	79	58	62	67	56	60	64	59	63	68	46	51	56	54	58	62	38.
39.	70	76	81	59	64	68	57	61	65	60	65	69	47	52	57	55	59	63	39.
40.	72	77	83	60	65	70	58	62	66	61	66	71	48	53	57	55	60	64	40.

Tab. 30.2 Berechnung des Abdomenumfangs anhand des mittleren Abdomendurchmessers AM = (AQ + AAP)//2 nach der Formel AU = AM × π (mm).

AM	AU	AM	AU	AM	AU
11	035	057	179	103	324
12	038	058	182	104	327
13	041	059	185	105	330
14	044	060	188	106	333
15	047	061	192	107	336
16	050	062	195	108	339
17	053	063	198	109	342
18	057	064	201	110	346
19	060	065	204	111	349
20	063	066	207	112	352
21	066	067	210	113	355
22	069	068	214	114	358
23	072	069	217	115	361
24	075	070	220	116	364
25	079	071	223	117	368
26	082	072	226	118	371
27	085	073	229	119	374
28	088	074	232	120	377
29	091	075	236	121	380
30	094	076	239	122	383
31	097	077	242	123	386
32	101	078	245	124	390
33	104	079	248	125	393
34	107	080	251	126	396
35	110	081	254	127	399
36	113	082	258	128	402
37	116	083	261	129	405
38	119	084	264	130	408
39	123	085	267	131	412
40	126	086	270	132	415
41	129	087	273	133	418
42	132	088	276	134	421
43	135	089	280	135	424
44	138	090	283	136	427

Tab. 30.2 (Fortsetzung).

AM	AU	AM	AU	AM	AU
45	141	091	286	137	430
46	145	092	289	138	434
47	148	093	292	139	437
48	151	094	295	140	440
49	154	095	298	141	443
50	157	096	302	142	446
51	160	097	305	143	449
52	163	098	308	144	452
53	167	099	311	145	456
54	170	100	314	146	459
55	173	101	317	147	462
56	176	102	320	148	465

GYNÄKOLOGIE

31 Benigne Veränderungen

31.1 Vulva

Tab. 31.1 Ätiologische Übersicht der Vulvaerkrankungen/Beschwerden.

Infektionen	entzündliche Dermatosen	Hautbeschädigungen
Pilzinfektionen ▪ Hefepilze, meist Candida albicans (häufig)	▪ Lichen sclerosus ▪ Lichen planus erosivus ▪ Psoriasis ▪ Ekzem ▪ irritative Dermatitis ▪ Behçet-Syndrom	▪ Lichen-simplex-chronicus-Überwaschung ▪ Factitia
Viruserkrankungen ▪ Kondylome (HPV) ▪ primärer oder rezidivierender Herpes genitalis ▪ Herpes zoster (selten) ▪ Mollusca contagiosa	allergische/toxische Reaktion ▪ fixes Arzneimittelexanthem	andere lokale Ursachen ▪ Dysplasie ▪ Karzinom ▪ Morbus Paget (selten)
bakterielle Erkrankungen ▪ Pyodermie (A-Streptokokken) ▪ Follikulitis (Staphylococcus aureus) ▪ Vulvitis plasmacellularis ▪ Lues	andere Entzündungen unbekannter Ätiologie ▪ Vestibulitis ▪ Vulvitis zoon ▪ NN	systemische Ursachen ▪ psychische Erkrankungen (Depression) ▪ Stoffwechselerkrankungen – Diabetes mellitus – Hepatitis
Protozoenerkrankung ▪ Trichomoniasis		
Parasitenerkrankung ▪ Oxyuren ▪ Scabies ▪ Phthiriasis pubis (Filzläuse)		

31.1.1 Diagnostik

Überblick

- **Anamnese:** Schmerzen, Brennen, Pruritus, Blutungen (s. Tab. 31.**2**)
- **Inspektion:** Oberfläche, Pigmentierung, Lokalisation, Vulnerabilität und Beschaffenheit einer Läsion
- **Palpation:** Induration, Infiltration, Leistenlymphknoten
- **optische Vergrößerung:** z. B. mit dem Kolposkop
- **Infektionsdiagnostik:**
  - Nativabstrich: Bakterien, Pilzhyphen, Leukozytose (= Infektion)

Tab. 31.2 Beschwerden und Erkrankungsbilder der Vulva.

Juckreiz	Brennen/Schmerzen	kein Juckreiz, Brennen oder Schmerz
Infektionen ▪ Kandidose ▪ Scabies ▪ Oxyuren ▪ Filzläuse	Infektionen ▪ primärer Herpes genitalis ▪ Rezidiv Herpes genitalis ▪ A-Streptokokken ▪ Trichomoniasis ▪ Vulvitis plasmacellularis ▪ Zoster	Infektionen ▪ HPV ▪ Erythrasma
Dermatosen ▪ Lichen sclerosus ▪ Lichen planus ▪ Ekzem ▪ Psoriasis ▪ Kontaktdermatitis	Dermatosen ▪ Lichen planus erosivus ▪ irritative Dermatitis ▪ fixes Arzneimittelexanthem ▪ toxische Reaktion ▪ Pemphigus vulgaris	andere ▪ Morbus Bowen ▪ Vulva-Ca
Hautbeschädigung ▪ Lichen simplex chronicus ▪ Trockenheit	Hautbeschädigung ▪ Verletzungen ▪ atrophische Vulvitis	Hautbeschädigungen ▪ Factitia
Stoffwechselerkrankung	Depressionen	

  - kulturelle Methoden: Mykosen, Herpes, Gonorrhö, Chlamydien, A-Streptokokken, Staph. aureus
  - Serologie: Lues, HIV
  - DNA-Hybridisierung: Papillomavirus
- **Essigsäuretest:** Betupfen mit 3–5%iger Essigsäure (30–60 s einwirken lassen):
  - weißliche Verfärbung spricht für Dysplasie
  - **Cave:** falsch positive Befunde bei Mykosen
- **Toluidinblautest (Collins-Probe):** 2%ige Toluidinblaulösung für 2–3 min auftragen, dann mit Essigsäure 3%ig abwaschen
  - Schwerere Gewebsveränderungen (VIN II und III) färben sich an.
  - **Cave:** Ulzerationen, Wunden sowie das unverhornte Epithel des Introitus färben sich ebenfalls an.
- **Iodtest:**
  - Suspektes Gewebe färbt sich schlechter mit Schiller-Iodlösung an.
- **Zytologie:** s. S. 43
- **HPV-Test**
- **Biopsie mit Hautstanze; Lokalanästhesie z. B. mit Emla-Creme 30–40 min** → Histologie

Veränderungen ohne Atypie

- **Formen**
  - Atrophie, Dystrophie, Keratose etc.
- **Charakteristika**
  - diffuser Juckreiz/Brennen
  - grobe Oberfläche oder Reliefverlust
  - Pigmentverlust
  - Ekchymose (kleinflächige Hautblutung)
  - Essigsäuretest negativ
  - Collins-Probe negativ
  - Iodtest positiv/negativ

Zytologie

- VIN = vulväre intraepitheliale Neoplasie
- VIN I = leichte Dysplasie
- VIN II = mäßige Dysplasie
- VIN III = schwere Dysplasie, Carcinoma in situ

Charakteristika VIN I

- umschriebener Juckreiz/Brennen
- Pachydermie (bindegewebige Hyperplasie aller Hautschichten → flächenhafte Verdickung mit vermehrter Furchung und Konsistenz)
- Erosionen, leichte Vulnerabilität
- Pigmentanreicherung, flache Leukoplakie
- feines Mosaik und Punktierung in der Vergrößerung
- Essigsäuretest negativ/positiv
- Collins-Probe negativ/positiv
- Iodtest positiv/negativ

Charakteristika VIN II–III

- umschriebener Juckreiz/Brennen
- Tumor oder Ulkus
- Pigmentanreicherung, grobe Leukoplakie, Erythroplakie (roter Fleck)
- grobes Mosaik, Punktierung, atypische Gefäße in der Vergrößerung
- ausgeprägte Vulnerabilität
- Essigsäuretest positiv
- Collins-Test positiv
- Iodtest negativ

31.1.2 Klitorishypertrophie

Ursachen

- androgen produzierender Tumor
- adrenogenitales Syndrom (AGS) = Enzymdefekt in der Steroidbiosynthese → Substratstau → vermehrte Androgenproduktion
- andere Ursachen, die zur Hyperandrogenämie führen (s. Kap. 39, S. 590)

Therapie

- Behandlung der Grunderkrankung
- operativ: plastische Korrektur

31.1.3 Entzündungen der Vulva

31.1.3.1 Nicht infektiöse Vulvitis

Ursachen

- Mazeration der Haut durch: Fluor, Fisteln, Menstrualblut
- mechanische Irritationen, z. B. enge Hosen
- chemische Einwirkungen, z. B. Intimsprays
- thermische Reize
- allergische Reaktion: Rötung am Vestibulum und an den kleinen Schamlippen, z. B. durch lokale Antikonzeptiva → evtl. Patchtest zur Allergensuche
- Östrogenmangel
- Medikamente
- Diabetes mellitus

Therapie

- Beseitigung der Ursache

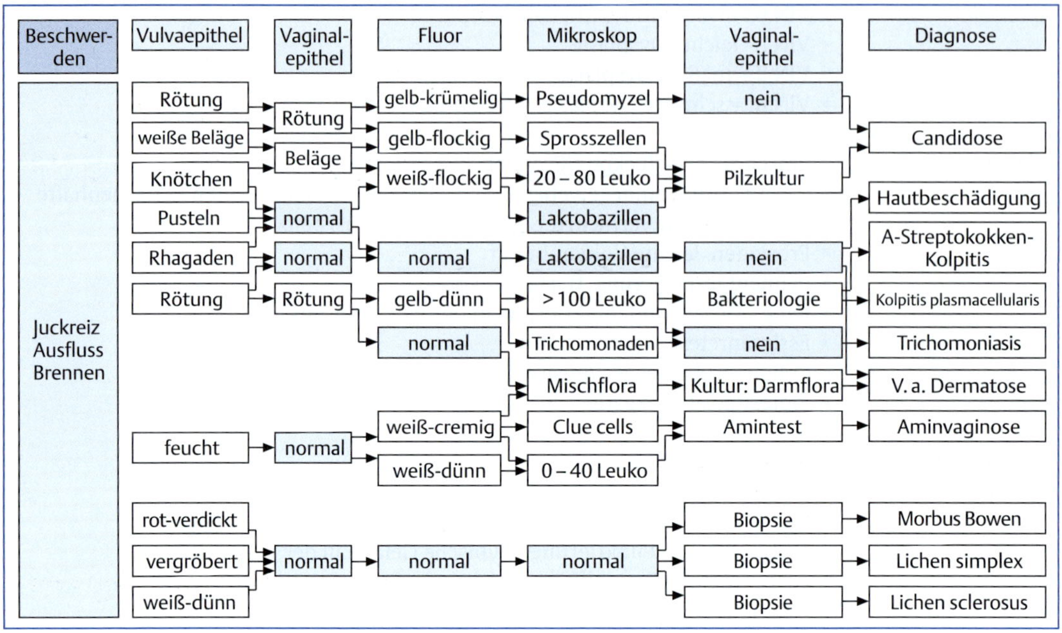

Abb. 31.**1** Wege der Infektionsdiagnostik in der Praxis. Quelle: Petersen. Infektionen in Gynäkologie und Geburtshilfe. 4. Aufl. Stuttgart: Georg Thieme Verlag; 2003.

31.1.3.2 Geschlechtskrankheiten

- s. Kap. 33, S. 496

31.1.3.3 Erysipel

Erreger und Klinik

- A-Streptokokken
- oft durch Schmierinfektion vom Mund ins Genital
  - mittels Finger
  - oral-genitale Kontakte
- akute, von einem Epitheldefekt ausgehende flammende Rötung, evtl. bis zum Analbereich, verbunden mit hohem Fieber
- besonders bei präpubertären Mädchen
- Schwangere sind wegen des Risikos der Puerperalsepsis besonders gefährdet.

Therapie

- **orale Antibiose** mit Amoxicillin, Ampicillin, Cephalosporin, Clindamycin oder Clarithromycin
- **systemische Antibiose**
  - Penicillin G, z. B. 1 Mio. IE/d Penicillin „Grünenthal“ über 6–8 Tage i. m.
  - bei Penicillinallergie Doxycyclin i. v., initial 200 mg, dann alle 12 h 100 mg
- **Lokaltherapie** zur Vermeidung der Reinfektion
  - nässend: PVP-Iod-Lösung bis zur Abtrocknung → weitere Therapie wie „nicht nässend“; nie Alkohol und PVP-Iod kombinieren → Nekrosen!
  - nicht nässend: 1%ige tetracyclinhaltige Salbe, z. B. Imex-Salbe
  - Nekrosen frühzeitig abtragen

31.1.3.4 Impetigo contagiosa

Erreger und Klinik

- Staphylococcus aureus oder A-Streptokokken
- eitrige, mit Blasen- und Krustenbildung einhergehende Hautinfektion

Therapie

- Sofern nicht der ganze Körper betroffen ist, reicht die Lokaltherapie mit PVP-Iod und Tetracyclinvaseline 2%ig.
- ggf. Penicillin oder Cephalosporin oral
- täglicher Wechsel von Bettwäsche und Unterwäsche
- Urinkontrolle
- Umgebungskontrolle

31.1.3.5 Follikulitis und Furunkel

Erreger und Klinik

- meist Staphylococcus aureus
- Follikulitis = Entzündung eines Haarfollikels
- Furunkel = Entzündung des Haarbalgs mit zentraler Einschmelzung

Therapie

- Follikulitis: im Frühstadium evtl. lokale Desinfektiva (z. B. Octeniseptvorlagen)
- Furunkel: Lokaltherapie
  - PVP-Iod, Imex-Salbe
  - nicht mit Pflaster, sondern mit Netz abdecken → keine feuchte Kammer
  - Stichinzision bei Fluktuation unter Lokalanästhesie mit Emla-Creme (30 min einwirken lassen)
  - systemische Antibiose meist nur bei immuninkompetenten Patientinnen und in der SS
  - Doxycyclin 200 mg/d i. v., über 10–14 Tage
  - β-laktamasestabiles Penicillin, z. B. Oxacillin (InfectoStaph)
  - bei Schwangeren Erythromycin 2,0 g/d oral, über 14 Tage

31.1.3.6 Bartholinitis

Erreger und Klinik

- Anaerobier und Bakterien der Koligruppe, auch Chlamydien, Gonokokken oder Staphylokokken
- entzündlicher Verschluss des Ausführungsgangs der Bartholindrüse → Bildung einer Zyste → Infektion der Zyste führt zur Abszessbildung
- schmerzhafte Schwellung im hinteren Drittel der Vulva
- bei Abszessbildung zusätzlich Entzündungszeichen

Therapie

- Zyste
  - Marsupialisation (Zystenränder werden per Einzelknopfnähte mit der Haut der Labia minora vernäht.)
- **Abszess**
  - ca. 2 cm messende Inzision
  - Abstrich (auch an Gonokokken denken)
  - Marsupialisation
  - Drainage nach außen
- Sitzbäder mit Kamille oder Kaliumpermanganat ab dem 1. postoperativen Tag

31.1.3.7 Erythrasma

Erreger

- Corynebacterium minutissimum
- scharf und großbogig begrenzte, braunrote Erytheme; Pseudomykose der Haut
- bevorzugt bei älteren Menschen
- begünstigt durch feuchtwarmes Milieu, Adipositas und Diabetes

Klinik

- rot-braune Flecken ohne Schuppung in den anogenitalen Hautfalten (hin zum Oberschenkel) sowie in der Submammarfalte
- ziegelrote Fluoreszenz unter UV-Licht (Wood-Licht-Untersuchung)

Therapie

- Lokaltherapie mit Imidazolderivaten:
  - Clotrimazol-Creme (z. B. Canesten, Canifug)
  - Miconazol (z. B. Daktar)
  - Econazol (Epi-Pevaryl)

31.1.3.8 Kandidose

Erreger

- Kandidaarten, meist Candida albicans
- bei ca. 50 % der Erwachsenen Besiedlung des Mund- und Darmbereichs

Risikofaktoren

- Diabetes mellitus
- Antibiotikatherapie
- hohe Östrogendosen
- Immunsuppression

Klinik

- oft plötzlicher Beginn
- weißliche, fest haftende Beläge
- gelb-flockig-bröckeliger Fluor
- Juckreiz
- Rötung
- Vaginal-pH < 4,5

Diagnostik

- Fluor oder Hautgeschabsel mit KOH oder Methylenblaulösung (0,1%ig) verrühren
  - Sprosszellen und Pseudomycel im Mikroskop (baumartige Aneinanderreihung einzelner lang ausgezogener Hefezellen; typisch für Candida albicans)
  - Meist sind Laktobazillen nachweisbar (zu 90 %).
  - Superfizialzellen (ohne Östrogene keine Pilze)
- Fluoreszenzmikroskopie
- Kultur auf Sabouraud-Glukose-Agar, Kimmig-Agar oder anderer geeigneter Agar
  - wenn Mikroskopie bei deutlicher Klinik negativ ist
- Insbesondere bei fehlendem Therapieerfolg müssen andere Ursachen einer Vulvitis ausgeschlossen werden.

Therapie

- **Lokaltherapie**
  - meist ausreichend
  - nur bei Symptomen, nicht bei Kolonisation
  - Clotrimazol, z. B. Canesten, Canifug, Fungizid, Ovula 1 × 1 abends im Bett einführen, 3 × tgl. Salbe auftragen (über 3–6 Tage)
  - Miconazol, z. B. Gyno-Daktar; 2 × 1 Tampon für 4–6 h oder 1 Ovulum/Applikatorfüllung Creme abends im Bett tief einführen

Tab. 31.3 Therapie genitaler Kandidainfektionen.

lokal	unkomplizierte Kandidose
Imidazol: Clotrimazol (z. B. KadeFungin®)	Vaginalcreme oder -tabletten bzw. Kombinationspräparate für 1/3/6 Tage
Econazol (z. B. Gyno-Pevaryl®)	Vaginalcreme oder -tabletten bzw. Kombinationspräparate für 1/3/6 Tage
Miconazol (z. B. Gyno-Daktar®)	Vaginalcreme oder -tabletten bzw. Kombinationspräparate für 7 Tage
Fenticonazol (z. B. Fenizolan®)	Vaginaltablette als Einmalgabe, ggf. Wiederholung nach 3 Tagen
Polyene: Nystatin (z. B. Adiclair®)	Vaginaltabletten oder Kombinationspräparat mit Creme für 6 Tage
systemisch	**rezidivierende/persistierende Kandidose**
Triazole: Fluconazol (z. B. Fungata®)	Einmalgabe (150 mg), ggf. wöchentliche Wiederholung (150 mg) über 6 Monate
Itroconazol (z. B. Siros®)	1 Tag 2 × 2 Kapseln (400 mg/d)
Nifuratel (Inimur® Drg.)	3 × 1–2 Drg. über 7 Tage; evtl. in Kombination mit Inimur® Vaginalstäbchen (Kombipack)

Tab. 31.4 Therapieschema bei chronisch rezidivierender Candida-albicans-Infektion des Genitalbereichs.

Initialtherapie je 200 mg Fluconazol Tag 1, 3 und 5	
→ anschließend Pilzkultur; wenn negativ:	1 × 200 mg Fluconazol wöchentlich über 2 Monate
→ anschließend Pilzkultur; wenn negativ:	1 × 200 mg Fluconazol 2-wöchentlich über 4 Monate
→ anschließend Pilzkultur; wenn negativ:	1 × 200 mg Fluconazol monatlich über 6 Monate

  - Vulvitis mit Cremeauftragung 3 × tgl. behandeln
- **systemisch** (besonders bei V. a. Darminfektion oder Rezidiv)
  - Fluconazol-Einmaltherapie, z. B. 1 Kps. Fungata oder 2 Tbl. Diflucan 100
- Mitbehandlung des Partners kann sinnvoll sein; insbesondere bei Rezidiven und Symptomen.
  - Lokale Partnertherapie bei akuter Vaginalkandidose bringt keine signifikante Verbesserung der Rezidivlage → wenn, dann systemisch mit Fluconazol.

Ursachen

chronisch rezidivierende Kandidosen (≥ Infektionen/Jahr)
- übertriebene oder nachlässige Genitalhygiene
- Adipositas
- Antibiotikatherapie
- Diabetes mellitus
- Leukämie
- HIV-Infektion
- orale, enterale, vaginale Kandidose

Unspezifische Maßnahmen beim Rezidiv

- Vermeidung von hautreizenden Seifen und Pflegemitteln
- perianale Hautpflege mit Fettcreme ohne Konservierungsstoffe, z.B. Deumavan (Fetten vor dem Stuhlgang)
- Mitbehandlung des Partners
  - medikamentös (systemisch)
  - Fettpflege (Penis und Anus)
- Hautpflege mit fettender Creme (z.B. Gleitgelen) vor dem Geschlechtsverkehr → Vermeidung von Mikroläsionen
- adjuvante Therapieversuche mit Laktobazillusvakzine (Gynatren); Wirkung bisher nicht bewiesen
- übermäßige Kandidabesiedlung des Darmes (> 10 000 KbE/g Stuhl) → 1- bis 2-wöchige Behandlung mit Nystatin und Amphotericin-Lutschtabletten
  - Ansonsten ist eine Darmsanierung nicht hilfreich.
- Persistenz der Beschwerden ohne weiteren Pilznachweis → Biopsie zum Ausschluss anderer Ursachen

Prophylaxe

- nur in der Schwangerschaft sinnvoll, da Kolonisation des Kindes pathogen ist
  - Pilzkultur aus Vaginalabstrich ab der 34. SSW
  - intravaginale Lokaltherapie am besten als Eindosistherapie eine Woche vor erwartetem Wehenbeginn
    - unabhängig von Beschwerden

31.1.3.9 Dermatomykosen

Erreger und Klinik

- Tinea inguinalis, Trichophyten
  - runde konfluierende, bräunliche oder weiße Flecken, die beim Darüberstreichen schuppen (Hobelspanphänomen)
- Tinea corporis/cruris
  - bläulich rotes, nur diskret schuppendes Ekzem

Therapie

- **Lokaltherapie** bei Tinea inguinalis, Trichophyten
  - Imidazolderivate, z.B. Clotrimazol-Salbe (s.o.)
- **systemisch**
  - Fluconazol, z.B. Diflucan 1 × 50 mg/d über 2–7 Wochen

31.1.3.10 Trichomonadeninfektion

- s. Kap. 31.2.3.4

31.1.3.11 Skabies

Erreger und Klinik

- Milben (Sarcoptes scabiei)
- bläschentragende Rötungen, intrakutane Gänge

Diagnostik

- **Milbennachweis**
  - Bedecken der papulösen Läsion mit Öl, oberflächliche Eröffnung mit dem Skalpell und Abstreichen auf einen Objektträger
  - Im Mikroskop ist die runde Milbe mit 2 dreieckig ausgebildeten haarigen Fortsätzen an der Mundpartie zu erkennen.

Therapie

- Lindan (z. B. Jacutin Gel oder Emulsion) an 3 aufeinanderfolgenden Abenden am ganzen Körper einreiben (Kopf ausgenommen) und am darauffolgenden Morgen abwaschen
- evtl. tagsüber 1%ige Tetracyclinvaseline

31.1.3.12 Phthiriasis pubis

Erreger und Klinik

- Filzläuse, Übertragung nur durch direkten Kontakt (Geschlechtsverkehr)
- vor allem am Mons pubis linsengroße blaugraue Flecken (Taches bleues)

Diagnostik

- Diagnose mit dem Kolposkop → Filzläuse, Nissen

Therapie

- wie bei der Skabies

31.1.4 Herpes simplex genitalis

Erreger

- Herpes simplex Typ 2 (genitaler Typ) und Typ 1 (oraler Typ)
  - Beide sind als Ursache einer Genitalinfektion möglich.
- 80–90 % der Erwachsenen haben Antikörper gegen Herpes-simplex-Viren.
- 20 % haben Antikörper gegen HS 2.
- partielle Kreuzimmunität gegen HS 1 und 2
- Inkubationszeit 3–8 Tage, selten länger als 14 Tage

Klinik

- Nur 30 % der Fälle manifestieren sich klinisch eindeutig, 50 % verlaufen völlig asymptomatisch, die restlichen 20 % machen zwar Symptome, werden aber von Arzt und Patient fehlgedeutet.
- heftigste Schmerzen mit Jucken oder Brennen
- Prodromi: Fieber, Abgeschlagenheit, Schwellung der inguinalen Lymphknoten
- kleine, helle, rosettenförmig angeordnete Bläschen mit klarem Inhalt
- Nach Ruptur bleiben scharf begrenzte Ulzera mit rotem Randsaum und zentralen gelblichen Belägen.
- schmerzhafte Anschwellung der Leistenlymphknoten

Diagnostik

- klinische Untersuchung
- **Erregernachweis:** Mit trockenem Watteträger wird Bläscheninhalt abgenommen und zur virologischen Diagnostik eingesandt.
  - kulturelle Anzüchtung und Typisierung (Methode der Wahl)
  - direkter Antigentest auf fixiertem Abstrich → kein Transportproblem, Sensitivität jedoch nur 80–95 %
- **molekularbiologische DNA-Methoden**
  - Amplifikationsmethoden (PCR/LCR), bisher nur bei V. a. Herpesenzephalitis
- **Serologie** (meist wenig hilfreich)
  - Titeranstieg nach 6–8 Tagen oder erstmals nachweisbare IgM und IgG
  - 80 % der Erwachsenen haben Antikörper.

Differenzialdiagnose

- multiple luetische Primäraffekte → Spirochätennachweis im Dunkelfeld, positive Seroreaktion erst 2–5 Wochen post infectionem
- Behçet-Syndrom
- Kratzeffekte
- Trichomoniasis

Tab. 31.**5** Behandlung der Herpes-simplex-Infektion.

Virostatikum	Arzneiform und Dosierung/d	Dauer	Bemerkungen
Aciclovir (z. B. Zovirax)	Infusion 3 × 5 mg/kg	5 Tage	Primärinfektion, schwere Verläufe, auch bei besonders Immunsupprimierten
	Filmtabletten 5 × 200 mg	5 Tage	Primärinfektion, Rezidive
	Filmtabletten 2 × 200 mg bis 2 × 400 mg	6–12 Monate	häufige Rezidive
Valaciclovir (z. B. Valtrex S)	Filmtabletten 2 × 500 mg	5–10 Tage	Primärinfektion, Rezidive
Famciclovir (Famvir)	Filmtabletten 3 × 250 mg	5 Tage	Primärinfektion
	Filmtabletten 2 × 125 mg	5 Tage	Rezidive
Foscarnet (z. B. Foscavir)	Infusion 3 × 40 mg	2–3 Wochen	nur bei resistenten HSV, wenn keine Alternative besteht; bei Immunsupprimierten

- Vulvitis pustulosa durch Candida albicans
- Vulvitis plasmacellularis
- Herpes zoster
- Pemphigus vulgaris, bullöses Pemphigoid
- Herpes gestationis
- Mollusca contagiosa
- Kontaktdermatitis
- andere Ulzera

Therapie

- Darstellung in Tab. 31.**5**

Management in der Schwangerschaft

- s. Kap. 13.6, S. 176

31.1.5 Condylomata acuminata

Erreger

- Papillomaviren (HP 6 oder 11; Low-Risk-Gruppe der HPV)
  - gelegentlich auch andere HPV; wobei HP 16 und 18 zur High-Risk-Gruppe gehören
- nicht ausschließlich, aber meist sexuell übertragbare Infektion

Klinik

- spitze, weiße, gelegentlich hellrote, evtl. hahnenkammartige, schmerzlose Warzen

Differenzialdiagnose

- Condylomata lata bei Lues Stadium II
- Karzinom
- Marisken (Restzustand nach Thrombose einer äußeren Hämorrhoide, Vorpostenfalte bei Analfissur)

Prophylaxe

- quadrivalente Impfung (HPV 6, 11, 16, 18; Gardasil) am besten vor dem ersten GV
- s. a. 31.3.1.3

Prozedere

- Ausschluss: HIV, Gonorrhö, Lues, Trichomonaden
- **lokale Immunmodulation**
  - Imiquimod 5%ige Creme (Aldara)
  - 3 ×/Woche bis zur Abheilung, maximal jedoch 16 Wochen
  - sparsam abends vor dem Schlafengehen auftragen
  - zu starke Auftragung und empfindliche Haut → Entzündungsreaktion möglich
  - am Morgen (nach ca. 6–10 h) mit milder Seife und Wasser abwaschen
  - geringes Ansprechen nach 2–4 Wochen (kein Erythem) → vorübergehend 4–5 ×/Woche
  - adjuvante Anwendung nach chirurgischer Abtragung → erst nach ausreichender Wundheilung (2–3 Wochen)
  - starke Hautreaktion
    - einige Tage aussetzen, bis Reaktionen abklingen
    - Panthenol-Creme
    - ggf. Reduktion auf 2 ×/Woche
      - auch bei grippeähnlichen Symptomen (ggf. nicht steroidale Antiphlogistika)
  - Erfolgsrate 50–80 %
  - Rezidivrate 15 %!
  - wenig Daten zur Therapie von Kondylomen am Introitus und in der Vagina
    - jedoch gute Erfolge laut Einzelbeschreibungen
    - **Cave:** starke Entzündungsreaktion möglich
    - bei Vaginalkondylomen Tampon mit Imiquimod getränkt 1 ×/Woche
    - Einsatz bei CIN wurde ebenfalls mit guten Erfolgen beschrieben
    - Off-Label-Use
  - weniger Nebenwirkungen als bei Podophyllotoxin
- **zytotoxische Therapie**
  - **Podophyllotoxin**, z. B. Wartec (0,15%ige Creme) oder Condylox (0,5%ige Lösung)
    - 1 × wöchentlich, 3–4 Behandlungen insgesamt
    - nur im Bereich der Vulva erlaubt, nicht in der Vagina oder auf der Portio, da hier zu hohe Resorption → Neuropathie, Koma, Leberschäden, Myelodepression
    - Abdecken der Umgebung mit Zinkpaste, Abwaschen nach 4–6 h
    - Erfolgsrate 60–90 %
    - Rezidivrate 7–38 %
  - **5-Fluorouracil** 5%ig als Creme oder 1%ig in 70%igem Ethanol
    - besonders bei intraurethralen Kondylomen
    - Nebenwirkung: Dysurie
- **destruktive Therapie**
  - Abtragung mit der monopolaren Schlinge
  - Kryotherapie
  - CO_2-Laser:
    - Spotbreite 1–1,5 mm, 15 Watt
    - Strahl direkt auf das Kondylom richten und gleichmäßige, zickzackförmige Laserung der Umgebung (wenn das knisternde Geräusch aufhört, ist man zu tief!)
  - Erfolgsraten bis zu 90 %
  - Rezidivrate 15–49 %
- **immunologische Therapie mit Interferon**
  - 1 × 106 IE Interferon α-2b intraläsional
  - Interferon 1–3 Mio. IE/d intermittierend i. v.
  - β-Interferon-Gel hergestellt mit Fiblaferon (adjuvant)
    - nach Kryotherapie oder chirurgischer Entfernung bei Rezidiven

    - Erfolgsraten 6–90 %
    - Rezidivrate ca. 60 %
    - sehr teuer
- **Nachbehandlung**
  - Flammazine-Creme (sulfonamidhaltige Creme)
  - Sitzbäder (Kamille, PVP oder Meersalz)
  - auf Trennung der Labien achten (Prophylaxe von Synechien)
- **Rezidivprophylaxe**
  - Beseitigung von Fluor vaginalis
  - Trockenhalten
  - Partnerbehandlung
    - bei nachgewiesener HPV-Infektion (Essigsäureprobe und Peniskopie, HPVDNA-Nachweis oder typische Histologie)
    - bei Kondylomen
  - frühzeitiges Erkennen und Behandeln des Rezidivs
- Schwangerschaft
  - Lasertherapie in der 35.–36. SSW; Spontangeburt möglich
  - Nur bei massivem Vaginalbefall ist alternativ die Sectio zu erwägen.

31.1.6 Pruritus vulvae

> **Merke:** Jeder chronische Juckreiz muss geklärt werden, da auch eine Dermatose möglich ist, die bei frühzeitiger Behandlung gemindert oder geheilt werden kann.

Ursachen

- Östrogenmangel
- Lichen sclerosus et atrophicus (s. u.)
- Diabetes mellitus
- Leber- und Nierenerkrankungen
- Leukämie, Anämie
- allergisches Ekzem, fixes Arzneimittelexanthem
- parasitäre Erkrankungen: Skabies, Oxyuren, Filzläuse
- Kandidainfektion
- Herpesinfektion
- Avitaminosen: Nikotinsäureamid, A, B_1, Biotin
- psychosomatisch

Therapie

- Behandlung der Ursache je nach Biopsie und Klinik
  - kein Lichen sclerosus → Östrogene lokal und systemisch
  - Lichen sclerosus → s. u.
  - evtl. 1 % Hydrokortisonazetat
  - evtl. Dermoxin-Creme
- **allergisches Ekzem**
  - Entfernen des Allergens
  - Mulltupfer mit NaCl 0,9 % alle 15 min wechseln → Austrocknung in ½ Tag
  - Hydrokortisonazetat 1 % Salbe über 5–7 Tage
- **chronisches Kontaktekzem**
  - fluorierte Kortikoide (z. B. Ultralan) max. 5 Tage; **Cave:** Steroidatrophie
- **fixes Arzneimittelexanthem**
  - Absetzen des Agens
  - Ultralan 40–60 mg/d oral über 1–3 d
  - Antihistaminika

31.1.7 Lichen sclerosus et atrophicus

- kommt entgegen irrtümlicher Annahmen nicht nur bei älteren Frauen, sondern auch schon bei 2- bis 3-jährigen Mädchen vor
- chronische, lymphozytär vermittelte Hauterkrankung

> **Merke:** Die frühe Diagnose und Therapie können irreversible Spätschäden hinauszögern oder sogar verhindern. Zurzeit verstreichen 6 Jahre zwischen den ersten Symptomen und der richtigen Diagnose. Die Erkrankung ist behandelbar, aber nicht heilbar.

Befund

- Atrophie der Dermis mit Schwund des subkutanen Fettgewebes; nur Dystrophie, keine Dysplasie
- allerdings in 15–20 % der Fälle Entwicklung einer Leukoplakie als fakultative Präkanzerose → engmaschige Überwachung
  - 5 % der Frauen entwickeln ein Karzinom.

Klinik

- zuerst oftmals „glänzendes Erythem" gefolgt von fokalen Depigmentierungen
- weißlich glänzende Haut, Introitus verengt und starr
- vulnerable Haut, Kratzspuren
- Pruritus, Brennen, Dyspareunie
- Leukoplakie und Rhagaden sowie Verlust der Anatomie im Spätstadium

Diagnosen

- Inspektion
- Stanzbiopsien von verschiedenen Stellen
  - typische bandförmige Entzündung entlang der Basalmembran in der Histologie
- Diabetes mellitus ausschließen (in 10 % der Fälle)

Differenzialdiagnosen

- Soorvulvitis
  - Erythem; weißliche, abwischbare Beläge
- allergische Kontaktdermatitis
  - plötzlicher Beginn, Erythem, nässend, vesikuläre Komponente
- chronisches Ekzem
- Lichen planus
  - Vaginalbefall
- Psoriasis
  - scharf begrenzte Plaques, Labia majora betroffen, extragenitale Herde
- Morbus Paget
- Vitiligo

Therapie

- **medikamentös**
  - Therapiebeginn mit hochwirksamer Kortikosteroidcreme, z. B. Clobetasol (Clobegalen- oder Dermoxin-Creme) 0,05 % über 3 Monate
  - langfristige Therapie mit weniger atrophierendem Kortikosteroid, z. B. Desoximetason (Topisolon-Fettsalbe)
    - Oft ist Intervalltherapie von 2–4 Wochen ausreichend.
    - Regelmäßige, mehrfach tägliche Fettpflege (Deumavan) spart Kortikosteroide.
  - Therapieindikation durch Juckreiz und Befund

- alternativ Einsatz von Tacrolimus (Protopic) oder Pimecrolismus Creme 1% (Douglan, Elidel)
  - Inhibition der T-Zell-Aktivierung und proinflammatorischer Zytokine sowie von Calcineurin
  - Rezidivrate 9%
  - Off-Label-Use
  - Tacrolismus Creme
    - initial 0,1%ige Salbe 2×tgl. bis zu 3 Wochen
    - weitere Therapie mit 0,03%iger Salbe bis zu 6 Monate
    - nach Abheilung Therapie aussetzen
    - während der Therapie UV-Bestrahlung der Region vermeiden
  - Pimecrolismus Creme
    - 2×tgl. bis zu 6 Monate
- Die Therapie mit Testosteronproprionat 2% in Vaselinum album wird von einigen Autoren als obsolet eingestuft.

- **operativ**
  - Denervierung der Vulva durch Untertunnelung oder Unterspritzung mit Alkohol
  - Skinning-Vulvektomie als Ultima Ratio
  - Lasertherapie ist wenig sinnvoll.

31.1.8 Präinvasive Erkrankungen der Vulva

Allgemeines

- starke Inzidenzzunahme
  - 0,6/100 000 Frauen/Jahr 1973
  - 7/100 000 Frauen/Jahr aktuell
  - zunehmend bei jungen Frauen (meist HPV-assoziiert)
- erhabene, scharf begrenzte Hautrötung oder multiple Papeln auf oberflächlicher Schuppung
- Spontanremission möglich
- Abklärung durch Biopsie
- Rezidivrate HPV-induzierter Läsionen 30%
- Progression zum Karzinom möglich
  - HPV-induziert unbehandelt 9% (–90%)
  - HPV-induziert behandelt 3,8–6,5%
- okkulte Invasion in ca. 10%
- HPV-induzierte Läsionen treten oft an verschiedenen Lokalisationen auf (VAIN, CIN, A(nal)IN.

Nomenklatur

squamöse Form

- VIN I = leichte Dysplasie = flaches Kondylom, HPV-Effekt (ISSVD)
- VIN II = mäßige Dysplasie bzw. VIN III = schwere Dysplasie, Ca in situ
- neue Unterteilung von VIN II und III nach ISSVD
  - VIN undifferenzierter (häufigster) Typ (assoziiert mit HR-HPV, insbes. HPV 16)
    - warty = kondylomatös
    - basaloid
    - gemischt (warty/basaloid)
  - VIN differenzierter Typ (selten assoziiert mit HR-HPV)
    - oft auf dem Boden eines Lichen sclerosus
    - leukoplakieartige Herde (oft schwer zu erkennen)
  - VIN nicht klassifizierbarer Typ „NOS“, auch pagetoide Läsionen

nicht squamöse Form
- Morbus Paget der Vulva
- Melanoma in situ

Klinik

- VIN-assoziiert
  - Juckreiz, Brennen, Schmerzen
  - Leukoplakie, Erythroplakie, gelegentlich bräunliche Herde (Morbus Bowen?)
  - kondylomatöse, weißliche Herde (essigpositiv)
  - Vulvoskopie → oft Mosaik
  - multifokal und multizentrisch auftretend (s. o.)
- differenzierte Form
  - schwer zu erkennen
  - meist rötliche Läsionen
  - dünne Haut
  - anamnestisch oft Lichen sclerosus

Therapie

- Diagnosesicherung durch Stanzbiopsie (ggf. nach Toluidinblaufärbung)
- Laservaporisation
  - nur nach PE
  - Abtragungstiefe 2–3 mm im Schleimhautbereich, 4 mm im behaarten Bereich
  - Rezidivrate 23,3 %
- radikale Exzision im Gesunden (Rezidivrate 29,2 %); keine Evidenz bezüglich des freien Resektionsrandes (mindestens 0,5 cm sind empfohlen)
- Skinning Vulvektomie bei ausgedehnten Befunden (Rezidivrate 24,3 %)
- Imiquimod 5 %
  - 1 ×/Woche für 2 Wochen, dann 2 ×/Woche für weitere 2 Wochen, dann 3 ×/Woche bis 16 Wochen
  - 77 % Ansprechen
  - 19–20,5 % Rezidive (niedriger als die chirurgisch therapierte Gruppe)
  - ggf. als Second-Line-Therapie oder chirurgisch schwierige Lokalisationen
  - bisher Off-Label-Use
  - Regelmäßige und kurzfristige Kontrollen sind während der Therapie notwendig, da Progress zum Karzinom auch bei Imiquimod-Therapie möglich ist.

Nachsorge

- Kontrolle alle 6 Monate
- Rezidivrate 40 % innerhalb von 5 Jahren bei VIN III

Primäre Prävention HPV-assoziierter Läsionen

- s. HPV-Impfung (Kap. 31.3.1.3)

31.1.9 Präkanzerosen

31.1.9.1 Leukoplakie

Klinik und Diagnostik

- weißliche Epitheltrübung
- warzige Veränderung (verruköse Leukoplakie)
- Diagnose durch Essigprobe und mehrere Probeexzisionen

Therapie

- Vermeidung mechanischer und chemischer Irritationen
- Behandlung von Diabetes mellitus, Östrogenmangel, Fluor
- Verruköse Leukoplakien müssen entfernt werden (Laservaporisation etc.).

31.1.10 Carcinoma in situ = VIN III

31.1.10.1 Morbus Bowen

intraepitheliale Neoplasie, evtl. durch HPV verursacht

Diagnostik

- Diagnose durch Probeexzision
- Portiozytologie (vermehrt auch Portiodysplasien)

Klinik

- bis euromünzgroße, leicht erhabene, scharf begrenzte Hautrötung oder multiple Papeln auf oberflächlicher Schuppung
- schmerzlos, evtl. Pruritus
- Spontanremissionen möglich
- Latenzzeit von 10 Jahren bis zum evtl. infiltrativen Wachstum
- relativ seltener Übergang in ein invasives Karzinom

> **Cave:** in 25 % gleichzeitig Veränderungen in der Vagina und an der Portio!

Therapie

- s. Queyrat-Erythroplasie

31.1.10.2 Queyrat-Erythroplasie

Variante des Morbus Bowen an der Schleimhaut des Introitus

Klinik

- isolierte Läsion mit glatter Oberfläche und samtroter Färbung
- ansonsten wie Morbus Bowen

Diagnostik

- klinische Untersuchung
- positive Collins-Probe
- positive Essigsäureprobe
- Histologie (am besten nach Exzision im Gesunden)

Therapie

- CO_2-Laservaporisation nach Sicherung der Histologie (durch runde Stanze, nicht Knipsbiopsie → Beurteilbarkeit der Schichten)
  - hohe Energie, geringe Einwirkzeit → geringe Karbonisation
  - Spotbreite 1–1,5 mm, 15 Watt
  - Epithelablation durch tiefe Vaporisation, bis Kollagenfasern sichtbar werden und kleine Blutungen auftreten
  - Nachbehandlung: Flammazine-Salbe, Sitzbäder, engmaschige vulvoskopische Kontrollen
- Exzision im Gesunden, 1 cm Sicherheitsabstand
- Auch ein Rezidiv kann nach entsprechender histologischer Sicherung unter Erhaltung der sexuellen Funktion behandelt werden.

31.1.10.3 Morbus Paget

Sonderform der intraepithelialen Neoplasie.

Diagnostik

- häufig mit primären Karzinomen (Rektum, Urethra, Mamma, Schweißdrüsen der Vulva = Adenokarzinom) kombiniert → entsprechende Diagnostik
- typische Paget-Zellen in der Histologie

Klinik

- scharf begrenzte Ekzeme
- langsame Ausbreitung (bis Oberschenkel)
- Missempfindungen, Juckreiz
- **lokale intraepitheliale Form** (durch mehrere Biopsien tiefer als 6 mm gesichert)
  - großzügige tiefe Exzision (gehäuft Rezidive)
  - einfache Vulvektomie
- **invasives Adenokarzinom**
  - wie Plattenepithelkarzinom der Vulva (s. Kap. 44.1, S. 649)

31.2 Vagina

31.2.1 Diagnostik

31.2.1.1 Fluor genitalis

Fluordiagnostik bei Infektionen

- Normalflora
  - Laktobazillen in hoher Konzentration
  - Darmkeime in geringer Zahl (in der Kultur)
  - Kandidaarten möglich
  - pH 4,0
  - Epithelzellen/Leukozyten 10 : 1–2 : 1
- gestörte Vaginalflora
  - Mischflora mit Laktobazillen und mäßig viel Darmbakterien
  - Amnivaginose/bakterielle Vaginose
    - wenig bis keine Laktobazillen, Gardnerella und Darmbakterien in hoher Konzentration
  - pH 4,5–5,5
  - Epithelzellen/Leukozyten 10 : 1–2 : 1
- Kolpitis
  - Kandida, Trichomonaden, A-Streptokokken, HSV, Staph. aureus als Erreger
  - pH 4,0–5,5
  - Epithelzellen/Leukozyten 1 : 10–1 : 100

Tab. 31.**6** zeigt die verschiedenen Formen.

31.2.1.2 Zytologie

Methoden

Nativ, Methylenblau oder fixiert + Papanicolaou-Färbung (am besten).

- **Nativpräparat**
  - Abstrich von der seitlichen Vaginalwand und Ausstreichen auf einem Objektträger; Aufbringen eines Tropfens NaCl oder besser von 10–30%igem KOH (→ Pilzmyzel ist besser sichtbar, fischiger Geruch bei bakterieller Kolpitis)

Tab. 31.**6** Verdachtsdiagnosen bei Fluor genitalis. Quelle: Martius G. Differenzialdiagnose in Geburtshilfe und Gynäkologie. 2. Aufl. Bd. II Stuttgart: Thieme; 1987.

Farbe	Menge	Konsistenz	Geruch	mögliche Ursache
klar	viel	mittel	keiner	Mittelfluss Östrogenstimulation neurovegetative Ursache
weißlich	viel	cremig/käsig	modrig	Soorkolpitis
grün-gelb	viel	schaumig	fötide	Trichomonadenkolpitis
weiß-grau	normal/vermehrt	dünn	fischartig	bakterielle Vaginose
braun-blutig	wenig	wässrig	faulig	Malignom

Tab. 31.**7** Bedeutung des pH-Wertes des Fluors.

pH-Wert	Bedeutung
3,8–4,2	viele Laktobazillen, Hefepilzinfektionen möglich
4,3–4,7	wenig Laktobazillen, etwas Mischflora, auch Hefen möglich, auch Leukozytose möglich
4,8–5,5	V. a. gestörte Vaginalflora (Mischflora), Aminvaginose/bacterial vaginosis, Trichomoniasis, Z. n. Antibiotika (wenn keine Laktobazillen mehr vorhanden sind), auch starke Leukozytose erhöht den pH-Wert
>6,0	atrophische Kolpitis, Blasensprung in der Gravidität, Mädchen vor der Östrogenproduktion. Zervixsekret hat auch diesen pH-Wert!

Clue Cells
→ Methylenblau

   - **Cave:** Deckgläschen nicht zu fest aufdrücken, da sonst die Trichomonaden in ihrer Beweglichkeit gehemmt werden
   - Diagnose: Pilzinfektion, Trichomonadeninfektion
- **Methylenblau-gramgefärbter Abstrich**
   - Statt NaCl wird ein Tropfen Methylenblau (0,1%ig) aufgebracht.
   - Clue Cells (= Zellen mit blau gefärbten Bakterienrasen auf der Oberfläche) sprechen für eine bakterielle Vaginose
- **Papanicolaou-Abstrich**
   - zum Ausschluss einer Präkanzerose oder einer Neoplasie (vgl. Kap. 31.3.1.2)
- **Pilzkultur**
   - z. B. Sabourand-Agar (Antibiotika-Zusatz verhindert Bakterienwachstum → Pilzbeurteilung und Nachweis erleichtert)
- **Chlamydienabstrich**
   - Abstrich für Fluoreszenztest, ELISA oder anderen Test aus Zervikalkanal und Urethra
- **Ausschluss Gonorrhö**
   - Abstrich aus Scheide, Zervix und Urethra für die Kultur auf speziellem Agar

Beurteilung

- **Östrogenwirkung:** Dominanz eosinophiler, flach ausgebreiteter Superfizialzellen mit pyknotischem Kern (s. Abb. 31.**2**)
   - präovulatorisch
   - bei Ostrogentherapie nach 7–10 d
   - Follikelpersistenz
   - östrogenproduzierender Tumor

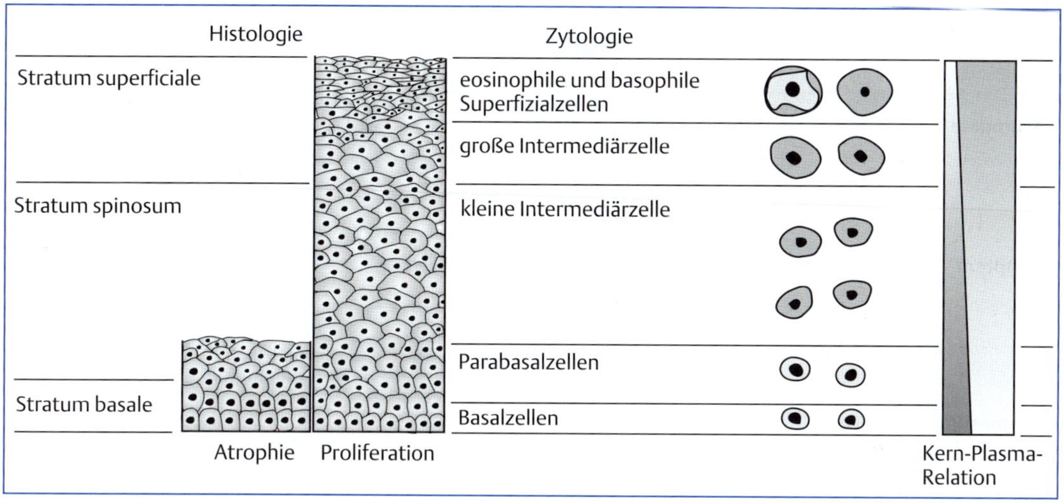

Abb. 31.**2** Differenzialzytologie.

- **Gestagenwirkung:** Einrollen der Zellränder, Zellhaufen, zellreich, überwiegende Basophilie
  - 12–24 h nach Ovulation = Corpus-luteum-Phase
  - Schwangerschaft
  - Gestagentherapie, wenn vorher Östrogene zur Proliferation gegeben wurden
- **Atrophie vom Mangeltyp:** fast nur Parabasalzellen
  - Kindheit → sauberer Hintergrund
  - Postmenopause bzw. fehlende Ovarialfunktion in der Adoleszenz → Entzündungszeichen
- **mittelhohe Proliferation**
  - post partum: geringe Proliferation mit kleinen Intermediärzellen
  - Androgene: ausschließlich basophile Intermediärzellen, sauberer Hintergrund, keine Zeichen der Gestagenwirkung (häufig in der Postmenopause)
- **sonstiges**
  - „Crowded menopausal Type": gestagenähnliches Bild in der Postmenopause
  - gestagene Mischbilder bei monophasischen Ovulationshemmern

Interpretationsfehler

- **Östrogeneffekte durch**
  - Digitalis (mehrjährig) → mittelhoch bis hoch proliferiert
  - Entzündung → eosinophile Proliferation = Pseudoeosinophilie (auch durch schlechte Fixierung)
  - Leukoplakie (= Hyperkeratose) → hohe Proliferation mit kernlosen Hornschollen → Portio inspizieren, evtl. Zellentnahme zu distal in der Vagina
- **Gestageneffekte durch**
  - Auswischen des Watteträgers
- **Atrophiezeichen durch**
  - starke bakterielle Zytolyse → nackte Kerne → Kontrolle nach lokaler Antibiose
  - degenerierte Zervixdrüsenzellen
  - Regenerationsepithel und Metaplasiezellen (beim Portioabstrich)

31.2.2 Fluor vaginalis

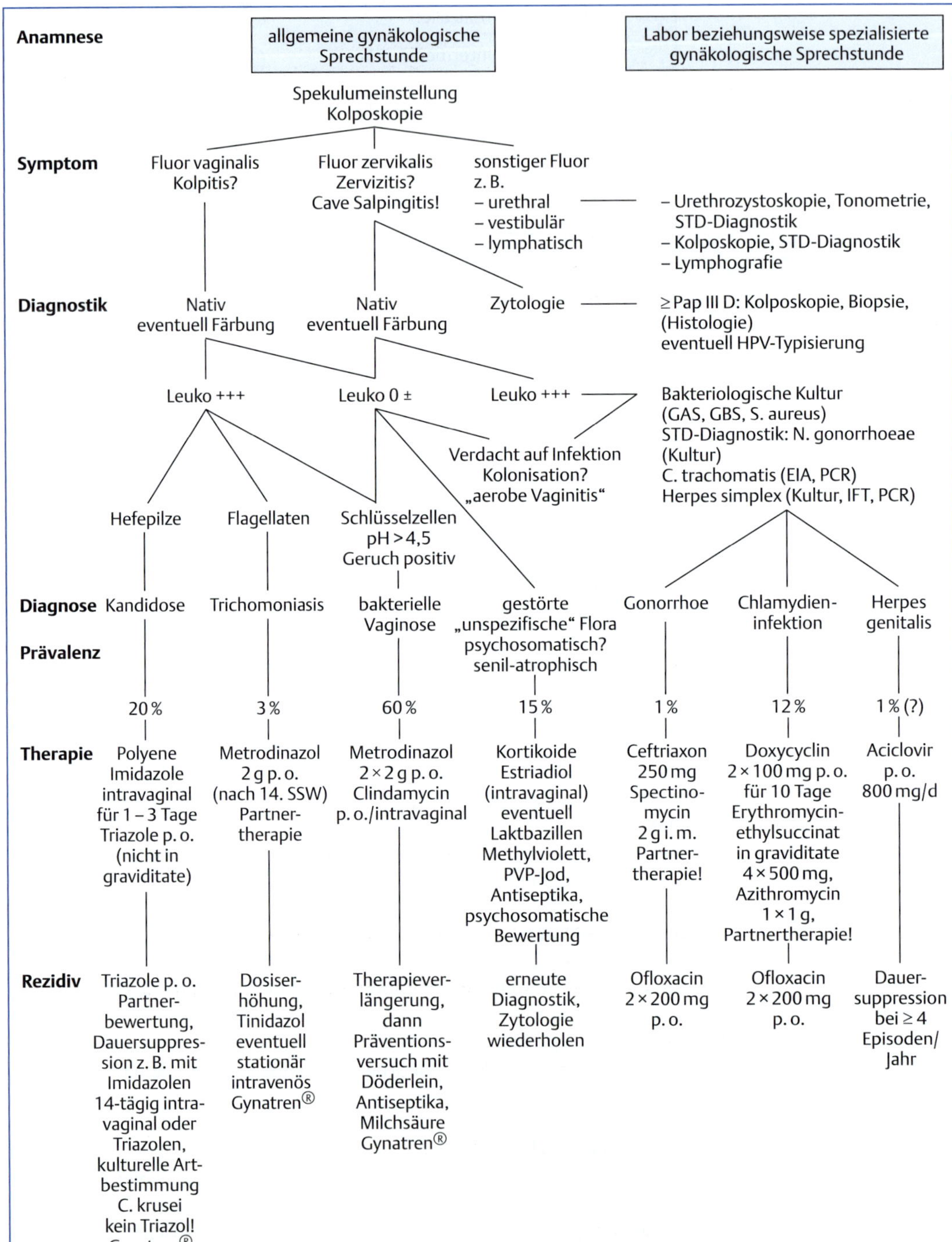

Abb. 31.**3** Algorithmus Symptom Fluor genitalis. Quelle: Hoyme VB. Epidemiologie, Diagnostik und medikamentöse Therapie genitaler Entzündungen. Gyn 2004; 9: 349–353.

▶ Anmerkung zur Abb. 31.**3:** Gynatren bei rezidivierenden Kolpitiden

- Verbesserung der lokalen Immunantwort
- Impfstoff mit inaktivierten Laktobazilluskeimen
- 3 Impfungen (je 1 Amp. i. m.) im Abstand von jeweils 2 Wochen → Kolpitisschutz für 6–12 Monate
- 4. Impfung nach 1 Jahr → Schutz für insg. 36 Monate
- Wirksamkeit nicht bewiesen

31.2.2.1 Transsudationsfluor

Klinik

- dünnflüssig, wässrig
- keine Entzündung
- meist mittlerer Proliferationsgrad

Ursachen

- vegetative Überreaktion
- Schwangerschaft

Therapie

- keine
- evtl. Psychotherapie

31.2.2.2 Desquamationsfluor

Klinik

- keine Entzündung
- weißlich, cremeartig
- hoch proliferierte Zellen, vermehrte Zellabschilferung

Ursachen

- relativer Östrogenüberschuss
  - anovulatorische Zyklen
  - Corpus-luteum-Insuffizienz (z. B. perimenopausal)

Therapie

- evtl. kombinierte Östrogen-Gestagen-Substitution

31.2.2.3 Fluor nach gynäkologischen Operationen

Therapie

- granulomatöses Gewebe am Scheidenabschluss → abtragen oder ätzen (z. B. Albothyl)
- Fadengranulom → abtragen
- Tubenprolaps → operative Revision

31.2.3 Entzündungen

Differenzialdiagnosen Kolpitis

- Atrophie
- A-Streptokokken
- Trichomonaden
- Herpes
- Plasmazellularis

- Gefäßanomalie
- Kolpitis erosiva
- Kandida

31.2.3.1 Colpitis senilis

Befund

- fleckförmige, petechiale Blutungen
- lediglich basale Zellen im Abstrich
- viele Leukozyten und Erythrozyten
- pH >6,0

Prozedere

- Papanicolaou-Abstrich nach lokaler Östrogenbehandlung (z. B. Ovestin-Ovula 1 × 1 abends + Ovestin Creme)
- Besserung des Bildes + unauffälliger Papanicolaou-Abstrich sichern die Diagnose.
- evtl. Dauertherapie mit Estrogen-Ovula 1–2 × pro Woche oder systemische Östrogen(Gestagen)-Substitution
- Empfehlung einer Gleitcreme (z. B. Gleitgelen) bei Dyspareunie

31.2.3.2 Vulvovaginitis infantum

Klinik und Erreger

- Vulva gerötet und ödematös
- eitriges Sekret im Introitus
- häufigster Erreger sind Streptokokken der Gruppe A

Prozedere

- Abstrich
- Bakterienkultur (sichert die Diagnose)
- Inspektion auf Fremdkörper
- Antibiose mit Penicillin, Amoxicillin oder Cephalosporin

31.2.3.3 Fremdkörperkolpitis

Pathogenese

- eitrige Kolpitis (z. B. durch Tampons, Tupfer, Portiokappen oder Pessare)

Prozedere

- Entfernen des Fremdkörpers
- evtl. Behandlungspause beim Pessar
- bei suspekten Ulzerationen evtl. Biopsie

31.2.3.4 Trichomonadenkolpitis

Erreger

- Trichomonas vaginalis

Klinik und Pathogenese

- Brennen bei der Miktion (nicht danach → DD Zystitis)
- Das Brennen ist stärker als der Juckreiz.
- Vaginalschleimhaut fleckig gerötet, jedoch keine Atrophie
- übel riechender, brennender Fluor (dünn, schaumig, grünlich)
- oft zusätzlich bakterielle Vaginose (fischiger Geruch) und/oder Soorkolpitis
- Übertragung durch Geschlechtsverkehr

Diagnostik

- typischer Fluor, pH > 5
- Nativabstrich (s. o.); NaCl statt Methylenblau (inaktiviert die Trichomonaden) verwenden
  - birnenförmige, begeißelte (4 Geißeln) Flagellaten, die sich ruckartig fortbewegen und die Größe eines Leukozyten haben (s. Abb. 31.**4**)
  - viele Leukozyten
- **Kultur in speziellen Nährlösungen (verdoppelt die Nachweisrate)**

Therapie

- **Erstdiagnose**
  - Einmaldosis mit 2 g Metronidazol, z. B. 4 Tbl. Arilin 500
  - höhere Heilungsraten durch zweimalige Gabe einer Einmaldosis innerhalb von 24–48 h
- **Therapieresistenz oder Rezidiv**
  - 2 g Metronidazol über 7–10 Tage + je eine Vaginaltablette Metronidazol abends über 6 Tage
  - bei wiederholtem Rezidiv Therapieversuch mit Gynatren (s. o.)

▶ Immer den Partner mitbehandeln und Alkoholkarenz während der Behandlung einhalten!

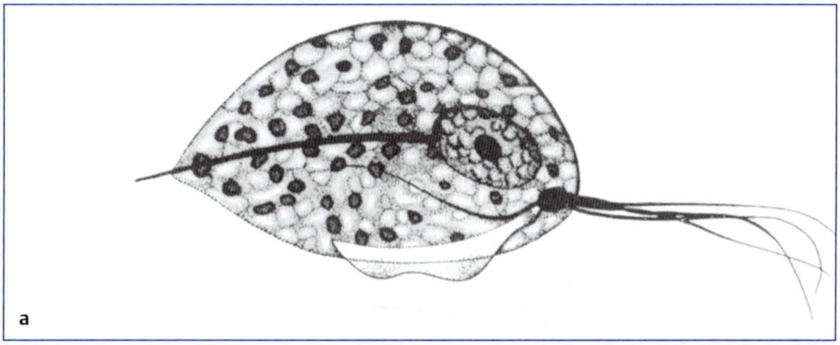

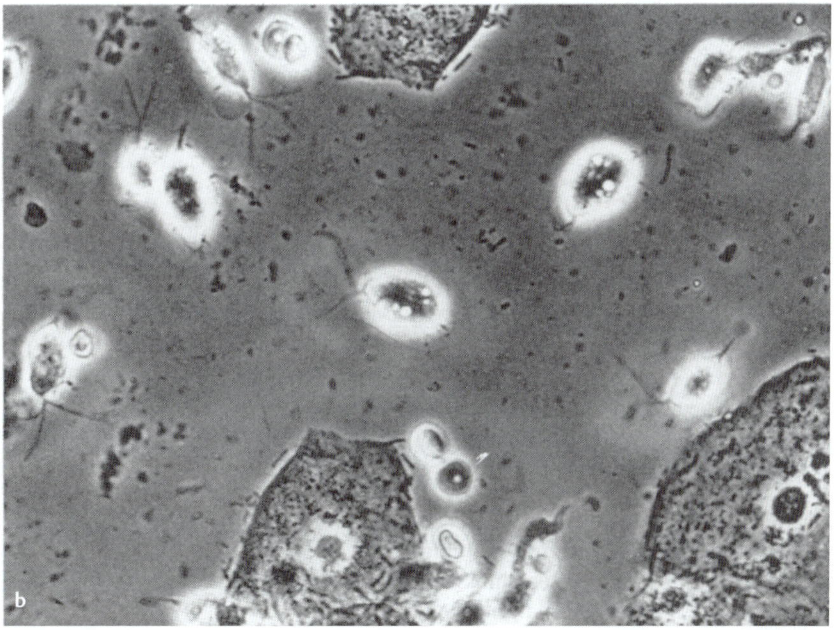

Abb. 31.**4** Trichomonade.

31.2.3.5 Bakterielle Vaginose/Aminvaginose

▶ Ausschluss vor jedem intrauterinen Eingriff, Einlage einer Intrauterinspirale, Hysterektomie und vor sowie während einer Schwangerschaft. Risiko einer aszendierenden Infektion, insbesondere bei liegendem IUP.

Erreger und Klinik

- durch Gardnerella vaginalis = Haemophilus vaginalis sowie andere meist anaerobe Keime
- mikrobiologische Dysbalance mit deutlicher Verschiebung zu den anaeroben Keimen und deutlicher Reduktion der Laktobazillen
- häufigste Fluorursache; dünnflüssiger, nach Fisch riechender Fluor
- mögliche Ursache eines vorzeitigen Blasensprungs und der Frühgeburt → mit Beginn einer Schwangerschaft Nativpräparat als Screening und/oder Selbstscreening mittels pH-Messstreifen oder speziellem Einmalhandschuh
- Ohne Östrogene entsteht keine Aminvaginose.
- häufig keine Beeinträchtigung des Wohlbefindens

Risikofaktoren

- alkalisierende Ereignisse
  - Wundsekret
  - Blutungen
  - Nekrosen
- Antibiose mit Zerstörung der Laktobazillen
- Einbringung der beteiligten Bakterien durch Sexualverkehr (Promiskuität)
- psychosozialer Stress

Diagnostik

- Fluor dünnflüssig, homogen, weiß, cremig, blasig
- Verstärkung des Geruchs durch KOH 10%ig
- pH >4,5 (normal 3,8–4,4)
- Clue Cells im Abstrich (Nasspräparat mit 0,1%iger Methylenblaulösung)
- keine Leukozytose im Abstrich

Therapie

- **lokal (Therapie der Wahl)**
  - 500–1000 mg Metronidazol als Einmaltherapie (meist ausreichend)
  - 7 Tage 1–2 × 500 mg Metronidazol
  - Clindamycin 2%ige Vaginalcreme 5 g/d (z. B. Sobelin-Vaginalcreme) über 7 d
  - zusätzliche Lokalbehandlung (nicht evidenzbasiert)
    - Vitamin C (z. B. Vagi-C)
    - Antiseptika (z. B. Vagihex)
    - Milchsäure (z. B. Eubiolac)
    - Laktobazillen (z. B. Gynoflor)
- **orale Therapie**
  - oral 2 × 500 mg/d Metronidazol für 7 d oder
  - Einmaltherapie mit 2 g Metronidazol oder
  - 2 × 2 g Metronidazol im Abstand von 48 h
  - alternativ Clindamycin 2 × 300 mg/d über 7 d
- Partnerbehandlung ist nach bisherigen Erkenntnissen nicht notwendig.
- Schwangerschaft (s. Kap. 13, S. 166)
  - systemische Gabe von Clindamycin und Metronidazol erst nach dem 1. Trimenon
- **Rezidivtherapie**
  - Ausschluss von Analverkehr als Ursache
  - Analpflege mit Fettcreme

- nach Einmaltherapie mit Metronidazol lokal Ansäuerung z. B. mit Vag-C für ca. 6 d (am Ende der Periodenblutung)
- bei wiederholtem Rezidiv Therapieversuch mit Gynatren (s. o.)

- Die genannten Therapien beseitigen jedoch nicht den adhärenten bakteriellen Biofilm → wohl Ursache der hohen Rezidivquote von 30–40 % innerhalb von 3 Monaten.
- In der Schwangerschaft scheint nur die systemische Therapie die Rate an Frühgeburten zu senken.

31.2.3.6 Mykoplasmenkolpitis

Diagnostik

- bei therapieresistentem Fluor immer daran denken!
- Nachweis nur in der Kultur

Therapie

- bei einer Keimzahl ≥ 10^5/ml
- 7–10 Tage Tetracyclin, z. B. Doxycyclin 100 Stada, 1. Tag 2 × 1, dann 1 × 1 oder
- 7–10 Tage Erythromycin 4 × 500 mg, z. B. Erythromycin Wolff, besonders in der Schwangerschaft

31.2.3.7 Chlamydieninfektion

Klinik und Diagnostik

- vor allem Infektion der Zervix (s. Kap. 31.3.2.3)
- Nachweis durch Abstrich (s. o.)

Therapie

- Doxycyclin 2 × 100 mg über 10 Tage oder
- Erythromycin 4 × 500 mg über 10 Tage, besonders in der Schwangerschaft

▶ Immer Partner mitbehandeln!

31.2.3.8 Soorkolpitis

Klinik

- **Symptomtrias**
  - Fluor; Juckreiz; käsiger, flockiger Scheidenausfluss
- Nativabstrich → Pseudomyzel; beweisend für Candida-albicans-Infektion (s. Abb. 31.**5**)
- Pilzkultur, z. B. Sabouraud-Glukose-Agar oder Kimmig-Agar

Therapie

- **Lokaltherapie**
  - Clotrimazol (z. B. Canesten, Canifug, Fungizid) Ovula 1 × 1 abends im Bett einführen; 3 × tgl. Salbe auftragen (über 3–6 Tage) bzw. als Canesten 1 Ovulum oder Creme zur Einmaltherapie oder
  - Miconazol (z. B. Gyno-Daktar) 2 × 1 Tampon für 4–6 h oder 1 Ovulum/Applikatorfüllung Creme abends im Bett tief einführen; Vulvitis mit 3 × tgl. Cremeauftragen behandeln oder
  - Fenticonazolnitrat (z. B. Fenizolan 600 Ovulum) zur Einmaltherapie; **Cave:** schädigt Kondome
- **systemische Therapie** (besonders bei V. a. Darminfektion oder Rezidiv)
  - Fluconazol-Einmaltherapie (z. B. 1 Kps. Fungata oder 2 Tbl. Diflucan 100), max. 100 mg bei Kreatinin-Clearance von < 40 ml/min

Abb. 31.5 Pseudomyzel.

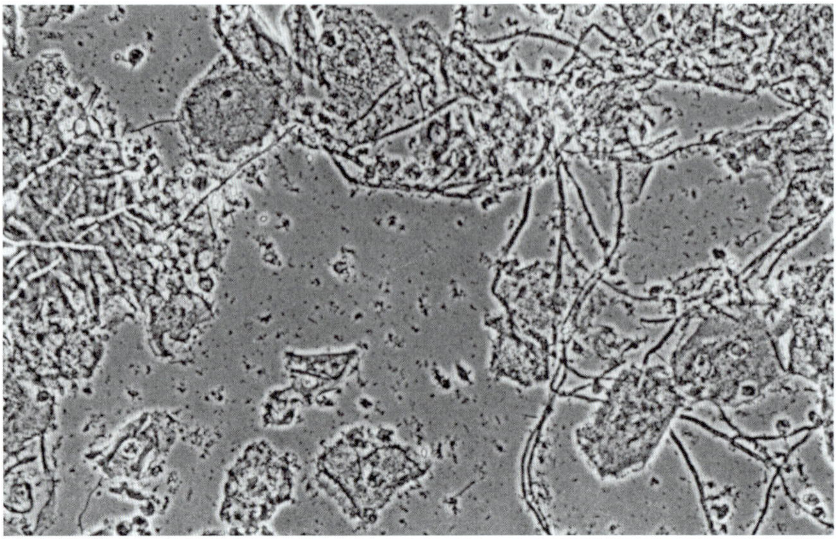

- Itraconazol (z. B. Sempera Kps.) 2 × 200 mg über 2–4 Wochen
- siehe auch Tab. 31.1, S. 407

> Mitbehandlung des Partners ist beim Rezidiv insbesondere bei Nachweis der gleichen Hefeart sinnvoll.

Chronisch rezidivierende Kandidose

- Definition
  - > 4 Erkrankungen/Jahr
- Beschwerden
  - ähnlich der akuten Kandidose
  - Vulva häufig stärker mit befallen (Epithelinvasion möglich)
- Diagnostik
  - Pilznachweis obligat (Pseudomyzel erkennbar, alternativ Kultur [z. B., wenn nur Sprosszellen erkennbar])
    - Candida albicans
      - zu 95 % Auslöser einer genitalen Pilzinfektion
  - Candida glabrata ist harmlos → bei Beschwerden evtl. andere Ursache.
    - durch Antimykotika nicht zu beseitigen
    - Candida parapsilosis
      - mäßig pathogen
    - Candida tropicalis
      - ähnliche Virulenz wie Candida albicans
    - Candida pseudotropicalis (Candida kefyr)
      - eher harmlos
    - Candida krusei
      - mäßig pathogen
      - resistent gegen Fluconazol
    - Candida guilliermondii
      - gelegentlich pathogen
  - Pilzquelle suchen (Mund, Darm, Füße, Hände, Partner [Genital, Mund, Füße, Hände], Umgebung)

Tab. 31.8 Orale Therapie der chronisch rezidivierenden Vulvovaginalmykose.

Erreger	Präparat	Dosierung/d (mg)
C. albicans	Fluconazol	200
C. tropicalis	Itraconazol	200
C. parapsilosis	Itraconazol	200
C. glabrata	Voriconazol[1]	400
C. krusei	Voriconazol[1]	400

Rezidivprophylaxe (nur bei C. albicans!): 200 mg Fluconazol oder 200 mg Itraconazol als wöchentliche Einmaldosis über mind. 20 Wochen; eine Dauermedikation ist möglich.
Bei wiederholtem Rezidiv: Therapieversuch mit Gynatren
[1] Voriconazol ist ein neues systemisches Antimykotikum, das gegenüber Non-C.-albicans-Arten hoch wirksam, aber zur Therapie der vaginalen Kandidose noch nicht zugelassen ist.

  - Risikofaktoren ausschließen (Diabetes, Immunsuppression, erhöhte Östrogene, Hygienezustand etc.)
- Therapie
  - Lokalbehandlung
  - orale Therapie oft wirksamer (vgl. Tab. 31.**8**)
- Prophylaxe
  - Partnerbehandlung
  - antimykotische Prophylaxe (Fluconazol 150 mg alle 4 Wochen)
  - Hautpflege Vulva und Anus (z. B. mit Deumavan)

31.2.4 Fehlbildungen

31.2.4.1 Testikuläre Feminisierung

Klinik

- Androgenrezeptorendefekt
- männlicher Chromosomensatz, weiblicher Phänotyp

Prozedere

- Chromosomensatz nicht mitteilen, da die Gefahr der Identitätskrise besteht
- Die Hoden müssen bis zum 25. Lebensjahr entfernt sein (Entartungsrisiko).

31.2.4.2 Längssepten der Vagina

Therapie

- schrittweise Resektion über Overholt-Klemmen

31.2.4.3 Quersepten der Vagina

Klinik

- evtl. Hämatokolpos

Therapie

- V-Plastik nach Granjon
- Z-Plastik nach Musset

31.2.4.4 Mayer-Rokitansky-Küster-Syndrom

Pathogenese

- Stopp der Entwicklung und Verschmelzung der Müller-Gänge

Klinik

- Ovarien voll entwickelt
- Uterusaplasie, Aplasie der Scheide

Therapie

- Aufbougieren des Sinus urogenitalis nach Frank
- Prothesenscheide nach Wharton: operativ gebildeter Kanal, der über eine Prothese sekundär epithelialisiert (ca. über ½ Jahr)
- Auskleidung eines operativ gebildeten Kanals mit Dermis vom Oberschenkel; Prothese verbleibt 2 Monate über 24 h, dann 3 Monate nachts
- Sigmascheide: Sigmaresektat wird in präformierten Kanal eingepflanzt; keine Schrumpfungstendenz.
- Peritonealscheide: Einsetzen von Beckenperitoneum in einen präformierten Kanal
- Methode nach Vecchietti: Silikonolive angezügelt an den Sinus urogenitalis und Anspannen der Fäden Woche für Woche retroperitoneal durch die Bauchdecke über eine Stahlfeder, bis sich ein epithelialisierter Scheidenkanal gebildet hat (ist auch endoskopisch möglich)

31.2.4.5 Hymenalatresie

Klinik

- kompletter Verschluss des Hymens
- Ausbildung eines Hämatokolpos

Therapie

- „mercedessternartige" Inzision und digitale Erweiterung

31.2.4.6 Vaginalzysten

Klinik

- häufig als Gartner-Gang-Zysten oder Müller-Epithelzysten

Therapie

- Resektion
- **Cave:** Manche Zysten reichen hoch bis ins Retroperitoneum.

31.2.5 Vaginale intraepitheliale Neoplasie (VAIN)

- VAIN I: leichte Dysplasie
- VAIN II: leichte Dysplasie
- VAIN III: schwere Dysplasie/Ca in situ

Klinik

- Rötung
- Leukoplakie
- 52 % im oberen Vaginaldrittel
- 58 % an der Hinterwand

Diagnostik

- iodnegative Bezirke bei der Schiller'schen Jod-Probe
- essigpositive Bezirke bei der Kolposkopie
- Zytologie mit Zeichen der viralen Genese (u. a. Koilozyten, Epithelzellen mit typi-

scher perinukleärer Aufhellung, popkornartig veränderter oder leicht vergrößerter Zellkern)
- HPV-Diagnostik (s. Zervix)
  - 50 % der Frauen sind HPV-positiv.
  - 75 % der Frauen hatten zuvor ein Karzinom der Vulva oder Zervix.
- Histologie

Therapie

- Resektion im Gesunden insbesondere bei VAIN II und III und umschriebenen Befunden
- Laservaporisation (s. VIN)
- bei extrem ausgedehnten Befunden oder inoperablen Patientinnen
  - Kolpektomie
  - Brachytherapie (Radiatio im Afterloading-Verfahren)
    - 68 % Komplettremissionen
    - Risiko von toxischen Nebenwirkungen

Primäre Prävention

- s. HPV-Impfung (Kap. 31.3.1.3)

31.3 Zervix

31.3.1 Diagnostik

31.3.1.1 Kolposkopie

- binokulare Beurteilung von Zervix, Vagina und ggf. Vulva unter 6- bis 40-facher Vergrößerung
- Betupfen der zu beurteilenden Region mit (3–)5%iger Essigsäurelösung oder mit Schiller'scher Iodlösung (3%ig)
- ggf. Biopsie suspekter Areale
  - Blutstillung mit Polikresulenkonzentrat, oder 15%iger Eisen-III-Chloridlösung
- Dokumentation des Befundes durch Zeichnung oder Fotografie

Normalbefund

- Portio blassrosa
- Ektopie scharf begrenzt und hochrot
- feine, regelmäßige Gefäßzeichnung in der Umwandlungszone (= Überwachsen des Zylinderepithels mit Plattenepithel)
- Grenze zwischen Zylinderepithel und Plattenepithel = Transformationszone
  - Die Beurteilung der Transformationszone ist im Falle einer Dysplasie von besonderem Interesse.
  - Vor der Pubertät und nach der Menopause befindet sich die Grenzzone zwischen Zylinder- und Plattenepithel intrazervikal.

Abnorme Befunde

- Darstellung in Tab. 31.**9**
- Je ausgeprägter die atypischen Befunde sind, desto wahrscheinlicher ist ein CIN (zervikale intraepitheliale Neoplasie) III (= schwere Dysplasie, Carcinoma in situ).
- Flache Kondylome sehen evtl. wie ein CIN III aus.

Tab. 31.9 Kolposkopische Befunde. Quelle: Martius G. Differenzialdiagnose in Geburtshilfe und Gynäkologie. 2. Aufl. Bd. II Stuttgart: Thieme; 1987.

	abnorme (unverdächtige) Befunde	atypische (verdächtige Befunde)
Mosaik	regulär zart im Niveau Essigreaktion +	irregulär grob Niveaudifferenz Essigreaktion ++
Punktierung	regulär fein im Niveau Essigreaktion +	irregulär grob Niveaudifferenz Essigreaktion ++
Leukoplakie	zart leicht erhaben	schollig, papillär Niveaudifferenz
essigweißes Epithel	zart im Niveau Essigreaktion +	Niveaudifferenz Essigreaktion ++
atypische Gefäße	keine	vorhanden
interkapilläre Distanz	unverändert Erosio	verbreitert Ulkus Vulnerabilität der Oberfläche

Tab. 31.10 Kolposkopie-Nomenklatur. Quelle: Feige. Frauenheilkunde. 3. Aufl. Elsevier; 2006.

kolposkopischer Befund	Graduierung	CIN
1. normale kolposkopische Befunde	Grad 0	normal
a originäres Plattenepithel **b** Ektopie (Zylinderepithel) **c** normale Transformation		
2. abnorme kolposkopische Befunde		
▪ geringe Veränderungen **a** abnorme Transformation **b** feines Mosaik **c** feine Punktierung **d** feine Leukoplakie **e** Erosion	Grad 1	HPV/CIN 0 oder CIN 1
▪ ausgeprägte Veränderungen **a** abnorme Transformation **b** grobes Mosaik **c** grobe Punktierung **d** ausgeprägte Leukoplakie **e** irreguläre Gefäßzeichnung **f** Ulkus	Grad 2	CIN II–III
3. invasives Karzinom		
4. verschiedene kolposkopische Befunde (Kondylom, Polyp, Entzündung u. a.)		
5. ungenügende kolposkopische Befunde **a** Plattenepithel-Zylinderepithel-Grenze nicht sichtbar **b** schwere Entzündung oder Atrophie **c** Portio nicht einstellbar		

Tab. 31.11 Zytologische und histologische Klassifikationssysteme der zervikalen Präkanzerosen. Quelle: Feige. Frauenheilkunde. 3. Aufl. Elsevier; 2006.

Zytologie*	Interpretation	Zytologie (Bethesda-Index)	Histologie (WHO)	Kontrolle/Therapie
I	Normalbefund, typisch vor Geschlechtsreife	normal	normales Epithel, reife Plattenepithelmetaplasie ohne Auffälligkeit	1 Kontrolle/Jahr
II	entzündliche bzw. reaktive Epithelveränderung; ausgeprägte Metaplasie (mit reaktiven Veränderungen); häufigste Befunde bei der geschlechtsreifen Frau	reaktiv, entzündlich	Entzündung, Plattenepithelmetaplasie	1 Kontrolle/Jahr
Iiw	ausgeprägt reaktive Veränderungen mit Kontrollbedürftigkeit	ASC-US	Entzündung, Plattenepithelmetaplasie, Regeneratepithel	Kontrolle in 6 Monaten
III	unklar, suspekt auf Dysplasie (CIN)	ASC-H	CIN I, II, III, invasives Karzinom	histologische Abklärung (Biopsie, CK-Kürettage)
III D	Teilbild einer CIN I oder II	LSIL	CIN I	Kontrolle in 3–6 Monaten bzw. histologische Abklärung
		HSIL	CIN II	histologische Abklärung
III G	atypisches Drüsenepithel	AGUS	AIS, entzündliche und reaktive Veränderungen des zervikalen Drüsenepithels, atypische Endometriumhyperplasie, Adenokarzinome der Zervix und des Endometriums	Hysteroskopie und getrennte Kürettage
IV	Zellbild einer CIN III	HSIL	CIN III	histologische Abklärung
V	maligne Tumorzellen (Karzinomzellen etc.)	maligne Tumorzellen (Karzinomzellen etc.)	maligne Tumorzellen (z. B. invasives Plattenepithelkarzinom)	histologische Abklärung, evtl. Hysteroskopie und getrennte Kürettage

* modifizierte PAP-Klassifikation: die PAP-Klassifikation wie derzeit in den deutschsprachigen Ländern praktiziert; in Deutschland unterteilt man nach dem Münchner Schema II von 1991 die Kategorie I in 2 Gruppen: I A = Zellbild einer CIN III und I B = Zellen eines invasiven Karzinoms nicht auszuschließen. ASC-US = atypische squamöse Zellen unbestimmter Signifikanz, ASC-H = atypische squamöse Zellen – hochgradige Läsion nicht ausgeschlossen, AGUS = atypische glanduläre Zellen unbestimmter Signifikanz, LSIL = niedriggradige squamöse intraepitheliale Läsion, HSIL = hochgradige squamöse intraepitheliale Läsion, Iiw = Abstrich wiederholen, III D = Dysplasie, III G = glandulär

31.3.1.2 Portiozytologie und Konsequenzen

PAP-Abstrich

- Entnahme mit Watteträger, **Bürste**, Holzspatel oder Plastikspatel
- Sensitivität entgegen früherer Annahmen nur 20–43,5 %
  - Abnahmefehler
    - Zellen nicht auf Abnahmeinstrument
    - Zellen nicht auf Objektträger übertragen
    - schlecht erhaltene Zellen
  - unzureichende Fixierung
  - Befundungsfehler
  - keine standardisierte Qualitätskontrolle
  - Verbesserung evtl. durch Dünnschicht-Zytologie (s. u.)
- Färbung und Bewertung nach **Papanicolaou**
- ab 1.1.1990 **Münchener Nomenklatur II** (Freiburger Ergänzung 1997)
  - Beschreibung in Worten
  - Vermerk, wenn endozervikale Zellen fehlen
  - Vermerk mikrobiologischer Befunde
  - Vermerk von Zeichen einer Virusinfektion (HPV, Herpes, Zytomegalie)
- Zeichen der HPV-Infektion
  - Koilozyten und/oder Dyskeratozyten (HPV 16 und 18 und andere gelten als karzinominduktiv.)

Dünnschicht-zytologie

- Nutzen wird in Deutschland kontrovers diskutiert.
  - Daten inhomogen → weitere Studien sind gefordert; keine Aufnahme in den Leistungskatalog
- ausreichend evaluierte Verfahren
  - ThinPrep von Cytec
  - SurePath von Tripath
- Vorteile:
  - Praktisch alle Zellen werden erfasst.
  - randomisierter, repräsentativer Zelltransfer
  - sofortige optimale Fixierung
  - reproduzierbares Protokoll
  - parallele/Reflex-Testung auf HPV möglich
- Prozedere:
  - Cervex-Brush wird ins Einsendegefäß abgestreift.
  - Abtrennen von Erythrozyten und Leukozyten durch Dichtegradientenzentrifugation
  - Zentrifugation und Präparation in multiplen Schritten
  - Sedimentierung auf einen 13 mm großen Kreis auf dem Objektträger
- in einigen Ländern bereits als flächendeckender Standard eingeführt
- IGeL-Leistung oder Erstattung durch Privatversicherung

Zukunfts-aussichten

- immunhistochemischer Nachweis einer p16-Überexpression in präkanzerösen oder kanzerösen Zellen
  - Es werden im Gegensatz zur HPV-Diagnostik nur Zellen detektiert, die aufgrund der Infektion biologisch verändert sind → ist mit Schweregrad der CIN assoziiert.
  - zeigt erhöhtes Progressionsrisiko von ASCUS/LSIL an
  - unabhängig vom individuellen HPV-Typ
  - Einsatz für die Histopathologie in Zweifelsfällen bereits empfohlen
    - immunhistochemisch oder immunzytochemisch

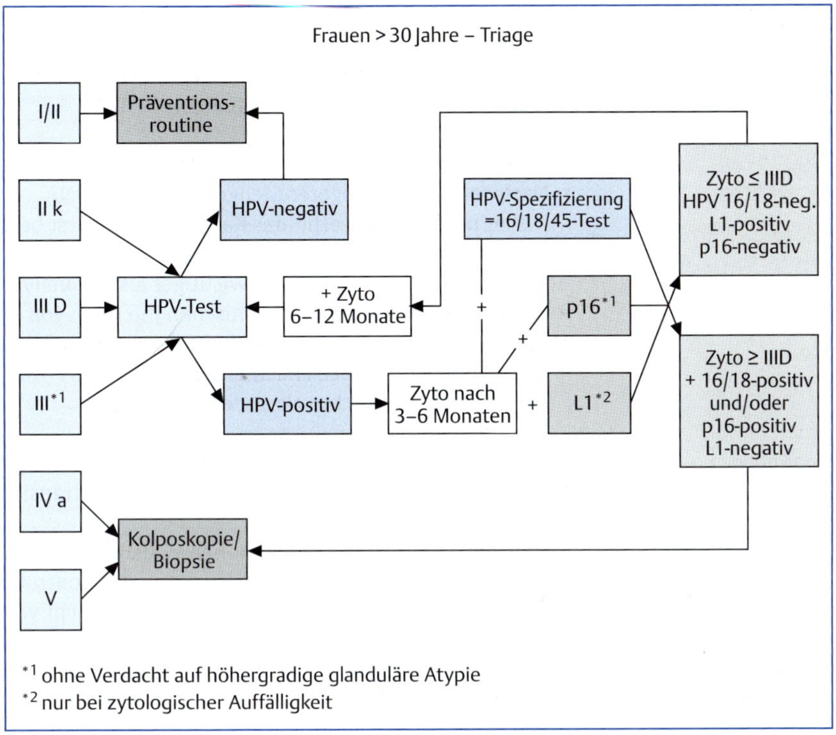

Abb. 31.**6** Einsatz von p16 und L1.

  - Die Kombination mit PAP könnte die Aussagekraft der Früherkennung steigern.
- Nachweis des L1-Kapsidproteins; positiv → geringe Progressionswahrscheinlichkeit

31.3.1.3 HPV-Nachweis

zur Identifikation von high Risk (hr), d.h. kanzerogenen HPV-Infektionen (Typ 16, 18, 31, 33, 35, 39, 45, 51, 52, 56, 58, 59, 66, 68)

- hat höhere Sensitivität als die Zytologie, aber besonders bei jüngeren Frauen eine geringere Spezifität (→ zu viele falsch positive Befunde)
  - Steigerung der Spezifität evtl. in Zukunft durch:
    - HPV-RNA-Bestimmung
    - HPV-L1(Hüllantigen)-Nachweis
      - Assoziation von Positivität und geringer Progressionswahrscheinlichkeit
- Häufigkeitsgipfel der HPV-Infektion zwischen 20. und 30. LJ; Inzidenz hier bis zu 20–30 %
- hohe Spontanheilungsrate von 80–90 % über einen Zeitraum von 12–18 Monaten
- zurzeit kein Stellenwert im Screening auf Vorstufen des Zervix-Karzinoms
- hr-HPV-negativ → schwere Dysplasie oder Karzinom extrem selten
- Rezidiv oder Persistenz des hr-HP nach Therapie einer Dysplasie oder eines Karzinoms → Hinweis auf fehlenden Therapieerfolg
- zurzeit zugelassene HPV-Nachweissysteme
  - Hybrid Capture System
    - zurzeit Methode der Wahl

- positiv ab ca. 5000 Viruskopien
  - Geringe und eher ungefährliche Viruslast wird nicht angezeigt.
  - höhere Spezifität des HPV-Nachweises als bei PCR
  - als Screeningtest am besten geeignet
- PCR-basierter Nachweis
  - Unterscheidung zwischen verschiedenen Virustypen
  - Nachweis auch geringerer Mengen von Virus-DNA
    - eher nachteilig, da erhöhtes Karzinomrisiko erst bei hoher Viruslast → Frauen werden unnötig verunsichert
    - Die klinische Sensitivität ist wichtiger als die analytische Sensitivität.
  - zur Unterscheidung einer chronischen Infektion von einer Infektion mit verschiedenen Virus-Typen bei mehrfach positivem Hybrid Capture Test
  - Abschätzung des Risikos nach Therapie einer CIN (manche HPV-Typen wie Typ 16 sind gefährlicher als andere)

Indikationen

- Screening bei unauffälliger Zytologie für Frauen ab dem 30. Lj.
  - Spezifität nimmt ab diesem Alter zu, da weniger transiente HPV-Infektionen als bei jüngeren Frauen
    - HPV-Persistenz ist mit einem höheren Risiko der Neoplasie verbunden.
  - bei negativem HPV-Test evtl. Verlängerung des Kontrollintervalls auf 2–5 Jahre
  - in den Krebsfrüherkennungsrichtlinien zurzeit nicht vorgesehen → IGeL-Leistung
- Abklärung von unklaren und suspekten zytologischen Abstrichen = Triage
  - unklare Abstriche (IIw/k, III)
  - erstmaliger PAP IIID
    - PAP IIw → 1,8 % CIN II+; 11 % hr-HPV-positiv
    - PAP III → 30 % hr-HPV-positiv
    - erstmaliger PAP IIID → 50 % hr-HPV-positiv
- Nachsorge nach Konisation bei CIN III oder Zervix-Ca
  - erstmalig 6 Monate nach dem Eingriff sowie nach 12 Monaten
    - unauffällig → Standardvorsorge
    - auffällig → Kolposkopie und Biopsie
  - Sensitivität 90 % versus 62 % bei der Zytologie bei gleicher Spezifität
- Kontrolle bei immunsupprimierten Frauen
  - zytologischer Abstrich 2-mal jährlich
  - HPV-HR-Test alle 2 Jahre
- kolposkopische Auffälligkeit
- nicht einstellbare Portio oder nicht sondierbarer Zervikalkanal

Tab. 31.**12** Verschiedene Indikationen für den HPV-Nachweis unter den Aspekten der evidenzbasierten Wirksamkeit und der ökonomischen Rahmenbedingungen.

diagnostische Situation	Wirksamkeit	Wirtschaftlichkeit	Bezahlung
Screening	+	+[1]	IGeL
Pap II K oder III	+	+[1]	GKV
Pap III D	-	?	GKV[2]
Pap IV oder V	-	?	GKV[2]
Z.n. CIN	+	?	GKV

[1] nur für das amerikanische Gesundheitssystem, [2] Bezahlung nicht sinnvoll, ? nicht untersucht

Tab. 31.**13** Empfehlungen zur weiteren Diagnostik abhängig vom zytologischen und vom HPV-Befund.

zytologischer Befund	HPV-Befund	zytologische Kontrolle	weitere Diagnostik
Pap I/II	HR-negativ	Routineintervall	
	HR-positiv	12 Monate	gleichzeitig HPV-Kontrolle. Falls wieder HR-positiv oder zytologisch auffällig: Dysplasiesprechstunde*
Pap II W	HR-negativ	12 Monate	+ erneute HPV-Testung
	HR-positiv	6 Monate	gleichzeitig HPV-Kontrolle. Falls wieder HR-positiv oder zytologisch auffällig: Dysplasiesprechstunde*
Pap III**/III D erstmalig	HR-negativ	6 Monate	+ erneute HPV-Testung
	HR-positiv	3–6 Monate	falls erneut HPV-HR-positiv: Dysplasie-sprechstunde*.
Pap III**/III D wiederholt	HR-negativ	6 Monate	+ erneute HPV-Testung. In jedem Fall Dysplasiesprechstunde* nach 12 Monaten
	HR-positiv		Dysplasiesprechstunde*
Pap IV a und höher	unabhängig		Dysplasiesprechstunde*

* Dysplasiesprechstunde = Differenzialkolposkopie mit Biopsie eventueller Herdbefunde
** Bei Pap III mit dringendem V. a. höhergradige Atypie in jedem Fall rasche diagnostische Abklärung

Merke:
- fehlender Nachweis → schwergradige Präkanzerose extrem unwahrscheinlich (< 1 : 1000, dass sich CIN II+ in den nächsten Jahren manifestiert)
- Ein Vorteil des HPV-Nachweises bei V. a. Präkanzerose (Pap IIID, IV oder V) ist nicht erwiesen. → Hier ist kolposkopische und bioptische Abklärung die Methode der Wahl.
- Für das Screening und die Abklärung unklarer Befunde wurde in amerikanischen Modellrechnungen ein wirtschaftlicher Nutzen errechnet.
- Die Patientin ist über die hohe Rate falsch positiver Befunde zu informieren.
- Das Screening wird nicht von der gesetzlichen Krankenversicherung bezahlt.
- s. Tab. 31.**13**

Primäre Prävention (Impfung)

- bivalenter Impfstoff Cervarix schützt vor Infektion mit HPV 16 und18
  - Zulassung 10–25 Jahre
- tetravalenter Impfstoff Gardasil schützt vor Infektion mit HPV 6, 11, 16, 18
  - innerhalb von 6 Monaten 3 Impfungen (Monat 0, 2, 6)
  - 99–100%ige Serokonversion nach Impfung
  - Impfstoff schützt nicht vor allen kanzerogenen HPV-Typen.
  - Zulassung 9–26 Jahre (9- bis 15-jährige Jungen)
  - STIKO-Empfehlung: Vakzininierung aller Mädchen im Alter von 12–17 Jahren
  - Impfung bereits zwischen 9 und 17 Jahren
  - Gabe aller 3 Dosen möglichst vor dem ersten Geschlechtsverkehr
  - Mit Frauen über 17 Jahre soll ein individuelles Gespräch mit einer Nutzen-Risiko-Kosten-Abwägung erfolgen.
- Wirkung auch gegen VIN und VAIN
- erkrankte Frauen (DNA-positiv)
  - keine therapeutische Wirkung

  - aber Benefit nach 3–4 Jahren → weniger Neuerkrankungen
    - weniger Reinfektionen
    - Schutz vor Viren, die bei der Erstinfektion nicht vertreten waren
    - → kein HPV-Test vor der Impfung
- seropositive Frauen, die DNA-negativ sind (Z. n. Infektion)
  - Benefit durch weniger Neuerkrankungen
  - Wirkung auch >26 Jahre
    - In Studien mit Frauen bis 45 Lj. konnte ebenfalls die Effektivität nachgewiesen werden (Klinische Daten liegen für Frauen von 16–45 Jahren vor; Gardasil.).
- Männer profitieren ebenfalls von der Impfung.
  - Jeder 10. Mann bekommt im Leben Kondylome.
  - 50–60% der Männer werden in ihrem Leben HPV-positiv.
  - Beim HPV-positivem Mann ist das Risiko einer Zellveränderung bei der Partnerin um den Faktor 10 erhöht.
  - Penis-, Anal- und Ösophaguskarzinom sind HPV-assoziiert.
- Bezüglich der Langzeitwirksamkeit gibt es nur indirekte Hinweise, da wegen der guten Studienergebnisse im Verumarm die Studie entblindet wurde und auch die Frauen im Plazeboarm geimpft wurden.
  - immunologisches Gedächtnis nachgewiesen
    - Ak-Boosterung nach 5 Jahren durch Ag-Gabe möglich
  - Auch wenn die Ak-Spiegel negativ werden (50% für HPV 18), bleibt die Wirkung erhalten.
    - Der Cut-off-Ak-Spiegel für den Beweis der klinischen Wirksamkeit ist bisher unklar.
- Kreuzprotektion für Gardasil:
  - HPV 31, 33, 35, 39, 45, 51, 52, 56, 58, 59
- durch Impfung verhindert werden:
  - 40% CIN
  - 60% VIN
  - 70% vulväre Veränderungen (Kondylome)
- Diskussion in der Laienpresse bezüglich eines Zusammenhangs zu ungeklärten Todesfällen, aber:
  - Die Zahl der ungeklärten Todesfälle hat mit deutlicher Zunahme der Impfrate (bis 10/2008 36 Mill. Impfdosen weltweit) nicht zugenommen.

Sonstige primäre Präventionsmöglichkeiten

- Sexualaufklärung über Schule, Medien etc.
- Einsatz von Kondomen

31.3.2 Entzündliche Veränderungen

31.3.2.1 Unspezifische Zervizitis

Klinik

- oft keine Symptome
- Fluor, abnorme Blutungen

Diagnostik

- Ausschluss von Gonorrhö, Chlamydien und Herpes genitalis

Therapie

- nur bei Symptomen
- Antiphlogistika
- Antibiotika nach Antibiogramm

- Korrektur anatomischer Ursachen
- Antiseptika meist ohne Erfolg
- Adstringenzien (z. B. Albothyl) führen zu üblem Fluor.
- Koagulation, Laservaporisation oder Infrarotkoagulation der Ektopie
- evtl. Psychotherapie

31.3.2.2 Gonorrhöbedingte Zervizitis

Klinik, Nachweis und Therapie

- s. Kap. 33, S. 496
- oft vergesellschaftet mit einer Chlamydieninfektion → zur Therapie der Gonorrhö noch 2 × 100 mg Doxycyclin über 10 Tage

31.3.2.3 Chlamydienzervizitis

Screening

- Beschluss des GBA 2007
  - Nachweis im Urin mittels Nukleinsäure-Amplifikationsverfahren (NAT)
  - Bis 31.12.2008 war der Nachweis im Zervikalabstrich mittels Enzymimmunoassay oder EIA erlaubt.
  - berechtigte Personen:
    - zu Beginn der SS im Rahmen der Mutterschaftvorsorge
    - während der Anwendung von SS-verhütenden Mitteln für Frauen unter 25 (1 × jährlich)
    - vor einem SS-Abbruch
- Die 2 häufigsten PCR-Methoden von Abbott und Roche weisen eine seit 2006 in Schweden bekannte mutierte Variante (nvCT) nicht nach. → In Zukunft werden evtl. Infektionen im Screening nicht erkannt.
  - Test von Becton Dickinson, der routinemäßig in Schweden verwendet wird, erkennt nvCT.

Chlamydien-assoziierte Schwangerschafts-komplikationen

- Früh- und Spätabort
- Frühgeburtlichkeit
- Totgeburt
- intrauterine Infektion; z. B. bei vorzeitigem Blasensprung
- neonatale Infektionen
- Post-Abort-PID
- postpartale Infektionen
- ektope Schwangerschaft

Klinik und Diagnostik

- weißlicher oder klarer Fluor
- vulnerable Portio (zytologischer Abstrich!)
- mögliche Ursache einer vorzeitigen Wehentätigkeit
- Nachweis durch Chlamydienabstrich

Therapie

- Doxycyclin 2 × 100 mg über 10 Tage
- Erythromycin 4 × 500 mg über 10 Tage (in der Schwangerschaft)

▶ Mitbehandlung des Partners!

31.3.2.4 Herpes-simplex-Zervizitis

Diagnose und Therapie

- s. Kap. 31.1.4
- bei Erosionen und Ulzerationen der Portio daran denken

31.3.3 Tumorähnliche Veränderungen

31.3.3.1 Behçet-Syndrom

Klinik

- Aphthenbildung im Bereich der Genitalschleimhäute einschließlich Portio möglich
- tiefe Nekrosen durch Vaskulitis unklarer Genese
- gutes Ansprechen auf lokale Cortison-Gabe
- Ausschluss einer Lues (beim ersten Auftreten) sowie eines Herpes genitalis

31.3.3.2 Erosia vera

Pathogenese

- meist postmenopausal nach mechanischer Reizung

Therapie

- Reizausschaltung
- lokal Estriol, z. B. Ovestin-Ovula

31.3.3.3 Entzündliche glanduläre papilläre Ektopie

Therapie

- nur bei Beschwerden
- keine Antiseptika
- Wechsel des Ovulationshemmers (niedriger dosiert)
- Adstringenzien
- Laser, Koagulation, Infrarot

31.3.3.4 Leukoplakie

Therapie

- Exzision im Gesunden
- weitere Therapie nur bei pathologischem Befund

31.3.4 Polypen

31.3.4.1 Zervixpolyp

Klinik

- zyklusunabhängige Schmierblutungen
- postmenopausale Blutungen
- Kontaktblutung
- Fremdkörpergefühl

Therapie

- sichtbar → Abdrehen und Abrasio, ansonsten nur Abrasio
- zusätzlich Hysteroskopie und ggf. Resektion des Stiels

31.3.4.2 Dezidualpolyp

Befund

- polypöses Gebilde der Schleimhaut in der Schwangerschaft

Therapie

- nur bei Blutungen
  - Abtragung nach hoher Ligatur
  - Absetzen mit monopolarem Strom

31.3.5 Virusinduzierte Veränderungen

31.3.5.1 Papillom

Pathogenese

- Infektion durch HPV (evtl. onkogene Potenz)
- epitheliale Neubildung, die vom Plattenepithel ausgeht

Therapie

- Abtragung, da Abgrenzung zu CIN III oft schwierig (Laser, Elektrokauter etc.)
- Mitbehandlung auch kleinster Herde der Vagina, Vulva und des Dammes zur Vermeidung eines Rezidivs
- Kondome beim Geschlechtsverkehr

31.3.5.2 Kondylome

Pathogenese

- HPV-induziert
  - HPV 16 und 18 haben onkogene Potenz.
  - HPV 6 und 11 bei einfachen Kondylomen

Klinik und Diagnostik

- meist flach (im Gegensatz zum Vulvabefall → spitze Kondylome s Kap. 31.1.5)
- Diagnose durch HPV-Nachweis und typische Histologie (Koilozyten)

31.3.6 Myom

Therapie

- operative Entfernung, Zugang je nach Lage

31.3.7 Zervixendometriose

Diagnostik und Therapie

- Sicherung durch Biopsie
- Hormontherapie nur bei ausgedehnten Prozessen und Beschwerden
- Selten ist eine chirurgische Intervention notwendig.

31.3.8 Verletzungen und Narben

Emmet!!

31.3.8.1 Emmet-Riss

Pathogenese und Klinik

- meist durch Geburt
- klarer, zervikaler Fluor; zyklusunabhängig

Therapie

- nur bei großen Bereichen von ektropionierter Zervixschleimhaut, die rezidivierend bluten
- Emmet-Plastik: Exzision der ektropionierten Schleimhaut und Naht der Zervix
- lokale Destruktion (Laser etc.) der Schleimhaut

31.3.8.2 Stenose

Pathogenese

- z. B. nach Konisationen (besonders nach Sturmdorf-Nähten)

Therapie

- wiederholtes Dilatieren
- Dilatation und Einnähen eines Fehling-Röhrchens (weiches Silikonröhrchen) über einige Wochen

31.3.9 Präkanzerosen

31.3.9.1 Therapie

- Planung nach:
  - Schweregrad der Läsion
  - Befall des Endozervikalkanals
  - Alter
  - Wunsch der Patientin
- Ziel ist die vollständige Entfernung der Transformationszone mit der neoplastischen Läsion.
- Goldstandard zur Lokalisation ist die Differenzialkolposkopie mit Biopsie.
  - Die Läsion sollte kolposkopisch nach endozervikal abgrenzbar sein.
- obsolete Verfahren:
  - sofortige Konisation bei CIN I
  - Kryotherapie bei Dysplasien
  - Sturmdorf-Naht bei Konisation
- Konisationsverfahren
  - Messerkonisation
    - höchste Komplikationsrate bei nachfolgenden Schwangerschaften → nicht bei Frauen mit Kinderwunsch
      - relatives Risiko für perinatale Mortalität 2,87 (RR)
      - relatives Risiko für extreme Frühgeburtlichkeit 5,33 (RR)
      - relatives Risiko für Frühgeburtlichkeit 2,59 (RR)
      - bei tief endozervikalem Sitz nicht die geeignete Methode
  - Schlingenkonisation
    - Methode der Wahl
      - RR 1,7 für Frühgeburtlichkeit
  - Laserkonisation
    - keine signifikante Risikoerhöhung
- Laserablation bei CIN I und II
  - kein erhöhtes Risiko bei nachfolgenden Schwangerschaften
- Zervixabrasio zum Ausschluss endozervikaler Läsionen
- Eine Korpusabrasio ist nicht notwendig.

31.3.9.2 CIN I und II

- entspricht einer Papanicolaou-Färbung III D
- CIN I = leichte Dysplasie = LSIL = niedriggradige squamöse interepitheliale Läsion
  - kolposkopisch zytologische Kontrolle alle 6 Monate bei HR-HPV, HPV-Kontrolle nach 12 Monaten bzw. histologische Abklärung bei Befundpersistenz oder Wunsch der Patientin
  - In 80% ist eine Rückbildung möglich.
  - konservatives Management bis zu 24 Monate bei CIN I + HR-HPV
- CIN II = mäßige Dysplasie = HSIL = hochgradige squamöse interepitheliale Läsion
  - kolposkopisch zytologische Kontrolle alle 6 Monate bei HR-HPV, HPV-Kontrolle nach 12 Monaten
  - histologische Abklärung durch Konisation bei Befundpersistenz oder Wunsch der Patientin
  - konservatives Management bis zu 12 Monate bei CIN II + HR-HPV
  - insbesondere bei Frauen unter 30 häufig spontane Rückbildung

31.3.9.3 CIN III

- entspricht einer Papanicolaou-Färbung IVa, schwere Dysplasie oder Carcinoma in situ
- histologische Klärung durch **Konisation**
  - eindeutig im Gesunden → Zytokontrollen (im 1. Jahr vierteljährlich); HPV-Bestimmung nach 6 und 12 Monaten
    - Rezidivrate 1–2%
  - bei multizentrischem oder sehr ausgedehntem Carcinoma in situ → Hysterektomie
  - nicht im Gesunden entfernt oder pathologischer Kontrollabstrich → Nachkonisation oder bei abgeschlossener Familienplanung Hysterektomie (sicherer)
- **Hysterektomie (HE)**
  - sekundär (s. o., besser als die Nachkonisation)
  - insbesondere bei:
    - tief endozervikal gelegenen Residuen oder Rezidiven von CIN II oder III
    - glanduläre Neoplasien nach Konisation
  - nach Möglichkeit vaginale HE
    - nach abdominaler HE vermehrt invasive Rezidive am Scheidenabschluss

31.3.9.4 CIN in graviditate

- CIN I und II
  - Zytologie und Kolposkopie in 8–12 Wochen
  - bei Persistenz weitere Kontrollen in 2- bis 3-monatlichen Abständen
- CIN III
  - konservatives Management im Einvernehmen mit der Patientin
  - bei auffälliger Kolposkopie
    - ektozervikaler Sitz → kolposkopisch gesteuerte Biopsie
    - endozervikaler Sitz → Konisation erst nach der 14. SSW; keine Zervixkürettage
      - nicht invasiv (max. Carcinoma in situ) → Zytologie und Kolposkopie alle 4 Wochen, vaginale Entbindung
      - invasives Karzinom (s. Kap. 44.3, S. 659)

- Abstrich- und Kolposkopiekontrolle 8–12 Wochen post partum
- ggf. Rekonisation

> Bei allen Behandlungsmethoden treten auch bei optimaler Therapie in bis zu 1% der Fälle invasive Karzinome auf → auch nach Hysterektomie genaue Nachsorge mit engmaschigen zytologischen Kontrollen (zunächst vierteljährlich, nach einem Jahr halbjährlich).

31.4 Corpus uteri und Endometrium

31.4.1 Entwicklungsstörungen

31.4.1.1 Aplasie

Ursache

- bedingt durch eine fehlende Ausbildung der Müller-Gänge

Klinik

- normal weiblicher Habitus
- primäre Amenorrhö

Diagnostik

- Ultraschall
- diagnostische Laparoskopie

Sonderformen

- Mayer-Rokitansky-Küster-Syndrom: Uterusaplasie + Aplasie/Hypoplasie der Scheide
- Aplasie eines Müller-Gangs: hornförmiger Uterus mit einer Tube

Therapie

- ggf. Scheidenkonstruktion
- bei extremem Kinderwunsch Eizellspende an Ammenmutter

31.4.1.2 Symmetrische Doppelmissbildungen

Ursache

- bedingt durch ganz oder teilweise ausbleibende Verschmelzung der beiden Müller-Gänge

Formen

- **Uterus didelphys**
  - 2 Uteri, 2 Zervizes und evtl. 2 Scheiden; hohe Abortrate
- **Uterus duplex bicornis**
  - 2 Uteri mit Verschmelzung der medialen Wand, 2 Zervizes, selten 2 Scheiden
- **Uterus bicornis unicollis**
  - 2 Körper mit einer Zervix
- **Uterus septus/subseptus**
  - Septum in der Mitte
- **Uterus arcuatus**
  - breiter, evtl. eingedellter Fundus, 1 Cavum

Diagnostik

- Hysterosalpingografie
- Hysteroskopie
- Laparoskopie

Klinik

- Sterilität
- habituelle Aborte

Therapie

- **hysteroskopische Septumresektion**
  - monopolare Schlinge oder Laser
  - am sichersten mit gleichzeitiger Laparoskopie (Lichtquelle ausgeschaltet), um eine Perforation bei eingedelltem Fundus zu vermeiden
- **Metroplastik (eher obsolet)**
  - Operation nach Strassmann
    - Fundusquerschnitt zwischen den Ansätzen der Ligg. rotunda (teretia uteri)
    - Resektion oder Durchtrennung des Septums
  - Technik nach Jones (Uterus bicornis)
    - Keilexzision aus beiden Uterushörnern
  - Technik nach Bret-Palmer
    - Längsinzision über ca. ⅔ der Uterusvorder- und -hinterwand
    - Durchtrennen der beiden verbleibenden Septen
    - kein Verlust von Myometrium
- postoperativ Einlegen eines Intrauterinpessars zur Verhinderung von Adhäsionen

31.4.1.3 Unsymmetrische Doppelmissbildungen

Ursache

- bedingt durch die Aplasie eines Müller-Gangs → angedeutete Kavumdoppelbildung oder Atresie eines Uterushorns

Klinik

- Dysmenorrhö
- Hämatometra, Hämatosalpinx

Diagnostik

- Hysterosalpingografie
- Hysteroskopie
- Laparoskopie

Therapie

- Resektion der verschlossenen Tube

31.4.2 Entzündungen

31.4.2.1 Endometritis

▶ Auch an Chlamydien, Gonorrhö und Tuberkulose (Rarität) denken!

Klinik und Diagnostik

- Meno-/Metrorrhagien
- Zwischenblutungen, Schmierblutungen
- Uterusdruckschmerz
- evtl. CRP, BSG und Leukozyten erhöht

Komplikationen

- Fieber → V. a. komplizierte Endometritis, Myometritis, Adnexitis
- Pyometra → Dilatation des Zervikalkanals und Einsetzen eines Fehling-Röhrchens; nach Abklingen der akuten Entzündung Abrasio (Histologie und Bakteriologie)

Therapie

- **akute Endometritis**
  - Entfernen der Ursache, z. B. Intrauterinpessar
  - Bettruhe, Eisblase
  - Buscopan 3 × 1 Supp. bei Bedarf
  - Antibiose bei Temperatur > 38 °C, z. B. Cephazolin 2–3 × 2 g i. v., ggf. in Kombination mit Metronidazol 2 × 500 mg
- **chronische Endometritis**
  - hormonelle Therapie
    - Sequenzpräparat, Beginn am 1. Zyklustag, z. B. Novofem (nicht kontrazeptiv wirksam, sondern Präparat aus der HRT)
  - Abrasio unter antibiotischem Schutz

31.4.2.2 Endometritis senilis

Klinik

- Unterbauchschmerzen, druckschmerzhafter Uterus
- eitriger Ausfluss
- Pyometra

Diagnostik

- Ultraschall
- Sondierung → putrides Sekret
- Differenzialdiagnose: Karzinom, Tbc

Therapie

- Bettruhe
- Antibiotika (s. o.)
- Abrasio nach Abklingen der akuten Entzündung
- Pyometra (s. o.)

31.4.2.3 Myometritis

Diagnostik und Therapie

- wie bei der Endometritis

31.4.3 Neubildungen

Diagnostik durch transvaginale Sonografie

Endometrium

- Messung von einer Seite der echogenen Struktur zur anderen Seite = doppelte Höhe des Endometriums (im Sagittalschnitt)
  - Flüssigkeit im Kavum wird nicht einbezogen.
  - ggf. beide Seiten getrennt messen
- ggf. verbesserte Darstellung des Kavums durch Hydrosonografie
  - Instillation von NaCl 0,9%ig über intrauterinen Katheter nach Golstein (Firma Cook) unter sonografischer Kontrolle
- mittlere Endometriumdicke in der reproduktiven Lebensphase und unter Hormonsubstitution 10–12 mm
- Endometriumatrophie postmenopausal → Endometriumdicke 4–6 mm
  - Endometriumdicke ≤ 4 mm → Malignom sehr unwahrscheinlich
  - Eine doppelte Endometriumdicke von > 6 mm gilt als suspekt.
    - Ein fehlendes oder verdrängtes Mittelecho spricht für einen Polypen.
    - Gestagen in Transformationsdosis über 12 Tage
      - Persistenz des Befundes nach Abbruchblutung → Hysteroskopie und Abrasio
      - alternativ sofortige histologische Klärung

- Ein Sonografiescreening asymptomatischer Frauen kann nach derzeitiger Datenlage nicht empfohlen werden.

Myome
- meist homogen und echogen
- rundlich bis oval
- glatt begrenzt
- Differenzialdiagnosen
  - Adenomyosis
    - kein Echo im Zentrum
    - Struktur evtl. zyklusbedingt wechselnd
  - Polyp
    - längliche Form
  - Karzinom
    - unscharf begrenzt
    - inhomogene Struktur

31.4.3.1 Korpuspolyp

Klinik

- untypische Blutungen
- wehenartige Schmerzen

Diagnostik und Therapie

- Ultraschall
- Hysteroskopie, ggf. mit Polypresektion
- Abrasio

31.4.3.2 Uterusmyom = Leiomyom

Altersgipfel zwischen 30. und 50. Lebensjahr; Wachstumsförderung durch Östrogeneinfluss

Formen

- **intramurales Myom**
  - liegt im Myometrium
  - Behinderung der Kontraktion → Blutungsstörungen, Anämie
- **subseröses Myom**
  - liegt unter der Serosa
  - oft gestielt
  - Symptome durch Verdrängung oder Stieldrehung
  - DD: Ovarialtumor, Endometriose
- **submuköses Myom**
  - liegt unter dem Endometrium
  - Zwischenblutungen oder Hypermenorrhö
  - DD: Polyp, Karzinom
- **intraligamentäres Myom**
  - hat sich ins Lig. latum entwickelt
  - Verdrängungserscheinungen
  - DD: Ovarialtumor

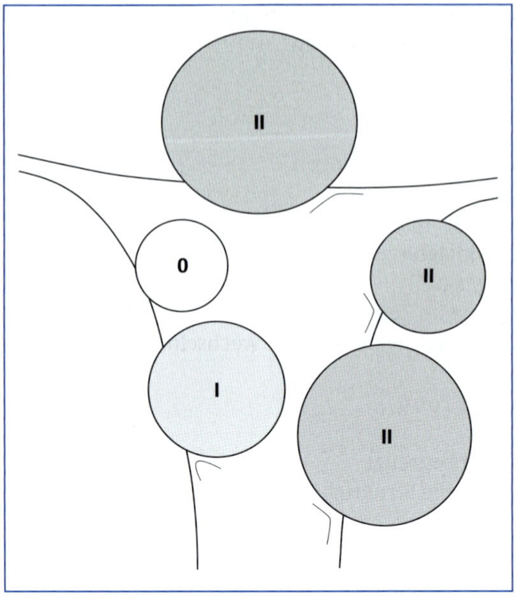

Abb. 31.7 Klassifikation der subserösen Myome (nach Wamsteker).

Klinik

Die Symptome hängen von der Lokalisation und Größe der Myome ab. 30–50% der Myome sind asymptomatisch.

- Blutungsstörungen
  - besonders bei submukösen und intramuralen Myomen
  - durch vergrößerte Endometriumfläche und gestörte Kontraktionsfähigkeit
  - Hypermenorrhö
  - Menorrhagie
- Dysmenorrhö besonders bei submukösen Myomen
- Unterbauchschmerzen
- Druckgefühl auf Blase oder Darm
  - Pollakisurie, Restharnbildung mit rezidivierenden HWI
  - Obstipation
- Harnstauungsniere bei intraligamentären Myomen mit Ureterkompression
- Abortneigung

Diagnostik

- Labor
  - Blutbild (Blutungsanämie?)
  - ggf. Ferritin
    - < 12 ng/l → Blutungsanämie
- Palpationsbefund
- Ultraschall
  - vaginal
  - abdominal
    - zur Erfassung von beckenüberschreitenden Befunden
  - Nierensonografie bei intraligamentären Myomen
- i.v.-Urogramm bei Harnstau
- Hysteroskopie
- Laparoskopie

Komplikationen

- Blutungsstörungen mit Blutungsanämie
- Verdrängungserscheinungen (z. B. Harnstau, erhöhte Miktionsfrequenz, Inkontinenz?)
- Schmerzen
- Stieldrehung
- Sterilität (mangelnde Durchblutung des Endometriums unter dem Myom → Absterben einer implantierten Frucht)
- Plazentaablösung
- Geburtshindernis bei zervixnahem Sitz
- schnelles Wachstum in der Menopause → an maligne Entartung denken

Therapie

- nur bei klinischer Symptomatik, Kinderwunsch, nekrotischem Zerfall, schnellem Wachstum
- laparoskopische Enukleation bzw. Abtragung intramuraler oder subseröser Myome
  - Vorbehandlung mit GnRH-Analoga verkleinert zwar die Myome, erschwert aber die Ausschälung, ähnlich wie bei einer vertrockneten Apfelsine.
  - Korrekte, mehrschichtige Nahttechnik ist wichtig.
- Myomenukleation per Laparotomie
  - bei sehr großen Myomen (> 10 cm)
- hysteroskopische Resektion submuköser oder aus dem Myometrium ins Kavum hineinbuckelnde intramurale Myome
- Hysterektomie
  - totale Hysterektomie vaginal, abdominal oder laparoskopisch (assistiert) (LAVH, TLH)
  - laparoskopische suprazervikale Korpusamputation (LASH)
    - kein Anhalt für Zervixdysplasie
    - kein Anhalt für maligne oder prämaligne Endometriumveränderungen
    - Hinweis, dass menstruelles Spotting persistieren kann → bei HRT immer Gestagenzusatz
- Uterusarterienembolisation
  - transkutane (Leiste), kathetergestützte Embolisation uteriner Arterien mit 350–500 µm großen Polyvinylalkohol- oder Polyacrylpartikeln (durchleuchtungsgesteuert)
  - Postemboliesyndrom
    - Schmerzen, Übelkeit, Erbrechen, Fieber unmittelbar nach dem Eingriff und in den folgenden Tagen
    - Thrombose- und Embolierisiko durch die arterielle Katheterpunktion
  - zurzeit nicht für Frauen mit Kinderwunsch zu empfehlen
- laparoskopische Gefäßokklusion (Clip oder Koagulation) der Aa. uterinae
- Myolyse (bisher nur kleine Fallserien)
  - Thermomyolyse
    - laparoskopisch gesteuerte Lasermyolyse
    - perkutan, MRT-gesteuert
  - Kryomyolyse
    - MRT-gesteuerte kältevermittelte Myolyse
- MRT-gesteuerte Thermoablation von Myomen mittels fokussierten Ultraschalls (MRgHIFUS)
  - Durch gezielte Einstrahlung werden im Myomgewebe Temperaturen von 60–80 °C erreicht.
  - zurzeit noch experimentell

- medikamentös
  - GnRH-Analoga
    - nicht als Dauertherapie
    - ggf. 3 Monate vor einem geplanten Eingriff
  - zyklische Gestagengabe (6.–25. Zyklustag)
    - in der präklimakterischen Phase
    - zur Beseitigung des funktionellen Anteils der Blutungsstörungen

31.4.4 Atypische Blutungen

- s. Kap. 42, S. 628, Zyklusstörungen

Prozedere

- Abklärung durch Hysteroskopie und fraktionierte Abrasio →
- **Normalbefund**
  - keine Therapie bzw. hormonelle Zyklusregulierung
- **dysfunktionell**
  - zyklische Gestagengabe in Höhe der Transformationsdosis
  - Sequenzpräparat, z. B. Novofem
    - abgestufte Sequenzialtherapie
      - 1.–7. Tag: 25 µg Ethinylestradiol (Jenapharm)
      - 8.–15. Tag: 50 µg EE2
      - 16.–27. Tag: 75 µg EE2
      - 16.–27. Tag: NETA 5 mg, z. B. Norethisteron 5 mg Jenapharm
  - Einlage eines gestagenhaltigen IUP (Mirena)
  - entzündlich
  - Antibiotika nach Antibiogramm + Sequenzpräparat
- **Hyperplasie** (s. Endometriumhyperplasien)
- **Korpuskarzinom** (s. Kap. 44.4)

31.4.5 Endometriumhyperplasien

31.4.5.1 Glandulär-zystische Hyperplasie

Definition

- WHO: einfache Hyperplasie ohne Atypie (keine Präkanzerose)
  - 1 % Progression zum Karzinom

Ursachen

- exogene, andauernde Östrogenzufuhr
- Adipositas → vermehrte Umwandlung adrenaler Androgene, vor allem von Androstendion und Testosteron zu Estron (E_1) und Estradiol (E_2) im Fettgewebe
- Follikelpersistenz
- polyzystische Ovarien
- östrogenproduzierende Tumoren, z. B. Granulosa-Thekazell-Tumor

Klinik

- sonografisch hoch aufgebautes Endometrium
- Durchbruchsblutung aufgrund der Diskrepanz zwischen steigendem Östrogenbedarf des proliferierten Endometriums und der Östrogenzufuhr
  - Dauerblutung
  - Metrorrhagien
  - Koagelabgang
  - Postmenopausenblutung

Prozedere

- Beseitigung der Ursache (Ausschluss hormonbildender Ovarialtumoren mittels US und FSH-/Estradiolbestimmung)
- bei unklaren Situationen oder Blutungsstörungen Hysteroskopie und fraktionierte Abrasio → Diagnose
- bei Follikelpersistenz 10–20 mg/d MPA vom 12.–25. Zyklustag → Transformation des Endometriums und Auslösung einer Abbruchblutung
- kontinuierliche Gestagentherapie über 3 Monate als Rezidivprophylaxe, z. B. 1–2 Tbl. Norethisteron 5 mg Jenapharm oder 10–20 mg MPA (2–4 Tbl. MPA Gyn 5)
- alternativ zyklische Gabe vom 12.–25. Zyklustag
- Hysterektomie, wenn in der Perimenopause im Intervall ein Rezidiv auftritt

Prognose

- keine Präkanzerose

31.4.5.2 Adenomatöse Hyperplasie

Ursache

- entwickelt sich unter persistierendem Östrogeneinfluss aus der glandulär-zystischen Hyperplasie

Klinik und Diagnostik

- wie Kap. 31.4.5.1
- Präkanzerose des Endometriumkarzinoms

Therapie

- **adenomatöse Hyperplasie 1. Grades,** WHO: komplexe Hyperplasie ohne Atypie
  - 3 % Progression zum Karzinom
  - MPA 10–20 mg/d kontinuierlich über 3 Monate
  - nach der Gestagentherapie Kontrollhysteroskopie und -abrasio
    - bei Persistenz bei prämenopausaler Patientin mit Kinderwunsch → Wiederholung der Gestagentherapie
    - bei Persistenz bei peri- oder postmenopausaler Patientin → Hysterektomie
    - bei Adipositas und metabolischem Syndrom oder V. a. östrogen- oder androgenproduzierenden Tumor → Hysterektomie mit Adnexektomie bds. erwägen (hohes Risiko eine Hyperplasie mit Atypien zu entwickeln)
- **adenomatöse Hyperplasie 2. Grades,** WHO: einfache atypische Hyperplasie, *Prognose:* Karzinomrisiko 8 %
  - Rat zur Hysterektomie (postmenopausal mit Adnexektomie bds.)
  - bei Kinderwunsch oder Ablehnen der Hysterektomie → MPA 100 mg/d oder Megestrolacetat 60 mg/d oder Einlage einer Mirena-Spirale, histologische Kontrolle nach 3 und 9 Monaten
- **adenomatöse Hyperplasie 3. Grades,** WHO: komplexe atypische Hyperplasie, *Prognose:* Karzinomrisiko 29 %
  - Hysterektomie *mit* Adnexektomie bds. (da die endgültige histologische Untersuchung des Uterus evtl. doch ein invasives Karzinom ergeben kann)
  - bei Kinderwunsch oder Ablehnen der Hysterektomie → Prozedere wie bei der einfachen atypischen Hyperplasie
    - bei Persistenz oder Kinderwunsch aufgegeben/abgeschlossen → Rat zur Hysterektomie

31.4.6 Adenomyose

Ektope endometriale Drüsen und Stroma im Myometrium verbunden mit einer reaktiven myometrialen Hyperplasie und Hypertrophie.

- diffuse Form
- noduläre Form (Adenomyom)
- Hauptursache für Therapieversager bei Endometriumablation

Klinik

- Meno-Metrorrhagie
- Dysmenorrhö

Diagnostik

- Adenomyosis-Score vgl. Tab. 31.**14**
- Auswertung:
  - Score < 6 → 7 % Adenomyose-Wahrscheinlichkeit
  - Score 6–10 → 44 %
  - Score > 10 → 100 %

Therapie

Therapie je nach Alter und Familienplanung

- Schmerztherapie perimenstruell mit Ibuprofen (1–2 × 600 mg/d)
- kurzzeitig GnRH-Analoga bei aktuellem Kinderwunsch
- orale Kontrazeptiva im Langzyklus
- Gestagenmonotherapie (z. B. Cerazette)
- Einlage einer Mirena-Spirale

Tab. 31.**14** Adenomyosis-Score n. Th. Römer.

Merkmal	0 Punkte	1 Punkt	2 Punkte
Menorrhagie/ Metrorrhagie	keine	leichte: Hb ≥ 7,4 mmol/l (= 11,84 g/dl) nur Hypermenorrhö (Koagelabgang, > 4–5 Vorlagen/d) oder nur Dauerblutung (> 7 d)	schwere: Hb < 7,4 mmol/l (= 11,84 g/dl) Hypermenorrhö + Dauerblutung
Dysmenorrhö	keine	leichte: keine Schmerzmedikation	schwere: Schmerzmedikamente, Einschränkung der Lebensqualität
Sondenlänge	sehr kleines oder sehr großes Cavum uteri: < 5,5 oder > 9	mäßig verkleinertes oder vergrößertes Cavum uteri: 5,5–6 oder 8–9	normal großes Cavum uteri: 6–7,5
sonografische Verdickung des Myometriums	keine	Hyperplasie asymmetrisch	Hyperplasie symmetrisch
sonografisch echoarme Areale im Myometrium	keine	heterogener Bezirk im Myometrium mit Arealen ohne Echo	mehrere heterogene Bezirke im Myometrium mit Arealen ohne Echo
Graviditäten	keine	1	≥ 2
Abrasiones	keine	1	≥ 2

- Endometriumresektion und Mirena-Einlage
- Hysterektomie (z. B. LASH)

31.5 Tuben

31.5.1 Hydrosalpinx (Saktosalpinx)

Befund

- Flüssigkeitsansammlung in einer erweiterten, verschlossenen Tube (besonders nach rezidivierenden Adnexitiden oder nach Hysterektomie)

Klinik

- Unterbauchschmerzen ohne Entzündungszeichen
- Sterilität

Diagnostik

- längliche echoleere bzw. doppellumige Raumforderung im US

Therapie

- **Salpingektomie** (nach Möglichkeit laparoskopisch) bei abgeschlossener Familienplanung bzw. vor IVF/ICSI-Behandlung (Steigerung der Schwangerschaftsrate)
- **Tuboneostomie** (laparoskopisch): sternfömige Inzision mit einer monopolaren Nadel oder Laser und Evertierung der Schleimhaut durch Einzelknopfnähte

Prognose

- in Bezug auf die Fertilität:
  - bei erhaltenem Schleimhautrelief günstig
  - bei flacher atrophischer Schleimhaut ungünstig

31.5.2 Pelvic inflammatory disease (PID)

31.5.2.1 Akute Salpingitis (Adnexitis)

Keimbesiedlung

- **aszendierende Keime** (z. B. Chlamydien, Gonokokken): Menses, Operation, IUP
- **hämatogen** (selten): Tbc, Typhus, Viren
- **per continuitatem:** perityphlitischer Abszess der Appendix

Klinik

- Unterbauchschmerzen, oft akut einsetzend, evtl. seitenbetont
- Übelkeit und Erbrechen bei Begleitperitonitis
- evtl. Fieber > 38 ° Crektal
- Schmierblutungen bei Chlamydieninfektion und/oder Endometritis
- putrider, evtl. fötider Fluor
- Kolpitis/Zervizitis
- druckschmerzhafte, verdickte Adnexe

Je mehr dieser Symptome vorliegen, desto wahrscheinlicher ist die Diagnose der Adnexitis.

Diagnostik

- Anamnese: IUP?
- Inspektion: Fluor, Blutung
- Palpation: druckschmerzhafte Adnexe, evtl. rollenförmige Resistenz, Portioschiebeschmerz
- Nativpräparat: reichlich Granulozyten, fehlende Döderleinflora, evtl. Clue Cells
- Zervixabstrich: Bakteriologie einschließlich Mykoplasmen und Chlamydien; bei Verdacht auch spezieller Gonokokkenabstrich aus Zervix und Urethra

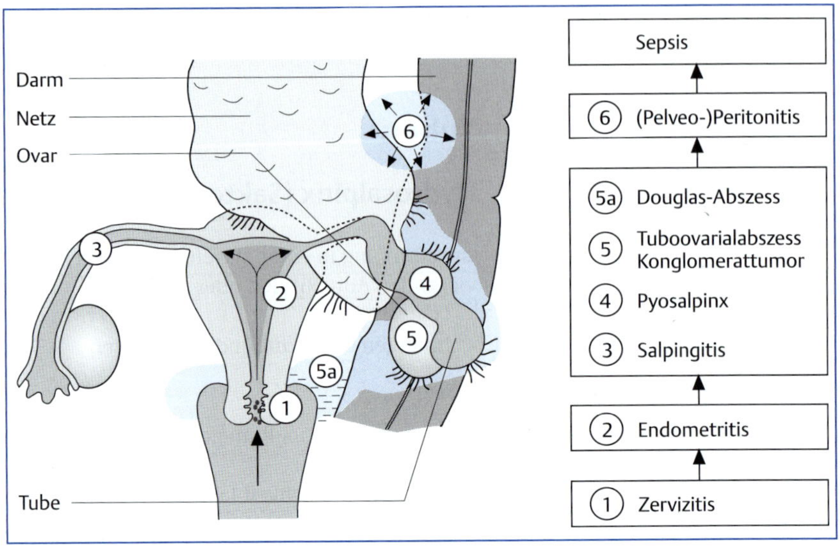

Abb. 31.**8** Die aszendierende Infektion. Stadien und mögliche Folgen. Quelle: Petersen. Infektionen in Gynäkologie und Geburtshilfe. Stuttgart: Georg Thieme Verlag; 2003.

- Labor: Leukozytose, BSG ↑, CRP ↑, SS-Test zum Ausschluss einer Extrauteringravidität
- Ultraschall: freie Flüssigkeit, Ausschluss Pyosalpinx, Tuboovarialabszess, Saktosalpinx
- Laparoskopie: Sicherung der Diagnose bzw. Differenzialdiagnosen, mit Bakteriologie einschließlich Chlamydienabstrich

> Die Diagnose Adnexitis ist häufig eine Verlegenheitsdiagnose. Nicht selten zeigt sich dann bei der Laparoskopie ein anderer Befund, z. B. eine Endometriose.

Differenzialdiagnosen

- **EUG:** Amenorrhö, SS-Test positiv, keine Entzündungszeichen
- **Appendizitis:** Druckschmerz am McBurney-Punkt, Übelkeit und Erbrechen (schwierigste DD)
- **Nephrolithiasis:** plötzlich, kolikartig, pathologischer Urinbefund
- **Tuberkulose:** besonders bei jungen Mädchen daran denken (Blutungsstörungen, Histologie)
- **Korpuskarzinom:** meist auffälliges Endometrium im Vaginalsonogramm
- **Ovarialkarzinom:** selten
- **stielgedrehter Adnextumor:** hochakutes Bild, Adnextumor im US
- **Divertikulitis:** linksseitig, ältere Patientin, Stuhlunregelmäßigkeiten
- **psychische Probleme**

Prozedere

- **Breitbandantibiose** (s. Tab. 31.**15**)
- Verlaufskontrolle kurzfristig, spätestens nach 72 h; ggf. Wechsel der Antibiose
- Partnerbehandlung bei Gonorrhö oder Chlamydieninfektion
- **Laparoskopie**
  - Frühzeitige chirurgische Intervention wird zunehmend abgelehnt.
  - nur bei unklarer Diagnose oder fehlender Besserung
  - Befund:
    - ausgeprägte Hyperämie der Tubenserosa
    - Ödem der Tubenwand
    - Exsudat auf der Tubenoberfläche (oft im Anfangsstadium nicht erkennbar)

Tab. 31.**15** Stationäre Therapieschemata bei akuter Adnexitis.

Antibiotikum	Dosierung	Dauer
Cephalosporin i. v.		
z. B. Cefuroxim oder Cefotaxim	3 × 1,5 g/d 2 × 2 g/d	6 Tage
plus Doxycyclin i. v. oder oral	1 × 100 mg/d (am 1. Tag, 2 × 100 mg) 2 × 100 mg/d	10–14 Tage
oder plus Metronidazol	2 × 500 mg/d	≥ 4 Tage*
oder plus Metronidazol und Doxycyclin		
Gentamicin i. v.		
z. B. Refobacin®	3 × 1,5 mg/kgKG/d (initial 2 mg/kgKG)	≥ 4 Tage
plus Clindamycin (z. B. Sobelin®)	4 × 600 mg bis 3 × 900 mg/d (oral: 4 × 300 mg/d)	≥ 4 Tage*
Fluorchinolon		
z. B. Ofloxacin (Tarivid®)	2 × 200 mg/d	≥ 4 Tage*
oder Ciprofloxacin (Ciprobay®)	2 × 500 mg/d	
plus Metronidazol	2 × 500 mg/d	≥ 4 Tage*

* intravenös, 1–2 Tage nach Entfieberung kann die Therapie p. o. für insgesamt 10–14 Tage fortgesetzt werden

Tab. 31.**16** Ambulante orale Therapieschemata bei akuter Adnexitis.

Antibiotikum	Dosierung	Dauer
Amoxicillin + Clavulansäure (z. B. Augmentan®)	3 × 500 mg/d oder 2 × 875 mg	10 Tage
oder Sultamicillin (Unacid®)	2 × 750 mg/d	10 Tage
plus Doxycyclin	2 × 100 mg/d	10–14 Tage
Fluorchinolone (Gyrasehemmer)		
z. B. Ofloxacin (z. B. Tarivid®)	2 × 200 mg/d	10–14 Tage
oder Ciprofloxacin (z. B. Ciprobay®)	2 × 500 mg/d	10–14 Tage
oder Levofloxacin (Tavanic®)	2 × 500 mg/d	10–14 Tage
plus Metronidazol (z. B. Arilin, Clont®)	2 × 500 mg/d	10–14 Tage
Cephalosporine i. m.		
Ceftriaxon (z. B. Rocephin®)	250 mg	einmalig
plus Doxycyclin	2 × 100 mg/d	10–14 Tage

- IUD-Entfernung
- Bettruhe, evtl. Eisblase
- **Antiphlogistika:**
  - Diclofenac Supp. 2–3 × tgl.
  - Bromelaine (z. B. Traumanase/-forte 3 × 2)
- Kortikoide in absteigender Dosierung (umstritten)
- evtl. Nachbehandlung nach Absetzen der Antibiose (resorptiv, Verhindern von Adhäsionen?; Sinn bisher nicht belegt):
  - Hyperämisierung durch Kurzwelle, 6–12 Sitzungen in Abständen von 3 Tagen (Leukozytenanstieg → zu früh)

31.5.2.2 Tuboovarialabszess

Klinik

- deutlich verstärkte Symptomatik
- meist Fieber und Abwehrspannung

Diagnose

- pathologischer Tastbefund
- im US Raumforderung mit unregelmäßigen Binnenechos, meist unscharf begrenzt

Prozedere

- Breitbandantibiose (s. o.)
- laparoskopische Spülung und Drainage
- ggf. Laparotomie mit Adnexektomie (Bei 24 % der Patientinnen sind eine Relaparotomie und kontralaterale Adnexektomie notwendig.)

▶ Bei sterilem Abstrich an Chlamydien denken und auch bei fehlendem Nachweis chlamydienwirksame Antibiose (z. B. Doxycyclin) einsetzen.

31.5.2.3 Douglas-Abszess

Prozedere

- Kuldotomie mit Drainage
  - Punktion der Abszesshöhle
  - Inzision am hinteren Fornix
  - Drainage mit T-Drain bis zur Besserung des Befundes

31.5.2.4 Pyosalpinx

Prozedere

- laparoskopische Inzision und Spülung
- Breitbandantibiose

31.5.3 Chronische Adnexitis

Klinik

- nach akuter Adnexitis anhaltende Beschwerden
- Schmerzen beim Hinsetzen
- Schmerzen, die in den Oberschenkel ausstrahlen
- subfebrile Temperaturen

Diagnostik

- Palpation: Druckschmerz über den Adnexen, keine Abwehrspannung
- Labor: BSG ↑, Leukozyten ↑, Chlamydienabstrich, an Gonorrhö denken
- Laparoskopie

Therapie

- wie bei akuter Adnexitis
- Lösung von Verwachsungen
- bei Neigung zu Rezidiven → psychosomatische Abklärung („Alleinsein, Unterdrücktsein, fehlende Wärme und Geborgenheit“)

31.5.4 Genitaltuberkulose

Pathogenese

- meist durch hämatogene Streuung eines Lungenherdes

Klinik

- Sterilität
- Blutungsstörungen
- evtl. Unterbauchbeschwerden

▶ **Cave:** offene Tbc, Ausscheidung über das Menstrualblut!

Diagnostik

- meist Zufallsbefund im Abradat oder in einer Probeexzision im Rahmen einer Laparoskopie → Tine-Test bei histologischem Verdacht
- Bakteriologie auf der Basis von Genitalsekreten, Blut oder Douglas-Sekret
  - Ergebnisse erst nach Wochen durch extrem langsames Wachstum der Bakterien
- Direktnachweis im Gewebe mittels PCR
- spezifischer Rundherd in der Thoraxröntgenaufnahme

Prozedere

- meldepflichtig beim Gesundheitsamt
- Kontrolluntersuchungen bei Kontaktpersonen (insbesondere Partner)
- Therapie durch Internisten
  - Pyrazinamid 35 mg/kgKG oral > 90 Tage
  - Rifampicin 10 mg/kgKG oral (max. 600 mg) für 9 Monate
  - Isoniazid 5 mg/kgKG 9–12 Monate + Vitamin B_6

▶ oder nach Antibiogramm!

Prognose

- Heilungsrate 90 %
- schlechte Fertilitätsprognose

31.6 Ovar

31.6.1 Diagnostik

31.6.1.1 Ultraschall

Kriterien zur Beschreibung und Dignität

- Bedeutung der **Echogenität**: s. Tab. 31.**17**
- **Durchschnittsgrößen**
  - benigner Läsionen: 7,1 cm (± 3,8)
  - maligner Läsionen: 10,7 cm (± 5,0); Ausnahme: benignes muzinöses Zystadenom 12,4 cm

Tab. 31.17 Sonografiekriterien zur Beschreibung des Ovarialtumors. Quelle: Baltzer. Praxis der Gynäkologie und Geburtshilfe. Stuttgart: Georg Thieme Verlag; 2004.

Kriterium	Befunde
Tumorgröße	3 senkrecht aufeinanderstehende Durchmesser
äußere Tumorbegrenzung	glatt – unregelmäßig – scharf – unscharf
Binnenstruktur: Echogenität Echoverteilung	 echoleer – echoarm – echoreich homogen – inhomogen
Kammerungen	unilokulär – multilokulär
Innenwände/Septen	dick – dünn, glatt – papilläre Auflagerungen
Aszites	ja – nein
weitere intraabdominale Tumormanifestationen	ja – nein

Tab. 31.18 US-Kriterien zu ovariellen Läsionen.

Läsion	benigne (%)	maligne (%)
echoleer	98	02
vorwiegend leer	49	51
echoleer/echoreich	55	45
vorwiegend echoreich	35	65
echoreich	70	30

  - der einfachen echoleeren Ovarialzyste: 5,9 cm (± 2,2); in diesem Bereich ist Malignität extrem selten.
- echoleere Ovarialzyste > 10 cm → bis zu ca. 10 % Malignität
- je inhomogener das Bild, desto höher die Malignitätsrate
  - papilläre Auflagerungen → 71 %
  - echoreicher Anteil 50 % → 45 %
    - + inhomogen → 60 %
  - echoreicher Anteil 75 % → 65 %
    - + inhomogen → 81 %
- Postmenopausale Zysten weisen eine höhere Malignitätsrate auf.
- Aszitesbildung besonders bei malignen Prozessen (Ausnahme: Ovarialfibrom)
- Dünne, zarte Septen allein sind nicht als Malignitätskriterium anzusehen.
- **Sonografie-Score** (s. Tab. 31.**19**)
  - kann nur richtungsweisend sein
  - ersetzt nicht die Beurteilung des erfahrenen Untersuchers
  - Bei der Klassifizierung nach Sassone gelten ≥ 9 Punkte als malignomverdächtig.
- **Dopplersonografie**
  - Neovaskularisation
    - irreguläre Verzweigungen und Lumina, arterio-arterial Loops, intervaskuläre Shunts
  - schneller Fluss mit hoher diastolischer Komponente → niedriger RI (Grenzwert 0,4)

Tab. 31.**19** Vaginalsonografisches Punktesystem zur Abschätzung der Dignität von Adnextumoren. Quelle: Sassone et al. 1991.

Punkte	Innenwand	Wanddicke	variable Septen	Struktur
1	glatt	dünn ≤3 mm	keine	echoleer
2	unregelmäßige Auflagerungen ≤3 mm	dick >3 mm	dünn ≤3 mm	echoarm
3	papilläre Strukturen >3 mm	solide	dick >3 mm	echoarm mit echoreichem Herdbefund
4	solide	–	–	komplex
5	–	–	–	echoreich
maximal	**4**	**3**	**3**	**5**

- aber:
  - Gefäße eines Corpus luteum imponieren ähnlich → Dopplersonografie zur Dignitätsbeurteilung mit Zurückhaltung einsetzen

31.6.1.2 Tumormarker

▶ Bei suspekten Befunden sollte die Kontrolle vor der Operation erfolgen.

CA 125

- tumorassoziiertes Antigen, das mithilfe des monoklonalen Antikörpers OC 125 vornehmlich auf folgenden Tumorzelloberflächen nachgewiesen werden kann:
  - seropapilläres Ovarialkarzinom
  - undifferenziertes Ovarialkarzinom
  - endometroides Ovarialkarzinom
- Marker der ersten Wahl beim **epithelialen Ovarialkarzinom** (besonders postmenopausal hoher Aussagewert)
- keine Expression beim muzinösen Typ
- falsch positive Werte bei Endometriose, entzündlichen Veränderungen, Leberzirrhose, akuter Pankreatitis, in der Schwangerschaft
- Bei postmenopausalen Frauen ist die Aussagekraft besser.
- **Bewertung**
  - Gesunde: <35 IE/ml Serum
  - Grauzone: 35–65 IE/ml Serum
  - pathologisch: >65 IE/ml Serum

CA 72–4

- Marker der ersten Wahl beim **muzinösen Zystadenokarzinom** und als Ergänzung beim epithelialen Ovarialkarzinom oder Keimzelltumor
- Bei benignen Erkrankungen und entzündlichen Prozessen ist CA 72–4 nur selten gering erhöht; bei benignen gastrointestinalen Prozessen keine Erhöhung → Steigerung der Sensitivität des CA 125.
- **Bewertung**
  - Gesunde: bis 3 IE/ml Serum
  - Grauzone: 3–5 IE/ml Serum
  - pathologisch: >5 IE/ml Serum
- Halbwertszeit: 2–3 Tage

HCG und AFP

- Marker für **Keimzelltumoren**

31.6.1.3 Laparoskopie

Malignitätshinweise

- bilaterale Lokalisation
- adhärent, wenig mobil, verbacken
- höckrige Oberfläche
- penetrierte Kapsel
- Aszites

31.6.2 Funktionelle Zysten

Häufigkeit

- 66,7 % aller vaginalsonografisch diagnostizierten Zysten

31.6.2.1 Follikel- oder Corpus-luteum-Zyste

Befund

- fast immer prämenopausal, < 5–8 cm, einkammrig

Follikelzyste

- bei Feten, Kindern und geschlechtsreifen Frauen durch Anovulation
- Symptome bei Östrogenproduktion
  - Amenorrhö → Ausschluss Extrauteringravidität durch negativen SS-Test
  - Schmierblutung (Durchbruch)

Corpus-luteum-Zyste

= Thekagranulosaluteinzyste
- nur bei geschlechtsreifen Frauen
- u. a. in der Schwangerschaft
- evtl. zusätzliche Progesteronbildung → Zyklusstörungen bis zu einer 6-monatigen Amenorrhö

Prozedere

▶ Nicht jede Ovarialzyste ist operationsbedürftig!

- Ausschluss einer Schwangerschaft
- Corpus-luteum-Zysten in graviditate bilden sich meist im 2. Trimenon zurück; Punktion (evtl. transdermal) nur bei massiver Größenzunahme und Beschwerden.
- klinische Kontrolle mittels Vaginalsonografie (Viele Zysten verschwinden nach 2–3 Monaten.)
- Orale Kontrazeptiva führen nicht zu einer schnelleren Rückbildung funktioneller Zysten.
- Eine transvaginale Zystenpunktion sollte wegen des Risikos einer Tumorzellverschleppung und daraus resultierender Prognoseverschlechterung nicht durchgeführt werden.
- bei Persistenz und fehlenden Malignitätskriterien laparoskopische Zystenausschälung
  - Zystenpunktionen und -fensterungen sind obsolet
    - die Rezidivrate beträgt hier 60–70 %
    - Bei Malignität entspricht die Prognose nach Zysteneröffnung einem Stadium Ic!!
- Bei postmenopausalen Frauen sollte nicht zugewartet werden. (Hier ist die Adnexektomie der Zystenausschälung vorzuziehen.)

▶ Mit der präoperativen Diagnostik und dem daraus resultierenden Vorgehen bei der Laparoskopie bzw. der Laparotomie steht und fällt die Qualität der Therapie.

Komplikationen

- **Stieldrehung:** plötzlicher, akuter Schmerz
  - organerhaltendes Vorgehen im reproduktiven Alter (LSK, Detorquierung)
  - Auch nach 48 h bleibt vitales Gewebe im Ovar erhalten.
  - Dunkelfärbung des Adnexes sollte kein Kriterium für die Entfernung sein.
- **Einblutung:** Beschwerden, sonografisch neu auftretende flaue Binnenechos

31.6.2.2 Thekaluteinzyste

Ursachen

- Überstimulation im Rahmen einer Sterilitätstherapie
- endogene HCG-Überstimulation (Mehrlinge, Blasenmole, Trophoblasttumor)

Klinik und Therapie

- s. Kap. 41.1.3.3, S. 614, Überstimulationssyndrom

31.6.3 Andere benigne Hyperplasien und Zysten

31.6.3.1 Graviditätsluteom

Befund und Therapie

- noduläre Hyperplasie von luteinisierten Stromazellen, evtl. mit Zystenbildung
- Rückbildung im Wochenbett oder nach Abort
- keine Therapie

31.6.3.2 Polyzystische Ovarien

- s. Kap. 39.3.1, S. 594, PCO-Syndrom
- PCO liegt vor, wenn mindestens 2 der drei folgenden Kriterien erfüllt sind:
  - polyzystische Ovarien
  - Oligo- oder Anovulation
  - klinische oder laborchemische Zeichen eines Hyperandrogenismus, nach Ausschluss anderer endokriner Ursachen

31.6.3.3 Juveniler Hypothyreoidismus

Befund und Therapie

- multiple Ovarialzysten follikulären Ursprungs bei Hypothyreose
- Therapie durch Substitution von Thyroxin

31.6.3.4 Hyperthecosis ovarii

- Hyperplasie luteinisierter Stromazellen → Östrogen- und/oder Androgenproduktion
  - Typ I: polyzystische Ovarien (PCO)
  - Typ II: nicht polyzystisch

Klinik

- Oligo-/Amenorrhö
- atypische Endometriumhyperplasie
- selten Androgenisierungserscheinungen
- Störungen des Glukosestoffwechsels
- arterielle Hypertonie

Therapie

- GnRH-Analoga zeigen Wirkung.
- Ovarektomie, besonders bei nicht supprimierbarer Androgenisierung
- bei Kinderwunsch Clomifen (s. Kap. 41.1.3, S. 610), jedoch oft kein Ansprechen im Gegensatz zum PCO

31.6.3.5 Schokoladenzysten

Befund

- meist vaginalsonografisch diffuses Binnenecho
  - V. a. Endometriose: druckdolent, Dysmenorrhö, Dyspareunie
  - V. a. eingeblutete Zyste: mobil, keine Dysmenorrhö

Therapie

- laparoskopische Ausschälung
- ggf. Therapie der Endometriose (s. Kap. 43, S. 636)

31.6.4 Benigne Neubildungen

31.6.4.1 Seröses Zystadenom

Befund

- häufigster benigner Ovarialtumor, vom Oberflächenepithel ausgehend, meist >6 cm, wässriger Inhalt
- in 15–20 % der Fälle bilateral

Prognose

- Auftreten von papillären Strukturen → erhöhte Entartungsrate (besonders bei höherem Alter)

Therapie

- **junge Patientin**
  - Resektion unter Belassen des Restovars
  - solide oder papilläre Anteile → Adnexektomie
  - nicht eindeutig benigne Histologie → Adnexektomie
  - Inspektion des 2. Ovars
- **postmenopausale Patientin**
  - bilaterale Ovarektomie + Hysterektomie
  - evtl. nur einseitige Adnexektomie

31.6.4.2 Muzinöses Zystadenom

Befund

- vielkammeriger, zystischer, schleimbildender Tumor, meist > 6 cm, Altersgipfel 30.–50. Lebensjahr
- nur in 2–3 % bilateral

Klinik

- Zunahme des Leibesumfangs
- Druckgefühl
- Kachexie trotz Benignität (Eiweißverlust)

Therapie

- wie Kap. 31.6.4.1
- Nach Ruptur wird Schleim kaum resorbiert → ausgiebige Spülung.
- Ein perforiertes muzinöses Kystom führt *nicht* zum Pseudomyxoma peritonei.
  - Pseudomyxoma peritonei hat seinen Ursprung am ehesten von einem primären Karzinom der Appendix.
  - Der muzinöse Ovarialtumor ist eher als sekundäre Lokalisation zu sehen.

– Therapie durch Peritoneumresektion oder hypertherme intraperitoneale Chemotherapie

31.6.4.3 Benigne Keimzelltumoren

Dermoidzyste (Reifzelliges Teratom)

- Altersgipfel 20.–30. Lebensjahr, häufigster Ovarialtumor im Kindesalter
- in 9–16 % beidseitig
- in 1 % maligne Transformation möglich → komplette Entfernung

Diagnostik

- oft bizarre Muster im US
- Knochen und Zähne in der Abdomenleeraufnahme

Therapie

- **Exstirpation** der Dermoidzyste
  - z. B. durch laparoskopische Ausschälung (meist durch den festen Zystenbalg ohne Perforation) und Extraktion im Bergebeutel
  - Bei Perforation ist durch eine ausgiebige Spülung eine aseptische peritoneale Reizung zu vermeiden.

Struma ovarii

- Sonderform des Teratoms mit Schilddrüsengewebe (hormonaktiv)
- in 5–13 % der reifen Teratome zu finden
  - > 50 % des Tumors aus Schilddrüsengewebe = Struma ovarii

Klinik

- Hyperthyreose

Diagnose

- Radioiodtest

Therapie

- Laparotomie mit Schnellschnitt
  - benigne → Exstirpation des Tumors
  - maligne → OP wie Ovarialkarzinom

31.6.4.4 Massives Ovarialödem

Befund

- weicher, evtl. großer Ovarialtumor
- Bei Inzision entleert sich reichlich klare Flüssigkeit.
- Ätiologie unklar, evtl. durch Störung des lymphatischen/venösen Rückflusses, z. B. durch partielle oder intermittierende Torsion

Therapie

- Spaltung des Ovars + Sicherung der Histologie
- evtl. Beseitigung eines mechanischen Abflusshindernisses

31.6.4.5 Ovarialfibrom

Befund

- glatter, solider, gut beweglicher Tumor
- Aszites + Pleuraerguss = Meigs-Syndrom
- DD: Ovarialkarzinom → Zytologie aus Pleuraerguss und Aszites

Therapie

- Adnexektomie

31.6.4.6 Brenner-Tumor

Befund

- solider Tumor (selten)
- DD: Fibrom/Myom

Therapie

- Ovarektomie
- Inspektion des anderen Ovars (zu 15–30% kontralateraler Tumor anderen Typs)

31.6.4.7 Benigne Keimstrangtumoren

Thekazelltumor

Charakteristika

- Auftreten meist peri- oder postmenopausal
- Östrogenproduktion, evtl. Androgenproduktion
- Malignität selten

Klinik

- **präpubertär**
  - Pubertas praecox
- **postpubertär**
  - azyklische Blutungen
  - später sekundäre Amenorrhö, da Gonadotropine ↓
  - glandulär-zystische Hyperplasie, evtl. atypische adenomatöse Hyperplasie
  - Postmenopausenblutung (Durchbruch)

Diagnostik

- US
- Östrogen und Testosteron in Serum und Urin

Therapie

- Adnexektomie + fraktionierte Abrasio bei geschlechtsreifen Frauen
- Hysterektomie und Adnexektomie bds. bei postmenopausalen Frauen (erhöhtes Risiko des Endometriumkarzinoms)

Granulosazelltumoren

Charakteristika

- gehören zu den häufigsten hormonbildenden Tumoren des Ovars
- treten in jedem Lebensalter auf
- Östrogenproduktion → östrogene Wirkungen wie beim Thekazelltumor
- Klinik, Diagnostik und Therapie wie beim Thekazelltumor

31.7 Mamma

31.7.1 Anatomie, Histologie und Physiologie

31.7.1.1 Gefäßversorgung

3 Bereiche

- medial durch die Rami. perforantes aus der A. thoracica interna
- lateral und kranial aus der A. thoracica lateralis und der A. thoracoacromialis
- an der Basis aus Ästen der Interkostalarterien

Lymphgefäße

- Die Lymphdrainage erfolgt hauptsächlich entlang der Blutgefäße und vor allem nach lateral zur Axilla.
- Der mediale Bereich wird zu den Gefäßen der A. mammaria interna drainiert.

31.7.1.2 Histologie

Lobulustypen

- altersabhängige Differenzierung der Acini und Milchgänge
- **Lobulus Typ 1**
  - juvenil, wenig differenziert
  - hohes Maß an Östrogenrezeptoren
  - ausschließlich neben Typ-2-Lobuli bei kinderlosen Frauen
- **Lobulus Typ 2**
  - ebenfalls viele Östrogenrezeptoren
  - bei kinderlosen Frauen
- **Lobulus Typ 3**
  - Ausdifferenzierung gegen Ende einer Gravidität
  - geringe Östrogenrezeptorausstattung
- **Lobulus Typ 4**
  - Entwicklung aus Typ 3 während der Laktation
  - nach der Laktation Rückbildung in Typ 2 und 3

> Eine hohe Differenzierung der Lobuli bedeutet zugleich eine geringere Anfälligkeit für neoplastische Veränderungen. → Kinderlose Frauen haben ein relativ höheres Risiko für ein Mammakarzinom.

31.7.1.3 Alters- und schwangerschaftsbedingte Entwicklung

Neugeborenes

- Einflüsse der plazentaren Hormone → Bildung von Kolostrum in den fetalen Acini (Hexenmilch)

Kindliche Milchdrüse

- ovarielle Ruhephase → Milchdrüse ruht
- die Brustscheibe ist flach, Durchmesser < 1 cm
- Brustwarze flach und evtl. leicht eingezogen

Präpubertät

- Beginn der ovariellen Östrogenproduktion → Wachstum der Drüsenzellen bzw. Drüsengänge und Proliferation des Bindegewebes → Thelarche 10.–11. Lebensjahr
- Stadien der Brustentwicklung (nach J. M. Tanner)
  - B1: keine palpablen Drüsenkörper
  - B2: Brustknospen: Warzenvorhöfe vergrößert, Drüsen im Bereich des Warzenhofes vorgewölbt
  - B3: Drüsen größer als die Warzenhöfe
  - B4: weitere Vergrößerung der Drüsen; der Warzenvorhof hebt sich von der übrigen Drüse ab.
  - B5: reife Brüste; Zurückweichen der Warzenhofvorwölbung

Pubertät

- 12.–15. Lebensjahr
- biphasische Zyklen → größere Mengen Progesteron
  - Entwicklung der Gänge und der Lobuli
  - Entwicklung der Brust
  - Pigmentation der Brustwarze
- Mit ca. 16 Jahren ist die Brust weitgehend ausgebildet.

Geschlechtsreife Frau

- bis zum 30. Lebensjahr
  - zyklusabhängige Weiterentwicklung des Gangsystems und der Acini
  - weiteres Bindegewebswachstum und Fettablagerungen

- **zyklusbedingte Veränderungen**
  - **prämenstruell:** verstärkte Durchblutung, erhöhte Wasserretention, Erweiterung der Acini → Ziehen und Spannen, evtl. Mastodynie
  - **während der Menses:** gelegentlich Ausscheidung von klarwässrigem bis milchigem Sekret (auch prämenstruell möglich)
  - **postmenstruell:** regressive Veränderungen in Stroma und Parenchym → Gewebsödem nimmt ab, Acini verengen sich → weiche Brüste, gut zu palpieren

Postmenopausale Frau

- Absinken von Progesteron und später auch von Östrogen → Involution
  - Rückbildung der Lobuli und des interlobulären Stromas
  - Verkleinerung der Acini und Verdichtung des intralobulären Bindegewebes
  - Zusammenfließen von Acini zu Mikrozysten
  - Ersatz von interlobulärem Stroma durch Fettgewebe
  - Mammaparenchymreste im Fettgewebe imponieren evtl. als Knötchen

Schwangerschaft

- hohe Östrogen- und Progesteronkonzentrationen (bis 3. SS-Monat durch Ovarien, danach durch die Plazenta)
  - Proliferation der Drüsengänge und der Lobuli
  - Hypertrophie der Myoepithelien
  - verstärkter Lymph- und Blutfluss durch Progesteron
  - Bildung neuer alveolärer Endstücke im interlobulären Gewebe
  - Östrogen und Progesteron hemmen in hohen Konzentrationen das Prolaktin → noch keine Milchproduktion

Laktation

- Während der SS steigen die Prolaktinwerte kontinuierlich an (20- bis 30-facher Normwert am Ende der SS).
- Absinken der Östrogen- und Progesteronwerte nach der Geburt → Prolaktin kann seine Wirkung auf die Acini entfalten → Milcheinschuss am 3.–4. Wochenbetttag
- Saugen des Kindes → reflektorische Freisetzung von Prolaktin und Oxytocin → Milchbildung und Transport zur Mamille durch Kontraktion der Myoepithelien

Laktationsinvolution

- beginnt meist mit der ersten Menses post partum
- vorübergehende Erweiterungen und Aufplatzen von Alveolen infolge von Milchstauungen
- Noch vorhandene Milch wird durch Makrophagen entsorgt.
- Später werden die Ductuli enger, vereinzelt sind noch Ektasien zu beobachten.

31.7.2 Vorsorge und Diagnostik

31.7.2.1 Selbstuntersuchung

Stellenwert

- keine Verbesserung der Heilungschancen
- In Vergleichskollektiven ohne Selbstuntersuchung werden gleich viele Mammakarzinome z. B. während der Körperpflege entdeckt.
- Selbstentdeckung 73–95 %
- Durch Selbstuntersuchung verursachte Verunsicherung führt zu häufigeren invasiven Interventionen als in Vergleichskollektiven.
- bester Zeitpunkt 3–4 Tage nach Ende der Menstruation
- Empfehlung und Anleitung zur Selbstuntersuchung der Brust sind obsolet.

Statement der S3-Leitlinie

- als alleinige Methode nicht in der Lage, die Bruststerblichkeit zu senken
- Qualifizierte Information soll Frau anregen, sich mit den normalen Veränderungen ihres Körpers auseinanderzusetzen.
- Ziel ist die Motivation zur Erhaltung der eigenen Brustgesundheit.

31.7.2.2 Inspektion und Palpation

Die Palpation, Inspektion und Beurteilung des Lymphabflusses sollen im Rahmen der gesetzlichen Früherkennungsuntersuchungen für Frauen ab dem Alter von 30 Jahren jährlich angeboten werden.

Vorgehen

- Palpation bimanuell und gegen die Brustwand bei stehender Patientin (hängende Arme sowie Arme in die Hüfte gestemmt)
- quadrantenweise von außen nach innen
- Ausstreichen der Brust zur Mamille; evtl. austretendes Sekret sollte zytologisch untersucht werden.
- zusätzlich Untersuchung im Liegen mit hinter dem Kopf verschränkten Armen

Malignomverdacht

- Retraktionszeichen (evtl. erst bei erhobenen Armen)
- Mamilleneinziehung: Tumor in Mamillennähe
- mamillennahes Ekzem: V. a. Morbus Paget
- Peau d'orange: Durch Infiltration blockierte Lymphbahnen verursachen ein Hautödem.
- Kompression der Brust über dem Tumor mit 2 Fingern → bei Einziehung = positives Jackson-Phänomen → V. a. Hautinfiltration
- umschriebene Rötung: Entzündung, Lymphangiosis carcinomatosa, inflammatorisches Karzinom
- schlechte Abgrenzbarkeit zur Umgebung (Infiltration)
- einseitige Sekretion

▶ Unklare Befunde sollten 3–4 Tage nach Ende der Menstruation kontrolliert werden.

Beschreibung pathologischer Befunde

- Größe und Konsistenz
- Verschieblichkeit (Haut, Unterlage, Umgebung)
- Schmerzen mit und ohne Palpation
- Lokalisation entsprechend dem Zifferblatt (1–12 Uhr) und Entfernung in cm von der Mamille, zusätzlich Angabe des Quadranten

Prozedere bei auffälligen Befunden

- bildgebende Verfahren
- ggf. histologische Klärung

31.7.2.3 Sonografie

keine Screeningmethode, nur zur Ergänzung der klinischen Untersuchung und der Mammografie (s. Abb. 31.**9** und Tab. 31.**20**)

Einsatzmöglichkeiten

- sichere Diagnose der einfachen Zyste
- Abklärung von Tastbefunden von Frauen <40, in der Schwangerschaft und während der Laktation
- 20–30 % aller Mammakarzinome treten prämenopausal auf.

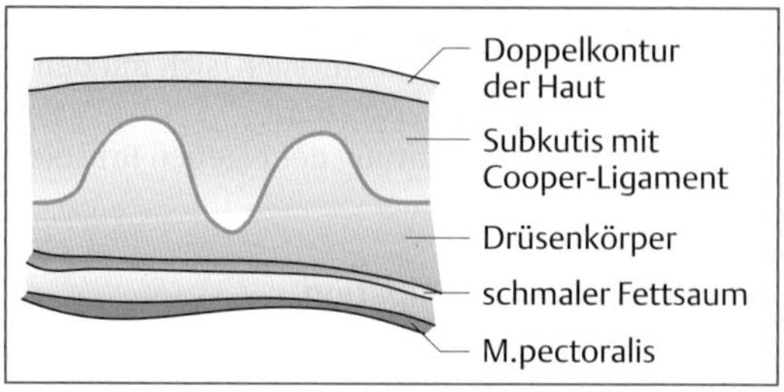

Abb. 31.9 Normalbefund der Mammae im Sonogramm.

Tab. 31.20 Sonografische Beurteilung von soliden Raumforderungen (nach Teubner).

Schallkriterium	**Klassifikation**		
	benigne	**indifferent**	**maligne**
Form	rund/oval	gelappt/knollig	irregulär/gezackt/diffus infiltrativ
Randschärfe	kapselartig (s. u.)	scharf	unscharf/diffus
Umgebungsreaktion	„Kapselecho": schmale hyperreflexive Sichel an Vorder- und Rückwand	–	„echodichter Randsaum": unscharfe hyperreflexive Tumorperipherie
Binnenmuster	homogen	–	inhomogen
Echogehalt	falls deformierbar: echodicht (= „Mastopathieknoten")	mittlerer Echogehalt	**a** hyporeflexive Tumoren: echoleer/fast echoleer **b** hyperreflexive Tumoren: echodicht/Zonen mit unterschiedlichem Echogehalt
Absorption	dorsale Echoverstärkung	keine Schallabschwächung oder Verstärkung	dorsaler Schallschatten
Refraktion	laterales Schattenzeichen	fehlendes laterales Schattenzeichen	–
Elastizität	deformierbar	nicht deformierbar	–
Änderung der Absorption bei Gewebekompression	Schallschatten verschwindet bei Kompression	geringe Änderung der Absorption unter Kompression	Schallschatten mit und ohne Kompression unverändert nachweisbar
Verschieblichkeit	angrenzendes Drüsengewebe auf Tumoroberfläche verschiebbar	mobil	fixiert an Haut oder Muskelfaszie
Beziehung zum Tastbefund	exakte Übereinstimmung von Tumorgröße und Ausdehnung des Tastbefundes	nicht palpabel/geringe Differenz zwischen Tastbefund und Tumorgröße	Tastbefund überragt deutlich das echoarme Tumorzentrum
Verhältnis zur Gewebearchitektur	harmonisches Einfügen in die Architektur	Verdrängung von Gewebestrukturen	Zerstörung der Gewebearchitektur/Infiltration von Strukturen

- Prämenopausal besteht durch die Dichte der Brust eine stark eingeschränkte Aussagekraft der Mammografie.
- Sonografie ist für diese Frauen die bildgebende Methode der Wahl, insbesondere bei:
  - unklaren Tastbefunden
  - Risikopatientinnen (z. B. familliäre Belastung, BRCA-Mutation) → Screening u. a. durch Sonografie
- Ergänzung zur Mammografie
  - Bis zu 20% der Karzinome kommen in der Mammografie nicht zur Darstellung.
    - Tumor im Fettgewebe → in der MG gut darstellbar
    - Tumor im Parenchym → ähnliche Strahlenabsorption wie Parenchym → schlecht oder fehlende Darstellung
    - Brustdichte in der MG ACR-Typ 3und 4 → MG nicht beurteilbar
  - Mitbeurteilung mammografischer Befunde BIRADS 0, III, IV und V
- weitere Situationen, in denen die Sonografie oft eine bessere Aussagekraft hat als die Mammografie:
  - dichte Brust unter Hormonersatztherapie
  - laktierende Mammae
  - Schwangere
  - Silikonimplantate
  - Entzündung
  - nach Strahlentherapie
- Sonografie zur OP-Planung
  - Ausschluss von weiteren Tumorherden, die in der Mammografie nicht erkennbar waren
  - Staging
- bildgebende Steuerung von Stanz- und Vakuumbiopsie sowie zur präoperativen Drahtmarkierung nicht palpabler Befunde
- Präparatesonografie bei mammografienegativen Tumoren
- Verlaufskontrolle unter neoadjuvanter Chemotherapie
- Bei schwerer Mastopathie ist die Sonografie meist schlecht beurteilbar → Mammografie.

Merke: Bei Verdacht auf ein Fibroadenom besteht eine 2–4%ige Irrtumswahrscheinlichkeit → Befund interventionell (z. B. Stanzbiopsie) abklären.

Ergänzungen

- Dopplersonografie
  - Nachweis einer Vaskularisation
    - >3 Gefäße im Tumor → malignitätsverdächtig
  - Fibroadenome sind meist nicht durchblutet.
- Axillasonografie
  - Lymphknoten mit echoreichem Rand → regelrecht
  - Lymphknoten komplett echoarm → malignitätsverdächtig

Prozedere

- Schallkopf mindestens 10 MHz
- Rückenlage, Arm hinter dem Kopf → Brust flach
- Scanner in Längsrichtung und senkrecht
- leichte Kompression der Brust mit dem Scanner → weniger echoarme Artefakte (Schallschattenartefakte)
- US der Axilla (Scanner längs und quer)
  - Beginn Mitte der Klavikula bis hinter den Humerus unter Darstellung der

Subklavialgefäße, dann Aufsuchen des thorakodorsalen Gefäßbündels medial des Randes des M. latissimus dorsi
- Lymphknotenmetastasen sind echoarm, entzündliche Lymphknoten echoreich.

Benigne Befunde

- Konturen werden durch den Tumor verdrängt.
- Konturen laufen nicht senkrecht darauf zu und brechen nicht ab.
- glatte Randstrukturen
- homogenes Binnenecho
- um mehr als 20% komprimierbar
- dorsale Schallverstärkung, z. B. Zysten, Fibroadenom

> **Cave:** 30% der Mammakarzinome sind echoleer → auf unregelmäßige Randstrukturen achten.
> Ein beidseitiger lateraler Schallschatten sagt nichts über die Dignität aus, sondern zeigt nur, dass eine glatte Grenzfläche vorliegt (überall dort, wo Bindegewebe an Fettgewebe angrenzt).

Maligne Befunde

- Tumorachse: horizontal/vertikal ist zugunsten vertikal verschoben
- Abbruch der Konturen
- Kontur läuft senkrecht
- dorsaler Schallschatten
- unregelmäßiger Rand
- Einziehungen nach innen
- nicht komprimierbar
- meist echoarm, evtl. mit echoreichem Randsaum

Beurteilungsklassifikation

weitere Angaben:
- Bruststruktur bzw. Architektur: homogen vs. inhomogen
- Beurteilbarkeit: z. B. reduziert bei ausgeprägter Mastopathie

Tab. 31.**21** US-BI-RADS analoge Dignitätskategorien.

Kategorie	
0	weitere bildgebende Abklärung erforderlich
I	unauffällig, Normalbefund ohne Herd/Architekturstörung/Hautverdickung
II	gutartig; z. B. Zysten, Lymphknoten, Brustimplantate, verlaufskonstante Narben, verlaufskonstante typische Fibroadenome
III	wahrscheinlich gutartig; z. B. solide, ovale, hauptparallel orientierte, scharf begrenzte Fibroadenome, komplizierte Zysten und traubenförmige Mikrozysten; kurzfristige Verlaufskontrolle empfohlen; evtl. Punktion; Malignitätswahrscheinlichkeit ≤2%
IV	suspekt; solide Herde ohne obige typische Benignitätskriterien; Stanzbiopsie empfohlen; Malignitätswahrscheinlichkeit 3–94%
V	hochsuspekt auf Malignität; typische Malignitätskriterien; Abklärung auch bei benignem stanzbioptischem Ergebnis erforderlich, Malignitätswahrscheinlichkeit ≥95%
(VI)	(histologisch gesicherte Malignität)

31.7.2.4 Thermografie

Prinzip

- Maligne Tumoren und entzündliche Erkrankungen haben eine erhöhte Vaskularisierung → höhere Temperatur als die Umgebung (geringe Wertigkeit).
- Die Temperaturunterschiede werden durch eine Folie (Hautkontakt) oder eine Infrarotkamera farblich dargestellt.
- heute als obsolet einzustufen

31.7.2.5 Mammografie

Prinzip

- 2 Strahlengänge: kraniokaudal und schräg (oblique) bzw. medio-lateral

Empfehlungen

- Für Frauen ab dem 51. Lebensjahr ist die Effektivität eines Screenings gesichert.
  - komplette Teilnahme dieser Altersgruppe an einem Screening → Mortalitätsreduktion um 40 %
  - Das Optimum des Verhältnisses aus Nutzen und Risiko liegt zwischen dem 50. und 70. Lebensjahr.
    - Initiierung eines Screenings mit unaufgeforderter Einladung aller Frauen dieser Altersgruppe
- Auch Frauen ab dem 40. und nach dem 70. Lebensjahr profitieren von einer Früherkennungsmammografie.
- Screeningintervall von 24 Monaten
- hohe mammografische Dichte (ACR-Typ 3 und 4)
  - neben BRCA-Mutation höchster individueller Risikofaktor für Mamma-Ca
  - eingeschränkte Aussagekraft der MG → ergänzende Sonografie
- Eine Doppelbefundung erhöht die Sensitivität.

Reduktion der Strahlendosis

- Verwendung dosissparender Filmfoliensysteme (Rasterfolientechnik)
- Anwendung digitalisierter Bildverarbeitungssysteme
- Exposition mit höheren Spannungen (32–34 kV); Exposition mit 25–28 kV → Strahlenbelastung ist doppelt so hoch
- Verlängerung der Entwicklungsdauer, z. B. von 90 s auf 3 min → Reduktion der erforderlichen Strahlendosis um weitere 30 %
- keine routinemäßige Exposition in der 3. Ebene

Normalbefund

- **junge Frau:** diffuse Verdichtungen (= Parenchym) innerhalb der haarfeinen Bindegewebssepten
- **Senium:** Das Parenchym ist strahlendurchlässigem Fett gewichen. → Hauptsächlich sind Bindegewebssepten zu sehen.
- **Mastopathie:** kleine bis grobknotige multiple, gelappte oder konfluierende Verschattungen, evtl. ist ein Malignomausschluss nicht möglich → Sonografie

Zysten und Fibroadenome

- homogene Verdichtung mit glatten Randkonturen
- Differenzierung durch Sonografie
  - **solide:** > 0,5 cm → histologische Klärung empfohlen, da evtl. Gallertkarzinom oder medulläres Karzinom vorliegt
  - **Zyste:** Inhalt abpunktieren (→ Zytologie), gleiche Menge Luft injizieren und erneute Mammografie (= Pneumozystografie) → Zysteninnenwand erkennbar

Karzinome

- **intraduktales Karzinom**
  - gruppierter Mikrokalk, mindestens 5 polymorphe Verkalkungen von 0,1 mm Größe → Lupenbetrachtung (Mikrokalk längs der Gänge ist eher unverdächtig.)

Tab. 31.22 Beurteilungsklassifikation (s. a. Tab. 31.21).

BI-RADS-Kategorie	Beschreibung	Malignitätsrisiko
0	Bildgebung unvollständig	?
1	negativ	0%
2	sicher gutartig	0%
3	wahrscheinlich gutartig	≤2%
4	malignomverdächtig	3–94%
5	malignomtypisch	≥95%

Tab. 31.23 Brustdichte (ACR Klasse Mammografiedichte).

	fibroglanduläres Gewebe	
Grad 1	<25%	Involutionsbrust
Grad 2	25–50%	Teilinvolution
Grad 3	51–75%	weitgehend dichter Drüsenkörper
Grad 4	76–100%	sehr dichter Drüsenkörper

- **größeres Mammakarzinom**
  - Verdichtungsherde mit radiären, kurzen Ausläufern = „Krebsfüßchen"
- **szirrhöses Mammakarzinom**
  - radiär angeordnete, feine oder breitere Stränge, die die normale Bindegewebsstruktur durchbrechen („Sternbild")
- **inflammatorisches Karzinom**
  - kutane Verdickung als Zeichen der Lymphangiosis carcinomatosa

BI-RADS III → Kontrolle in 6 Monaten
BI-RADS IV/V → histologische Klärung

> Eine negative Mammografie schließt einen malignen Tumor bei positivem Palpationsbefund nicht aus!

31.7.2.6 Galaktografie

Prinzip

- Sonderform der Mammografie
- bei einseitiger Galaktorrhö und blutig tingierten Absonderungen
- Injektion von wässrigem Kontrastmittel (max. 3 ml) in den sezernierenden Milchgang (meist recht schmerzhaft)

Stellenwert

- sicherste Methode zur Früherkennung eines Milchgangkarzinoms

Malignomverdacht

- Füllungsdefekte
- Konturunregelmäßigkeiten
- Einengungen
- Abbruch

31.7.2.7 Magnetresonanztomografie

Besonderheiten

- Durchführung mit Kontrastmittel
- Befund ist hormonabhängig →
  - Durchführung am 6.–17. Zyklustag
  - HRT, insbesondere gestagenhaltige Präparate mind. 4 Wochen vor der Untersuchung absetzen
  - unklare Mehranreicherungen unter HRT → 4–6 Wochen absetzen → MRT-Wiederholung
- Die Differenzierung zwischen Narbe und Rezidiv ist frühestens 6 Monate nach OP bzw. 12 Monate nach BET und Bestrahlung möglich.
- Sensitivität über 95 %, Spezifität ca. 30 % → viele falsch positive Befunde
- Befundung analog der BI-RADS-Klassifikation nach dem Göttinger Score (MRT-BI-RADS I–V)
- als alleinige Methode der Früherkennung nicht geeignet
- MRT-gesteuerte Markierung oder -Biopsie sollte möglich sein

Indikationen

- Screening bei Hochrisikopatientinnen (z. B. BRCA1 oder 2-Mutation, Lebenszeitrisiko ≥ 30 % oder Heterozygotenrisiko ≥ 20 %)
- Beurteilung von Multifokalität, Multizentrizität bzw. kontralateralem Mammakarzinom bei histologisch nachgewiesenem Malignom
  - insbesondere Staging bei lobulären Karzinomen
- Fokussuche bei positiven axillären Lymphknoten und negativem Befund in der Mamma (Palpation, Sono, MG)
- hoher Stellenwert in der Rezidivdiagnostik (DD Narbe/Rezidiv)
- mammografisch schwer beurteilbare Brust mit starker Narbenbildung
  - nach Wiederaufbauplastik
  - nach Radiatio
  - nach Prothesenaugmentation

Keine Indikation

- Differenzialdiagnostik des Mikrokalks
- Differenzialdiagnose Entzündung/Karzinom
- dichte Brust *ohne* erhöhtes Risiko
- Fragestellungen, die mittels Stanzbiopsie zu klären sind
- Kontrolle anreichernder Mastopathien

Beurteilung

- keine KM-Anreicherung → sicher kein Karzinom
- suspekte fokale Anreicherungen
  - frühzeitig, stark, unregelmäßig konfiguriert, ringförmig, entlang des Gangsystems → Biopsie
- weniger suspekte Anreicherungen
  - fokal, glatt, verspätet → Biopsie oder Kontrolle
- diffuse, fleckige Anreicherungen → MRT nicht hilfreich

▶ Eine glatte Kontur schließt ein Malignom nicht aus.

31.7.2.8 Mammaszintigrafie

Prinzip und Stellenwert

- Durchführung mit ^{99m}Tc Sestamibi in SPECT-Technik
- hohe Spezifität bei relativ niedriger Sensitivität
- relativ hohe Strahlenexposition von 5–7 mS effektiver Dosis bei einer mittleren Aktivität von 740 MBq

31.7.2.9 Aspirationszytologie

Stellenwert

- nur im Rahmen der **Tripeldiagnostik** (Klinik, Mammografie, Punktionszytologie) erlaubt
- Zur Differenzierung maligne/benigne können monoklonale AK gegen Glykoprotein HEA 125 eingesetzt werden.

Prozedere

- Nadel 6 cm Länge, 0,6 mm Durchmesser, 20-ml-Spritze
- verdächtigen Befund zwischen Daumen und Zeigefinger nehmen
- fächerförmige Punktion unter maximalem Sog
- vorsichtiges Ablassen des Sogs und Entfernen der Nadel aus dem Befund
- Punktat auf einem Objektträger ausstreichen (ggf. vorher zentrifugieren), fixieren und nach Papanicolaou färben

31.7.2.10 Lokalisationsdiagnostik

- Einsatz bei mammografisch suspektem Bezirk ohne Tastbefund

Geometrische Lokalisation

- Grundlage ist die Mammografie im kraniokaudalen und mediolateralen Strahlengang.
- Ausmessen in Beziehung zu Haut und Mamille unter Nachahmung der mammografischen Kompression (z. B. mit Querfingern)

Isometrische Lokalisation

- Einspannen der Brust zwischen 2 oben und unten anliegenden Platten, die Perforationen haben
- kraniokaudale Mammografie mit Perforationsmuster zur Orientierung
- Nadel in Lokalanästhesie senkrecht durch den Tumor führen
- mediolaterale Mammografie → Lokalisation der Nadelspitze kontrollieren
- Nadel in die Tumormitte zurückziehen
- 1 ml Methylenblau spritzen (unmittelbar präoperativ), Nadel belassen oder Abwurf eines Drahtes mit Widerhaken über eine spezielle Nadel nach Durchstechen des Befundes
- unter Führung der Nadel oder des Drahtes Exzision des (gefärbten) Bezirkes

Stereotaktische Lokalisation

- Die Patientin liegt in Gesichtslage auf dem Tisch.
- Die Brust hängt durch eine Tischöffnung nach unten.
- Durchführung stereoradiologischer Aufnahmen
- Verwendung eines speziellen Instrumentenhalters mit 1-mm-Kanüle und darin liegender 0,55-mm-Drillnadel (Computergesteuerte Verfahren sind mittlerweile etabliert.)
- Fixierung des Bezirks mit der Drillnadel (einschrauben)
- Zurückziehen in die rotierende 1-mm-Kanüle

Sonografische Lokalisation

- möglich bei sonografisch erkennbaren Tumoren
- sonografisch gesteuerte Punktion und Abwurf eines Drahtes mit Widerhaken
  - Durchstechen der Läsion und Entlassen des Drahtes, nachdem Läsion durchstochen ist
    - Der Draht soll die Läsion um weniger als 1 cm überragen.

MRT-gestützte Markierung

- Voraussetzungen
  - Biopsiespule bestehend aus:
    - offener Oberflächenspule mit Zugang zur Brust
    - MRT-kompatibler Zielvorrichtung
- Markierungsmöglichkeiten
  - Markierungsdraht unmittelbar vor OP
    - Durchstechen der Läsion und Entlassen des Drahtes, nachdem Läsion durchstochen ist
      - Der Draht soll die Läsion um weniger als 1 cm überragen.
  - Coil; wenn Markierungsort und OP-Ort getrennt liegen
  - Clip zur Befundmarkierung vor neoadjuvanter Therapie

31.7.2.11 Biopsie

Zur Abklärung unklarer Befunde (BI-RADS IV/V).

Hochgeschwindigkeitsstanze

- Lokalanästhesie und sterile Kautelen
- Einführen der Stanznadel (≤ 14-Gauge) unter sonografischer Sicht tangential zur Thoraxwand
- Fotodokumentation der korrekten intratumoralen Lage der Stanznadel
- Entnahme von mindestens 4 Proben

Vakuumstanze

- zu entfernendes Gewebe wird in die Stanze (11–8-G) aspiriert und abgestanzt → Entnahme mehrerer Proben aus einem Stichkanal
- am besten computergesteuerte Stereotaxie in Verbindung mit einer Mammografieeinheit
- Bei Mikrokalk sind bis zu 20 Entnahmen durch Rotation der Nadel für eine sichere Aussage notwendig.
  - Empfohlen sind mindestens 12 Stanzen bei 11-Gauge-Nadeln.
  - Präparateradiogramm in Vergrößerungstechnik mit repräsentativem Kalknachweis
    - ggf. Sortierung der Stanzzylinder nach Kalkgehalt
- Eine anschließende Mammografie zeigt durch einen intraoperativ gelegten Clip bzw. kleine Lufteinschlüsse die korrekte Entnahmestelle.
- kein therapeutisches Verfahren → chirurgische Exzision bei atypischer duktaler Hyperplasie, invasiven und nichtinvasiven Karzinomen

ABBY-System

- computergesteuerte, stereotaktische Entnahme eines 1–2 cm dicken Stanzzylinders

Mamma-Probeexzision

- bogenförmiger Schnitt (keine radiären Schnitte)
- Schnittführung über dem Tumor
- ggf. Mitnahme einer Hautspindel
- bei negativem Tastbefund sind eine radiologische Markierung und Präparateradiografie sinnvoll

> **Merke:** Das Verhältnis benigner Ergebnisse zu malignen Befunden sollte im operierten Patientenkollektiv 1 : 2 betragen. Dies ist nur mit ausreichender präoperativer Diagnostik unter Einschluss interventioneller Verfahren (z. B. Stanzbiopsie, Vakuumbiopsie) zu gewährleisten.

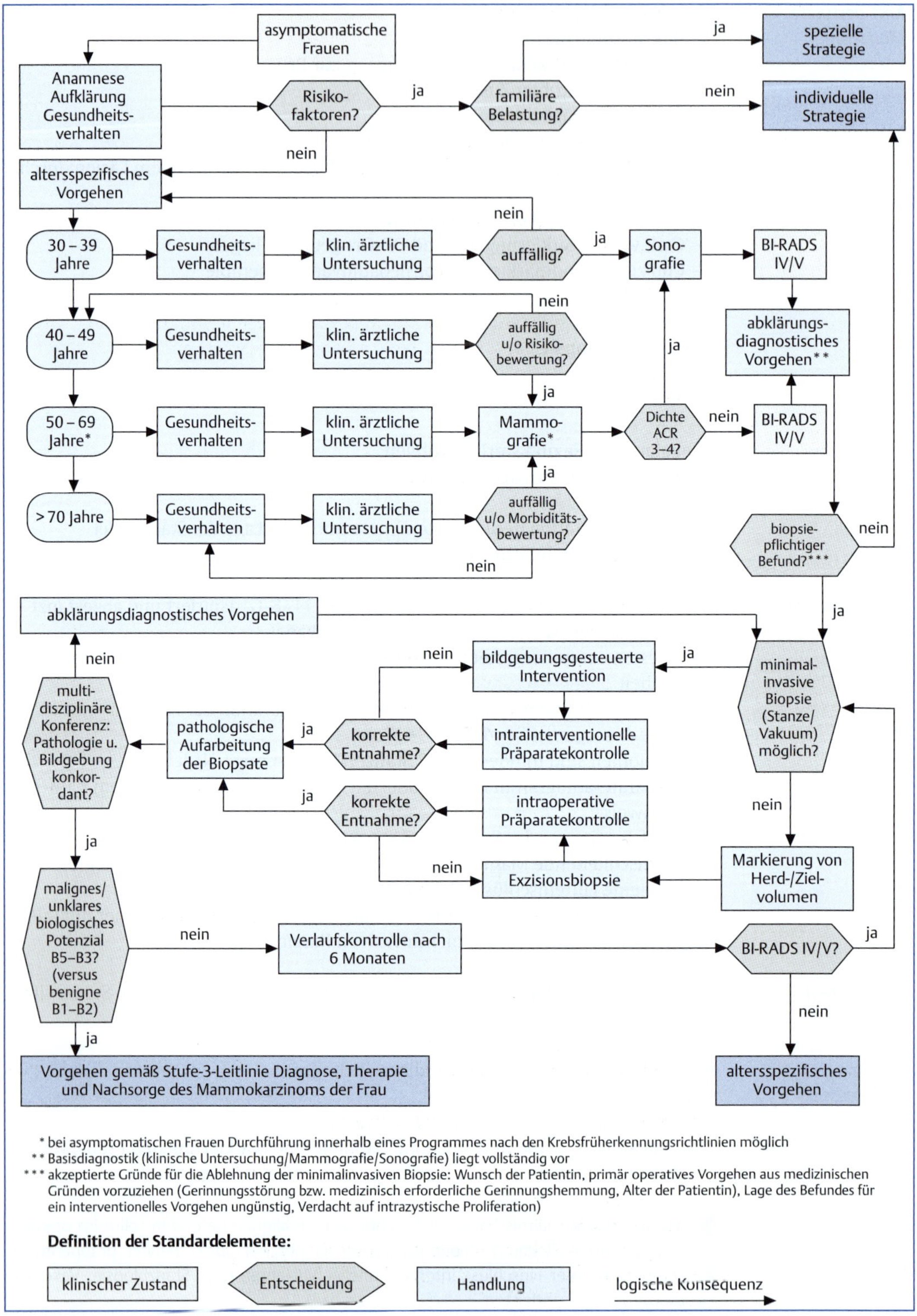

Abb. 31.**10** Klinischer Algorithmus der Diagnosekette Brustkrebs-Früherkennung (s. a. Stufe-3-Leitlinie Brustkrebs-Früherkennung in Deutschland 2008).

31.7.2.12 Tumormarker

Ca 15–3

- **Marker der 1. Wahl**
- falsch positive Befunde bei
  - Mastitis
  - Mastopathie, Fibroadenom
  - Bronchial-, Leber- und Pankreaserkrankungen
- **Bewertung**
  - Gesunde: <25 IE/ml Serum
  - Grauzone: 25–35 IE/ml Serum
  - pathologisch: >35 IE/ml Serum

CEA

- oft diskordantes Verhalten zum CA 15–3 → simultane Bestimmung zunächst sinnvoll (Später reicht die Kontrolle des erhöhten Markers aus.)
- bei starken Rauchern erhöht
- **Bewertung**
  - Gesunde: <5 ng/ml Serum
  - Grauzone: 5–10 ng/ml Serum
  - pathologisch: >10 ng/ml Serum

31.7.3 Fehlbildungen

Formen

- **Poland-Syndrom**
  - rezessiv erblich
  - einseitige Syn- und Brachydaktylie
  - Aplasie des M. pectoralis major
  - evtl. Aplasie der Mamma oder Mamille
  - Therapie: plastischer Aufbau der Brust
- **Polythelie**
  - überzählige Brustwarzen im Bereich der Milchleiste
  - Entfernung im frühen Kindesalter
- **Polymastie**
  - überzähliger Drüsenkörper
  - meist lateral oberhalb der Mamma
  - neigt verstärkt zu maligner Entartung! → frühzeitige Abtragung

31.7.4 Galaktorrhö

Altersverteilung und Klinik

- Altersgipfel im 4. Lebensjahrzehnt
- oft kombiniert mit Zyklusstörungen bis zur Amenorrhö → Hinweis auf Hyperprolaktinämie
- gelegentlich bei normalem Zyklus, Ursachen:
  - evtl. vermehrte nächtliche Prolaktinausscheidung bei normalen Basisspiegeln
  - erhöhte Affinität der Prolaktinrezeptoren nach der Stillperiode
  - Psychopharmaka
  - Hypophysentumor
  - Empty-Sella-Syndrom = Sella größer als die Hypophyse
- einseitig → Malignom ausschließen

Ursachen

- neonatal
- Laktation
- Schwangerschaft
- Postlaktation
- Mechanische Stimulation
- Hyperprolaktinämie
  - endokrine Störung
  - Medikamente
    - Neuroleptika (Sulpirid, Promethazin, Haloperidol, Droperidol, Chlorpromazin und andere Phenotiazine, Pimozid, Flupentixol
    - Antidepressiva (Imipramin, Clomipramin)
    - sonstige (Metoclopramid, Amphetamin, α-Methyldopa, Reserpin)
    - Lithium, Isoniazid bei längerer Einnahme
- Milchgangsektasie
- Zysten
- Papillome
- Karzinome

Diagnostik

- klinische Untersuchung der Brust
- Mammografie
- Galaktografie (Eine Aussparung in der Gangkontinuität ist beweisend für Raumforderung.)
- Duktoskopie mit Duktallavage, intraduktaler Zytologie und Mikrobiopsie
- Metoclopramidtest
  - in der Mitte der Lutealphase, da Östrogen Prolaktinbildung supprimiert, zwischen 8 und 18 Uhr
  - Durchführung:
    - basalen Prolaktinspiegel bestimmen
    - 10 mg Metoclopramid i. v.
    - nach 25 min Prolaktinbestimmung
  - Bewertung:
    - nur 25-min-Wert > 200 ng/ml = latente Hyperprolaktinämie
    - beide Werte erhöht = manifeste Hyperprolaktinämie
- TRH-Test
  - TRH stimuliert ebenfalls Prolaktin.
  - ist dem Metoclopramidtest unterlegen
- CT der Hypophyse, falls Prolaktin erhöht ist → Ausschluss Prolaktinom
- Gesichtsfeldkontrolle
- TSH, T_3, T_4 → Ausschluss Hypothyreose
- operative Klärung bei blutiger Sekretion

Therapie

- Milchgangpapillom → Exstirpation; am besten mikrochirurgische Darstellung und Resektion des betroffenen Gangs nach intraoperativer Sondierung des sezernierenden Gangs
- Malignom → s. Kap. 44.7, S. 715, Mamma-Karzinom
- Hyperprolaktinämie → s. Kap. 40, S. 604, Hyperprolaktinämie

31.7.5 Mastopathie

Ursache

- durch Störungen im hormonellen Gleichgewicht (Östrogene überwiegen) → Proliferationsreiz (z. B. durch Corpus-luteum-Insuffizienz in der Perimenopause)

Klinik

- schmerzhafte Knotenbildung
- prämenstruelle Mastodynie oft im Vordergrund
- Verdichtung des Drüsenkörpers (Schrotkugeln)
- pathologische Sekretion

Histologie (Einteilung nach Prechtel)

- **Gruppe I (70 %)**
  - Mastopathia cystica fibrosa simplex, keine Atypien, keine Epithelproliferationen, keine Entartung
- **Gruppe II (25 %)**
  - proliferierende Form, Epithelzuwachs, Myoepithelwucherungen, 2-fach erhöhtes Entartungsrisiko
- **Gruppe III (5 %)**
  - Parenchymdysplasie mit Zellatypien; wenn ein Übergang in ein Carcinoma in situ vorliegt, besteht zu 30 % ein Entartungsrisiko (5-fach).

Prozedere

- Gruppe I → medikamentöse Therapie bei Mastodynie (s. u.) und/oder massiver Zystenbildung
- Gruppe II → engmaschige Kontrollen, ggf. medikamentöse Therapie, wie unter „Mastodynie" beschrieben
- Gruppe III → subkutane Mastektomie erwägen
  - nur bei zusätzlichen Risikofaktoren
    - familiäre Belastung
    - atypische Epithelhyperplasie
    - ungenügende Kontrollierbarkeit durch bildgebende Verfahren
  - Problem: Bis zu 20 % des Drüsengewebes bleiben erhalten → evtl. auch hier nur engmaschige Kontrollen.

Therapie der Mastodynie

- **1. Therapieschritt**
  - Fangopackungen
  - Entzug von Methylxanthin (Tee, Kaffee, Schokolade)
  - Phytotherapeutika (Agnus castus), z. B. Agnolyt morgens 40 Tpf. oder 1 Kps. nüchtern (mehrmonatige Dauertherapie ohne Unterbrechung)
- **2. Therapieschritt**
  - **gestagenhaltige Gele,** z. B. Progestogel lokal 10.–25. Zyklustag (subjektive, aber keine objektive Besserung)
  - **Gestagene** vom 15.–25. Zyklustag, z. B. Primolut-Nor 5–10 mg, Clinovir 100 mg
  - Östrogen-Gestagen-Kombinationen, gestagenbetont
  - **Prolaktinhemmer** (insbesondere bei grenzwertig erhöhten Prolaktinwerten) in der 2. Zyklushälfte, z. B. Pravidel 2 × ½ Tbl. oder Liserdol 3 × ½–1 Tbl. oder Dostinex 1 × 1 Tbl./Woche
  - **Danazol** (z. B. Winobanin) 200 mg/d vom 16.–25. Zyklustag, ggf. bis 600 mg/d vom 6.–25. Zyklustag
  - **Antiöstrogene,** 10 mg/d Tamoxifen 5.–25. Zyklustag
  - **GnRH-Agonisten** nach Ausschöpfung aller anderen Verfahren

31.7.6 Mastodynie

Diagnostik

- Anamnese (inklusive Medikamente)
- Zykluskalender
- Ausschluss Mammakarzinom

Differenzialdiagnosen

- zyklusabhängiger Schmerz
  - zyklische Mastodynie
  - Galaktorrhö
  - Milchgangsektasie
- zyklusunabhängiger Schmerz
  - zyklusunabhängige Mastodynie
  - arthrogener, vertebragener Schmerz (Tietze-Syndrom, HWS, BWS)
  - Milchgangsektasie
  - Stenokardien
  - Mastitis
  - großzystische Mastopathie
  - Brusttrauma, Hämatom
  - Fettgewebsnekrose
  - Mammakarzinom
  - Pleuritis
  - Mondor'sche Thrombophlebitis

Prozedere

- s. Abb. 31.**11**

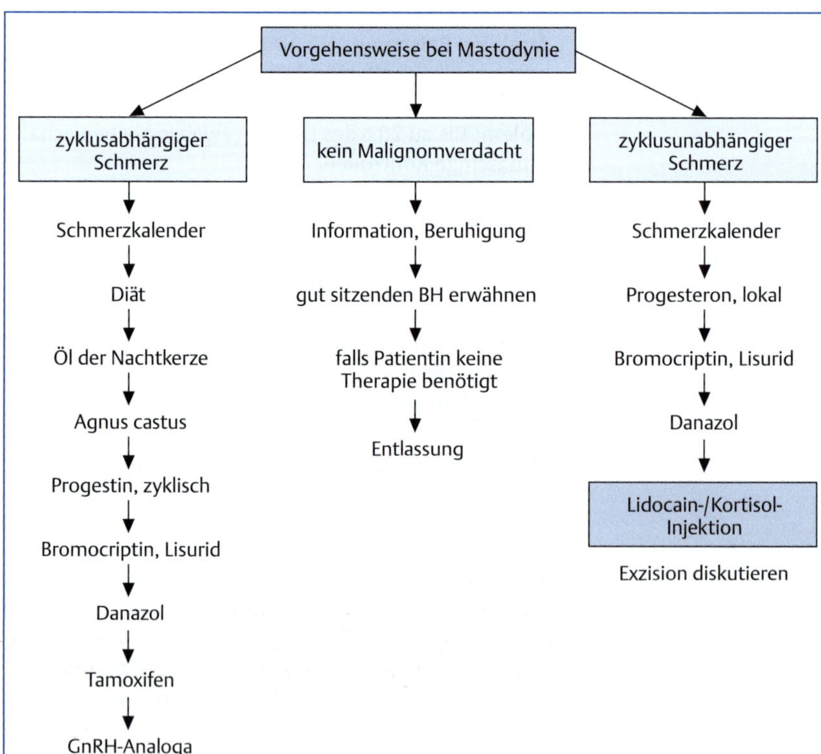

Abb. 31.**11** Vorgehen bei Mastodynie. Quelle: Peters F. Gynäkologie und Geburtshilfe 6-2008, S. 25.

31.7.7 Mastitis

31.7.7.1 Mastitis puerperalis

- s. Kap. 29.7.4, S. 395

31.7.7.2 Mastitis nonpuerperalis

Ursachen

- Mastopathie mit Sekretion
- Hyperprolaktinämie mit Galaktorrhö
- Flach- oder Hohlwarzen
- Nikotinabusus
- Die Erreger sind Keime der Hautflora.

Prozedere

▶ Immer Ausschluss eines inflammatorischen Karzinoms!

- **Frühstadium**
  - Prolaktinhemmer, z. B. Pravidel 2 × 1 Tbl.
  - Kühlen; straffen BH tragen
  - i. v.- oder orale Antibiose
    - Trimethoprim/Sulfamethoxazol + Metronidazol
    - Ciprofloxacin + Metronidazol
    - Moxifloxacin
    - Amoxicillin
    - Clindamycin
    - nicht geeignet:
      - Ampicillin
      - Oxacillin
  - Antiphlogistika, z. B. Diclofenac 3 × 50–100 mg
- **Spätstadium**
  - s. Kap. 29.7.4, beginnende Einschmelzung

31.7.7.3 Mammaabszess

- s. Kap. 29.7.4.1, S. 396

31.7.8 Zysten

Ursachen

- Sekretretention
- Mastopathia cystica fibrosa

Prozedere

- Mammografie
- Sonografie mit Punktion (Zytologie)
- Bei intrazystischen Papillomen ist die Punktion obsolet; eine nicht punktierte Zyste ist immer besser aufzufinden und die Histologie ist obligat.

31.7.9 Benigne Neubildungen

31.7.9.1 Adenom

Klinik

- gut abgrenzbar, prallelastisch
- vorwiegend in der Schwangerschaft oder Stillperiode

Therapie

- Exzision

31.7.9.2 Hamartom

Befund

- Drüsenspross, der erst nach voller Entwicklung der Brustdrüse mit der Proliferation begonnen hat → Platzmangel → Knoten
- hochelastisch

Diagnostik

- Sonografie: echoarm, glatt begrenzt
- Histologie: normales, mastopathisches Gewebe

Therapie

- Exstirpation

31.7.9.3 Fibroadenom

Häufigkeit

- häufigster benigner Tumor der Mamma in der Prämenopause, Altersgipfel 21.–25. Lj.
- meist solitär, in 10 % multipel und in 5 % bilateral auftretend

Diagnostik

- **Palpation:** solider, glatt begrenzter Knoten
- **Sonografie**
  - echoarm, homogen, glatt begrenzt
  - lateraler Schallschatten, dorsale Schallverstärkung
  - **Cave:** verkalktes Fibroadenom hat massiven dorsalen Schallschatten (eigentlich Malignitätskriterium), aber eindeutiger Befund in der Mammografie!
- **Mammografie**
  - glatt begrenzte, dichte Raumforderung

Prozedere

- bioptische Sicherung der Dignität mittels interventioneller Verfahren (s. o.)
  - zum Ausschluss eines glatt begrenzten Malignoms
    - medulläres Karzinom, Gallertkarzinom, intrazystisches Karzinom, malignes Lymphom
- Exstirpation bei:
  - unklarer Histologie
  - deutlicher Wachstumstendenz
  - kosmetischen Problemen
  - Karzinophobie der Patientin

31.7.9.4 Cystosarcoma phylloides

Charakteristika

- proliferierendes Fibroadenom
- evtl. enorme Größenzunahme
- sonografisch und mammografisch nicht zu deuten
- Ausläufer in das umgebende Drüsenparenchym
- hohes Rezidivrisiko
- maligne Entartung möglich

Therapie

- Exstirpation im Gesunden (mindestens 1 cm tumorfreier Resektionsrand)
  - ggf. Mastektomie, wenn eine Resektion im Gesunden nicht möglich ist
- hohe Rezidivneigung bei ungenügender Exzision

31.7.9.5 Lipom

Diagnostik

- **Palpation:** weiche, aber oft auch nicht tastbare Raumforderung
- **Mammografie**
  - strahlentransparent mit dünner Kapsel (besonders in schattendichtem Parenchym gut zu erkennen)
- **Sonografie**
  - etwas reflexreicher als das subkutane Fettgewebe; posttraumatische Ölzysten stellen sich ähnlich dar.

Prozedere

- Kontrolle, bei Unsicherheit Exstirpation

31.7.9.6 Milchgangpapillom

Klinik

- blutige oder seröse Sekretion aus dem Milchgang
- nur bei multiplen Papillomen (= Milchgangpapillomatose) Übergang in ein Karzinom möglich

Diagnostik

- Zytologie: Epithelproliferation der Duktuszellen
- Galaktografie

Therapie

- Exzision des betroffenen Milchgangs nach vorheriger Darstellung mit Methylenblau
- Intraoperativ wird der sezernierende Milchgang durch Expression der Brust dargestellt, dann wird mit einer Galaktografiesonde sondiert und Methylenblau injiziert.

31.7.9.7 Duktale intraepitheliale Neoplasie (DIN)

- s. Tab. 31.**24**

Tab. 31.**24** DIN-Klassifikation. Quelle: Tavassoli. FA: WHO-Klassifikation 2003.

Traditionell	neu (DIN)	nukleäre Atypien	Nekrosen	Re-OP bei R1	Risiko (RR) invasives Ma-Ca
usual ductal Hyperplasia (UDH)	usual ductal Hyperplasie (UDH)	–	–	nein	sehr gering RR <2,0
fat epithelial Atypia (clinging DCIS)	DIN 1a	–	–	nein	gering RR <?
ADH monomorphe Zellen	DIN 1b	–**	–	ja	
ADH/DCIS Grad 1 (arcade/ kribriform/**mikropapillär**)	DIN 1c* ≤2 mm DIN 1c* >2 mm	–** (+)**	–	ja	
DCIS, Grad 2 (kribriform/mikropapillär + Nekrosen oder Atypien)	DIN 2*	+(+)	+	ja	RR 8–11
DCIS, Grad 3 (anaplastisch ± Nekrosen)	DIN 3*	+++	+++	ja	

*Angaben in mm; **geringfügige Atypien erlaubt

31.7.10 Makromastie

Makromastie

- ein- oder doppelseitige Hypertrophie der Brust

Operationsindikation

- psychische Belastung
- statische Beschwerden (Rückenschmerzen)
- Ab einem vermuteten Resektionsvolumen von 500 g/Seite sind die Kostenträger im Allgemeinen zur Kostenübernahme bereit.

31.7.10.1 Reduktionsplastik nach Strömbeck

(Weitere, zum Teil narbensparende OP-Techniken siehe entsprechende OP-Lehren.)

Einzeichnen

- Darstellung in Abb. 31.**12**
- Markierung der Jugulummitte
- Dokumentation des Mamillojugularabstands bds. (Seitendifferenz vermerken; 1 cm mehr bedeutet ca. 100 g mehr zur Resektion)
- Abtragen eines 6-cm-Abstands vom Ansatz der Klavikula nach lateral (auf der Klavikula)
- von hier Einzeichnen einer Linie durch die Mamille → Mamillenverschiebelinie
- Bestimmen der neuen Mamillenlage
  - ca. auf Höhe der Submammarfalte
  - Differenz des neuen Mamillojugularabstands zum bisherigen sollte nicht >10 cm sein (Gefahr der Mamillennekrose), ansonsten evtl. besser freie Mamillentransplantation
  - Faustregel:
    - junge Frau → 18–22 cm Mamillojugularabstand
    - ältere Frau mit ausgeprägter Ptose: 25 cm Mamillojugularabstand
- Kontrolle auf Symmetrie
- Markierung auf der Mamillenverschiebelinie 1,5 cm kranial der zukünftigen Mamillenlage

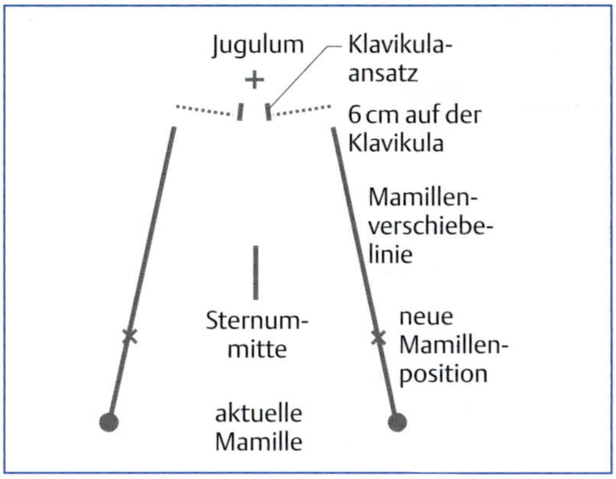

Abb. 31.**12** Vorbereitende Markierung.

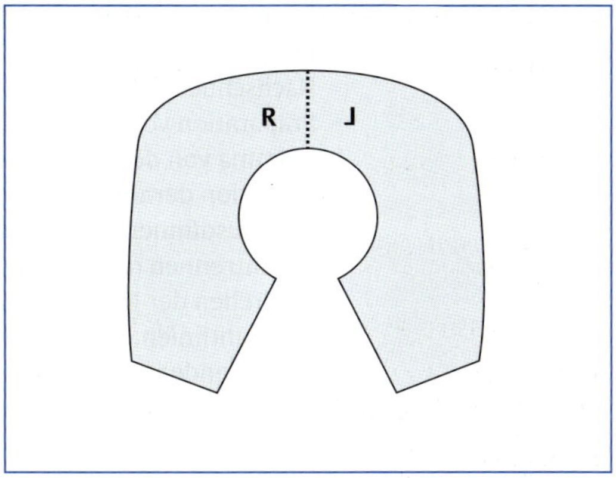

Abb. 31.**13** Anlegen der Schablone.

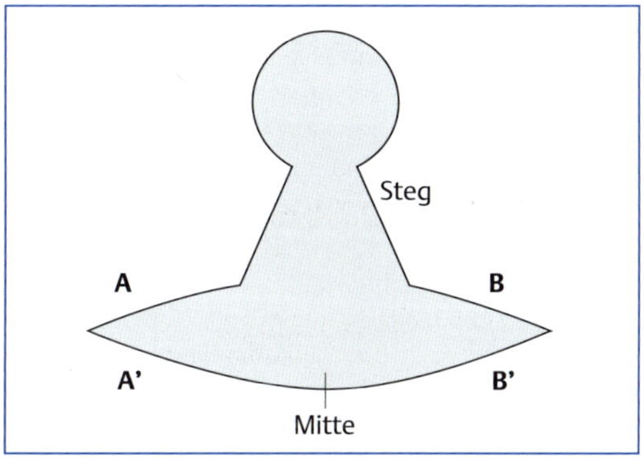

Abb. 31.**14** Ausmessen der zueinandergehörenden Linien.

- Hier wird die Schablone für den oberen Teil der Umschneidungsfigur angelegt und entsprechend der Linie und Seite ausgerichtet (s. Abb. 31.**13**).
- Verlängerung der Linien zum sternumnahen Brustansatz und zur vorderen Axillarlinie
- Nachzeichnen der Submammarlinie und Bestimmen der Mitte (Kontrolle im Liegen, evtl. Korrektur nach kranial)
- Ausmessen der zueinandergehörenden Linien (A/A' und B/B'); sind die oberen Linien deutlich zu kurz, sollten die Stege je um 1–2 cm nach innen verlagert werden; Steglänge 5,0–5,5 cm (bds. gleich) (s. Abb. 31.**14**)

Operationsschritte

- Desinfizieren und Nachritzen der Schnittlinien
- erneute Desinfektion und Abdeckung
- Legen einer Ligatur mit einer Mullbinde um die Brustbasis → Anspannen der Haut
- Nachschneiden der oberen Figur
- bogenförmiger Hautschnitt von einem Steg zum anderen ca. 2 cm unter der umschnittenen Areola
- Umschneiden der Areola mit einem Mamillenschneider (40–45 mm Durchmesser)

- Deepithelialisierung der oberen Schnittfigur
- Entfernen der Mullligatur
- Nachschneiden der unteren Umschneidungsfigur
- Präparation vom untersten Schnitt auf die Pektoralisfaszie und Mobilisierung der Mamma von der Pektoralisfaszie nach kranial
- Resektion der unteren Umschneidungsfigur
- evtl. Ausdünnen unter dem lateralen Anteil der Brust und unter der Mitte
- Durchtrennen des lateralen Stegs und des Koriums des medialen Stegs
- Eindrehen der Mamille an den vorgesehenen Ort und Adaptation der zukünftigen Nahtlinien; die Mamille sollte spannungsfrei und ohne Einziehungen sein.
- fortlaufende intrakoriale Naht und darüberliegende Intrakutannaht (intrakoriale Fixierung der Areola mit Einzelknopfnähten)

32 Vergewaltigungsdelikte

32.1 Rechtsprechung

Rechtsgrundlagen

- Wer eine Frau mit Gewalt oder Drohung mit gegenwärtiger Gefahr für Leib oder Leben zum Beischlaf mit ihm oder einem Dritten nötigt, wird mit einer Freiheitsstrafe nicht unter 2 Jahren bestraft.
- Verursacht der Täter durch die Tat leichtfertig den Tod des Opfers, so beträgt die Freiheitsstrafe nicht unter 5 Jahren.
- Auch die Vergewaltigung in der Ehe ist strafbar.
- Der erzwungene Beischlaf muss vollendet worden sein, d. h. juristisch, dass eine Penetration des Penis zumindest in den Scheidenvorhof erfolgt sein muss, ansonsten besteht der Tatbestand der „sexuellen Nötigung" oder der „versuchten Notzucht".

Anmerkung

- Jährlich kommt es zu ca. 10 000 Anzeigen wegen Vergewaltigung und sexueller Nötigung – zur gerichtlichen Verhandlung gelangen jedoch nur weniger als 10 % dieser Fälle.

32.2 Gutachten

> Ein Grundgerüst des Vorgehens, wie im Folgenden beschrieben, sollte immer in schriftlicher Form vorliegen, um in der oft komplizierten Situation nicht etwas zu vergessen und dadurch einen Nachteil für die Patientin zu verursachen.

32.2.1 Voraussetzungen

Gutachter

- Gerichtsmediziner
- Gynäkologen
- gynäkologisch tätige Allgemeinmediziner
- Diese Arztgruppen sind zur Gutachtenerstellung verpflichtet (Verweigerungsrecht wird eingeräumt).

Anforderungen

- dringende Rücksichtnahme auf die psychische Situation der Patientin
  - kurze Wartezeit
  - Erläuterung der Abläufe (im Interesse der Patientin)
  - Eingehen auf die Gemütslage (verzweifelt bis völlig distanziert vom Geschehenen)
  - Info über Gesprächsmöglichkeit in einem Notruf für vergewaltigte Frauen
    - Adressen unter www.frauennotrufe.de
- ausführliche ganzkörperliche Untersuchung und Dokumentation (ggf. Farbfotos) der Befunde
  - Info, dass einzelne Untersuchungsschritte abgelehnt werden können

- Der sog. Facharztstandard muss gewährleistet sein, um einer Anfechtung des Gutachtens die Grundlage zu entziehen.
- empfohlener Inhalt für ein Untersuchungsset
  - Einmalhandschuhe
  - Schere, Nagelschere, Pinzette
  - einfache Kämme, Filterpapier, Watteträger mit langem Stäbchen
  - Chlamydienabstrichröhrchen (2–3), mikrobiologische Abstrichröhrchen (2–3), leere Glasröhrchen (3–4)
  - Serumröhrchen, Kanülen, Tupfer, Hautdesinfektionsmittel
  - Begleitzettel für Mikrobiologie, Pathologie, Labor
  - Fotoapparat (keine Polaroidkamera)
  - evtl. UV-Lampe
  - Seidenpapier, Papiertüten zum Verpacken der Kleidung, Briefumschläge, kleine Plastiktüten (ca. 15 × 30 cm)
  - Einverständniserklärung für HIV-Test
  - Entbindung von der Schweigepflicht gemäß § 53 Abs. 1, Ziffer 3, Abs. 2 StPO zur Weitergabe von Untersuchungsergebnissen an die Polizei und an das Gericht
  - Begleitbrief für nachbehandelnden Gynäkologen
  - schriftliche Empfehlung zur Nachuntersuchung beim Gynäkologen in 2–3 Wochen

Daten

- persönliche Daten des Opfers
- Namen der Begleitpersonen
- betreuender Frauenarzt
- Enthebung von der ärztlichen Schweigepflicht; die Patientin muss darüber informiert werden, dass das Untersuchungsergebnis dem Gericht bei einer evtl. Verhandlung mitgeteilt werden soll.
- Datum und Uhrzeit der Untersuchung

32.2.2 Anamnese

Soziale Anamnese

- Familienstand, Partnerschaft
- Beruf, Nationalität

Medizinische Anamnese

- letzte Regel, Zyklus
- Kontrazeption
- Geburten
- bestehende Schwangerschaft, ggf. SS-Woche
- Operationen
- Zyklustag, an dem die Tat stattgefunden hat, und kontrazeptive Maßnahmen (bei länger zurückliegender Tat)

Tathergang

- Datum und Uhrzeit, Ort
- Anzahl der Täter, Täterbeschreibung
- Einfluss von Alkohol/Drogen bemerkt, Gefügigmachung mittels Drogen (Alkohol/K.-o.-Tropfen)
- Gewaltanwendung (Drohungen, Schläge, Würgen, Waffen)
- Verkehr versucht/vollendet
  - **Cave:** Bei 13 % der Frauen, die eine Ejakulation verneinten, konnten Spermien nachgewiesen werden, ebenso bei 66 % der Frauen, die keine Angaben machen konnten!
- Art des Verkehr (vaginal, oral, anal, einmalig, mehrmalig, langzeitig)

Verhalten nach der Tat

- Reinigung (Duschen, Baden, vaginale Spülungen)
- Harn-/Stuhlentleerungen
- Kleidungswechsel

Sonstiges

- Medikamente, Alkohol, Drogen
- Koituserfahrung
- letzte Kohabitation vor der Tat (wann, mit wem)

32.2.3 Untersuchungsbefund

Die Untersuchung sollte von „außen" nach „innen" erfolgen, damit die Frau die Möglichkeit und Zeit hat, sich auf die Untersuchung des Intimbereichs einzustellen.

Beschreibung des Opfers

- Allgemeinzustand
  - gut/herabgesetzt
  - altersentsprechend/älter/jünger erscheinend
- Einfluss von Alkohol oder Drogen
- psychische Alteration (stark/mäßig/keine)
- inadäquate/adäquate Reaktion

Inspektion

- vollständig entkleidete Patientin, Farbfotos! (Einverständnis der Patientin!!)
- Beschreibung der Wäsche und Asservation auffälliger Wäschestücke, zumindest der Unterwäsche
- **Verletzungen** (besonders an den Prädilektionsstellen wie Oberarme, Handgelenke, Oberschenkel, Mammae, Hals und Mund)
- **Würgemale,** petechiale Blutungen an Konjunktiven und Augenlidern (verschwinden z. T. nach 24 h)
- **Hämatome** können u. U. erst nach mehreren Stunden sichtbar sein, sodass evtl. eine Zweituntersuchung 12–24 h nach der Tat erforderlich ist.
  - gelblicher Farbton: ca. 4. Tag
  - grünlicher Farbton: ca. 7. Tag
  - Abblassen des Hämatoms: ca. 14 Tage
- Kratzspuren
- Injektionsstellen
- **äußeres Genitale**
  - Schleim- und Spermaspuren (können ggf. mit UV-Lampe sichtbar gemacht werden)
  - Fremdkörper (z. B. Sand)
  - Schürfwunden, Kratzwunden, Blutungen, Einrisse
- Verletzungen der **Vagina**
- **Hymen**
  - Unterbrechung des Hymens bis zum Grund = sichere Defloration
  - frische Defloration: Blut- und Fibrinreste, Ödem, petechiale Blutungen, Rhagaden

Palpation und US

- inneres Genitale (Hämatom?)
- Dehnbarkeit des Hymens in cm (z. B. mit Ballonkatheter)
- Sphinktertonus, fehlt häufig bei Kindern, die sexuell missbraucht wurden

Abstriche

- hinteres Scheidengewölbe und je nach Anamnese auch anal und oral
  - 4 Wattetupfer getrocknet für die Gerichtsmedizin
  - Nativabstrich auf Spermien (mobil?), Pilze, Clue Cells, Trichomonaden
  - bakteriologischer Abstrich
- Chlamydienabstrich
- Spezialabstrich auf Gonorrhö

Serologie

- SS-Test im Urin oder β-HCG im Serum
- Lues, Hepatitis B, HIV (nur mit Einverständnis der Patientin)

Sonstige Beweissicherung

- Auskämmen von Schamhaaren in ein steriles Gefäß oder Plastiktüte
- Vergleichshaare aus dem oberen Schamhaarbereich an der Wurzel abschneiden und verpacken
- Sicherstellung von Spermaspuren mit Filterpapier
  - Filterpapier mit Einmalhandschuhen und Pinzette aus Verpackung nehmen
  - mehrfach falten, sodass Spitze entsteht
  - 1–2 Tropfen Wasser auf die Spitze geben
  - Sperma mit Spitze abtupfen
  - ½ Tag trocknen lassen
  - Probe in beschriftetem Umschlag kühl und trocken aufbewahren
- Fremdblut mit feuchtem Wattetupfer entnehmen
- Sicherstellen von Hautpartikeln, z. B. mit Watteträger, der in Plastiktüte verbracht wird
- Blutentnahme
  - Blutgruppe
  - Alkohol, Drogen
- Urinprobe bei sonstiger Intoxikation, z. B. K.-o.-Tropfen

32.2.4 Weiteres Prozedere

Kontrazeption

- Unofem (1 Tbl. à 1,5 mg Levonorgestrel)
  - Einnahme idealerweise bis zu 12 h nach der Tat, spätestens jedoch innerhalb der ersten 72 h
- Duofem oder Levogynon (2 Tbl. à 750 µg Levonorgestrel)
  - Einnahme je einer Tablette im Abstand von 12 h (bis max. 16 h)
  - spätestens 72 h nach der Tat evtl. zusätzlich Antiemetikum
- Einlage eines Kupfer-IUD bis zu 6 d nach der Tat

Antibiotikaprophylaxe

- einmalig 4,0 Mio. IE Benzylpenicillin G i. m. + 1 g Probenecid p. o. ca. 30 min vor der Injektion sowie Tetracyclin 7 d
- Ceftriaxon, z. B. Rocephin 1 g i. m. als Einmalgabe + Tetracyclin (z. B. Doxycyclin) 100 mg oral 2 ×/d für 7 d
- Metronidazol lokal und oral bei entsprechendem Infekthinweis im Nativpräparat

Konsiliarische Mitbetreuung

- Versorgung anderer Verletzungen durch entsprechenden Konsiliarius
- ggf. Tetanusprophylaxe und Simultanimpfung gegen Hepatitis B
- psychologische Nachbetreuung veranlassen

Weitere Empfehlungen

In Empfehlungsschreiben für den nachbehandelnden Gynäkologen aufnehmen.

- Kontrollblutentnahme auf
  - Hepatitis B nach 6–8 Wochen
  - HIV nach 12–16 Wochen

- gynäkologische Kontrolle nach 2–3 Wochen auf
  - Herpes genitalis (Inkubationszeit 2–8 Tage) bis in 14 Tagen
  - Gonorrhö (Inkubationszeit 2–8 Tage)
  - Lues (Inkubationszeit 10–90 Tage)
  - Chlamydien (Inkubationszeit 14–56 Tage)

33 Sexuell übertragbare Erkrankungen (STD)

STD weltweit

- Trichomoniasis
- Soor durch Candida albicans
- Chlamydien
- Mykoplasma genitalium
- HIV
- HPV
- Gonorrhö
- genitaler Herpes HSV 1 und 2
- Syphilis
- Hepatitis B

STD vorwiegend in Tropen/ Subtropen

- Ulcus molle
- Lymphogranuloma venerum
- Lymphogranuloma inguinale

33.1 Gesetzgebung

- Neuregelung der Meldepflicht seit 2001 durch das Infektionsschutzgesetz (§ 7)
- Von den sexuell übertragbaren Erkrankungen ist nunmehr nur die nicht namentliche Meldung des direkten oder indirekten Nachweises von Treponema pallidum und HIV vorgeschrieben.

33.2 Gonorrhö

= Tripper

Übertragung

- Geschlechtsverkehr
- Badeschwämme
- feuchte Handtücher
- Geburtskanal

Klinik und Verlauf

- **untere Gonorrhö:** zu 90 %; Zervix, Bartholindrüse, Vestibulum
  - meist symptomlos oder -arm
  - Pollakisurie, Algurie (eitrige Urethritis)
  - eitriger, grünlicher Fluor (Zervizitis)
  - Entzündung des Introitus
- **obere Gonorrhö:** PID (Pelvic inflammatory Disease) mit Endometritis, Adnexitis, selten Pelveoperitonitis, selten Perihepatitis (Fitz-Hugh-Cutis-Syndrom)
  - Unterbauchschmerzen
  - Portioschiebeschmerz, Druckschmerz über dem inneren Genitale

Tab. 33.1 Geschlechtskrankheiten nach WHO.

	Erreger	Inkubation
meldepflichtige Krankheiten		
Syphilis	Treponema pallidum	10(–21)–90 Tage
AIDS	HIV-Virus 1 und 2	2 Monate bis 6 Jahre
keine Meldepflicht		
Gonorrhö	Gonokokken	3–5 Tage
Ulcus molle	Haemophilus ducreyi	3–5 Tage
Lymphogranuloma venerum	Chlamydia trachomatis	3 Tage bis 6 Wochen
Trichomonaden	Trichomonas vaginalis	4–20 Tage
Herpes genitalis	HSV II	2–12 Tage
Chlamydien	Chlamydia trachomatis D–K	5–10 Tage
bakterielle Vaginose	Gardnerella vaginalis + Anaerobier	Tage bis Wochen
Mykoplasmen	Mycoplasma hominis, Ureaplasma urealyticum	8–29 Tage

  - subfebrile Temperaturen
  - Abwehrspannung, hohes Fieber, Erbrechen bei Pelveoperitonitis

Diagnostik

- **Methylenblaufärbung:** zunächst extrazellulär, 2–3 Tage später intrazelluläre gramnegative Diplokokken in Semmelform
  - für Diagnose nicht ausreichend, da es auch apathogene Neisserien gibt
- **Gramfärbung:** rote Diplokokken
- **kultureller Nachweis** (normales Transportmedium): Nur dieser ist als Gonorrhönachweis zulässig!
- **Nukleinsäureamplifikationstest (NAT):** Zervixabstrich, evtl. Erststrahlurin bzw. Urethralabstrich
- **serologischer Nachweis:** bei V. a. extragenitale Gonorrhö; KBR 4 Wochen post infectionem positiv (>1 : 10)
- vor und 6 Wochen nach Therapie auch Diagnostik auf Syphilis und HIV

Komplikationen

- Bartholinabszess
- Pelveoperitonitis
- Gonokokkensepsis
- Extrauteringravidität
- Sterilität
- Monarthritis (z. B. Kniegelenk)
- Iritis, Iridozyklitis
- Pleuritis, Meningitis, Perikarditis, Endokarditis

Therapie

- **unkomplizierte Gonorrhö**
  - mindestens 2,4 Mio. IE Penicillin i. m. oder oral an 3 aufeinanderfolgenden Tagen
    - am besten ½ h vorher 1 g Probenecid (= 2 Tbl.) zur Verzögerung der renalen Ausscheidung von Penicillin

- bei Penicillinresistenz (besonders Keime aus Asien) → Cephalosporine als Eintagestherapie i.m., z. B.
  - Cefotiam (Spizef) 1–2 g
  - Cefotaxim (Claforan) 0,5 g
  - Ceftriaxon (Rocephin) 0,25 g
- bei Penicillinallergie oder β-Laktamasebildnern
  - Gyrasehemmer Ciprofloxacin (Ciprobay) 2 × 500 mg oral oder 1 × 100 mg i. v. – Alternative der ersten Wahl
  - Erythromycin initial 1,5 g oral, danach 4 × 0,5 g über 4 Tage oral, besonders in der Schwangerschaft
- **akute Salpingitis**
  - initial 4 Mio. IE Penicillin, danach Ampicillin oder Amoxicillin 4 × 0,5 g/d oral für 10 Tage oder
  - 4 × 1 g Spizef i. v. über mindestens 5 Tage

▶ Immer Partnerbehandlung!

Therapiekontrolle

- 5. und 10. Tag nach Therapie Gonorrhöabstriche; 2 × negativ → geheilt

▶ **Beachte:** Bis zum 4. Tag post infectionem ist eine Syphilis mitbehandelt. Eine serologische Luesdiagnostik ist nach 8 Wochen zu empfehlen.

Gonorrhö und Schwangerschaft

- Bei der Erstuntersuchung sollte eine endozervikale Gonorrhökultur entnommen werden.
- 2. Kultur bei erhöhtem Gonorrhörisiko im späten 3. Trimenon
- Therapie mit Penicillin oder Erythromycin
- Credé-Prophylaxe mit Silbernitrat-Augentropfen wird nicht immer durchgeführt
- bei manifester Ophthalmoblennorrhö
  - Claforan 4 × 0, 5 g/d oder Penicillin G 10 Mio. IE 2 × tgl. über 5 d

33.3 Syphilis

= Lues, Ulcus durum, harter Schanker; Infektion mit Treponema pallidum

Übertragung

- Geschlechtsverkehr im Stadium I und II
- Schmierinfektion (z. B. medizinisches Personal)
- Bluttransfusion (selten)
- intrauterin

Klinik und Diagnostik

- **Stadium I**
  - schmerzloses, hartes Geschwür nach 10–21 Tagen, einzeln, wie ausgestanzt, bis 1,5 cm großes Ulkus mit rotbraunem und aufgeworfenem Rand
  - evtl. mit indolenter Lymphknotenschwellung ipsilateral
  - Rückbildung innerhalb von 6 Wochen
  - Spirochätennachweis (vom Ulkusgrund) im Dunkelfeld = 6–15 μm lange, dünne korkenzieherartige Organismen (unsicher)
  - Die PCR ist kein Routinetest.
  - Seroreaktion noch negativ
- serologischer Erregernachweis ab **Stadium II**
  - TPHA-Test – Suchtest
    - positiv 3–5 Wochen post infectionem, bleibt ein Leben lang positiv

- falsch positiv bei: Mononukleose und Autoimmunerkrankungen
  - IgG-FTA-ABS-Test = Bestätigungsreaktion
    - nach 3 Wochen positiv, bleibt immer positiv
    - falsch positiv wie TPHA-Test
  - VDRL-Test (Venereal Disease Research Laboratories) = Therapiekontrolle (Cardiolipinflockungstest)
    - in der 5.–6. Woche positiv, muss unter Therapie negativ werden bzw. absinken
  - FTA-ABS-IgM-Test = Therapiekontrolle VDRL und FTA-ABS-IgM müssen areaktiv werden (Abfall erfolgt über Monate).
- Infektionszeitpunkt unbekannt → Liquorpunktion zum Ausschluss Neurolues

Lues I

- 3 Wochen p. i.
- infektiös
- Primärläsion (Ulcus durum) + Lymphknotenschwellung → Primärkomplex
- evtl. Abklatschgeschwüre
- Rückbildung nach 4–6 Wochen

Lues II

- seropositiv
- 8 Wochen p. i.
  - Symptome: Fieber, Abgeschlagenheit, Milzschwellung, alle Lymphknoten geschwollen
- 10 Wochen p. i.
  - druckschmerzhafte, nicht juckende Exantheme = Syphilid → Erregernachweis im Dunkelfeld möglich
- 12 Wochen p. i.
  - Schleimhautveränderungen (glasig, weißliche Papeln im Mund = Plaques muqueuses)
  - spezifische Tonsillitis
  - Condylomata lata (breit aufsitzende Papeln, z. B. am Introitus, Anus oder anderen Körperöffnungen; hochinfektiös)
- Latenzphase
  - keine Symptome
  - Serologie bleibt positiv.

Lues III

- 3–5 Jahre p. i.
  - Syphilome (im Korium liegende Geschwüre oder schuppende Effloreszenzen)
  - Gummata (knotige Infiltrate an Haut, Knochen, Sehnen, inneren Organen, Aorta, ZNS; evtl. Zerfall)

Lues IV = Spätfolgen

- Neurolues
  - **mesodermal:** Meningitis, Hirndruckzeichen, Hirnnervenausfälle, z. B. Blindheit
  - **parenchymatös:** Hemiplegie, Hirnstammsymptome, Ataxie, Großhirn-„Paralyse" (→ Größenwahn) durch Entmarkung, Entmarkung am Rückenmark = Tabes dorsalis
- thorakales Aortenaneurysma und Endarteriitis

Therapie

- **Frühsyphilis** bis Ende des 1. Jahres → Therapiedauer mind. 2 Wochen
  - Benzathin-Penicillin G (= Depotpräparat) einmalig, z. B. Tardocillin 2,4 Mio. IE i. m. (1,2 Mio. pro Seite)
- **Syphilis** ab 2. Jahr p. i. → Therapiedauer mindestens 3 Wochen
  - Benzathin-Penicillin G 3 × 2,4 Mio. IE i. m. im Abstand von 1 Woche

- Penicillinallergie
  - 2 × 100 mg/d Doxycyclin über 14 Tage
  - Erythromycin 4 × 500 mg/d oral (Therapieversager beschrieben!)
  - Ceftriaxon (z. B. Rocephin) 2 g i. v./d
- **Cave: Anaphylaxie**
  - evtl. schwere anaphylaktische Reaktion bei Penicillin i. m. = Herxheimer-Reaktion durch raschen Erregerzerfall 2–6 h nach der 1. Antibiotikagabe
    - Fieber, Schüttelfrost, Kopfschmerzen
    - Ödeme im Bereich der Hautläsionen
    - Rhythmusstörungen
  - Prophylaxe besonders bei Herzkranken: 50 mg Solu-Decortin i. m.

Therapiekontrolle

- Serologie 1, 2, 4 Monate nach Therapieende
  - VDRL-Test soll negativ werden.
  - FTA-ABS-IgM-Test soll areaktiv werden.

▶ Immer Partnerbehandlung!

33.4 Ulcus molle

= weicher Schanker, Infektion durch Haemophilus ducreyi

Übertragung

- Geschlechtsverkehr

Klinik

- 2–14 Tage p. i.
- entzündliche, druckschmerzhafte Papel, die rasch zerfällt; eitriger Grund, gezackte weiche Ränder
- schmerzhafte Schwellung der regionären Lymphknoten (Bubonen)

Diagnostik

- mikroskopisch: fischzugartige Erregeranordnung im Nativpräparat
- kultureller Nachweis
- Luesdiagnostik sofort und 4–12 Wochen nach Erkrankung (Differenzialdiagnose oder Begleiterkrankung)

Differenzialdiagnose

- zur Lues: weich und druckschmerzhaft!
- Herpes genitalis
- Plattenepithelkarzinom
- Granuloma venereum (tropisch)

Komplikationen

- Einschmelzung und Perforation der Lymphknoten
- Fistelbildung

Therapie

- möglichst vor Auftreten der Bubonen
- Ciprofloxacin 2 × 500 mg/d oral über 3 d
- Erythromycin 4 × 500 mg oral für 10 d
- Azithromycin (Zithromax) 1 × 1 g oral über 3 d
- Spaltung und Entleerung von prallen Bubonen

33.5 Lymphogranuloma venerum

Infektion durch Chlamydia trachomatis Serotyp L1–L3.

Übertragung

- Geschlechtsverkehr

Klinik

- schmerzlose kleine Papel am Eintritt → Zerfall, Abheilung
- 1–4 Wochen später massives Anschwellen der inguinalen Lymphknoten mit Durchbruch
- Spätstadium mit Ulzera, Fisteln, Strikturen an Urethra und Rektum

Diagnostik

- ELISA, KBR
- Zellkultur (nur in wenigen Zentren in der Welt möglich)

Therapie

- **Frühphase**
  - 2 × 100 mg/d Doxycyclin oder 4 × 500 mg Erythromycin
- **Spätphase**
  - Abszesseröffnung
  - Beseitigung von Strikturen
  - Entfernung von Drüsengeweben
  - evtl. Anus praeter naturalis

33.6 Granuloma venerum

tropische Erkrankung

Übertragung

- Geschlechtsverkehr

Klinik

- Primäraffekt (Pustel oder Papel), jauchig zerfallend
- Ausbreitung mit Gewebszerfall

Diagnostik

- Erregernachweis
- Histologie: Einschlusskörper = Donovan-Körper (bipolar färbende kokkoide Struktur) in den Monozyten des entzündeten Gewebes

Therapie

- Bactrim forte 2 × 1 Tbl. über 3–4 Wochen
- Doxycyclin 2 × 100 mg/d über 2 Wochen
- Erythromycin 4 × 500 mg/d über 3 Wochen (besonders in der Schwangerschaft)
- Azithromycin 1 × 1 g/Woche für 4 Wochen

34 Urogynäkologie

34.1 Belastungsinkontinenz

34.1.1 Pathophysiologie und Einteilung

Pathophysiologie

- **1. Drucktransmissionstheorie** (Enhörning) (s. Abb. 34.**1**)
  - Aufgrund einer Erschlaffung des Beckenbodens erreicht die intraabdominelle Druckerhöhung, wie sie z. B. beim Husten auftritt, zwar die Blase, nicht aber die Urethra → höherer Druckanstieg in der Blase als in der Urethra → Urinverlust.
- **2. gestörter Urethraverschlussdruck**
  - Faktoren des Urethraverschlusses (fast alle östrogenabhängig)
    - muskuläre Okklusion
    - urethrale Wandspannung
    - Transmissionsdruck auf die proximale Urethra (s. o.)
    - Anatomie des Blasenhalses
    - submuköser Gefäßplexus
- **3. Hängemattentheorie (De Lancey)**
  - Fixation einer elastischen vorderen Vaginalwand als Hängematte der Urethra an den Levatoren und dem Arcus tendineus fascia pelvis
  - Gartenschlauch auf harter Unterlage: bei Druck → Verschluss
  - Gartenschlauch auf weicher Unterlage: bei Druck → kein Verschluss
  - ist das Widerlager suburethral defekt durch einen Defekt der Vaginalaufhängung → mangelnder Urethraverschlussdruck
- **4. weitere Kontinenzmechanismen im urethralen Bereich**
  - Anti-Refluxmechanismus durch muskuläre Strukturen, ähnlich dem Ureter → Bildung einer Art Knickverschluss
  - Paraurethrale Ligamente straffen sich bei abdominaler Druckerhöhung → Druckerhöhung auf das paraurethrale Bindegewebe und den Plexus venosus paraurethralis.
- **5. aktuelle Sicht der urethralen Kontinenz (4 Faktoren)**
  - intakter Bandapparat des kleinen Becken
    - Ligg. sacrouterina
    - Ligg. pubourethralia
  - Hängemattentheorie nach de Lancey
  - eine teilweise antagonistisch wirkende Beckenbodenmuskulatur
  - ein ausreichender Urethraltonus

Gradeinteilung

- Harnabgang bei Husten, Niesen, Lachen = Grad I
- Harnabgang bei Laufen, Treppensteigen = Grad II
- Harnabgang im Stehen (nicht im Liegen) = Grad III

Risikofaktoren

- Adipositas
- Obstipation

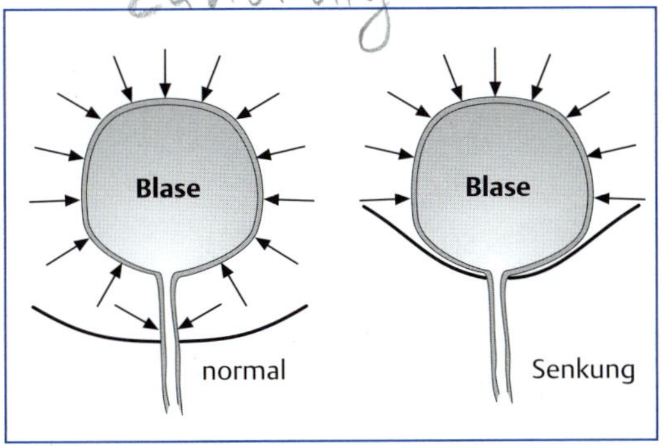

Abb. 34.**1** Drucktransmissionstheorie.

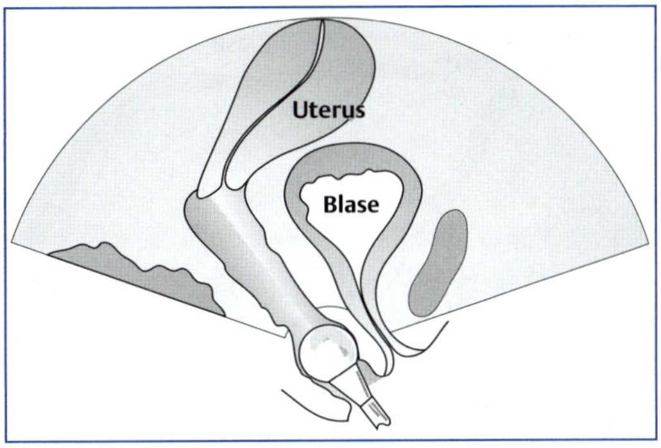

Abb. 34.**2** Introitussonografie.

- COPD (chronisch obstruktive Lungenerkrankung)
- Alter
- Gravidität und Parität

34.1.2 Diagnostik

34.1.2.1 Anamnese und Tests

Anamnese

- Geburten und deren Verlauf
- frühere gynäkologische Operationen
- Infekt- und Sexualanamnese
- aktuelle Medikation
- Zeichen des Hormonmangels
- Miktions- und Trinkverhalten
- Situationen, bei denen Urinverlust auftritt
- Besserung der Inkontinenz ohne Therapie (z. B. beim Quetschhahnphänomen)
- bisherige Therapie
- persönlicher Leidensdruck

Spekulumeinstellung, Tastuntersuchung, Vaginalsonografie

- Lage des Genitales in Ruhe und beim Pressen
- Atrophie- und Infektzeichen
- Beurteilung des inneren Genitales und der Blase
- Restharnmenge nach Miktion

Stresstest

- Husten und Pressen mit gefüllter Blase
- Falls bei deutlichem Deszensus kein Urinabgang erfolgt, wird der Test mit von vaginal elevierter Blase (z. B. Stieltupfer) durchgeführt; kommt es zu Urinabgang → V. a. Quetschhahnphänomen mit larvierter Belastungsharninkontinenz (BHiK).

Pad-Test

- einstündiges Tragen einer Windel mit bekanntem Trockengewicht und anschließendes Ermitteln der Gewichtsdifferenz

Testing

- Es werden 2 Finger auf die hintere Kommissur gelegt, dann soll die Patientin den Beckenboden kontrahieren.
- richtige Kontraktion → Finger werden symphysenwärts gezogen

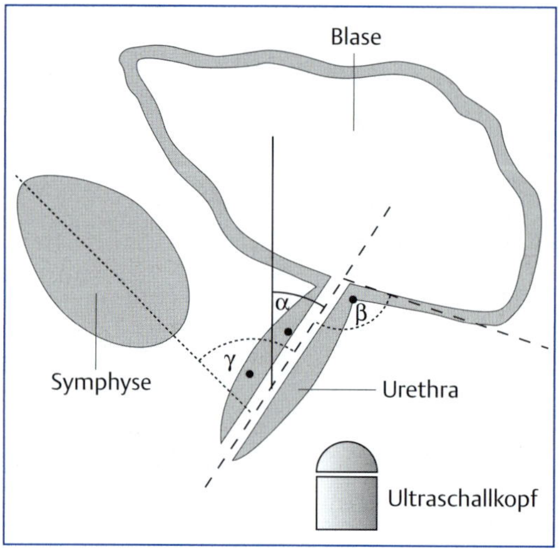

Abb. 34.**3** Messbare Winkel.

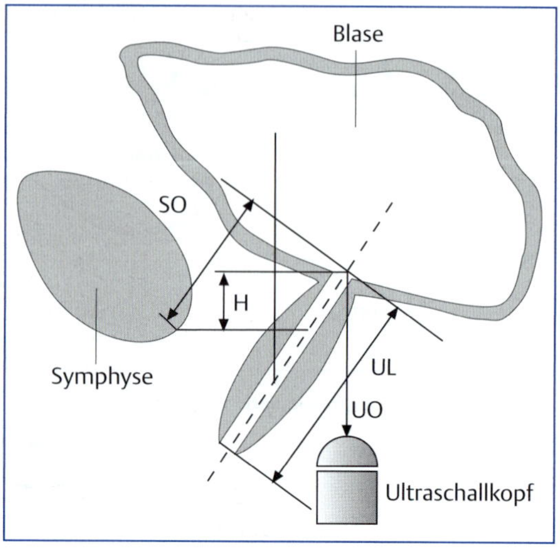

Abb. 34.**4** Messbare Strecken.

34.1.2.2 Introitussonografie

▶ Ziel dieser Untersuchung ist es, die Mobilität des zystourethralen Übergangs bei geringer Belastung der Patientin darzustellen.

Durchführung

- Im Liegen wird ein 3,5- bis 5-MHz-Ultraschallkopf perineal bzw. ein 5- bis 7-MHz-Kopf am Introitus (nahe dem Ostium urethrae externum) aufgesetzt; die Blase sollte gefüllt sein (s. Abb. 34.**2**).
- Die Patientin kann direkt zum Valsalva-Manöver angeleitet werden, wobei die Dynamik der zu untersuchenden Region in jedem Stadium beobachtet und dokumentiert werden kann.

▶ Pressen ist zur Beurteilung besser als Husten, da beim Husten der Beckenboden kontrahiert wird, während es beim Pressen zur Relaxation des Beckenbodens kommt.

- Zur Beurteilung einer Trichterbildung sollte die Patientin kurz stehen.
- Die Urethra stellt sich als olivenförmiges Areal dar, das in Fortsetzung der Blasenwand (Muskelschicht) einen echoärmeren Anteil (Schleimhaut) ummantelt.

Vorteil der Methode

- wenig belastend
- Dynamik gut erkennbar

Nachteil der Methode

- Bei massivem Deszensus oder Prolaps ist sie nicht möglich.
- Die Trichterbildung ist oft nicht so gut zu beurteilen.

Beurteilungskriterien

- Inklinationswinkel α (s. Abb. 34.**3**) = Winkel zwischen Urethraachse und Patientenlängsachse, Norm < 45°
- posteriorer Urethrovesikalwinkel β, Norm < 130°
- Inklinationswinkel γ = Winkel zwischen Urethra- und Symphysenachse
- Abstand Symphysenunterrandmitte – Ostium urethrae internum = SO (s. Abb. 34.**4**)

- Abstand Schallkopf – Ostium urethrae internum = UO
- Urethralänge = UL
- Höhenstand des Ostium urethrae internum über der Symphysenunterrandmitte = H

Beurteilung

- **vertikaler Deszensus**
  - Unter Stress kommt es zu einer Senkung der Urethra und der Blase, d. h., die bindegewebige Fixierung der Urethra ist mangelhaft.
  - Tiefertreten des Blasenausgangs (tiefster Punkt) → Abstand zum Schallkopf (UO) ↓ → Winkel β nähert sich 180°
  - Meist besteht eine Belastungsinkontinenz, die zusätzlich zur operativen Therapie des Deszensus saniert werden muss.
- **rotatorischer Deszensus**
  - Aufgrund einer intakten Urethrafixierung vergrößert sich beim Pressen der Winkel α, der Winkel β wird kleiner und die Urethra verändert ihre Lage nicht.
  - Meist ist eine vaginale Deszensussanierung ausreichend.
- **kombinierter Deszensus**
  - oft zunächst Bild des vertikalen Deszensus, dann in der Endphase des Valsalva-Manövers zusätzlich Drehung der Blase um den Blasenausgang
  - Operation wie beim vertikalen Deszensus
- **Zeichen der Belastungsinkontinenz**
  - Trichterbildung
  - Lumenerweiterung
  - Aufweitung des zystourethralen Winkels β

34.1.2.3 Laterales Urethrozystogramm

Indikation

- nur sinnvoll, wenn zur Introitussonografie zusätzliche Informationen erwartet werden

Durchführung

- Auffüllen der Blase mit 300 ml (120 ml Urografin 60%ig, 80 ml Wasser und 100 ml Luft)
- Sichtbarmachen der Urethra mit einer graduierten Kette
- Markierung des Ostium urethrae externum mit einem Metallclip

Bewertung

- Einteilung und Beurteilung nach Green veraltet
- entsprechend der Introitussonografie

34.1.2.4 Urodynamische Funktionsdiagnostik

Indikation

- Ziel ist die Differenzierung einer operationsbedürftigen Belastungsinkontinenz von einer Dranginkontinenz, die medikamentös therapiert werden sollte.
- Versagen der konservativen Therapie
- Diskrepanz zwischen subjektivem Beschwerdebild und klinischen Symptomen
- Rezidiv
- vor geplanten invasiven Maßnahmen (z. B. OP)
- Restharnbestimmung
- Normwert ≤ 50 ml bzw. < 15 % der Blasenkapazität
- zum Ausschluss einer Überlaufblase (als vermeintliche Dranginkontinenz) bei hypoaktivem Detrusor

- Urodynamisch zeigen sich ein großes Auffüllvolumen bei geringem Druckanstieg und ein plötzlicher Anstieg, wenn das Maximum erreicht ist (z. B. 1000 ml).
- zum Ausschluss eines Quetschhahnphänomens mit erhöhtem Restharn

Urinstix

- Ausschluss eines chronisch rezidivierenden Harnwegsinfekts und eines daraus resultierenden erhöhten sensorischen Inputs

Zystoskopie

- Bei anamnestischer Dranginkontinenz ist eine zusätzliche Zystoskopie zum Ausschluss intravesikaler Ursachen sinnvoll.

Zystotonometrie

- Auffüllen der Blase bis zur maximalen Kapazität (Norm 300–350 ml)
  - Hohe Füllwerte (bis 1000 ml) und ein plötzlicher Druckanstieg zum Ende weisen auf eine Überlaufinkontinenz hin. Ursachen:
    - neurogene Blasenentleerungsstörung (Restharn bleibt auch nach Reposition eines Deszensus hoch → **Cave:** Inkontinenz-OP erschwert Miktion zusätzlich, u. U. bis zum Harnverhalt.)
    - Quetschhahnphänomen
  - Angabe des 1. Harndrangs (Norm bei ca. 100 ml) weit unter 100 ml → V. a. Drangkomponente
  - Werte deutlich unter 300 ml → V. a. leichte Drangkomponente
  - Detrusorkontraktionen mit intravesikalem Druckanstieg und evtl. Urinverlust → V. a. motorische Dranginkontinenz

Profilometrie

Prinzip

- Katheter mit 2 Messkammern misst den unterschiedlichen Druck in Blase und Urethra (s. Abb. 34.**5**).
- Messungen immer im Stehen und Liegen
- bei massivem Deszensus Messung auch mit elevierter Blase (z. B. Stieltupfer oder Einlegen eines Würfelpessars)

Ruheprofil

- Darstellung des Verschlussdrucks der Urethra in Relation zum Blasenruhedruck → Urethraverschlussdruck in Ruhe = UVDR (s. Abb. 34.**6**)
- Nur der $UVDR_{max}$ ist interessant.
- Norm $UVDR_{max}$ = 100 minus Alter
- hoher Wert → Operation hat gute Prognose
- Die funktionelle Urethralänge zeigt keine Korrelation zum Grad der Inkontinenz.

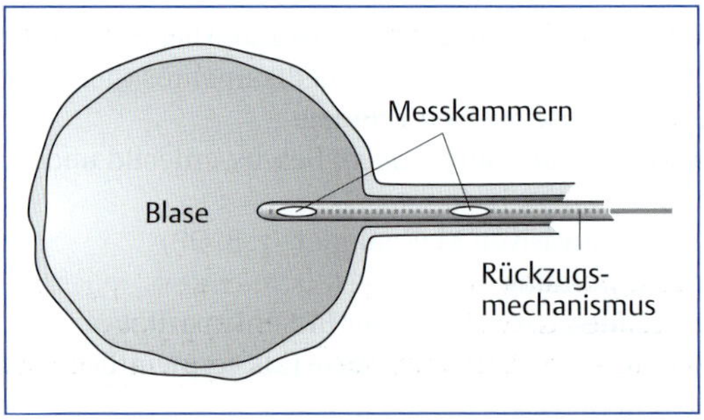

Abb. 34.**5** Prinzip der Urethraprofilometrie.

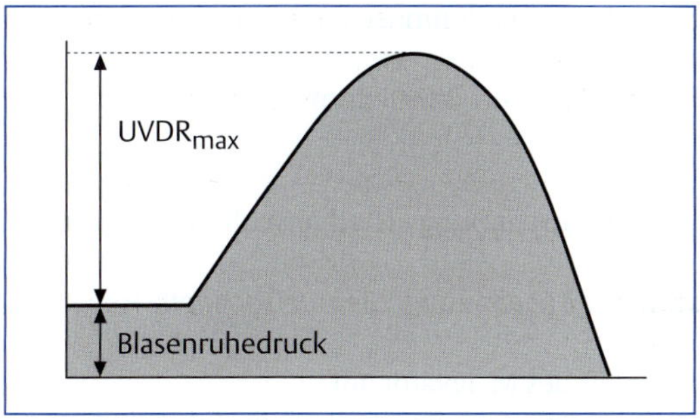

Abb. 34.**6** Ruheprofil.

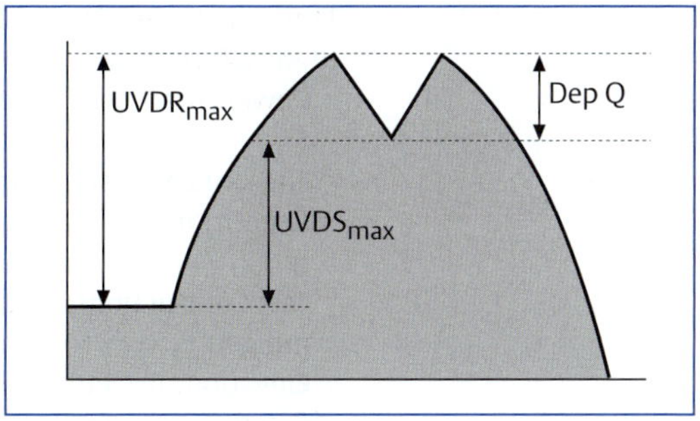

Abb. 34.**7** Stressdruckprofil.

Stressdruckprofil

- Differenz zwischen gutem Druckanstieg in der Blase und evtl. schlechtem Druckanstieg in der Urethra → Urethraverschlussdruck unter Stress = UVDS (s. Abb. 34.**7**)
- Ermittelte Differenz wird an der jeweiligen Stelle vom Urethraruhedruck abgezogen.
- Die Werte werden über jeweils mehrere Hustenstöße ermittelt.
- Zur Beurteilung wird der beste urethrale Verschlussdruck unter Stress herangezogen.
- Beurteilung
  - kontinent: UVDS > 20 cm H_2O
  - Stressinkontinenz Grad I: UVDS 0–20 cm H_2O
  - Stressinkontinenz Grad II: UVDS < 0 cm H_2O

Depressionsquotient

$$\text{Dep Q} = \frac{\text{UVDR-UVDS}}{\text{UVDR}}$$

- großer Depressionsquotient → günstige Prognose der Operation, da die anatomische Veränderung, die zu ihm führt, behandelbar ist
- Beurteilung
  - kontinent: < 0,5
  - Stressinkontinenz Grad I: 0,5–1,0
  - Stressinkontinenz Grad II: > 1,0

34.1.3 Konservative Therapie der Belastungsinkontinenz

▶ Die konservative Therapie steht immer vor der operativen Therapie!

Allgemeine Maßnahmen

- Trink- und Miktionsverhalten verbessern
- Gewichtsreduktion
- Nikotin- und Alkoholkonsum einschränken

Stabilisierung des Beckenbodens

Beckenbodengymnastik (in Gruppen oder einzeln), ggf. mit Vaginalkonen (Femina-Konen) steigenden Gewichts (→ einfaches Biofeedback)

- vor Beginn des Trainings vaginale und anorektale Untersuchung durch die Therapeutin

  - Beurteilung der Kontraktilität der Beckenbodenmuskulatur z. B. nach dem PERFECT-Schema
    - **P**ower: Kraft der Beckenbodenmuskulatur; Beurteilung auf einer Skala 0 bis 5
    - **E**ndurance: Ausdauerkraft; 10 s
    - **R**epetitions: Wiederholungen der Anspannung (10 s); anschließend Entspannung
    - **F**ast Contractions: Schnellkraft der Anspannung; bis zu 10 schnelle Anspannungen
    - **E**levation: Blasenhalselevation; Lift des M. levator ani
    - **C**ough Response: Reaktion beim Hustentest; Beurteilung der Inkontinenz
    - **T**ranscribe it all: Dokumentation aller Ergebnisse
- Stresstest bei vaginalen Tastbefund
  - Hustentest:
    - rechtzeitige Kontraktion der Beckenbodenmuskulatur
    - Stabilität des Blasenhalses
    - Absenkung der Beckenorgane nach kaudal
    - Wie nimmt die Patientin die Druckbelastung wahr?
    - Inkontinenz?
  - unerwünschte Hilfsmuster bei allen Tests
    - Kontrahieren der Gluteusmuskulatur, Abheben vom Gesäß
    - Kontraktion der Adduktoren
    - starkes sichtbares Kontrahieren der Bauchmuskulatur
    - Einatmen mit Einziehen der Bauchdecke oder Blockierung der Atmung
    - starke Anspannung des Gesichtsbereichs
    - Anspannung der Hände, Füße, Schultern
- kombiniert mit Haltungs- und Gangtraining
- Training von Alltagsfunktionen
  - korrektes Heben
  - Training zur Beseitigung der Fehlfunktion des Beckenbodens bei auftretender Druckbelastung
    - zeitnahe Reaktion des Beckenbodens als automatische Reaktion auf intraabdominelle Druckerhöhung
  - Vermeiden von Pressmanövern bei Miktion und Defäkation
- evtl. Anleitung zu Biofeedback und Elektrotherapie
- Atemtherapie
  - Anspannen des Beckenbodens beim Ausatmen
  - Entspannen des Beckenbodens beim Einatmen
  - ruhig weiteratmen bei Harndrang
  - Harndrang veratmen, um dann in Ruhe zur Toilette oder sogar später zu gehen
- Verordnung als Heilmittelverordnung
  - 6 × Krankengymnastik 1 ×/Woche
  - nach einer Pause von 1–2 Monaten nochmalige Verordnung von 6 × alle 2 Wochen
  - Diagnose: Störung der Ausscheidung (Harninkontinenz)
  - Therapieziel: Verbesserung der Sphinkter- und Beckenbodenmuskulatur
- Pelvic Reeducation
  - Bewusstwerden der Muskulatur durch Elektrostimulation
  - Entkoppelung der häufig nachweisbaren gemeinsamen Kontraktion von Beckenboden und Bauchmuskulatur
- Vibrationstraining
  - Patientin steht auf beweglicher Plattform.

- Plattform wippt mit minimaler Auslenkung von 5–6 mm bis ca. 1800 ×/min
- seitenalternierende Schwingungen imitieren im Ansatz die physiologische Gangbewegung
- 2 × wöchentlich 2 × 4 min für 6–8 Wochen
- Erste Studien zeigen eine günstige Wirkung auf die Stressinkontinenz.

Medikamentöse Therapie

- **Östrogene** lokal (oder systemisch) → Urethraverschlussdruck steigt durch Proliferation verschlussbeteiligter Gewebe (z. B. Kollagenfasern)
  - keine objektivierbare Verbesserung der Belastungsinkontinenz
  - bessert jedoch bei allen Inkontinenzformen subjektives Beschwerdeempfinden
  - von der Deutschen Kontinenzgesellschaft zur lokalen Therapie empfohlen
- **Duloxetin (Yentreve)**
  - kombinierter Serotonin-Noradrenalin-Wiederaufnahmehemmer
    - verstärkte Aktivität des N. pudendus → stärkerer Harnröhrenverschluss
    - verstärkter Verschluss nur während der Blasenspeicherphase (hier ist Glutamat im Sakralmark aktiv)
    - Entleerungsphase → Glutamat inaktiv → Dulexetin wirkt nicht.
  - Häufigste Nebenwirkungen sind serotinerge NW, wie **Übelkeit**, Schlaflosigkeit, trockener Mund, Obstipation.
    - bei entsprechenden Problemen evtl. einschleichende Medikation mit 2 × 20 mg in den ersten 2 Wochen
      - evtl. sogar nur 1 × 20 mg abends in der ersten Woche
      - nach 2–4 Wochen Therapiekontrolle und ggf. Steigerung auf endgültige Dosierung
  - Dosierung: 2 × 40 mg/d
  - signifikante Verbesserung der Stressinkontinenz
  - synergistische Wirkung mit Beckenbodengymnastik
    - Die Kombination hat bessere Ergebnisse als jede Therapie für sich.
  - Zusätzlich zur Kontinenzverbesserung wird eine Verlängerung der Miktionsintervalle erreicht.
  - wirkt antidepressiv → sollte bei gleichzeitigen Depressionen als einziges Antidepressivum eingesetzt werden, um kumulative NW zu vermeiden
  - Auslassversuch nach 6–12 Monaten
    - bei erneuter Zunahme der Beschwerden Dauertherapie oder OP
- **α-Sympathomimetika,** z. B. Midodrin (Gutron) 3 × 2,5 mg/d → Verschlussdruck steigt durch Stimulation glattmuskulärer Strukturen
  - signifikante Wirksamkeit adrenerger Substanzen nicht nachweisbar
- **Imipramin** (Tofranil) 25–100 mg/d, besonders sinnvoll bei kombinierter Stress-Urge-Inkontinenz

Pessarbehandlung

▶ Das Pessar reitet auf den Levatoren und drückt die Urethra und Zystozele hoch.

- Eine individuelle Anpassung ist notwendig, damit das Pessar nicht drückt oder beim Husten herausrutscht.
- nur als Übergang oder wenn eine Operation nicht möglich ist
- keine Dauereinlage, sondern tägliche Entfernung zur Nacht durch die Patientin
- Formen
  - Würfelpessar
    - selbst einlegbar (im Stehen, Bein auf einem Schemel)
    - relativ kleiner Körper mit gutem Erfolg
  - Arabinpessar (armiert mit Bändchen zum Selbstwechsel)
    - Ring mit eiförmiger Verdickung, der unter die Urethra kommt

- Ringpessar
- Schalenpessar
- Tampon, der mit einer Wasserinjektion aufgequollen wird, z. B. beim Sport
  - alternativ spezieller Vaginaltampon (z. B. PRODRY)
- zur Einlage östrogenhaltige Creme als Gleithilfe
  - Würfel → viel Creme → niedrigdosiert, z. B. Ortho-Gynest
  - Arabinpessar → wenig Creme → hochdosiert, z. B. Ovestin (zur Vermeidung systemischer Nebenwirkungen)

34.1.4 Operative Therapie der Belastungsinkontinenz

34.1.4.1 Abdominale Kolposuspensionsmethoden

Indikation und Prinzip

- Anatomie s. Abb. 34.**8**
- Bei allen Methoden wird der Faden seitlich der Urethra im Bereich des zysto-urethralen Übergangs durch die Scheidenfaszie gestochen.
- Nahtmaterial ist ein nicht resorbierbarer atraumatischer Faden.

Marshall-Marchetti-Krantz-Operation

- Befestigung der Fäden am Symphysenknorpel
- Problem: Ausreißen, Symphysitisrate 10 %
- **obsolet**

Symmonds-Operation (Mayo-Technik)

- Fäden 2–3 mm neben der Urethra
- Fixierung am Symphysenknorpel
- Eröffnung der Blase zur Prüfung des korrekten Vorgehens
- wurde meist bei trichterförmiger Ausziehung der proximalen Urethra verwendet

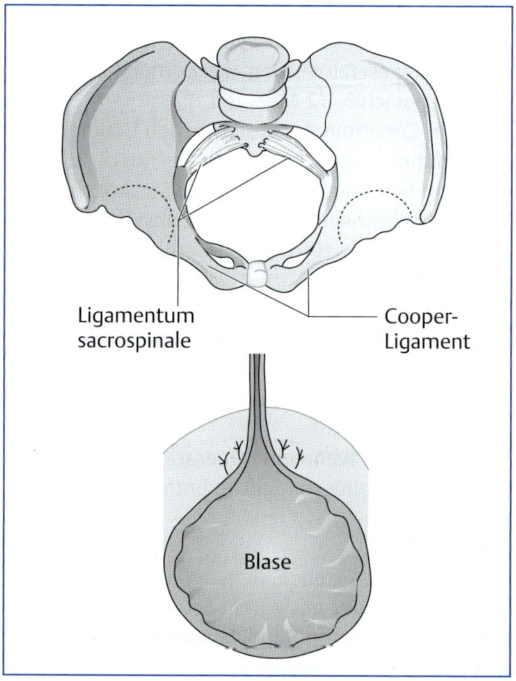

Abb. 34.**8** Zu beachtende topografische Verhältnisse bei abdominaler Kolposuspension.

Burch-Operation

- **Goldstandard** der Kolposuspensionsverfahren
- Fixierung der Fäden an den Cooper-Ligamenten (s. Abb. 34.**8**)
- geringste Rezidivrate (30 %)
- **Cave:** Überkorrekturen →
  - Modifikation nach Petri: urethrafernere Fixierung und Luftknoten, Prinzip der Hängebrücke
- endoskopische Zugangswege ins Cavum Retzii (bisher nicht als Standardoperation anerkannt)
  - extraperitoneal (Trokarführung zwischen Muskelfaszie und Peritoneum)
  - transperitoneal (laparoskopische Eröffnung des Peritoneums oberhalb der Blase)

Cowen-Operation

- medialer Faden → Cooper-Ligament
- lateraler Faden → M. obturatorius

Hirsch-Operation

- Fixierung der Fäden an der Fascia obturatoria
- Es wird nur eine Stabilisierung in der Ebene erreicht.

▶ Nur nicht resorbierbares Nahtmaterial ist sinnvoll!

34.1.4.2 TVT (Tension-free vaginal Tape)

Prinzip

- spannungsfreie Lagerung der Urethramitte
- Selbstverankerndes Prolene-Band wird von vaginal unter der Urethramitte hindurch retrosymphysär zur vorderen Bauchwand geführt → Nachahmung der Ligg. pubourethralia
- Korrektur unter klinischer Kontrolle (Husten und Pressen), möglich durch
  - Lokalanästhesie in Kombination mit Kurznarkose (Disoprivan)
  - Spinalanästhesie (besonders bei kombinierten Eingriffen)
- postoperative Harnableitung mittels Dauerkatheter für 2 h
- Ergebnisse sind vergleichbar zur Kolposuspension nach Burch
- Alternativ zur retropubischen Lage kann das Band auch transobturatorisch gelegt werden.
  - Die Kontinenzergebnisse scheinen dem retorpubischen Zugang adäquat zu sein, jedoch höhere Komplikationsraten (Schmerzen, Fasciitis, Osteomyelitis).
- Sogenannte Minischlingen sind experimentell; Langzeitergebnisse stehen noch aus.

Indikationen

- reine Belastungsinkontinenz ohne Deszensus
- Eine Kombination mit einer Deszensus-OP bei Stressinkontinenz und gleichzeitigem Deszensus wird zurzeit kontrovers diskutiert (ein zweizeitiges Vorgehen ist wohl günstiger).

34.1.4.3 Raz-Stamey-Nadelsuspension

Prinzip

- Von abdominal wird eine Nadel mit einem nicht resorbierbaren Faden bis zur Vagina durchgestochen und daneben hochgezogen (eher obsolet).

Nachteile

- **Cave:** Blutungen und Blasenläsionen
- Gute Frühergebnisse; die Spätergebnisse sind schlechter als bei der Kolposuspension nach Burch.

Indikationen

- enge Indikationsstellung
  - Rezidiv bei der älteren Patientin
  - Zusatzoperation bei Genitalprolaps

34.1.4.4 Schlingenplastiken

Prinzip

- Nicht resorbierbares Material (Silastic, Lyodura, Faszienzügel) wird unter dem zystourethralen Übergang hindurchgezogen und über der Faszie der Abdominalmuskulatur verknotet.

34.1.4.5 Paraurethrale Injektionen

- Silikon wurde wegen schlechter Langzeitergebnisse und lokaler Nebenwirkungen verlassen.
- Kopolymer-Gel aus Dextranomer-Mikrosphären und Hyaluronsäure-Gel
  - als Zuidex auf dem Markt
  - häufig nur Reduktion der Inkontinenz, keine Heilung
  - Durch Resorptionsvorgänge ist eine Nachinjektion nach einigen Jahren notwendig.
  - Sterile Abszesse sind als Komplikation beschrieben.
  - keine wirkliche Alternative zur Operation
    - für Frauen, die eine andere Operation ablehnen
    - als Ultima Ratio bei ansonsten austherapierten Frauen
- Urethroskopisch gesteuerte Bulkamid-Injektion paraurethral bei 3, 6, und 9 Uhr (1–2 ml)
  - Hydrogel, das die Urethra verengt
  - möglich Indikationen
    - starre Urethra (z. B. nach Bestrahlung)
    - Versagen der Standardtherapien
    - nur sehr eingeschränkt operable Patientin
    - Ablehnen der anderen Verfahren
    - Kinderwunsch
  - Langzeitergebnisse stehen aus.

34.1.4.6 Vordere Scheidenplastik

Indikationen

- zur Therapie der Harninkontinenz nur bei massivem Deszensus in Verbindung mit einer Kolposuspensionsmethode oder TVT (hier besser zweizeitiges Vorgehen)
- Die vordere Plastik zur Therapie der Harninkontinenz sollte aufgrund einer Rezidivrate von > 50 % in 5 Jahren nicht mehr praktiziert werden.

> **Cave:**
> - Der Urethraverschlussdruck hängt vom umgebenden Gewebe ab → keine Präparation distal des zystourethralen Übergangs.
> - Eine zu gute Deszensusbehebung verschlechtert evtl. den zystourethralen Winkel → keine Deszensuskosmetik ohne Beschwerden.

34.1.4.7 Allgemeine Empfehlungen

Postoperative Harnableitung

- Bei allen Inkontinenzoperationen (außer TVT) sollte eine suprapubische Harnblasenableitung erfolgen
  - Blasentraining ab dem (1.)–3.–5. postoperativen Tag
  - Entfernung des Katheters, wenn der Restharn über mindestens 24 h deutlich unter 100 ml liegt

Medikamentöse Therapie

- Therapie der Blasenentleerungsstörung
  - Voltaren 2 × 1 Supp. 100 mg/d
  - Myocholine 20–50 mg im Abstand von 4–6 h; erhöht als Cholinergikum die Detrusorspannung
  - Ubretid 1–2 Tbl./d
  - Doryl 1–2 Tbl. ggf. bis 3 × tgl. oder 1 Amp. s. c. bis 3 × tgl.
  - Dibenzyran 10–60 mg/d zur Senkung des Widerstandes am Blasenauslass; individuelle Dosisermittlung ist nötig, um die Nebenwirkungen gering zu halten

34.1.5 Therapie der hypotonen Urethra

Konservative Therapie

- Yentreve (s. o.)
- α-Sympathomimetika (keine Langzeittherapie)
- Hormone
- Arabinpessar

Operative Therapie

- Therapieversuch mit TVT
- abdominale Kolposuspension nach Burch

> Die Patientinnen müssen auf die geringe Therapieerfolgsquote hingewiesen werden! Therapierefraktär → Einsetzen eines artefiziellen Sphinkters (Firma AMS) ist zu diskutieren.

34.2 Drangproblematik/Überaktive Blase (OAB)

Definition und Klinik

- imperativer Harndrang
  - plötzlich und zwingend
  - nur mit Mühe unterdrückbar
- erhöhte Miktionsfrequenz (Pollakisurie)
  - > 8 × in 24 h
- Nykturie
  - nächtliches Wasserlassen > 2 ×/Nacht
- Dranginkontinenz
  - unfreiwilliger Urinverlust
    - verbunden mit imperativem Harndrang oder unmittelbar danach

Differenzialdiagnosen

- Neurogen (z. B. MS, Parkinson)
- Blasensteine
- Verschlussinsuffizienz
- Polyurie
- Blasenkarzinom
- infravesikale Obstruktion

Diagnostik

- Urodynamik
  - ungehemmte Detrusorwellen
  - verminderte Compliance
  - kleine Blasenkapazität
- Ausschluss eines Harnwegsinfekts (auch Chlamydien)
- urologische Abklärung: interstitielle Zystitis, Polypen
- neurologische Abklärung, z. B. multiple Sklerose, Morbus Parkinson, Apoplex, Zerebralsklerose → neurogene Detrusorüberaktivität
- internistische Abklärung, z. B. Diabetes mellitus

Therapie

- Blasentraining
  - Führen eines Miktionsprotokolls
  - Verbesserung der Trinkgewohnheiten
  - Versuch der willentlichen Steigerung der Blasenkapazität
- Psychotherapie
- medikamentöse Therapie (Tab. 34.**1**)
  - nebenwirkungsreich → intermittierende Therapie ist besser als die Dauertherapie
- operative Intervention
  - Korrektur einer Distensionszystozele
  - Resektion eines Urethraldivertikels
  - zystoskopisch gesteuerte Botulinustoxininjektion in den Detrusor bei therapierefraktären Formen (Off-Label-Use)
- als Ultima Ratio
  - Einsetzen eines artefiziellen Sphinkters

Tab. 34.**1** Medikamentöse Therapie der Urge-Inkontinenz.

Substanz bzw. Substanzgruppe	Präparatebeispiel	Dosierung
allgemeine Anticholinergika	Detrusitol	2 × 1–2 mg oder 1 × 4 mg retard
	Toviaz	1 × 4 m g, ggf. 1 × 8 mg
	Oxybutynin 5 mg	3–4 × 1
blasenselektiver Muskarinrezeptor-Antagonist	Vesicur	5–10 mg 1 ×/d (wohl wirksamer und besser verträglich als Detrusitol)
	Emselex	Beginn mit 7,5 mg 1 × 1, ggf. nach 2 Wochen Steigerung auf 15 mg 1 × 1
Trospiumchlorid	Spasmex 5/15/30	3 × 15 mg/d
Imipramin	Tofranil 25/50	4 × 25 mg besonders bei kombinierter Inkontinenz
Kalziumantagonisten, z. B. Nifedipin	Adalat 5/10	2–3 × 10 mg
Muskelrelaxanzien, z. B. Flavoxat	Spasuret 200	4 × 200 mg, wohl nur Plazebo
β-Adrenergika, z. B. Clenbuterol	Spiropent 0,02 mg	2 × 0,02 mg
Östrogene, z. B. Estriol	Ovestin 1 mg	1–3 × 1 mg
Tranquilizer, z. B. Bromazepam	Lexotanil 6 mg	individuell

Anmerkung: Anticholinerge Substanzen können die kognitiven Fähigkeiten einschränken, was insbesondere bei älteren Menschen bis zu Symptomen der Demenz führen kann. Dieses Problem soll bei den selektiven M3-Muskarinrezeptor-Antagonisten weniger auftreten. Trospiumchlorid ist nicht liquorgängig und damit eine weitere Alternative für ältere Menschen.

- Blasenentfernung und Urinableitung über eine Neoblase
  - Mainz-Pouch mit kontinentem Nabelstoma
  - orthotoper Blasenersatz (Ulmer Blase)

34.3 Descensus genitalis und Prolaps

Definitionen

- **Deszensus:** Verlagerung von Organen des kleinen Beckens (Uterus und Vagina) nach unten
- **Prolaps:** Austritt von Uterus und/oder Vagina aus dem kleinen Becken

> ▶ Therapie nur bei Symptomen und entsprechendem Leidensdruck; keine Deszensuskosmetik betreiben!

34.3.1 Deszensus

Einteilungen

Deutschland

Tab. 34.2 Deszensus-Einteilungen Deutschland.

Grad I	Senkung nicht bis zum Introitus
Grad II	Senkung bis zum Introitus
Grad III	Senkung über den Introitus hinaus, Prolaps

Tab. 34.3 Scheidenstumpfeinteilung nach DeLancey.

Level I	Bereich der Enterozele
Level II	Bereich der Zysto- und Rektozele
Level III	Bereich der proximalen Urethra, Kontinenzerhaltung

Tab. 34.4 Pelvic Organ Prolaps Quantification System (POPQ) der Internationalen Kontinenz-Gesellschaft (ICS).

Stage 0	kein Prolaps
Stage I	Die größte distale Prolapsausdehnung ist mehr als 1 cm oberhalb des Hymenalsaums.
Stage II	Die größte distale Prolapsausdehnung ist 1 cm oder weniger, oberhalb oder unterhalb zur Ebene des Hymens.
Stage III	Die größte distale Prolapsausdehnung ist mehr als 1 cm unter der Ebene des Hymens, aber nicht mehr als 2 cm weniger als die totale Vaginallänge in cm.
Stage IV	kompletter Prolaps der gesamten Vaginallänge des unteren Genitaltraktes

- Untergliederung der Zystozele:
  - zentraler Defekt
    - Rugae vaginales verstrichen, seitliche Vaginalsulci erhalten
  - lateraler Defekt
    - Rugae vaginales erhalten, seitliche Vaginalsulci verstrichen

Klinik

- Druck nach unten
- evtl. Belastungsinkontinenz bei Zystozele
- evtl. Obstipation bei Rektozele
- genitaler Fluor
- klaffender Introitus → Störung der Vaginalflora
- Blutungen durch Druckulzera

Diagnostik

- Anamnese: typische Beschwerden (s. o.)
- vaginale Untersuchung mit Pressversuch und Testing (s. o.)
  - einschließlich der Beurteilung der lateralen Vaginalsulci (lateraler Deszensus mit Traktionszystozele?)
- Introitussonografie
- evtl. laterales Urethrozystogramm
- immer Urodynamik zum Ausschluss einer durch das Quetschhahnphänomen larvierten Stressinkontinenz, alternativ Pessartest
- ggf. Vorstellung beim Proktochirurgen bei
  - Stuhlinkontinenz
  - Entleerungsstörungen (Outlet-Syndrom) durch:
    - Intussuszeption (Invagination des Rektums evtl. bis in den Analkanal)
    - aber: Eine Rektozele sollte nicht transanal, sondern vaginal behoben werden.
- proktologische Diagnostik u. a.:
  - Defäkografie
  - dynamisches MRT mit Stuhlentleerung

Therapie

- **konservative Therapie**
  - Beckenbodengymnastik
  - Pessarbehandlung (nur wenn Operation nicht möglich)
    - lokale Östrogenisierung; insbesondere präoperativ
- **operative Therapie**
  - vaginale Hysterektomie mit vorderer und hinterer Kolporrhaphie
    - laterale Kolpopexie von vaginal am Arcus tendineus fascia pelvis bei lateralem Ausriss
    - Inkontinenzoperation bei Bedarf im Intervall von 3–4 Monaten
    - Die Prophylaxe eines Scheidenblindsackvorfalls durch eine Vaginaefixatio sacrospinalis/sacrotuberalis bei ausgeprägtem Descensus uteri wird diskutiert.
  - abdominale Hysterektomie
    - Sakropexie des Scheidenblindsacks
      - alternativ Hysterosakropexie mit Erhalt des Uterus (auch endoskopisch)
    - ggf. laterale Kolpopexie am Arcus tendineus bei lateralem Ausriss
    - Kolposuspension nach Burch (bei Stressinkontinenz)

Cave: Eine zu gute Deszensusoperation verschlechtert evtl. den zystourethralen Winkel und fördert damit eine Stressinkontinenz → spannungsfreie Fixation

34.3.2 Scheidenblindsackvorfall

Prophylaxe

- McCall-Naht (Fixierung der Sakrouterinligamente und des Rektumperitoneums an das obere hintere Scheidengewölbe); Sinn ist umstritten
- Sakropexie bei abdominalem Vorgehen und ausgeprägtem Descensus uteri sowie schlecht ausgebildeten Ligg. sacrouterina
- Vaginaefixatio sacrospinalis/sacrotuberalis bei ausgeprägtem Descensus uteri

Therapie

- **sakrospinale/sakrotuberale Vaginaefixatio nach Amreich/Richter**
  - Längsinzision der hinteren Scheidenwand
  - Vom Spatium rectovaginale aus wird das Rektum nach links gedrängt.
  - Tasten der Spina ischiadica und Darstellen des nach dorsal medial verlaufenden Lig. sacrospinale oder des kräftigeren Lig. sacrotuberale
  - Durchstechen ca. 2 cm medial der Spina (**Cave:** Pudendusgefäße) und Fixierung der 2–3 Fäden am Scheidenblindsack
  - **Cave:** nur einseitig, da sonst gehäuft Unterbauchschmerzen auftreten
- **Promontoriumsfixation**
  - abdominale (laparoskopische) Fixation des Scheidenblindsacks am Periost des Promontoriums
  - Meist muss ein Stück nicht resorbierbares makroporöses Polypropylen-Netz interponiert werden.
  - Nähte oder Netz liegen retroperitoneal pararektal rechts.

▶ **Cave:** Eine zu straffe Fixierung begradigt den zystourethralen Winkel.

- **Sakropexie**
  - Prozedere wie bei der Promontoriumsfixation, nur dass der Scheidenblindsack tiefer am Periost des Os sacrum fixiert wird → Physiologischerer Verlauf der Scheide und peritoneale Deckung des interponierten Netzes sind einfacher.
    - Interposition eines makroporösen Polypropylen-Meshes mit Fixation an der vorderen und hinteren Vaginalwand (möglichst tief)
    - je tiefer die Fixation am Os sacrum (z. B. S3), desto besser die Ergebnisse

34.3.3 Rezidivdeszensus

- erneute Deszensus-OP, wie oben beschrieben
- Einsatz von makroporösen Polypropylen-Netzen
  - im vorderen Kompartiment mit transobturatorischer Vierpunkt-Verankerung
  - im hinteren Kompartiment durch transischiorektale Verankerung
  - Langzeitergebnisse liegen bisher noch nicht vor → Einsatz unter strenger Indikationsstellung und im Rahmen von Studien.
  - neue Entwicklung: intern verankerbare Netze ohne Ausstich nach außen
  - mögliche Meshkomplikationen
    - Arrosion
    - Schrumpfung
    - Dyspareunie

34.4 Harnwegsinfekte

Bakteriurie

- Mittelstrahlurin ≥ 100 000 Keime/ml
- Katheterurin ≥ 10 000 Keime/ml

Diagnostik

- Urinstix, z. B. Combur-Test
  - Nitrit positiv, insbesondere bei E. coli (60 % aller HWI)
  - Eiweiß positiv bei Leukorrhö
- evtl. Blutnachweis
- Mikroskopie des frischen Urins (nicht des Sediments!)
  - > 3 Leukozyten/Gesichtsfeld (400-fach)
  - Erythrozyten und Bakterien

- bei rezidivierenden Infekten
  - spezifischere Anamnese
    - bisherige Therapie
    - Sexualanamnese
    - bisherige Operationen
  - bakteriologische Kultur (z. B. Uricult)
    - Eintauchmedium
    - Keimzahlbestimmung und Antibiogramm
  - vaginalsonografische Restharnkontrolle
  - Nativabstrich der Scheide (Erregerreservoir bei bakterieller Vaginose)
  - Urethrozystoskopie

Allgemeine Maßnahmen

- viel Flüssigkeit (mindestens 2 l), Blasentee
- bei Fieber → Bettruhe

34.4.1 Kurzzeittherapie

Voraussetzung

- keine Obstruktion, kein Katheter, keine Steine
- Symptomdauer < 48 h
- akuter unkomplizierter symptomatischer HWI

Merke: Asymptomatische Bakteriurien sind außerhalb einer Schwangerschaft nicht behandlungsbedürftig.

1. Wahl

- Fosfomycin 3000 mg als Einmaltherapie
- Trimethoprim/Sulfametoxazol 160/800 mg 2 ×/d über 3 Tage

2. Wahl

- Ciprofloxacin 250 mg 2 ×/d über 3 Tage
- Nitrofurantoin 100 mg 4 ×/d über 7 Tage
- Amoxicillin 500 mg 3 ×/d über 7 Tage

34.4.2 Längere Therapien

Indikationen

- **Schwangerschaft**
  - z. B. 2 × 1 Tbl. Amoxypen 1 g über 7 Tage
- **Parenchymbeteiligung** (Flankenschmerz, Temp. > 38 °C)
  - Standardtherapie über 7–10 Tage
- chronisch rezidivierende Harnwegsinfekte (≥ 3 ×/Jahr oder ≥ 2 ×/Halbjahr)
  - Behandlung der Ursache (z. B. Obstruktion, Diabetes, Urolithiasis, Harninkontinenz)
  - Behandlung des Rezidivs über 2 Wochen nach Antibiogramm
    - Urinkultur nach Beendigung der Therapie
  - ½ Tbl. Cotrim forte abends als Langzeittherapie oder
  - 2 Tbl. Cotrim forte sofort bei Symptomatik oder ggf. postkoital
  - Immunisierungsbehandlung mit inaktiven Kolibakterien, z. B. Uro-Vaxom 1 × 1 Kps./d über 3 Monate; zur Wiederauffrischung 1 Kps./d über 10 Tage jeden Monat über 3 Monate (Erfolg fraglich)
  - postmenopausal lokale Östrogentherapie (Estriol)
    - 1 × tgl. in der ersten Woche, dann 1–2 ×/Woche
    - vor Therapiebeginn Ausschluss einer Neoplasie

34.4.3 Operative Therapie

- Beseitigung obstruktiver Veränderungen mit Restharnbildung
  - Deszensus-OP
  - Beseitigung einer Überkorrektur nach Harninkontinenz-OP
- Entfernung von Harnsteinen

34.4.4 Prophylaxe bei Rezidiven

Prophylaxe bei Rezidiven

- Cranberry-Saft oder -Tabletten
- Methionin zur Ansäuerung des Urins (Ziel-pH 5–6)

Lokaltherapeutika

- lokale Östrogenisierung (s. o.)

Antibiotika

- postkoital 100 mg Nitrofurantoin oder Trimethoprim oral
- Dauerprophylaxe mit 100 mg tgl. Nitrofurantoin oder Trimethoprim

35 Hormone

35.1 Gynäkologisch relevante Hormone

35.1.1 GnRH

Tab. 35.1 Hormonparameter für die endokrinologische Basisdiagnostik.

Parameter	Referenzbereich (SI-Einheiten)	Referenzbereich (konventionelle Einheiten)
LH, Follikelphase	3–15 I. E./l	3–15 mI. E./ml
LH, Ovulation	20–50 I. E./l	20–50 mI. E./ml
LH, Lutealphase	5–10 I. E./l	5–10 mI. E./ml
LH, Menopause	20–80 I. E./l	20–80 mI. E./ml
FSH, Follikelphase	2–10 I. E./l	2–10 mI. E./ml
FSH, Ovulation	8–20 I. E./l	8–20 mI. E./ml
FSH, Lutealphase	2–10 I. E./l	2–10 mI. E./ml
FSH, Menopause	> 20 I. E.	> 20 mI. E./ml
Prolaktin, Follikelphase	5–10 ng/ml	120–200 mI. E./l
Prolaktin, Ovulation	8–12 ng/ml	160–240 mI. E./l
Prolaktin, Lutealphase	10–15 ng/ml	200–550 mI. E./l
TSH	0,4–4,0 mI. E./ml	–
ACTH	2–11 pmol/l	9–52 pg/ml
Östradiol, Follikelphase	110–1100 pmol/l	30–300 pg/ml
Östradiol, Lutealphase	110–750 pmol/l	30–200 pg/ml
Progesteron, Follikelphase	0,6–2,9 nmol/l	0,2–1,0 ng/ml
Progesteron, Lutealphase	9–95 nmol/l	2,8–30 ng/ml
Testosteron, gesamt	0,2–3,0 nmol/l	0,1–1,0 ng/ml
Testosteron, frei	2,4–12,5 pmol/l	0,7–3,5 pg/ml
Androstendion	0,6–9,4 nmol/l	0,1–2,9 ng/ml
DHEAS	1,0–11,7 µmol/l	350–4300 ng/ml
Kortisol	290–770 nmol/l	50–250 ng/ml
SHBG	16–120 nmol/l	–
Insulin	12–150 pmol/l	2–25 mI. E./ml

GnRH

Gonadotropin Releasing Hormon des Hypothalamus bindet an spezifischen Rezeptoren der gonadotropen Zellen im Hypophysenvorderlappen (HVL). GnRH-Rezeptoren des Mammakarzinoms werden diskutiert.

Wirkungen

- **pulsatil**
  - Steuerung der Gonadotropine LH und FSH durch Frequenz (ca. alle 90 min) und Amplitude
  - therapeutischer Einsatz: GnRH-Pumpe bei Anovulation
- **kontinuierlich**
  - Downregulation der Gonadotropinrezeptoren des HVL
  - therapeutischer Einsatz
    - Indikationen: Endometriose, Uterus myomatosus, Mammakarzinom, Prostatakarzinom
    - Nebenwirkungen: Hitzewallungen, Libidoverlust, trockene Scheide, Osteoporose, Amenorrhö 1–2 Monate nach Therapiebeginn
    - Kontraindikationen: Schwangerschaft, Stillzeit (Kinder)

Einflussfaktoren

- dopaminerge Stoffe (z. B. Bromocriptin) → GnRH ↓, Prolaktin ↓
- adrenerge Stoffe (z. B. Adrenalin) → GnRH-Pulse ↓
- Endorphine → GnRH-Pulse ↑
  - Endorphinproduktion hängt u. a. von Östrogen und Progesteron ab.

35.1.2 FSH

Bildung in den basophilen Zellen des HVL. Induziert das Follikelwachstum und stimuliert zusammen mit LH die Östrogenproduktion. Wirkung auf Granulosazelle → Aktivierung der Aromatase → Umwandlung der Androgene zu Östrogenen. Follikelwachstum → Sekretion von Estradiol, aber auch Inhibin B. Beides führt über ein negatives Feedback zur Hypophyse zu einer Hemmung der LH-FSH-Sekretion. → Wachsender Follikel hemmt die anderen Follikel. → Es entsteht ein Leitfollikel. Ab einer bestimmten Follikelgröße wandelt sich das negative Feedback in ein positives Feedback um. → plötzliche LH-Ausschüttung → Ovulation.

Normwerte

- Pubertät 2–3 mIE/ml
- Geschlechtsreife
  - Follikelphase 2,5–10,2 mIE/ml
  - Ovulationsphase 3,4–33,4 mIE/ml (Peak)
  - Lutealphase 1,50–9,10 mIE/ml
- Postmenopause > 20 mIE/ml, Serumestradiol < 30 pg/ml

Erniedrigte Werte

- GnRH-Produktion im Hypothalamus gestört
- HVL-Insuffizienz durch Tumor oder Nekrose (z. B. Sheehan-Syndrom)
- Therapie: HMG (FSH/LH) bei Kinderwunsch
  - Kontraindikation: Ovarial- oder Hypophysentumor
  - Nebenwirkungen: ovarielle Überstimulation, Mehrlingsschwangerschaft, selten allergische Reaktion

Erhöhte Werte

- Ovarialinsuffizienz, Z. n. Adnexektomie bds.
- Klimakterium

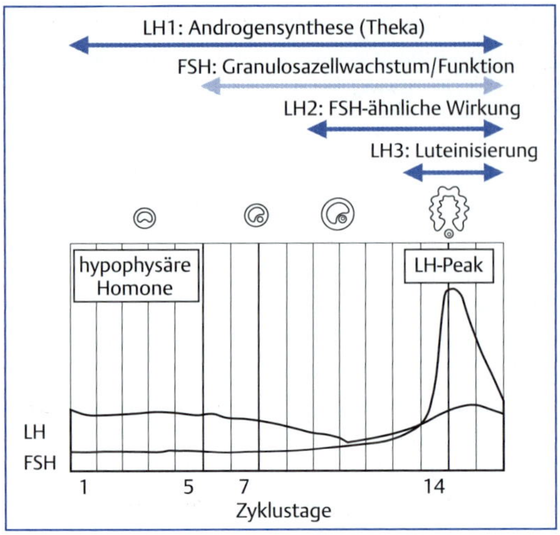

Abb. 35.**1** Verschiedene LH-Wirkungen während der Follikelreifung. Quelle: Ludwig M. Kindersprechstunde. 2. Aufl. Berlin: Springer; 2007.

35.1.3 LH

▶ Produktion in den chromophoben Zellen des HVL. Förderung der Eireifung, Stimulation der Gestagensynthese in Tertiärfollikel und Corpus luteum. Wirkt bei der Follikelreifung auf die Thekazellen → stimuliert Androgenbiosynthese. Follikel ≥ 1 cm → zusätzlich auch Wirkung an der Granulosazelle → Aromataseaktivierung (s. o. FSH); d. h., ab einem bestimmten Follikeldurchmesser reicht eine ausschließliche LH-Aktivität für die Follikelstimulation aus. Hohe Ähnlichkeit zwischen LH und HCG → HCG-Gabe s. c. kann Ovulation von extern auslösen. Threshold-Hypothese: Es muss eine basale LH-Sekretion überschritten sein, um eine suffiziente Follikelreifung durch Stimulation zu erreichen.

Normwerte

- Pubertät 10 mIE/ml
- Geschlechtsreife
  - Follikelphase 1,90–12,5 mIE/ml
  - Ovulation 8,70–76,3 mIE/ml (Peak)
  - Lutealphase 0,5–16,9 mIE/ml
- Postmenopause 15,9–54,0 mIE/ml, Serumestradiol < 30 pg/ml

Erhöhte Werte

- Ovarialinsuffizienz
- polyzystische Ovarien (PCO) (s. Kap. 39.3.1, S. 594)
  - Eine erhöhte LH/FSH-Ratio bei normalen Basalwerten und gleichzeitig erhöhten Androgenen ist typisch für das PCO-Syndrom.
- Postmenopause
- Therapie: HMG s. o., HCG zur Ovulationsauslösung

35.1.4 Prolaktin

▶ Produktion in den eosinophilen Zellen des HVL sowie in der Plazenta. Steuerung durch den Prolactin Inhibiting Factor (PIF, entspricht wohl Dopamin) aus dem Hypothalamus. Anstieg ab der 8. SSW.

Wirkungen

- Einfluss auf die Follikelreifung und auf das Corpus luteum
- Differenzierung der Milchdrüse
- Milchproduktion
- Mamillenreizung → PIF ↓

Normwerte

- Follikelphase 2,00–18,0 ng/ml; < 130 ng/ml nach MCP
- Lutealphase 4,40–25,0 ng/ml; < 175 ng/ml nach MCP
- Schwangerschaft 100–150 ng/ml
- Postmenopause 1,8–20,0 ng/ml
- Schlafphase: Werte sind 2- bis 3-fach erhöht

Erhöhung

- Prolaktinom
- Laktation
- primäre latente Hypothyreose
- Medikamente
  - Förderer der Prolaktinfreisetzung (s. Tab. 35.**2**)

Tab. 35.**2** Förderer der Prolaktinfreisetzung.

Chemischer Name	Anwendung
Amitriptylin	Antidepressivum
Benperidol	Neuroleptikum
Chlorprothixen	Neuroleptikum
Cimetidin	Ulkustherapeutikum
Clonidin	Antihypertonikum
Cyproteronacetat	Antiandrogen
Diazepam	Tranquillans
Diltiazem	Kalziumantagonist
Domperidon	Gastroprokinetikum
Famotidin	Ulkustherapeutikum
Finasterid	Antiandrogen
Fluphenazin	Neuroleptikum
Flutamid	Antiandrogen
Fluvoxamin	Antidepressivum
Gallopamil	Kalziumantagonist
Haloperidol	Neuroleptikum
Imipramin	Antidepressivum
Isoniazid	Tuberkulostatikum
Lansoprazol	Ulkustherapeutikum
Levomepromazin	Neuroleptikum
Lithium	Antidepressivum
Metoclopramid	Gastroprokinetikum

Tab. 35.2 (Fortsetzung).

Chemischer Name	Anwendung
Metronidazol	Protozoenmittel
Methyldopa	Antihypertonikum
Minoxidil	Antihypertonikum
Morphin	Opioidanalgetikum
Nimorazol	Protozoenmittel
Nizatidin	Ulkustherapeutikum
Omeprazol	Ulkustherapeutikum
Pantoprazol	Ulkustherapeutikum
Perazin	Neuroleptikum
Pimozid	Neuroleptikum
Phenytoin	Antiepileptikum
Promethazin	Neuroleptikum
Prothipendyl	Neuroleptikum
Ranitidin	Ulkustherapeutikum
Reserpin	Antihypertonikum
Risperidon	Neuroleptikum
Sulpirid	Neuroleptikum
Thioridazin	Neuroleptikum
Tranylcypromin	Antidepressivum
Verapamil	Kalziumantagonist
Zotepin	Neuroleptikum
Zuclopentihixol	Neuroleptikum

- chronisch-exzessive Östrogenwirkung (z. B. bei Zyklusstörungen)
- Störungen, Traumata im Bereich Hypothalamus und/oder des Hypophysenstils
- neurogene und psychiatrische Störungen
- Reizung von Thoraxnerven (z. B. Herpes zoster, Mammaprothesen)
- Akromegalie
- Hirsutismus, Hyperandrogenämie
- akute Porphyrie
- Endometriose
- physische und psychische Stresssituationen
- Hypoglykämie
- Orgasmus, intensive Manipulationen der Brust
- Schwangerschaft
- Saugreiz beim Stillen
- proteinreiche Nahrung, hoher Bierkonsum

Tab. 35.3 Hemmer der Prolaktinfreisetzung.

chemischer Name	Anwendung
Bromocriptin	Prolaktininhibitor
Cabergolin	Prolaktininhibitor
Dihydroergotamin	Vasokonstriktor
Dihydroergotoxin	Hirnleistungsstörungen
Ergotamin	Vasokonstriktor
Levodopa	Parkinsontherapeutikum
Lisurid	Prolaktininhibitor
Quinagolid	Prolaktininhibitor

Hemmung

- Tab. 35.3 Hemmer der Prolaktinfreisetzung

Hyperprolaktinämie

- Stressinduzierte Werte steigen selten über 35 ng/ml.
- erhöhte Werte bis 50 ng/ml → Kontrolle
- erhöhte Werte ohne klinische Symptome → evtl. Makroprolaktinämie
  - Makroprolaktin ist ein Prolaktinkomplex, der biologisch nicht aktiv ist.
  - Bestimmung durch Ausfällung der Immunkoplexe mit Polyethylenglykol
  - Prolaktinwerte nach Ausfällung im Referenzbereich (< 18 ng/ml) → keine Therapie
- Prolaktin ≥ 50 ng/ml → bildgebende Diagnostik der Hypophysenregion
- Galaktorrhö
- GnRH ↓ → Zyklusstörungen
- Nierenfunktion ↓

Latente Hyperprolaktinämie

- normaler Basalspiegel
- Anstieg > 200 ng/ml 25 min nach Metoclopramid 10 mg i.v.

Funktionelle Hyperprolaktinämie

- bedingt durch dopaminerge Substanzen
  - Antiepileptika, Antihistaminika, Antiemetika, Antidepressiva, Neuroleptika (s. o.)

Therapie

- Prolaktinhemmer
- Absetzen der Medikamente

35.1.5 Oxytocin

▶ Bildung im Hypothalamus, an Neurophysine gebundener Transport zum Hypophysenhinterlappen. Führt zur Kontraktion der Uterusmuskulatur und der myoepithelialen Zellen der Brustdrüse.

Normwerte

- nicht schwanger oder Schwangerschaft 1–2 mIE/ml
- Stillphase 5–15 mIE/ml

35.1.6 Östrogene

> Produktion in Granulosazellen, Theka-interna-Zellen, Plazenta. Umbau von Steroidvorstufen zu Östrogen im Fettgewebe sowie von Androgenen zu Östrogen in der NNR. Abbau in der Leber und Ausscheidung über die Niere.

Normwerte

- **nicht schwanger**
  - Estron
    - Geschlechtsreife > 50 pg/ml
    - Postmenopause < 40 pg/ml
  - Estradiol
    - Pubertät < 30 pg/ml
    - Geschlechtsreife 40–260 pg/ml
    - Follikelphase bis 300 pg/ml
    - Lutealphase 30–200 pg/ml (2. Östrogenmaximum 8 Tage nach der Ovulation)
    - Postmenopause 4–25 pg/ml
- **Frühschwangerschaft**
  - Estradiol 2–5 ng/ml
- **Spätschwangerschaft**
  - Estriol (= freies E_3)
    - ab 28. SSW 3–22 ng/l
    - ab 34. SSW > 5,5 ng/l
    - abfallende oder konstant niedrige Werte → V. a. Plazentainsuffizienz

35.1.6.1 Natürliche Östrogene

Wirkungen

- nur geringe Suppression der Gonadotropine → keine Kontrazeption
- **Wirkungen am Genitale**
  - Wachstumsanregung der Genitalorgane
  - Uterus: Endometriumproliferation, Dickenwachstum des Myometriums
  - Zervix: Öffnung des Muttermunds, Spinnbarkeit und Menge des Sekrets ↑
  - Vagina: Proliferation des Epithels → Superfizialzellen mit pyknotischem Kern
  - Wachstum der Mammae
  - weiblicher Habitus
- **extragenitale Wirkungen**
  - subkutanes Fettgewebe ↑
  - Steigerung der Mitoseaktivität in sich rasch teilenden Geweben
  - Natriumretention
  - Stimulation der Osteoblastentätigkeit
  - Beeinflussung der Blutfette (HDL ↑, LDL ↓)

Therapeutischer Einsatz

- Hormonsubstitution in der Menopause
  - Wirkstoffe:
    - Estradiolvalerat, z. B. Progynova
    - Estriol, z. B. Ovestin
    - konjugierte equine Östrogene, z. B. Presomen

> In Verbindung mit Gestagenen ist das Risiko eines Endometriumkarzinoms deutlich vermindert.

35.1.6.2 Synthetische Östrogene

Ableitung und Substanzen

- Ableitung vom Estradiol
- Estradiolester
  - 17α-Ethinylestradiol
  - Mestranol (hat selbst am Rezeptor keine Wirkung; Demethylierung in der Leber → Wirkung wie Ethinylestradiol)

Therapeutischer Einsatz

- Ovulationshemmung
  - Kontrazeption
  - Zystenprophylaxe bei Patientinnen mit rezidivierenden Ovarialzysten
- Zyklusregulierung

Nebenwirkungen

- bei Auftreten sofortiges Absetzen der Therapie
  - Migräne, Sehstörungen, cholestatischer Ikterus, Blutdruckanstieg, thromboembolische Komplikationen
- sonstige Nebenwirkungen
  - Hautrötungen, Chloasma, Beinkrämpfe, Schwindel, Libidoverminderung, Ödeme, Gewichtszunahme, Brustspannen, Zwischenblutungen, Übelkeit

Kontraindikationen

- Lebererkrankungen, Cholestase (auch anamnestisch), Pankreatitis, Hypertriglyzeridämie
- Mamma-/Korpuskarzinom, ungeklärte vaginale Blutung, Schwangerschaft
- Hypertonus, frühere oder akute thromboembolische Ereignisse, familiäre Thrombophilie
- Otosklerose

35.1.7 Gestagene

Bildung des Progesterons in den Granulosa- und Thekaluteinzellen, der Plazenta und der Nebenniere. Hauptsekretionsprodukt des Corpus luteum. Durch Bindung an Rezeptoren des Zytoplasmas und des Zellkerns kommt es zur Transformation des proliferierten Endometriums (Sekretionsphase → für die Schwangerschaft bereit). Wichtig für den Erhalt einer Schwangerschaft; schwach androgene Wirkung; hemmt die Pulsatilität des GnRH → Pulse nicht mehr alle 90 min, sondern nur alle 2–3 h.

Normwerte

- Pubertät 0–2 ng/ml
- Geschlechtsreife
  - Follikelphase 0,1–1,0 ng/ml
  - Ovulation 1–2 ng/ml
  - Lutealphase 2,8–30 ng/ml
    - früh 2,6 ± 1,8 ng/ml
    - mittel 19,4 ± 6,4 ng/ml
    - spät 7,0 ± 4,8 ng/ml
    - < 8 ng/ml 6–7 Tage post ovulationem = Corpus-luteum-Insuffizienz
- Postmenopause < 1 ng/ml
- Schwangerschaft
  - 1. Trimenon 10–50 ng/ml
  - 2. Trimenon 20–130 ng/ml
  - 3. Trimenon 130–260 ng/ml

Wirkungen

- **Wirkungen am Genitale**
  - Besetzung der Östrogenrezeptoren
  - Umwandlung in drüsenreiches Endometrium → Sekretionsphase
  - Glykogeneinlagerung in Stromazellen des Endometriums = Deziduazellen
  - Zervix: Muttermund schließt sich; Abnahme der Menge und der Spinnbarkeit des Sekrets
  - Vagina: Intermediärzellen
  - schwangerer Uterus: Hemmung der Uteruskontraktionen
  - Mamma: Zusammen mit den Östrogenen werden die Proliferation und Sekretionsbereitschaft gesteigert.
- **extragenitale Wirkungen**
  - GnRH-Pulsfrequenz ↓ bis auf 1 Impuls/3 h → FSH und LH sinken auf mittleres Niveau (frühe Follikelphase)
  - Mobilisierung von Gewebsproteinen und Verwendung für die Glukoneogenese (Zuckeraufbau)
  - Gestagene haben negativen Einfluss auf den Lipidstoffwechsel.

35.1.7.1 Natürliche Gestagene

Substanzen

- Progesteron (mikronisiert → oral oder als Vaginalgel)
- 17α-Hydroxyprogesteron

Pathologie

- niedrige Spiegel in der Lutealphase → V. a. Corpus-luteum-Insuffizienz (Hyperprolaktinämie ausschließen)

Therapeutischer Einsatz

- **systemisch:** Hydroxyprogesteroncaproat 250 mg, z. B. Progesteron-Depot oder Proluton Depot oder Progesteron Kps. (z. B. Utrogest) zur Abortprophylaxe
  - Unterstützung der Corpus-luteum-Funktion bei drohendem Abort: 1 Amp./d i. m. bis Blutung sistiert, dann 2 × 1 Amp./Woche
  - Utrogest 3 × 2 Kps. intravaginal
- **lokal:** z. B. Progestogel Gel
  - Lokalbehandlung bei Mastodynie

35.1.7.2 Synthetische Gestagene

Ableitung und Wirkungsart

- sind oral wirksam
- Derivate des 19-Nortestosterons bzw. des Testosterons
- Derivate des 17α-Hydroxyprogesterons bzw. Progesterons (keine androgene oder anabole Restwirkung)

Mögliche Restwirkungen

- östrogen
- androgen
- anabol
- Körpertemperatur ↑
- antiandrogen
- Aldosteronantagonisten

Gruppierungen

- **1. Testosteronderivate**, heute ohne Bedeutung
  - Ethisteron: erhebliche androgene Restwirkung
  - Dimethisteron: nur in wenigen Präparaten

- **2. 19-Nortestosteronderivate,** in vielen oralen Kontrazeptiva
  - ebenfalls ein Androgen, das sich selbst vom Testosteron herleitet
  - in höheren Dosierungen ungünstige Wirkung auf den Fettstoffwechsel
  - in unüblichen Dosen anabole, bei einigen östrogene Restwirkung
  - *Norethisterongruppe* (androgene und östrogene Restwirkung; fast alle antiöstrogen)
    - Norethisteron, Norethisteronacetat, Norethisteronenantat
    - Ethinodioldiacetat
    - Lynestrenol (ausgeprägt antiöstrogene Wirkung)
    - Norethynodrel (kein antiöstrogener Effekt)
    - Dienogest (antiandrogene Wirkung)
  - *Norgestrelgruppe*
    - Gestoden und Desogestrel
    - Norgestimat
    - (Levo)Norgestrel
- **3. Progesteronderivate**
  - Quingestron
  - Dydrogesteron (Duphaston)
- **4. 17α-OH-Progesterongruppe**
  - keine Östrogeneffekte, Antiöstrogeneffekte
  - keine androgene Wirkung, teilweise antiandrogen
  - *Medroxyprogesteronacetat (MPA)*
    - antiöstrogen: Östrogensynthese reduziert, hypophysäre Blockade, wirkt modifizierend auf den Östrogenrezeptor
    - mitosehemmend, antiproliferativ
    - antikonzeptiv ab 150 mg/d
    - liquorgängig, muttermilchgängig
    - Hyperkoagulopathie bei > 1000 mg/d
  - *Megestrolacetat*, z. B. Megestat: wie MPA
  - *Cyproteronacetat (CPA)*, z. B. Androcur, Diane-35
    - antiandrogen ++
  - *Chlormadinonacetat (CMA)*, z. B. Neo-Eunomin, Belara
    - antiandrogen +
- **5. 19-Norprogesteronderivate**
  - Einsatz fast ausschließlich in Frankreich
  - Demegeston, Promegeston, Trimegeston, Nestoron
- **6. Derivat des 17α-Spironolactons**
  - *Drospirenon*
    - starke Gestagenpotenz
    - antimineralokortikoide und antiandrogene Partialwirkung

35.1.7.3 Gestagene Potenz

Ovulationshemmdosis

- niedrigste Dosis eines Gestagens (ohne Kombination mit einem Östrogen), welche die Ovulation hemmt

Transformationsdosis

- niedrigste Gestagendosis, die die volle sekretorische Transformation eines proliferierten Endometriums erreicht

Tab. 35.**4** Wirkungsstärken gängiger Gestagene.

Gestagen	Ovulationshemmdosis (mg/d p. o.)	Transformationsdosis (mg/Zyklus p. o.)
Progesteron	300	200 (i. m.)
Dydrogesteron	>30	140
Medrogeston	10	60
17-Hydroxypyrogesteronacetat	10	80
Cyproteronacetat	1	20
Chlormadinonacetat	1,5–2,0	20–30
Drospirenon	2	40–80
Norethisteron	0,5	100–150
Norethisteronacetat	0,5	30–60
Lynestrenol	2	70
Norgestimat	0,2	7
Levonorgestrel	0,05	6
Desogestrel	0,06	2
Gestoden	0,3	3
Dienogest	1	6

35.1.7.4 Gestagene Partialwirkungen

Östrogene Partialwirkung

- nur bei wenigen Gestagenen (s. Tab. 35.**5**)

Androgene Partialwirkung

- aktivierende Bindung am Androgenrezeptor
- androgene Nebenwirkungen
  - Akne
  - fettige Haut
  - Alopezie
  - Hirsutismus bei hoher Dosierung
  - HDL-Abfall, LDL-Anstieg

Antiandrogene Partialwirkung

- kompetitive Hemmung am Androgenrezeptor
- behindern Konversion von Testosteron in dessen aktiven Metaboliten Dihydrotestosteron
- therapeutischer Einsatz z. B. bei Akne oder Hirsutismus

Antimineralkortikoide Partialwirkung

- aktivierende Bindung am Mineralokortikoidrezeptor → verminderte Wasserretention
  - führt zu Gewichtsreduktion
  - kompensatorischer Anstieg der Aldosteronsekretion

Glukokortikoide Partialwirkung

- Gestagene mit dieser Partialwirkung können in höherer Konzentration die ACTH-Sekretion hemmen.

Tab. 35.5 Partialwirkungen von Progesteron und synthetischen Gestagenen.

Gestagen	Partialwirkung							
	östrogen	antiöstrogen	gestagenartig	antigonadotrop	androgen	antiandrogen	glukokortikoid	antimineralo-kortikoid
Progesteron	–	+	+	+	–	+/–	+	+
Dydrogesteron	–	+	+	–	–	+/–	–	+/–
Medrogeston	–	+	+	+	–	+/–	–	–
17α–Hydroxyprogesteron–Derivate								
Chlormadinonacetat	–	+	+	+	–	+	+	–
Cyproteronacetat	–	+	+	+	–	+	+	–
Megestrolacetat	–	+	+	+	–	+	+	–
Medroxyprogesteronacetat	–	+	+	+	+/–	–	+	–
Spironolactonderivat								
Drospirenon	–	+	+	+	–	+	–	+
19–Nortestosteron–Derivate								
Norethisteron	+	+	+	+	+	–	–	–
Lynestrenol	+	+	+	+	+	–	–	–
Norethinodrel	+	+/–	+/–	+	+/–	–	–	–
Levonorgestrel	–	+	+	+	+	–	–	–
Norgestimat	–	+	+	+	+	–	–	–
3-Keto-desogestrel	–	+	+	+	+	–	?	–
Gestoden	–	+	+	+	+	–	+	+
Dienogest	–	–	+	+	–	+	–	–

- Salz- und Wasserretention
  - Gewichtszunahme, Blutdruckanstieg
  - Blähungen

Indikationen

- **Kontrazeption/Notfallkontrazeption**
  - für die Spermienpassage ungünstiges Zervixsekret
  - sekretorische Umwandlung des Endometriums
  - Hemmung der Tubenmotilität
  - Ovulationshemmung in Kombination mit Ethinylestradiol oder auch allein
- **Therapie östrogenabhängiger Tumoren**
  - z. B. Medroxyprogesteronacetat, Megestrolacetat
  - antiproliferativ, mitosehemmend, antiöstrogen
- **Zyklusregulierung**
  - nach endogener oder exogener Östrogenproliferation: Gabe der vollen Transformationsdosis (T) in der 2. Zyklushälfte → Abbruchblutung, z. B. Norethisteronacetat (T = 50 mg) → 5 mg über 10 Tage
  - Menstruationsverschiebung: 14 Tage vor der zu erwartenden Periode Beginn mit 10 mg Norethisteronacetat/d bis kurz vor der geplanten Menstruation
  - Gestagentest (s. u.)
- **Endometrium-Hyperplasie**
  - bei prä- oder perimenopausaler Corpus-luteum-Insuffizienz
  - zyklische Gabe in Höhe der Transformationsdosis
  - Bei höhergradigen Hyperplasien sind höhere Einzeldosen notwendig.
- **Endometriose/Adenomyosis**
  - Regression durch kontinuierliche Langzeittherapie möglich
  - levonorgestrelhaltiges IUD bei Adenomyosis
- **prämenstruelles Syndrom**
  - Gestagengabe in der 2. Zyklushälfte, um Östrogendominanz zu eliminieren
- **Mastodynie und Mastopathie**
  - mindestens 6-monatige Behandlung
  - evtl. vom 5.–25. Zyklustag notwendig
    - ansonsten 10.–25. Zyklustag
  - z. B. Einsatz von Dydrogesteron oder Medrogeston
- **antiandrogene Behandlung**
  - s. Kap. 39.5, S. 600

Nebenwirkungen

- bei Auftreten sofortiges Absetzen
  - starke Kopfschmerzen, sensorische Ausfälle, Nervosität, akute Sehstörungen (Netzhautschaden, Papillenödem), Hörstörungen
  - Anstieg der Leberwerte, Cholestase, unkontrollierbarer Diabetes mellitus, Blutdruckanstieg
- sonstige Nebenwirkungen
  - Akne, H_2O-Retention (→ Gewichtszunahme, Blutdruckanstieg), verminderte Glukosetoleranz, Depressionen, Libidoverlust, irreguläre Blutungen

Kontraindikationen

- Lebererkrankungen, Cholestase
- Missed Abortion, Blasenmole, ungeklärte vaginale Blutungen, Schwangerschaft

35.1.8 Tibolon

▶ Steroid mit gestagener, östrogener und androgener Wirkkomponente

Wirkungen

- keine Wirkung auf das Endometrium
- positive Wirkung auf die Libido

35.1.9 SERM (= Selective Estrogen Receptor Modulator)

▶ Östrogenagonistische Wirkung auf Herz und Kreislauf und/oder Knochen und/oder ZNS; östrogenantagonistisch/inaktiv an Uterus und Brust. Die unterschiedlichen Wirkungen sind durch 3 verschiedene Östrogenrezeptoren mit organspezifischer Verteilung bedingt.

Substanzen und Wirkungen

- **Raloxifen,** Dosierung 60 mg/d
  - zugelassen zur Osteoporoseprophylaxe
  - Prävention des Mammakarzinoms möglich (STAR-Studie); hierfür besteht keine Zulassung.
  - positive Wirkung an Knochen und kardiovaskulär (noch nicht gesichert), keine Wirkung am ZNS
- **Torimefen,** Dosierung 60 mg/d
  - zugelassen zur Therapie des metastasierenden Mammakarzinoms
- **Phytoöstrogene**
  - Isoflavone (besonders in Soja), evtl. protektive Wirkung beim Mammakarzinom
    - Protektion wohl nur, wenn Einfluss bereits vor der Pubertät beginnt
  - Cimicifuga racemosa
- **Faslodex**
  - reines Antiöstrogen
  - Einsatz beim metastasierenden Mammakarzinom
  - 250 mg i. m. alle 4 Wochen

35.1.10 Danazol (androgen wirkende Substanz)

▶ Androgene Wirkung durch Verdrängung von Testosteron aus seiner Eiweißbindung. Seit 2005 in Deutschland keine Zulassung mehr.

Indikationen

- **Endometriose**
  - Atrophie endometriotischer Zellen durch
    - partielle LH/FSH-Sekretionshemmung
    - Bindung an den Androgenrezeptoren des Endometriums (Frei gesetztes Testosteron bindet ebenfalls an den Androgenrezeptoren.)
    - antiöstrogene Wirkung durch Rezeptorbindungen
    - lokal immunsuppressiven Effekt

Nebenwirkungen

- HDL ↓, LDL ↑
- Akne
- Hitzewallungen, depressive Verstimmung, Gewichtszunahme
- trockene Scheide, Libidoverlust
- Stimmlageveränderungen (**Cave:** Sängerinnen)

Kontraindikationen

- Schwangerschaft und Stillzeit
- Lebererkrankungen, Cholestase
- Herzinsuffizienz, Niereninsuffizienz

35.1.11 Antiöstrogene Substanzen

35.1.11.1 Clomifen

Wirkungen

- Ovulationsauslösung durch GnRH-Anstieg
- Der Zervixschleim wird ungünstig beeinflusst (Nachteil!).

Nebenwirkungen

- Überstimulation
- Mehrlingsrate 5–10%
- Abortrate 16% (Chromosomenanomalie?, Corpus-luteum-Insuffizienz?)
- Blähungen, Brustschmerzen, Kopfschmerzen
- Depressionen, Hitzewallungen, vorübergehend Haarausfall

Kontraindikationen

- Hypophysen- und Ovarialtumoren
- Lebererkrankungen, Störungen der Blutgerinnung
- ungeklärte uterine Blutungen
- ovarielle Funktionsstörungen, Ovarialzysten
- Schwangerschaft

35.1.11.2 Tamoxifen

▶ ältestes SERM-Präparat!

Wirkungen

- fördert TGF-β-Sekretion aus östrogenrezeptorpositiven Tumorzellen → Wachstumshemmung dieser Zellen und auch östrogenrezeptornegativer Zellen
- Östrogenrezeptorbildung ↓
- kompetitive Hemmung der Östrogenrezeptoren (selbst schwaches Östrogen!)
- GnRH ↑ durch Wirkung auf Hypothalamus/Hypophyse → Follikelreifung

Indikationen

- Therapie östrogenabhängiger Tumoren
- Kopfschmerzen, Sehstörungen
- Augenflimmern = Gefäßspasmus → Absetzen
- Depressionen, Flüssigkeitsretention, Hitzewallungen
- Pruritus vulvae, Amenorrhö, vaginale Blutungen
- Thrombophlebitis, Thrombose

▶ **Cave:** Risiko des Endometriumkarzinoms → halbjährliche vaginalsonografische Kontrollen, evtl. vierteljährliche Gestagengabe zur Transformation und Induktion einer Abbruchblutung.

Kontraindikationen

- schwere Leukopenie und Thrombopenie
- schwere Hyperkalzämie
- Schwangerschaft und Stillzeit

Tab. 35.**6** Beeinflussung der SHBG-Spiegel.

Erhöhung	Verminderung
Orale Östrogentherapie	Übergewicht
Hyperthyreose	Hyperinsulinämie
Leberzirrhose	Hyperandrogenämie
Antiepileptika	Hypothyreose
Schwangerschaft	Glukokortikoidtherapie

35.1.11.3 Androgene

- DHEA (Ovar, NNR)
  - höchste Spiegel in der 3. Lebensdekade
  - fällt vom 30.–60. Lj. kontinuierlich und deutlich ab
  - hat Wohlfühleffekt
  - als „Anti-Aging-Hormon“ viel diskutiert
- Androstendion (Ovar, NNR)
- Testosteron (Ovar, NNR, Peripherie)
  - fällt bereits vom 20.–40. Lj. um 25–50 %
- Dihydrotestosteron (aus Testosteron durch 5α-Reduktase; insbesondere in der Haut)
  - höchste Konzentration am Anfang der 2. Lebensdekade
  - fällt danach kontinuierlich vom 20.–80. Lj. ab

SHBG

- Die Androgenwirkung ist stark abhängig vom SHBG.
- Nur freies, nicht an SHBG gebundenes Androgen (bes. Testosteron) wirkt.
- SHBG fällt perimenopausal relativ um 43 % ab → freies Androgen ↑.
- Beurteilung der Androgenaktivität durch „freien Androgenindex“
  - $\frac{\text{Testosteron (ng/ml)} \times 347}{\text{SHBG (nmol/l)}}$
- Tab. 35.**6** Beeinflussung der SHBG-Spiegel

35.2 Hormon- und Funktionsteste

▶ Jeweils zuvor Ausschluss einer Schwangerschaft!

35.2.1 Gestagentest

▶ Prüfung, ob bei einer Amenorrhö ein durch Östrogeneinfluss transformationsfähiges Endometrium vorliegt.

Prozedere

- Gestagengabe in Höhe der Transformationsdosis über 10 Tage, z. B. Primolut Nor 5 mg/d

Bewertung

- **positiv**
  - 2–4 Tage nach Absetzen kommt es zur Entzugsblutung. → Amenorrhö ist z. B. durch eine Follikelpersistenz bedingt. → Es liegt keine Ovarialinsuffizienz vor.
- **negativ**
  - keine Blutung

35.2.2 Östrogen-Gestagen-Test

▶ Prüfung, ob bei einem negativen Gestagentest ein reaktionsfähiges Endometrium vorliegt.

Prozedere

- 1.–20. Tag 50 µg Ethinylestradiol
- 11.–20. Tag Primolut-Nor 5 mg/d

Bewertung

- **positiv**
  - Auftreten einer Entzugsblutung → Amenorrhö durch Ovarialinsuffizienz oder Pathologie im Bereich von Hypophyse/Hypothalamus
- **negativ**
  - keine Blutung → Amenorrhö uterin bedingt → Hysteroskopie

35.2.3 Metoclopramidtest

▶ Ausschluss einer latenten Hyperprolaktinämie

Zeitpunkt

- Durchführung in der Mitte der Lutealphase (aus Standardisierungsgründen)
  - Die Prolaktinsynthese und -sekretion hängen von der Höhe und Dauer der Östrogeneinwirkung ab. → geringere Prolaktinkonzentration nach MCP in der frühen Follikelreifungsphase
- zwischen 8 und 18 Uhr

Prozedere

- Bestimmung des basalen Prolaktinspiegels
- danach 10 mg Metoclopramid i. v.
- nach 25 min erneute Prolaktinbestimmung

Bewertung

- Prolaktinanstieg < 200 ng/ml = normal
- nur 25-min-Wert > 200 ng/ml = latente Hyperprolaktinämie
- beide Werte erhöht = manifeste Hyperprolaktinämie

35.2.4 TRH-Test

▶ Ausschluss einer latenten Hypothyreose und evtl. einer latenten Hyperprolaktinämie (dem Metoclopramidtest unterlegen)

Prozedere

- TSH basal bestimmen
- 200–400 µg TRH i. v. oder 2 mg TRH nasal
- nach 30 min erneute TSH-Bestimmung

Bewertung

- **normal**
  - TSH-Anstieg 2–17 mIE/ml
- **pathologisch**
  - TSH-Anstieg < 2 µIE/ml → V. a. hyperthyreote Stoffwechsellage
  - TSH-Anstieg > 30 µIE/ml → V. a. latente Hypothyreose

35.2.5 GnRH-Test

Stellenwert

▶ Sinnvoll als Vortest zur Dosisbestimmung bei pulsatiler GnRH-Therapie und zur Differenzierung hypothalamischer/hypophysärer Hypogonadismus.
Wenig sinnvoll zur Beurteilung von Ovarfunktionsstörungen; Bestimmung von FSH/LH ist sinnvoller; bei Erhöhung von FSH/LH ist der Test entbehrlich.

Prozedere

- Bestimmung von FSH/LH basal
- Verabreichung von 100 µg GnRH
- nach 30 min LH- und FSH-Bestimmung

Bewertung

- Anstieg von LH und FSH auf mindestens das 3-Fache des Basalwerts → gonadotrope Insuffizienz ist ausgeschlossen → konstitutionelle Entwicklungsstörung
- kein Anstieg → hypogonadotroper Hypogonadismus → erneuter Test nach pulsatiler GnRH-Gabe für 1 Woche

Bewertung des 2. Tests

- erneut negativ → hypophysäre Ursache
- positiv → hypothalamische Ursache

35.2.6 ACTH-Kurztest

▶ Ausschluss einer Nebennierenrindeninsuffizienz oder eines AGS (s. Kap. 39.3.2, S. 596)

Prozedere

- **Ausschluss Nebennierenrindeninsuffizienz**
  - Kortisolbestimmung
  - 250 µg ACTH, z. B. Synacthen i. v.
  - Kortisolbestimmung 30, 60 und 90 min später
- **Ausschluss AGS**
  - Bestimmung des 17α-Hydroxyprogesterons
  - 250 µg ACTH i. v.
  - Bestimmung des 17α-Hydroxyprogesterons nach 60 min

Bewertung

- **Nebenniere**
  - normal: Kortisolanstieg > 100 ng/ml = 28 pmol/mol
  - abgeschwächter oder kein Anstieg → Nebennierenrindeninsuffizienz
- **AGS**
  - Anstieg > 2,5 ng/ml → sicherer Hinweis auf AGS

35.2.7 Dexamethasonhemmtest (Langzeittest)

▶ Zu Indikationsstellung und Dosisfindung einer Kortisontherapie bei Hyperandrogenämie

Prozedere

- Bestimmung der Basalwerte von Testosteron und DHEAS
- 10–14 Tage 0,5 mg Dexamethason abends gegen 22 Uhr
- am 15. Tag Bestimmung von Kortisol und den Androgenen

Bewertung

- Androgene im Normbereich bzw. Testosteron mindestens um 0,3–0,5 ng/ml abgefallen, Kortisol 20–40 ng/ml → Dosis beibehalten
- kein Kortisolabfall → Präparat nicht eingenommen
- kein ausreichender Androgenabfall → Dosis nicht ausreichend oder vorwiegend ovarielle Androgenproduktion (besonders Testosteron)

36 Prämenstruelles Syndrom (PMS)

Definition

- Komplex aus psychischen und physischen Symptomen, die sich in der Lutealphase bis zum Einsetzen der Menstruation wiederholen
- Die Follikelphase ist symptomfrei.
- Erkrankung sistiert oft erst mit der Menopause.

PMDD = Premenstrual dysphoric disorder
- Extremform des PMS
- Einstufung als psychische Erkrankung
- mindestens 5 Symptome; darunter fallen:
  - Niedergeschlagenheit
  - Reizbarkeit
  - innere Unruhe
  - Stimmungsschwankungen

Ursache

- nicht eindeutig geklärt
- erhöhte Prolaktinwerte und Dysbalance der Sexualhormone als Mitauslöser
- Neuere Studien weisen auf ein unterschiedliches Ansprechen neuroregulatorischer Kaskaden, insbesondere unter Beteiligung von Serotonin, auf hormonelle Reize hin.

Klinik

Typische Symptome sind:
- Niedergeschlagenheit und Traurigkeit
- innere Unruhe und Ängstlichkeit
- Stimmungsschwankungen, Labilität
- Reizbarkeit, Aggressivität
- Konzentrationsprobleme
- Müdigkeit, Antriebslosigkeit
- gesteigerter Appetit, Heißhungerattacken
- Gewichtszunahme
- Schlafprobleme
- geschwollene Gliedmaßen
- Blähungen
- Unterleibskrämpfe, Kopf- und Rückenschmerzen
- Brustschmerzen

Diagnostik

- Tagebuch in Bezug auf die Zyklustage
  - Vermerken typischer Symptome unter Angabe des Tages
  - numerische Skalierung der Beschwerden
- Ausschluss von:
  - Hyperprolaktinämie
  - Corpus-luteum-Insuffizienz
  - Hypothyreose

- Anämie
- anderen psychischen Erkrankungen
  - Depressionen
  - Panikattacken
  - Endometriose
  - Dysmenorrhö
  - Pillenunverträglichkeit
  - perimenopausale Beschwerden

Therapie

- ist symptom- und stufenorientiert
- **1. Stufe:**
  - Änderung des Lebensstils
    - körperliche Aktivität
    - Stressreduktion
    - geregelter Schlaf
    - Verzicht auf:
      - Koffein
      - Alkohol
    - fettarme, vegetarische Ernährung
    - natriumarme, kohlenhydratreiche Ernährung
  - Nahrungsergänzungsmittel
    - Kalziumkarbonat, 1200 mg/d
    - Magnesium
    - Vit. B_1, 100 mg/d
    - Vit. B_6, 200 mg/d
    - Vit. E, 1,5 mg/d
  - Mönchspfeffer (z. B. Agnucaston 1 × 1 Tbl.)
    - geringe dopaminerge Wirkung
    - als Dauertherapie möglich
- **2. Stufe:**
  - Langzyklus mit Kombinationspräparat
    - wenn Kontrazeption erwünscht ist
    - Drospirenon als Gestagenkomponente
    - keine signifikanten Verbesserungen → Therapieversuch abbrechen
  - Spironolacton 25–50 mg/d bei Mastodynie und Gliedmaßenschwellungen
  - Gestagene, z. B. Progesteron, sind nicht effektiv
- **3. Stufe:**
  - selektive Serotonin-Wiederaufnahmehemmer (SSRI)
    - signifikante Verbesserung der psychischen und physischen Symptome
    - niedrigste mögliche Dosierung
      - Sertralin 50–150 mg/d
      - Fluoxetin 20–60 mg/d
      - Paroxetin 10–30 mg/d
      - Citalpram 10–30 mg/d
    - während der Lutealphase oder an beschwerdeintensivsten Tagen
      - auf Wunsch auch durchgehend
    - Nebenwirkungen
      - Übelkeit, Schlaflosigkeit, Kopfschmerzen, Müdigkeit und Libidoverlust
  - GnRH-Analoga
    - bessern nur die körperlichen Beschwerden
    - ohne Add-back-Therapie mit Östrogen Risiko der Osteoporose

37 Klimakterium

▶ Pathophysiologisch kommt es zur Follikelatresie und zu regressiven Gefäßveränderungen der ovariellen Blutversorgung → Estradiol ↓, Inhibin B ↓.

37.1 Definitionen

Menopause

- letzte vom Ovar gesteuerte uterine Blutung unter Einschluss einer 12-monatigen Amenorrhö danach (s. Abb. 37.**1**)

Prämenopause

- Zeit vor der Menopause, die von Symptomen der beginnenden Ovarialinsuffizienz gekennzeichnet ist
  - Verkleinerung des Granulosazellpools → Inhibin ↓
  - Estradiol sinkt leicht.
  - FSH steigt leicht, Änderung der LH-FSH-Ratio
  - Anti-Müller Hormon ↓
  - verfrühte Follikelreifung durch überschießend hohe FSH-Ausschüttung (bedingt durch reduzierte Inhibin B-Sekretion)
  - Zahl der ovulatorischen Zyklen ↓, Corpus-luteum-Insuffizienz
  - Blutungsstörungen durch Progesteronmangel

Perimenopause

- oft synonym mit „Klimakterium" gebraucht
- Zeitspanne von Jahren (unterschiedliche Angaben; ca. 2 Jahre) vor und nach der Menopause mit Symptomen der abnehmenden Ovarialfunktion
- Die Hormonkonzentrationen unterliegen auch in derselben Zyklusphase starken Schwankungen → schwer zu interpretieren.
  - bereits Hormonausfallserscheinungen bei zu hohem Estradiol (> 80 pg/ml am 5. Zyklustag durch verfrühte Follikelreifung) und im Referenzbereich liegendem FSH

Klimakterium

- Zeit zwischen dem Ende der Geschlechtsreife und dem Senium (ca. 45.–60. Lj.)

Postmenopause

- Zeit nach dem ersten blutungsfreien Jahr
- Verlust stimulierbarer Follikel →

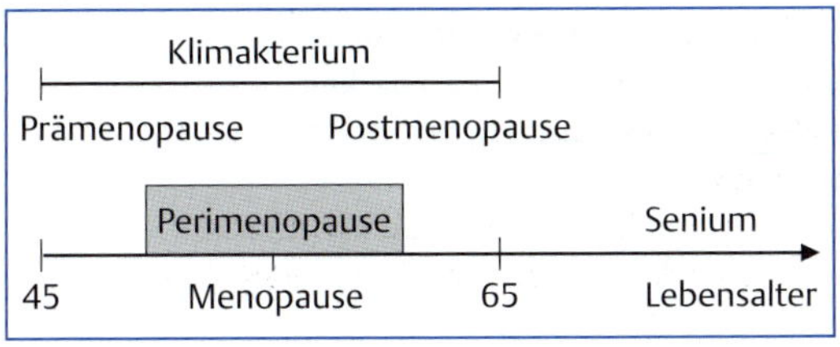

Abb. 37.**1** Zeitabläufe im Klimakterium.

- Estradiol ↓ (oft < 20 pg/ml)
- Inhibin B (Sekretionsprodukt der Granulosazellen) ↓
- GnRH-Anstieg
- FSH 10- bis 20-fach erhöht, LH 3- bis 5-fach erhöht

- Das Greisenalter beginnt mit dem 65. Lebensjahr.

37.2 Physiologie

Umstellungsvorgänge

- Abnahme der Eizellen durch Atresie und Verbrauch von der Embryonalzeit an
- Sklerosierung der Hilusgefäße → nachfolgende Minderperfusion → vermehrte Bindegewebseinlagerung und Kapselverdickung
- weiterhin Androgenproduktion, jedoch Verlust der Fähigkeit der Konversion dieser Androgene zu Estradiol (im Ovar)
- verbliebene Follikel entwickeln Resistenz gegen FSH
- Periphere Aromatisierung von Androstendion zu Estron und von Testosteron zu Estradiol wird Hauptöstrogenquelle in der Postmenopause.
  - aromatisierendes Gewebe in der Peripherie:
    - Fettgewebe!!
    - Leber, Muskel, Haut, Nervensystem, gelbes Knochenmark, Haarwurzeln

▶ Erstes endokrines Zeichen ist der Progesteronmangel, nicht der Östrogenmangel!

37.3 Klinik und Diagnostik

Klinik

- **uterine Blutungsstörung**
  - Anovulationsrate ↑
  - Corpus-luteum-Insuffizienz →
    - Ungleichgewicht zwischen Östrogenen und Gestagenen
    - Endometriumhyperplasie, Wachstum von Myomen
- **vasomotorische Beschwerden**
  - Hitzewallungen, Schweißausbrüche
  - Schwindel, Durchblutungsstörungen der oberen Extremität („Ameisenlaufen"), fleckige Hautrötungen an Kopf und Hals
- **urogenitale Atrophie**
  - Dyspareunie
  - gehäuft Harnwegsinfekte
  - Harninkontinenz
  - atrophische Kolpitis
- **Sexualität**
  - Abnahme von Libido, sexueller Erregbarkeit, Orgasmusfähigkeit
- **psychosomatische Beschwerden** (sind nicht unbedingt typisch für klimakterische Beschwerden, sondern haben ihre Ursache in den Problemen des „Älterwerdens" und sind entsprechend einzustufen und zu behandeln, z. B. durch Konsultation eines Psychologen oder Psychiaters)
  - Schlaflosigkeit, Nervosität, Reizbarkeit
  - depressive Verstimmung, Apathie
- **Osteoporoserisiko** ↑ (s. u.)

Diagnostik

- **Anamnese**
  - Zyklusanamnese, Beschwerdebild, psychische Belastungen
  - Harninkontinenz, Dyspareunie
- **Inspektion**
  - Vulvaveränderungen (z. B. Lichen sclerosus)
  - Vagina: Colpitis senilis, Beurteilung des Proliferationsgrads
- **Labor**
  - Estradiol <20 pg/ml, Estron <40 pg/ml, FSH >50 mIE/ml, Inhibin B <6 ng/l
  - Bestimmung der ovariellen Reserve über das Anti-Müller-Hormon (AMH)
    - Sekretionsprodukt der Primär-, Sekundär- und frühen antralen Follikel
    - Präovulatorische Follikel produzieren kaum noch AMH.
    - besserer Parameter für die ovarielle Reserve als Estradiol, FSH und Inhibin B
    - sinkt mit dem Älterwerden kontinuierlich
    - 0,086 µg/l als wahrscheinlicher Schwellenwert für den Eintritt der Menopause

37.4 Psychische Aspekte

Beschwerden in diesem Lebensabschnitt einer Frau können mit den Veränderungen im Hormonhaushalt zusammenhängen, müssen es aber nicht. Andere in dieser Lebensphase auftretende Probleme können ihrerseits zu psychosomatischen Beschwerden führen und bedürfen der Behandlung. Hormone sind keine Allheilmittel!

Mittleres Lebensalter

- Der Höhepunkt des Lebens ist erreicht.
  - Die sozialen Kontakte sind gefestigt.
  - Die eigene Weltanschauung steht.
  - Die Lebens- und Liebesfähigkeit sind voll entwickelt und können gelebt werden.
- Eine „Steigerung" ist meist nicht mehr möglich.
- Der „Wendepunkt" des Lebens mit notwendigen Neuorientierungen steht bevor.

Übergangsphase

- Bisher Gültiges wird hinterfragt → Unruhe und Unzufriedenheit.
- Der Abschied von einer bisherigen Lebensphase (z. B. Kindererziehung) fällt schwer.
  - Konflikt zwischen „festhalten wollen" und „loslassen sollen"
  - Entstehung von psychischen Spannungen, die sich erst lösen, wenn der Beginn einer neuen Lebensphase akzeptiert ist; typisch sind Selbstzweifel, Unzufriedenheit und Ängste
  - Alte Konflikte und Lebensthemen werden neu belebt und müssen bearbeitet werden.
- Es wird Bilanz über das bisherige Leben gezogen, um dann bewusst Abschied zu nehmen und in die neue Lebensphase einzutreten.
- Das Alter wird oft geringer gewertet als die Jugend und somit lange verdrängt; Druck der Öffentlichkeit, immer jung und attraktiv zu sein, scheint enorm zu wachsen.
- Frauen, die bisher schon mehrere Rollen gelebt haben und nicht in der Mutterrolle voll aufgegangen sind, haben oft weniger Probleme mit der Übergangsphase.

Verlustängste

- Veränderungen des Körpers werden oft als negativ erlebt: Angst vor dem Verlust der Attraktivität, Angst, nicht mehr begehrt zu werden.
- Ende der Fortpflanzungsfähigkeit → Angst vor dem Verlust der erotischen Gefühle, da je nach Erziehung die Sexualität eng mit der Fortpflanzung verknüpft ist
- Verlust an „Bedeutung", „Empty-Nest-Syndrom"

▶ Diese Ängste, die sich dann oft in Depressionen zeigen, müssen bewusst gemacht und die positiven Aspekte („frei von den Forderungen einer Familie", „Möglichkeit, Wünsche und Ideen zu verwirklichen!") müssen aufgezeigt werden. Der Dialog mit der Jugend sollte nicht vom Neid auf nicht Erreichtes oder Verlorenes geprägt sein.

Sexualität

- Sexualität im Alter ist häufig ein Tabuthema.
- Eventuell bestehen Ängste durch die religiöse Verknüpfung der Sexualität mit der Fortpflanzung.
- Das Verhältnis zur Patientin sollte über Jahre hinweg von Vertrauen geprägt sein und die Thematik des Klimakteriums sollte schon in jüngeren Jahren angesprochen werden, sodass ein offenes Gespräch möglich ist.
- Beschwerden im Bereich der Genitalorgane werden häufig verheimlicht → einfühlsam und behutsam danach fragen; evtl. werden Beschwerden als Strafe für die sexuelle Aktivität empfunden.
- Organisch bedingte Beschwerden sollten gezielt und suffizient behandelt werden.
- Sexualität im Altersheim sollte nicht unterbunden bzw. von vornherein unmöglich gemacht werden, wie leider immer wieder berichtet wird.

37.5 Osteoporose

▶ Die Knochen haben selbst nur wenige Östrogenrezeptoren. Östrogene wirken indirekt gegen die Osteoporose durch Förderung der intestinalen Kalziumabsorption und Antagonisierung des Parathormons am Knochen (→ Osteoklastenaktivität ↓).

37.5.1 Formen

Typ I und II

- Typ I = postmenopausale Osteoporose
- Typ II = senile Osteoporose
- Darstellung in Tab. 37.1

Tab. 37.1 „Postmenopausale" (Typ I) und „senile" (Typ II) Osteoporose. Quelle: Birkhäuser MH. Zur Östrogen-Gestagen-Prophylaxe der postmenopausalen Osteoporose. In: Lauritzen C, Hrsg. Menopause, Hormonsubstitution heute. Erlangen: Perimed; 1987.

	Typ I	**Typ II**
Alter (Jahre)	51–75	>70
Geschlechtsverhältnis (F : M)	6 : 1	2 : 1
Typ des Knochenverlusts	vor allem trabekulär	trabekulär und kortikal
Knochenabbaurate	beschleunigt	nicht beschleunigt
Lokalisation der Frakturen	Wirbelkörper (Kompression) und distaler Radius	Wirbelkörper (Randleiste) und Hüfte
Funktion	vermindert	erhöht
Umwandlung 25-OH-D_3 → 1,25-$(OH)_2$-D_3	sekundäre Abnahme	primäre Abnahme
Hauptursachen	menopausenbedingte Faktoren	altersbedingte Faktoren

37.5.2 Diagnostik

Klinik der manifesten Osteoporose

- zunehmende Kyphosierung der Brustwirbelsäule (Witwenbuckel)
- Abnahme der Körpergröße >4 cm; bisweilen sogar >10 cm
- Rippenbogen kann schmerzhaft den Beckenkamm berühren.
- Der Bauch ist durch die Rumpfverkürzung vorgewölbt.
- Typische Hautfalten vom Rücken zu den Flanken (Tannenbaumphänomen)

Indikation zur Diagnostik

DVO-Leitlinie: Empfohlener Start der Diagnostik bei 20%igem Risiko einer osteoporotischen Fraktur in den nächsten 10 Jahren (anamnestische Daten)

- Alter 50–60 Jahre
  - Wirbelkörperfraktur
  - periphere Fraktur als Einzelfallentscheidung (z. B. nach Bagatelltrauma)
- Alter 60–70 Jahre
  - Wirbelkörperfraktur
  - periphere Fraktur
  - proximale Femurfraktur eines Elternteils
  - Untergewicht
  - Nikotinkonsum
  - multiple Stürze (≥2 in den letzten 6 Monaten)
- Alter >70 Jahre
  - Lebensalter als Risiko ausreichend

Röntgen

- Messung von Kortikalis und Spongiosa sowie deren Verhältnis zueinander
- 40% der Gesamtknochenmasse müssen verschwunden sein, um die Zeichen der Osteoporose zu erkennen → zur Erfassung der frühen perimenopausalen Osteoporose wertlos.
- manifeste Osteoporose
  - Wirbelkörperdeformierungen wie Keil- oder Fischwirbel
  - proximale Femurfraktur (Oberschenkelhalsfraktur) als häufigste osteoporosebedingte Fraktur

Knochendichtemessung

> Methode zur Erfassung einer perimenopausalen Osteoporose und damit Grundlage zur Einleitung einer entsprechenden Therapie, um Spätschäden zu vermeiden.
> Ob die Knochendichte ein geeigneter Parameter zur Beurteilung des Frakturrisikos ist, wird derzeit allerdings hinterfragt; evtl. spielt die gesteigerte Knochenumbaurate im Alter eine entscheidende Rolle für das Frakturrisiko.

- **Photonenabsorptionsmessung:** Photonenabsorption eines oder zweier verschiedener γ-Strahlen durch den Knochen (distaler Radius)
- **Dual-X-Ray-Absorptiometry (DXA):** Bestimmung des Knochenmineralgehalts mit 2 verschiedenen Radioisotopen
  - Methode der Wahl (Auf ihr basieren alle großen Therapiestudien.)
  - Messung an der LWS (LWK 1–4) sowie am proximalen Gesamtfemur
  - Der niedrigere Wert wird verwendet.
  - Bestimmung des T-Wertes
    - Standardabweichung vom Durchschnittswert der Knochendichtewerte unserer Bevölkerung im Alter von 30
    - T-Wert –1 bis >2,5 (keine osteoporotische Fraktur) → Osteopenie
    - T-Wert ≤–2,5 → Osteoporose
    - T-Wert <–1 und Fraktur → manifeste Osteoporose

- Kostenerstattung durch die gesetzliche Krankenversicherung nur bei vorausgegangener osteoporoseverdächtiger Fraktur
- wiederholte Messungen > 60 Jahren (ab hier bleibt Knochenmasse relativ stabil) nur in besonderen Situationen
  - schwerer Vitamin-D-Mangel
  - längere Immobilität
  - systemische Glukokortikoidtherapie
- **Neutronenaktivierung des Gesamtkörpers:** aufwendige Methode zur Bestimmung des Gesamtkalziumgehalts des Skelettsystems
- **quantitative Computertomografie (QCT):** praktikabelste Methode mit Vergleichstabellen zum Normalkollektiv einer bestimmten Altersgruppe
- **sonografische Osteodensitometrie** (mit niederfrequentem US): geringes Auflösungsvermögen, aber hohe Eindringtiefe; Messung der Laufgeschwindigkeit des Schalls bzw. seiner Abschwächung → Rückschluss auf die Knochenmasse
  - Problem: Knochen ist nicht kompakt → schlechte Korrelation zu radiologischen Verfahren.

Knochenbiopsie

- gut reproduzierbare Ergebnisse, aber als invasive Methode nicht für die Reihenuntersuchung geeignet

Hautdickemessung

- obsolet
- hochfrequenter US (22 Mhz) → geringe Eindringtiefe, hoch auflösende Bilder
- Beurteilung der Hautdicke und der Kollagenbeschaffenheit → kosmetischer Benefit der HRT messbar →
- Rückschlüsse auf Kollagengehalt des Knochens

37.5.3 Prophylaxe und Therapie der Typ-I-Osteoporose

Therapievoraussetzungen

Als Therapieschwelle wurde durch die DVO-Leitlinie ein 30%iges Frakturrisiko bezogen auf die nächsten 10 Jahre festgelegt.

- Alter der Frau 50–60 und T-Wert ≤ –4
- Alter der Frau 60–65 und T-Wert ≤ –3,5
- Alter der Frau 65–70 und T-Wert ≤ –3,0
- Alter der Frau 70–75 und T-Wert ≤ –2,5
- Alter der Frau > 75 und T-Wert ≤ –2,0
- Alter der Frau > 50, Wirbelkörperfraktur und T-Wert ≤ –2,0

Therapie

- Basismaßnahmen
  - Vermeidung von Untergewicht (BMI > 20 anstreben)
  - Nikotinkarenz
  - 1200–1500 mg Kalziumaufnahme täglich
  - regelmäßige körperliche Aktivität mit Belastung des Bewegungsapparats
  - durchschnittlich 30-minütige Sonnenlichtexposition pro Tag mit unbedeckten Händen und Kopf
  - Überprüfung der Dosierung sturzfördernder und osteoporosefördernder Medikamente
- **Östrogensubstitution** (s. u.)
  - Einsatz wegen der Behandlungsrisiken nicht primär in der Therapie der Osteoporose
  - Östrogene können nicht bewirken, dass verlorene Knochensubstanz wieder eingebaut wird → nur im Sinne der Prophylaxe eines weiteren Abbaus zu sehen.

- effektive Östrogenminimaldosis
  - Estradiolester 1 mg
  - konjugierte Östrogene 0,6 mg
  - Ethinylestradiol 20 µg
  - Estriol kann wahrscheinlich auch in hohen Dosen von bis zu 10 mg die Osteoporose nicht verhindern.
- **SERM** (selektive Östrogenrezeptor-Modulatoren)
  - Raloxifen (Evista) 60 mg/d
- **Tibolon**
  - 1,25 mg/d
  - östrogene Wirkung am Knochen → Senkung des Frakturrisikos (LIFT-Studie)
  - induziert keine Endometriumhyperplasie oder ein Endometrium-Ca
  - senkt das Brustkrebsrisiko, aber erhöhtes Rezidivrisiko bei Z. n. Mamma-Ca (LIBERATE-Studie)
  - erhöhtes Schlaganfallrisiko!! → für ältere Frauen eher nicht geeignet (LIFT-Studie)
  - bei Z. n. Mammakarzinom kontraindiziert
- **Kalzitonin**
  - bei schwerer Osteoporose zusätzlich
  - z. B. Karil 100 IE/d s. c., später alle 2 Tage (nebenwirkungsreich)
- **Strontium**
  - Strontium Ranalat (Protelos) 2 g/d oral
- **Parathormon**
  - Teriparatid (Forsteo) 20 mg/d s. c.
- **Vitamin D**
  - als Ergänzung, 800–1000 IE/d
  - Kontrollen von Kalzium und Phosphat im Serum
- **Kalzium**
  - 1500 mg/d zur Aufrechterhaltung der Knochenmasse
  - bei schweren Osteoporosen bis 2000 mg/d
- **Bisphosphonate**
  - Hemmung der Osteoklasten und Stimulation der Osteoblasten → Zunahme der Knochenmasse
  - Alendronat (Fosamax) 10 mg/d ½ h vor dem Frühstück oder 70 mg/Woche oral
  - Risedronat (Actonel) 5 mg/d oder 35 mg/Woche oral
  - Ibandronat (Bondronat) 150 mg/Monat oral oder 3 mg alle 3 Monate i. v.
- **physikalische Therapie**
  - als begleitende Behandlung
- **Schmerztherapie**
  - zur Erhaltung der Mobilität

37.6 Hormonsubstitution

37.6.1 Ziele

▶ Durchführung zur Verhinderung oder Behandlung der Symptome des endogenen Östrogen- und Progesteronmangels

Wirkungen

- Zyklusregulierung
- Linderung der psychischen und vegetativen Symptome
- Verhinderung oder Therapie somatischer Störungen

- Prävention
  - Osteoporose, kolorektale Karzinome
  - Entgegen früheren Empfehlungen ist das kardiovaskuläre Risiko unter HRT nicht erniedrigt, sondern erhöht.
    - WHI- und HERS-Studie
    - Durchschnittsalter 63 Jahre
    - gilt sowohl für die kombinierte Therapie als auch für die Östrogenmonotherapie
    - Hinweise, dass die früh begonnene Östrogenmonotherapie wohl doch gefäßprotektiv wirkt (zurzeit keine anerkannte Indikation)
    - Neuere Untersuchungen zeigen jedoch, dass der frühzeitige Einsatz einer HRT bei gesunden, jungen postmenopausalen Frauen kein erhöhtes kardiovaskuläres Risiko aufweist.
  - Auch die Daten zur Demenzprävention bei Frauen über 65 sind unzureichend → keine Empfehlung für die HRT.

Zugelassene Indikationen

- klimakterische Beschwerden
- urogenitale Symptome
- Osteoporose-Prävention, wenn
  - keine Alternativen einsetzbar sind
  - wegen subjektiver Beschwerden ohnehin eine HRT indiziert ist

Risiken

- erhöhtes kardiovaskuläres Risiko bei älteren und kardial vorgeschädigten Frauen
- venöse Thrombembolien
- Hirninsult
- Mammakarzinom
  - Risikoanstieg entspricht dem Anstieg einer entsprechend später eintretenden Menopause.
  - Nach 5-jähriger kombinierter HRT steigt das relative Risiko auf 1,35.
  - Bei Östrogenmonotherapie steigt das Risiko wohl erst nach 10 Jahren an.
  - 5 Jahre nach Beendigung der HRT gleicht sich das Risiko dem nicht behandelter Frauen an.
  - Risikoanstieg bei kombinierter HRT, nicht bei Östrogenmonotherapie
  - mammografische Dichte unter HRT (nicht unter Tibolon) erhöht → verminderte diagnostische Wertigkeit → ggf. HRT 2–4 Wochen vorher absetzen
  - Ein Anstieg des Körpergewichts normalgewichtiger Frauen unter HRT erhöht das Mamma-Ca-Risiko.
  - HRT nach Mammakarzinom ist nicht zu empfehlen.
    - 10 Jahre nach Mamma-Ca scheint die HRT keinen negativen Effekt zu haben.
    - Tibolon erhöht das Rezidivrisiko (Liberate-Studie).
    - zur HRT nach DCIS liegen keine eindeutigen Daten vor.

37.6.2 Allgemeines

Überlegungen vor der Therapie

- HRT nur bei bestehender Indikation
- individuelles Abwägen der Risiken und Vorteile gemeinsam mit der Patientin
  - Alter und Vorerkrankungen (KHK, Hypertonus etc.)
  - Beeinträchtigung der Lebensqualität
  - Einsatz alternativer, nicht hormoneller Behandlungen
  - Insbesondere ältere Frauen und/oder hypertone Frauen sind insultgefährdet → sehr strenge Indikationsstellung bei Frauen > 60 Jahre.

- Von einem Beginn der HRT >60.–65. Lj. wird abgeraten.
- regelmäßige Überprüfung der Risiko-Nutzen-Abwägung
- Bei entsprechender Indikation und Abwägung ist ein früher Behandlungsbeginn sinnvoll.
- Abschätzen des Osteoporoserisikos (s. Abb. 37.**2**)
  - Anamnese (eigene und familiäre Belastung) und DXA (s. o.)
  - Wirkung der Bisphosphonate in der Primärprävention evtl. nicht so gut wie bisher erwartet
- zur Osteoporoseprophylaxe: Dauer mindestens 10 Jahre (bis mindestens 65. Lj., evtl. lebenslang)
- mindestens einmal im Jahr Vorsorgeuntersuchung erforderlich
- Rauchen kann den Nutzen der Substitution teilweise aufheben.
- Abbruchblutungen können weniger werden oder ganz aufhören.
- Azyklische Blutungen sind in den ersten 3–4 Einnahmemonaten normal, danach bedarf es der histologischen Abklärung.
- Karzinomrisiko
  - Ethinylestradiol erhöht das Risiko, an einem hereditären Mammakarzinom zu erkranken (nicht das Risiko eines sporadischen Mammakarzinoms).
  - Hormonsubstitution >5 Jahre erhöht die Inzidenz des Mammakarzinoms – das Risiko eines Endometriumkarzinoms wird durch die Kombinationstherapie mit Gestagenen deutlich gesenkt.
- **Cave** bei Hinweisen auf eine Thrombophilie in der Eigen- oder Familienanamnese, da HRT die Entstehung einer thromboembolischen Erkrankung fördert
- Bei sachgerechter Thromboseprophylaxe muss HRT nicht vor einer Operation abgesetzt werden, ist aber aus forensischen Gründen zu empfehlen.
- Eine transdermale HRT kann das Thrombembolierisiko der HRT senken.
- immer Endometriumschutz durch Gestagenzusatz (>10 d)
  - Intervalltherapie (z. B. 3-mtl.) nur im Einzelfall und unter Risikoaufklärung
  - fakultativ Gestagenspirale (Mirena)
    - Reduktion der systemischen Nebenwirkungen des Gestagens
    - Ein kleineres System mit Abgabe von 14 µg Levonorgestrel ist in der Entwicklung.
- Östrogenmonotherapie bei hysterektomierten Frauen
- Dosis des Östrogens so niedrig wie möglich

Östrogene

- Zusammenfassung der Nebenwirkungen in Tab. 37.**2**, Dosierungen zeigt Tab. 37.**4**
- Zunahme des koronaren Blutflusses
- HDL ↑, LDL ↓
- Ödemneigung, Brustspannen, Wadenkrämpfe, mäßige Gewichtzunahme, zervikaler Fluor → Östrogenkomponente reduzieren
- uterine Blutungsstörungen → Abrasio, ggf. Östrogenkomponente reduzieren
  - Histologisch proliferiertes oder hyperplastisches Endometrium bei niedriger Östrogendosis spricht für eine hohe endogene Östrogenproduktion (z. B. Adipositas) → zyklische Gestagentherapie für 3–6 Monate (z. B. Primolut-Nor 10 mg/d)

▶ Eine alleinige Östrogentherapie bei Frauen mit Uterus ist kontraindiziert (Risiko des Endometriumkarzinoms!)

Gestagene

- in jedem Zyklus in der vollen Transformationsdosis für 10 d, besser 12–14 d
- Zusammenfassung der Nebenwirkungen und Partialwirkungen in Tab. 37.**2** und Tab. 37.**3**, Dosierungen zeigt Tab. 37.**4**

ERHEBUNG DES POSTMENOPAUSALEN RISIKOS

für Patientin: Name/Vorname:.. Alter:....................

Adresse: ....

Indizien für das Vorliegen einer Osteoporose:

- ☐ vorbestehende Wirbelfrakturen ohne adäquates Trauma
- ☐ Abnahme der Körpergröße um > 4 cm
- ☐ verminderte Knochendichte (DEXA, QCT) bzw. osteoporosetypische Veränderungen im Ultraschall (QUS)

Klinische Faktoren, die mit einem erhöhten Osteoporoserisiko einhergehen:

- ☐ positive Familienanamnese hinsichtlich Osteoporose
- ☐ kurze Östrogenexpositionszeit (z. B. Abstand zwischen Menarche und Menopause < 30 Jahre, Phasen sekundärer Amenorrhö > 6 Monate)
- ☐ systemische Glukokortikoidtherapie für 6 Monate in pharmakologischen Dosen (d. h. über 7,5 mg Prednisonäquivalent)
- ☐ längere Immobilisation
- ☐ Malabsorption (z. B. Morbus Crohn, Z. n. Darmresektion) oder Mangel-/Fehlernährung (z. B. Anorexia nervosa, calciumarme Diäten, exzessiv Genussmittel)

Zusätzliche Indizien bzw. Risikofaktoren für KHK/Atherosklerose:

- ☐ positive Familienanamnese hinsichtlich KHK
- ☐ Angina pectoris
- ☐ Rauchen
- ☐ Hypercholesterinämie
- ☐ frühere Myokardinfarkte
- ☐ Diabetes
- ☐ arterielle Hypertonie

Zusätzliche Indizien bzw. Risikofaktoren für Mammakarzinom:

- ☐ Mammakarzinom in der Familie
- ☐ atypische Hyperplasie oder LCIS (lobuläres Carcinoma in situ) der Brustdrüse
- ☐ Mammakarzinom in der Vorgeschichte
- ☐ lange Östrogenexpositionszeit (Menarche < 12 Jahre, Menopause > 55 Jahre)
- ☐ Kinderlosigkeit, Alter bei erster Geburt

Sonstige Befunde von Relevanz:

....

Bisherige/frühere Therapie:

1. Hormonersatztherapie (HRT) ☐ nein ☐ ja wenn ja, von .... bis ....
   HRT wurde abgebrochen bzw. wird von der Patientin vernachlässigt oder ungern durchgeführt wegen:
   - ☐ Angst vor Brustkrebs
   - ☐ Brustspannungen
   - ☐ Ablehnung von Blutungen
   - ☐ Gewichtszunahme
   - ☐ anderer Grund..

2, sonstige Medikationen mit Einfluss auf o. a. Risiken:

....

Abb. 37.2 Erhebung des postmenopausalen Risikos.

Tab. 37.2 Nebenwirkungen von Östrogenen und Gestagenen bei der HRT.

Östrogene	Gestagene
bei hohen Dosen	**Progesteronderivate**
▪ schwere Beine	▪ Neigung zu Mykosen
▪ Wadenkrämpfe	▪ trockene Scheide
▪ Kopfschmerzen	▪ Förderung der Diurese (nur Progesteron)
▪ Schlaflosigkeit	**Nortestosteronderivate**
▪ Wasserretention	▪ Ödeme
▪ Mastopathie	▪ Depressionen
▪ Cholestase	▪ Libidominderung
▪ zervikaler Fluor	▪ Gewichtszunahme
▪ Pigmentierung	▪ Akne
	▪ Müdigkeit
	▪ Hirsutismus
	▪ Hypo-/Amenorrhö

Tab. 37.3 Partialwirkungen verschiedener Gestagene.

Substanz	östrogen	antiöstrogen	androgen	antiandrogen
Progesteron und Derivate				
Progesteron	–	+	–	–
Medroxyprogesteronacetat	–	+	–	+
Chlormadinonacetat	–	+	–	++
Cyproteronacetat	–	+	–	+++
Dydrogesteron	–	–	–	+
Medrogeston	–	–	–	+
19-Nortestosteronderivate				
Norethisteron und -acetat	++	++	++	–
Lynestrenol	++	++	++	–
Levonorgestrel	–	+++	++	–
Gestoden	–	+	+	–
Desogestrel	–	++	–	–
Dienogest	–	–	–	++/+++
sonstige				
Tibolon-Metabolite	+	+	++	–
Drospirenon	–	+	–	+

– keine Wirksamkeit, + Wirksamkeit

Tab. 37.4 Für die Hormonsubstitution empfohlene Dosierungen der Östrogene und Gestagene.

	Östrogene	Gestagene
oral	1–2(–4) mg Estradiol	100–200 mg Progesteron
	1–2 mg Estradiolvalerat	2 mg Chlormadinoacetat
	0,3–0,625–1,25 mg konjugierte Östrogene	1 mg Cyproteronacetat
	1–2(–4) mg Estriol	2,5–5–10 mg Medroxyprogesteronacetat
		5 mg Medrogeston
		10–20 mg Dydrogesteron
		2 mg Dienogest
		0,7–1 mg Norethisteronacetat
		0,075 mg Levonorgestrel
		2 mg Drospirenon
transdermal	0,025–0,05–0,1 mg Estradiol (Pflaster)	0,25 mg Norethisteronacetat
	0,5–1 mg Estradiol (Gel)	0,01 mg Levonorgestrel
vaginal	Estriol, Estradiol, CEE	
intramuskulär	4 mg Estradiolvalerat	
intrauterin (IUD)		0,02 mg Levonorgestrel

- Engstellung der Koronarien
- HDL ↓, LDL ↑
- negative Effekte auch bei natürlichem Progesteron → problematisch bei bereits kardiovaskulär vorgeschädigten Frauen
- Wahl des Gestagens nach individuellen Problemen der Patientin:
  - androgene Restwirkung gewünscht → z. B. Norethisteronacetat
  - neutrales Gestagen → Dydrogeston
  - antiandrogene Therapie → Cyproteronacetat, Chlormadinonacetat, Dienogest, Drosperinon
  - Neigung zu Wassereinlagerung → Drosperinon
- intrauterine Anwendung eines levonorgestrelhaltigen Systems (s. o.)

Kombinationspräparate

- Bei Kombinationspräparaten bleibt ein leicht positiver Effekt auf HDL und LDL (s. Tab. 37.5).

Indikation zur HRT

- (Behandlung von perimenopausalen Blutungsstörungen)
- Behandlung klimakterischer Beschwerden
- Behandlung chronischer Östrogenmangelerscheinungen bzw. Prävention derselben an:
  - Genitale, Haut und Schleimhäuten
  - Skelettsystem

Kontraindikationen

- unklare vaginale Blutungen
- Mammakarzinom, Endometriumkarzinom
- akute, schwere Lebererkrankungen
- thromboembolische Erkrankungen
- kongenitale Störungen des Lipidstoffwechsels

Tab. 37.5 Östrogene und Gestagene kombiniert (oral); Beispiele ohne Anspruch auf Vollständigkeit.

Präparat	Modus (Tage)	Zusammensetzung
zyklisch/Östrogen niedrigdosiert		
Climopax cyclo	28	0,625 mg konjugierte Östrogene 5 mg MPA
Presomen 0,6 comp.	21 u. 28	0,625 mg konjugierte Östrogene 5 mg Medrogeston
Cyclo-Östrogynal	21	1 mg Estradiolvalerat 2 mg Estriol/0,25 mg Levonorgestrel
Mericomb 1 mg	28	1 mg Estradiolvalerat 1 mg Norethisteron
zyklisch/Östrogen hochdosiert		
Climen	21	2 mg Estradiolvalerat 1 mg Cyproteronacetat
Cyclo-Progynova	21	2 mg Estradiolvalerat 0,5 mg Norgestrel
Klimonorm	21	2 mg Estradiolvalerat 0,15 mg Levonorgestrel
Mericomb 2 mg	28	2 mg Estradiolvalerat 1 mg Norethisteron
Östronara	28	2 mg Estradiolvalerat 0,075 mg Levonorgestrel
Osmil	28	2 mg Estradiol 5 mg MPA
Presomen 1,25 comp.	21	1,25 mg konjugierte Östrogene 5 mg Medrogeston
Procyclo	21	2 mg Estradiolvalerat 10 mg MPA
Sisare	21	2 mg Estradiolvalerat 10 mg MPA
Trisequenz Trisequenz forte	28	2 mg/4 mg Estradiol 1 mg Norethisteronacetat (8 Tbl. 1 mg Estradiol)
Gynamon	28	2 mg Estradiolhemihydrat 1 mg Norethisteronacetat
kontinuierlich		
Climopax 5 mg	28	0,625 mg konjugierte Östrogene 5 mg MPA
Climopax 2,5 mg	28	0,625 mg konjugierte Östrogene 2,5 mg MPA
Kliogest	28	2 mg Estradiol 1 mg Norethisteronacetat
Activelle	28	1 mg Estradiol 0,5 mg Norethisteronacetat

Tab. 37.5 (Fortsetzung).

Präparat	Modus (Tage)	Zusammensetzung
Merigest	28	2 mg/4 mg Estradiolvalerat 0,7 mg Norethisteron
Lafamme	28	1 oder 2 mg Estradiolvalerat 2 mg Dienogest

MPA = Medroxyprogesteronacetat

37.7 Therapieplanung

Prä- und Perimenopause

- **Blutungsstörungen** stehen im Vordergrund.
- kontrazeptive Maßnahmen einbeziehen
  - Ethinylestradiol niedrigdosiert (20 µg) bei fehlender Kontraindikation
  - Gestagenmonotherapie
    - Cerazette, Implanon (Gestagenimplantat), Mirena (IUP mit Levonorgestrel)
- **kein Kontrazeptionswunsch** bzw. Z. n. Sterilisation
  - zyklische Gestagentherapie vom 16.–25. Zyklustag
  - Sequenzialtherapie
    - 10–12 d nur Östrogen, dann 14 d Gestagen + Östrogen (mit oder ohne Einnahmepause möglich)
    - Östrogen sollte niedrig dosiert sein.
    - ist der Kombinationstherapie vorzuziehen

Peri- und frühe Postmenopause

- **Kombinationspräparate**
  - sequenziell
    - Östrogengabe erfolgt kontinuierlich
      - Verhinderung von klimakterischen Beschwerden in der früher üblichen Pause
    - 10–14 Tage zusätzlich Gestagen ab dem z. B. 12. Zyklustag in Transformationsdosis
    - sequenzielle Gabe im langen Zyklus, d. h., Gestagen nur alle 3–6 Monate ist nicht zu empfehlen
      - Risiko der Endometriumhyperplasie
  - Gestagen in Ovulationshemmdosis → Kontrazeption (s. Tab. 37.**6**)
- bei kontinuierlicher Kombinationstherapie häufig Durchbruchblutungen

Postmenopause

- **Kombinationspräparate**
  - sequenziell
  - kontinuierlich, vor allem nach Atrophie des Endometriums
    - frühestens 1 Jahr nach der Menopause
- **Tibolon** (Gestagen)
  - zerfällt in 3 Metabolite
  - östrogene Wirkung am Knochen, gestagene Wirkung am Endometrium → Atrophie, leicht androgene Wirkung
  - bessert vasomotorische und psychische Symptome
  - bei Unverträglichkeit von Östrogenen, Therapieversuch bei Libidoverlust, bei Mastodynie unter Kombinationstherapie
  - Prävention der Arteriosklerose und des Morbus Alzheimer ist noch nicht geklärt.

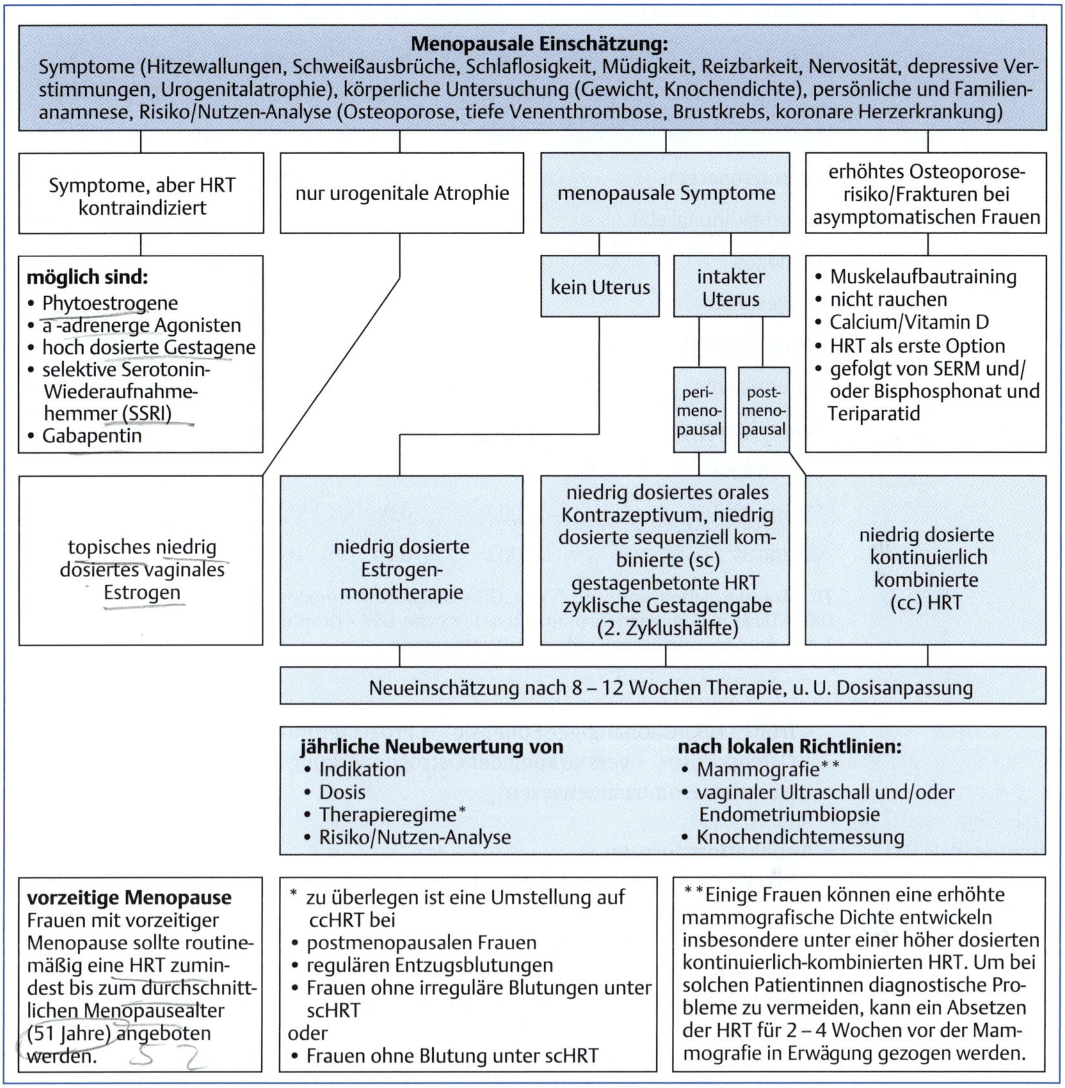

Abb. 37.**3** Praktische Empfehlungen zur Hormonersatztherapie in der Peri- und Postmenopause.

- erhöhtes Risiko thromboembolischer Ereignisse
- erhöhtes Rezidivrisiko nach Mamma-Karzinom

- **Gestagenmonotherapie**
  - bei Kontraindikationen für Östrogene, z. B. 20–40 mg/d MPA
  - Besserung der vasomotorischen Symptome
  - keine Prophylaxe der Osteoporose
  - evtl. lokale Östrogentherapie bei genitaler Atrophie

Hysterektomierte Patientin

- **Östrogenmonotherapie**
- **Gestagenzugabe** bei:
  - benignen Mastopathien
  - Raynaud-Syndrom

Tab. 37.6 Transformations- und Ovulationshemmdosis verschiedener Gestagene.

Gestagen	TD (mg)	OH (mg)	DKP (mg)	DSP (mg)	AA (%)
Medroxyprogesteronacetat	050				
Cyproteronacetat	012	1,0	2,0		100
Chlormadinonacetat	025	1,7	2,0	1,0	030
Dienogest	006	1,0	2,0		040
Norgestimat	007	0,2	0,25	0,18	
Levonorgestrel	004	0,06	0,125	0,05	
Norethisteron	100	0,4	0,5	0,5	
Norethisteronacetat	050	0,5	0,6		
Lynestrenol	070	2,0	0,75		
Desogestrel	002	0,06	0,15	0,025	
Gestoden	003	0,04	0,075	0,05	

TD = Transformationsdosis pro Zyklus, OH = Ovulationshemmdosis pro Tag, ohne Östrogene, DKP = Dosis in Kombinationspräparaten, 1. Woche, DSP = Dosis in 2- oder 3-Stufen-Präparaten, 1. Woche, AA = relative antiandrogene Wirksamkeit

- früher zyklusabhängiger Epilepsie (→ Progesteronderivat)
- Osteoporose (→ Verstärkung der Östrogenwirkung auf den Knochen nur für Norethisteron nachgewiesen)

Transdermale HRT

- **Applikationsformen**
  - Pflaster, z. B. Estraderm TTS
  - Gel, z. B. Gynokadin-Gel
- Vorteile
  - deutlich geringeres Thromboserisiko als bei oraler HRT
  - senkt Trigyzeridspiegel besser als orale HRT
- Nachteile
  - Orale Östrogene senken Lipoprotein a besser als transdermale → bei Dyslipidämie und zwingender HRT-Indikation besser orales Östrogen mit neutralem Gestagen einsetzen (z. B. mikronisiertes Progesteron).
  - fehlende Stimulation des SHBG-Spiegels → relative Hyperandrogenämie möglich
- **Indikationen einer parenteralen Therapie:**
  - Wunsch der Patientin
  - bei Hypertriglyzeridämie
  - Migräne
  - Nikotinabusus
  - Schilddrüsenerkrankungen
  - Hypertonie
  - Lebererkrankungen
  - gastrointestinale Probleme

Weitere parenterale Applikationsformen

- Nasenspray, z. B. AERODIOL
- Vaginalinsert, z. B. Estring
- Vaginaltabletten, z. B. Vagifem

Lokale Hormontherapie

Besonders bei vulvovaginalen Veränderungen indiziert.

- Estring
  - enthält 2 mg mikronisiertes 17β-Estradiol
  - Anstieg der Estradiolkonzentration im Serum auf maximal 20 pg/ml möglich
  - Wechsel des Ringes alle 3 Monate
- Vagifem
  - enthält 25 µg mikronisiertes Estradiol
  - Applikation in den ersten 2 Wochen täglich, dann 2 ×/Woche
  - bei Anwendung ≤ 2 ×/Woche keine wesentlichen systemischen Wirkungen
  - Eine höher dosierte Anwendung kann zu erhöhten systemischen Estradiolkonzentrationen führen.
- estriolhaltige Suppositorien und Cremes, z. B. Oekolp, Ovestin
  - niedrige Dosierung ≤ 30 µg 2 ×/Woche ohne wesentliche systemische Wirkung
  - 0,5 mg vaginal appliziert entsprechen 8 mg oral
- Die Notwendigkeit einer Endometriumprotektion durch Gestagene bei der Lokaltherapie wird kontrovers diskutiert.
  - sonografische Endometriumkontrolle
  - Gestagentest nach 3 Monaten
    - starke Blutung → regelmäßige, z. B. vierteljährliche Gestagengabe
    - schwache Blutung → Gestagengabe über mindestens 10 Tage jährlich
- Ein positiver Effekt auf postmenopausal auftretende rezidivierende HWI ist belegt.

Einsatz bei östrogenmangelbedingter Alopezie

- Ausschluss anderer Ursachen
  - Schilddrüsenfunktionsstörung → TSH
  - Eisenmangel → Ferritin; sollte > 40–70 µg/l sein
  - Hyperandrogenämie → Testosteron, DHEAS, Androstendion, SHBG
- Präparate
  - Ell Cranell 1 ×/d 3 ml auftragen
  - Pantostin Lösung 1 ×/d 3 ml auftragen

HRT bei Risikogruppen

- **kardiovaskuläres Risiko**
  - bei ungünstigem Lipidprofil, bekannten kardiovaskulären Erkrankungen eher nicht zu empfehlen
- **Varikosis**
  - niedrige Östrogendosis wählen, **Cave:** erhöhtes Thrombembolierisiko!
- **Hyperlipidämie**
  - s. kardiovaskuläres Risiko

Tab. 37.**7** Klinisch relevante Effekte verschiedener Gestagene.

potenzielle Risiken	19-Nortestosteronderivate	MPA	Dydrogesteron, Medrogeston, CMA, CPA	mikronisiertes Progesteron
Lipoproteine ↑	+	(+)	–	–
Insulinresistenz ↑	++	+	(+)	(+)
Gefäßwiderstand ↑	möglich	möglich	möglich	möglich
Wasser- und Salzausscheidung ↓	–	–	–	+

CMA = Chlormadinonacetat, CPA = Cyproteronacetat, MPA = Medroxyprogesteronacetat, + Wirksamkeit, – keine Wirksamkeit

- **Hypertriglyzeridämie**
  - relative Kontraindikation für Östrogene bei familiärer Hypertriglyzeridämie
  - Werte > 500 mg/dl → Risiko der Pankreatitis durch Östrogengabe
  - Gestagenmonotherapie oder transdermal niedrige Östrogendosis
- **Cholezystitis/Cholelithiasis**
  - orale Östrogengabe ist kontraindiziert → transdermale Applikation
- **hepatische Hyperbilirubinämie**
  - Die transdermale oder sublinguale Anwendung einer Kombination aus natürlichen Östrogenen und Progesteron oder Dydrogesteron oral ist unter strenger Laborkontrolle möglich bei:
    - Gilbert-Meulengracht-Syndrom, Rotor-Syndrom, Dubin-Johnson-Syndrom
- **rezidivierender SS-Ikterus**
  - hohe Östrogengaben vermeiden
- **Diabetes mellitus**
  - Östrogengabe → SHBG ↓ → biologisch aktive Androgene ↓ → Insulinresistenz ↓
  - relative Kontraindikation beim Typ II Diabetes
    - hohe Östrogendosen → verzögerte Insulinreaktion → vermeiden
  - am besten transdermale Applikation
  - keine konjugierten equinen Östrogene verwenden
  - Progesteron oder Dydrogesteron als Gestagen
  - 19-Nortestosteronderivate meiden
- **Myome**
  - Kombinationspräparate mit niedrig dosierter Östrogenkomponente
- **Otosklerose**
  - kein negativer Einfluss durch HRT
- **SLE, Epilepsie, MS**
  - Absetzen nur bei Verschlechterung nach Beginn der HRT
  - Östrogenmonotherapie kann Anfallsrisiko bei Epilepsie steigern
- **Ovarialkarzinom**
  - Östrogen-Gestagen-Kombination mit niedrigem Östrogenanteil
- **Mammakarzinom**
  - HRT ist nicht zu empfehlen.
- **Endometriumkarzinom**
  - Über 3–5 Jahre sollte bei notwendiger Substitution Medroxyprogesteronacetat 10 mg/d als Dauertherapie gegeben werden.
  - Nach 5 rezidivfreien Jahren (evtl. auch schon eher) ist ein kontinuierliches Kombinationspräparat mit niedrigem Östrogenanteil und 5–10 mg MPA (nicht aromatisierbares Gestagen) möglich.
- **Zervixkarzinom**
  - keine Einschränkung beim Plattenepithelkarzinom
  - Adenokarzinom → wie Endometriumkarzinom

Absetzen der HRT

- unklare uterine Blutungen
- tiefe Venenthrombose
- Verstärkung einer Migräne, Kopfdruck
- anhaltende Übelkeit, Pankreatitis
- Ikterus, Gallenbeschwerden
- allergische Reaktion (sehr selten)
- Mammakarzinom

Nicht hormonelle Therapie

- insbesondere bei Kontraindikation einer hormonhaltigen Therapie
- Osteoporoseprävention und Behandlung
  - Vitamin D und Kalzium
  - Raloxifen
  - Bisphosphonate
- vaginale Beschwerden
  - Einsatz von Gleitcremes
  - evtl. niedrig dosierte Östrogenisierung
    - z. B. ESTRING Vaginalinsert für 3 Monate
    - kein Risiko der Überdosierung
    - setzt 7,5 µg Estradiol/24 h frei
- klimakterische Beschwerden
  - Clonidin (jedoch wenig effektiv)
  - Mittel der 1. Wahl: Serotonin-Reuptake-Inhibitoren (Zulassung als Psychopharmaka → Therapieversuch mit geringster Dosierung beginnen)
    - Fluoxetin (z. B. Fluoxetin-Stada); 20 mg/d; Steigerung auf 60–80 mg bei normaler Leberfunktion möglich
    - Venlafaxin (Trevilor); 2 × 37,5 bis max. 375 mg Tagesdosis; Dosisanpassung bei Niereninsuffizienz, Leberstörungen und älteren Patientinnen
    - Paroxetin (z. B. Paroxetin AL 20 mg); 20 bis max. 60 mg/d, Dosisanpassung bei Niereninsuffizienz, Leberstörungen und älteren Patientinnen
      - Absinken des Tamoxifen-Hauptmetaboliten um 50 %
    - erhöhte Suizidgefahr
    - Opipramol (Insidon); Tagesdosis 1–6 Drg.
    - Gabapentin (z. B. Gabapentin AbZ); 300 bis max. 900 mg Tagesdosis
    - Phytoöstrogene
      - Isoflavone können den protektiven TAM-Effekt beeinflussen.
      - bevorzugt Cimicifuga racemosa (z. B. Remifemin)

38 Kontrazeption

▶ Beurteilung der Sicherheit einer Methode nach dem Pearl-Index = Versagerquote pro 100 Anwendungsjahre (d. h. Angabe der Schwangerschaften von 100 Frauen, die die Methode 1 Jahr anwenden) unter Einbeziehung der theoretischen Möglichkeit, 12-mal im Jahr schwanger zu werden. Ungeschützter Verkehr hat je nach Alter der Frau einen Pearl-Index von bis zu 80.

38.1 Kontrazeptionsberatung

Patientinnenprofil

- Wünsche, Werte, Ziele
  - Einstellungen und innere Schemata
  - Informationsquellen
  - Selbstbestimmung
  - Natürlichkeit der Methode
  - Kinderwunsch
  - Schwangerschaftsangst
- Risiken und Ressourcen
  - somatische und psychische Erkrankungen
  - Symptome und Beschwerden
  - familiäre Risiken
  - Gewicht
  - Alter
  - Verhaltens- und Persönlichkeitsmerkmale

Situationsprofil

- soziokultureller Hintergrund und sozioökonomischer Status
  - Sprache
  - Migrationshintergrund
  - finanzielle Situation
  - Einfluss von Familie und Partner
- Merkmale der Beziehung
  - Grad der Vertrautheit
  - Langzeit
  - Krise
  - Neubeginn
- Sexualverhalten
  - monogam
  - Spontaneität
  - wechselnde Partner

Methodenprofil

- Form- und Anwendungsweise
- Pharmakokinetik
- Pharmakodynamik

- Interaktionen
- Nebenwirkungen
- Pearl-Index
- Risiken
- Benefits

38.2 Verhaltensmethoden

Insbesondere die Methoden mit elektronischer Unterstützung (z. B. Persona) können auch zur Bestimmung des optimalen Konzeptionszeitpunkts genutzt werden.

38.2.1 Zeitwahlmethode (Knaus-Ogino)

Prinzip und Sicherheit

- nur bei stabilem Zyklus
- Rückrechnung vom 1. Tag der Periode
- oft in Kombination mit Temperaturmethode (auch ideal zur Bestimmung des Konzeptionsoptimums bei Sterilitätspatientinnen)
- Pearl-Index 10–47 → Einstufung als unsicher

Ogino-Methode

- kürzester Zyklus minus 18 Tage → erster fruchtbarer Tag
- längster Zyklus minus 11 Tage → letzter fruchtbarer Tag →
- fruchtbare Phase bei 26- bis 30-tägigem Zyklus: 8.–19. Zyklustag

Knaus-Methode

- kürzester Zyklus minus 17 Tage → erster fruchtbarer Tag
- längster Zyklus minus 13 Tage → letzter fruchtbarer Tag →
- fruchtbare Phase bei 26- bis 30-tägigem Zyklus: 9.–17. Zyklustag (etwas unsicherer, da 3 Tage kürzer)

38.2.2 Temperaturmethode

Prinzip und Sicherheit

- thermogener Effekt des Progesterons
- Anstieg der Basaltemperaturkurve 1–3 Tage nach der Ovulation um ca. 0,2–0,4 °C
- Anstieg bleibt bis zur Regelblutung erhalten
- Pearl-Index 1–2

Vorgehen

- Nachtruhe von mindestens 6 h
- Messung *vor* dem Aufstehen, immer zur gleichen Zeit
- mindestens 3 Tage Temperaturanstieg > 0,2 °C (meist > 37 °C) → sichere Corpus-luteum-Phase (nur hier Geschlechtsverkehr) (s. Abb. 38.**1**)
- treppenförmiger Anstieg → V. a. Corpus-luteum-Insuffizienz oder luteinisierten, nicht rupturierten Follikel (LUF)
- Es sollten einige Zyklen gemessen werden, um eine Regelmäßigkeit zu sichern.
- erweiterte Form: Geschlechtsverkehr vom 1. Zyklustag bis 6 Tage vor der zu erwartenden Temperaturerhöhung (Pearl-Index 3)

Fehlerquellen

- fieberhafter Infekt
- Alkohol
- Schlafentzug

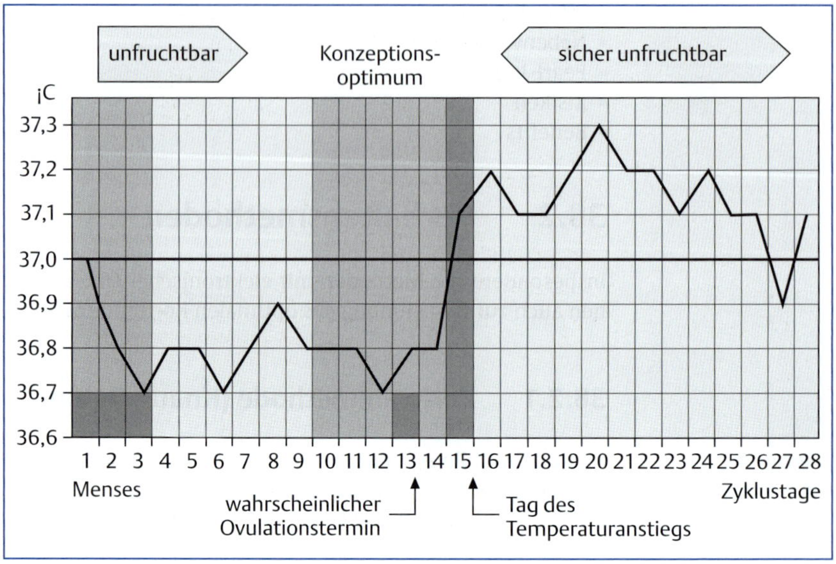

Abb. 38.**1** Basaltemperaturkurve.

38.2.3 Schleimmethode nach Billings

Prinzip und Sicherheit

- Veränderung des Zervixschleims unter vermehrtem Östrogeneinfluss präovulatorisch (Menge ↑, Spinnbarkeit ↑, Verflüssigung)
- Pearl-Index 5–25 → unsicher

Vorgehen

- abstinente Phase vom Beginn des Schleimabgangs bis 4 Tage nach dem maximal spinnbaren, flüssigen Schleimabgang
- kommerzielle Minimikroskope zur Beurteilung der Kristallisationsphänomene
  - z. B. PC 2000, PG 53, Maybe Baby

38.2.4 Symptothermale Methode

Prinzip und Sicherheit

- Berücksichtigung der Aufwachtemperatur und des Zervixschleims
- Pearl-Index 0,5

Vorgehen

- z. B. Computer Cyclotest 2 Plus
  - misst Aufwachtemperatur sehr präzise
  - speichert die Daten und wertet automatisch aus → Anzeige der fruchtbaren und unfruchtbaren Tage mit Zyklusübersicht
- weitere elektronische Messgeräte, die sich an Temperaturmethode anlehnen:
  - Babycomp, Ladycomp, Bioself 2000, Mini-Sofia

38.2.5 Bestimmung von Estriol-Glukuronid und LH (PERSONA)

Prinzip

- Messung von Östrogen-3-Glucuronid und LH (Parameter der bevorstehenden Ovulation) mittels Teststäbchen im Urin

Vorgehen

- 16 Messungen im 1. Verwendungsmonat
- 8 Messungen in den folgenden Zyklen
- Zykluslänge sollte zwischen 23 und 35 Tagen liegen.
- Zyklusschwankungen sollten nicht > 10 Tage sein → Anzeige der fruchtbaren Tage.

Kontra-indikationen

- Stillphase
- aktuelle Hormonbehandlung
- PCO
- Leber- und Nierenerkrankungen
- Perimenopause
- Aussagewert wird durch Tetrazykline beeinträchtigt

38.2.6 Coitus interruptus

Beurteilung

- unsichere, nicht zu empfehlende Methode
- Spermien können schon vor der Ejakulation austreten.
- Pearl-Index 20 → ggf. „Pille danach" empfehlen

38.2.7 Stillperiode (Lactational Amenorrhoea Method – LAM)

- Suppression der Ovulation durch Vollstillen
- bis 6 Monate post partum
- Regelmäßiges Stillen ist wichtige Voraussetzung.
- Pearl-Index: 6–7 → recht unsicher

38.3 Barrieremethoden

38.3.1 Scheidendiaphragma

Prinzip und Sicherheit

- mechanische und chemische Verhinderung der Spermienaszension durch eine sagittal in die Scheide eingelegte Membran, die mit spermizider Creme beschichtet wurde
- Anwendungsdauer < 2 Jahre → Pearl-Index 6
- Anwendungsdauer > 2 Jahre und > 35. Lj. → Pearl-Index 2,1 (z. B. Orthodiaphragma Größen 45, 60, 65, 70, 75, 80, 85, 90, 95)

Anpassung

- durch den Arzt
  - Zeige- und Mittelfinger werden bis zum hinteren Scheidengewölbe eingeführt.
  - Der Daumen markiert die Stelle des Kontakts des Zeigefingers mit der Symphyse.
  - Diaphragmadurchmesser = Abstand Mittelfingerspitze zur Daumenmarkierung
- Überprüfung der korrekten Wahl durch Anpassring
  - Der Ring soll durch das hintere Scheidengewölbe und den Hinterrand der Symphyse fest fixiert sein.
  - Druckgefühl und Faltenbildung → zu groß
  - leichtes Verrutschen → zu klein
- Die korrekte Einlage sollte der Patientin gezeigt und durch den Arzt kontrolliert werden.
- zunächst tägliches Üben des Einlegens

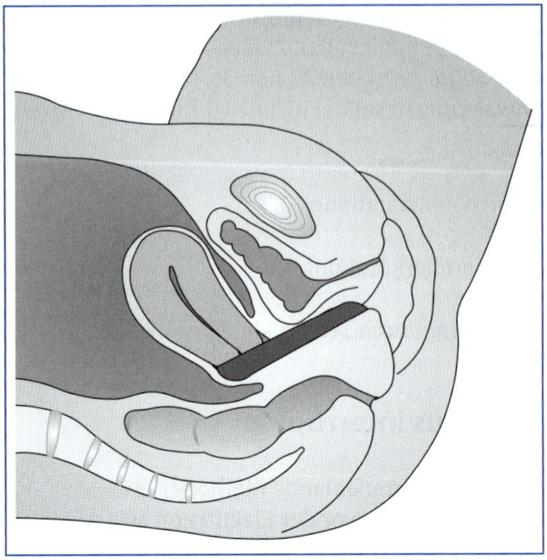

Abb. 38.2 Sitz des Diaphragmas.

Anwendung

- Einlage mindestens 10 min, max. 2 h vor dem Geschlechtsverkehr
  - > 2 h → zusätzliches Spermizid verwenden
- Blase entleeren
- beidseitiges Auftragen von spermizider Creme (einschl. Ränder)
- Zusammendrücken des Ringes und Einführen im Liegen mit angezogenen Beinen oder in der Hocke
- Überprüfen der korrekten Lage (s. Abb. 38.**2**)
  - ventral hinter der Symphyse
  - sakral im hinteren Scheidengewölbe
  - Portio durch das Diaphragma tastbar
- Mind. 6 h, max. 24 h nach dem Geschlechtsverkehr sollte das Diaphragma in der Scheide belassen werden.
- Bei häufigerem Verkehr sollte von vornherein mehr spermizide Creme aufgetragen werden (am Rand nur dünn; Gefahr des Verrutschens) und das Diaphragma zwischendurch nicht entfernt werden.
- Entfernen durch Anhaken des elastischen Ringes mit dem Finger
- Kontrolle auf Risse
- Reinigung mit warmem Wasser und Seife; keine Desinfektionsmittel!
- Ein Diaphragma kann 2–3 Jahre verwendet werden.

Vorteile

- Benutzung nur, wenn nötig
- kein gesundheitliches Risiko
- gewisser Infektionsschutz
- für den Partner nicht fühlbar (falls doch → korrekte Größe überprüfen)

Nachteile

- evtl. lokale Reizerscheinungen durch die spermizide Creme
- Manipulation vor dem Verkehr nötig → keine Spontansexualität möglich
- Notwendigkeit des Erlernens
- vermehrte Hämorrhoidenbildung
- vermehrte Neigung zu Harnwegsinfekten

Kontraindikationen

- starker Deszensus
- Kolpitis
- Fehlbildungen der Scheide
- Hymen intactum
- Allergie gegen Gummi oder Spermizide
- kurz nach der Geburt

Neu

- Lea contrazeptivum
  - eine Größe für alle Frauen
  - 48 h wirksam
  - Anwendung mit spermizidem Gel sicherer, Rate ungewollter SS 2,9 %

38.3.2 Portiokappe

Prinzip und Sicherheit

- Eine 22–31 mm große Gummihalbkugel (3–4 Größen) wird über die Portio gestülpt und verhindert die Spermienaszension.
- Pearl-Index 7

Anwendung

- Aufsetzen der Kappe nach der Menstruation durch die Frau selbst oder den Arzt
- Die Kappe saugt sich durch Kapillaradhäsion an der Portio fest (s. Abb. 38.**3**).
- Entfernung kurz vor der zu erwartenden Periodenblutung
- neuere Modifikation mit besserer Haftung durch Vakuum (Lea contrazeptivum)

Vorteile

- keine systemischen Nebenwirkungen
- zeitlich nicht an den Geschlechtsverkehr gekoppelt (Liegezeit ca. 3 Wochen)
- gewisser Infektionsschutz

Nachteile

- lokale Reizung
- Bei 50 % der Frauen muss die Einlage durch den Arzt erfolgen.
- relativ unsicher

38.3.3 Kondome

Einziges Kontrazeptivum, das einen effektiven Schutz vor sexuell übertragbaren Krankheiten bietet, z. B. HIV, Hepatitis, Chlamydien und HPV.

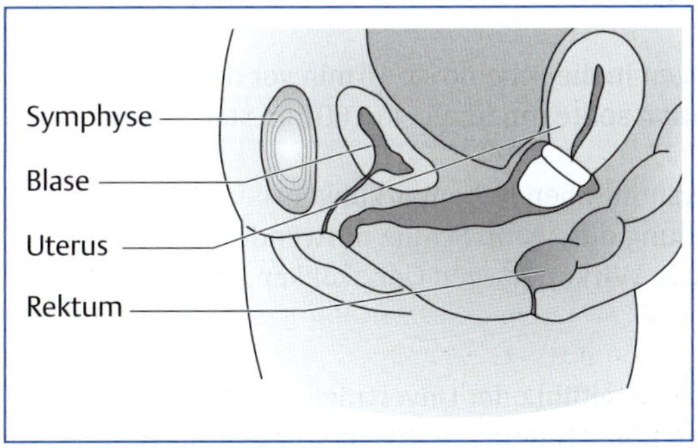

Abb. 38.**3** Richtige Lage der Portiokappe.

38.3.3.1 Kondom für den Mann

Sicherheit

- Pearl-Index 3–3,6
- während des Koitus geplatztes Kondom → postkoitale Kontrazeption
- Es sollten nur Kondome mit Gütesiegel (RAL) verwendet werden.

Anwendung

- Kondom vor dem Geschlechtsverkehr über den erigierten Penis stülpen (Verletzungen durch z. B. Fingernägel vermeiden!)
- Der Penis muss noch im erigierten Zustand unter Festhalten des Kondoms aus der Scheide herausgezogen werden.
- keine erneute Verwendung desselben Kondoms!

Vorteile

- keine systemischen Nebenwirkungen
- Infektionsschutz (AIDS, Geschlechtskrankheiten)

Nachteile

- Rupturgefahr
- verminderte Spontaneität
- verminderte Empfindung für den Mann

38.3.3.2 Kondom für die Frau (Femidom)

Prinzip und Sicherheit

- aus Latex oder Polyurethan
- Der kleinere elastische Innenring wird vor die Portio platziert, der größere Außenring mit dem offenen Ende bleibt vor der Scheide.
- zum einmaligen Gebrauch
- Pearl-Index > 20

Nachteile

- häufiges Herausrutschen
- geringe kontrazeptive Sicherheit

38.4 Spermizide

Prinzip und Sicherheit

- Inaktivierung der Spermien durch chemische Substanzen (Salben, Gel, Schaum, Zäpfchen, Vaginalschwamm)
- 3 als sicher eingestufte Wirkstoffe
  - Octoxinol, Menfegol, Nonoxinol (z. B. Patentex, Ortho-Creme)
- Pearl-Index 4–7

Anwendung

- Einbringen in die Scheide ca. 10 min vor dem Geschlechtsverkehr
- Ejakulation sollte innerhalb von 60 min stattfinden.

Vorteile

- keine systemischen Nebenwirkungen
- Anwendung nur, wenn Schutz notwendig ist
- protektive Wirkung gegen Gonokokken, Trichomonaden, Kandida und Herpesviren

Nachteile

- evtl. Wärmegefühl oder Unverträglichkeit
- Manipulation vor dem Geschlechtsverkehr notwendig
- bei erhöhter Feuchtigkeit in der Scheide evtl. kein ausreichender Schutz

38.5 Intrauterine Kontrazeptiva

38.5.1 Intrauterinpessar (IUP, IUD)

Prinzip

- Hemmung der Implantation der bereits befruchteten Eizelle (Fremdkörperreaktion des Endometriums)
- Störung der Spermienaszension (u. a. durch Kupfer)
- Störung der Tubenkontraktilität (durch freigesetzte intrauterine Prostaglandine)

Indikationen und Sicherheit

- Kontrazeption (Pearl-Index 0,3–3)
- insbesondere bei Kontraindikation für eine hormonale Kontrazeption
- postkoitale Kontrazeption bis zu 6 Tage nach dem Geschlechtsverkehr (s. u.)
- Verhinderung von Adhäsionen nach rekonstruktiver Uterusoperation

Einlage

- Information über Risiken und Nebenwirkungen (schriftliches Einverständnis)
- Wahl des Zeitpunkts
  - während der Menstruation (am häufigsten)
  - periovulatorisch (ebenfalls Öffnung des Zervikalkanals)
  - 6–8 Wochen post partum
- evtl. orale Einnahme von 400 µg Misoprostol am Vorabend der Einlage
  - Präparat ist in Deutschland nicht mehr erhältlich, wohl aber im Ausland.
- eindeutige Lage- und Größenbestimmung des Uterus durch Palpation und Vaginalsonografie
- Ausschluss einer Kolpitis (Nativabstrich, Methylenblaufärbung, KOH-Probe, Scheiden-pH)
- hygienisches Handling wie bei der Abrasio
- Anhaken der Portio, Streckstellung des Uterus durch Zug, Bestimmung der Sondenlänge
- Dilatation des Zervikalkanals nur bei Stenose notwendig (max. Hegar-Stift 5)
- Markierung der Sondenlänge auf dem Führungsrohr (Schieber) und Einschieben der Spirale in den Applikator
- vorsichtiges Einführen des Applikators in den Uterus bis zum Fundus uteri; nicht über die gemessene Sondenlänge hinaus; ggf. erneutes Messen
- Zurückziehen des Applikators unter Nachschieben des Mandrins
- Entfernen des Mandrins und komplettes Zurückziehen des Applikators
- Kürzen der Fäden
- vaginalsonografische Kontrolle der korrekten Lage (am Fundus)
- weitere Kontrollen nach der ersten Menstruation und dann alle 6 Monate

Präparate

- Multiload Cu 375
  - Liegezeit 5 Jahre, 375 mm^2 Kupferoberfläche
- Nova T
  - Liegezeit bis zu 5 Jahre, Silberkern (11–29 mg), Kupferoberfläche 208 mm^2
- femena/-gold
  - 375 mm^2 Kupferoberfläche/flexible Ärmchen mit Goldclip
- Goldlily
  - verschiedene Längen (normal, kurz, mini)
  - IUP aus Draht mit Gold-Kupfer-Legierung um T-förmigen Polyethylenkörper
  - Liegezeit für Goldlily normal 7 Jahre, Goldlily Double 10 Jahre

Kontraindikationen

- Anomalien des Uteruskavums (Septen, Myome etc.), Sondenlänge <5,5
- unklare abnorme Blutungen, akute Entzündung im Bereich des inneren und äußeren Genitales
- Malignome der Genitalorgane
- Z.n. Extrauteringravidität, septischer Abort
- Kupferallergie, Störungen des Kupferstoffwechsels (z.B. Morbus Wilson)
- Antikoagulanzientherapie, immunsuppressive Therapie

Nebenwirkungen und Komplikationen

- Blutungsstörungen (besonders Hypermenorrhöen)
- Rate an aufsteigenden Infektionen mit Adnexitis und evtl. Tuboovarialabszess erhöht (**Cave:** Nulliparae mit Kinderwunsch in der Zukunft! → hier zurückhaltende Indikationsstellung)
- Rate pelviner Infektionen in den ersten 3 Anwendungsjahren eines Kupfer-IUDs bei 2%
- Ausstoßung des IUDs (meist während der ersten beiden Zyklen)
- Extrauteringraviditätsrate von 0,8% auf 4% erhöht
- selten Synkopen oder Bradykardie beim Legen oder Entfernen
- Perforationsrate beim Einlegen 1/1000

Vorteile

- keine systemische Nebenwirkung bei recht großer Sicherheit (z.B. keine Störung der Libido)
- unabhängig vom Geschlechtsverkehr
- Geheimhaltung möglich
- vergleichsweise kostengünstig
- wenig Aufwand für die Frau (Patientenfehler nicht möglich)

Nachteile

- nicht unerhebliche Gefahr durch Komplikationen
  - Adnexitis, Tuboovarialabszess
  - Extrauteringravidität
  - gehäuft tubare Sterilität!!
  - Hypermenorrhöen, Dysmenorrhöen

▶ Nulliparae mit nicht abgeschlossener Familienplanung sollte aufgrund der genannten Nachteile von der Einlage eines IUDs abgeraten werden!

Gravidität bei liegendem IUD

- Extrauteringravidität ausschließen!
- Entfernung der Spirale ist indiziert, da:
  - bis zu 50% Spontanaborte
  - erhöhtes Infektionsrisiko
  - Frühgeburtlichkeitsrisiko vervierfacht
- Liegt die Spirale oberhalb der Fruchtblase, ist das Abortrisiko bei der Entfernung ca. 10%.

38.5.2 Mirena

- enthält 52 mg Levonorgestrel
- kontinuierliche Freisetzung von 20 µg/d Levonorgestrel
  - kontrazeptiver Mechanismus der Minipille vergleichbar
    - Viskositätserhöhung des Zervixschleims
    - Hemmung der Spermienmotilität
    - Suppression des Endometriums

- 25 % der Anwenderinnen haben sekundäre Amenorrhö.
- häufig Reduktion der Blutungsstärke → Einsatz auch unter therapeutischer Sicht bei Hypermenorrhö oder Menorrhagie
- keine Ovulationshemmung → kein Östrogenmangel
- Liegedauer bis zu 5 Jahre
- Pearl-Index 0,02
- Einsatz zur Endometriumprotektion
  - Östrogenmonotherapie bei der HRT
  - Tamoxifen

Einlage

- s. auch Kap. 34.4.1, S. 518
- während der ersten Tage der Menstruation
- Der Schutz besteht sofort nach der Einlage.

Indikationen

- Hypermenorrhö
- Kontrazeption
  - besonders für Multiparae > 30 Jahre
  - 6 (besser 8) Wochen postpartal in der Stillphase
- perimenopausal
  - Natürliche Östrogene können ohne Gestagenzusatz verabreicht werden → HRT und zusätzliche Kontrazeption.

Nebenwirkungen

- Schmierblutungen und Zwischenblutungen in den ersten 3–6 Monaten → ausführliche Aufklärung
- Akne (extrem selten)
- Kopfschmerzen und Brustspannen (selten und meist vorübergehend)
- Ovarialzysten
- pelvine Infektionen
  - mit 0,5 % in den ersten 3 Anwendungsjahren jedoch deutlich unter der Rate anderer IUDs

Kontraindikationen

- Uterusfehlbildungen
- Myome, die den Zugang zum Kavum erschweren
- für die Notfallkontrazeption nicht geeignet

Besonderheiten

- kraniales Ende (Abgang der Seitenarme) im US echoreich
- Hormonzylinder des vertikalen Schenkels im Längsschnitt ohne eigenen Schallreflex, sondern mit dorsalem Schallschatten
- Infektionsrisiko deutlich geringer als bei herkömmlichen IUP
- Thromboembolische Erkrankungen, Leber- und Stoffwechselstörungen stellen *keine Kontraindikation* dar.

38.5.3 Gynefix

- Kunststofffaden mit perlschnurartig aufgereihten Kupferelementen
  - mit 3 Kupferelementen (besonders bei Nulliparität)
  - mit 5 Kupferelementen
- Fixierung des proximalen Endes im Endometrium
- Liegezeit bis zu 5 Jahren
- Pearl-Index 0,1–0,3

Vorteile

- geringeres Risiko der Uterusperforation und der Ausstoßung
- keine Veränderung des Blutungsmusters

38.5.4 Essure

- hysteroskopische Insertion
- Einsatz von 2 spiralförmigen Implantaten in die Tubenostien
  - irreversible Vernarbung der Ostien
- scheinbar sehr sicheres Verfahren
- In den ersten 3 Monaten nach Insertion (bis zur Vernarbung) sollte zusätzlich verhütet werden.

Nachteile

- irreversibel
- Nidationsstörung bei IVF, falls doch Kinderwunsch auftritt

38.6 Sterilisation

38.6.1 Sterilisation beim Mann (Vasektomie)

Prozedere und Ergebnis

- Unterbindung des Ductus deferens (meist in Lokalanästhesie) an 2 Stellen und Entfernung des dazwischenliegenden Teilstücks
- alternativ:
  - Nahtligatur mit Faszieninterposition
  - thermische oder elektrische Kauterisation
- Ejakulat besteht nur noch aus Prostata- und Samenbläschensekret
- Kontrolle des Ejakulats 6 Wochen nach dem Eingriff (**Cave:** Erste Ejakulationen können noch Spermien enthalten.)
- Refertilisierungsrate bei Neuanastomosierung beträgt bis zu 70 %.
- Sicherheit 1/400, d. h., 1 Mann von 400 Operierten bleibt zeugungsfähig durch Unterbindung der falschen Struktur.

Kontraindikationen

- Varikozele, Hydrozele, Hernie, epididymale Zyste
- Hämophilie, Diabetes mellitus

Komplikationen

- Skrotalhämatom
- Infektionen
- Samengranulome

38.6.2 Sterilisation bei der Frau

Prozedere und Ergebnis

- Unterbrechung des Eitransports vom Ovar zum Uterus durch Unterbrechung der Tubenkontinuität
- Pearl-Index 0,3
- Auch bei sachgerechter Durchführung kann es in 1–2 % zum Versagen kommen (wichtig in der Aufklärung).
- erhöhte Rate der EUG bei den Sterilisationsversagern! (50 % aller Versager)
- Bei jungen Frauen unter 30 Jahren sind Versagerraten bis 3 % beschrieben.
- Die laparoskopische Sterilisation im Wochenbett hat die höchste Versagerquote → vermeiden.

- Durchführung in der 1. Zyklushälfte → Ausschluss der Einnistung eines bereits befruchteten Eies
- Eine Refertilisierung hat je nach „Radikalität" der Sterilisation nur geringe Aussichten auf Erfolg und wird von der Krankenkasse nicht finanziert.
- Der Partner muss *nicht* mit unterschreiben, jedoch sollte der Eingriff mit dem Paar zusammen besprochen werden.

Indikationen

- abgeschlossene Familienplanung
  - am besten > 30. Lebensjahr und mindestens 2 Kinder
  - Auch jüngeren Frauen sollte bei entsprechender Begründung die Sterilisation nicht vorenthalten werden.
- internistisches Risiko durch eine Schwangerschaft
- Unverträglichkeit kontrazeptiver Methoden

Zeitpunkt

- 1. Zyklushälfte bei nichtschwangeren Frauen
- Wochenbett
  - wenn Eingriff bereits in der Schwangerschaft besprochen wurde
  - Hinweis auf erhöhte Rekanalisierungsrate bei der Tubenkoagulation → besser transumbilikale Minilaparotomie mit Tubenteilresektion
  - am besten im Intervall nach 6 Wochen

Methoden

- **laparoskopische Tubensterilisation**
  - bipolare Hochfrequenzkoagulation
  - Thermokoagulation
    - 180 °C, 50 s
    - 140 °C, 50 s, zusätzliche Durchtrennung der Tuben
    - **Cave:** Mesosalpinx so weit wie möglich schonen
  - Clip-Technik (selten)
- **subumbilikale Minilaparotomie**
  - nur im Wochenbett indiziert, z. B. partielle Tubenresektion nach Pomeroy
- **Minilaparotomie**
  - bei Unmöglichkeit der laparoskopischen Methode, z. B. Methode nach Irving (doppelte Ligatur und Versenken der uterusnahen Tubenstümpfe im Myometrium)
- **im Rahmen einer Laparotomie,** z. B. Sectio
- **transvaginal**
  - bei Adipositas per magna
  - hohes Infektionsrisiko

Kontraindikationen

- Verwachsungsbauch (bei der Laparoskopie)
- allgemeine Kontraindikationen eines operativen Eingriffs

Vorteile

- hohe Sicherheit
- keine systemischen Belastungen

Nachteile

- endgültige Lösung (irreversibel)
- invasive Methode mit entsprechenden Risiken

38.7 Hormonelle Kontrazeption

Methoden

- **Ethinylestradiol + Gestagen**
  - Ein-Phasen-Präparat
  - Zwei-Phasen-Präparat
  - Drei-Phasen-Präparat
  - Sequenzpräparat
  - Vaginalring (Nuva-Ring)
  - transdermales System (Evra)
- Estradiol + Gestagen (Qlaira; seit 5/2009 zugelassen)
- **Gestagen ohne Zusatz**
  - Minipille
  - Mirena
  - Implantat
  - Gestagendepot

Prinzip aller systemischen hormonellen Kontrazeptiva

- kontrazeptiver Effekt hauptsächlich durch Gestagen
  - Suppression der LH-Sekretion der Hypophyse in hohen Dosen → Ovulationshemmung
    - Die Ovulationshemmung durch das Gestagen ist jedoch außer bei der Minipille Cerazette nicht sicher.
  - sekretorische Transformation des Endometriums
  - Abnahme der Tubenmotilität
  - Viskositätserhöhung des Zervixschleims
- Östrogenkomponente
  - hemmt FSH-Sekretion der Hypophyse → Ovulationshemmung
    - Hemmung der Follikelreifung

Substanzen

- orale Östrogen-Gestagen-Gemische
- Gestagene

Voraussetzungen

- Beginn nach Möglichkeit erst 2 Jahre nach der Menarche, um nicht ovarielle Funktionsstörungen zu maskieren
- keine Probleme der Reifung der Hypothalamus-Hypophysen-Ovar-Achse bei früher Einnahme
- Das Knochenwachstum ist im Allgemeinen mit dem 15. Lebensjahr abgeschlossen.

38.7.1 Orale Ovulationshemmer (Kombinationspräparate)

Wirkungsmechanismus

- Unterdrückung der hypophysären Gonadotropinsekretion
- frühe Transformation des Endometriums und damit Hemmung der für die Nidation notwendigen Proliferation
- für die Spermienaszension ungünstige Zervixschleimveränderung
- Veränderung der Tubenfunktion
- Östrogene und Gestagene tragen synergistisch zur Ovulationshemmung bei.
- kontrazeptive Wirkung vor allem durch das Gestagen; Östrogenanteil ist wesentlich für die Zykluskontrolle

38.7.1.1 Inhaltsstoffe und Zusammensetzung der Kombinationspräparate

Inhaltsstoffe

- **synthetische Östrogene** (Ethinylestradiol, Mestranol)
  - langsame Metabolisierung in der Leber → HWZ ca. 7 h
  - hohe Affinität zu Östrogenrezeptoren → überphysiologische Östrogenwirkung
  - Mestranol wird in der Leber zu Ethinylestradiol umgewandelt.
  - Dosierung des Ethinylestradiols je nach Präparat zwischen 15 mg und 50 mg
    - Anfangsdosierung so niedrig wie möglich: 20(–35) µg/d EE
    - 20 µg EE bei Erstverordnung, Risikofaktoren und Alter > 35 Jahre
    - 30–40 µg EE bei Zyklusstörungen
    - 50 µg (z. B. Gravistat 125) nur in speziellen Fällen
      - Zwischenblutungen auch unter Biviol
      - Zysten (Effekt umstritten)
    - Dosierung nicht über 50 µg/d EE
    - Je niedriger die Östrogendosis,
      - umso niedriger ist das Risiko einer venösen Thromboembolie,
      - umso häufiger treten Zwischenblutungen auf.
- **Gestagene** (leiten sich vom Progesteron, 17α-Hydroxyprogesteron oder 19-Nortestosteron ab).
  - Die biologische Auswirkung eines Gestagens wird in Art und Intensität durch die Östrogendosis bestimmt.
  - ältere Gestagene
    - Levonorgestrel, Norethisteron
  - moderne niedrigdosierte Gestagene der 3. Generation
    - Desogestrel 0,15 mg, z. B. Marvelon, Biviol (besonders bei Blutungsstörungen unter Ovulationshemmereinnahme)
    - Gestoden 0,075 mg, z. B. Femovan, Minulet
    - Norgestimat 0,25 mg, wirkt zu 60 % als Levonorgestrel, z. B. Cilest, Pramino (zur Aknebehandlung zugelassen)
  - antiandrogene Gestagene
    - Drospirenon 3 mg (zusätzlich antimineralokortikoide Wirkung → seltener einlagerungsbedingte Gewichtszunahme und Brustspannen), z. B. Yasmin
    - Dienogest, z. B. Valette
    - Chlormadinonacetat, z. B. Neo-Eunomin; 2-Stufen-Präparat

Tab. 38.1 Partialwirkungen häufig verwendeter Gestagene [10].

	glukokortikoide Wirkung	antimineralo-kortikoide Wirkung	antiandrogene Partialwirkung
Progesteron	–	+	+
Drospirenon	–	+	+
Levenorgestrel	–	–	–
Gestoden	–	–	–
Dienogest	–	–	+
Norgestimat	–	–	–
Desogestrel	–	–	–
Cyproteronacetat	+	–	+++
Chlormadinonacetat	+	–	++

Tab. 38.2 Ovulationshemmdosis und HWZ verschiedener Gestagene.

Gestagen	Ovulationshemmdosis (mg/d)	Halbwertszeit (h)
Chlormadinonacetat	1,7	34–84
Cyproteronacetat	1,0	48±10
Desogestrel	0,06	21
Dienogest	1,0	9
Drospirenon	2	25–33
Dydrogesteron	30,0	
Gestoden	0,03	18
Levenorgestrel	0,06	21–26
Lynestrenol	2,0	26
Medroxyprogesteronacetat	10,1	45
Norethisteron	0,4	
Norethisteronacetat	0,5	8
Norgestimat	0,2	58

- Cyproteronacetat, z. B. Diane-35, Ein-Phasen-Präparat (seit 3/95 wegen V. a. erhöhtes Risiko des Leberzellkarzinoms eingeschränkte Indikation; es gibt jedoch weder epidemiologisch noch im Tierversuch Hinweise für diesen Verdacht) → Diane-35 ist nur noch zur Behandlung der Akne, leichterer Formen des Hirsutismus und der androgenetischen Alopezie zugelassen, der Beisatz zur Kontrazeption ist gestrichen (dies gilt auch für alle anderen cyproteronhaltigen Präparate).

Ein-Phasen-Präparate

- Jede Tagesdosis hat dieselbe Konzentration.
- übliche Einnahme über 21 Tage, gefolgt von einer 7-tägigen Pause mit Blutung (21/7)
- Pause ist biologisch nicht notwendig.
  - Einsatz für Langzyklus möglich
    - Zurzeit ist noch kein Präparat in Deutschland hierzu zugelassen → Off-Label-Use.
    - Empfohlen sind 84 Tage gefolgt von einer 7-tägigen Pause.
    - Je länger der Langzyklus ist, desto wahrscheinlicher bleibt die Menstruation in der Pause aus.
    - Indikationen sind:
      - Wunsch der Frau
      - Dysmenorrhö
      - Hypermenorrhö und Menorrhagie
      - Der Einsatz bei anderen zyklusabhängigen Erkrankungen und Beschwerden wird diskutiert und von einigen Autoren empfohlen.
        prämenstruelles Syndrom
        Uterus myomatosus
        Endometriose
        polyzyklische Ovarien
        funktionelle Zysten

Androgenisierung (Akne, Seborrhö, Hirsutismus)
menstruelle Migräne
Eisenmangelanämie
Depressionen
Herpes genitalis
Diabetes mellitus
Morbus Crohn
multiple Sklerose
Psychosen
Schizophrenie
Asthma
katameniale Epilepsie

- zur Zyklusverschiebung geeignet
- Hauptanteil der verordneten Präparate
  - als Mikropille (Ethinylestradiol <0,035 mg) geeignet zur Erstverordnung
    - Ein Wechsel zur Mikropille ist u. a. sinnvoll, wenn ein anderes Präparat östrogene Nebenwirkungen (s. u.) verursacht.
    - z. B. Aida, Eve 20, Desmin 20, Lamuna 20, Leios, Lovelle, Miranova, Yasminelle
    - Bei Erstverordnung der 20 µg Präparate früh nach der Menarche ist zu beachten, dass die Knochendichte weniger zunimmt als bei Nichtanwenderinnen.
      - Ob 30-µg-Präparate eine bessere Situation erreichen, ist vorstellbar, aber nicht belegt.
      - Eine höhere Frakturrate bei 20-µg-Anwenderinnen konnte nicht gezeigt werden.
      - 30 µg EE sind bei Adoleszenten zu bevorzugen.
- Sonderform: YAZ (24 Tbl. 20 µg EE + 3 mg Drospirenon + 4 Tbl. hormonfrei)
  - Einnahmeschema 24/4, d. h. Verkürzung der hormonfreien Phase
  - Ziel ist die Reduktion menstrueller Beschwerden.

Sequenzpräparate

- 7 bis max. 11 Tage nur Östrogene
- 10–15 Tage zusätzlich Gestagen
- sinnvoll z. B. bei
  - Daueramenorrhö, Hypomenorrhö, Soorkolpitis
  - Uterus- oder Mammahypoplasie
  - Gestagennebenwirkungen anderer Präparate
    - Libidomangel
    - depressive Verstimmung
  - dysfunktionellen Blutungen (z. B. durch zu wenig Östrogen des Vorpräparats)
- höhere Östrogendosis von 50 µg/d notwendig
- Präparate z. B.
  - Oviol 22 (nicht mehr lieferbar), Cyclosa (Verordnung auf Rezept bei Zyklusstörungen, nicht mehr lieferbar)

Zwei-Stufen-Präparate

- in der 1. Einnahmestufe niedrigere Gestagendosis (10 Tage)
- in der 2. Einnahmestufe höhere Gestagendosis (11 Tage)
- Östrogendosis bleibt gleich.
- Sonderfall: mikrophasisches Einnahmeschema (Biviol)
  - 7 Tage: 25 µg Desogestrel + 40 µg Ethinylestradiol
  - 15 Tage: 125 µg Desogestrel + 30 µg Ethinylestradiol
  - Reduktion von Zwischenblutungen → Einsatz bei Blutungsstörungen unter anderen Ovulationshemmern

Drei-Stufen-Präparate

- Ziel dieser Dosierung ist es, den Gesamtanteil des Gestagens zu senken.
- besonders geeignet, wenn das vorherige Präparat gestagene Nebenwirkungen (s. u.) aufweist
- Phasen
  - 1. Einnahmephase niedriger Östrogen- und Gestagenanteil
  - 2. Einnahmephase mit Erhöhung beider Komponenten
  - 3. Phase mit vermindertem Östrogenanteil und Steigerung des Gestagenanteils
- Präparate z. B.
  - Triquilar, Trisiston, Trinovum, Pramino, Synphasec, NovaStep, Novial

Kombination Dienogest/Estradiol

- Östrogenkomponente mit natürlichem Östrogen (Estradiolvalerat)
  - Problem ist die Zyklusstabilität, da EE eine höhere Bioverfügbarkeit hat → mehrphasiges Einnahmeschema.
    - Verringerung der Östrogen- und Steigerung der Gestagendosis über einen Einnahmezeitraum von 26 Tagen + 2 hormonfreie Tbl.
    - Tag 1 und 2: nur 3 mg E2V
    - Tag 3 bis 7: 2 mg DNG + 2 mg E2V
    - Tag 8 bis 24: 3 mg DNG + 3 mg E2V
    - Tag 25 und 26: nur 1 mg E2V
    - Tag 27 und 28: Plazebo
- Zulassung als Qlaira Mitte 2009

38.7.1.2 Nebenwirkungen und Nebeneffekte

Zu viel Östrogen

- **Symptome**
  - Hypermenorrhö, Myomwachstum, Fluor
  - Brustspannen, Mastopathie
  - schnelle Gewichtszunahme, Ödeme, Varikose, schwere Beine
  - Chloasma (= umschriebene Braunfärbung durch Hyperpigmentierung → abendliche Einnahme, evtl. Lichtschutzcreme)
  - Übelkeit, Migräne, Blutdruck ↑
- **Maßnahme:** Umsteigen auf Mikropille

Zu wenig Östrogen

- **Symptome:** Hypomenorrhö, Zyklusinstabilität, Soorkolpitis, dünne Haut, Haarprobleme
- **Maßnahme:** Präparat mit 50 µg Östrogen (Neo-Eunomin, Cyclosa (nicht mehr erhältlich), Gravistat 125)

Zu viel Gestagen

- **Symptome**
  - Zwischenblutungen, Neigung zu Pilzinfekten
  - Libidoverminderung, trockene Vagina, Kohabitationsbeschwerden
  - Appetit ↑, langsame Gewichtszunahme
  - Müdigkeit, Antriebsarmut, Depressionen, Verstimmung
- **Maßnahme:** Drei-Stufen-Präparat oder Sequenzpräparat oder Kombination mit wenig Gestagen (z. B. EVE, Leios, Miranova)

Östrogen/Gestagen unausgewogen

- **Symptom:** Zwischenblutungen
- **Maßnahme:** Drei-Stufen-Präparat

Seltene Nebenwirkungen

- Ovarialzysten
- Extrauteringravidität
- Blutungsanämie
- rheumatische Erkrankungen

Fettstoffwechsel

- HDL ↓ durch
  - hohen Androgenspiegel (z. B. polyzystische Ovarien)
  - Adipositas
  - Gestagene, die sich vom 19-Nortestosteron ableiten (s. o.)
  - Nikotinabusus
- Wirkung der Östrogene
  - Triglyzeride, Phospholipide, Gesamtcholesterin und HDL ↑
  - LDL ↓
- Wirkung der Gestagene
  - HDL ↓ (besonders bei Präparaten, deren Gestagenanteil dominiert bzw. eine relativ ausgeprägte androgene Restwirkung hat)
- Alle niedrigdosierten Kombinationspräparate haben keine negative Auswirkung auf den Fettstoffwechsel.
- Die besonders in den ersten 3–6 Monaten auftretenden Veränderungen des HDL-Spiegels gleichen sich bei längerfristiger Anwendung wieder prätherapeutischen Werten an.
- Hormoninduzierte Veränderungen von Fettstoffwechselparametern haben nicht den gleichen diagnostischen Wert als Risikoindikatoren wie bei unbehandelten Patientinnen.
- Eine Arteriosklerose als Korrelat des veränderten Fettstoffwechsels unter Ovulationshemmern ist eher seltener als häufiger (in Bezug zu einer vergleichbaren Gruppe ohne Ovulationshemmer).

Gerinnungssystem

- Hochdosierte Östrogene und alte Gestagene senken Inhibitoren der Blutgerinnung wie Antithrombin III.
- Plasminogengewebsaktivator ↓, Fibrinogenkomplexe ↑
- Niedrigdosierte Ovulationshemmer haben allein keine wesentliche Wirkung auf das Gerinnungssystem.
  - Inzidenz der Thromboembolie liegt hier bei 0,4–0,6 Fällen/1000 Frauenjahre (Todesrisiko durch Schwangerschaft und Geburt liegt höher!)
- Risikofaktoren, die in Verbindung mit Ovulationshemmern zu einer vermehrten **Thromboseneigung** führen:
  - frühere thromboembolische Erkrankungen, familiäre Thrombophilie (→ ausführliche Eigen- und Familienanamnese), Varizen, Thrombophlebitiden, Gefäßverletzungen, Entzündungen
  - chirurgische Eingriffe, längere Hämostase, Bettruhe, Bewegungsmangel
  - Alter, Rauchen, Adipositas, schwerer Diabetes mellitus, Hyperlipidämie, hoher Blutdruck, Herz-Kreislauf-Erkrankungen
- Das relevante Risiko geht vom Östrogenanteil aus.
- Insbesondere für Drospirenon und CPA wurde ein erhöhtes Thromboserisiko diskutiert.
  - Neuere Untersuchungen konnten dies für die heute gebräuchlichen Dosierungen nicht bestätigen.

Hypertonie

- Präparate mit 50 µg EE → Blutdruck steigt diastolisch und systolisch leicht an
- Präparate < 50 µg EE → kein wesentlicher Einfluss auf den Blutdruck

- unter Einnahme zunächst vierteljährliche Kontrolle des Blutdrucks, dann jährlich
  - < 140/90 mmHg → regelmäßige Kontrolle
  - 140–160/90–95 → Präparat mit geringerem Östrogengehalt oder andere Methode
  - > 160/95 → Präparat absetzen, internistische Abklärung, nach Normalisierung evtl. reines Gestagenpräparat
  - > 200/100 → Präparat sofort absetzen, internistische Abklärung

Kohlenhydratstoffwechsel und Diabetes mellitus

- Niedrigdosierte Präparate beeinträchtigen die Insulintoleranz nur wenig.
- Diabetesneigung → Gefahr der Manifestation (wohl durch Gestagen) → Kontrollen bzw. andere Methode bei
  - familiärer Belastung
  - diabetischen Komplikationen während früherer Schwangerschaft
  - früherer Dekompensation des Kohlenhydrathaushalts bei Adipositas oder Stress
  - Frauen mit Kindern > 4000 g
- Bei Progesteronabkömmlingen tritt keine wesentliche (dosisabhängige) Beeinträchtigung der Insulintoleranz auf, jedoch Anstieg der Triglyzeride.
- Bei 19-Nortestosteronderivaten kann dosisabhängig eine Verschlechterung der Kohlenhydrattoleranz eintreten.
- Empfehlungen s. Tab. 38.**3**

Leber und Galle

- gerinnungsfördernde Faktoren ↑
- Lipoproteine s. Fettstoffwechsel
- Vitamin B1, B2, B6, B12, C und Folsäure ↓
- Induktion einiger Enzyme
- Synthetische Steroide beeinträchtigen Gallebildung und Sekretion.
  - Volumen der Galle ↓ Cholesterin in der Galle ↑
  - Cholestase
  - Häufigkeit der Gallensteine steigt auf das Doppelte.
- Gestagene erschweren die Motilität der Gallenblase.

Tab. 38.**3** Empfehlung zur oralen Kontrazeption (OK) im Hinblick auf den Kohlenhydratstoffwechsel.

Gesundheitszustand	Risiko von Diabetes durch OK	Therapie
gesund	sehr gering	OK Glucose im Urin alle 6 Monate oGTT nach 3–5 Jahren
Diabetes in der Familie	erhöht	Stoffwechselkontrollen OK Methode der 2. Wahl
gestörte Glucosetoleranz	erhöht	keine hormonale Kontrazeption
Gestationsdiabetes	unsicher	Stoffwechselkontrollen OK Methode der 2. Wahl
Diabetes Typ I (insulinabhängig)	unsicher	Stoffwechselkontrollen OK Methode der 2. Wahl
Diabetes Typ II (insulinunabhängig)	erhöht	keine hormonale Kontrazeption

- Stimulation der Porphyrinsynthese → hepatische Porphyrie möglich
- Kontraindikationen
  - Schwangerschaftsikterus in der Anamnese, exkretorische Leberfunktionsstörungen wie Rotor-Syndrom und Dubin-Johnson-Syndrom, andere vorausgegangene oder aktuelle Lebererkrankungen
  - jedoch: Ausgeheilte Hepatitis ist *keine Kontraindikation*, Leberzirrhose wird nicht verschlechtert.

Einfluss auf Tumoren

- **Risiko erhöht**
  - benigne Lebertumoren (nach 4-jähriger Einnahme 9 × höher als nach einjähriger Anwendung)
  - maligne Lebertumoren (nicht gesichert)
  - Mammakarzinom (unterschiedliche Veröffentlichungen, nicht gesichert)
  - Dysplasie der Zervix
    - Zervixkarzinomprävalenz der HPV-Infektion ist durch OH nicht gesteigert.
    - Steigerung des Zervixkarzinomrisikos nur durch ethinylestradiolhaltige Präparate (2- bis 2,5-fach)
    - keine Steigerung bei reinen Gestagenpräparaten
  - Risiko des malignen Melanoms ist entgegen früheren Angaben *nicht* erhöht.
- **Risiko erniedrigt**
  - benigne Mammaveränderungen (bei mindestens 50 µg EE)
  - Endometriumkarzinom (nach längerer Einnahme halbiertes Risiko)
  - Myome (besonders bei Präparaten mit niedrigem Östrogengehalt)
  - Ovarialkarzinom (nach 3–4 Jahren halbiertes Risiko)
  - funktionelle Zysten

Laktation

- Milchmenge wird dosisabhängig bis zu 42 % reduziert, ansonsten spricht nichts gegen Gabe eines niedrigdosierten Präparats; empfohlen wird jedoch die Einnahme eines reinen Gestagenpräparats (s. u.).
- Milchmenge bereits zu gering → Minipille (s. u.) oder IUP (nach Sistieren des Wochenflusses)
- Übergang in die Milch ist bei Mikropillen nicht nachweisbar.
- Reine Gestagenpräparate beeinflussen die Laktation eher positiv und sind zu bevorzugen.

38.7.1.3 Kontraindikationen und Interaktionen

Kontraindikationen

- Schwangerschaft
- Thrombosen, Embolien, Thrombophilie, Homozystinurie, Antiphospholipidsyndrom
- koronare Herzerkrankung, Herzinfarkt, zerebrovaskuläre Erkrankungen, Apoplex, unbehandelte Hypertonie ab 160/100 mmHg, arterielle Verschlusskrankheit
- Herzvitien mit Komplikationen
- schwere Hypertriglyzeridämie, Diabetes mellitus mit Gefäßveränderungen, Diabetes mellitus seit mehr als 20 Jahren
- starkes Rauchen > 30. Lebensjahr
- östrogenabhängige Tumoren (z. B. Mamma, Leberzelladenom)
- akute Hepatopathien, Störungen der Gallensekretion
- Enzymopathien der Leber: Dubin-Johnson-Syndrom, Rotor-Syndrom
- Migräne mit Aura
- systemischer Lupus erythematodes

- Porphyrien
- Adipositas per magna
- Herpes gestationis in der Anamnese
- Pemphigoid
- Otosklerose mit Exazerbation in früheren Schwangerschaften
- dauernde Immobilisation

Sofortiges Absetzen

- Schwangerschaft
- Migräneanfälle, akut auftretende Sehstörungen, Zunahme epileptischer Anfälle
- Hirndurchblutungsstörungen (z. B. TIA)
- Auftreten eines Ikterus
- Hepatitis
- generalisierter Pruritus
- deutliches Myomwachstum, Verschlechterung einer Endometriose
- Auftreten eines unklaren Mammatumors (bei rascher Klärung der Genese ggf. nicht notwendig)
- akute diabetische Entgleisung
- Blutdruckanstieg > 140/90 mmHg
- Angina pectoris, Herzinfarkt
- akute thromboembolische Ereignisse
- geplante Operationen mit erhöhtem Thrombembolierisiko (4–6 Wochen vorher)
  - falls nicht möglich → unter geeigneter Thromboseprophylaxe weiter einnehmen
- längere Immobilisierung

Interaktion mit anderen Medikamenten

- **Abschwächung** durch nachfolgend genannte Medikamente → andere Methode oder ununterbrochene Einnahme von monophasischen Kombinationspräparaten mit 30–50 µg Ethinylestradiol
  - **Antibiotika:** Ampicillin, Cephalosporine, Cotrimoxazol/Trimethoprim, Rifampicin
  - Tetracyclin und Doxycyclin haben *keine* abschwächende Wirkung.
  - **Antikonvulsiva,** z. B. Carbamazepin, Phenytoin, Primidon
  - Valproinsäure hat *keine* abschwächende Wirkung.
  - **Barbiturate**
- **Verstärkung** der Östrogenwirkung durch Vitamin C

38.7.1.4 Verordnung zur Kontrazeption und therapeutischer Einsatz

Erstverordnung

> Immer mit niedriger Östrogendosis beginnen. Auf Möglichkeit der Zwischenblutung besonders in den ersten 3 Zyklen hinweisen (→ Präparatewechsel erst nach 3 Zyklen).

- **sorgfältige Anamnese**
  - familiäre Häufung (bzw. eigene Erkrankung)
    - Herz-Kreislauf-Erkrankungen, Diabetes mellitus, Gerinnungsstörungen
  - Nikotinabusus
  - Medikamente
- **Untersuchung**
  - Blutdruckmessung
  - allgemeine gynäkologische Untersuchung einschließlich Brust
  - Zervixzytologie

- bei anamnestischen Hinweisen:
  - Lipoproteine, Antithrombin III, Protein C, Protein S, APC-Resistenz (APC: aktiviertes Protein C), ggf. Faktor-V-Mutation (Neuere Veröffentlichungen zeigen, dass eine ausführliche Familienanamnese in Bezug auf eine familiäre Thrombophilie denselben prädiktiven Wert hat wie die o.g. Untersuchungen.)
  - oraler Glukosetoleranztest
  - Augenhintergrund
  - Leberwerte, Oberbauchsonogramm
- Frauen > 35 Jahre, die rauchen, sollten grundsätzlich keine Kombinationspräparate verschrieben werden (erhöhtes Thrombembolierisiko durch Östrogenkomponente).

Während der Behandlung

- Nebenwirkungen erfragen
- halbjährliche gynäkologische Untersuchung einschließlich Mammae und Zervixabstrich

Besondere Überwachung bei

- akuter Operation
  - wenn Präparat nicht 4–6 Wochen vorher abgesetzt wurde → Heparinisierung und Frühmobilisation
- Varikose bzw. Phlebitis in der Anamnese; Medikamenten, die die Thrombosegefahr steigern
- Diabetes mellitus, Adipositas, Fettstoffwechselstörung, Porphyrie, Schwangerschaftsikterus bzw. -pruritus
- Migräne, Epilepsie, Otosklerose mit Verschlechterung in der Schwangerschaft, Herpes gestationis
- Myomen, Endometriose, Zwischenblutungen (evtl. durch verminderte Wirksamkeit), Mastopathie

Kontrazeption bei Jugendlichen

- am ehesten niedrigdosierte Kombinationspräparate
- Minipille (s. u.) ist zu unzuverlässig.
- Knochenalter 15 Jahre → 99 % der Erwachsenengröße sind erreicht.
- Verschreibung nach Möglichkeit erst 2 Jahre nach der Menarche, um nicht ovarielle Störungen zu maskieren
- Verordnung auch ohne Erlaubnis der Eltern möglich
  - 16- bis 18-Jährige: Einsichtsfähigkeit kann zugrunde gelegt werden.
  - Bei Verschreibung für 14- bis 16-Jährige sollte zur eigenen Absicherung der ausreichende psychische Reifegrad zur Einsichtsfähigkeit stichwortartig dokumentiert werden.
  - Verordnung für unter 14-Jährige nur mit Zustimmung der Eltern

Kontrazeption post partum

- Frauen, die nicht stillen, haben im Allgemeinen nicht vor 3 Wochen post partum ihre erste Ovulation.
- bei stillenden Frauen mit der hormonalen Kontrazeption erst beginnen, wenn der Milchfluss etabliert ist
- Reine Gestagenpräparate sind bei stillenden Frauen zu bevorzugen, z. B. Minipille oder Depotgestagene (s. u.), Beginn 6 Wochen post partum.
- Kombinationspräparate haben keine Auswirkung auf das gestillte Kind, können jedoch die Menge und Zusammensetzung der Milch beeinflussen (s. o.).
- Antiandrogene Gestagene (Chlormadinonacetat, Cyproteronacetat) sollten in der Stillphase nicht eingesetzt werden.
- Kondome oder Diaphragma, falls eine medikamentöse Lösung abgelehnt wird
- Kupfer-IUP oder Mirena 6–8 Wochen post partum (nach abgeschlossener Uterusrückbildung)

Kontrazeption über 40. Lj.

- Unfruchtbarkeit ist individuell nicht vorherzusagen → Kontrazeption ist notwendig.
- fast sicher
  - 2 Jahre Amenorrhö vor dem 50. Lj.
  - 1 Jahr Amenorrhö nach dem 50. Lj.
  - 3 × FSH-Bestimmung mit postmenopausalen Werten
- Hinweis auf erhöhte kardiovaskuläre Risiken insbesondere bei Kombinationspräparaten
- Empfehlung der Mirena-Einlage oder Sterilisation

Beratungsgespräch

- Beginn der ersten Einnahme am 1. Zyklustag, d. h. mit Beginn der Blutung
- Schutz bereits im ersten Einnahmezyklus
- Pillenamenorrhö ist bei korrekter Einnahme kein Problem
  - Ausschluss Gravidität
  - falls Amenorrhö als störend empfunden wird → östrogenbetonteres Präparat
- beim Präparatewechsel mit Verringerung der Dosierung, Beginn der neuen Einnahme am 1. Zyklustag, nicht nach 7-tägiger Pause (bei Erhöhung der Dosierung wie üblich nach 7-tägiger Pause)
- Einnahme vergessen
  - Die Ovulationshemmung wird als sicher angenommen, wenn mindestens die ersten 7 Tage korrekt eingenommen wurden.
- Einnahmefehler: Vorgehen bei nicht eingenommener Tablette(n) nach Ablauf von 12 h:
  - Pillenpackung aufbrauchen und zusätzliche kontrazeptive Maßnahmen während des Einnahmezyklus
  - ungeschützter Verkehr nach Ablauf der 12 h → Postkoitalpille
- Erbrechen innerhalb der ersten 3–4 h nach Einnahme →Verfahren wie bei einer vergessenen Tablette
- gastrointestinale Störungen über mehrere Tage → zusätzliche kontrazeptive Maßnahmen notwendig
- Pillenpause ist obsolet.
- Kombinationspräparate haben langfristig keine negativen Auswirkungen auf die Fertilität.
- Post-Pillen-Amenorrhö bei 1,5 % der Frauen
- keine nachteiligen Auswirkungen auf direkt nachfolgende Schwangerschaften (z. B. Abort, Fehlbildungen)
- keine Hinweise auf teratogene Effekte, wenn in der Frühschwangerschaft versehentlich die „Pille" eingenommen wurde
- Vor geplanten Operationen mit erhöhtem Thrombembolierisiko sowie bei längerfristiger Immobilisation sollten Ovulationshemmer 4–6 Wochen vorher abgesetzt werden.
  - ist dies nicht möglich → weiter einnehmen unter geeigneter Thromboseprophylaxe

Therapeutische Anwendung

- **Dysmenorrhö** (wenn nicht organisch bedingt, z. B. Endometriose)
  - durch gestörte lokale Prostaglandinbildung im Endometrium → zu viel $PGF_{2\alpha}$ durch lokale Östrogendominanz →
  - Kombinationspräparate
    - 1-Phasen-Präparate im Langzyklus
- **prämenstruelles Syndrom**
  - häufig zwischen 30. und 40. Lebensjahr
  - Beginn in der 2. Zyklushälfte mit Intensivierung prämenstruell

  - Symptome: emotionale Instabilität, Depressionen, Mastodynie, Kopfschmerzen, Leibschmerzen →
  - evtl. Therapieerfolg mit Kombinationspräparat (1-Phasen-Präparat im Langzyklus) oder Gestagenen
- **dysfunktionelle Blutungen**
  - zunächst Ursache abklären!
  - zur Blutungsstillung 2-Phasen-Präparat (Biviol), dann ggf. Kombinationspräparat, z. B. 1-Phasen-Präparat im Langzyklus oder Biviol weiter
- **Ovarialzysten**
  - Follikelzysten
    - durch Ausbleiben der Ovulation
    - Eventuell bleibt Östrogenproduktion bei intaktem Granulosaepithel erhalten → glandulär-zystische Hyperplasie und dysfunktionelle Blutungen.
  - Corpus-luteum-Zysten
    - oft mit Corpus-luteum-Insuffizienz → ebenfalls dysfunktionelle Blutungen möglich
  - Zysten (besonders Corpus-luteum-Zysten) lassen sich mit höher dosierten Kombinationspräparaten beeinflussen (Andere Autoren sehen keine Wirkung diesbezüglich.); falls keine Rückbildung in 2–3 Monaten → operative Abklärung
  - Zystenprophylaxe durch Langzyklus eines 1-Phasen-Präparats.
- **benigne Brusterkrankungen**
  - Gestagenbetonte Präparate oder Gestagene senken nach längerer Einnahme die Rate der Mastopathie.
- **Androgenisierungserscheinungen**
  - günstige Beeinflussung durch Kombinationspräparate mit antiandrogenem Gestagen
- **Endometriose**
  - Therapieversuch mit Gestagenen oder gestagenbetonten Kombinationspräparaten (kontinuierliche Einnahme über ½ Jahr; Langzyklus)
    - Mit Valette liegen diesbezüglich die meisten Erfahrungen vor.
- **Menstruationsverschiebung**
  - Zyklusverlängerung
    - 1-Phasen-Präparat → Präparat bis 2–3 Tage vor dem gewünschten Termin einnehmen
    - 2-/3-Stufen-Präparat → Verlängerung mit der 2. bzw. 3. Stufe; evtl. treten Schmierblutungen auf
  - Zyklusverkürzung
    - letzte Tabletten weglassen (2–3 Tage vor der gewünschten Menstruation)

38.7.2 Alternative Applikationsformen kombinierter Präparate

38.7.2.1 Transdermales System (Evra)

- Matrixpflaster mit 6,0 mg Norelgestromin und 0,6 mg Ethinylestradiol
- Aufkleben 3 × im Abstand von 7 Tagen, die 4. Woche ist pflasterfrei
- Vergessensspielraum von 2 Tagen
- Pearl-Index: 0,72–0,9
- Wirksamkeit bei Körpergewicht > 90 kg eingeschränkt
- Zyklusstabilität durch geringere Serumspiegelschwankungen

38.7.2.2 Vaginalring (Nuva-Ring)

- Ring aus Evatane, Durchmesser 54 mm, Dicke 4 mm
- enthält 11,7 mg Etonogestrel und 2,7 mg Ethinylestradiol
- Abgabe von 15 µg EE tgl. (→ niedrigste Dosis eines Kombinationspräparats)
- Ringeinlage vom 1. bis 5. Zyklustag möglich
  - jedoch bei Erstanwendung am 1. Zyklustag
- Ring verbleibt 3 Wochen, dann 1 Woche Pause.
- Tägliche Entfernung bis zu maximal 3 h ist möglich.
- hohe Akzeptanz durch gute Zykluskontrolle
- Ein Langzyklus ist möglich.
- Pearl-Index 0,4–0,65

38.7.3 Gestagene

38.7.3.1 Injektionspräparate

Präparate

150 mg Medroxyprogesteronacetat (MPA), z. B. Depo-Clinovir
- Indikation: nur, wenn andere Methoden nicht möglich sind
- Pearl-Index 0,3
- Beeinträchtigung der Wirkung durch andere Medikamente nicht bekannt
- verhindert 14 Wochen die Ovulation, zusätzliche Veränderung des Zervixschleims
- Injektion alle 12 Wochen, erstmals am 5. Zyklustag
- bei erneuter Injektion nach einem Intervall > 14 Wochen → Schwangerschaft ausschließen
- Stillende 6 Wochen post partum
- Nach längerer Anwendung kommt es zur Amenorrhö.
- verlängerte Dauer der Infertilität nach Absetzen (evtl. 10 bis max. 18 Monate)
- Irreguläre Blutungen und Spottings sind nicht ungewöhnlich (20 %).
- Gewichtszunahme

200 mg Norethisteronenantat, z. B. Noristerat
- Pearl-Index 0,3–0,9
- keine sichere Ovulationshemmung
- erstmals am 5. Zyklustag
- weitere 4 Injektionen alle 8 Wochen (da kürzere Plasmahalbwertszeit), dann alle 12 Wochen
- ansonsten wie MPA

Vorteile

- gut geeignet bei Frauen mit schlecht beherrschbaren Hypermenorrhöen und Eisenmangelanämie
- Besserung der hämatologischen Probleme bei Sichelzellanämie
- Anfallsfrequenz bei Anfallsleiden wird gesenkt.
- Geheimhaltung möglich
- Prävention des Endometriumkarzinoms ist besser als bei den Kombinationspräparaten.
- Risiko anderer gynäkologischer Malignome ist nicht erhöht.

Nachteile

- Knochendichte nimmt leicht ab.
  - nimmt bei perimenopausalem Einsatz postmenopausal auch nicht wieder zu
- Zyklusunregelmäßigkeiten (Amenorrhö, Schmierblutungen)
- verzögertes Einsetzen der Fertilität (s.o.) durch schlechte Steuerbarkeit

Kontraindikationen

- ungeklärte Blutungen
- Schwangerschaft
- akute Lebererkrankungen
- schwere arterielle Erkrankungen

38.7.3.2 Implantat (Implanon)

- Wirkstoff ist **Etonogestrel**.
  - 68 mg → Freisetzung anfangs 60–70 µg/d, später 25–30 µg/d
- Blockierung der Spermatozoenmigration durch Veränderung des Zervixschleims
- Ovulationshemmung

Sicherheit

- Pearl-Index (0)–0,08
- Wirkdauer 3 Jahre, Schutz ab Einlage
- rasche Wiederherstellung der Fertilität nach Entfernung

Einlage

- evtl. Testung der Gestagenverträglichkeit durch vorübergehende Einnahme von Desogestrel (Cerazette)
  - Etonogestrel ist der biologisch aktive Metabolit des Desogestrel.
- gynäkologische Untersuchung mit Vaginalsonografie vor Einlage
- Einlage in Lokalanästhesie
- **Ort:** subdermal in die Innenseite des nicht dominanten Oberarms
- mögliche Zeitpunkte:
  - am 1.–5. Zyklustag
  - am Tag nach der letzten wirksamen Pilleneinnahme
  - am Tag vor Absetzen der Minipille
  - sofort nach Abort im 1. Trimenon
  - 3–4 Wochen postpartal

Nebenwirkungen

- Blutungsunregelmäßigkeiten in den ersten Monaten (Schmier- und Zwischenblutungen), dann werden Blutungen meist kürzer und schwächer.
- Amenorrhö bei 20 % der Anwenderinnen
- Gewichtszunahme, Akne, Kopfschmerzen, Mastodynie, Verstimmungen, Libidoveränderungen

Kontraindikationen

- aktive thromboembolische Erkrankungen
- gestagenabhängige Tumoren
- schwere Lebererkrankungen
- unklare vaginale Blutungen
- bestehende oder vermutete SS

Entfernung

- 2 mm kleiner Hautschnitt über dem leicht tastbaren Ende
- Entfernung mit einer kleinen Klemme
- Dislokation → Lokalisation mit hochfrequentem Schallkopf (Mammasonde)

38.7.3.3 Intrauterines System

- s. Kap. 38.4.2, Mirena

38.7.3.4 Minipille

Prinzip und Sicherheit

- niedrigdosiertes orales reines Gestagenpräparat
- Blockierung der Spermatozoenmigration durch Veränderung des Zervixschleims
- Beeinträchtigung der Gonadotropinsekretion → Hemmung der Ovulation (keine zuverlässige Hemmung), in 40–50 %, Follikelreifungsstörung
- kontinuierliche tägliche Einnahme: immer zur gleichen Uhrzeit!!
  - Bei Cerazette ist zeitliches Fenster für die regelmäßige Einnahme von normalerweise 3 h auf 12 h erweitert.
- Pearl-Index 0,4–4,3

Indikationen

- zyklusabhängige Beschwerden
  - menstruelle Migräne
  - prämenstruelles Syndrom
  - Pelviopathia spastica
  - Dysmenorrhö
  - Hypermenorrhö
- östrogenabhängige Beschwerden
  - Adipositas
  - Ödemneigung
  - Uterus myomatosus
  - Endometriose
- Stillphase

Kontraindikationen

- schwere Leberfunktionsstörungen
- Schwangerschaftsikterus oder -pruritus sowie Herpes gestationis in der Anamnese

Präparate

- Norethisteron 0,35 mg/d: Conceplan M
- Levonorgestrel 0,03 mg/d: Microlut, 28 mini
- Desogestrel 0,075 mg/d (→ verlässliche Ovulationshemmung): Cerazette

Vorteile

- kein negativer Einfluss auf die Laktation
- in Verbindung mit der Stillphase guter Konzeptionsschutz
- Verordnung auch bei Frauen > 35. Lj. mit Risikofaktoren wie Diabetes, Hypertonus und Adipositas möglich

Nachteile

- häufig Schmier- und Durchbruchblutungen
- Prozedere bei irregulären und Dauerblutungen
  - sonografisch niedrig aufgebautes Endometrium
    - 2 × 1 Tbl. Cerazette über 2 Zyklen
  - sonografisch hoch aufgebautes Endometrium
    - zusätzliche Gabe von 1 × 1 Tbl. Norethisteronacetat 5 mg über 12 Tage
- 3 h Einnahmeverzug (außer Cerazette) → kein sicherer Schutz → zusätzlich andere Methode (z. B. Kondome)
- höheres Schwangerschaftsrisiko als bei den anderen Gestagenpräparaten

38.7.4 Postkoitale Kontrazeption

Prinzip

- Verhinderung der Einnistung der befruchteten Eizelle

Kontraindikationen

- Schwangerschaft → immer vorher SS-Test
- ungeschützter Verkehr vorher schon im gleichen Zyklus
- unklare Amenorrhö seit letztem Zyklus → SS-Test
- postkoitale Kontrazeption schon einmal in demselben Zyklus

Medikamentöse Verfahren

- Unofem und Levogynon sind in Deutschland zugelassen.
- 1 Tbl. 1,5 mg oder 2 Tabletten mit jeweils 750 µg Levonorgestrel
- gleichzeitige Einnahme der Tabletten möglichst zeitnah zum ungeschützten Verkehr
- Wirksamkeit ist bis zu 5 Tage nach ungeschütztem Verkehr belegt.
- Vom 1.–3. Tag steigt mit dem zeitlichen Abstand zwischen Einnahme und Koitus die Schwangerschaftsrate von 0,4 % in den ersten 24 h auf 2,7 % am 3.–5. Tag.
- Mögliche Nebenwirkungen sind Übelkeit und Unterbauchschmerzen.

Mechanisches Verfahren

- **Kupfer-IUD**
  - spätestens 6 Tage nach Geschlechtsverkehr
  - wenn Zeit nach Geschlechtsverkehr > 48 h
  - bei Kontraindikation für Postkoital-Pillen
  - Zuverlässigkeit > 95 %

38.7.5 Hormonelle Kontrazeption unter besonderen Gesichtspunkten

Androgenisierungserscheinungen

- Kombinationspräparat mit antiandrogenem Gestagen
  - Cyproteronacetat (z. B. Diane-35)
  - Chlormadinonacetat (z. B. Belara)
  - Dienogest (z. B. Valette)
  - Drospirenon (z. B. Yasmin)

Prämenstruelles Syndrom

- 1-Phasen-Präparat im Langzyklus
  - mit Drospirenon als antimineralkortikoidem Gestagen (z. B. Yasmin, Petibelle)
- Gestagenpräparat mit sicherer Ovulationshemmung (z. B. Cerazette)

Menstruelle Migräne

- Langzyklus mit Einphasenpräparat
- Gestagenpräparat mit sicherer Ovulationshemmung (z. B. Cerazette)
- keine Besserung → neurologische Abklärung; hormonale Kontrazeptiva eher kontraindiziert

Häufiger Zeitzonenwechsel

- Einsatz von lang wirkenden Systemen
  - Mirena
  - Nuva-Ring
  - Evra
  - Depot-Gestagene
    - Depot-Injektion
    - Implanon

Chronisch entzündliche Darmerkrankungen	▪ Parenterale Systeme sind zu bevorzugen. – s. „häufiger Zeitzonenwechsel"
Stillende Frauen	▪ Cerazette ▪ Mirena
Psychisch kranke und geistig behinderte Frauen	▪ Depot-Gestagene – Depot-Injektion – Implanon ▪ Mirena
Niereninsuffizienz	▪ Cerazette ▪ Mirena
Multiple Sklerose	▪ Hormonmilieu sollte konstant gehalten werden. – Cerazette – Einphasenpräparat im Langzyklus
Vaskuläre Risiken, KHK, Hypertonie	▪ Mirena ▪ Cerazette ▪ bei Tendenz zur Hypertonie evtl. Kombinationspräparat mit antimineralkortikoidem Gestagen (Drospirenon)
Hereditäre Thrombophilie	▪ Cerazette ▪ Mirena
Angeborene Koagulopathie	▪ u. a. Morbus Willebrand-Jürgens, Faktor-XI-Mangel ▪ Mirena zur Reduzierung der Blutungen
Sichelzellanämie	▪ Mütterliche Mortalität ist erhöht. ▪ erhöhtes Thromboserisiko → keine östrogenhaltigen Präparate ▪ Gestagenpräparate – Medroxyprogesteronacetat scheint Zahl der Krisen zu reduzieren.
Adipositas	▪ Bei Evra und oralen hormonalen Kontrazeptiva ist die Sicherheit reduziert. ▪ Depo-Clinovir und Nuva-Ring sind sicherer.
Prä- und Perimenopause	▪ Probleme: – instabile Zyklen – Hypermenorrhö, Menorrhagie – prämenstruelles Syndrom – beginnende klimakterische Beschwerden ▪ Konzeption noch möglich ▪ Präparate: – Depot-Gestagene (eher zurückhaltend s. o.) – Cerazette – Mirena

Diabetes mellitus Typ I und II	▪ Mirena ▪ bei Anwendung eines Kombinationspräparats – kein androgen wirkendes Gestagen – niedrigste EE-Dosis
Dysmenorrhö, Endometriose-schmerzen	▪ gestagenbetontes Kombinationspräparat im Langzyklus (z. B. Valette) ▪ Cerazette ▪ Depot-Gestagene ▪ Mirena
Mammakarzinom	▪ Mirena erscheint unbedenklich.

39 Androgenisierungserscheinungen

Normaler Androgenhaushalt

- Produktionsorte
  - Nebennieren (bes. DHEA[S])
  - Ovar (bes. Androstendion, Testosteron)
  - Vorstufen der dort gebildeten Östrogene
  - Muskel, Haut und Leber → Umwandlung von Vorstufen
  - z. B. in das potente Dihydrotestosteron
- zirkadiane pulsatile Rhythmen
  - Maximum in den Morgenstunden
  - Minimum um Mitternacht
- Nur freie Androgene wirken.
  - Hyperandrogenismus bei normalen Androgenwerten, aber erniedrigtem SHBG möglich

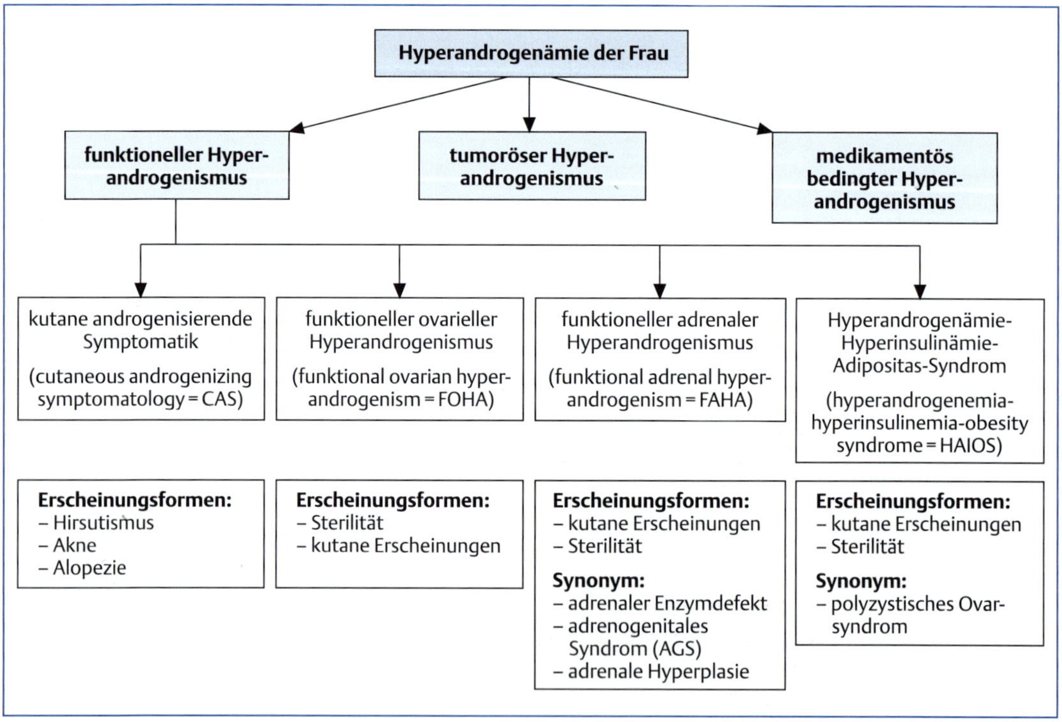

Abb. 39.**1** Klassifikation der Hyperandrogenämie nach Geisthövel (2002). Bei den Formen FOHA, FAHA und HAIOS können alle Sekundärerscheinungen der Hyperandrogenämie auftreten. Dazu zählen 1. das sonografische Bild des polyzystischen Ovars, 2. der verschobene LH:FSH-Quotient, 3. kutane Erscheinungen der Hyperandrogenämie (CAS), 4. Zyklusstörungen und 5. Sterilität. Quelle: GebFra-Refresher 2004; 40: R 157–R 196.

- Abbau durch:
  - 5α-Reduktase
  - Aromatase im Fettgewebe → Östrogen

39.1 Klinik

Überblick

- Hirsutismus (s. u.)
- Muskelhypertrophie
- Tieferwerden der Stimmlage
- Alopezie (besonders zentroparietal und temporal)
- Seborrhö → fettige Haut und fettiges Kopfhaar
- Akne: durch Seborrhö bedingte entzündliche Reaktionen → Komedonenfollikel = Mitesser
- Veränderungen der Genitalorgane
  - Klitorishypertrophie, Uterus- und Mammaatrophie
  - Abnahme der „weiblichen Fettpolster"
  - anovulatorische Zyklen, Amenorrhö und Sterilität
  - dysfunktionelle Blutungen
- Übergewicht (BMI > 25 kg/m^2)
- Galaktorrhö
- Diabetes Typ II
- Insulinresistenz
- Menometrorrhagien
- rezidivierende Ovarialzysten
- Sterilität
- fortgeschrittenes Knochenalter/Kleinwuchs

39.1.1 Hirsutismus

Definition

- Umwandlung von pigmentfreiem Vellushaar in grobes, langes, dunkles Terminalhaar mit männlichem Verteilungsmuster

Differenzialdiagnose

- nicht zu verwechseln mit der **Hypertrichose** = vermehrtes Terminalhaar am ganzen Körper, vor allem an den Unterarmen, Unterschenkeln und in der Lumbosakralregion

Schweregrade

- **Grad I**
  - Haarstraße vom Genitalbereich zum Nabel
  - Oberlippenbart
  - perimamilläre Behaarung
- **Grad II:**
  - Grad I +
  - Kinnbehaarung
  - Innenseite der Oberschenkel
- **Grad III:**
  - Grad II +
  - prästernal
  - Lumbalbereich
  - Gesäß
  - Schultern

39.2 Diagnostik

39.2.1 Allgemeine Diagnostik

Ausreichend bei einer milden, stationären Form und fehlendem Kinderwunsch.

Anamnese

- Beginn, Progredienz, Zyklus, Basaltemperatur, Medikamente, andere Erkrankungen, früheres Übergewicht
- Hinweise auf androgene Ursache
  - intrauterine Mangelentwicklung
  - Übergewicht in der Kindheit
  - frühe Pubarche
  - Pubarche – Menarche > 2 Jahre, Spätmenarche, primäre Oligomenorrhö > 2 Jahre
  - alle Formen der Androgenisierung
  - familiäre Disposition (z. B. AGS, Hirsutismus)

Inspektion

- Schweregrad
- Struma
- Stammfettsucht, Striae

Gynäkologischer Status

- Inspektion der Klitoris
- Vaginalzytologie
  - ausschließlich basophile Intermediärzellen, sauberer Hintergrund
  - Zeichen der Gestagenwirkung fehlen.
    - Einrollen der Zellränder
    - zellreich
- vaginalsonografische Beurteilung der Ovarien
  - polyzystisch?, Tumor?

39.2.2 Hormonbestimmungen

Indikation bei einem schweren, progredienten Verlauf und/oder Kinderwunsch.

Zeitpunkt

- frühestens 4 Wochen nach Absetzen jeder Hormontherapie
- während 2 verschiedener Menstruationszyklen
- zwischen 2. und 7. Zyklustag, idealerweise 3.–5. ZT, 8–10 Uhr

39.2.2.1 Stufendiagnostik

Basaldiagnostik

- **Testosteron (T)**
  - Indikator ovarieller und adrenaler Androgensekretion
  - Referenzbereich 0,1–0,6 ng/ml
- **Dehydroepiandrosteron(sulfat) = DHEAS**
  - Indikator für die Androgensekretion der Nebennierenrinde
  - Referenzbereich 0,4–4,3 µg/ml
- **SHBG**
  - Sexualhormon bindendes Globulin
  - Testosteron ist größtenteils an SHBG und Albumin gebunden.
    - Lediglich 2 % des Testosterons sind frei.

– Zunahme des SHBG → Gesamttestosteron bleibt unverändert oder ist erhöht, während das freie Testosteron relativ erniedrigt ist.
– Referenzbereich 18,0–114,0 nmol/l

- **zusätzlich bei postmenopausalen Frauen mit kutaner Symptomatik**
  – Estradiol
    - Norm postmenopausal < 70 pmol bzw. < 20 pg/ml

Erweiterte Diagnostik

- **Kortisol**
  – Indikator für pathologische Nebennierenrindenfunktion
  – AGS → ↓, Cushing-Syndrom → ↑
  – Referenzbereich 50–250 ng/ml (morgens), 20–120 ng/ml (abends)
- **17α-Hydroxyprogesteron**
  – Erhöhung beim häufigsten Enzymdefekt des AGS
  – Norm Follikelphase: 0,3–1,0 µg/l
- **Androstendion**
  – Bildung aus Progesteron im Ovar
  – Abnahme in der frühen Follikelphase (Tag 3–5)
  – prämenopausal 1,64–9,35 nmol bzw. 0,47–2,68 ng/ml
  – postmenopausal < 3,49 nmol bzw. < 1,0 ng/ml
- **zusätzlich bei Zyklusstörungen**
  – Prolaktin
  – FSH
  – Schilddrüsenhormone
- ggf. weitere Diagnostik
  – Molekulargenetik zum Ausschluss eines adrenalen Enzymdefekts
  – bildgebende Verfahren zum Tumorausschluss

39.2.2.2 Weitere Planung der Diagnostik

Normwerte

- keine weitere Diagnostik
- symptomatische Therapie (s. u.)
  – Glukokortikoide
  – antiandrogene Ovulationshemmer
  – Antiandrogene
  – Lokaltherapie
  – Clomifen oder HMG/HCG bei Kinderwunsch

Mäßig erhöhte Werte

Testosteron < 1,5 ng/ml; DHEAS < 7,0 µg/ml

- Androgenbildender Tumor scheidet eher aus (evtl. ACTH-Test zum Ausschluss eines heterozygoten AGS, s. u.).
- kein Kinderwunsch → symptomatische Therapie (s. u.)
- Kinderwunsch, Anovulation
  – Prolaktin erhöht (s. Hyperprolaktinämie) → ggf. Ausschluss Prolaktinom, Dopaminagonist
  – Prolaktin normal → Dexamethason-(DXM-)Langzeittest zur Therapieplanung
    - 0,5 mg DXM abends über 14 Tage
    - 2. Blutentnahme nach 14 Tagen zwischen 8 und 9 Uhr
    - bei Androgenspiegel im Normbereich oder um 0,3–0,5 ng/ml gesunken und Kortisol zwischen 20 und 40 µg/ml = 0,2–0,4 mg/dl (= supprimiert) → DXM in dieser Dosis für 3–6 Monate
  – keine Ovulation unter DXM → Clomifen oder HMG/HCG
  – keine Kortisolsuppression → Ausschluss eines Cushing-Syndroms

Stark erhöhte Werte

Testosteron > 1,5 ng/ml; DHEAS > 7,0 µg/ml

- Ausschluss eines adrenalen Enzymdefekts (AGS) durch ACTH-Test oder Molekulargenetik
  - Bestimmung von Kortisol, 17α-Hydroxyprogesteron
  - Gabe von 250 µg = 25 IE ACTH (z. B. Synacthen)
  - nach 60 und 120 min erneute Blutentnahme
  - Kortisolanstieg < 100 ng/ml und überschießender Anstieg eines der beiden Androgene → AGS
- Ausschluss eines androgenbildenden Tumors
  - CT, MRT
  - evtl. selektive Venenkatheterisierung von Ovar und Nebenniere → ggf. chirurgischer Eingriff

39.3 Sonderformen

39.3.1 PCO-Syndrom (Syndrom der polyzystischen Ovarien)

Definition

nach Stein und Leventhal 1935

- vergrößerte Ovarien
- Anstieg der Zahl der Sekundär- und Tertiärfollikel, verdickte Tunica albuginea, multiple luteinisierte Zellen
- Hyperandrogenämie meist mit klinischen Symptomen wie Hirsutismus
- Oligo-, Amenorrhö
- Adipositas

nach Konsensusvereinbarung:

- mindestens zwei der folgenden drei Kriterien:
  - klinischer und/oder biochemischer Hyperandrogenismus
  - Zyklusstörungen im Sinne einer Oligo- oder Amenorrhö
  - ultrasonografisches Bild polyzystischer Ovarien

Pathogenese

- Störung zwischen Hypothalamus, Hypophyse und Ovar →
- chronisch erhöhte LH-Sekretion mit konsekutiver unzureichender Östrogen-, überschießender Androgenbiosynthese und polyzystischen Ovarien (reversibel)

Ursachen

Ursache und Wirkung sind noch Gegenstand der Diskussion:

- Hyperandrogenämie, z. B. periphere Konversion, Medikamente (Insulin)
- Verlust der FSH- und/oder der LH-Stimulation, z. B. Stress, Anorexie, Angst
- Hyperprolaktinämie, z. B. funktionell, Hypothyreose, Tumor
- Hypo- und Hyperthyreosen
- Stoffwechselstörungen mit pathologischer Östrogenbiosynthese, z. B. Leber, Niere, Diabetes, Adipositas

Klinik

- Anovulation, dysfunktionelle Blutungen
- Amenorrhö, Sterilität
- Adipositas BMI (kgKG/m² Körperoberfläche) > 30 kg/m²
- Androgenisierung
- metabolisches Syndrom
- abdominale Fettverteilung (Abdomenumfang > 88 cm)
- Triglyzeride ≥ 150 mg/dl
- HDL-Cholesterin < 50 mg/dl
- Blutdruck ≥ 130/≥ 85 mmHg

- Hyperinsulinämie bei peripherer Insulinresistenz → erhöhte Inzidenz für Typ II Diabetes
  - Die Hyperinsulinämie ist mehr für den Hirsutismus verantwortlich als die Hyperandrogenämie.
- Nüchtern-BZ 110–126 mg/dl bzw. 2-h-BZ nach oralem 75-g-Glukosetoleranztest 140–199 mg/dl
  - parallele Insulinbestimmung (überschießende Reaktion)
    - Blut abseren und einfrieren
  - Glukose-Insulin-Quotient (mg/dl zu mIU/l) < 4,5 → Beleg für Insulinresistenz
- erhöhtes Risiko für KHK

Diagnostik

- Sonografie (auch zur Therapiekontrolle)
- perlschnurartig aufgereihte Zysten
  - > 12 Follikel mit einem Durchmesser von 2–9 mm
  - ovarielles Volumen > 10 ml
- Hormone:
  - Testosteron
    - evtl. unauffällige Werte trotz Hyperandrogenismus
      - Durch erhöhte 5α-Reduktase wird vermehrt Testosteron in das stärker wirksame Dihydrotestosteron umgewandelt.
      - gehäuft bei PCO-Patientinnen
  - LH/FSH-Quotient
    - Verschiebung auf mehr als 2 ist diagnostisch wegweisend.
  - DHEAS
  - Prolaktin
- Diagnostik des metabolischen Syndroms (s. o.)
- Pelviskopie und Funktionstests sind obsolet.

Therapie

- Gewichtsreduktion
- Stressabbau (Psychotherapie)
- **kein Kinderwunsch:**
  - antiandrogener Ovulationshemmer (z. B. Diane-35, Belara, Yasmin)
  - bei Hyperprolaktinämie Dopaminagonist
  - individueller Heilversuch mit Metformin bei Zeichen eines metabolischen Syndroms
- **Kinderwunsch:**
  - Kortikoide: 5 mg Prednisolon oder 0,5 mg Dexamethason
    - allein nur wenig effektiv
  - Stimulation mit Clomifen
    - 50 mg Clomifen über 5 Tage ab dem 2.–5. Zyklustag
    - Follikelmonitoring per US
      - Abschätzen des Mehrlingsrisikos
    - keine Reaktion → Steigerung auf 100, ggf. 150 mg in den Folgezyklen
    - kein Erfolg → Einsatz von Metformin in Kombination mit Clomifenstimulation
      - einschleichender Beginn mit 500 mg nach dem Abendessen
      - nach 1 Woche 2 × 500 mg
      - nach weiterer Woche morgens 500 mg, abends 1000 mg
      - nach Beendigung einer Packung mit 120 Tbl. 500 mg Umstellen auf 2 × 850 mg über 3–6 Monate
      - bei positivem HCG Metformin absetzen
        wohl Reduktion der Abortrate als auch von SS-Komplikationen

jedoch keine ausreichenden Erfahrungen in der SS
bisher keine erhöhte Fehlbildungsrate beschrieben
- Bei sehr adipösen Patientinnen ist evtl. die Primärtherapie mit Metformin sinnvoller als mit Clomifen.

Cave: Es reifen reichlich Follikel heran → Risiko der Mehrlingsschwangerschaft deutlich erhöht. Alternativ sind ein selektives Abpunktieren und In-vitro-Fertilisation sinnvoll.

- Laser-/Elektrokoagulation der Ovaroberfläche
  - gleiche Effektivität wie Gonadotropin-Stimulation
- Gonadotropin-Stimulation (s. 41.1.3.2, S. 612)
- In-vitro-Maturation
  - Entnahme unreifer Eizellen ohne langfristige Hormongabe
  - Reifung im Reagenzglas unter Zugabe von FSH und HCG
- Befruchtung und Einsetzen nach 2 Tagen
- Sonderfälle
  - GnRH-Pumpe, GnRH-Analoga
  - Schilddrüsenpräparate
- Keilexzision ist obsolet.

39.3.2 Adrenogenitales Syndrom (AGS)

Enzymdefekt der adrenalen Steroidbiosynthese mit Virilisierungserscheinungen intrauterin, postpartal oder postpuberal und/oder Störungen im Salz- und Wasserhaushalt

Formen

- **ausgeprägte Form**
  - bei Geburt intersexuelles äußeres Genitale
- **inkomplette Form:** Manifestation in der Pubertät
  - Minderwuchs
  - vorzeitige Pubarche, fehlende Thelarche und Menarche
  - evtl. Stimmbruch
- **Varianten**
  - Defekt der 21-Hydroxylase (96 % der Fälle)
  - Defekt der 11β-Hydroxylase (3 % der Fälle)
  - Defekt der 3β-Hydroxysteroiddehydrogenase (1 % der Fälle)

Therapie

- Lebenslange Dauertherapie ist notwendig.
- **Hydrokortison** (= Kortisol 20–30 mg/m²) 30–50 mg/d in 2–3 Gaben
  - Einnahmeschema
    - 7–8 Uhr 50 % der Tagesdosis
    - 13–15 Uhr 15 % der Tagesdosis
    - ab 22 Uhr 35 % der Tagesdosis
- **Dexamethason** 0,5–2,5 mg abends
- in größeren Abständen Kontrollen des morgendlichen Nüchternkortisols; Werte von 20–30 ng/ml → keine Überdosierung zu befürchten
- evtl. zusätzlich antiandrogene Therapie (s. u.)

39.3.2.1 21-Hydroxylase-Defekt

Typ A

- Virilisierung bei weiblichen Säuglingen
- kein Salzverlust

Typ B

- Pseudopubertas praecox und Salzverlust
- extreme Exsikkose (17α-Hydroxyprogesteron ist ein Aldosteronantagonist)

Diagnostik

- 17α-Hydroxyprogesteron basal erhöht und nach ACTH-Gabe > 4,4 ng/ml (auch bei Heterozygoten)
- Erhöhung der Serumandrogene

39.3.2.2 3β-Hydroxysteroiddehydrogenase-Defekt

Klinik

- gering ausgeprägte Virilisierung
- oft mit PCO kombiniert

Diagnostik

- Anamnese und Inspektion
- Basalhormonwerte
  - DHEAS erhöht
  - 17-Hydroxypregnenolon erhöht
  - Testosteron normal
  - 17α-Hydroxyprogesteron normal
- ACTH-Test
  - überschießender Anstieg von DHEAS (> 22 ng/ml)
  - 17α-Hydroxyprogesteron bleibt normal (< 4,4 ng/dl).

39.3.2.3 11β-Hydroxylase-Defekt

- sehr selten
- Bildung von Gluko- und Mineralokortikoiden ist gestört → Anstieg des ACTH →11-Desoxycortisol ↑, 11-Desoxykortikosteron ↑, Androstendion ↑, Testosteron ↑

39.3.3 Cushing-Syndrom

Pathogenese

- erhöhtes Serumkortisol unterschiedlicher Genese:
  - NNR-Adenom, NNR-Karzinom
  - basophiles Adenom (Hypophyse) = Morbus Cushing → ACTH-Erhöhung
  - kleinzelliges Bronchialkarzinom → paraneoplastische ACTH-Produktion
  - iatrogen

Erstsymptome

- Muskelschwäche, Adynamie, Depressivität
- Hunger, Durst
- Amenorrhö
- Hypertonie

Spätsymptome

- Vollmondgesicht, Büffelnacken, Stammfettsucht, Striae rubrae
- gerötetes Gesicht, Hirsutismus
- Glucosetoleranz ↓
- Osteoporose ↑

Therapie

- chirurgisch

39.3.4 Hyperthekose

- Variante des PCO? (jedoch diverse Unterschiede)

Klinik und Diagnostik

- **morphologisch:** vergrößerte Ovarien, verdickte Tunica albuginea, Nester von luteinisierten Zellen, keine kleinzystische Degeneration der Follikel (wie beim PCO)
- **klinisch:** schwerer Hirsutismus, Virilisierungserscheinungen (Klitoris, Stimme), Übergewicht, Zyklusunregelmäßigkeiten bis zur Amenorrhö
- **hormonell:** Testosteron erreicht Werte wie beim Tumor, DHEAS im Normbereich (beim PCO ist Androstendion erhöht, Testosteron weniger).

Therapie

- kein Ansprechen auf Clomifen → lang wirksame GnRH-Analoga

39.3.5 Übergewicht

Folgen

- Androgenproduktion steigt und damit der Serumandrogenspiegel →
  - Bildung von sexualhormonbindendem Globulin in der Leber sinkt →
  - relative Bindung der Androgene im Serum sinkt →
  - schnellere Ausscheidung sowie Umwandlung zu Östrogen im Fettgewebe →
  - Androgenspiegel evtl. nicht messbar erhöht
- relative Insulinresistenz
- Amenorrhö

Therapie

- Gewichtsreduktion

39.3.6 Schwangerschaftsbedingte Androgenisierung

Pathogenese

- **HCG-bedingt**
  - erhöhte HCG-Werte (z. B. Blasenmole, Mehrlingsschwangerschaft) → evtl. Thekaluteinzysten → Androgenisierungserscheinungen der Mutter, keine Virilisierung des Kindes
- **Luteome**
  - große, solide, fleischige Tumoren des Ovars → rasch auftretende Androgenisierung der Mutter, Virilisierung des Kindes in 50%

Prozedere

- keine Therapie notwendig; Rückbildung nach der Schwangerschaft
- Ausschluss eines androgenproduzierenden Tumors (CT, MRT)

39.3.7 Androgenisierung in der Postmenopause

Pathogenese

- Durch Ovarialinsuffizienz kommt es zum Östrogenabfall.
- Die Testosteronproduktion des Ovars bleibt bzw. steigt durch den LH-Anstieg.

Therapie

- Östrogen-Gestagen-Substitution
- ggf. antiandrogenes Gestagen (s. u.)

39.3.8 Hyperprolaktinämie

Hormonelle Folgen

- Eine chronische Hyperprolaktinämie kann zu folgenden Veränderungen im Androgenhaushalt führen:
  - DHEAS erhöht (Abfall nach Behandlung mit Dopaminagonisten)
  - Gesamttestosteron unverändert
  - freier Testosteronanteil erhöht
  - sexualhormonbindendes Globulin (SHBG) erniedrigt

39.4 Differenzialdiagnose und Therapie nicht androgenbedingter Erscheinungen

39.4.1 Hirsutismus

- Hypertrichose → antiandrogene Behandlung
- Damenbart
  - 2 × täglich eflornithinhaltige Creme (z. B. Vaniqa) als Langzeittherapie
    - nach Entfernen der Barthaare
    - reduziert das Nachwachsen
    - adipöse Frauen reagieren schlechter
  - Laserepilation
    - selektive Fotothermolyse
    - Haarfollikel wird durch Denaturierung gezielt zerstört

39.4.2 Akne

Ursachen

- Vererbung der Bereitschaft
- bakterielle Einflüsse auf Talgzusammensetzung
- Chlor/Brom, Schmieröle, Teer, Chlorphenole
- „allergisch" auf Sonnenschutzcremes durch starke Sonnenbestrahlung
- Glukokortikoide

Therapie

- Meiden des Agens
- Schältherapie: Vitamin-A-Säure, Benzylperoxid
- Antibiotika lokal oder systemisch: Tetracyclin oder Erythromycin
- UV-B-Strahlen
- östrogenbetonte Kontrazeptiva
- besser: antiandrogener Ovulationshemmer: Neo-Eunomin, Valette, Diane-35 (in aufsteigender antiandrogener Wirkstärke)
- Ethinylestradiol 25 (1–2 Tbl.) + Androcur-10

39.4.3 Alopezie

Ursachen

- **genetische Disposition** → Familienanamnese (Haarwuchs)
- **Umwelt,** Arbeitsplatz → Noxen, Stress
- **Haarpflege** → chemisch, Fön etc., Helm
- **Allgemeinerkrankungen** → Infekte, Schock, Eingriffe, Gewicht
- **endokrine Störungen**
  - androgen: Zyklusstörungen, Akne, Körperbehaarung, Ovarien
  - Hyperthyreose: Schlafstörungen, Nervosität, Schwitzen, zittrig, erhöhter Puls
  - Hypothyreose: Adynamie, trockene Haut, rissige Fingernägel, erhöhter Blutfettspiegel
  - Hypoparathyreoidismus: Muskelschmerzen, Muskelkrämpfe, Calcium ↓
  - Diabetes mellitus: Infektneigung, Blutzucker pathologisch, Hautjucken, Durst
- **Medikamente:** Zytostatika, Kumarinderivate, Schilddrüsenmedikamente, Antimykotika, Malariatherapeutika, Antikonvulsiva, Lipidsenker und Harnsäure senkende Medikamente

Therapie

- **Haarpflege:** vermeiden von Dauerwelle, Färben, Fönen, Zöpfen, straffen Frisuren, Haarsprays, häufigem Bürsten
- **Ernährung:** ausgewogen und vitaminreich
- **kausal**
  - Ausgleich der Vitamine A, D, E, F
  - Zink (z. B. Zinkorotat 40)
  - Eisen (z. B. ferro sanol duodenal)
  - Therapie von Schilddrüsenerkrankungen
  - Ausschalten von Noxen
  - Diabeteseinstellung
- lokal entsprechendes Haarwasser
- 17α-Estradiol (z. B. Pantostin, Ell-Cranell) hemmt 5a-Reduktase (s. o.)
  - 1 × tgl. 3 ml, nach Besserung evtl. nur jeden 2.–3. Tag
- 2%ige Minoxidil-Lösung (z. B. Regaine Frauen)
  - 2 × tgl. 1 ml

39.5 Therapie der Androgenisierungserscheinungen

Auswahl je nach Familienplanung und Begleitumständen.

39.5.1 Ovulationshemmer

Wirkprinzip

- Gonadotropine ↓
- Androgenproduktion der Ovarien ↓
- Steigerung der Ethinylestradiol-Dosis über 20–30 µg/d bringt keine Vorteile.
- ggf. zusätzliche Wirkung über antiandrogenes Gestagen
- Präparate mit NETA oder Levonorgestrel meiden
- Einsatz von allen Kombinationspräparaten
  - außer mit NETA oder Levonorgestrel
  - bei leichten Androgenisierungserscheinungen
    - insbesondere bei leichter Akne

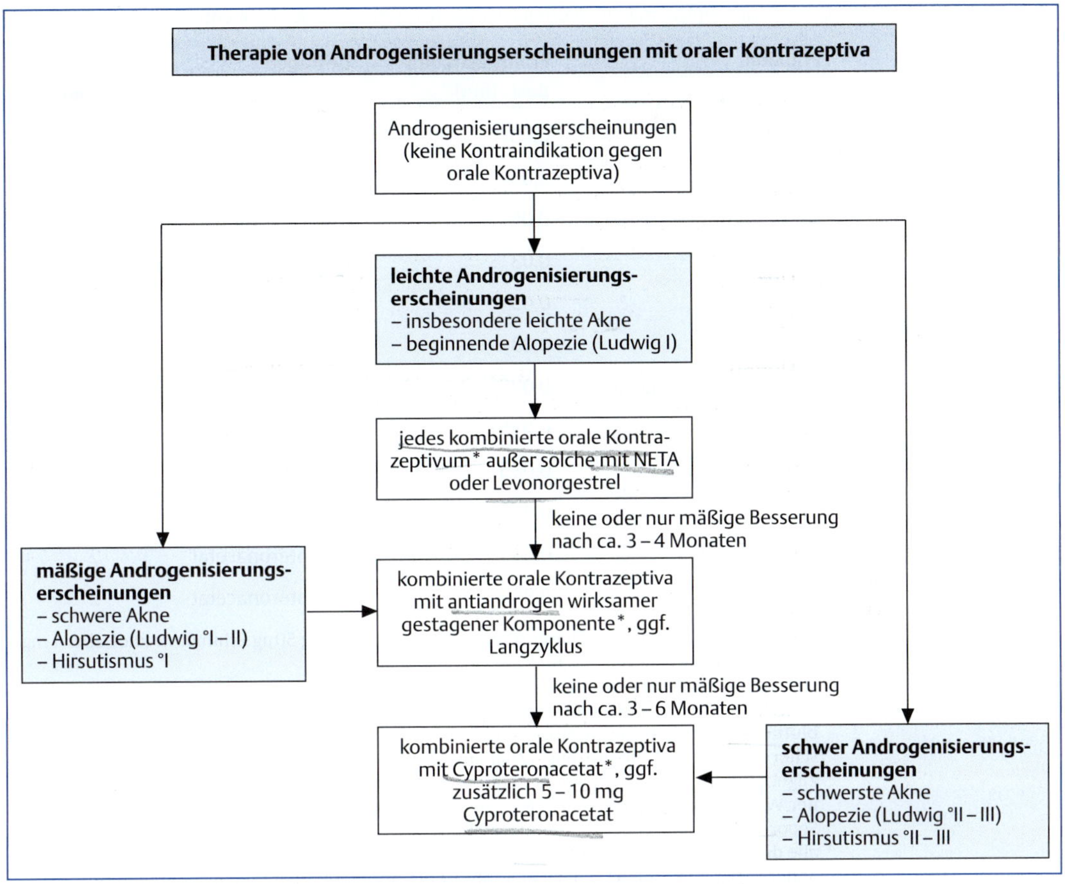

Abb. 39.**2** Übersicht zum Einsatz der Therapie von Androgenisierungserscheinungen mit oralen Kontrazeptiva (*Alternative Behandlungsansätze und Lokaltherapeutika sollten ggf. als Ergänzung eingesetzt werden).

- Einsatz von Präparaten mit antiandrogenen Gestagenen bei mäßigen Androgenisierungserscheinungen

39.5.2 Glukokortikoide

Wirkprinzip

- Blockade der adrenalen Androgensekretion

Indikation

- nur bei adrenaler Androgenüberproduktion (→ DHEAS ↑)
- evtl. als Zusatztherapie zu antiandrogenem Ovulationshemmer, wenn dieser nicht ausreicht (z. B. Neo-Eunomin, ggf. Diane-35)

Prozedere

- abendliche Gabe, 8-Uhr-Spiegel soll bei 20–30 mg liegen, z. B.:
  - Decadron = Dexamethason 0,5–2,5 mg/d
  - Decortin H = Prednisolon 5–20 mg/d
  - Hydrocortison = Kortisol 20–30 mg/m^2
- Dexamethason hat eine längere Halbwertszeit als Prednisolon → 0,5 mg DXM = 5–7,5 mg Prednisolon.

Tab. 39.1 Orale Kontrazeptiva mit antiandrogen wirksamer gestagener Komponente.

Präparat	Ethinylestradiol-dosis (mg)	Gestagen	1. Phase (mg)
Balanca[1]	0,03	Chlormadinonacetat	2
Belara[1]	0,03	Chlormadinonacetat	2
Neo-Eunomin[2]	0,05	Chlormadinonacetat	1/2*
Petibelle[1]	0,03	Drospirenon	3
Valette[3]	0,03	Dienogest	2
Yasmin[1]	0,03	Drospirenon	3
Attempta-Ratiopharm[4]	0,035	Cyproteronacetat	2
Bella Hexal[4]	0,035	Cyproteronacetat	2
Cyproderm[4]	0,035	Cyproteronacetat	2
Diane 35[4]	0,035	Cyproteronacetat	2
Ergalea[4]	0,035	Cyproteronacetat	2
Juliette[4]	0,035	Cyproteronacetat	2

* Neo-Eunomin ist ein Zwei-Phasen-Präparat mit durchgängig 50 µg Ethinylestradiol, aber 1 mg Chlormadinonacetat in der 1. und 2 mg in der 2. Phase

1 zugelassen zur Kontrazeption

2 zugelassen für „hormonale Kontrazeption für Frauen, bei denen unter Mikropillen Zwischenblutungen auftreten, gleichzeitig zur Behandlung von Akne, Seborrhoea oleosa, androgenetischer Alopezie und Hirsutismus" (Zitat aus der Produktinformation)

3 zugelassen für „hormonale Kontrazeption; Estrogen-Gestagen-Kombination mit antiandrogener Wirkung, insbesondere auch geeignet für Frauen mit leichter bis mittelschwerer Akne und Seborrhö" (Zitat aus der Produktinformation)

4 alle diese Präparate sind primär zugelassen zur Behandlung der mittelschweren Akne, wenn andere Therapieformen (explizit erwähnt ist die Antibiotikatherapie) nicht greifen bzw. bei einer Abwägung gegenüber diesen die hormonelle Therapie die klinisch günstigere scheint; ferner sind die Präparate zugelassen für die Behandlung des Hirsutismus sowie – allerdings nicht alle – für die Behandlung der androgenetischen Alopezie

39.5.3 Cyproteronacetat-haltige Therapie bei schwerer Androgenisierung

Wirkung und Indikation

- kompetitive Blockade des Dihydrotestosteron-Rezeptor-Komplexes = Androgenrezeptoren der Haut (seit 3/95 wegen V. a. erhöhtes Risiko des Leberzellkarzinoms eingeschränkte Indikation; es gibt jedoch weder epidemiologisch noch im Tierversuch Hinweise für diesen Verdacht) →
  - **Diane-35** ist nur noch zur Behandlung der Akne, leichterer Formen des Hirsutismus und der androgenetischen Alopezie zugelassen, der Beisatz zur Kontrazeption ist gestrichen.
  - **Androcur-10** soll nur noch bei mittelschwerer bis schwerer Akne bzw. androgenetischer Alopezie angewendet werden, wenn andere Therapien, einschließlich Cyproteronacetat (CPA) in niedrigeren Dosierungen (Diane-35) oder andere antiandrogen wirkende Sexualhormone nicht ausreichend waren, sowie bei Hirsutismus von mindestens mittelschwerem Grad; nur in Kombination mit Diane-35.

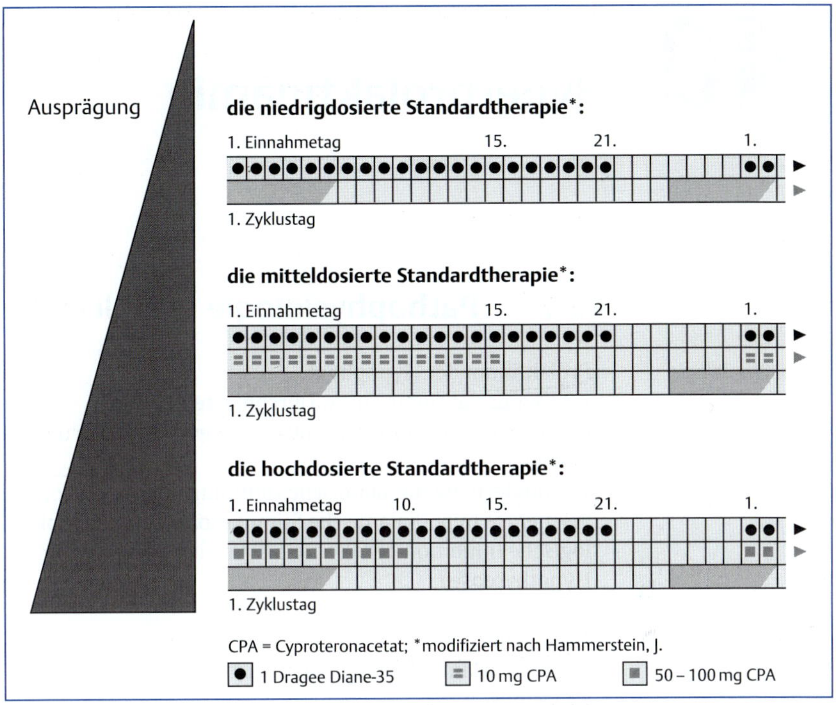

Abb. 39.**3** Stufentherapie für die Androgenisierungserscheinungen Akne (einhergehend mit Entzündungen oder Knotenbildung oder Narbenbildung), Hirsutismus und Alopezie.

- **Androcur** (50 mg CPA als Tbl., 300 mg CPA als i. m.-Depot) ist „Mittel der letzten Wahl" bei sehr schweren Androgenisierungserscheinungen (regelmäßige Kontrollen der Leberfunktion erforderlich)

Stufenplan

- Darstellung in Abb. 39.**3**

Nebenwirkungen

- irreguläre Blutungen (evtl. nur in den ersten Wochen)
- Libidoverlust

39.5.4 Spironolacton (Antimineralokortikoid)

Wirkprinzip

- Hemmung der Androgensynthese in NNR und Gonaden, z. B. Aldactone

Indikationen

- Kinderwunsch (kontraindiziert in der Schwangerschaft, Feminisierung von männlichen Feten)
- Bluthochdruck
- Gewichtszunahme

Dosierung

- 2 × 25–100 mg/d
- > 200 mg/d Gefahr der Hyperkaliämie
- kontinuierliche Gabe nur in begründeten Fällen

40 Hyperprolaktinämie

40.1 Pathophysiologie und Ursachen

Pathophysiologie

- Prolaktinom der Hypophyse
  - Mikroprolaktinom (max. Durchmesser 10 mm)
  - Makroprolaktinom (teils invasiv) → evtl. Ballonierung oder Destruktion der Sella
- verminderte hypothalamische Hemmung der laktotrophen Zellen
- vermehrte hypothalamische Stimulation der laktotrophen Zellen, die die physiologische Inhibition der Prolaktinsekretion überwiegt (durch TRH bei primärer Hypothyreose)

Ursachen

- Östrogene
- intensive Manipulation an der Brust
- Orgasmus
- Schwangerschaft und Stillperiode
- Schlafphase
- Sport, Stress, Operation
- proteinreiche Ernährung, Bierkonsum

Pathologische Ursachen

- Prolaktinome
- Prolaktin-/wachstumshormonsezernierende Tumoren
- ektope Prolaktinbildung
- Gehirntumoren, Enzephalitis, Schädel-Hirn-Traum
- adrenale Erkrankungen (Morbus Addison, Hyperplasie, Karzinom)
- Hypothyreose
  - TSH steigert Prolaktinfreisetzung
- Sarkoidose
- Nierenversagen, Leberzirrhose

Prolaktin-freisetzende Medikamente

- entweder Dopamin entspeichernde Medikamente oder Dopaminantagonisten
- Antihypertensiva (z. B. Methyldopa, Clonidin)
- Antidepressiva (z. B. Clomipramin, Amitriptylin, Imipramin)
- Magen-Darm-Mittel (z. B. Metoclopramid, Ranitidin)
- Neuroleptika (z. B. Haloperidol, Fluspirilen)
- Östrogene
  - 40 % der Frauen unter einer oralen Kontrazeption mit 50 µg EE (20–30 % bei 35 µg EE)

40.2 Klinik und Diagnostik

Klinik

- Hyperprolaktinämie → Störung der LH-Pulsatilität → Ovarialinsuffizienz
- Amenorrhö (10–40 % der sekundären Amenorrhöen), Oligomenorrhö
- Corpus-luteum-Insuffizienz, Anovulation
- Mastodynie
- Galaktorrhö, evtl. nur beim Ausdrücken (30–80 % der hyperprolaktinämischen Patientinnen)
- Mastitis durch bakterielle Aszension (selten)
- Libidostörungen, leichter Hirsutismus, Seborrhö
- Hypophysentumor
  - Hypophysenvorderlappeninsuffizienz
  - Gesichtsfeldeinschränkung, Augenmuskelparesen
  - Kopfschmerzen, zerebrale Störungen (Foramen-Monroi-Blockade)

Anamnese

- Medikamente
- Lebensgewohnheiten, Überlastungssituationen
- Zyklus

Untersuchung

- Palpation der Mammae (nach Prolaktinentnahme)
- vaginale Untersuchung (polyzystische Ovarien, Hirsutismus)

Labor

- **Prolaktin**
  - Blutentnahme 22. Zyklustag, 5 h nach dem Aufwachen
  - Norm 3–16 ng/ml
  - Werte deutlich über der Norm, d. h. > 200 ng/ml → Hyperprolaktinämie gesichert, V. a. Prolaktinom
  - Werte von 40–200 ng/ml → verdächtig
  - erhöhte Werte, aber asymptomatisch (z. B. Eumenorrhö) → Makroprolaktinämie ausschließen
    - hochmolekulares, biologisch wenig aktives, an Immunglobuline gebundenes Prolaktin
    - bei Verdacht Ausfällung der Immunkomplexe mit Polyethylenglykol
      - Werte im Normbereich bzw. auf unter 40 % des ursprünglich gemessenen Wertes → Makroprolaktinämie bewiesen
      - Werte im Referenzbereich → keine weitere Diagnostik oder Therapie
      - relevant erhöhtes primäres Prolaktin → bildgebende Diagnostik der Hypophyse
  - In einem Drittel der Fälle normalisieren sich die Werte spontan → Kontrollbestimmung.
  - Hook-Effekt
    - täuscht bei massiv erhöhten Werten niedrigere Prolaktinspiegel vor
    - durch Überschuss an Prolaktin (Antigen) gegenüber dem spezifischen Antikörper
    - zu beheben durch aufsteigende Verdünnung des Serums auf 1 : 10 und 1 : 100
    - Vermeidung der Verwechselung eines großen Makroprolaktinoms mit einem zu operierenden inaktiven Hypophysentumor
- **Metoclopramidtest**
  - Ausschluss einer latenten Hyperprolaktinämie
  - Mitte der Lutealphase, da Östrogen Prolaktinbildung supprimiert
  - zwischen 8 und 18 Uhr

- *Prozedere*
  - basaler Prolaktinspiegel
  - 10 mg Metoclopramid i. v.
  - nach 25 min Prolaktinbestimmung
- *Bewertung*
  - Prolaktinanstieg < 200 ng/ml = normal
  - nur 25-min-Wert > 200 ng/ml = latente Hyperprolaktinämie
  - beide Werte erhöht = manifeste Hyperprolaktinämie
- **basales TSH**
  - Ausschluss einer primären Hypothyreose

Radiologische Abklärung

- wenn medikamentöse Ursachen ausgeschlossen sind und Prolaktinwert > 40 ng/ml
  - Sellazielaufnahme (obsolet), CT, MRT

40.3 Therapie

40.3.1 Dopaminagonisten

Wirkprinzip

- Wirkung beruht auf Affinität zum D_2-Rezeptor.
- Ziel ist die Normoprolaktinämie (Spiegel von 5–10 ng/ml).
- Eine völlige Blockade des Prolaktins würde zur Corpus-luteum-Insuffizienz oder Anovulation mit vorzeitiger Luteinisierung führen.
- Oft kommt es zur Verkleinerung von Makroprolaktinomen.
- Mikroprolaktinome zeigen über Jahre hinweg weder Wachstum noch einen wesentlichen Prolaktinanstieg.

Bromocriptin

- z. B. Pravidel
- wirkt am D2-Rezeptor agonistisch, am D1-Rezeptor antagonistisch
- kurze Halbwertszeit → 2 Dosen pro Tag
- Beginn mit 0,625 mg abends, nach einer Woche zusätzlich Morgendosis von 1,25 mg
  - danach wöchentliche Erhöhung der Dosis um 1,25 mg, bis wirksame Dosis erreicht ist
  - Kontrolle des Prolaktinspiegels erstmals nach 1 Monat
  - Nur selten werden Dosierungen über 7,5 mg gebraucht.
- Kontrolle 4–5 h nach der letzten Tabletteneinnahme in 2- bis 3-monatlichen Abständen, sobald Erhaltungsdosis ermittelt ist
- Therapieerfolg meist nach 2–3 Monaten
- versehentliche Einnahme in der Schwangerschaft → keine Nachteile für Mutter und Kind
- Nebenwirkungen: Übelkeit, Blutdruckabfall → Dihydergotpräparat

Lisurid

- z. B. Dopergin
- Dosierung der Tablettenzahl wie Bromocriptin
- Medikamente zurzeit nicht lieferbar

Cabergolin

- z. B. Dostinex
- lang wirksamer Dopaminagonist (D2-Rezeptor) der 2. Generation, effektiver bei geringeren Nebenwirkungen
- lange Halbwertszeit von 65 h

- durchschnittlich benötigte Dosierung: 0,5–1, selten 2,5 mg/Woche (1 Tbl. = 0,5 mg); Verteilung auf 2 ×/Woche
- 4 mg und mehr (evtl. bei Makroprolaktinomen notwendig) sind möglich.

Quinagolid

- z. B. Norprolac (zurzeit nicht lieferbar)
- synthetisches Nonergotpräparat
- Tagesdosis 0,075 oder 0,15 mg abends; selten ist eine Steigerung bis max. 0,6 mg notwendig
- Ausweichpräparat z. B. für Patientinnen mit Raynaud-Syndrom

40.3.2 Therapieschemata

Kinderwunsch

- Dopaminagonisten
- fehlender oder mangelhafter Erfolg der Dopaminagonisten → ovulationsauslösende Maßnahmen
- bei Makroprolaktinom mit Resistenz gegenüber Dopaminagonisten und/oder progredientem Wachstum → transsphenoidale selektive Adenomektomie zu empfehlen, ansonsten Dauertherapie mit Dopaminagonisten und Gesichtsfeldkontrollen alle 2 Monate (auch in der Schwangerschaft)
- Stillen ist sowohl bei Makro- als auch bei Mikroprolaktinomen möglich.

Kein Kinderwunsch

- **Mikroprolaktinom**
  - keine Therapie mit Dopaminagonisten (nur bei Wachstum/Prolaktinanstieg)
  - ggf. Östrogensubstitution
  - rasches Wachstum bzw. therapieresistenter Prolaktinanstieg → neurochirurgische Intervention
- **Makroprolaktinom**
  - Dopaminagonisten
  - keine Tumorschrumpfung durch Dopaminagonisten → neurochirurgische Intervention

41 Unerfüllter Kinderwunsch

Definitionen

- **Infertilität**
  - Nach erfolgter Konzeption kommt es zu Fehlgeburten, u. a. durch chromosomale Störungen der Eltern, Virusinfektionen, Uterusanomalien etc. → habituelle Aborte.
- **Sterilität**
  - Kinderlosigkeit nach 2 Jahren regelmäßigen, ungeschützten Verkehrs
  - 10–15 % aller Partnerschaften sind steril, 45 % wegen Störungen bei der Frau, 40 % wegen Störungen beim Mann.
  - primäre Sterilität: Die Patientin war noch nie schwanger.
  - sekundäre Sterilität: Es hat bereits mindestens eine Schwangerschaft gegeben.

Therapiekaskade

- Optimierung der Lebensgewohnheiten
  - Ernährung und Körpergewicht
  - Stress
  - Genussgifte
- Normalisierung gestörter endokriner Regelkreise
  - Schilddrüsenfunktion
  - Prolaktin
  - Androgene
- Verkehr zum Optimum, ggf. Stimulation zur Monoovulation durch niedrig dosierte Ovarstimulation
- intrauterine Insemination (IUI)
- assistierte Reproduktion
  - In-vitro-Fertilisation (IVF)
  - intrazytoplasmatische Spermatozoeninjektion (ICSI)
  - ICSI + testikuläre Spermatozoenextraktion (ICSI/TESE)
  - In-vitro-Maturation

41.1 Ovarielle Dysfunktion

Ursache

- Störungen in der Achse Hypothalamus – Hypophyse – Ovar

41.1.1 Diagnostik

Anamnese

- frühere und aktuelle Erkrankungen, gynäkologische Erkrankungen
- Zyklus (Störungen sind typisch bei der ovariellen Dysfunktion.)
- Operationen
- Medikamente
- Schwangerschaften
- psychische Belastungen
- bisherige Diagnostik bei beiden Partnern

Körperliche Untersuchung	▪ allgemeine gynäkologische Untersuchung ▪ Androgenisierungserscheinungen? ▪ Galaktorrhö?
Vaginalsonografie	▪ Ausschluss polyzystischer Ovarien ▪ Kontrolle der Follikelreifung (Zyklusmonitoring) – Follikelwachstum 1–2 mm ▪ antraler Follikelcount (AFC) – Bestimmung der Follikel (zwischen 2 und 10 mm) beider Ovarien in der frühen Follikelphase – AFC ≥ 13 → good Responder bei der ovariellen Stimulation – AFC < 10–34 Jahre oder < 8 zwischen 35 und 40 Jahren → verminderte ovarielle Reserve
Weitere Diagnostik	▪ s. a. Kap. 35, S. 520, Hormone ▪ Ausschluss einer Schwangerschaft ▪ **Gewicht** – Untergewicht = < 10 % des mittleren Idealgewichts – Übergewicht = > 20 % des mittleren Idealgewichts (oft kombiniert mit einer Hyperandrogenämie) ▪ **Basaltemperaturkurve** – monophasisch → V. a. Anovulation (10 % aller Frauen haben unter Progesteroneinfluss keinen Temperaturanstieg.) – treppenförmiger Anstieg + verkürzte Hyperthermie → V. a. Corpus-luteum-Insuffizienz ▪ **Clearblue-Monitor** – bei unregelmäßigen Zyklen ohne ausgeprägte Oligomenorrhö – Messung von LH- und Estradiolmetaboliten im Morgenurin – Kalkulation des Ovulationszeitpunkts – Konzeptionswahrscheinlichkeit über 80 % innerhalb von 6 Monaten, wenn keine anderen fertilitätsmindernden Faktoren vorliegen ▪ **andrologische Abklärung** des Partners (spezialisierter Urologe oder Dermatologe) – Anamnese – andrologische Untersuchung inkl. 2–3 Spermiogramme (3–6 Tage Karenzzeit) – Sonografie der Hoden – Hormonanalyse (Testosteron, FSH)
Labor	▪ **Prolaktin** (s. Kap. 35.1.4, S. 522) – Hyperprolaktinämie ist die häufigste Ursache der ovariellen Dysfunktion. – Metoclopramidtest (vgl. Kap. 35.2.3, S. 536) bei grenzwertigen Prolaktinspiegeln + vorhandenem, aber gestörtem Zyklus ▪ **TSH, evtl. TRH, T_3, T_4** – Hypothyreose: TSH ↑, gesamt T_4 ↓ – Hyperthyreose: TSH ↓, T_3 ↑ – Normwerte → TRH-Test (vgl. Kap. 35.2.4, S. 536) ▪ normal: ΔTSH 2–17 µIE/ml Anstieg ▪ Hypothyreose: ΔTSH > 30 µIE/ml Anstieg ▪ Hyperthyreose: ΔTSH < 2 µIE/ml Anstieg ▪ **Testosteron und DHEAS sowie Androstendion** (vgl. Kap. 39.2.2, S. 536) ▪ **FSH** (vgl. Kap. 35.1.2, S. 521) – erniedrigt: V. a. hypothalamisch-hypophysäre Störung → Therapierbarkeit z. B. durch Stimulation möglich

  - erhöht: stimulierbare Follikel meist nicht mehr vorhanden → weitere Diagnostik wenig sinnvoll, wenn FSH-Kontrolle weiterhin erhöht ist
    - Werte >(8)–11,5–25 mIU/ml → Schwangerschaft ist eher die Ausnahme
  - normal: kann auch bei gestörter Ovarialfunktion, aber noch vorhandenen Blutungen normal sein (anovulatorische Zyklen, Corpus-luteum-Insuffizienz)
  - Normale, erniedrigte und nur leicht erhöhte Werte lassen wenig Rückschlüsse zur ovariellen Reserve zu.
- **Anti-Müller-Hormon (AMH)**
  - früher Marker der abnehmenden ovariellen Reserve
  - mittlerer Wert bei 35-Jährigen bei ca. 2 ng/ml
  - Wert < 1,0 ng/ml → Lebendgeburt eher unwahrscheinlich
- **Gestagentest** (vgl. Kap. 35.2.1, S. 535)
  - positiv: kein aktueller Östrogenmangel
  - negativ: Östrogenmangel oder lokale zervikale/uterine Ursache (s. Kap. 37, S. 541 und 31.3, S. 435)
- **ggf. Östrogen-Gestagen-Test** (vgl. Kap. 35.2.2, S. 536)
  - negativ → lokale zervikale/uterine Ursache (s. Kap. 31.3, S. 435 und 31.4, S. 448)

Invasive Diagnostik

- Überprüfung der Anatomie (vgl. Kap. 41.3 und 41.4)

41.1.2 Ursachen und Therapie

Untergewicht

- Ausgleich, ggf. mit psychotherapeutischer Unterstützung
- Abklärung einer Ernährungsstörung im Sinne einer Anorexia nervosa

Übegewicht

- Gewichtsreduktion

Schilddrüsenfunktionsstörung

- internistische Abklärung und Einstellung

Hyperprolaktinämie

- s. Kap. 40, S. 604, Hyperprolaktinämie

Hyperandrogenämie

- Kortikoide: 5 mg Prednisolon oder 0,5 mg Dexamethason (DXM); Dosisermittlung mit Dexamethasonhemmtest, vgl. Kap. 35.2.7, S. 538
- Stimulation mit Clomifen bzw. HMG/HCG, wenn keine Ovulation unter DXM

> **Cave:** Es reifen reichlich Follikel heran → Risiko der Mehrlingsschwangerschaft ist deutlich erhöht. Alternativ sind ein selektives Abpunktieren und In-vitro-Fertilisation sinnvoll.

41.1.3 Ovarstimulierende Maßnahmen

Indikation

- besonders wenn keiner der unter 41.1.2 genannten Punkte als Ursache der ovariellen Dysfunktion in Betracht kommt
- max. für 6–8 Zyklen, bei fehlendem Erfolg erneute Diagnostik

Bestimmung des Ovulationszeitpunkts

- Follikel 1,8–2,0 cm, unscharfer Rand
- Binnenechos im Ovar und Flüssigkeitsstraßen im Douglas-Raum kurz nach der Ovulation

- Zervixindex mit hoher Spinnbarkeit
- LH-Anstieg

41.1.3.1 Antiöstrogene

Clomifen

- Vorteil der oralen Gabe
- Blockade der Östrogenrezeptoren → vermehrte Ausschüttung von GnRH und nachfolgend von Gonadotropinen → ovarielle Stimulation
- hypothalamisch-hypophysäre Dysfunktion als Hauptgebiet
- Der Clomifen-Test zur Bestimmung der ovariellen Reserve hat aufgrund besserer Laborparameter (s. o.) keine Bedeutung mehr.
- Anfangsdosierung 50 mg/d über 5 Tage
- Therapiebeginn zwischen 2. und 5. Zyklustag
- Dosierung > 150 mg/d und > 6 Monate ergibt keine weitere Verbesserung.
- 6 Zyklen ohne Erfolg → Clomifenversager → Einsatz von Gonadotropinen bzw. beim PCO Versuch mit einer Kombination aus Clomifen und Metformin
- sonografisches Monitoring zur Vermeidung von Mehrlingsschwangerschaften
  - Bereits bei 50 mg/d bilden 14 % der Frauen ≥ 3 Follikel.
  - besonders beim PCO Risiko der überschießenden Follikelbildung
- Ovulationsinduktion
  - natürlich durch LH-Anstieg (schlecht planbar)
    - Ovulation ca. 24 h nach endogenem LH-Anstieg
  - HCG-Gabe bei einer Leitfollikelgröße ab 17–19 mm
  - 250 µg rekombinantes HCG (z. B. Ovitrelle) oder 5000 (10 000) IE urinäres HCG (z. B. Choragon, Predalon)
  - Ovulation ca. 36–40 h nach HCG-Gabe
- Geschlechtsverkehr am Tag der HCG-Gabe und/oder am darauffolgenden Tag
- intrauterine Insemination 30–36 h nach HCG-Gabe
- vaginale Progesteronapplikation (z. B. 3 × 2 Kps. Utrogest) in der Lutealphase (zumindest bei Reifung von > 1 Follikel)
- Ergebnisse:
  - Ovulationsrate 73 %
  - kumulative SS-Rate 36 %
  - Hoher BMI, hohe Androgenwerte beeinflussen die Erfolgsrate negativ.
  - bei normogonadotroper, hyperandrogenämischer Ovarialinsuffizienz nur bedingt geeignet
- Nebenwirkungen:
  - negative Beeinflussung des Zervixschleims und der Endometriumsdicke (Doppelte Dicke ≥ 8 mm ist anzustreben.)
    - Präovulatorische Zervixeinstellung und Messung der Endometriumsdicke im 1. Einnahmezyklus und nach Dosiserhöhung ist sinnvoll.
    - ggf. Gabe von 20–50 µg EE oder 2–6 mg Östradiol vom 8.–12. Zyklustag (ungenügende Datenlage für abschließende Bewertung)
  - Hitzewallungen
  - erhöhte Sensibilität der Mammae, Unterbauchschmerzen, Übelkeit
- kein signifikanter Vorteil von Tamoxifen oder Aromatasehemmern versus Clomifen

41.1.3.2 Gonadotropine

Indikationen

- hypogonadotrope Frauen (FSH erniedrigt), evtl. ist hier eine pulsatile GnRH-Gabe besser
- fehlender Therapieerfolg mit Clomifen
- ungünstiger Zervixfaktor trotz Östrogengabe
- Lutealinsuffizienz trotz Clomifen/HCG-Therapie

> **Cave:** Besonders bei hyperandrogenen Frauen besteht ein deutliches Risiko für eine Überstimulation.

Produkte

- HMG = humanes Menopausengonadotropin (Menogon HP)
- urinäres FSH (Bravelle)
- r-hFSH (Gonal-F, Puregon)
  - Vorteil ist die individuelle Dosierung mittels Pen.
- r-hLH (Luveris)
- Alle Präparate können von der Patientin s. c. injiziert werden.

Stützung der Follikelreifung

- nur terminale Phase der Follikelreifung unterstützen → gute monofollikuläre Reifung
- Beginn als Low-Dose-Applikation am 8. Tag des gestörten Spontanzyklus mit zunächst 1 Amp. HP-HMG (z. B. Menogon) = hochgereinigtes humanes Menopausengonadotropin (urinär) oder ½–1 Amp. mit 75 IE FSH (z. B. GONAL-f) = rekombinantes follikelstimulierendes Hormon (gentechnisch) (je nach Präparation i. m. oder s. c.)
  - Bei Hyperprolaktinämie oder hypogonadotropen Frauen sind meist höhere Dosen notwendig.
- am 10. Zyklustag Kontrolle von LH, Estradiol und Progesteron sowie Follikelkontrolle per Ultraschall
  - Follikelgröße präovulatorisch 17–20 mm; Größenzunahme des dominanten Follikels 1,5–2 mm → Aus der gemessenen Größe lässt sich der voraussichtliche Ovulationstermin bestimmen.
  - Estradiol pro Follikel über 15 mm = 250 pg/ml
  - Kontrolle des Follikelwachstums spätestens, wenn Serumestradiol > 250 pg/ml
  - Überstimulationsgefahr:
    - viele Follikel, die parallel weiterwachsen
    - rapide ansteigende Estradiolwerte
    - Estradiol > 3000 pg/ml → Therapieabbruch
  - vorzeitiger LH-Anstieg → Gefahr der vorzeitigen Luteinisierung → Progesteron steigt an
  - keine Veränderung → 2 Amp. HMG oder FSH
- ab dem 10. Zyklustag alle 2 Tage Kontrollen (**Cave:** Überstimulation, Mehrlinge)
- präovulatorisch (s. o.) tägliche Kontrollen
- Steigerung der Dosis bis 4 Amp. möglich
  - erste nachweisbare Reaktion (Anstieg der Östrogene) = effektive Dosis
  - Im nächsten Zyklus mit einer Dosis beginnen, die etwas unter der effektiven Dosis liegt.
- Gesamtdauer HMG/FSH-Gabe bis Auslösung nicht über 2½ Wochen, da sonst vermehrt Polyploidien auftreten
- Die Estradiolzunahme sollte nicht mehr als Faktor 1,5–1,7/d betragen, da sonst die Gefahr der Überstimulation besteht → ggf. Dosisreduktion oder 1 Tag aussetzen.

- Kontrolle des Follikelwachstums spätestens, wenn Serumestradiol > 250 pg/ml
- Ovulationsauslösung mit 10 000 IE HCG i.m., wenn:
  - 1 oder max. 2 dominante Follikel (> 1,6–1,8 cm)
  - Blutestradiol zwischen 600 und 1200 pg/ml
  - Keine Auslösung erfolgt, wenn obige Punkte überschritten sind, da dann die Gefahr der Überstimulation und der Mehrlingsschwangerschaft besteht.
- Ovulation erfolgt 35–40 h nach HCG-Injektion
  - Es ist günstig, wenn sich bereits zum Zeitpunkt der Ovulation Spermien in den Tuben befinden.
- zur Vorbeugung der Lutealinsuffizienz:
  - 1000–2000 IE HCG i.m. im Abstand von 2–3 Tagen bis zum 7. Tag post ovulationem oder
  - 3 × 2 Kps. Utrogest intravaginal (besonders bei Gefahr der Überstimulation, da sich hier HCG-Gabe verbietet)
- 2–3 Tage und 6–10 Tage nach Auslösung Kontrolle zum Ausschluss einer Überstimulation (Auch endogenes HCG nach Implantation kann ca. 8–10 Tage nach der Auslösung zur Überstimulation führen.)
- Rückbildung der Ovarialzysten meist in der 8.–10. SSW bzw. nach Beginn der Menstruation
- Die Kombination aus Clomifen und HMG erreicht keine besseren Ergebnisse.
- Die Gabe von FSH statt HMG ist z. B. bei polyzystischen Ovarien sinnvoll.

Niedrigdosierte Stimulation

- Indikationen
  - wenn Clomifen als Mittel der ersten Wahl keinen Erfolg hatte
  - anovulatorische Zyklen
  - unregelmäßige Zyklen
  - Erhöhung der Konzeptionschancen bei Lutealphaseninsuffizienz
  - PCO (besonderer Therapieansatz zur Vermeidung einer multifollikulären Reifung)
    - Step-up- oder Step-down-Protokoll
  - Unterstützung der Follikelreifung bei geplanter intrauteriner Insemination
- Prozedere
  - Beginn am Tag 2–4 eines Spontanzyklus bzw. eines eingeleiteten Zyklus'
  - Wahl der Startdosis ist abhängig von (s. Tab. 41.**1**):
    - Körpergewicht
    - Clomifenresistenz (s. o.)
    - schwere einer Insulinresistenz (IGF1-Spiegel)
    - ovarielle Reserve (AMH)

Tab. 41.**1** Beispiele als Entscheidungshilfe zur Wahl der FSH-Startdosis.

Alter (Jahre)	BMI (kg/m²)	Clomifen-resistenz	basales FSH (U/l)	basales AMH (ng/ml)	PCO	FSH-Startdosis (IE/Tag)
25	< 25	–	< 8	3	–	50
25	> 30	Ja	8–10	1,5	–	75–100
35	< 25	–	< 8	3	–	75
38	> 30	–	8–10	1,5	–	100
38	> 30	ja	< 8	5	ja	50

- erstes Follikelmonitoring am 8.–10. Zyklustag
  - Leitfollikel ≥ 10 mm → Dosis beibehalten
  - Follikel 10–11 mm → nächste Kontrolle nach 2–3 Tagen
  - Follikel 12–15 mm → nächste Kontrolle nach 2 Tagen
  - Follikel 15 mm → tägliche Kontrolle
- Ovulationsauslösung mit HCG (s. Clomifenstimulation) bei 17 mm
  - Endometriumsdicke sollte 8–10 mm betragen (optimale SS-Chance)
  - keine Auslösung bei mehreren Follikeln ≥ 14–15 mm → kein ungeschützter Verkehr; Transformation des Endometriums mit 10 mg MPA oder 5 mg Norethisteronacetat über 12 Tage
  - Stimulation im Folgezyklus mit reduzierter Dosis
- Geschlechtsverkehr am Tag der HCG-Gabe und/oder am darauffolgenden Tag
- kein Follikel ≥ 10 mm bei ersten Monitoring oder kein Wachstum bei den Kontrollen → Erhöhung der tgl. Gonadotropindosis um 25–37,5 IE
- erneute Kontrolle nach 3–5 Tagen
  - 5 Tage bei Endometrium < 6 mm
  - 3 Tage bei Endometrium > 6 mm

Clomifenresistentes PCO-Syndrom

- Das Ziel ist eine Gonadotropindosierung, die nur 1–2 Follikel anspricht.
- Step-up-Protokoll
  - Startdosis 50 IE FSH am 2. Zyklustag
  - Dosis in den ersten 14 Tagen beibehalten
  - bis dahin kein Follikel ≥ 10 mm → Steigerung um 25–37,5 IE
  - Beibehalten der Dosis über 5–7 Tage
  - ggf. erneute Erhöhung um 25–37,5 IE
  - wohl erfolgreicher in Bezug auf eine monofollikuläre Reifung
- Step-down-Protokoll
  - hohe Startdosis (100–300 IE, je nach Publikation), bis Leitfollikel von 10 mm darstellbar ist
  - anschließend Absenken der Dosis z. B. alle 3 Tage um 37,5 IE bis auf minimal 75 IE

GnRH-Pumpe

- pulsatile Gabe von GnRH
- Indikationen: hypothalamische Amenorrhö, polyzystische Ovarien
- sinnvoll, wenn LH/FSH-Anstieg nach Bolusinjektion von 100 mg GnRH erfolgt

41.1.3.3 Ovarielles Überstimulationssyndrom (OHSS)

Grad I

- Estradiol im Serum bzw. Östrogen im Urin massiv erhöht
- Ovarien leicht vergrößert
- geringe abdominelle Beschwerden
- **Maßnahme:** engmaschige Überwachung

Grad II

- Ovarialzysten > 10 cm
- Abdomen aufgetrieben, Übelkeit und Diarrhö
- **Maßnahmen:** stationäre Aufnahme; Kontrolle des Hkt, der Gerinnung und des Blutdrucks

Grad III

- wie Grad II
- zusätzlich Aszites, Pleuraergüsse, Ödeme
- Hkt ↑, Thrombozytenaggregation ↑

- Maßnahmen
  - stationäre Aufnahme, Laborkontrollen (s. o.), Kontrolle der Nierenfunktion
  - Plasmaexpander (500–1000 ml/d HAES); **Cave:** interstitielles Lungenödem → nur bis HKT < 40 %
  - Flüssigkeitsbilanz, Steigerung der Diurese bei Oligo- oder Anurie durch Dopamin 2–4 µg/kgKG/min
  - Diuretika, z. B. Furosemid, nur wenn Hämokonzentration überwunden ist
  - Thromboseprophylaxe mit niedermolekularem Heparin
  - ggf. Pleurapunktion + Aszitespunktion nur in notwendiger Menge zur Linderung der Beschwerden (ansonsten massiver Nachstrom von Flüssigkeit und Eiweißverlust)
  - operative Intervention nur bei akutem Abdomen mit V. a. Stieldrehung oder Blutung nach Ruptur
  - Abruptio als Ultima Ratio

41.1.4 Corpus-luteum-Insuffizienz

Klinik

- Basaltemperaturkurve: träger treppenförmiger Anstieg, verkürzte hypertherme Phase < 11 Tage
- prämenstruelle Schmierblutungen
- prämenstruelle Mastodynie
- Progesteron ↓, Norm > 10 ng/ml vom 19.–24. Zyklustag

Therapie

- Stimulation mit Clomifen oder Gonadotropinen oder GnRH
- Progesteron oder Gestagensubstitution in der 2. Zyklushälfte
- Kombination aus beiden → geringere Abortraten

Prozedere

- **Stimulation** s. Kap. 41.1.3.2
- Gestagensubstitution
  - Utrogest (100 mg Progesteron) 3 × 2 intravaginal (→ keine Übelkeit oder Darmträgheit) ab 3. Tag nach Ovulation
  - Progesteronsupp. (25 mg suspendiert in Polyethylenglykol)
    - ab 3. Tag nach Ovulation 2–3 × täglich
  - HCG-Kontrolle am 18. Tag nach Ovulation, falls HCG positiv → 4 × 25 mg
  - Dydrogesteron (z. B. Duphaston) 2 × 1 Tbl./d ab 3. Tag nach Ovulation

41.1.5 LUF-Syndrom

Definition

- luteinisierter, aber unrupturierter Follikel

Hinweise auf LUF

- Infertilität
- Nachweis einer Endometriose (häufig Koinzidenz)
- gehäuft bei Clomifenstimulation und bei Z. n. Adnexitis

Diagnostik

- sonografisch
  - normale Follikelreifung
  - Zeichen der Luteinisierung ohne Nachweis der Follikelruptur
- Lutealphase normal lang, niedrige Progesteronwerte

Therapie

- ovulationsauslösende Maßnahmen mit Gonadotropin/HCG

41.2 Zervikale Sterilität

Häufigkeit

- 5–10 % aller Sterilitätspatientinnen

Physiologie

- Sowohl der Zervixschleim als auch die Zervix selbst verändern sich während des Zyklus unter dem Östrogen-Gestagen-Einfluss.
- periovulatorisch reichlich glasklarer, dünn-wässriger Schleim mit hoher Spinnbarkeit (6 cm), ausgeprägtem Farnkrautphänomen und wenig Leukozyten
- mittzyklischer Zervixschleim: pH 8,5 → Schutz des alkalischen Spermas vor dem sauren pH der Scheide
- periovulatorisch Muttermund > 4 mm geöffnet, klaffend, Mukosa hyperämisch

41.2.1 Diagnostik

Inspektion

- anatomische Störungen (Narben etc.)

Zervixindex (nach Insler)

- Beurteilung der Zervix und ihrer Schleimbildung als indirekter Parameter der Follikelreifung und zur direkten Beurteilung der zervikalen Funktion (s. Tab. 41.**2**)
- Dysmukorrhö: Index < 9 periovulatorisch

Bakteriologie

- Infektionen sind die Hauptursachen der zervikalen Sterilität.
- Kontrolle ist am Beginn einer Sterilitätstherapie obligat.
  - anaerobe und aerobe Keime
  - Chlamydien und Mykoplasmen
  - Pilze
  - evtl. Tbc → Test mit Menstrualblut

Hormontests

- s. Kap. 41.1.1

Tab. 41.**2** Zervixindex nach Insler.

Punktezahl	**0**	**1**	**2**	**3**
Zervikalsekretmenge	kein Sekret	wenig Sekret	vermehrt, glänzender Tropfen im Zervikalkanal	reichlich Sekret, fließt spontan aus dem Zervikalkanal
Muttermundsweite	geschlossen	geschlossen	teilweise offen, leicht sondendurchgängig	offen, Ostium uteri klaffend
Spinnbarkeit	keine	auf ¼ der Scheidenlänge	gut ½ der Scheidenlänge	sehr gut, bis vor die Vulva
Farnkrautphänomen	keines	feine Linien an einigen Stellen	gutes Farnkrautphänomen mit seitlichen Verzweigungen	volles Farnkrautphänomen über das ganze Präparat

Beurteilung: periovulatorisch
optimal 10–12 Punkte
mäßig 8–10 Punkte
schlecht < 8 Punkte

Postkoitaltest (Sims-Huhner-Test)

- Prüfung der Penetrationsfähigkeit der Spermatozoen im zervikalen Mukus
- nur bei optimalem Zervixindex (> 8 = präovulatorisch oder nach Östrogenvorbehandlung) und normalem Spermiogramm aussagekräftig
- **Prozedere**
  - 48 h Karenz
  - 6–10 h postkoital Sekret aus dem oberen Zervikalkanal mit einer Knopfkanüle entnehmen und mit 40-facher Vergrößerung betrachten
    - normal: > 10 bewegliche Spermien/Gesichtsfeld
    - negativ → Wiederholung
    - erneut negativ → Kurzrok-Miller-Test
- Test nach Gabe von 75 µg Ethinylestradiol (ab 5. Zyklustag für 5–10 d) positiv → V. a. Ovarialinsuffizienz als Ursache
- Test nach höherer Ethinylestradioldosis (150 µg/d) positiv → V. a. Dysmukorrhö durch anatomische Störungen (Entzündungen, chirurgische Eingriffe)

Kruzrok-Miller-Test

- In-vitro-Penetrationstest
- wie beim Postkoitaltest nur bei optimalem Zervixindex aussagekräftig
- **Prozedere**
  - 48 h Karenz
  - auf dem Objektträger: Tropfen Sperma direkt neben Tropfen Zervikalsekret
    - normal: Spermien penetrieren von der Berührungsfläche in den Zervixschleim.
    - negativ → gekreuzter In-vitro-Penetrationstest

Gekreuzter In-vitro-Penetrationstest

- Testmukus, z. B. Penetrac-Test + Sperma des Partners
- Prozedere
  - Spermien penetrieren → V. a. Spermaantikörper im Zervikalsekret der Patientin
  - kein Eindringen der Spermien → V. a. Autoantikörper des Ehemannes → immunologische Untersuchung durch Andrologen

41.2.2 Ursachen und Therapie

Infektion der Zervix

- systemische Behandlung (nach Antibiogramm)
- Chlamydien und Mykoplasmen → Doxycyclin 2 × 100 mg/d über 10 Tage (Partnerbehandlung!)
- ggf. lokale Behandlung mit Metronidazol oder Sobelin Vaginalcreme

Dysfunktion der Ovarien

- s. Kap. 41.1.2 und 41.1.3
- Clomifen + Östrogen (falls sich Zervixindex durch Antiöstrogen verschlechtert), z. B. 1–3 Tbl./d Ethinylestradiol 25 µg oder 2–3 Tbl./d Ovestin vom 9. Zyklustag bis zum Anstieg der Basaltemperatur

Anatomische Ursachen

- Z. n. Konisation, Polyp, Z. n. Abrasio, Emmet-Risse
- Insemination (s. Kap. 41.6)

Immunologische Ursache

- Antikörper gegen Spermatozoen des Mannes
- Kortikosteroide, z. B. Dexamethason 0,5 mg/d sowie mehrmonatige Kondomtherapie sind wenig effektiv.
- Insemination mit gewaschenen, kapazitierten Spermatozoen

41.3 Uterine Sterilität und Infertilität

41.3.1 Diagnostik

41.3.1.1 Hysterosalpingografie (HSG)

Prinzip

- Röntgenkontrastdarstellung des Uteruskavums und der Tuben → Ausschluss von:
  - intrauterinen Adhäsionen, Uterussepten, ins Lumen hereinragenden Myomen
  - Tubenverschluss; **Cave:** Tubenspasmus → ggf. Wiederholung nach Gabe von 1 Amp. Buscopan i. v.
- eher obsolet

Prozedere

- Terminplanung für die 1. Zyklushälfte
- antiseptische Vorbehandlung der Scheide (z. B. Betaisodona-Vaginalsupp., Vagihex 1–2 × tgl. für 2–3 Tage)
- Ausschluss entzündlicher Erkrankungen im Bereich des äußeren und inneren Genitales
- anamnestischer Ausschluss einer Kontrastmittelallergie
- gynäkologische Untersuchung einschließlich Vaginalsonografie
- Desinfektion der Scheide wie zur Abrasio
- Anlegen des Schultze-Adapters und Fixierung mit 2 an der vorderen und hinteren Muttermundlippe fixierten Kugelzangen
- Spritzen von ca. 20–30 ml wasserlöslichem angewärmtem Kontrastmittel unter Durchleuchtung, Dokumentation des Befundes durch Röntgenaufnahme
- Kontrolle der Leukozyten nach 48 h zum Ausschluss einer Keimverschleppung

Normalbefund

- bds. freier Abfluss in die Bauchhöhle → Tuben durchgängig
- dreizipfeliges Uteruskavum

41.3.1.2 Hysterokontrastsonografie (HKSG)

Prinzip

- Instillation eines echogenen Kontrastmittels (z. B. Echovist-200) ins Cavum uteri und damit in die Tuben
- Darstellung von Uterus und Adnexen mit der Vaginalsonografie

Prozedere

- Untersuchung nach Möglichkeit in der ersten Zyklushälfte (8.–13.Tag ist ideal). Bei Untersuchungen in 2. Zyklushälfte sollte die Patientin schriftlich versichern, keinen oder nur geschützten Verkehr in der ersten Zyklushälfte ausgeübt zu haben.
- Bestimmung der Leukozyten; > 10 000/µl → keine Untersuchung
- Ausschluss einer Galaktoseintoleranz (Unverträglichkeit von Früchten?)
- Desinfektion der Vagina wie zur Abrasio
- Einführen eines Blasenkatheters Charrière 6 ins Uteruskavum und Blocken mit 3–4 ml Raumluft, ggf. Dilatation des Zervikalkanals mit Hegar-Stift 2, ggf. Anhaken der Portio mit einer Kugelzange
- langsame Instillation des Kontrastmittels, bei Schmerzen sofortige Reaspiration (z. B. bei Tubenverschluss)
- Darstellen des Uterus im Longitudinal- und Transversalschnitt nach Gabe von ca. 2–3 ml Kontrastmittel
  - Schleimhautunregelmäßigkeiten, Fehlbildungen, Septen, Polypen und Myome lassen sich darstellen.

  - Auftreibung des Cavum uteri ohne Kontrastmittelnachweis in den Tuben bei Tubenverschluss → 5 min abwarten, ob evtl. doch noch ein Übertritt in die Tuben stattfindet
- Tubendurchgängigkeit ist gegeben, wenn eine schmale weiße Linie mit Fließreflex in den Tuben nachweisbar ist und weiße Flüssigkeit im Douglas-Raum zu erkennen ist.
- 1–2 h nach der Untersuchung können leichte Unterbauchschmerzen ähnlich wie bei der Periode auftreten.
- Kontrolle der Leukozyten nach 48 h; > 10 000/µl → Gabe eines Antibiotikums

41.3.1.3 Hysteroskopie (HSK)

Prinzip

- endoskopische Darstellung des Uteruskavums
- Aufdehnen des Kavums mit CO_2-Gas → Inspektion und Probeexzision möglich
- Aufdehnen mit nicht leitendem Medium (z. B. Purisole) und Einsatz eines Operationshysteroskops → zusätzlich therapeutische Eingriffe wie Myomresektion und Septumresektion möglich

41.3.1.4 Laparoskopie (LSK)

Indikationen

- Suche nach Doppelmissbildungen (vgl. Kap. 31.4.1, S. 448)
- Sichtkontrolle bei der hysteroskopischen Septumresektion: Perforationsgefahr im Fundusbereich → Resektionsstopp, wenn sich bei ausgeschalteter Laparoskopielichtquelle die Hysteroskopielichtquelle deutlich dem evtl. eingezogenen Fundus nähert

41.3.2 Ursachen und Therapie

Fehlbildungen

- von der uterinen und vaginalen Agenesie (= Rokitansky-Küster-Hauser-Syndrom) über Uterus didelphys bis zum Uterus arcuatus mit lediglich verbreitertem Fundus (vgl. Kap. 31.2.4, S. 433)
- Diagnose durch HSK, HKSG und Laparoskopie
- Therapie: Korrektur nur bei habituellen Aborten oder Sterilität
  - hysteroskopische Septumresektion (s. o.)

Myome

- vgl. Kap. 31.4.3.2, S. 451
- mangelnde Durchblutung des Endometriums in diesem Bereich
- mechanische Störungen
- vorzeitige Wehen
- Therapie: laparoskopische Myomenukleation, hysteroskopische Myomresektion

Schädigung des Endometriums

- entzündlich oder traumatisch bedingt
- Sicherung durch Endometriumbiopsie

Endometriumpolypen

- Diagnose und Abtragung durch Hysteroskopie

Intrakavitäre Verwachsungen

- Hypomenorrhö oder Amenorrhö als Folge (Extremfall = Asherman-Syndrom)
- bedingt durch bakterielle Entzündungen oder forcierte Kürettagen
- Diagnose durch Hysteroskopie
- Therapie: hysteroskopische Adhäsiolyse, z. B. per Laser
  - postoperativ Einlage eines Ballonkatheters
  - zur Förderung der Reepithelialisierung hochdosiert Östrogene über 3 Wochen (z. B. 4–8 Tbl./d Presomen 1,25) sowie während der 3. Woche Primolut-Nor 10 mg/d

Hypoplasie des Uterus

- meist durch hypogonadotrope Östrogenmangelamenorrhö
- Therapie: Östrogen-Progestagen-Sequenzbehandlung über mindestens 8 Wochen; nach Entzugsblutung ovarielle Stimulation mit Gonadotropin

41.4 Tubare Sterilität

Ursachen

- Endometriose
- Entzündungen im kleinen Becken
- Salpingitis isthmica nodosa
- Sakto-, Hydro-, Pyosalpinx
- Adhäsionen durch Operationen
- Z. n. Tubargravidität

Diagnostik

- HKSG (s. Kap. 41.3.1.2)
  - Maßnahme der geringsten Invasivität zur Prüfung der Tubendurchgängigkeit
- HSG (s. Kap. 41.3.1.1) → Lokalisation des Tubenverschlusses
- Laparoskopie mit Chromopertubation → folgende diagnostische Möglichkeiten:
  - Tubendurchgängigkeit, Adhäsionen, Myome, Endometriose
  - Chlamydiennachweis in Zellen des Douglas-Sekrets mittels Immunfluoreszenzmikroskopie (Pathologie)
  - Oft ist die Therapie in derselben Sitzung möglich (Vorteil gegenüber HSG).

Therapie

Durch Laparoskopie oder Laparotomie:
- mikrochirurgische Wiederherstellung der Tubendurchgängigkeit
- Tuboneostomie bei Verschluss des Fimbrienendes mit konsekutiver Hydrosaktosalpinx
- Fimbrioplastik bei phimotischen Fimbrien: radiäre Inzision und Anlegen von Evertierungsnähten in diesem Bereich
- kein Erfolg der operativen Therapie → In-vitro-Fertilisation (IVF)

41.5 Männliche Sterilität

Vorgehen

- Diagnostik und Therapie durch den Andrologen oder andrologisch tätigen Dermatologen

Spermiogramm

Mindestens 2 Spermiogramme müssen angefertigt werden; beurteilt wird die Anzahl, Morphologie und Motilität der Spermien.
- **Normospermie**
  - Anzahl > 20 Mio./ml
  - Mind. 50 % sind normal konfiguriert.
  - Mind. 50 % sind lebhaft beweglich, Beweglichkeit bleibt 12 h erhalten, Motilitätsverlust unter 10 %/h.

Tab. 41.3 Interpretation des Spermiogramms und therapeutische Konsequenzen.

	normales Spermiogramm	Oligoasthenoteratozoospermie (OAT-Syndrom) Grad I	Oligoasthenoteratozoospermie (OAT-Syndrom) Grad II	Oligoasthenoteratozoospermie (OAT-Syndrom) Grad III
Anzahl	>20 Mio./ml und:	15–20 Mio./ml oder:	5–15 Mio./ml oder:	<5 Mio./ml oder:
Motilität (Kategorie a und b)	>50 %	30–50 % oder:	10–30 % oder:	<10 % oder:
normale Morphologie	>50 %	30–50 %	10–30 %	<10 %
Aussage aus Befund	von Fruchtbarkeit ist auszugehen	leicht eingeschränkte Fruchtbarkeit, Kontrollen erforderlich	starke Einschränkung, Überweisung an ein reproduktionsmedizinisches Zentrum zur Insemination, IVF oder ICSI	massive Einschränkung, Überweisung an ein reproduktionsmedizinisches Zentrum zur ICSI-Therapie

- **Oligozoospermie**
  - Anzahl ≤20 Mio./ml, ansonsten Normalbefund
- **Kryptozoospermie**
  - Anzahl <1 Mio./ml, häufig auch weitere pathologische Befunde
- **Asthenozoospermie**
  - Zahl und Form normal, Motilität ≤50 %
- **Teratozoospermie**
  - Zahl und Motilität unauffällig, pathologische Form bei mehr als 50 %
- **Nekrospermie**
  - Zahl normal, keine Motilität
- **Azoospermie**
  - keine Spermatozoen
- **Oligoasthenoteratozoospermie**
  - alles pathologisch
- **Aspermie**
  - kein Ejakulat
- **Fruktosegehalt**
  - vermindert bei akuten und chronischen Entzündungen der Nebenhoden und Prostata → Abstriche
- **sonstiges**
  - Spermienzahl <5 Mio./ml → Gonadotropine und Testosteron bestimmen:
    - hypergonadotrop → einseitige Hodenbiopsie
    - normogonadotrop → beidseitige Hodenbiopsie

Ursachen

- **genetische Ursachen:** z. B. Klinefelter-Syndrom
- **Entzündungen:** Mumpsorchitis, Gonorrhö
- **Überwärmung:** Leistenhoden, Varikozele
- **Intoxikation:** Blei, Kadmium
- **Medikamente:** Zytostatika, Hormone
- **endokrine Ursachen:** Hypophysenvorderlappeninsuffizienz, Hyperprolaktinämie
- **mechanische Ursachen:** Stenose oder Verschluss nach Operation/Entzündung, retrograde Ejakulation (z. B. nach Prostataoperation)

41.6 Intrauterine Insemination (IUI)

Definitionen

- **homologe Insemination**
  - Insemination mit Sperma des Partners
  - artificial insem. homologous (AIH)
- **heterologe Insemination**
  - Insemination mit Fremdsperma
  - rechtlich problematisch, aber möglich: Das gezeugte Kind kann sich das Recht auf Nennung des Vaters erstreiten und hat dann alle Rechte eines leiblichen Kindes.
  - Die Kosten der Insemination sind von der Patientin zu tragen; lediglich die Kosten zur Bestimmung der Ovulation werden von den Krankenkassen getragen.
  - artificial insem. Donor (AID)

41.6.1 Voraussetzungen und Indikationen

Voraussetzungen

- Gespräch über psychische und soziale Belastungen, Adoptionsmöglichkeiten und Durchführung der Insemination
- intakte Tubenfunktion (durch entsprechende Diagnostik abgeklärt)

Indikationen

- reduzierte Spermaqualität (häufigste Indikation)
  - Parvisemie (< 2 ml Ejakulationsvolumen)
  - Oligozoospermie (< 20 Mio./ml)
  - Asthenozoospermie (< 50 % mit Vorwärtsmotilität oder < 25 % mit schneller linearer Motilität)
  - Teratozoospermie (≤ 30 % mit normaler Morphologie)
  - Spermien < 10 Mio./ml und Motilität < 30 % → geringe Erfolgsaussichten → besser In-vitro-Fertilisation (hier reichen 10 000–100 000 Spermatozoen) oder bei noch schlechterem Spermiogramm intrazelluläre Spermieninjektion (ICSI); s. Kap. 41.7.2
- Störungen der Spermaaszension (zervikale Sterilität)
- Störungen der Spermadeponierung (Reflux, Vaginismus, Impotentia coeundi)
- ungeklärte Sterilität

41.6.2 Technik

Prinzip

- genaue Bestimmung der Ovulation mit Follikulometrie, Estradiol- und LH-Bestimmung
- 30 h nach Beginn des serologischen LH-Anstiegs ist die Ovulation zu erwarten → erste Insemination mit Anstiegsbeginn, zweite Insemination am nächsten Tag nach sonografischer Ovulationskontrolle.
- alternativ:
  - Durchführung im stimulierten Zyklus
  - Ovulationsauslösung sowohl im stimulierten als auch im spontanen Zyklus
    - 5000–10 000 IE HCG oder rekombinantes LH noch vor dem LH-Anstieg
    - Insemination 36 h später

Perizervikale Applikation

- **Indikation**
  - bei Deponierungsstörungen
- **Prozedere**
  - z. B. durch Portioadapter: Der Adapter wird durch Unterdruck an der Portio gehalten, das Ejakulat wird in die Kappe gespült.
  - Beckenhochlagerung für ½ h, Entfernung des Adapters nach 6 h

Intrazervikale Insemination

- Einbringen des Spermas mittels Knopfkanüle in den Zervikalkanal

Intrauterine oder intratubare Insemination

- **Indikation**
  - bei andrologischen Ursachen sowie zervikaler und ungeklärter Sterilität
- **Prozedere**
  - Desinfektion wie zur Abrasio
  - Einlegen eines Inseminationskatheters, ggf. Anhaken der Portio mit einer Kugelzange (äußere Hülle bis zum Isthmus uteri, weicher Innenteil bis zum Fundus)
  - Injektion von 0,1–0,5 ml Sperma (samenplasmafreie, aufbereitete Spermatozoen → keine prostaglandinbedingte Uteruskrämpfe + Qualitätsverbesserung)

Intratubarer Gametentransfer (GIFT)

- Ausnutzen des für die Befruchtung und frühe embryonale Entwicklung wichtigen tubaren Milieus
- 2 reife Eizellen (nach Stimulation wie bei IVF gewonnen, s. Kap. 41.7.2) und samenplasmafreie Spermatozoen („Swim-up-Technik“, s. Kap. 41.6.3) werden per Laparoskopie mittels eines dünnen Katheters 1–2 cm tief in eine Tube injiziert.
- Schwangerschaftsrate ca. 34 %, Abortrate 24 %, Tubargraviditäten 3 %, Mehrlingsgraviditäten 25 %

41.6.3 Spermaaufbereitung

Prinzip

- 3- bis 5-tägige Karenz
- Auffangen in sterilem Gefäß
- Weiterverarbeitung nach der Verflüssigungszeit von 10–20 min

Fraktionierte Spermagewinnung

- Ejakulat in 3 Fraktionen auffangen
- 1. Splitfraktion weist beste Spermaqualität auf (90 % der Gesamtzahl, geringe Prostaglandinkonzentration)
- wegen des trotzdem vorhandenen Prostaglandinanteils nicht für die intrauterine Insemination oder GIFT geeignet

Konzentration

- lediglich Konzentration seminalplasmafreier Spermatozoen im Kulturmedium, keine Selektion „guter“ Spermien
- Ejakulat + Kulturmedium (antibiotikahaltig) → zentrifugieren mit 200 × g
- Zentrifugat + neues Kulturmedium → Resuspension; erneuter Waschvorgang 2- bis 3-mal
- Spermaverlustrate 50 %
- Reduktion der Keimkontamination

„Swim-up-Technik“

- Waschvorgang wie oben
- Das letzte Zentrifugat wird mit 0,5 ml neuem Kulturmedium überschichtet und bei 37 °C inkubiert.

- Bewegliche Spermatozoen bekommen 30–60 min Gelegenheit, in das neue Kulturmedium einzuschwimmen.
- Dieser Überstand, der nur noch bewegliche Spermien enthält, wird abpipettiert.
- Spermaverlustrate 90 %

Spermainfiltration durch Glaswolle

- Waschvorgang wie oben
- 15 mg Glaswolle werden in einer Tuberkulinspritze mit 3 ml Kulturmedium durchgespült.
- Ejakulat wird aufgebracht → Bei der Passage bleiben avitale Spermien hängen. → Steigerung des Anteils motiler Spermien
- geringere Spermaverlustrate als bei der „Swim-up-Technik" (70 %), aber unvollständige Beseitigung zellulärer und azellulärer Ejakulatpartikel

41.7 In-vitro-Fertilisation (IVF)

41.7.1 Voraussetzungen und Indikationen

Voraussetzungen

- Uterus und Ovarien ohne pathologischen Befund
- Alter der Patientin nicht > 40. Lebensjahr

Indikationen

- tubare Sterilität
- andrologische Sterilität (→ ICSI)
- immunologische Sterilität
- andere Möglichkeiten ausgeschöpft

41.7.2 Prozedere

Kontrollierte ovarielle Hyperstimulation (COH)

- Vermeidung der spontanen Ovulation
- Gewinnung mehrerer reifer Eizellen (Metaphase II)
- ab 8. Zyklustag tägliche US-Kontrolle des Follikelwachstums sowie Estradiol- und LH-Bestimmungen
- Die Estradiolzunahme sollte nicht mehr als Faktor 1,5–1,7/d betragen, da sonst Gefahr der Überstimulation (vgl. S. 10)
- Ziel ist eine kontrollierte Kodominanz mehrerer Follikel.
- Durch Erhöhung des FSH kommt es in 20 % der Zyklen zur vorzeitigen Ovulation unreifer Eizellen, deshalb **Desensibilisierung der Hypophyse durch GnRH-Analoga-Gabe** im Zyklus vor der Stimulationstherapie:
  - Gabe eines Depotpräparats (3,8 mg Goserelin, 3,75 mg Leuprorelin oder 3,75 mg Triptorelin) am 20. Zyklustag, d. h. der mittleren Lutealphase (**langes GnRH-Agonisten-Protokoll**) oder
  - 2 × 200 µg Nafarelin nasal tgl. im Abstand von 12 h bis zur Auslösung der Ovulation im Therapiezyklus
- Die Downregulation wird durch Bestimmung der LH- und Estradiol-Werte (LH < 10 mIE/ml, Estradiol < 50 pg/ml) gesichert und nach sonografischem Ausschluss von Zysten die Stimulation begonnen oder die Stimulation wird am 3. Zyklustag begonnen.
- Eine weitere Alternative stellt die simultane Gabe des GnRH-Agonisten ab dem 7. Zyklustag und die gleichzeitige Steigerung der Gonadotropindosis um 1 Amp. (75 E) (**ultrakurzes GnRH-Protokoll**) oder die einmalige Gabe eines Anta-

gonisten (z. B. Cetrorelix 3 mg) am 5. Zyklustag dar. Hierdurch hat das ultrakurze GnRH-Protokoll an Bedeutung verloren.

- Beim kurzen GnRH-Protokoll wird der Agonist am 1. Zyklustag gegeben.
- Beginn der Gonadotropinbehandlung am 3. Zyklustag bzw. nach Sicherung der Down-Regulation
  - FSH oder HMG, 3 Amp./d
  - Meist werden 9–11 Tage bis zur kodominanten Follikelreifung (ca. 8–10 Follikel) benötigt.
- am 5., 7. und 9. Tag der Gonadotropingabe Ultraschall- und Laborkontrolle (LH, Estradiol und Progesteron)
  - Follikelgröße präovulatorisch 17–20 mm
- FSH-Reifung → reife Follikel bei 16–18 mm
- HMG-Reifung → reife Follikel bei 18–20 mm
- Größenzunahme der Follikel 1,5–2 mm → Aus der gemessenen Größe lässt sich der voraussichtliche Ovulationstermin bestimmen.
  - Estradiol pro Follikel über 15 mm = 250 pg/ml
    - unter FSH-Therapie ca. 1400–1800 pg/ml bei abgeschlossener Follikelreifung
    - unter HMG-Therapie ca. 2000–2500 pg/ml bei abgeschlossener Follikelreifung
  - Überstimulationsgefahr:
    - rapide ansteigende Estradiolwerte
    - > 3000 pg/ml → Therapieabbruch
  - vorzeitiger LH-Anstieg → Gefahr der vorzeitigen Luteinisierung → Progesteron steigt an.

Ovulationsauslösung

- bei reifen Follikeln Auslösung der Ovulation mit 10 000 IE HCG
- Follikelpunktion 36 h später
  - transvaginal (ultraschallgesteuert) oder per Laparoskopie

Kultivierung

- Aufbereitung der Spermien wie oben beschrieben („Swim-up-Technik")
  - Durch die Zentrifugation wird der Kapazitationsvorgang (Spermien werden befruchtungsfähig) induziert.
- sofortige mikroskopische Untersuchung der abpunktierten Eizellen
  - Reife, präovulatorische Eizellen füllen den Raum innerhalb der Zona pellucida voll aus und sind rund.
  - Unreife Eizellen werden in ca. 1 ml Kulturmedium für 3–6 h präinkubiert.
- Insemination mit 50 000–200 000 beweglichen Spermatozoen/Eizelle und Inkubation in z. B. Ham's-F-10- oder Menezo-B_2-Medium, Mischgasatmosphäre (5 % CO_2, 5 % O_2, 90 % N_2), 37 °C, gesättigter Wasserdampf über 20 h
- Kontrolle der Eizellen auf Vorkerne (Befruchtungszeichen)
  - falls Mehrfachbefruchtung → Gefahr der Polyploidie → Aussortieren
- weitere Inkubation der befruchteten Eizellen in frischem Medium
  - Zweizellstadium 24–36 h nach Insemination
  - Vierzellstadium 36–48 h nach Insemination

Embryotransfer

- im 4- bis 8-Zell-Stadium
- im Allgemeinen intrauterin (IVF-ET)
- In 10 µl Kulturmedium werden max. 3 Embryonen möglichst atraumatisch mit einem dünnen Katheter in das Cavum uteri eingeschwemmt (wenig Flüssigkeit, da Gefahr der Einschwemmung in die Tube → Tubargravidität).
- Zur Vermeidung von Mehrlingsschwangerschaften wird in nordischen Ländern ein einzelner, ausgewählter Embryo tranferiert (elektiver single Embryo Transfer, eSET).

- Unterstützung der Corpus-luteum-Phase:
  - zur Vorbeugung der Lutealinsuffizienz 1000–2000 IE HCG i. m. im Abstand von 2–3 Tagen, bis zum 7. Tag post punctionem → SS-Test wird positiv! oder
  - 3 × 2 Kps. Utrogest intravaginal (besonders bei Gefahr der Überstimulation, da sich hier HCG-Gabe verbietet)
- 2–3 Tage und 6–10 Tage nach Auslösung Kontrolle zum Ausschluss einer Überstimulation (Auch endogenes HCG nach Implantation kann ca. 8–10 Tage nach der Auslösung zur Überstimulation führen.)

Ergebnisse des IVF-ET

- In 71 % aller Zyklen ist ein Embryotransfer möglich.
- Schwangerschaftsrate pro Embryotransfer 14,2–23 %
- Geburtenrate pro Transfer 11,2 %
- Abortrate 16,7 % (< 30. Lj.) bis 20,7 % (> 30. Lj.); bei normaler Befruchtung 7–14 %
- Mehrlingsrate 14 %
- erhöhte Frühgeburtlichkeit auch bei Einzelkindern
- erhöhte Extrauteringraviditätsrate (EUG)
- erhöhte Gestoserate?
- → US-Kontrollen (Lage, Zervix), Infektionskontrollen, Blutdruckkontrollen

Formen der In-vitro-Fertilisation

- **IVF-ET**
  - intrauteriner Embryotransfer, z. B. bei Tubensterilität
  - EUG-Rate leicht erhöht, da Einschwemmung in die Tuben möglich
- **PROST** (pronuclear Stage tubal Transfer)
  - Eizellen werden sofort nach der Befruchtung endoskopisch in die Tube eingeschwemmt.
  - Verdoppelung der EUG-Rate
- **TEST** (tubal Embryo Stage Transfer)
  - tubarer Embryotransfer, Technik und Prinzip wie bei GIFT
  - z. B. bei andrologischer Sterilität, aber funktionstüchtigen Tuben
  - Verdoppelung der EUG-Rate

Sonderform der IFV: ICSI

- ICSI = intrazytoplasmatische Spermieninjektion
- bei andrologischer Indikation mit sehr schlechtem Spermiogramm
  - Vor Therapie sollte eine Karyotypisierung des Mannes erfolgen.
- Es wird 1 Spermium (aus dem Ejakulat oder durch Hodenbiopsie gewonnen) mit gekapptem Schwanz (damit der Spindelapparat nicht zerstört wird) in die Eizelle injiziert.
  - TESE: testikuläre Spermien-Extraktion aus Hoden
  - MESA: mikrochirurgische epidymale Spermatozoonaspiration
- weiterer Ablauf wie oben beschrieben
- fehlende Befruchtung nach ICSI → bessere Spermienselektion
  - IMSI = intrazytoplasmatische morphologisch selektierte Spermieninjektion
    - Screening der Spermien bei sehr hoher Vergrößerung mit Invertmikroskop, Videokamera und Computer
    - Färbung ist nicht notwendig
    - Analyse des Spermiums bezüglich seiner morphologischen Integrität seines Nukleus
  - PICSI
    - Selektion reifer Spermien durch ihren spezifischen Rezeptor für Hyaluronsäure
    - Unreife Spermien haben diesen nicht.

  - TUNEL-Test
    - misst DNA-Brüche
    - DNA-Fragmentierung von Spermatozoen reduziert die Schwangerschaftsraten

Präimplantationsdiagnostik

- Polkörperdiagnsotik (PKD)
  - Entfernung mehrerer Nuklei von Oozyten (Polkörperchen)
  - Untersuchung des haploiden Chromosomensatzes des ersten und zweiten Polkörpers → indirekte Diagnostik der Eizelle
  - Ziel:
    - Erkennung eines spezifischen genetischen Risikos
    - Erhöhung der Geburtenrate nach IVF/ICSI (bisher nicht bewiesen)
- Präimplantationsdiagnostik (PID)
  - genetische Untersuchung einer embryonalen Zelle
  - selektierte Implantation eines gesunden Embryos
  - Steigerung der SS-Rate
  - in Deutschland nicht erlaubt

42 Zyklusstörungen

Dieses Kapitel soll nur einen groben Überblick geben. Genaue diagnostische und therapeutische Maßnahmen sind in den entsprechenden Kapiteln nachzulesen.

Tab. 42.1 Übersicht der Zyklusstörungen und möglicher Ursachen.

Klassifizierung	Definition
Amenorrhö	Fehlen der Menstruation
anovulatorischer Zyklus (Pseudoregelblutung)	ohne Ovulation und Corpus-luteum-Bildung
azyklische und Dauerblutungen (Metrorrhagie)	völlig unregelmäßige, > 10 Tage dauernde Blutungen ohne erkennbaren Zyklus
Zusatzblutungen ▪ Schmierblutungen (Spottings) ▪ Durchbruchblutungen	zusätzlich zur Regel auftretende Blutungen Dauer 3 Tage in Regelstärke
Regeltypusstörungen (Tempoanomalien) ▪ Polymenorrhö ▪ Oligomenorrhö	Störungen des Blutungsrhyhthmus zu häufige Regel (< 24 Tage) zu seltene Regle (> 34 Tage)
Regeltypusstörungen (Typusanomalien) ▪ Hypermenorrhö ▪ Hypomenorrhö ▪ Menorrhagie	 zu starke Regelblutung zu schwache Regelblutung zu lang dauernde Regelblutung
Dysmenorrhö (Algomenorrhö)	schmerzhafte Regelblutung
prämenstruelles Syndrom	Komplex von Beschwerden während der prämenstruellen Phase

Tab. 42.2 Einteilung der Zusatzblutung.

Zeitpunkt	funktionelle Ursachen
prämenstruell	Corpus-luteum-Insuffizienz (90 %)
	Östrogenmangel 2. Zyklushälfte (10 %)
mittzyklisch	Östrogenmangel
postmenstruell	verzögerte Desquamation mangelnde Proliferation

Zyklusstörungen und Ursachen

- Die Einteilung ist zur Begriffsbestimmung wichtig, sagt jedoch wenig über die Ursache aus.
- Die Ursachen können organisch oder funktionell sein.
- Bei anovulatorischen Zyklen, Regeltempusstörungen und dem prämenstruellen Syndrom liegen überwiegend funktionelle Störungen vor; z. B.
  - Hyperprolaktinämie
  - Hyperandrogenämie
  - Hyperthyreodismus
  - Hypothyreodismus
  - andere Ursachen einer Corpus-luteum-Insuffizienz
- Organische Ursachen von Blutungsstörungen sind
  - Polypen
  - Myome
  - Endometriumhyperplasien
  - Endometriumkarzinome

Diagnostik

- Grundlage ist ein gut geführter Zykluskalender
- allgemeine gynäkologische Untersuchung
- Zytologie und Kolposkopie
- Vaginalsonografie, ggf. Hydrosonografie
- labordiagnostische Abklärung funktioneller Ursachen (s. o.)
- Hysteroskopie
- Abrasio

42.1 Eumenorrhö

Charakteristika

- Zyklusdauer 25–31 Tage, normale Follikel- und Corpus-luteum-Phase
- 2–5 Binden/Tampons pro Tag, Blutungsdauer 3–5 Tage

42.2 Polymenorrhö

Definition

- Zyklus < 25 Tage

Ursachen und Therapie

- **verkürzte Follikelphase**
  - Östrogen-Gestagen-Gemische (z. B. Substitutionspräparate perimenopausal oder kombinierte Ovulationshemmer)
  - Ethinylestradiol vom 4.–10. Zyklustag (z. B. Ethinylestradiol 25 µg Jenapharm 1 Tbl./d)
- verkürzte Lutealphase, z. B. bei Corpus-luteum-Insuffizienz
  - Gestagen wie oben für 10 Tage (z. B. Primolut-Nor 5 mg/d)
  - Einlage eines Mirena-IUD

42.3 Oligomenorrhö

Definition

- Zyklus > 35 Tage

Ursachen und Therapie

- **verlängerte Follikelphase/Corpus-luteum-Persistenz**
  - Östrogen-Gestagen-Gemische: Ovulationshemmer, Substitutionspräparate

- **Hyperprolaktinämie**
  - Ursache abklären, Prolaktinhemmer
- **Hyperandrogenämie**
  - Ursache abklären, Antiandrogene + Östrogen

42.4 Amenorrhö

Definition

- **primäre Amenorrhö**
  - Menstruationsblutung nach Vollendung des 15. Lebensjahres noch nicht eingetreten
- **sekundäre Amenorrhö**
  - Menstruation ist über 3 Monate bei vorher vorhandenen Zyklen ausgeblieben, ohne dass eine Schwangerschaft besteht.
- **physiologische Amenorrhö**
  - vor der Pubertät
  - Schwangerschaft
  - Laktationsphase
  - nach der Menopause

Therapie

- Eine Ursachenabklärung einer nicht physiologischen Amenorrhö ist dringend indiziert → Therapie der Ursache.
- Östrogen-Gestagen-Gemische: Ovulationshemmer, kombiniertes Substitutionspräparat

42.4.1 Primäre Amenorrhö

Ursachen

- zu 80 % organisch:
  - Entzündungen
  - bis zu 30 % genetische Defekte
  - hypergonadotroper Hypogonadismus (FSH erhöht, Estradiol erniedrigt)
    - Turner-Syndrom (45 X0)
    - Sweyer-Syndrom (46 XY)
    - 46-XX-Gonadendysgenesie
    - partielle Deletion des X-Chromosoms, 46 XX

Tab. 42.3 Einteilung der Amenorrhö nach WHO-Kriterien.

WHO-Gruppe	Diagnose
I	hypogonadotroper Hypogonadismus
II	hypothalamisch-hypophysäre Dysregulation
III	primäre Ovarialinsuffizienz
IV	uterine Amenorrhö anatomisch bedingt
V	hyperprolaktinämische Amenorrhö bei Makroprolaktinom
VI	hyperprolaktinämische Amenorrhö ohne Makroprolaktinom
VII	nicht prolaktinproduzierender Tumor der hypothalamisch-hypophysären Region

    - Enzymdefekte (z. B. 17-Hydroxylase-Mangel), 46 XX
    - Gonadotropinresistenz (z. B. Autoantikörper gegen Ovargewebe)
    - Schädigung von Ovarialgewebe durch Chemotherapie oder Radiatio im Kindesalter
    - Galaktosämie
  - hypogonadotroper Hypogonadismus (FSH-Spiegel erniedrigt)
    - Pubertas tarda
    - Kallmann-Syndrom
    - Tumoren im Bereich Hypothalamus, Hypophyse (z. B. Kraniopharyngeom)
    - Schädel-Hirn-Trauma
    - Leistungssport
    - Mangel- und Fehlernährung
    - Stress
- **Intersexualität**
  - testikuläre Feminisierung
  - Hermaphroditismus (46 XX, 46 XY)
- **genitale Missbildungen, Atresien**
  - Mayer-von-Rokitansky-Küster-Syndrom
  - Hymenalatresie
- **Endokrinopathien**
  - Hyperprolaktinämie (Mikroprolaktinom, Prolaktinom, Medikamente)
  - Hypothyreose
  - Morbus Cushing
  - adrenogenitales Syndrom
  - androgenproduzierende Nebennierenrinden- oder Ovarialtumoren
  - PCO

Diagnostik

- Anamnese
- Entwicklungsstand bezüglich der Ausprägung der Geschlechtsmerkmale
- gynäkologische Untersuchung einschließlich der Sonografie
- Labor:
  - FSH, LH (LH-FSH-Quotient)
  - Prolaktin
  - Testosteron, Androstendion
  - SHBG, DHEAS
  - Estradiol
  - Progesteron
  - TSH, fT4
  - GH (Wachstumshormon) bei Minderwuchs
- hypergonadotroper Hypogonadismus:
  - Karyogramm
    - 17-Hydroxylase-Mangel und Galaktosämie abklären
- eu- oder hypogonadotroper Hypogonadismus
  - GnRH-Test zur Differenzierung einer hypothalamischen von einer hypophysären Ursache (s. Kap. 35, S. 520)
  - ggf. MRT-Sella, neurologische Untersuchung, Prolaktinbestimmung
- Hyperandrogenämie (s. Androgenisierungserscheinungen)

Therapie

- Östrogen-Gestagen-Gemisch, wie bei der hormonellen Kontrazeption üblich
- nur nach Ausschluss organischer Ursachen bzw. anderweitig therapierbarer Störungen

42.4.2 Sekundäre Amenorrhö

Diagnostik

- Anamnese
- gynäkologische Untersuchung einschließlich der Sonografie
- evtl. Gestagentest (z. B. 10–14 Tage Clinofem 10 mg)
  - Bei stark erniedrigten Östrogenwerten bleibt die Entzugsblutung aus.
- Labor:
  - FSH, LH (LH-FSH-Quotient)
  - Prolaktin
  - Testosteron, Androstendion
  - SHBG, DHEAS
  - Estradiol
  - Progesteron
  - TSH, fT4
- hypergonadotrope Laborwerte → V. a. ovarielle Insuffizienz
- eu- oder hypogonadotrope Laborwerte
  - GnRH-Test zur Differenzierung einer hypothalamischen von einer hypophysären Ursache (s. Kap. 35, S. 520)
  - ggf. MRT-Sella, neurologische Untersuchung, Prolaktinbestimmung
- Hyperandrogenämie (s. Androgenisierungserscheinungen)

Ursachen und Therapie

- zu 80 % dysfunktionelle Ursachen
- Störungen im hypothalamischen, hypophysären oder ovariellen Bereich
- **Hyperprolaktinämie** → Abklärung der Ursache, Prolaktinhemmer
- **Hyperandrogenämie** → Abklärung der Ursache, antiandrogene Gestagene (ggf. + Östrogen)
- **Hypothyreose** → Abklärung der Ursache, ggf. Thyroxinsubstitution, ggf. Östrogen-Gestagen-Substitution
- **vorzeitige Ovarialinsuffizienz** → Östrogen-Gestagen-Gemisch als Ovulationshemmer oder Substitutionspräparate (insbesondere bei Frauen unter 40)
- **Leistungssport** → wie vorzeitige Ovarialinsuffizienz
- **andere Erkrankungen,** z. B. Diabetes mellitus
- **psychische Probleme, Stress** → Psychotherapie, autogenes Training, Östrogen-Gestagen-Gemisch

42.5 Hypermenorrhö

Definition

- Bedarf an Binden oder Tampons > 5/d

42.5.1 Organische Ursachen

Ursachen und Therapie

- **Endometritis**
  - ggf. antibiotische Therapie
  - fraktionierte Abrasio, dann Östrogen/Gestagen für 2–3 Monate
- **Endometriumpolyp**
  - fraktionierte Abrasio, ggf. hysteroskopische Resektion
- **Endometriumhyperplasien**
  - fraktionierte Abrasio, Nachbehandlung mit Gestagenen
  - ggf. Hysterektomie mit Adnexektomie bds.

- **Myom**
  - laparoskopische Myomenukleation, hysteroskopische Myomresektion
  - Hysterektomie
- **Adenomyosis uteri interna**
  - Therapieversuch mit GnRH-Analoga
  - Therapieversuch durch Mirena-Einlage
  - ggf. Hysterektomie
  - häufigster Grund für Therapieversager bei der hysteroskopischen Endometriumablation
- **Karzinom**
  - je nach Ausdehnung und Histologie stadiengerechte operative Therapie
- **oben genannte Ursachen ausgeschlossen → Stufenkonzept**
  - Antifibrinolytika, z. B. Tranexamsäure (Cyclokapron)
    - 1. Blutungstag 4 × 500–1000 mg
    - 2. Blutungstag 3 × 500–1000 mg
    - 3. Blutungstag 2 × 500–1000 mg
    - 4. Blutungstag 500–1000 mg
  - Gestagentherapie 16.–27. Zyklustag
    - lokale Gestagentherapie (Mirena); Erfolgsrate 70 %
      - keine zusätzliche Kontrazeption notwendig
    - Endometriumablation (-resektion); Erfolgsrate 80 %
      - zusätzliche Kontrazeption notwendig; z. B. Sterilisation
      - nur bei abgeschlossener Familienplanung
    - Hysterektomie

42.5.2 Corpus-luteum-Insuffizienz

Pathophysiologie

- Hypermenorrhö durch mangelhafte Transformation des proliferierten Endometriums aufgrund des Gestagenmangels

Therapie

- s. Kap. 42.2

42.6 Hypomenorrhö

Defintion

- Tampon- oder Bindenbedarf < 2/d

Ursachen und Therapie

- Anomalie des Endometriums → keine Therapie
- Östrogenmangel → Abklärung der Ursache (s. sekundäre Amenorrhö), Hormonsubstitution

42.7 Menorrhagie

Definition

- Blutung > 6 Tage

Ursachen und Therapie

- wie bei der Hypermenorrhö
- Blutungsdauer > 3 Wochen
  - 2-Phasen-Präparat, z. B. Biviol
- Blutungsdauer < 3 Wochen
  - Östrogen-Gestagen-Kombination
  - Gestagen in Transformationsdosis

- keine Blutstillung durch Hormontherapie innerhalb von 4–5 Tagen → Hysteroskopie und Abrasio

42.8 Metrorrhagie

Definition

- unregelmäßige und verlängerte Blutung

Ursachen und Therapie

- wie bei der Hypermenorrhö und Menorrhagie

42.9 Prämenstruelle Schmierblutung

Ursachen und Therapie

- im Allgemeinen durch Corpus-luteum-Insuffizienz →
  - zyklische Gestagentherapie vom 16.–27. Zyklustag, z. B.:
    - 5 mg Norethisteronacetat (z. B. Primolut-Nor-5)
    - 2 mg Chlormadinonacetat (z. B. Chlormadinon 2 mg Jenapharm)
    - 5 mg Medroxyprogesteronacetat (z. B. Clinofem 5 mg)
- seltener Östrogenmangel in der 2. Zyklushälfte
  - Östrogensubstitution vom 22.–26. Zyklustag
    - 2 mg Estradiolvalerat
    - 50 µg Ethinylestradiol

42.10 Postmenstruelle Schmierblutung

Ursachen

- mangelnde Reaktionsbereitschaft des Endometriums
- relativer Östrogenmangel am Zyklusbeginn
- verzögerte Abstoßung (Progesteronpersistenz)

Therapie

- fraktionierte Abrasio, dann
  - bei Östrogenmangel am Zyklusbeginn:
    - Ethinylestradiol 25 oder 50 µg/d oder 2 mg Estradiolvalerat für 7 Tage ab dem 2. Zyklustag
  - bei verzögerter Desquamation des Endometriums
    - Sequenzpräparat (z. B. Cyclosa; zurzeit nicht erhältlich), alternativ Biviol
    - Kombinationspräparat mit 1-Phasen-Typ vom (16.–)21.–25. Zyklustag

42.11 Mittelblutung (Ovulationsblutung)

Ursache und Therapie

- bedingt durch einen relativen Östrogenmangel → Östrogensubstitution vom 12.–16. Zyklustag
  - Ethinylestradiol 25 oder 50 µg/d
  - 1–2 mg Estradiolvalerat
  - Estradot 25 am 12. Zyklustag

42.12 Menstruationsverschiebung

Zyklusverlängerung

- **Frauen, die die „Pille" einnehmen**
  - 1-Phasen-Präparat → Präparat 3 Tage vor gewünschten Menses absetzen
  - Mehr-Phasen-Präparat → Verlängerung mit der 2. bzw. 2. und 3. Phase
- **Frauen, die keinen Ovulationshemmer einnehmen**
  - Kombinationspräparat vom 1-Phasen-Typ oder Gestagen, z. B. Primolut-Nor, ab dem 22. Zyklustag bis 3 Tage vor den gewünschten Menses

Zyklusverkürzung

- **Frauen, die die „Pille" einnehmen**
  - Kombinationspräparat → Präparat 3 Tage vor gewünschten Menses absetzen. Bei 2- bzw. 3-Phasen-Präparaten muss die 2. Phase mindestens 5 Tage eingenommen werden.
  - Sequenzpräparat → am Anfang und am Ende die gewünschte Anzahl an Tabletten weglassen
- **Frauen, die keinen Ovulationshemmer einnehmen**
  - Kombinationspräparat vom 5.–19. Zyklustag

43 Endometriose

43.1 Definitionen, Ursachen und Stadieneinteilung

Definitionen

- **Endometriose**
  - heterotopes Auftreten von Endometrium verschiedener Differenzierungsgrade
- **Endometriosis genitalis externa**
  - in Organen des kleinen Beckens
- **Endometriosis genitalis interna**
  - als Adenomyosis uteri innerhalb des Myometriums
- **Endometriosis extragenitalis**
  - in Organen außerhalb des kleinen Beckens, z. B. Lunge

Ursachen

Die genaue Entstehung der Endometriose ist bis heute ungeklärt. Die Theorien sind vielfältig:

- **Zölommetaplasie**
  - Durch wiederholte Irritationen wird regelhaftes, reifes Gewebe in ein embryologisch verwandtes Zölomepithel umgewandelt, dessen Zellen sich zu Endometriosezellen entwickeln.
- **Implantation/Transplantation**
  - Bei einer retrograden Menstruation kommt es normalerweise zur Resorption der Endometriumzellen durch Makrophagen; bei Störung dieser Immunreaktion → Endometriumimplantate überwiegen → Endometriose
  - Aufgrund neuerer Erkenntnisse immunologischer Untersuchungen gewinnt diese Theorie erneut an Bedeutung.
- **Archimetrakonzept**
  - Funktionsstörung der Archimetra (entwicklungsgeschichtliche Struktur, die Endometrium und die unmittelbar darüberliegende Muskelschicht umfasst)
  - Hyperperistaltik des Uterus und Funktionsstörung auch des eutopen, d. h. im Uterus gelegenen Endometriums
  - Faktoren in der Entstehung der Endometriose
    - retrograde Menstruation
    - Veränderungen des Immunsystems
    - genetische Faktoren

Stadieneinteilung

Zurzeit werden hauptsächlich 2 Stadieneinteilungen angewendet. Eine neue Klassifikation unter Berücksichtigung des Aktivitätsindex ist in Bearbeitung.

- **European Endometriosis Classification** (Universitätsfrauenklinik Kiel)
  - Es werden Größe und Lokalisation der Herde berücksichtigt (s. Abb. 43.**1**).
- **Klassifikation der AFS**
  - Die 1979 vorgestellte und 1985 überarbeitete Stadieneinteilung (r-AFS) der American Fertility Society hat breite Akzeptanz gefunden (s. Abb. 43.**2**); die Sensitivität in Hinblick auf die Fertilität ist jedoch nicht zufriedenstellend,

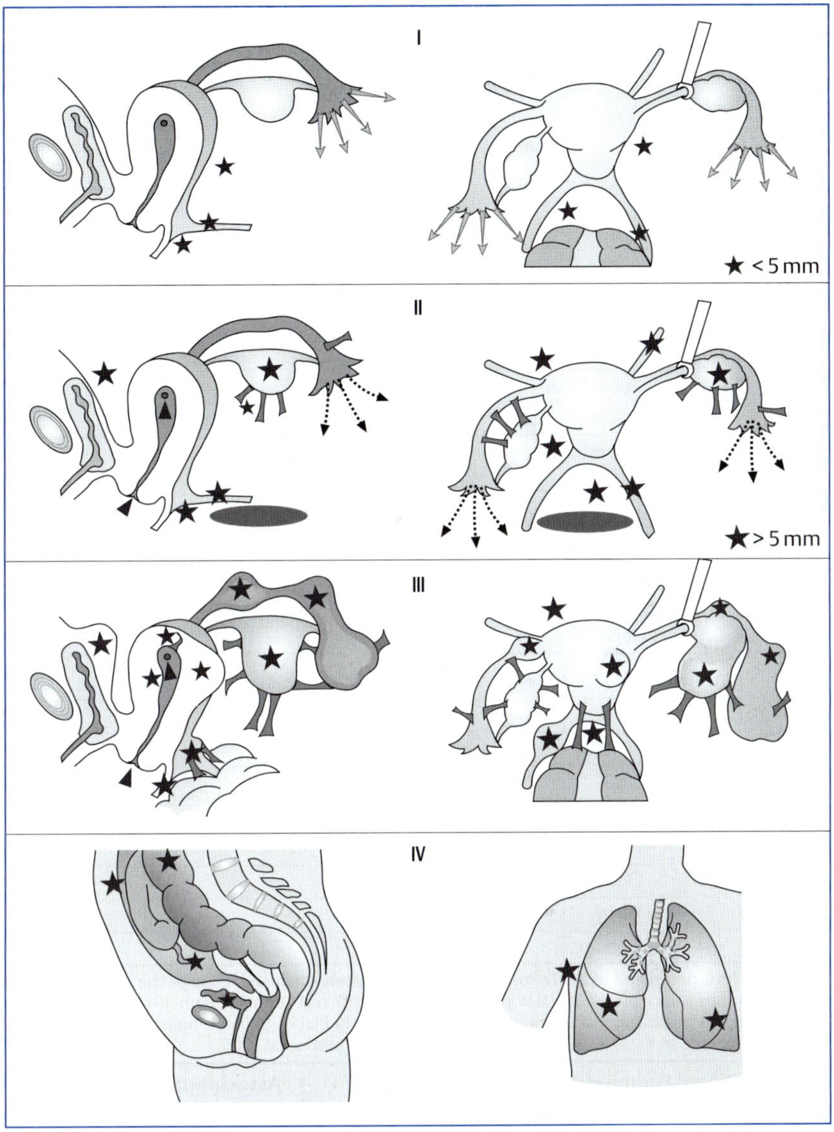

Abb. 43.1 European Endometriosis Classification.

weshalb die Erweiterung der r-AFS-Einteilung mittels Farbtafeln vorgeschlagen wurde.

- Morphologie peritonealer und ovarieller Herde nach Farbtabelle:
  - R (rot): rot, rosa, feuerfarben, vesikuläre Veränderungen, klare Vesikel
  - W (weiß): Opazitäten, Peritonealdefekte, gelbbraune Herde
  - B (schwarz): schwarz, Hämosiderindepots, blaue Veränderungen
- Die Oberflächen der einzelnen Kategorien (R, W und B) werden im Verhältnis prozentmäßig festgehalten.
- Problem der r-ASF-Klassifikation:
  - Retroperitoneale Befunde werden nicht erfasst.
  - ausschließlich Beschreibung der Fertilitätsbedingungen

AMERICAN SOCIETY FOR REPRODUCTIVE MEDICINE
REVISED CLASSIFICATION OF ENDOMETRIOSIS

Patient's Name .... Date ....
Stage I (Minimal) : 1– 5 Laparoscopy .... Laparotomy .... Photography ....
Stage II (Mild) : 6–15 Recommended Treatment ....
Stage III (Moderate): 16–40
Stage IV (Severe) : >40 ....
Total .... Prognosis ....

Peritoneum	**Endometriosis**	<1 cm	1–3 cm	>3 cm
	Superficial	1	2	4
	Deep	2	4	6
Ovary	R Superficial	1	2	4
	Deep	4	16	20
	L Superficial	1	2	4
	Deep	4	16	20
	Posterior Culdesac Obliteration	Partial		Complete
		4		40
Ovary	**Adhesions**	<1/3 Enclosure	1/3–2/3 Enclosure	>2/3 Enclosure
	R Filmy	1	2	4
	Dense	4	8	16
	L Filmy	1	2	4
	Dense	4	8	16
Tube	R Filmy	1	2	4
	Dense	4*	8*	16
	L Filmy	1	2	4
	Dense	4*	8*	16

*** If the fimbriated end of the fallopian tube is completely enclosed, change the point assignment to 16.**
Denote appearance of superficial implant types as red [(R), red, red-pink, flamelike, vesicular blobs, clear vesicles], white [(W), opacifications, perinoneal defects, yellow-brown], or black [(B) black, hemosiderin deposits, blue]. Denote percent of total described as R ...... %, W ...... % and B ...... %. Total should equal 100 %.

Additional Endometriosis: ....
....
....
....

To Be Used with Normal Tubes and Ovaries

L R

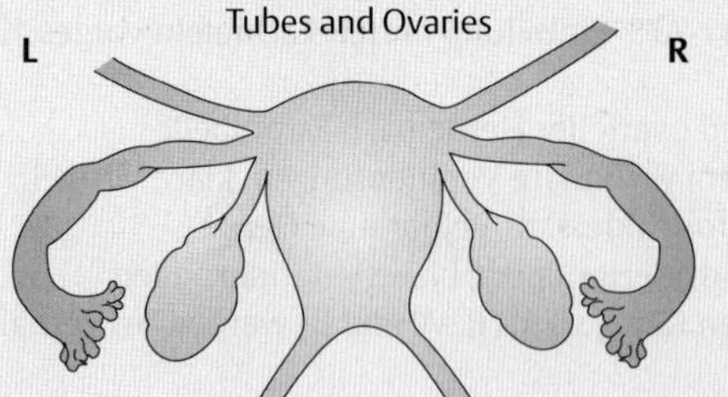

Associated Pathology: ....
....
....
....

To Be Used with Abnormal Tubes and/or Ovaries

L R

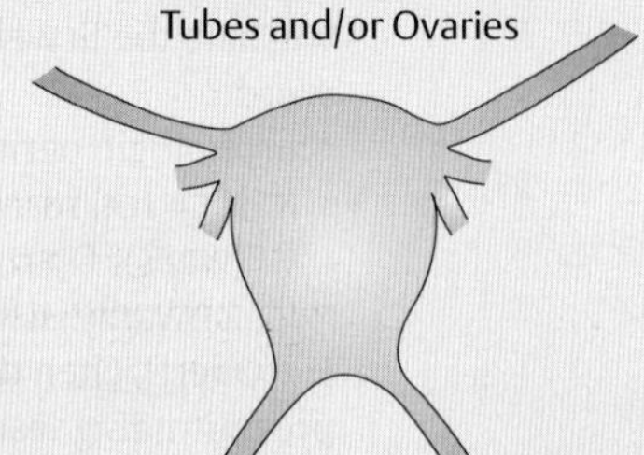

Abb. 43.**2** 2 r-AFS-Klassifikation der Endometriose nach der American Fertility Society (Fertilit – 819).

- Ergänzung der Stadien I–IV durch Enzianklassifikation:
  - a = Douglas, Vagina
  - b = Lig. sacrouterinum, Lig. cardinale
  - c = Darm, Rektum, Rektosigmoid
  - F = Fernmanifestation

43.2 Klinik und Diagnostik

Häufigkeit und Vorgehen

- Es wird geschätzt, dass 8–10% aller Frauen im reproduktiven Alter (15.–50. Lj.) eine Endometriose haben.
- Nur bei der Hälfte dieser Frauen ist jedoch eine Behandlung, z. B. wegen Schmerzen oder Sterilität, indiziert. →
- Diagnostik zur Differenzierung einer behandlungsbedürftigen von einer nicht-behandlungsbedürftigen Endometriose ist notwendig.
- bei unklaren Schmerzzuständen an die Endometriose denken!

Anamnese

- ist häufig wegweisend
- sekundäre Dysmenorrhö
- Schmerzsymptomatik
- Dysmenorrhö
- Dyspareunie bei tiefer Penetration
  - evtl. auch erst nach dem Verkehr
- mittzyklische und/oder prämenstruelle Unterleibsschmerzen
- ggf. Dysurie, Defäkationsschmerzen
- Sterilität

Beachte:
- Schweregrad der Symptomatik korreliert nicht mit der Ausdehnung der Endometriose.
- vielfältige Symptome oder evtl. gar keine
- rezidivierende Schmerzen → Laparoskopie erforderlich
- Es gibt keinen Altersgipfel.

Gynäkologischer Befund

- Untersuchung am besten während der Menstruation
- Untersuchung von Vulva, Vagina, Portio (einschließlich Kolposkopie)
  - zweiblättrige Spekula zur Beurteilung des Fornix posterior (sichtbare Endometriose?)
  - Palpation auch von rektal zur Beurteilung des Spatium rectovaginale (schmerzhafte Knoten?)
- Schmerzhaftigkeit der Untersuchung
- Knoten und Indurationen tastbar, besonders am Fornix vaginae posterior
- Indurationen in Narben (Pfannenstiel, Episiotomie)

Sonografie

- homogene und echoarme Zysten
- Veränderungen am Uterus im Sinne einer Adenomyosis uteri interna (hypodense, unregelmäßige Herde im Myometrium)
- Nierensonografie zum Ausschluss einer Ureterstenose

Labor

- **CA 125**
  - diagnostisch nicht sehr wertvoll, da im Stadium I und II häufig Normwerte vorliegen

- Nur bei 33 % im Stadium III und 100 % im Stadium IV sind die Werte pathologisch, wobei jedoch hier im Allgemeinen auch ein pathologischer Tastbefund vorliegt.
- Es bestehen Hinweise, dass präoperative Werte von 16–25 U/ml und postoperative Werte unter 16 U/ml höhere Schwangerschaftsraten erwarten lassen.

KOK-Test

- bei unauffälligem Untersuchungsbefund, aber bestehender Symptomatik
- kombiniertes orales Kontrazeptivum für 3–6 Monate (Langzyklus)
  - keine Besserung → Laparoskopie

MRT

- zur Beurteilung der Infiltration von Nachbarorganen
- Beurteilung einer Adenomyosis uteri interna

Zystoskopie

- bei V. a. Blasenbeteiligung
  - Dysurie
  - perimenstruelle Hämaturie

Rektale Endosonografie

- bei V. a. Rektumbeteiligung

Rektoskopie/Koloskopie

- bei anamnestischem V. a. Darmbeteiligung (Blutauflagerungen, schmerzhafte Defäkation)
- Beschwerden sind meist zyklusabhängig.
- Untersuchung zum Zeitpunkt der Menstruation
- Befall der Mukosa eher selten
- Impression von außen?
- Differenzialdiagnose primäre Darmerkrankung

Laparoskopie

- einzige sichere diagnostische Methode
- **Lokalisation und Stadieneinteilung** (Das Peritoneum muss millimeterweise abgesucht werden.)
- **Thermocolortest** = Erhitzen eines verdächtigen Bezirks mit dem Endothermiestab:
  - Braunfärbung → Endometriose
  - **Cave:** Auch ein Hämangiom oder eine Einblutung färben sich braun!
- **Biopsie** → Histologie und Aktivität
  - **Merke:** In Zukunft könnte es Schule machen, dass die Kostenübernahme einer teuren Therapie, wie z. B. mit GnRH-Analoga, nur nach histologischer Sicherung der Diagnose erfolgt.
  - Die histologische Sicherung der Diagnose sollte angestrebt werden.
  - Bei Symptomatik → komplette Entfernung der Herde zur Symptomkontrolle ist der Goldstandard.
- **Zeitpunkt**
  - Sterilitätspatientin periovulatorisch, ansonsten perimenstruell
  - zur Therapiekontrolle nach GnRH-Gabe 2 Monate nach der letzten s. c.-Applikation

▶ **Cave:** Eine Salpingitis isthmica nodosa ist nicht gleichbedeutend mit einer Endometriose. Eine solche ist nur in 4–6 % der Fälle nachweisbar.
Schokoladenzysten sind in 25 % der Fälle eingeblutete Corpus-luteum-Zysten → möglichst organerhaltend operieren, ggf. Schnellschnitt; perforierte Zysten führen nicht zur Neuimplantation.
Bei Adhäsionen zwischen Ovar und Beckenwand liegen in bis zu 90 % Herde in der Beckenwand → medikamentöse Therapie.

Beurteilung des Aktivitätsgrads

- **makroskopische Differenzierung** (Fehlerquote 20 %)
  - inaktive Herde
    - noduläre Implantate = schwarze Knoten, Gefäßarmut der Umgebung, wenig proliferierend, schlecht differenziert, zyklusunabhängig, peritonealer Überzug weißlich und sternförmig verzogen
    - In diese Gruppe gehören auch dickwandige fibrotische Zysten < 3 cm.
    - medikamentös nicht beeinflussbar → Resektion
  - aktive Herde
    - vesikuläre Implantate = zyklusabhängige Bläschen, perimenstruell dunkelrot bis schwarz, ansonsten rot bis zartrosa. Das umgebende Peritoneum ist hypervaskularisiert.
    - Hierzu gehören auch dünnwandige Zysten > 3 cm.
    - medikamentöse Therapie sinnvoll (Bei den Zysten ist eine Volumenreduktion von 50–70 % möglich.)
  - atypische Formen
    - gelbliche oder weißliche Plaques (hormonell abhängig)
    - Peritonealeinrisse
    - sternförmige Narben
- **mikroskopische Differenzierung** (Fehlerquote lichtmikroskopisch 10 %, elektronenmikroskopisch 3 %)
  - endometriumartig, hormonell reaktiv, d. h. hochdifferenziert → medikamentöse Therapie
  - fibrotisch verändert, flaches kubisches Epithel, wenig differenziert → Resektion
- **biochemische Beurteilung**
  - Bestimmung der Östrogen- und Progesteronrezeptoren

Differenzialdiagnosen

- Neoplasie (Irreführend ist hier das erhöhte CA 125.)
- Entzündungen
- Metastasen eines extragenitalen Malignoms
- chronische Adnexitis (häufige Fehldiagnose)
- chronische Appendizitis (häufige Fehldiagnose)
- Uterus myomatosus
- Rektumkarzinom

Komplikationen

- bei Tubenendometriose
  - Lumenverlegung und Sterilität, Tubargravidität
- bei Ovarialendometriose
  - Schokoladenzysten, Adhäsionen, Konglomerattumoren (DD Tuboovarialabszess)

43.3 Therapie

43.3.1 Chirurgische Therapie

- nach Möglichkeit komplette laparoskopische Sanierung, so wenig invasiv wie möglich
- Die operative Sanierung ist der Goldstandard zur Symptomkontrolle.

Prinzip

- vollständige Entfernung der Implantate und Korrektur der Sekundärschäden am inneren Genitale

Organerhaltende Operation

- Methoden:
  - Thermokoagulation, Laservaporisation, Elektrokoagulation, Adhäsiolyse, Zystenausschälung und Koagulation des Zystengrundes
  - Insbesondere alte, inaktive, meist medikamentös nicht zu beeinflussende Herde mit Beschwerden sollten komplett entfernt werden.
  - Zufallsbefunde ohne Beschwerden bedürfen keiner Therapie → Biopsie ausreichend.
  - ggf. Ureterpräparation im Retroperitoneum
    - insbesondere bei partieller oder kompletter Resektion der Ligg. sacrouterina
  - ggf. Resektion eines Teils der Blasenwand mit anschließendem Verschluss durch Endonaht
  - Bei Befall des Spatium rectovaginale mit Scheidenbefall ist der kombiniert vaginal-laparoskopische Zugang zu empfehlen.
  - ggf. Teilresektion der Rektumvorderwand
    - per Laparoskopie
    - von vaginal nach Eröffnen des Douglas
    - per Laparotomie
  - ggf. Rektumteilresektion
  - Peritonealisierung der Defekte zur Vermeidung von Adhäsionen
- Rezidivrisiko nach konservativer Operation 7–31 %

Radikale operative Sanierung

Resektion der Endometriose, Hysterektomie und bilaterale Adnexektomie bei:

- abgeschlossener Familienplanung
- Befall beider Ovarien bis zur Hilusregion (bei tiefen Endometriomen)
- tiefer Infiltration von Blase, Darm oder Ureter (Stadium IV)
- ausgedehnten Rezidiven nach medikamentösen und operativen Therapieversuchen → anschließend niedrigdosierte Östrogen-Gestagen-Kombinationen oder Tibolon

43.3.2 Medikamentöse Therapie

- Ob eine präoperative Therapie das OP-Ergebnis verbessert, wird kontrovers diskutiert.
- Eine postoperative medikamentöse Therapie ersetzt nicht die unvollständige Sanierung und wird eher nicht empfohlen.
- Wird eine Operation nicht gewünscht, kann die medikamentöse Therapie eine Alternative darstellen.
  - Nach Absetzen der Therapie ist mit erneuten Beschwerden zu rechnen.

GnRH-Analoga

- zurzeit Standardtherapie
- z. B. Enantone, Zoladex
- kontinuierliche Gabe → Rezeptorverlust der Hypophyse → Down-Regulation von FSH und LH → Estradiol < 30 pg/ml (postmenopausal → Nebenwirkungen) → Symptomverminderung auch noch nach einem Jahr
- Endoskopisch ist ein Shift zu niedrigeren Stadien zu verzeichnen.
- Therapiebeginn am 22./23. Zyklustag, um initiale Stimulation der Ovarialfunktion zu vermeiden
- Therapiedauer nicht länger als 6 Monate, da die Knochendichte sinkt → Gefahr für Patientinnen mit primär niedriger Knochendichte, die direkt nach der Therapie schwanger werden und stillen
- Rezidiv innerhalb von 18 Monaten → Danazol (wirkt anabol → Anstieg der Knochenmasse), da die Remineralisierung der Knochen 18 Monate dauert

Tab. 43.**1** GnRH-Analoga (Beispiele).

Enantone-Gyn	Leuprorelinacetat	3,75 mg/4 Wochen s.c.
Trenantone-Gyn	Leuprorelinacetat	3-Monats-Depot (11,25 mg) s.c.
Zoladex	Goserelinacetat	3,8 mg/4 Wochen s.c. 3- bis 4×
Decapeptyl-Gyn	Trytorelinacetat	3,75 mg s.c.; i.m./4 Wochen
Suprecur-Spray	Buserelinacetat	400 µg/d

- Behandlung der trockenen Scheide mit Estriol lokal und systemisch; Dosierungen <2 mg/d haben keine Wirkung auf die Endometriose.
- Add-back:
  - zunächst Versuch mit Gestagenmonotherapie
  - ggf. Gabe eines östrogenhaltigen Präparats
    - Endometriosezellen brauchen zur Proliferation mehr Östrogen als das Endometrium und der Knochen → Add-back-Therapie mit Östrogen/Gestagen zur Verminderung der Nebenwirkungen = Zugabe eines Substitutionspräparats, das die Endometriumatrophie fördert, z.B. niedrigdosiertes Kombinationspräparat mit 1 mg Estradiol und Gestagen zur kontinuierlichen Gabe, z.B. Lafamme (1 mg/2 mg) oder Angeliq, alternativ Tibolon (Liviella) kontinuierlich
    - alternativ transdermale Add-back-Therapie
    - scheint der oralen Gabe überlegen zu sein

Gestagene

- zentrale und periphere Unterdrückung der Proliferation
- ähnlich günstige Beeinflussung der Schmerzsymptomatik wie GnRH
- kontinuierlich über 6 Monate
- Die Wirkung der Mirena entfaltet sich erst nach einigen Monaten voll.
- als Add-back-Therapie während GnRH-Therapie möglich
- Nebenwirkungen: Libidoverlust, Gewichtszunahme, depressive Verstimmung

Kombinationspräparate

- Einsatz als Langzyklus, d.h. kontinuierlich über 3–6 Monate (s. Tab. 43.**3**)

Tab. 43.**2** Gestagentherapie der Endometriose.

Progesteronderivate (Beispiele)		
Clinovir	Medroxyprogesteronacetat	30–50 mg/d
Prothil	Medrogeston	50–75 mg/d
Nortestosteronderivate (Beispiele)		
Cerazette	Desogestrel	(0,075)–0,15 mg (= 1–2 Tbl./d)
parenterale Gestagenpräparate (Beispiele)		
Depot-Clinovir	Medroxyprogesteronacetat	150 mg i.m. alle 12 Wochen
Implanon	Etonogestrel Implantat	68 mg s.c. bis zu 3 Jahren
gestagenhaltiges Intrauterinpessar		
Mirena	Levonorgestrel	20 µg/Tag

Tab. 43.3 Gestagenbetonte orale Kontrazeption.

Kombinierte orale Kontrazeptiva (Beispiele)		
Präparate der zweiten Generation		
▪ Leios®	Levonorgestrel	100 µg + 20 µg EE
▪ Mikrogynom®	Levonorgestrel	150 µg + 30 µg EE
▪ Eve®	Norethisteron	0,5 mg + 20 µg EE
Präparate der dritten Generation		
▪ Valette®	Dienogest	2 mg + 30 µg EE
▪ Cilest®	Norgestimat	250 µg + 35 µg EE
▪ Minulet®	Gestoden	0,750 µg + 30 µg EE
▪ Lovelle®	Desogestrel	150 µg + 20 µg EE
▪ Marvelon®	Desogestrel	150 µg + 30 µg EE

Danazol

- z. B. Winobanin (zurzeit nicht erhältlich)
- Einsatz wegen der Nebenwirkungen eher selten
- **Wirkungen**
  - hemmt die hypophysäre Gonadotropinausschüttung
  - direkte Wirkung am endometriotischen Gewebe als Androgenagonist, Gestagenagonist und Östrogenantagonist
  - direkte Hemmung der Steroidbiosynthese am Ovar
  - Senkung des sexualhormonbindenden Globulins und Erhöhung des freien Testosterons, d. h. partielle Androgenwirkung
  - immunmodulatorische Wirkung durch Senkung von Autoantikörpern und Mediatorsubstanzen (→ lokal immunsuppressiver Effekt)
  - kein Knochenmasseverlust wie bei GnRH-Analoga
- **Dosis**
  - 400–600, max. 800 mg/d über 6 Monate
  - Einstieg mit niedrigen Dosen und Steigerung, bis die Amenorrhö eintritt
- **Nebenwirkungen**
  - Gewichtszunahme, Akne, Libidoverlust, trockene Scheide, depressive Verstimmung, Hitzewallungen
  - ungünstige Veränderung der Blutfette → strenge Indikationsstellung bei Patientinnen mit kardiovaskulärem Risiko
  - Stimmlageveränderungen (< 2 % der Fälle) → sofortiges Absetzen, da sonst evtl. irreversibel; **Cave:** Sängerinnen

43.3.3 Analgetische Therapie

- nicht steroidale Antiphlogistika (NSAID)
- Koanalgetika und Opioide

Tab. 43.4 NSAID.

Präparat-Zusammensetzung	Empfohlene Dosierung	Kommentar
Diclofenac	50–150 mg/d (2–3 × tgl.) oder 100 mg Retardtabletten/d	**Cave:** erhöhtes Ulkusrisiko, Ulkusprophylaxe mit Therapiebeginn (alle NSAIDs vergleichbar)
Ibuprofen	200–2400 mg/d (3–4 × tgl.) oder Ibuprofen 800 mg retard (max. 3 × 800 mg/d)	Schlaflosigkeit, Asthma, Alopezie, psychotische Reaktionen, Gewichtszunahme (Ödembildung, Risiko für alle NSAIDs vergleichbar) **Cave:** bei Metamizol-Na anaphylaktische Reaktionen
Naproxen	500–1000 mg/d (2–4 × tgl.)	
Metamizol-Na	8–16 mg pro kgKG bis 4 × tgl.	
Celecoxib	2 × 200–400 mg/d	keine Ulkusprophylaxe, Ödeme, Diarrhö, Schwindel; selten Arrhythmien und kardiovaskuläre Ereignisse; keine ausreichenden Erfahrungen in der Schwangerschaft und Stillzeit

Tab. 43.5 Koanalgetika und Opioide.

Präparat-Zusammensetzung	Empfohlene Dosierung	Kommentar
Amitriptylin	12,5–75 mg/d (abends)	Verbesserung der Schlafqualität, cholinerge NW, EKG-, Blutbild- und Transaminasenkontrolle, langsame Dosistitration
Nortriptylin	12,5–75 mg/d (abends)	Verbesserung der Schlafqualität, cholinerge NW, EKG-, Blutbild- und Transaminasenkontrolle, langsame Dosistitration, weniger Sedierung und andere unerwünschte Wirkungen
Gabapentin	1800–3600 mg/d (3 × tgl.)	bestverträgliches Antikonvulsivum, langsame Dosistitration (Alternative: Pregabalin)
Tramadol	individuelle Dosisanpassung 100–200 mg retard (2 × tgl.)	nicht BtmVV-pflichtig, schwaches Opioid, zusätzlich nichtopioidrezeptorenvermittelte Analgesie
Tilidin/Naloxon	individuelle Dosisanpassung 2 × 100–3 × 200 mg retard/d	nicht BtmVV-pflichtig, schwaches Opioid, Kombination mit Opioidantagonisten (wirksam nur bei Überdosierung)
Morphinsulfat	individuelle Dosisanpassung	Sedierung, Schwindel, Kopfschmerzen, Atemdepression, Mundtrockenheit, Obstipation, orthostatische Regulationsstörungen, Bradykardie, lebensbedrohliche Wechselwirkung mit bestimmten Antidepressiva (MAO-Hemmstoffe) auf ZNS, Atmungs- und Kreislauffunktion, zeitlichen Mindestabstand beachten (14 Tage)
Fentanyl	individuelle Dosisanpassung	transdermales System (Wechsel alle 3 Tage), nur für Dauereinstellung

NW, Nebenwirkung; EKG, Elektrokardiogramm; BtmVV, Betäubungsmittel-Verordnung; MAO, Monoaminooxidase; ZNS, zentrales Nervensystem

43.3.4 Kinderwunsch, mit oder ohne Symptomatik

- s. Abb. 43.**3**
- durch umfassende Sterilitätsdiagnostik andere Faktoren ausschließen
- Hysteroskopie
- diagnostische Pelviskopie mit Chromopertubation
- chirurgische Sanierung der Endometriose nur, wenn diese als alleiniger Sterilitätsfaktor anzusehen ist → keine chirurgische Überbehandlung (**Cave:** Adhäsionen)
- **Stadium I–II**
  - komplette chirurgische Sanierung
    - keine Verbesserung der Fertilität durch postoperative medikamentöse Behandlung
  - nach Behandlung 6–12 Zyklen abwarten
    - ggf. Zyklusoptimierung
    - ggf. IUI (evtl. bessere SS-Raten nach Vorbehandlung mit GnRH-Analoga über 6 Monate); vgl. Kap. 41.6
    - ggf. 3 Monate GnRH und nachfolgend IVF/ICSI; vgl. Kap. 41.7
      - SS-Rate durch hypophysäre Downregulation vor IVF/ICSI deutlich besser
- **Stadium III–IV**
  - operative Sanierung Nachbehandlung ist nicht sinnvoll → In-vitro-Fertilisation (GnRH-Agonisten über 3–6 Zyklen und direkt anschließende ovarielle Stimulation = Ultra-long-Protokoll)

43.3.5 Substitutionstherapie

- nach Adnexektomie oder postmenopausal
- s. Add-back-Therapie Kap. 43.3.2

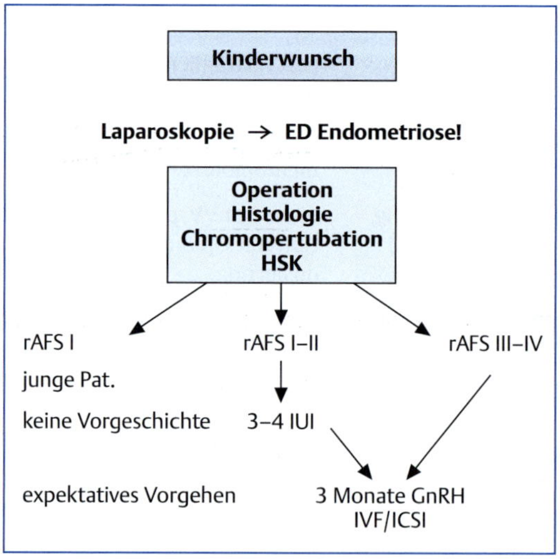

Abb. 43.**3** Prozedere bei Endometriose und Kinderwunsch.

43.4 Endometriose und Sterilität

Pathophysiologie

Neben mechanischen Ursachen führen reaktive, hochdifferenzierte Endometriose-herde zur Erhöhung parakriner Faktoren wie:

- **Interleukin-1 und Tumornekrosefaktor** → Erhöhung der Opiate → Verminderung des GnRH → Absinken der Gonadotropine →
  - verkürzte Follikelreifungsphasen
  - verzögerter Temperaturabfall
  - relative Erhöhung des Estradiols bei vermindertem Progesteron in der Lutealphase
  - LUF-Syndrom (luteinisierter unrupturierter Follikel):
    - gestörte Follikelreifung
    - Corpus-luteum-Insuffizienz
    - häufige Vorblutung und Dysmenorrhö
- **Prostaglandin** → erhöhte Kontraktilität der Tuben

43.5 Adenomyosis uteri

Definition

- ektope endometriale Drüsen und Stroma im Myometrium
- verbunden mit myometrialer Hyperplasie und Hypertrophie
- diffuse Form
- noduläre Form (Adenomyom)

Klinik

- Dysmenorrhö
- Menorrhagie
- Sterilität

Diagnostik

- sonografisch echoarme, heterogene Areale im Myometrium
- MRT
  - verbreiterte Junktionalzone in der T2-gewichtigen Darstellung
  - hohe Sensitivität und Spezifität
- Adenomyose-Score (s. Tab. 43.**6**)
  - Wert <6 → Adenomyose-Wahrscheinlichkeit 7 %
  - Wert 6–10 → Adenomyose-Wahrscheinlichkeit 44 %
  - Wert >10 → Adenomyose-Wahrscheinlichkeit 100 %
    - Hier ist die Endometriumablation zur Behandlung der Blutungsstörung ungeeignet, da die Versagerquote hoch ist.

Therapie

- Hysterektomie bei abgeschlossener Familienplanung
- Bei gleichzeitiger rektovaginaler Endometriose ist die LASH ungeeignet.
- medikamentös
  - Schmerztherapie wie bei Endometriose
  - Mirena
  - Kombinationspräparate im Langzyklus

Tab. 43.6 Adenomyosis-Score n. Th. Römer.

Merkmal	0 Punkte	1 Punkt	2 Punkte
Menorrhagie/ Metrorrhagie	keine	leichte: Hb ≥ 7,4 mmol/l (= 11,84 g/dl) nur Hypermenorrhö (Koagelabgang, > 4–5 Vorlagen/d) oder nur Dauerblutung (> 7 d)	schwere: Hb < 7,4 mmol/l (= 11,84 g/dl) Hypermenorrhö + Dauerblutung
Dysmenorrhö	keine	leichte: keine Schmerzmedikation	schwere: Schmerzmedikamente, Einschränkung der Lebensqualität
Sondenlänge	sehr kleines, oder sehr großes Cavum uteri: < 5,5 oder > 9	mäßig verkleinertes oder vergrößertes Cavum uteri: 5,5–6 oder 8–9	normal großes Cavum uteri: 6–7,5
sonografisch Verdickung des Myometriums	keine	Hyperplasie asymmetrisch	Hyperplasie symmetrisch
sonografisch echoarme Areale im Myometrium	keine	heterogener Bezirk im Myometrium mit echoleeren Arealen	mehrere heterogene Bezirke im Myometrium mit echoleeren Arealen
Graviditäten	keine	1	≥ 2
Abrasiones	keine	1	≥ 2

44 Maligne Veränderungen

44.1 Maligne Veränderungen der Vulva

Formen

- Melanome 4,8 %
- Sarkome 2,2 %
- Basaliome 1,4 %
- Plattenepithelkarzinome 86,2 %, verruköses Karzinom als Sonderform

44.1.1 Melanom

Klinik

- knotige, bräunliche bis schwarze Veränderung
- 50 % im Bereich der großen Labien
- Häufigkeitsgipfel 55. Lebensjahr

Metastasierung

- Lunge, Leber, Gehirn, Skelett, Nebennieren, Nieren, Milz

Diagnostik

- Probeexzision ist kontraindiziert!
- Exzision im Gesunden mit mindestens 10 mm Sicherheitssaum in jede Richtung

Therapie

- enge Zusammenarbeit mit Dermatologen
- Invasionstiefe < 1 mm → zirkuläre Nachresektion mit einer Sicherheitszone von 1 cm
- Invasionstiefe ≥ 1 mm → Vulvektomie mit inguinaler Lymphonodektomie (En-bloc-Resektion)
- Pelvine Lymphonodektomie bringt keine Vorteile.

Prognose

- Invasionstiefe 1–2 mm → 40 % 5-Jahres-Überlebensrate
- Infiltration der Subkutis → 20 % 5-Jahres-Überlebensrate

44.1.2 Sarkom

Klinik

- tief unter dem Epithel liegender Knoten
- frühzeitig auftretende Blutungen

Therapie

- falls Mitosen < 10/HPF (großes Gesichtsfeld), gut abgrenzbar und klein, hohe Differenzierung:
  - evtl. nur Exzision weit im Gesunden, engmaschige Kontrollen
  - evtl. Bestrahlung der inguinalen Lymphknoten
- bei allen übrigen Fällen
  - Vulvektomie mit inguinaler Lymphonodektomie

44.1.3 Basaliom

Klinik

- meist Ulkus mit aufgeworfenen Rändern
- selten makulöse oder polypöse Form
- keine Metastasierung, nur lokale Destruktion

Diagnostik

- Diagnosestellung histologisch

Therapie

- Exzision weit im Gesunden
- keine Lymphonodektomie

44.1.4 Vulvakarzinom

Allgemeines

- Das Durchschnittsalter der Patientinnen liegt bei 65 Jahren.
- Inzidenz: 2 : 100 000/Jahr
  - 0,4 : 100 000 bei 30-Jährigen
    - Tendenz steigend
    - oft HPV-assoziiert
    - evtl. Kombination mit Karzinomen der Zervix und des Anus
  - 20 : 100 000 bei 70-Jährigen
    - meist HPV-negativ
- 70 % der Karzinome sind im Bereich der Labien lokalisiert

Risikofaktoren

- Immunsuppression
  - insbesondere HIV-Infektion
- Nikotinabusus

Stadieneinteilung

- s. Tab. 44.**1**

Klinik

- oft jahrelanger chronischer Juckreiz der Vulva
- rötliche, evtl. derbe Bezirke, ggf. ulzerierend
- blumenkohlartige Veränderungen
- vulnerabel
- evtl. Abklatschmetastasen
- ggf. meist indolente inguinale Lymphknotenvergrößerungen
- je nach Lage und Infiltration Dysurie

Metastasierung

Am ehesten lymphogen:

- inguinal → pelvin
- evtl. direkt pelvin bei klitorisnaher Lage oder bei Sitz jenseits des Hymenalsaums
  - Invasionstiefe > 5 mm → Lymphknotenmetastasen in 34 %
  - Invasionstiefe > 1,5 cm → vermehrter Befall auch kontralateral
  - doppelseitiger inguinaler Befall → bis zu 50 % pelviner Befall
  - G3-Tumoren metastasieren doppelt so häufig wie G1-Tumoren.
- Lymphknotenbefall nach Tumorgröße
  - pT1 → 9,0 %
  - pT2 → 34,9 %
  - pT3 → 33,3 %
  - pT4 → 66,8 %

Tab. 44.**1** Stadieneinteilung des Vulvakarzinoms.

T – Primärtumor	**Charakteristik**
TX	Primärtumor kann nicht beurteilt werden
T0	kein Anhalt für Primärtumor
Tis	Carcinoma in situ
T1	Tumor begrenzt auf Vulva oder Vagina und Perineum, 2 cm oder weniger in größter Ausdehnung
T1a	Stromainvasion ≤ 1,0 mm
T1b	Stromainvasion > 1,0 mm
T2	Tumor begrenzt auf Vulva oder Vagina und Perineum, mehr als 2 cm in größter Ausdehnung
T3	Tumor infiltriert untere Urethra, Vagina und/oder Anus
T4	Tumor infiltriert Schleimhaut der Harnblase oder des Rektums oder der oberen Teile der Urethra oder ist am Knochen fixiert

N – regionäre Lymphknoten	**Charakteristik**
NX	regionäre Lymphknoten können nicht beurteilt werden
N0	keine regionären Lymphknotenmetastasen
N1	unilaterale regionäre Lymphknotenmetastasen
N2	bilaterale regionäre Lymphknotenmetastasen

Stadiengruppierung FIGO – TNM-Kategorien			
Stadium 0	Tis	N0	M0
Stadium I	T1	N0	M0
Stadium II	T2	N0	M0
Stadium III	T1	N1	M0
	T2	N1	M0
	T3	N0, N1	M0
Stadium IVA	T1	N2	M0
	T2	N2	M0
	T3	N2	M0
	T4	jedes N	M0
Stadium IVB	jedes T	jedes N	M1

Diagnostik

- Inspektion der Vulva
- **Essigsäuretest:** Betupfen mit 3- bis 5%iger Essigsäure (30–60 s einwirken lassen):
  - Weißliche Verfärbung spricht für Dysplasie.
  - **Cave:** falsch positive Befunde bei Mykosen
- **Toluidinblautest** (**Collins-Probe**): 2%ige Toluidinblaulösung für 2–3 min auftragen, dann mit Essigsäure 3%ig abwaschen

- Schwerere Gewebsveränderungen (VIN II und III, Karzinom) färben sich an.
- **Cave:** Ulzerationen, Wunden sowie das unverhornte Epithel des Introitus färben sich ebenfalls an.

- Vulvoskopie mit Essigsäure 3%ig
- Zytologie
- Biopsie zur histologischen Sicherung
  - Knipsbiopsie (Beurteilbarkeit der Infiltrationstiefe fehlt.)
  - Stanzbiopsie (mit runder Einmalhautstanze; z. B. 6 mm ⌀)
  - Exzision im Gesunden mit ausreichendem Sicherheitssaum (mindestens 1 cm)
- weiterführende Diagnostik
  - Rö-Thorax
  - Lebersonografie
  - Zystoskopie und Rektoskopie im Stadium III

Therapieplanung

Stadium FIGO IA (Tumorinfiltration ≤ 1 mm, Ausdehnung ≤ 2 cm)

- unifokaler Sitz lateral oder median → weite lokale Exzision mit einem Sicherheitsabstand von ≥ 10 mm
- multifokaler Sitz → Vulvektomie
- keine inguinofemorale Lymphonodektomie

Stadium FIGO I (T1bN0M0; Infiltration > 1 mm, Ausdehnung ≤ 2 cm)

- umschriebene Läsion → weite lokale Exzision mit ≥ 10 mm Sicherheitsabstand
- mit umgebender VIN oder anderen Vulvadermatosen
  - lokale Exzision im Gesunden und destruktive Therapie der veränderten Umgebung
  - alternativ einfache Vulvektomie
- möglichst Erhalt der Klitoris
- immer inguinofemorale Lymphknotendissektion
  - bei streng einseitiger Lokalisation (≥ 1 cm von der Medianlinie entfernt) und Invasion ≤ 5 mm ipsilaterale Lymphonodektomie ausreichend
  - Lymphknoten bei intraoperativem Schnellschnitt befallen → ipsilaterale extraperitoneale pelvine Lymphonodektomie von der Leisteninzision aus sowie kontralaterale inguinofemorale Lymphonodektomie

Stadium FIGO II und FIGO III mit günstiger Prognose

- Bei FIGO II (Ausdehnung ≥ 2 cm) ist die weite lokale Exzision mit ≥ 10 mm Sicherheitsabstand möglich und ausreichend; beidseitige inguinale Lymphonodektomie ist obligat.
- FIGO III; günstige Prognose
  - fehlender Lymphgefäßeinbruch (L0)
  - hoher Differenzierungsgrad (G1)
  - histologisch ausgeprägte Stromareaktion
  - radikale Vulvektomie mit inguinofemoraler Lymphonodektomie
    - nach Möglichkeit von separaten Schnitten in „3-Schnitt-Technik“
    - ggf. En-Bloc-Resektion
    - ggf. Lappenplastik
    - ggf. Erweiterung des Eingriffs auf Urethra, Vagina und Anus

FIGO Stadium III mit ungünstiger Prognose und FIGO Stadium IV

- wenn möglich radikale Vulvektomie unter Resektion der befallenen Strukturen in sano
- zur Verbesserung der Operabilität oder palliativ ggf. primäre Radio-Chemotherapie

Operative Therapie

- **radikale Vulvektomie**
  - Es setzen sich aufgrund häufiger Wundheilungsstörungen **getrennte Schnittführungen** für die inguinale Lymphonodektomie und die Vulvektomie durch.
- **Lymphonodektomie**
  - inguinofemorale Lymphknotendissektion
    - Fett- und Lymphknotengewebe der Leiste bis 2 cm oberhalb des Leistenbands und Gewebe medial der A. femoralis bis zur Einmündung in den Adduktorenkanal
    - nur superfizielle inguinale Lymphonodektomie → 6 % Rezidive
  - einseitige extraperitoneale pelvine Lymphonodektomie bei: ≥ 3 Lk-Metastasen inguinal, Kapseldurchbruch, Makrometastase > 10 mm
    - Zugang nach Faszieneröffnung oberhalb und parallel des Leistenbands

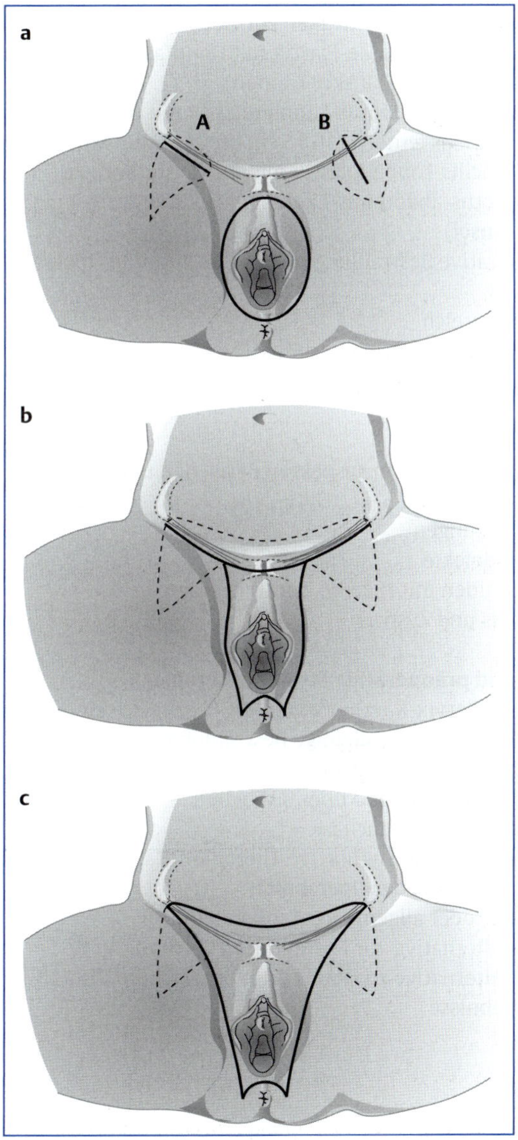

Abb. 44.**1** Schnittfiguren für eine radikale Vulvektomie mit bilateraler Lymphadenektomie. Durchgezogene Linien = Inzision, gestrichelte Linien = unterminiertes Gebiet.
a getrennte Inzisionen: A schräge Schnittführung entlang des Leistenbands (etwa 6–8 cm lang), B vertikale Schnittführung entlang der großen Gefäße (etwa 6–8 cm lang).
b Standardinzision.
c Inzisionsfigur für die radikale Vulvektomie bei größeren Tumoren.

- nicht notwendig bei:
  - Basaliom
  - verrukösem Karzinom
  - Stadium Ia
- nur ipsilaterale inguinofemorale Lymphonodektomie bei lateralem T1bN0M0
- Sentinel-Lymphknoten inguinal
  - Detektionsrate nach Patentblau-Injektion → 84%
  - Detektionsrate mit 99 m-Technetium-Markierung → 100%
  - nur bei T1- und T2- Tumoren und klinischem und sonografischem N0
  - Aufklärung über evtl. erhöhte Rezidivrate und deren schwerwiegende Folgen

- **Erweiterung des Eingriffs** bei Stadium III und I je nach Infiltration
  - Teilresektion von Urethra (Resektion bis zu 1 cm der distalen Urethra ohne Inkontinenz möglich), Vagina oder Anus
  - Exenteration (anterior, posterior, total)
  - myokutane Lappenplastiken zur Deckung vulvärer Gewebedefekte
    - Tensor-fasciae-latae-Plastik mit Hauptast der A. circumflexa femoris (schmaler Haut-Muskel-Lappen)
    - M.-gluteus-maximus-Lappenplastik mit der A. glutea inferior und dem N. cutaneus femoris (15×5 cm breiter Haut-Muskel-Lappen)
    - M.-gracilis-Lappenplastik mit der A. circumflexa (kleinere Hautinsel)
    - M.-rectus-abdominis-Lappenplastik mit der A. epigastica inferior (kleinere Hautinsel)
  - präoperative Bestrahlung und eingeschränkte Operation

Strahlentherapie

- vulvärer Bereich
  - 50 Gy (evtl. Steigerung bis 65–0 Gy)
  - ggf. kleinvolumige Boosterung um 10 Gy
- pelvin
  - 50 Gy
  - ggf. Aufsättigung in suspekten Bereichen um weitere 10 Gy
- Fraktionierung auf 5×2,0 Gy/Woche
- Nebenwirkungen
  - Epitheldefekte
  - Mukositiden mit Diarrhö und Tenesmen
  - Proktitis und Zystitis

primäre und präoperative Strahlentherapie

Analog zum Zervix-Karzinom sind die Ergebnisse einer kombinierten Radiochemotherapie besser als die alleinige Bestrahlung.

- Kombination mit Cisplatin
  - simultan zur Radiatio über 6 Wochen
  - 40 mg/m^2 wöchentlich i.v.
  - Hydratation und supportive Therapie s. Kap. 44.6 „Ovarialkarzinom"
- zur Verbesserung der Operabilität
- bei lokaler oder allgemeiner Inoperabilität
- evtl. als Alternative zur Exenteration bei Stadium IV
- evtl. als Alternative zur Radikalität bei Stadium III
- gute Ergebnisse

postoperativ (adjuvant)
- **Merke:** Die Strahlentherapie kann eine ungenügende OP nicht ausgleichen.
- Auch bei klinisch freien Lymphknoten sind die Ergebnisse der Bestrahlung als Ersatz für die operative Lymphonodektomie schlechter.
- Indikationen:
  - 3 oder mehr befallene Lymphknoten
  - Lymphknoten-Kapseldurchbruch oder Ausdehnung des Tumorwachstums in das umgebende Gewebe (T3 und T4)
  - Bestrahlung des kleinen Beckens
    - falls keine pelvine Lymphonodektomie trotz ausgedehnten Leisten-Lk-Befalls durchgeführt wurde
    - Die optimale Behandlung der pelvinen Lk (OP oder Radiatio) bei befallenen inguinalen Lk ist ungeklärt.
  - Verzicht auf die Lymphonodektomie wegen eingeschränkter Operabilität
- inguinal und pelvin
  - positive inguinale Lymphknoten > 1 cm nach inguinaler Lymphonodektomie → pelvine Bestrahlung (ist pelviner Lymphonodektomie überlegen)

interstitielle Brachytherapie
- bei inoperablen Befunden
- Spickung des Tumors mit Hohlnadeln
  - 45–60 Gy als Afterloading
  - Bestrahlungsdauer bis zu 3 Tage
- Nachbestrahlung der Lymphabflussgebiete

Rezidiv
- Chemotherapie und Radiatio, falls Operation nicht möglich ist
- einfache Exzision
- Exenteration
- ggf. Defektdeckung mit myokutaner Lappenplastik

Chemotherapie

- **neoadjuvante Chemotherapie**
  - am ehesten in Kombination mit Radiatio (s. o.)
- **palliative Chemotherapie**
  - Kombination von 5-FU, Cisplatin, Mitomycin C und Bleomycin
  - In 30% der Behandlungen kommt es zur Remission über wenige Monate.
  - Therapieoption zur Linderung von Beschwerden einer Metastasierung

Prognose

5-Jahres-Überlebensrate in %
- kein Lymphknotenbefall → 90%
- inguinale Lymphknoten befallen → 45%
- pelvine Lymphknoten befallen → 25%
- vulväres Lokalrezidiv → 50%
- Fernmetastasen → 10%

Nachsorge

In den ersten 3 Jahren vierteljährlich (80% der Rezidive treten in den ersten 2 postoperativen Jahren auf.), 3.–5. Jahr postoperativ halbjährliche Kontrollen
- keine Kontraindikation für eine Hormonersatztherapie in der Postmenopause
- operative Rekonstruktion bei ausgedehnten, die Lebensqualität beeinträchtigenden narbigen Strikturen
- Bei verzögerter Wundheilung, insbesondere nach adjuvanter Strahlentherapie, kann die lokale Applikation von Estriol hilfreich sein.

- **Anamnese**
  - Allgemeinbefinden, Schmerzen, Beinschwellung, Leistungsknick?, Sexualität, Miktion
- **Untersuchung**
  - gynäkologisch, Gewicht, Lymphödem der Beine?
  - ggf. Vulvoskopie, Zytologie und Biopsie
  - Spekulumeinstellung, ggf. Zervixzytologie
  - bildgebende Verfahren bei Beschwerden
- Labor:
  - Die SCC-Bestimmung ist in der Nachsorge nicht indiziert.

Lymphödem

- Rezidiv ausschließen
- frühzeitige manuelle Lymphdrainage in Kombination mit angepassten Kompressionsstrümpfen
- bei rezidivierenden Erysipelen Langzeit-Penicillinprophylaxe über 6–12 Monate (z. B. Tardocillin 1,2 Mio. = 1 Amp. i. m. alle 3–4 Wochen)

Psychologische Betreuung

- Primäres Geschlechtsmerkmal wird entfernt, ähnlich wie bei Ablatio mammae → Identitätsprobleme.
- häufig Anorgasmie → sexualmedizinische Betreuung
- aufgrund geringer Patientenzahlen meist keine Selbsthilfegruppe vorhanden → Arzt als Ansprechpartner für Ängste und Sorgen

44.2 Vaginalkarzinom

Häufigkeit und Risikofaktoren

- ca. 2 % der gynäkologischen Malignome
- 85 % sind Plattenepithelkarzinome
- Inzidenz 0,4/100 000 Frauen
- häufig Koinzidenz nach Zervixkarzinom (durch HPV-Assoziation; insbesondere HPV-16) → regelmäßige Vaginalabstriche bei Z. n. Zervixkarzinom
- oberes Vaginaldrittel (bes. Hinterwand) bevorzugt
- erhöhtes Risiko bei Prolaps oder Pessarträgerinnen
- z. T. sekundäre Karzinome (Metastasen)

Stadieneinteilung

- s. Tab. 44.**2**
- lymphogene Metastasierung
  - obere zwei Vaginaldrittel → pelvin
  - unteres Vaginaldrittel → inguinal → pelvin

Klinik

- vaginale Blutung, fleischwasserfarbener Fluor
- Dysurie, Beschwerden beim Stuhlgang
- evtl. blumenkohlartiger Tumor in der Scheide

Diagnostik

- Papanicolaou-Abstrich
- Abgrenzung mit Lugol-Lösung, Kolposkopie mit Essigsäure
  - auf Multizentrizität achten
- Vulvoskopie zum Ausschluss Vulvakarzinom
- Palpation: Introitus, Parakolpium, Beckenwände, Parametrien, inneres Genitale
- Zystoskopie/Rektoskopie
  - Ausschluss Blasen- oder Rektum-Ca oder eines Stadium IV

Tab. 44.2 Stadieneinteilung des Vaginalkarzinoms.

T – Primärtumor	FIGO-Stadien	Charakteristik	
TX		Primärtumor kann nicht beurteilt werden	
T0		kein Anhalt für Primärtumor	
Tis	0	Carcinoma in situ	
T1	I	Tumor begrenzt auf Vagina	
T2	II	Tumor infiltriert paravaginales Gewebe, aber nicht bis zur Beckenwand	
T3	III	Tumor erreicht die Beckenwand	
T4	IVA	Tumor infiltriert die Mukosa der Blase und/oder des Rektums und/oder überschreitet die Grenzen des kleinen Beckens Anmerkung: Das Vorhandensein eines bullösen Ödems genügt nicht, um einen Tumor als T4 zu klassifizieren	
M1	IVB	Fernmetastasen	
N – regionäre Lymphknoten		**Charakteristik**	
NX		regionäre Lymphknoten können nicht beurteilt werden	
N0		keine regionären Lymphknotenmetastasen	
obere zwei Drittel:			
N1		Beckenlymphknotenmetastasen	
unteres Drittel:			
N1		unilaterale inguinale Lymphknotenmetastasen	
N2		bilaterale inguinale Lymphknotenmetastasen	
Stadiengruppierung FIGO – TNM-Kategorien.			
Stadium 0	Tis	N0	M0
Stadium I	T1	N0	M0
Stadium II	T2	N0	M0
Stadium III	T1	N1	M0
	T2	N1	M0
	T3	N0, N1	M0
Stadium IVA	T1	N2	M0
	T2	N2	M0
	T3	N2	M0
	T4	jedes N	M0
Stadium IVB	jedes T	jedes N	M1

- Exzision oder Knipsbiopsie
  - **Cave:** Verletzungsgefahr von Blase oder Rektum
- i. v.-Pyelogramm, Thoraxröntgenaufnahme, Lebersonografie
- fraktionierte Abrasio (Ausschluss Zervix- bzw. Korpuskarzinom)

Therapieplanung

> Die Gesamtüberlebensraten scheinen in den Stadien I und II bei primär chirurgischer Therapie denen bei Radiatio gleichwertig zu sein → beim Rezidiv nach OP bleibt die Option der Radiatio.
> Domäne der Bestrahlung sind die Stadien (II,) III und IV.

- **Stadium I (II)**
  - Umschriebene kleine Läsionen werden im Gesunden reseziert.
  - proximales Drittel
    - radikale Hysterektomie + Kolpektomie mit Parakolpien (Resektionsrand > 2 cm) + pelvine und evtl. paraaortale Lymphonodektomie und/oder
    - perkutane + intrakavitäre Bestrahlung
  - mittleres Drittel
    - evtl. Operation (s. o.)
    - evtl. nur Radiatio perkutan + intrakavitär
  - distales Drittel
    - radikale Vulvektomie + Kolpektomie mit Parakolpien (Resektionsrand > 2 cm) + inguinofemorale Lymphonodektomie und/oder
    - perkutane + intrakavitäre Radiatio oder
    - nur inguinofemorale Lymphonodektomie (zur Planung der Radiatio) + Bestrahlung
  - nach Kolpektomie Angebot der Rekonstruktion, z. B. Kolon-Neovagina
- **Stadium (II) III, IV**
  - Eine OP ist insbesondere bei strahlenresistenten Malignomen (z. B. Melanom, Sarkom) indiziert.
  - OP nur, wenn R0-Resektion möglich erscheint und es der Allgemeinzustand der Patientin zulässt
    - Eine unvollständige Operation und die somit notwendige Radiatio erhöhen nur die Morbidität, ohne bessere Ergebnisse als die alleinige Radiatio zu erzielen.
  - Im Stadium II ist bei Planung einer primären OP häufig eine Exenteration notwendig (in Kombination mit o. g. Eingriffen je nach Lokalisation).
  - perkutane ± intrakavitäre Radiatio
    - evtl. Exenteration, wenn Progression unter Radiatio, dann Anlegen eines kontinenten Mainz-Pouch mit Nabelstoma
    - evtl. Versuch der Chemotherapie (Cisplatin 50 mg/m^2 ca. alle 3 Wochen; evtl. Kombination Cisplatin mit Taxanen)

Radiatio

- **postoperativ**
  - kann unvollständige Operation nicht ausgleichen
  - Indikationen
    - 2 oder mehr befallene Lymphknoten
    - Lk-Kapseldurchbruch und/oder Ausdehnung des Tumorwachstums in das umliegende Gewebe
    - Verzicht auf operative Lymphonodektomie
    - Tumorresektion zu knapp oder R1- bzw. R2-Resektion
- **präoperativ oder primär**
  - wohl in Kombination mit Chemotherapie bessere Ergebnisse
    - z. B. 40 mg/m^2 Cisplatin wöchtl. simultan über 6 Wochen

- Brachytherapie
  - Kolpostat, um definierten Abstand zwischen Vaginalwand und Strahlenquelle zu garantieren
    - aus Plexiglas, Plastik oder Hartgummi
  - Afterloading mit Caesium 137 oder Iridium 192
  - introitusnahe Karzinome sind geringer zu bestrahlen, wegen abnehmender Strahlentoleranz zum Introitus hin
  - transperineale Spickung mit Hohlnadeln und Beschickung im Afterloadingverfahren
    - insbesondere bei ausgedehnten Tumormassen im Bereich des Introitus (s. Vulva-Ca)
    - erhebliche Spätmorbidität
- perkutan
  - als Ergänzung zur Kontaktbestrahlung
    - Dann muss Beckenzentrum ausgespart werden.
  - Parakolpien, Parametrien, Lymphabflussgebiete
  - Gesamtdosis 50–60 Gy

Prognose

5-Jahres-Überlebensrate in %
- Stadium I → 63 %
- Stadium II → 41 %
- Stadium III → 31 %
- Stadium I → 24 %

Nachsorge

- wie bei Vulvakarzinom (s. Kap. 44.1.4)

44.3 Zervixkarzinom

Epidemiologie

- Altersgipfel zwischen 35 und 39 sowie zwischen 60 und 64 Jahren
- Inzidenz 12 : 100 000/Jahr
- seit Jahren rückläufig
- Mortalität ist ebenfalls rückläufig.
  - im Jahr 2000 bei 30 %
- ca. 7000 Neuerkrankungen/Jahr
- Inzidenz schwergradiger Präkanzerosen ca. 1 %
  - Tendenz steigend
- signifikante Zunahme der zervikalen Präkanzerosen

Histologische Typen

- 80 % Plattenepithelkarzinome
  - verhornend (squamös)
  - nicht verhornend
- 20 % Adenokarzinome (mit zunehmender Inzidenz)
  - ein Teil davon als adenosquamöse Tumoren

44.3.1 Risikofaktoren, Klinik und Diagnostik

Risikofaktoren

- **Human Papilloma Virus (HPV)**
  - bei 90 % der erkrankten Frauen nachweisbar
  - Bei 40 % aller geschlechtsreifen Frauen nachweisbar, nur jede 600. Frau mit einer nachgewiesenen Infektion entwickelt ein Zervixkarzinom.

- 73 verschiedene Genotypen sind identifiziert.
- **HPV 16, 18,** 31, 33, 45, 51 und 56 sind Subtypen mit hohem Malignitätsrisiko.
  - HPV 16 vorwiegend bei Plattenepithelläsionen
  - HPV 18 vorwiegend bei Adenokarzinomen
- **sexuelle Faktoren**
  - Aufnahme des Geschlechtsverkehrs vor dem 17. Lebensjahr
  - instabile sexuelle Bindungen bis zur Promiskuität
  - keine Beschneidung des Partners (in Israel deutlich geringere Inzidenz des Zervixkarzinoms)
  - schlechte Sexualhygiene (Smegma)
  - Ein großer Anteil der sexuellen Risikofaktoren ist HPV-assoziiert.
- **weitere Faktoren**
  - Immunsuppression (HIV, Z. n. Transplantation)
  - Zigarettenrauchen
- **mögliche Kofaktoren**
  - niedriger sozioökonomischer Status
  - Herpes-simplex- oder Zytomegalie-Virus-Infektion
  - Mangel an Antioxidanzien und Folsäure
  - orale Kontrazeptiva (besonders beim Adenokarzinom)

Früherkennung und Prävention

- s. Kapitel 31.3, S. 435, Zervix

Klinik

- blutiger Fluor, irreguläre Blutungen
- Kontaktblutungen nach Kohabitation
- weitere Symptome je nach Befall der angrenzenden Organe (bis zur Fistel- oder sogar Kloakenbildung; vgl. „Folgen der kontinuierlichen Ausbreitung")

Stadieneinteilung

- s. Tab. 44.**3**

Screening

- s. Kap. 31.3.1, S. 435, Krebsvorsorge
- Zytologie
- Kolposkopie

Diagnostik beim invasiven Karzinom

- Spekulumeinstellung mit Inspektion von Vagina und Portio
- Kolposkopie der Vagina und der Portio
  - ggf. gezielte Biopsie
- klinische, bimanuelle rektovaginale Untersuchung mit Beurteilung der Parametrien
- Vaginalsonografie (einschließlich Beurteilung der Blasenwand)
- Kürettage der Zervix und des Uterus (evtl. in Kombination mit einer Hysteroskopie) bei endozervikalem Prozess
- Nierensonografie, i. v.-Pyelogramm (stumme Niere?; Lokalisation einer Obstruktion) bei V. a. Befall der Parametrien
- Zystoskopie (bullöses Ödem → Infiltration der Blasenwand) und Rektoskopie bei entsprechender Klinik oder großen Tumoren
- ab Stadium FIGO Ib2 Beurteilung der Tumorausbreitung durch MRT
- Labor: Nierenwerte, BKS, Tumormarker (SCC beim Plattenepithelkarzinom, CEA und CA-125 beim Adenokarzinom) etc.
- Thoraxröntgenaufnahme in 2 Ebenen
- Lebersonografie
- bei fortgeschrittenen, aber noch operablen Tumoren
  - Sonografie der Skalenusregion links (Lymphknotenmetastasen?)

Tab. 44.3 Stadieneinteilung des Zervixkarzinoms.

T – Primärtumor	FIGO-Stadien	Charakteristik
TX		Primärtumor kann nicht beurteilt werden
T0		kein Anhalt für Primärtumor
Tis	0	Carcinoma in situ
T1	I	Zervixkarzinom begrenzt auf den Uterus (die Ausdehnung zum Corpus uteri sollte dabei unbeachtet bleiben)
T1a	IA	präklinisches invasives Karzinom, ausschließlich durch Mikroskopie diagnostiziert; makroskopisch erkennbar → immer mind. IB
T1a1	IA1	minimale mikroskopische Stromainvasion ≤3 mm und 7 mm oder weniger in horizontaler Ausbreitung
T1a2	IA2	Tumor mit einer invasiven Komponente von 5 mm oder weniger in der Tiefe, gemessen von der Basis des Epithels, und 7 mm oder weniger in horizontaler Ausbreitung
T1b	IB	klinisch erkennbare Läsion, Tumor >T1a2 (IB1 <4 cm, IB2 >4 cm), jedoch auf Uterus beschränkt
T1b1	IB1	klinisch erkennbare Läsion ≤4 cm
T1b2	IB2	klinisch erkennbare Läsion >4 cm
T2	II	Zervixkarzinom infiltriert jenseits des Uterus, aber nicht bis zur Beckenwand und nicht bis zum unteren Drittel der Vagina
T2a	IIA	ohne Infiltration des Parametriums, Infiltration der oberen ⅔ der Vagina
T2b	IIB	mit Infiltration des Parametriums, keine Ausbreitung zur Beckenwand
T3	III	Zervixkarzinom breitet sich bis zur Beckenwand aus und/oder befällt das untere Drittel der Vagina und/oder verursacht Hydronephrose oder stumme Niere
T3a	IIIA	Tumor befällt das untere Drittel der Vagina, keine Ausbreitung zur Beckenwand
T3b	IIIB	Tumor breitet sich bis zur Beckenwand aus und/oder verursacht Hydronephrose oder stumme Niere
T4	IVA	Tumor infiltriert die Mukosa von Blase oder Rektum und/oder überschreitet die Grenzen des kleinen Beckens *Anmerkung:* Das Vorhandensein eines bullösen Ödems genügt nicht, um einen Tumor als T4 zu klassifizieren
M1	IVB	Fernmetastasen
N – regionäre Lymphknoten.		
NX		regionäre Lymphknoten können nicht beurteilt werden
N0		keine regionären Lymphknotenmetastasen
N1		regionäre Lymphknotenmetastasen

Tab. 44.3 (Fortsetzung).

Stadiengruppierung FIGO – TNM-Kategorien.			
Stadium 0	Tis	N0	M0
Stadium IA	T1a	N0	M0
Stadium IB	T1b	N0	M0
Stadium IIA	T2a	N0	M0
Stadium IIB	T2b	N0	M0
Stadium IIIA	T3a	N0	M0
Stadium IIIB	T1	N1	M0
	T2	N1	M0
	T3a	N1	M0
	T3b	jedes N	M0
Stadium IVA	T4	jedes N	M0
Stadium IVB	jedes T	jedes N	M1

- ggf. Feinnadelpunktion oder Biopsie
  - Sind Lymphknoten befallen, ist von einer Generalisierung auszugehen und eine risikoreiche Radikaloperation wenig sinnvoll.
- seitengetrennte Clearence zum Ausschluss einer stummen Niere
- Positronenemissionstomografie (FDG-PET)
  - insbesondere zur Metastasensuche
  - zurzeit noch experimentell
  - niedrige Spezifität
  - Detektion von LK-Metastasen < 5 mm insuffizient
- Staging-Laparoskopie
  - Ausdehnung im kleinen Becken
  - Lymphknotenstatus pelvin und paraaortal

Histologische Aufarbeitung des Operationspräparats

- **Biopsie**
  - in 6–9 Stufen geschnitten
  - Beschreibung von
    - Grad der CIN
    - virusassozierten Veränderungen
    - Invasion
- **Konisation**
  - Fadenmarkierung bei 12 Uhr
  - vollständige Einbettung
    - segmentale Aufarbeitung
  - von jedem Paraffinblock 4–6 Stufenschnitte
  - Beschreibung von:
    - Beschaffenheit des Konus
    - Art der Läsion (CIN, ACIS)
    - Lokalisation und Ausdehnung
      - endo-/ektozervikal
      - Angaben im Uhrzeigersinn

  - Invasion
    - Größenausdehnung
    - Lymph- und Blutgefäßinvasion
  - Resektionsränder
- **Präparat nach radikaler HE und Lymphonodektomie**
  - histologischer Typ nach WHO
  - Grading
  - Lymph- (LVSI) und Blutgefäßeinbrüche
    - LVSI bei mikroinvasiven Karzinomen → vermehrt pelvine Lk-Metastasen
    - Weitere prognostische Einflüsse sind für die LVSI nicht bewiesen.
  - Staging (pTNM und FIGO)
  - Invasionstiefe und Ausdehnung in mm bei pT1a
  - relative Invasionstiefe in das zervikale Stroma bei makroinvasiven Tumoren
  - dreidimensionale Tumorgröße in cm ab pT1b1
  - minimaler Abstand zum vaginalen Rand bei pT2a
  - Abstand zum parametranen Rand bei pT2b
  - R-Klassifikation (UICC)
  - Lymphknotenstatus
    - Zahl und Lokalisation der entnommenen Lymphknoten (soll mindestens bei 15–20 liegen)
    - Zahl und Lokalisation der befallenen Lymphknoten
    - größter Durchmesser der größten Lk-Metastase
    - Kapseldurchbruch

Tumorausbreitung

- **kontinuierliche Ausbreitung**
  - häufigster Ausbreitungsweg, vor allem in seitliches Parametrium (Lig. cardinale), Septum vesicovaginale, Septum rectovaginale, Scheide, Corpus uteri, Harnblase und Rektum
  - Folgen: Fistel-, Kloakenbildung, Ureterkompression mit Harnstau, septische Pyelonephritis, Urämie, Ummauerung der iliakalen Gefäße mit Ödembildung, Kompression des N. ischiadicus mit entsprechender Schmerzsymptomatik
- **lymphogene Ausbreitung**
  - häufigste diskontinuierliche Ausbreitung
  - nicht etappenweise
  - von der Iliakalregion über die paraaortalen Lymphknoten bis zum M. scalenus
  - Häufigkeit
    - Stadium I → 06 %
    - Stadium II → 16 %
    - Stadium III → 28 %
    - Stadium IV → 33 %
- **hämatogene Ausbreitung**
  - eher selten (ca. 5 % aller Fälle), erst im fortgeschrittenen Stadium
  - je nach Abflussgebiet (V. cava inferior, Hämorrhoidalvene) in Lunge, Leber und Knochen, seltener in Niere, Gehirn und Haut

44.3.2 Therapieoptionen

44.3.2.1 Operative Therapie

Konisation

- verschiedene Methoden
  - Messerkonisation
  - Laserkonisation
  - elektrische Schlinge
- Nachblutungen in 2–3 %
- Sturmdorfnaht ist obsolet
- in der Schwangerschaft nur bei Verdacht auf invasives Karzinom

Operatives Staging

- per Laparoskopie oder Laparotomie
- nur bei fortgeschrittenen Tumoren
- Beurteilung der Ausbreitung im kleinen Becken
  - Parametrien
  - Blase und Rektum
- Exstirpation und Beurteilung der pelvinen und insbesondere der paraaortalen Lymphknoten

Abdominale radikale Hysterektomie

- mit pelviner und ggf. paraaortaler Lymphonodektomie
- Klassifikation nach Ruthledge-Piver
- Piver II–III ist der der derzeitige operative Standard für die Stadien Ib–IIb.

Prozedere

- mediane Längsschnittlaparotomie
- Inspektion und Palpation des gesamten Abdomens
- Entnahme einer Spülzytologie
- Eröffnen der paravesikalen Gruben rechts und links
- bei V. a. Blaseninfiltration Entnahme von PEs zur Schnellschnittuntersuchung
  - ggf. vordere Exenteration mit kontinenter Harnableitung
    - Die Patientin muss bereits aufgeklärt sein, ansonsten Abbruch der Operation und neue Planung.

Tab. 44.4 Klassifikation der erweiterten Hysterektomieformen. Quelle: Piver et al.

Klasse	Beschreibung	Indikation
I	= TeLinde-Modifikation: extrafasziale Hysterektomie, die Inzision des Lig. pubocervicale erlaubt das laterale Abschieben des Ureters	Stadium IA
II	Entfernung der medialen Hälfte der Ligg. cardinalia und sacrouterina, Entfernung des oberen Drittels der Vagina	Stadium IB1, kleines Rezidiv der Zervix nach primärer Radiotherapie
III	Entfernung der gesamten Ligg. cardinalia und sacrouterina, Entfernung der oberen Hälfte der Vagina	Stadien IB2, IIA (IIB)
IV	Entfernung des gesamten periureteralen Gewebes, Unterbindung der A. vesicalis superior sowie Entfernung von drei Vierteln der Vagina	zentrales Rezidiv, bei dem die Blase erhalten bleiben kann
V	Entfernung von distalen Anteilen des Ureters und der Blase (vordere Exenteration)	zentrales Rezidiv, bei dem die Blase und/oder der distale Ureter befallen ist

- Absetzen der Adnexe
  - Bei prämenopausalen Frauen ist ein Erhalt möglich.
    - nicht beim Karzinom im Bereich des Isthmus uteri oder bei Korpusinfiltration (Gefahr der Metastasierung in die Adnexe)
- Darstellen der Ureteren im peritonealen Blatt
- Präparation der pararektalen Gruben beidseits
- Resektion des gesamten Lymphknoten-/Fettgewebes entlang der:
  - Vasa iliaca communis
  - Vasa iliaca externa
    - bis zur Lacuna vasorum
    - laterale Begrenzung ist der N. genitofemoralis
  - Vasa iliaca interna
  - Fossa obturatoria
    - bis zum Beckenboden
    - Erhalt der Vasa obturatoria und des N. obturatorius
- Schnellschnittuntersuchung der pelvinen Lymphknoten
  - Bei Lk-Metastasierung erfolgt die paraaortale und parakavale Lymphonodektomie bis zum Abgang der Nierengefäße.
- Absetzen der Ligg. cardinalia stadienabhängig (s. o.)
- Eröffnen des Douglas-Peritoneums, Abpräparieren des Rektums von der Zervix- bzw. Scheidenhinterwand
- Mobilisation der Blase im Spatium vesicocervicale; die Blasenpfeiler bleiben stehen.
- Mobilisieren des Ureters aus dem peritonealen Blatt
- Absetzen der Ligg. sacrouterina
- Herauslösen des Ureters aus den Parametrien und dem Blasenpfeiler
- blasennahes Absetzen des Blasenpfeilers (**Cave:** Blasenläsion)
- Absetzen des Parakolpiums und der Vagina mindestens 2 cm vom Tumor oder aber 2 cm von der Portio entfernt
- Eine Peritonealisierung ist nicht sinnvoll (Gefahr von Lymphozelen).

Totale mesometriale Resektion n. Höckel

Modifikation der radikalen Hysterektomie; zurzeit kein Standard.

- Ziele
  - Funktionserhalt der autonomen Nerven → Reduktion der postoperativen Morbidität
  - Reduktion der lokoregionale Rezidive (üblicherweise 10–15 %)
    - Technik berücksichtigt die Embryonal- und Fetalentwicklung und die daraus resultierende lokale Tumorausbreitung → verbesserte Mitnahme okkulter Tumorzellen

Laparoskopisch assistierte radikale vaginale Hysterektomie (LAVRH)

- in Verbindung mit einer laparoskopischen Lymphonodektomie der abdominalen Vorgehensweise gleichwertig
  - Typ II: Circa die Hälfte des Parametriums (Blasenpfeiler, Lig. cardinale, Lig. sacrouterinum) wird entfernt; indiziert bis Stadium IB1.
  - Typ III: radikale Entfernung des gesamten Parametriums bei tiefer Zervixinfiltration bzw. Überschreitung der Zervix
- Alternativ wird die laparoskopische radikale Hysterektomie (LRH) eingesetzt.

Radikale Trachelektomie nach Dargent

- vaginale Entfernung des tumortragenden Zervixteils unter Mitnahme der angrenzenden Parametrien und Erhalt von Uterus und Restzervix
  - Resektion von ⅔ der Zervix unter Mitnahme der Parametrien
  - Erhalt des Uterus
  - Versorgung des inneren Muttermundes mit einer permanenten Cerclage

- Voraussetzungen
  - Kinderwunsch
  - Tumor <2 cm
  - Sicherheitsabstand von mindestens 0,5 cm
  - Restzervix 1 cm
  - Lymphknoten nach laparoskopischem Staging negativ
  - keine Tumorausbreitung in Nachbarorgane oder intraabdominal
  - enge Indikationsstellung beim Adenokarzinom
    - erhöhtes Rezidivrisiko
- 40 % der Frauen werden schwanger.
  - 70 % der Schwangerschaften erreichen das 3. Trimenon.
- Die 5-Jahres-Überlebensrate liegt projiziert wohl bei 95 %.
  - Dies entspricht weitgehend der Überlebensrate gleicher Tumorstadien bei der klassischen OP.

Lymphonodektomie

- Sentinel-Konzept
  - zurzeit nur in Studien
  - Eingang in die Leitlinien, vor allem im Stadium IA, ist zu erwarten
  - Markierung mit Technetium und Patentblau
  - Sensitivität zwischen 66 und 93 %
    - Tumorgröße <2 cm → Sensitivität 91 %, negativer Vorhersagewert 99 %
  - Nachweis von zirkulierenden Tumorzellen in histopathologisch tumorfreien Lk durch Nachweis von HPV-mRNA
    - prognostische Bedeutung zurzeit noch ungeklärt
- Lymphonodektomie per Laparotomie oder Laparoskopie
  - Resektion des gesamten Lymphknoten-/Fettgewebes entlang der:
    - Vasa iliaca communis
    - Vasa iliaca externa
      - bis zur Lacuna vasorum
      - laterale Begrenzung ist der N. genitofemoralis
    - Vasa iliaca interna
    - Fossa obturatoria
      - bis zum Beckenboden
      - Erhalt der Vasa obturatoria und des N. obturatorius
  - Schnellschnittuntersuchung der pelvinen Lymphknoten
    - bei Lk-Metastasierung erfolgt die paraaortale und parakavale Lymphonodektomie bis zum Abgang der Nierengefäße
  - positive paraaortale Lymphknoten
    - evtl. Abbruch der Operation
    - Zurzeit wird die Fortsetzung der Operation im Sinne des Tumordebulkings diskutiert.
  - ab Stadium IB2 bis IIB:
    - initial Lymphonodektomie paraaortal kaudal der A. mesenterica inferior
      - Lk befallen → komplette paraaortale Lymphonodektomie bis zum Nierenstil Lk befallen → Abbruch der OP

Exenteration

- sowohl primär bei der Erst-OP als auch sekundär beim Rezidiv

Indikationen
- Rezidiv im Bereich des Primärtumors nach Radiatio
- fortgeschrittene Zervixkarzinome, z. B. Stadium IVA mit Kloakenbildung
- Scheidenstumpfrezidive nach Radikaloperation, Radiatio nicht möglich

- schwere Strahlentherapie-Nekrosen mit Fistelbildung
- bei Kloakenbildung evtl. auch bei Fernmetastasen

Prozedere

- bei Befall der Blase vordere Exenteration
  - Blasenresektion
  - Mitnahme der angrenzenden Scheide mit den Parakolpien
  - Rekonstruktion eines kontinenten Reservoirs
    - Mainz-Pouch mit Nabelstoma
    - orthotoper Blasenersatz
      - z.B. Ulmer Blase
  - Rekonstruktion der Scheide, z.B. durch Sigma-Neovagina
- bei Befall des Rektums hintere Exenteration
  - Meist ist ein Erhalt der analen Passage möglich, ansonsten Anlage eines Anus praeter.
- Die radikale Operation des Beckenwandrezidivs mit Teilresektion der Beckenmuskulatur bleibt wenigen Zentren vorbehalten.

Prognose

- Heilungen in 30–50%

44.3.2.2 Radiotherapie und Radiochemotherapie

- Bei kurativem Ansatz sollte eine Kombination der Radiatio mit der Chemotherapie erfolgen (auch in der Adjuvanz).
  - Verbesserung der Heilungschancen (Überlebensvorteil durch zusätzliche platinhaltige CHT bei 16%)
  - Kombination mit Cisplatin
    - simultan zur Radiatio über 6 Wochen (5 Zyklen)
    - 40 mg/m^2 wöchentlich i.v.; d.h. intervallverkürzt (< 14 Tage) und dosisintensiviert
    - Hydratation und supportive Therapie s. Kap. 44.6 „Ovarial-Karzinom"
    - Kombination mit weiteren Substanzen bringt keine Vorteile.
    - Carboplatin ist nicht geeignet.
      - höhere Myelotoxizität
      - wissenschaftlich nicht ausreichend evaluiert
  - Gesamte Bestrahlungszeit soll 8 Wochen nicht überschreiten.
- **primäre Strahlentherapie**
  - Kombination aus intrakavitärer Brachytherapie und perkutaner Hochvoltbestrahlung
  - Brachytherapie
    - Brachytherapie HDR = High Dose Rate (Iridium-192-Afterloading)
      - Bestrahlungszeit wenige Minuten
    - Brachytherapie LDR = Low Dose Rate (Caesium-137-Afterloading)
      - Liegezeit einige Stunden
      - evtl. vermehrt rektale Komplikationen
    - Bezüglich der lokalen Kontrolle und des Gesamtüberlebens sind beide Verfahren gleichwertig.
    - 2–6 Fraktionen im Abstand von einer Woche mit einer Einzeldosis von 4–8,5 Gy (7,5 Gy) am Punkt A
      - Punkt A am Schnittpunkt zweier Linien
        Eine der Linien läuft 2 cm lateral der Applikatoroberfläche (Längsachse).

        Die andere läuft 2 cm kranial der Applikatoroberfläche (Querachse).
      - An der Tumoroberfläche wird eine deutlich höhere Strahlendosis (ca. 100 Gy) erreicht.
      - schneller Strahlungsabfall zur Peripherie → zusätzliche perkutane Radiatio notwendig
    - Tumor für intrakavitäre Brachytherapie zu groß → interstitielle Brachytherapie mit Hohlnadelspickung
  - perkutane Bestrahlung
    - 3D-geplante Mehrfeldertechnik
    - Energie von mindestens 6 MeV, besser 10–15 MeV-Protonen
    - Bestrahlungsvolumen:
      - Primärtumor
      - regionäre Lymphabflusswege bis in den Bereich der Vasa iliaca communis
      - obere Feldgrenze LWK4/LWK5
      - untere Feldgrenze Unterkante der Foramina obturatoriae bzw. bei vaginalem Befall 3 cm distal der Tumorgrenze
      - laterale Felder nach CT-Ganzabdomen-Planung
      - Gesamtdosis Kontaktbestrahlung und perkutane Bestrahlung
        70–85 G im Tumorbereich
        45–55 G im Bereich der Lymphabflusswege
    - paraaortale Bestrahlung
      - bei gesicherter Histologie durch OP oder interventionelle Radiologie (CT-gesteuerte Feinnadelpunktion)
- **postoperative (adjuvante) Strahlentherapie**
  - bei fehlender Kontraindikation für Cisplatin immer als Radiochemotherapie
  - reduziert das Lokalrezidivrisiko
  - Nachweis einer Verbesserung des Gesamtüberlebens nicht gegeben
  - Indikationen
    - Lymphknotenmetastasierung
    - inadäquate Lymphonodektomie (< 15 entfernte Lk)
    - Lymphgefäßeinbrüche/Lymphangiosis carcinomatosa
    - tiefe Zervixstromainvasion
    - großer Primärtumor (ohne andere Risiken > 4 cm)
    - Parametrienbefall
    - R1-Resektion
  - Brachytherapie intravaginal
    - Indikation in Abhängigkeit vom Tumorstadium und von den Resektionsgrenzen
    - 4–7 Gy (auf 5 mm Tiefe von der Applikatoroberfläche)
    - 2 × wöchentlich über 2–5 Fraktionen
    - Wert zusätzlich zur perkutanen Radiatio in der adjuvanten Situation nicht bewiesen
  - perkutane Radiatio
    - Linearbeschleuniger mit einer Energie von 10–15 MV
    - 3–4-Felder-Technik
    - Reduktion der Darmtoxizität durch
      - Lochbrett
      - Bauchlage
    - Dosierung
      - 1,8–2,0 G 1 ×/d, 5 ×/Woche
      - Gesamtdosis 40–50 Gy
      - bei parametranem Befall hier Dosiserhöhung auf 60 G unter Berücksichtigung der Strahlendosis der Brachytherapie

- **Komplikationen**
  - Strahlendermatitis
    - Sonnenbestrahlung vermeiden, mechanische Hautreizungen vermeiden
    - Anwendung von Puder (z.B. Azulon-Puder) oder Ölen (z.B. Penaten-Öl)
  - Strahlenzystitis
    - Dysurie, Pollakisurie, Hämaturie
    - ausreichend Flüssigkeit zu sich nehmen
    - Infektionsprophylaxe mit z.B. Cotrim forte, 2 × 1 Tbl.
    - Analgesie und Spasmolyse mit Metamizol, zentral wirkenden Analgetika und Buscopan
  - Strahlenproktitis/-kolitis
    - Prophylaxe durch Stuhlregulierung mit Lactulose sowie leicht verdauliche, vitamin- und elektrolytangereicherte Ernährung
    - Therapie mit Panthenol-Einläufen
    - bei Therapieresistenz: Einläufe mit
      - Sucralfat 2 × 2 g in 20 ml Wasser Supp./d (Apothekenherstellung) oder
      - Natrium-Pentosanpolysulfat oder
      - Metronidazol mit Kortison
  - Anämie
    - Anämiebehandlung mit Transfusionen oder Erythropoietin
    - Besserung des Fatigue-Syndroms
    - bessere Tumoroxigenierung → besseres Ansprechen der Therapie
      - Gabe von 3 × 10 000 IE Erythropoietin (Erypo oder NeoRecormon) während der gesamten Radio-/Chemotherapie zur Vermeidung suboptimaler Hb-Werte (< 12 g/dl)
  - Vaginalstenose
    - Prophylaxe mit Vaginaldilatatoren und Bepanthentampons ca. 4–6 Wochen nach Ende der Radiatio
    - Einsatz von Gleitgel (z.B. Gleitgelen) bei Dyspareunie
    - ggf. nach Risikoabwägung lokale Estrioltherapie

44.3.2.3 Chemotherapie

- kein Vorteil einer alleinigen adjuvanten CHT ohne Radiatio
- Eine kurative Wirkung ist bisher nur in Verbindung mit einer Radiatio nachgewiesen.
- Beim neoadjuvanten Ansatz sind die Daten uneinheitlich. → nur in Studien
  - intervallverkürzt und dosisintensiviert → wohl:
    - Reduktion der Inzidenz positiver Lk
    - Verbesserung der Operabilität
  - Eine neoadjuvante CHT vor alleiniger Radiatio ist obsolet.
- wirksame Substanzen:
  - Cisplatin, Carboplatin und Ifosfamid
    - ggf. in Kombination mit Anthrazyklinen, Mitomycin, Bleomycin, Topotecan oder Taxanen
- palliative Schemata
  - Kombination statt der Monotherapie
    - verbessertes Ansprechen, jedoch meist nicht signifikant → Monotherapie mit Blick auf die Lebensqualität bevorzugen (s. Tab. 44.**5**)
    - mögliches Kombinationsschema:
      - Cisplatin 50 mg/m² + Paclitaxel 135 mg/m² alle 3 Wochen über 6 Zyklen

Tab. 44.5 Palliative Mono-CHT beim Zervixkarzinom.

Substanz	Dosis (mg/m²)	Tag (d), Wiederholung	Applikation	Laufzeit (min)
Carboplatin	400	d1 q28	i. v.	60
Ifosfamid[1]	1500	d1–3(–5) q28	i. v.	30
Paclitaxel	135–175	d1 q21	i. v.	
Vinorelbin	25–30	d1+8 q21	i. v.	

[1]Mesna 1000 mg/m² in Ifosfamid-Infusion, 400 mg/m² zum Infusionsende: 0, 4, 8 h (Blasenschutz)

- Cisplatin 50 mg/m² Tag 1 + Topotecan 0,75 mg/m² Tag 1–3 alle 3 Wochen
  Verdopplung der Ansprechrate (13 vs. 27 %) im Vergleich zur Cisplatin-Monotherapie
  leichte Verlängerung des Gesamtüberlebens von 6,5 auf 9,4 Monate
  jedoch toxischer als die Monotherapie → in Abstimmung mit Patientin

44.3.3 Stadiengerechte Therapie (Tab. 44.4)

Die Therapieentscheidung soll interdisziplinär erfolgen:
- gynäkologische Onkologie
- Strahlentherapie
- Anästhesiologie
- Pathologie

44.3.3.1 Stadium IA

Standardprozedere

- **Stadium IA1**
  - Konisation bei Kinderwunsch
  - Hysterektomie bei abgeschlossener Familienplanung
- **Stadium IA1 L1 (Lymphgefäßeinbrüche)**
  - Konisation plus pelvine Lymphonodektomie
    - nach entsprechender Risikoaufklärung bei Kinderwunsch
  - Hysterektomie mit pelviner Lymphonodektomie
- **Stadium IA2**
  - radikale Hysterektomie mit pelviner Lymphonodektomie

Risikofaktoren

- Vorhandensein eines der folgenden Faktoren → High Risk (Rezidivrate ↑, positive Lymphknoten in 6,8 %)
- Invasionstiefe 3–5 mm (Stadium IA2)
- Blutgefäßeinbrüche (Hämangiosis)
- Lymphgefäßeinbrüche (Lymphangiosis)
- netz- oder sprayförmiges Wachstum (im Gegensatz zu plumpem Wachstum)
- schmaler oder nicht beurteilbarer Absetzungsrand
- Messung der Ausdehnung unsicher
- G3

Prozedere in Einbeziehung von Risikofaktoren

- kein Risikofaktor, Resektionsränder frei, Stadium IA1 →
  - bei Kinderwunsch keine weitere Therapie, Konisation ausreichend, engmaschige Kontrollen
  - bei erfülltem Kinderwunsch einfache Hysterektomie

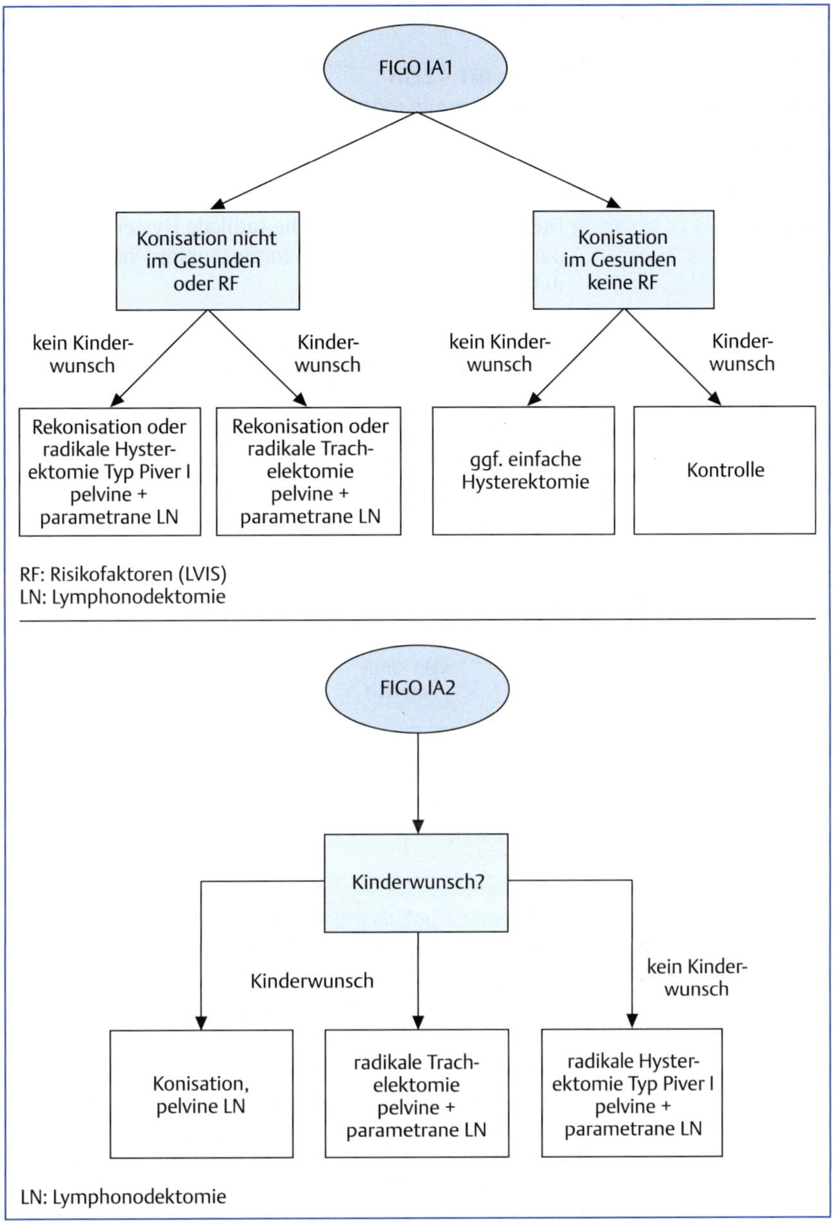

Abb. 44.**2** Algorithmus II S2k-Leitlinie Zervixkarzinom Stadium IA. RF: Risikofaktoren (Lymphovaskulärer Befall) LN: Lymphonodektomie.

- kein Risikofaktor, nicht in sano entfernt →
  - Nachkonisation, besser einfache Hysterektomie
- High Risk und/oder Stadium IA2 →
  - nach 4–6 Wochen radikale Hysterektomie mit pelviner Lymphonodektomie (z. B. nach TeLinde = Piver I)
- inoperable Patientin →
  - Low Risk: intrakavitäre Radiatio (Afterloading)
  - High Risk: zusätzlich perkutane Radiatio

44.3.3.2 Stadium IB

Prozedere

- **Stadium IB1 <2 cm**
  - Trachelektomie möglich bei:
    - Kinderwunsch
    - neuroendokrines Karzinom ausgeschlossen
- **Stadium IB1 >2 cm sowie Ib2**
  - Die Therapie der Wahl ist die radikale Hysterektomie mit pelviner und ggf. paraaortaler Lymphonodektomie, entsprechend Piver II–III, je nach Tumorausdehnung.

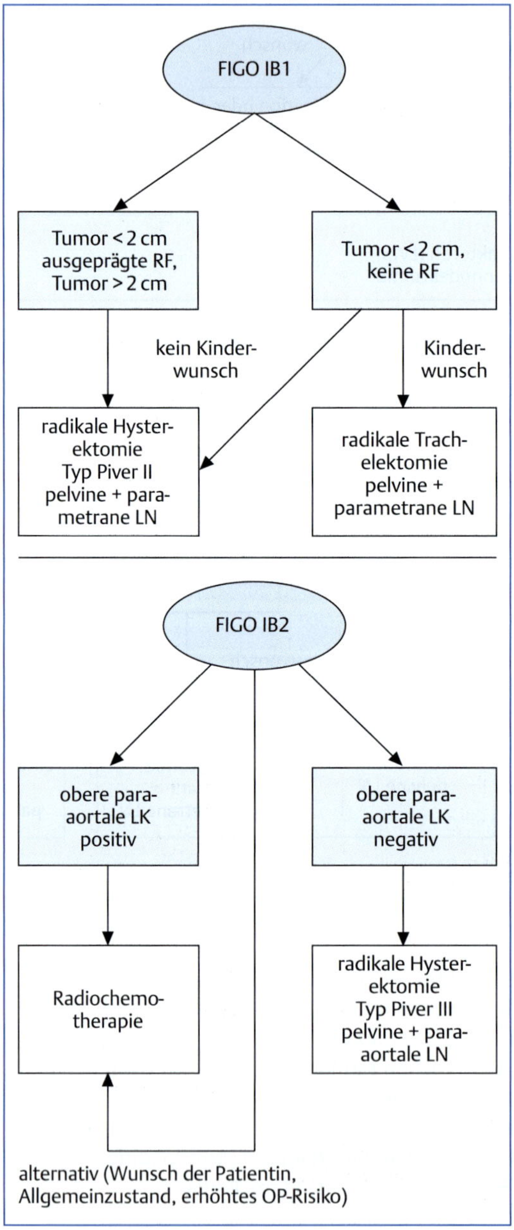

Abb. 44.**3** Algorithmus III S2k-Leitlinie Zervixkarzinom Stadium IB. RF: Risikofaktoren (Lymphangiosis, Hämangiosis, G3, neuroendokrines Karzinom) LN: Lymphonodektomie.

- Die Adnexe können erhalten werden, wenn keine Isthmus- oder Korpusinfiltration vorliegt.
- Durchführung 4–6 Wochen nach der Konisation
- liegen Risikofaktoren vor (s. Kap. 44.3.2.2, Indikationen zur postoperativen Radiotherapie) → Radiochemotherapie oder alleinige Radiatio
- in Stadium IB2 Beginn der OP mit einer paraaortalen Lymphonodektomie kaudal der A. mesenterica inferior (s. o.)

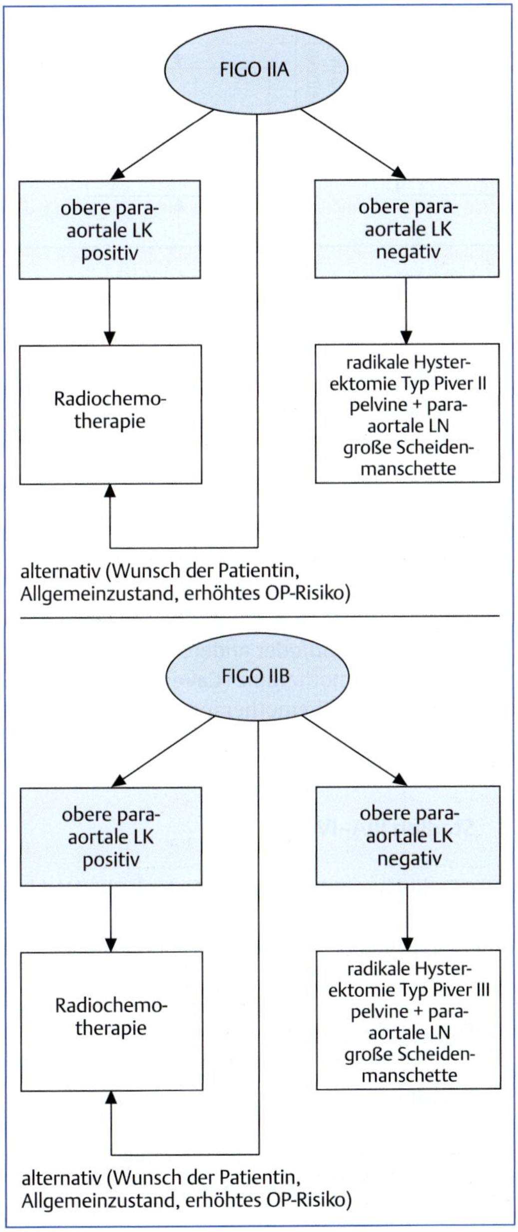

Abb. 44.**4** Algorithmus IV S2k-Leitlinie Zervixkarzinom Stadium II. LN: Lymphonodektomie.

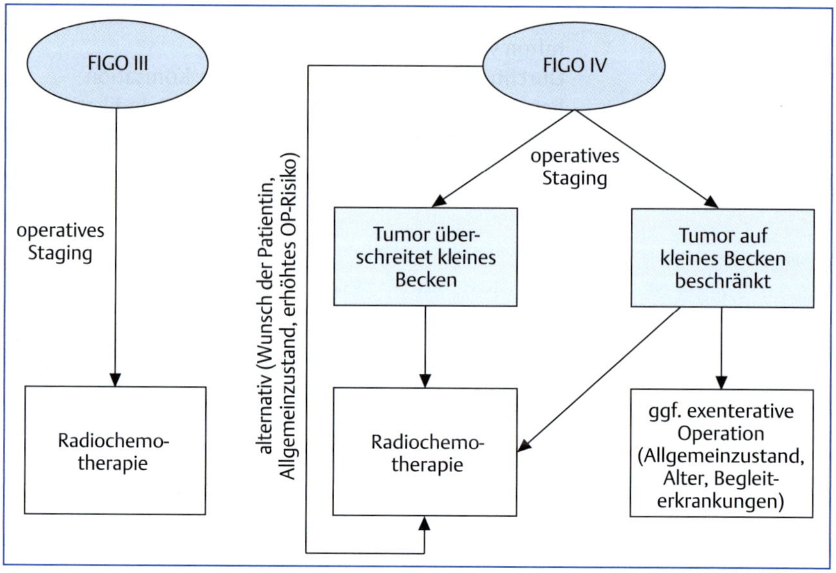

Abb. 44.**5** Algorithmus V S2k-Leitlinie Zervixkarzinom Stadium III und IV.

44.3.3.3 Stadien IIA und IIB

Prozedere

- Bei Operationsfähigkeit der Patientin und ausreichender Radikalität des Operateurs ist mit besseren Ergebnissen zu rechnen als bei der primären Radiatio → radikale Hysterektomie (s. Kap. 44.3.2.1, operative Therapie).
  - Beginn der OP mit einer paraaortalen Lymphonodektomie kaudal der A. mesenterica inferior (s. o.)
  - pelvine und ggf. komplette paraaortale Lymphonodektomie
  - ggf. Mitnahme einer größeren Scheidenmanschette
    - Sicherheitsabstand zum Tumor ≥ 2 cm
  - Adnexektomie bds. bei Isthmus- oder Korpusinfiltration
- bei Lymphknotenbefall und/oder anderen Risikofaktoren postoperative perkutane Radiatio/Radiochemotherapie (**Cave:** Ureternekrosen)
- ansonsten primäre Radiochemotherapie (kombiniert lokal und perkutan s. 44.3.2.2)

44.3.3.4 Stadien IIIA–IVB

- Die primäre Radiochemotherapie ist Methode der Wahl.
  - Kurative Erfolge sind möglich.
- in ausgesuchten Fällen primäre Exenteration

44.3.4 Besondere Situationen

44.3.4.1 Rezidiv

Diagnostik

- Sicherung der Histologie durch Feinnadelpunktion oder Biopsie
- Abklärung der bereits erfolgten Therapien
- Prüfung der Operabilität

- Spekulum, Palpation, Vaginalsonografie
- MRT
- Zystoskopie und Rektoskopie
- Ausschluss von Fernmetastasen
  - Ganzkörpertomografie
  - ggf. Skalenusbiopsie
  - ggf. CT-gesteuerte Feinnadelpunktion suspekter Bezirke

Therapie

- laterales Rezidiv
  - nach (ausschließlich) operativer Behandlung → kombinierte Radiochemotherapie (40 % Heilung)
- tief sitzendes Vaginalrezidiv nach Radiotherapie oder Radiochemotherapie
  - Kolpektomie und falls technisch noch möglich zweites Strahlenfeld kaudal
- zentrales Rezidiv
  - Exenteration mit Resektion in sano
- Beckenwandrezidiv in vorbestrahltem Gebiet
  - in Einzelfällen Resektion evtl. nach interstitieller Brachytherapie möglich (experimentell)
  - LEER-OP
    - lateral erweiterte endopelvine Resektion
    - Selektionskriterien
      - Tumorgröße maximal 5 cm
      - rezidivfreies Intervall > 5 Monate
      - unifokaler retroperitonealer Tumor im kleinen Becken
      - keine Fernmetastasen
    - ggf. in Kombination mit interstitieller Radiotherapie (IORT)
- paraaortale Metastasen
  - evtl. selektive operative Entfernung
  - evtl. Radiochemotherapie
- Operation oder Radiochemotherapie nicht möglich
  - palliative Chemotherapie

44.3.4.2 Schwangerschaft

- Die Prognose ist nicht schlechter als außerhalb der SS.
- Bei CIN III sollte nur in Ausnahmefällen eine Konisation erfolgen.
- Stadium IA → Abwarten bis zur 36. SSW, dann Sectio, Hysterektomie und evtl. pelvine Lymphonodektomie
- Stadien IB–IIB → Sectio, falls das Kind lebensfähig ist + erweiterte radikale Hysterektomie, ansonsten vorher Abortinduktion
  - Es gibt Hinweise, dass bei einem Tumordurchmesser < 2 cm mit der Therapie gewartet werden kann, bis das Kind lebensfähig ist, ohne Verschlechterung der Prognose.
  - Eine vaginale Geburt scheint im Vergleich zur Sectio die 5-Jahres-Überlebensrate zu begünstigen.
- Stadien III–IV → Sectio oder Abortinduktion (Prozedere je nach SS-Alter, s. o.), anschließend kombinierte Radiatio

44.3.4.3 Komplikationen

Starke Blutung

- keine Palpation, vorsichtige Spiegeleinstellung
- Tamponade mit Clauden
- Kontrolle von Blutbild und Gerinnung
- Strahlentherapie

Harnstauung

- Diagnose durch Sonografie und Klinik (Schmerzen, Anstieg der Retentionswerte und Abnahme der Harnmengen)
- Ureterschienung, falls möglich
- perkutane Fistelung des Nierenbeckens, falls Ureterschienung nicht möglich

Lymphzysten

- Prophylaxe durch Unterlassen der Peritonealisierung im kleinen Becken
- keine Beschwerden → keine Therapie
- sterile Punktion oder laparoskopische Fensterung bei Kompression von Lymph- und Blutgefäßen

Lymphödem der Beine

- Lymphdrainage
- Kompressionsstrümpfe über Tag, nachts Bandage mit Kompressionsbinde
- Lymphdiaral-Tropfen 3 × 20 Tpf./d + Unguentum-Lymphaticum Salbe 1 ×/d
- bei Infektion sofortige i. v.-Antibiose

44.3.5 Nachsorge

> **Merke:** Neben dem Risiko eines Lokalrezidivs und der Fernmetastasierung muss auf Hinweise eines Vaginalkarzinoms geachtet werden. Dies ist entgegen bisherigen Meinungen in vielen Fällen keine HPV-induzierte Neuerkrankung, sondern durch verstreute HPV-infizierte Tumorzellen bedingt.

Untersuchungsintervalle

- vierteljährlich in den ersten 5 Jahren
- halbjährlich bis 10 Jahre
- danach jährliche Kontrollen

Untersuchungsmethoden

- Anamnese: vaginale Blutungen, Dyspareunie, Urin und Stuhlgang (Regelmäßigkeit, Blutungen?), Schwellungen der Beine
- gynäkologische Untersuchung einschließlich rektaler Palpation und Vaginalsonografie
- Zytologie bei jeder gynäkologischen Untersuchung
  - kurz nach der Radiotherapie schwer zu beurteilen → Abstrichkontrolle erst 3 Monate nach Beendigung
- Leistenlymphknoten, Nierenlager
- weitere Untersuchungen je nach Symptomen

Psychologische Betreuung

- Psychoonkologische Betreuung
- Beratung in Bezug auf mögliche sexuelle Probleme
  - eingeschränkte Orgasmusfähigkeit
  - verkürzte Scheide
  - Verklebungen und Fibrosierungen nach intrakavitärer Radiatio
  - Rat zur regelmäßigen Kohabitation 3–4 Wochen nach Ende der Radiatio
- Sexualtherapie und medizinische Maßnahmen (Gleitgel, lokale Östrogengabe, Vaginaldilatation) bei bestehenden Problemen

44.4 Korpuskarzinom

Epidemiologie

- häufigstes Malignom des weiblichen Genitaltraktes
- Inzidenz 15 : 100 000 pro Jahr
- Altersgipfel zwischen 75 und 80 Jahren

Histologie und deren Einfluss auf die Prognose

- Typ-I-Karzinom = östrogenabhängiges Karzinom mit Hormonrezeptoren
- Typ-II-Karzinom = östrogenunabhängiges Karzinom ohne Hormonrezeptoren
- 10-Jahres-Überleben aller Adenokarzinome ca. 60 %
- **Prognoseparameter** sind:
  - histologischer Typ
  - Grading
    - Kernatypien und Anteil solider Tumormanifestationen werden beurteilt.
    - Mit abnehmender Differenzierung steigen die Invasionsfähigkeit und Metastasierungswahrscheinlichkeit.
    - G1 = gut differenziert → gute Prognose
    - G2 = mäßig differenziert
    - G3 = schlecht differenziert → schlechte Prognose
  - Invasionstiefe
  - lymphogene Metastasierung
    - wobei die ersten 3 Parameter Risikofaktoren für die lymphogene Metastasierung darstellen
  - positive Peritonealzytologie (wird unterschiedlich beurteilt)
    - Verlauf bei Stadium I *ohne* positive Spülzytologie ist dem *mit* positiver Spülzytologie ähnlich.
  - wichtige Prognosekriterien im Stadium I:
    - Infiltrationtiefe
    - Lymph- und Gefäßinvasion
    - Mitosezahl
    - negativer Progesteronrezeptor
- Einteilung nach **Histogenese:**
  - **endometroides Adenokarzinom**
    - 60 % aller Endometriumkarzinome
    - Durchschnittsalter 57 Jahre
    - Prototyp des Typ-I-Karzinoms
    - Untergruppe mit plattenepithelialer Ausdifferenzierung
      - benigne squamöse Metaplasie (mind. 10 % des Tumors) → Adenoakanthom
        10-Jahres-Überleben ca. 80 %
      - adenosquamöses Karzinom → Plattenepithelanteil ist maligne entartet
        ca. 7 % aller Endometriumkarzinome
        10-Jahres-Überleben ca. 50 %
  - **serös-papilläre Differenzierung**
    - serös-papilläres Adenokarzinom
      - entsteht meist im atrophischen Endometrium
      - Durchschnittsalter 71 Jahre
      - Prototyp des Typ-II-Karzinoms
      - Mehr als 50 % des Tumors weisen papilläre Strukturen auf.
      - morphologisch dem Ovarialkarzinom ähnlich
      - frühe lymphogene Metastasierung, d. h. auch bei geringer Wandinfiltration
      - Endometriumkarzinom mit der schlechtesten Prognose
      - 10-Jahres-Überleben ca. 15 %

    - insbesondere als G3-Tumor (schlecht oder undifferenziert) sehr schlechte Prognose
- **endozervikale Differenzierung**
  - muzinöses Adenokarzinom
    - Durchschnittsalter 66–70 Jahre
  - klarzelliges Adenokarzinom
    - Prototyp des Typ-II-Karzinoms
    - Durchschnittsalter 70 Jahre
    - 10-Jahres-Überlebensrate ca. 30 %
- **ektozervikale Differenzierung**
  - Plattenepithelkarzinom
    - Durchschnittsalter 66 Jahre
    - 10-Jahres-Überlebensrate < 1

Lymphogene Metastasierung

- Das Risiko ist abhängig vom histologischen Typ, von der Invasionstiefe und dem Grading.
  - 62 % aller Patientinnen mit positiven pelvinen Lk haben paraaortale Lymphknotenmetastasen.
  - 17 % aller Patientinnen haben nur paraaortale Lk-Metastasen → dyskontinuierliche Ausbreitung (Skipp-Metastasen).
- Metastasierungswege:
  - parametran
  - inguinal
  - iliakal
  - paraaortal

Hämatogene Metastasierung

- in der Reihenfolge der Häufigkeit:
  - Lunge
  - Leber
  - Knochen

Tab. 44.6 Pelvine und paraaortale Lymphknotenmetastasen in Abhängigkeit vom Tumorstadium.

Stadium	pelvin (%)	paraaortal (%)
FIGO I	8–19	2–15
FIGO I G1	2–6	1
FIGO I G2	9–10	5
FIGO I G3	18–35	30
FIGO Ia	1	0
FIGO Ia, b, G1	3	2
FIGO Ib, G2, 3	9	4–6
FIGO Ic, G1–3	18	16
FIGO II	29–41	16–30
FIGO III	66	33
FIGO III/IV	44	k. A.

44.4.1 Risikofaktoren, Stadien und Diagnostik

Endogene Risikofaktoren

- Adipositas
- frühe Menarche, späte Menopause
- Infertilität/Nulliparität
- niedrige Parität
- metabolisches Syndrom/PCO-Syndrom
- östrogen-/androgenproduzierende Tumoren
- NPCC (= Lynch)-Syndrom (vgl. 44.6.1)
- Mamma-Ca

Exogene Risikofaktoren

- HRT mit Östrogenen ohne Gestagenschutz oder Gestagene < 12 Tage / Monat → bei HRT auf suffiziente Gestagengabe achten!!
- Tamoxifen
- Z. n. Radiatio (Zervix-Ca); gilt für Typ-II-Karzinom

Tab. 44.7 Risikofaktoren für Korpuskarzinome.

das Risiko beeinflussender Faktor	relatives Risiko (geschätzt)
fortgeschrittenes Lebensalter	2–3
Wohnort in Nordamerika oder im nördlichen Europa	3–18
höheres Bildungsniveau oder Einkommen	1,5–2
Zugehörigkeit zur weißen Rasse	2
Nulliparität	3
Fertilitätsstörungen in der Anamnese	2–3
Zyklusunregelmäßigkeiten	1,5
späte Menopause	2–3
frühe Menarche	1,5–2
Langzeiteinnahme von hochdosierten Östrogenen in der Menopause	10–20
Langzeitanwendung von hochdosierten kombinierten oralen Kontrazeptiva	0,3–0,5
hohe kumulative Dosis von Tamoxifen	3–7
Adipositas	2–5
Stein-Leventhal-Syndrom oder östrogenproduzierender Tumor	> 5
Diabetes, Bluthochdruck, Gallen- oder Schilddrüsenerkrankungen in der Anamnese	1,3–3
Rauchen	0,5

Die relativen Risiken variieren je nach Studie und Vergleichsgruppe (Quelle: Gershenson DM, McGuire WP, Gore M et al. Gynecologic cancer: controversies in management. Elsevier 2004)

Prävention

- Reduktion der Risikofaktoren (insbesondere im Bereich des Lifestyles)
- pharmakologisch:
  - Gestagengabe bei der Hormonersatztherapie
  - Raloxifen (SERM zur Osteoporosetherapie)
- Hysterektomie bei atypischer Hyperplasie

Stadieneinteilung

- s. Tab. 44.**8**

Tab. 44.**8** Stadieneinteilung des Korpuskarzinoms.

T – Primärtumor	FIGO-Stadien	Charakteristik
TX		Primärtumor kann nicht beurteilt werden
T0		kein Anhalt für Primärtumor
Tis	0	Carcinoma in situ
T1	I	Tumor begrenzt auf Corpus uteri
T1a	IA	Tumor begrenzt auf Endometrium
T1b	IB	Tumor infiltriert weniger als die Hälfte des Myometriums
T1c	IC	Tumor infiltriert die Hälfte des Myometriums oder mehr
T2	II	Tumor infiltriert Zervix, breitet sich jedoch nicht jenseits des Uterus aus
T2a	IIA	lediglich endozervikaler Drüsenbefall
T2b	IIB	Invasion des Stromas der Zervix
T3 und/oder N1	III	lokale und regionäre Ausbreitung wie in T3a, b, N1 und FIGO IIIA, B, C beschrieben
T3a	IIIA	Tumor befällt Serosa und/oder Adnexe (durch direkte Ausbreitung oder Metastasen) und/oder Tumorzellen in Aszites oder Peritonealspülung
T3b	IIIB	Vaginalbefall (durch direkte Ausbreitung oder Metastasen)
N1	IIIC	Metastasen in Becken- und/oder paraaortalen Lymphknoten
T4	IVA	Tumor infiltriert Blasen- und/oder Darmschleimhaut Anmerkung: Das Vorhandensein eines bullösen Ödems genügt nicht, um einen Tumor als T4 zu klassifizieren.
M1	IVB	Fernmetastasen (ausgenommen Metastasen in Vagina, Beckenserosa oder Adnexen, einschließlich Metastasen in anderen intraabdominalen Lymphknoten als paraaortale und/oder Leistenlymphknoten)
N – regionäre Lymphknoten.		
N0		keine regionären Lymphknotenmetastasen
N1		regionäre Lymphknotenmetastasen

Tab. 44.8 (Fortsetzung).

Stadiengruppierung FIGO – TNM-Kategorien.			
Stadium 0	Tis	N0	M0
Stadium IA	T1a	N0	M0
Stadium IB	T1b	N0	M0
Stadium IC	T1c	N0	M0
Stadium IIA	T2a	N0	M0
Stadium IIB	T2b	N0	M0
Stadium IIIA	T3a	N0	M0
Stadium IIIB	T3b	N0	M0
Stadium IIIC	T1	N1	M0
	T2	N1	M0
	T3a, b	N1	M0
Stadium IVA	T4	jedes N	M0
Stadium IVB	jedes T	jedes N	M1

Screening

- mögliche Früherkennungsuntersuchungen
  - Zytologie
  - endouterines Sampling
  - Vaginalsonografie
- bei asymptomatischen Frauen ohne Prognoseverbesserung → generelles Screening nicht sinnvoll
- evtl. sinnvoll bei Hochrisikogruppen
  - Adipositas
  - Diabetes mellitus
  - Tamoxifentherapie
  - Hyperplasien bei früheren Abrasiones
  - familiäre Belastung im Sinne eines HNPCC-Syndroms (vgl. Kap. 44.6.1)
    - sorgfältige Familienanamnese besonders bei Frauen mit EC < 50 Jahre und niedrigem BMI
    - kolorektale Ca, EC, Magen-Ca, Pankreas-Ca, Hirn-Tumor, Blasen-Ca, Ovarial-Ca
    - ggf. Testung
  - Eine Mortalitätsverminderung ist nicht belegt.

Basisdiagnostik

- **vaginale Untersuchung**
  - Leitsymptom ist die atypische, oft postmenopausale Blutung → Lokalisation einer vaginalen Blutung.
  - Ausschluss vaginaler Filiae (insbesondere Vorderwand)
  - palpatorische Beurteilung der Parametrien und der Uterusgröße
- **Vaginalsonografie**
  - Endometriumatrophie postmenopausal → Endometriumdicke 4–6 mm
  - Endometriumdicke < 4 mm → Malignom sehr unwahrscheinlich
  - Eine doppelte Endometriumdicke von > 6 mm gilt als suspekt.
  - inhomogene Struktur
  - unscharfe Begrenzung

- fehlende Darstellbarkeit des Kavumspalts
- Beurteilung der Infiltrationstiefe
- Ausschluss von Ovarialtumoren
- **fraktionierte Abrasio und Hysteroskopie** zur Sicherung der Diagnose → histologischer Typ, Grading, Zervixbeteiligung; Schnellschnitt ist wegen schlechter Aussagekraft nicht zu empfehlen
  - Übereinstimmung mit dem endgültigen Ergebnis nur in 64,4%

Maßnahmen bei gesicherter Diagnose

- Abklärung und Therapie von Komorbiditäten → Reduktion des Operationsrisikos
  - Adipositas
  - Hypertonus
  - Diabetes
  - Herz- und Lungenerkrankungen
  - körperliche Untersuchung (z. B. supraklavikuläre Lymphome)
- Labor: Kreuzblut, Leberwerte, CEA, CA 125 (beim Adenokarzinom)
- Thoraxröntgenaufnahme in 2 Ebenen
- Oberbauchsonografie (Harnstau?, Filiae)

Diagnostik bei entsprechender Symptomatik

- i. v.-Pyelogramm (bei V. a. parametrane Infiltration)
- Zystoskopie und Rektoskopie
- Kolonkontrasteinlauf (Gastrografin, da Barium erst nach 5–6 Tagen komplett ausgeschieden ist) oder Sigmoidoskopie

Eventuell zusätzliche Maßnahmen

- CT oder MRT

44.4.2 Therapie

44.4.2.1 Operative Therapie

Indikationen

- Die primär operative Therapie (abdominale Hysterektomie und Adnexektomie bds.) ist besser als die primäre Radiatio und Therapie der Wahl in den Stadien I–III.
- Nur bei massivster Adipositas oder eingeschränkter Operabilität ist die vaginale Hysterektomie indiziert (besser als gar keine Operation).
- Die laparoskopische Lymphonodektomie und Adnexektomie bds., kombiniert mit der vaginalen Hysterektomie, ist kein Standardverfahren.
- In den Stadien IIIB und IVA ist die Operation allein meist nicht kurativ.

Operationsablauf

- fakultativ: Alkoholdocht, Verschluss des Zervixkanals oder andere Prophylaxen des Scheidenstumpfrezidivs (z. B. Resektion einer Scheidenmanschette)
  - Wegen mangelnder Effektivität werden diese Maßnahmen jedoch nicht empfohlen.
- mediane Längsschnittlaparotomie
- Exploration des gesamten Abdomens, Spülzytologie (Douglas, parakolische Rinnen und subdiaphragmatischer Raum)
- Entnahme multipler peritonealer Biopsien und Omentektomie beim serösen oder klarzelligen Karzinom
- Der Uterus wird nur mit stumpfen Klemmen am Adnexabgang gefasst.
- Adnexektomie bds. + Hysterektomie in typischer Weise (wenn keine intraabdominellen Auffälligkeiten, insbesondere keine parametrane oder intrazervikale Infiltration)

- Schnellschnitt zur Beurteilung der Invasionstiefe
  - Auch im Stadium I ist bei einer Wandinfiltration > 50 % in 30 % mit Lymphknotenmetastasen zu rechnen.
  - Nur 67 % der intraoperativen Schnellschnitte sind korrekt!
  - mögliche Alternative:
    - LAVH mit Adnexektomie bds. sowie Spülzytologie und Exploration des Abdomens
    - weiteres Prozedere per Laparotomie oder Laparoskopie je nach Ergebnis der endgültigen Histologie
- bei gegebener Indikation (s. u.) erfolgt die Lymphonodektomie
- evtl. Omentektomie im Stadium III

Indikationen für Lymphonodektomie (S2K-Leitlinie)

- immer pelvine und paraaortale Lymphonodektomie bis zum Nierenstiel
- Mindestzahl der zu entfernenden Lymphknoten sind 20–25 Lk
- im Stadium pT1a und pT1b sowie G1 oder G2 fakultativ
- Tumorinvasionstiefe im Myometrium > 50 % der Myometriumdicke = Stadium IC
- G2 oder 3
- Klarzellkarzinom, Adenokarzinome mit plattenepithelialer Differenzierung adenosquamöses Karzinom, seröspapilläres Karzinom, Müller'scher Mischtumor
- zervikaler Tumorbefall
- Stadium ≥ IC
- bis zu 17 % Skipp-Metastasen (unterschiedliche Angaben in der Literatur) → positive paraaortale Lk bei negativen pelvinen Lk
- Indikation in Abhängigkeit zu Morbidität und Belastbarkeit der Patientin
- Die operative Entfernung von Lk-Metastasen ist jeder anderen Therapie überlegen. → Übertherapiert wäre nur eine Patientin mit pN0 paraaortal, aber jede Patientin mit paraaortalen Lk-Metastasen wäre ohne Lymphonodektomie untertherapiert.
- Eine Ende 2008 veröffentlichte italienische Studie zeigte keinen Benefit der Lymphonodektomie.
  - Jedoch waren High-Risk-Karzinome unterrepräsentiert.
  - Es wurde nur eine pelvine LNE oder ein Sampling durchgeführt.
  - Eine aktuelle Arbeit aus der Mayo-Klinik zeigte für das Stadium pT1c oder G3 oder Tumor > 2 cm in 22 % Lk-Metastasen.
    - davon 51 % sowohl pelvin als auch paraaortal

> Die Sentinel-Lymphknotenbiopsie ist noch nicht ausreichend evaluiert.

Zervixbefall

> **Cave:** Ein in die Zervix abgetropftes Karzinom kann im Abradat eine Zervixbeteiligung vortäuschen → nach eindeutiger Infiltration von Zervixgewebe fahnden.

- **endozervikaler Drüsenbefall**
  - einfache Hysterektomie mit Adnexektomie ausreichend
- **Stromainvasion der Zervix (pT2b)**
  - radikale Hysterektomie + Adnexektomie bds. oder
  - Hysterektomie + Adnexektomie bds. + perkutane Radiatio (bei reduzierter Operabilität als schlechtere Alternative)

Befall der Vagina

- **obere zwei Drittel**
  - Hysterektomie + Adnexektomie ± Kolpektomie
- **bis ins untere Drittel**
  - Radiatio, Operation ohne Kolpektomie

Tab. 44.**9** Stadiengerechte OP-Planung.

Stadium	OP-Verfahren
klinisches Stadium Ia und dringender Kinderwunsch	konservative Therapie kann erwogen werden; Aufklärung über hohe Rate (25 %) simultaner Ovarial-Ca, unzureichend beurteilbarer Myometrium-infiltration, hohe Rezidivrate, fatale Verläufe möglich
Stadium Ia, Ib G1–2	Abd. HE + Adnexektomie bds., Lymphonodektomie fakultativ
Stadium Ia, Ib G3	Abd. HE + Adnexektomie bds., pelvine und paraaortale Lymphonodektomie
Stadium Ic	Abd. HE + Adnexektomie bds., pelvine und paraaortale Lymphonodektomie evtl. LAVH mit laparoskopischer Lymphonodektomie (onkologische Sicherheit schient adäquat zu sein)
Stadium IIa	Abd. HE + Adnexektomie pelvine und paraaortale Lymphonodektomie
Stadium IIb	radikale Hysterektomie mit Adnexektomie bds., pelvine und paraaortale Lymphonodektomie
Stadium IIIa extrauterine, intraabdominelle Ausbreitung	Abd. HE + Adnexektomie bds., Omentektomie, pelvine und paraaortale Lymphonodektomie (kein Benefit durch radikale HE; Ziel ist wie beim Ovarialkarzinom die R0-Resektion), Debulking
Stadium IIIb vaginale Ausdehnung	je nach Befund, lokaler Operabilität und Allgemeinzustand: radikale HE + Adnexektomie bds., partielle oder totale Kolpektomie, pelvine und paraaortale Lymphonodektomie
Stadium IIIc regionale Lk-Metastasierung	Abd. HE + Adnexektomie bds., pelvine und paraaortale Lymphonodektomie
Stadium IVa Blasen- und/oder Rektumbefall	je nach Befund, lokaler Operabilität und Allgemeinzustand: vordere/hintere Exenteration mit kontinenter Harnableitung, ggf. Anus praeter
Stadium IVb Fernmetastasen	je nach Befund, lokaler Operabilität und Allgemeinzustand: Hysterektomie (Blutungskontrolle), Resektion gut zugänglicher Lk-Metastasen und peritonealer Metastasen; Palliativtherapie

Befall von Rektum/Blase

- individuelle Operationsplanung von der Hysterektomie bis zur Exenteration, u. U. auch primäre Radiatio

Übersicht zur stadiengerechten OP-Planung

s. Tab. 44.**9**

44.4.2.2 Strahlentherapie

Primäre Radiatio

- Die primäre Radiatio ist der Operation unterlegen.
- kurativer Ansatz bei Inoperabilität
- als kombinierte perkutane (40–60 Gy) und intrakavitäre Bestrahlung (3 × 10 Gy)
  - Linearbeschleuniger im 10–25-MeV-Bereich
  - 4-Felder-Technik
  - Bestrahlungsfeld:
    - Parametrien bis zur Beckenwand
    - pelvine Lymphknoten
    - befallener Anteil des Scheidenrohrs

  - bei paraaortalen Lk-Metastasen evtl. Ausweitung des Bestrahlungsfeldes
    - erhöhte Morbidität
    - evtl. besser andere palliative Maßnahmen zur Tumorkontrolle
  - 50 Gy sollten im kleinen Becken erreicht werden.
  - Fraktionierung in 2 Gy/d 5×/Woche über 5 Wochen
  - ggf. Aufsättigung auf 60 Gy im Bereich pelviner Tumorherde
  - ausschließlich Brachytherapie bei stark beeinträchtigten Patientinnen
- Im Stadium IVA ist die perkutane Bestrahlung Therapie der Wahl.

Indikationen für postoperative Radiatio

> **Merke:** Die adjuvante Radiatio kann das Auftreten von Lokalrezidiven reduzieren. Auf das Gesamtüberleben hat sie jedoch keinen Einfluss. Im Stadium III (d. h. auch pT1N1) und IV scheint die adjuvante CHT der adjuvanten Strahlentherapie überlegen (zurzeit noch nicht in die aktuellen Leitlinien übernommen).

- Die adjuvante Brachytherapie hat zur Reduktion der vaginalen Rezidive in den Stadien pT1 und pT2 einen gesicherten Stellenwert.
- Eine große retrospektive Studie zeigt für pT1c, G3 und Alter > 60 einen Überlebensvorteil.
  - Einbeziehung des gesamten Vaginalrohrs in das Bestrahlungsfeld bis distal 1 cm Abstand zum Ostium urethrae externum
  - im Allgemeinen mittels HDR-Brachytherapie (Iridium 192); s. Zervixkarzinom
  - insbesondere im Stadium I Information der Patientin über den fehlenden Einfluss auf das Gesamtüberleben und die toxischen Nebenwirkungen der Radiatio
    - keine Radiatio → rektovaginale Untersuchung alle 3 Monate über 2–3 Jahre
- Eine generelle perkutane Nachbestrahlung bringt keine Vorteile und erhöht insbesondere nach Lymphonodektomie die Morbidität → nur bei entsprechendem Risiko (s. u.).
- wenn trotz gegebener Indikation keine Lymphonodektomie durchgeführt werden konnte

> **Merke:** Die adjuvante Radiatio kann das Auftreten von Lokalrezidiven reduzieren. Auf das Gesamtüberleben hat sie jedoch keinen Einfluss. Im Stadium III (d. h. auch pT1N1) und IV scheint die adjuvante CHT der adjuvanten Strahlentherapie überlegen (zurzeit noch nicht in die aktuellen Leitlinien übernommen).

  - Planung der Bestrahlung nach dem Risiko-Score (s. Tab. 44.**10**)
    - geringes Risiko = 0–2 → keine Strahlentherapie
    - mittleres Risiko = 3–4 → nur intrakavitäre vaginale Bestrahlung
    - hohes Risiko = ≥ 5 → kombinierte intrakavitäre und perkutane Bestrahlung
- pelviner oder paraaortaler Lymphknotenbefall
- nach unvollständiger Operation

Es kann nach einer paraaortalen Bestrahlung wegen Lymphknotenbefall in dieser Region ein Langzeitüberleben von 30–60 % erwartet werden.

Stadienbezogene Indikationen zur postoperativen Bestrahlung im Überblick

Nach den derzeitig aktuellen Leitlinien (s. Tab. 44.**11**).
Es wird von einer indikationsgerechten Lymphonodektomie ausgegangen. Wurde diese nicht durchgeführt = pNx.

> **Merke:** Die Strahlentherapie kann eine ungenügende chirurgische Behandlung nicht ersetzen.

Tab. 44.10 Histopathologischer Risiko-Score beim Endometriumkarzinom (nach Kucera), wenn keine Lymphonodektomie durchgeführt wurde.

Parameter	Punkte
Stadium I	
Grading 1	01
Grading 2	02
Grading 3	03
Sonderformen (adenosquamös, serös-papillär, klarzellig, undifferenziert)	04
Infiltration	
minimal (1–2 mm)	01
< ½ Myometrium	02
≥ ½ Myometrium	04
Gefäßeinbrüche	04
Stadium IIA	05
Stadium IIB	06
Stadium IIIA, IIIB	07
Stadium IIIC	08
Stadium IVA	09
Stadium IVB	10

Tab. 44.11 Postoperative Bestrahlung – stadienbezogene Indikationen nach HE mit Adnexektomie und Lymphonodektomie (indikationsbezogen).

Stadium	Indikationen
Stadium Ia, G1/2, pT1bG1; pN0	keine adjuvante Therapie
Stadium Ia G3; Stadium Ib G2–3	intravaginale Brachytherapie bei pN0 + perkutane Radiatio bei pN1 pNx s. Risiko-Score
Stadium Ic G1–G3, Stadium II	intravaginale Brachytherapie bei pN0 + perkutane Radiatio bei pN1 oder pNx
Stadium III, IVa	intravaginale Brachytherapie + perkutane Radiatio und/oder CHT Bestrahlungsplanung nach Ausmaß der OP und der histologischen Befunde
Stadium IVb	kombinierte Behandlung: Radiatio, Chemotherapie, Gestagen
klarzellige und serös-papilläre Adenokarzinome sowie bei plattenepithelialer Differenzierung	intravaginale Brachytherapie + perkutane Radiatio und/oder CHT

Dosierungen

- Empfohlen wird eine pelvine Dosis von 50(–60) Gy oder 40 Gy + Afterloading.
- Paraaortal liegt die Dosis bei 45 Gy, eine Tagesdosis von 1,5–1,8 Gy sollte nicht überschritten werden.
- Bestrahlung des Scheidenstumpfs und des Vaginalrohrs erfolgt mit 4 × 5 Gy in 0,5 cm Gewebetiefe (= A-Linie) im Abstand von 1 Woche (ges. 20 Gy)

Nebenwirkungen

- Darmfistel/-stenose
- chronische Zystitiden/Proktitiden
- Verkürzung/Verklebung der Vagina
- Osteoradionekrose
- Nerven- und Gefäßschäden

44.4.2.3 Hormontherapie

Adjuvante Hormontherapie

- Die Ergebnisse einer adjuvanten Hormontherapie, besonders bei positiven Hormonrezeptoren, zeigen keinen therapeutischen Effekt.

Palliative Hormontherapie

- Hier ist das schlechte Ansprechen und das Nebenwirkungsprofil mit Todesfällen (z. B. erhöhtes Thromboembolie-Risiko) zu berücksichtigen.
- sinnvoll nur bei hormonrezeptorpositiven Tumoren
  - hier Therapie der 1. Wahl vor einer CHT
- **Gestagentherapie**
  - 200 mg/d Medroxyprogesteronacetat (MPA) p. o. oder 160 mg/d Megestrolacetat p. o.
  - Remissionsrate ca. 10–20 %
- **Tamoxifen**
  - Die antiöstrogene Therapie erbringt keine besseren Ergebnisse.
  - Dosierung 20–40 mg

Weitere Therapieansätze (Studien)

- hochdosiert Gestagene (1000 mg MPA)
  - gleiche Effektivität wie Standarddosierung bei höherer Nebenwirkungsrate
- SERM (Toremifen, Raloxifen, Troloxifen)
  - Off-Label-Use bei Gestagenunverträglichkeit
- „reine Antiöstrogene", z. B. Fulvestrant (Faslodex) 250 mg i. m./Monat
  - AGO-Studie „Uterus 5"
- Aromatasehemmer, z. B. Letrozol
- Antigestagen
- Antiandrogene
- GnRH-Analoga (monatliches Depot)
  - 80 % der Endometriumkarzinome haben spezifische Bindungsstellen für GnRH → Hoffnung, dass zumindest ähnliche Remissionsraten wie durch hochdosierte Gestagene bei geringeren Nebenwirkungen erreicht werden
  - bisher widersprüchliche Ergebnisse

44.4.2.4 Chemotherapie

Wirksamkeit und Indikationen

- adjuvante CHT
  - Daten vom ASCO 2005 weisen auf eine Gleichwertigkeit einer adjuvanten CHT mit Platin, Cyclophosphamid und Doxorubicin (CAP) im Vergleich zur adjuvanten Radiatio hin.

- Laut GOG-122-Studie ist im Stadium III (auch pT1N1) und I die CHT nach OP der Radiatio überlegen.
- Beim serös-papillären Karzinom gibt es Hinweise, dass eine kombinierte Radiochemotherapie signifikant bessere Ergebnisse bringt (ASCO 2005).
- Im Stadium IcG3, II G3 und III kann die adjuvante CHT eine Alternative zur Radiatio darstellen (S2k-Leitlinie AGO 2008).

- Die Ergebnisse der palliativen CHT sind enttäuschend. → Bei der Therapieplanung hat die Lebensqualität oberste Priorität.
- Bei rezeptornegativen Tumoren ist die CHT in der Palliation Therapie der 1. Wahl.
- Adriamycin und Cisplatin haben die höchste Wirksamkeit; die „Standardtherapie" (Kombination aus beiden, evtl. + Cyclophosphamid) erreicht Remissionsraten zwischen 30 und 80 %, jedoch von kurzer Dauer (progressionsfreies Intervall zwischen 4,2 und max. 7,3 Monaten).
- Monotherapien haben die gleiche Wirksamkeit wie Kombinationstherapien bei geringerer Toxizität.
  - nachgewiesene Wirksamkeit für:
    - Cisplatin und Carboplatin
    - Adriamycin und Epirubicin
    - Ifosphamid
    - Etoposid
    - Taxane, z. B. Docetaxel wöchentlich
    - Topotecan
- Die Kombination mit Hormonen bringt keine besseren Ergebnisse.
- In Relation zur Toxizität bei den meist alten Patientinnen ist die Indikation sehr eng zu stellen.

Dosierung und Nebenwirkungen

- Cisplatin 50 mg/m^2 + Adriamycin (= Doxorubicin) 50–60 mg/m^2 + Cyclophosphamid 700 mg/m^2 alle 3 Wochen
- Adriamycin ist kardiotoxisch
  - Rhythmusstörungen
  - chronische Kardiomyopathie (besonders nach einer Gesamtdosis von > 500 mg/m^2)
- Monotherapien:
  - Epirubicin 25 mg/m^2 alle 8 Tage 6- bis 8-mal
  - Carboplation 350 mg/m^2 alle 28 Tage
  - Doxorubicin 60 mg/m^2 alle 22 Tage
  - Paclitaxel (Infusion über 3 h) 175 mg/m^2 alle 22 Tage

44.4.2.5 Rezidiv

Häufigkeit und Prognose

- 70 % in den ersten 3 Jahren
- 80 % aller Scheidenrezidive in den ersten 2 Jahren
- 5-Jahres-Überlebensrate bei Früherkennung vaginaler Rezidive bei 40–50 %

Therapieplanung

- falls möglich Operation, ggf. Kombination mit Strahlentherapie
- Operation nicht möglich → Radiatio, gefolgt von Hormontherapie (bei positiven Rezeptoren)
- CHT nur, wenn keine andere Behandlungsoption besteht
  - Remissionsdauer 3–4 Monate
  - mediane Überlebenszeit 6–8 Monate

44.4.3 Prognose

Prognosekriterien

- Progesteronrezeptor
- histologischer Typ (s. o.)
- Differenzierung
- Infiltrationstiefe ins Myometrium
  - <⅓; → 90 % 5-Jahres-Überlebensrate
  - <⅔; → 67 % 5-Jahres-Überlebensrate
  - >⅔; → 33 % 5-Jahres-Überlebensrate
- Lymph- und Gefäßeinbrüche
  - vorhanden → 53 % 5-Jahres-Überlebensrate
  - keine → 85 % 5-Jahres-Überlebensrate
- HER-2/neu → signifikant häufiger bei fortgeschrittenen Tumorstadien

44.4.4 Nachsorge

Intervalle

- in den ersten 2–3 Jahren vierteljährlich
  - Früh erkannte Lokalrezidive können mit kurativem Ansatz behandelt werden.
- später größere Zeitabstände

▶ Eine Früherkennung von Metastasen mittels aufwendiger Nachsorge ergibt keinen therapeutischen Vorteil hinsichtlich des Überlebens.

Anamnese

- vaginale Blutung
- Blasen-Darm-Probleme oder -blutungen
- Schmerzen, Leistungsknick, Gewichtsabnahme, Atemnot

Untersuchung

- gynäkologische rektovaginale Untersuchung einschließlich Vaginalsonografie und Zytologie
- Gewichtskontrolle, Auskultation der Lunge, Palpation der Leber
- Labor: Urinstatus, Blutbild, BSG, Tumormarker nur bei klinischem Verdacht (CEA, CA 125)
- Thoraxröntgenaufnahme, Oberbauchsonografie bei klinischem Verdacht

Hormon-substitution

- systemische Östrogen-Gestagen-Substitution im Stadium I bei Tumorfreiheit möglich
- mit Medroxyprogesteronacetat 10 mg/d über 3–5 Jahre

44.5 Uterussarkom

höchstens 5 % aller Uterusmalignome

Histologische Typen

- endometriale Stromasarkome (ESS)
  - Einteilung in Low Grade (langsames Wachstum) und High Grade (aggressives Wachstum)
- Leiomyosarkome (LMS)
- Müller-Mischtumoren (MMT)

44.5.1 Klinik und Diagnostik

Klinik

- keine Frühsymptome
- wird meist zufällig bei der Hysterektomie wegen eines „schnell wachsenden“ Uterus myomatosus entdeckt
- selten Blutungsstörungen

Diagnostik

- gynäkologische Untersuchung mit Vaginalsonografie
- Thoraxröntgenaufnahme in 2 Ebenen, Oberbauchsonografie

44.5.2 Therapie

Operative Therapie

- wichtigste Therapieoption bei schlechtem Ansprechen aller übrigen Therapien!
- abdominale Hysterektomie
- Adnexektomie bds. (Befall der Adnexe möglich)
- Omentektomie
- pelvine und paraaortale Lymphonodektomie (beim LMS fraglich, beim MMT indiziert)

Hormontherapie

- ESS sprechen auf Hormontherapie an.
  - hochdosierte Gestagengabe
  - Aromatasehemmer
  - Tamoxifen ist kontraindiziert.
  - Adnexektomie bds., besonders bei High-Grade-ESS

Chemotherapie

- auch für Mischtumoren geeignet
- adjuvant möglichst bald postoperativ (2.–3. d)
- Ifosfamid 1,5 g/m²/d + Cisplatin 20 mg/m²/d für 4 d alle 3 Wochen; 3 Zyklen (keine randomisierte Studie)
  - besonders beim MMT
- CYVADTIC-Schema (eher obsolet): Cyclophosphamid 500 mg/m² i. v. Tag 1; Vinkristin 1 mg/m² i. v. Tag 1+5; Adriblastin 50 mg/m² i. v. Tag 1; DTIC-Detizene 200 mg/m² i. v. Tag 1–5; je nach Verträglichkeit 2–6 Zyklen im Abstand von je 3–4 Wochen

> **Cave:** Bei Auftreten eines Budd-Chiari-Syndroms (= posthepatischer Block; Hinweise sind Eosinophilie, Abdominalbeschwerden) → sofort DTIC absetzten.

- Zofran i. v. alle 8 h 1 Amp.
- bis 24 h nach DTIC-Gabe keine Sonnenexposition; DTIC-Gabe: schwarzer Schlauch, Silberpapier (lichtempfindlich)
- Knochenmarkdepression nicht höher als beim PC-Schema (Cisplatin + Cyclophosphamid)
- starke Alopezie → Perücke anfertigen lassen
- Laxanzien, z. B. Laxoberal zur Ileusprophylaxe während der Vinkristin-Gabe
- Voruntersuchungen: EKG, Echokardiografie, Leberwerte, neurologisches Konsil
- **Cave:** Paravasate bei Vinkristin und DTIC
  - sofort mit Spritze reaspirieren, Zugang liegen lassen
  - 5 ml Natriumbikarbonat 8,4%ig über den Zugang paravasal oder s. c.
  - Umspritzen des Paravasats mit 5 ml NaCl + 5000 IE Heparin

- Lokalinfiltration mit 300 IE Hyaluronidase (Hyalase) in 5 ml NaCl
- 4 mg Dexamethason s. c. im Paravasatbereich + Kortisonsalbe
- ggf. wöchentliche Wiederholung, Kontrolle über Monate
- Alternative zum schlecht verträglichen CYVADTIC-Schema:
  Ifosfamid 1600 mg/ m^2 Tag 1–5 + Adriamycin (= Doxorubicin) 60 mg/m^2 Tag 1; alle 3 Wochen
  - besonders bei fortgeschrittenen LMS und ESS
  - Ifosfamid immer zusammen mit Mesna verabreichen!
  - 20 % der Infusionsdosis 0, 3, 6 h nach Infusion

Radiatio

- Die adjuvante Radiatio senkt evtl. das Lokalrezidivrisiko beim MMT und ESS (wird kontrovers diskutiert, keine randomisierten Studien).
- in fortgeschrittenen Stadien besonders bei Blutungen und Schmerzen

Prognose

- Stadium I → 5-Jahres-Überlebensrate 54 %
- Stadium II–IV → 5-Jahres-Überlebensrate 11 %

44.6 Maligne Tumoren des Ovars

Epidemiologie

- häufigste Todesursache unter den gynäkologischen Malignomen
- Etwa jede 70. Frau erkrankt.
- höchste Inzidenz bei 80 Jahren
- häufigste Diagnosestellung zwischen dem 60. und 70. Lebensjahr
- Inzidenz in Westeuropa ca. 15 : 100 000
- Inzidenz und Prognose s. Tab. 44.12

15 : 100 000

44.6.1 Risikofaktoren, Klinik und Diagnostik

Ätiologische Theorien

- **Fathalla-Hypothese**
  - Ovulation → reparative Proliferation → maligne Transformation
- **Stimulationshypothese**
  - ovarielle Stimulation, z. B. mit Gonadotropinen → Hyperovulation → maligne Transformation
- **exogene Karzinogene**
  - z. B. Talkum → via Vagina/Uterus → Begünstigung einer malignen Transformation

Risikofaktoren

Alle Faktoren sind mit einer vermehrten Ovulationsrate verknüpft → vermehrte Proliferation und damit verbundene Steigerung der Mutationsmöglichkeiten.

- Nulliparität
- keine oralen Kontrazeptiva, Einnahme anderer Östrogene

Tab. 44.**12** Inzidenz und Überlebensrate des Ovarialkarzinoms.

Stadium	Inzidenz (%)	5-Jahres-Überlebensrate (%)
I	26	60–90
II	15	40–70
III	43	04–15
IV	16	00–5

- frühe Menarche, späte Menopause
- erhöhte Androgenspiegel
  - erhöhte Spiegel von Androstendion und DHEA
  - protektive Wirkung der oralen Kontrazeption evtl. durch Absenkung der Androgensynthese der Ovarien

Familiäre Belastung (hereditäres Ovarial-Ca)

- wichtigster Risikofaktor!
- ca. 10 % aller Karzinome
- Kriterien
  - eine Frau mit Ovarialkarzinom < 40. Lebensjahr
  - eine Frau mit Mamma- und Ovarialkarzinom
  - 2 Frauen mit Ovarialkarzinom
  - familiär gehäuft kolorektale Adenokarzinome mit früher Erstmanifestation (< 50. Lebensjahr) zusammen mit Endometrium- oder Ovarialkarzinomen (HNPCC)
  - Keimbahnmutationen in einer Familie nachgewiesen in BRCA1-, BRCA2-, Mismatch-Repair-Genen wie MLH1, MSH2 oder TP53
- Risiken
  - BRCA-1-Mutation (80 % der hereditären Ovarialkarzinome) → sehr hohes Risiko
    - 60 % der betroffenen Frauen erkranken bis zum 80. Lebensjahr an einem Ovarialkarzinom.
  - BRCA-2-Mutation (15 % der hereditären Ovarialkarzinome)
    - 27 % der betroffenen Frauen erkranken bis zum 80. Lebensjahr an einem Ovarialkarzinom.
- 3 Syndrome nach Phänotyp definiert
  - familiäres Mamma- und Ovarialkarzinom-Syndrom
    - ca. 95 % aller hereditären Ovarialkarzinome
    - in 95 % autosomal dominant vererbte Keimbahnmutationen in den Brustkrebsgenen
      - BRCA1 (Chromosom 17q21)
      - BRCA2 (Chromosom 13q12)
  - Ovarialkarzinome in Familien mit hereditären, nicht polypösen Darmkarzinomen (HNPCC-[Lynch]-Syndrom), bei denen Mutationen in Mismatch-Repair-Genen wie MLH1 (Chromosom 3p21) oder MSH2 (Chromosom 2p15) gefunden werden
  - Li-Fraumeni-Familien mit Keimbahnmutationen in p53 (Chromosom 17p13)
    - sehr selten (< 1 % aller hereditären Tumorsyndrome)
    - heterogenes Spektrum von Tumorerkrankungen

▶ Aktuelle Daten zeigen, dass eine Fertilitätsbehandlung mit einer resultierenden Schwangerschaft kein erhöhtes Risiko darstellt. Inwieweit das Risiko ohne Schwangerschaft erhöht ist, ist unklar.

Protektion

- Multiparität
- lange Stillperioden
- Ovulationshemmung
  - 6 Jahre → Risikoreduktion bis zu 60 % bei BRCA1- und 2-Mutationen
  - 5 Jahre → Risikoreduktion um 50 % bei normalem Risiko
- Tubensterilisation oder Hysterektomie (Theorie: keine aufsteigenden Risikofaktoren wie Talkum, Asbest, Infekte)

- Ovarektomie bds.
  - Risikoreduktion um 96%
  - bei abgeschlossener Familienplanung
  - bei Alter >35 Jahre und 5 Jahre vor dem frühesten Erkrankungsalter in der Familie
  - nach nachgewiesener Mutation von BRCA1 oder BRCA2
  - falls Verwandte 1. Grades einer Betroffenen aus einer Familie mit
    - mindestens 2 vor dem 50. Lebensjahr an Brustkrebs oder Brust- und Ovarialkarzinom Erkrankten
    - nicht durchgeführter oder nicht verwertbarer molekulargenetischer Diagnostik
  - nach interdisziplinärer Beratung

> Es gibt auch extraovarielle Ovarialkarzinome, z.B. des Peritoneums. → Auch nach Ovarektomie bds. liegt das Risiko nicht bei 0.

Stadieneinteilung

- s. Tab. 44.**13**

Klinik

- Karzinom der gesamten Peritonealhöhle, da in 65% der diagnostizierten Patientinnen bereits ein Stadium III oder IV vorliegt
- gastrointestinale Beschwerden
- diskrete Schmerzsymptomatik, akutes Abdomen bei Stieldrehung
- Harninkontinenz, Pollakisurie durch mechanische Irritation
- Meno- und Metrorrhagien, Postmenopausenblutung

Screening

s. Kap. 31.6, S. 461

- **bimanuelle Untersuchung**
  - Sensitivität und Spezifität sind nicht ausreichend.
- **bildgebende Verfahren**
  - Abdominalsonografie: viele falsch positive Befunde
  - Dopplersonografie und CT sind ungeeignet.
  - Vaginalsonografie: 10 : 1 falsch positive Befunde in der Prämenopause
- **Tumormarker**
  - zum Screening nicht geeignet, im Stadium I nur in 30–40% erhöht
  - besonders in der Prämenopause zu viele falsch positive Befunde
- **Fazit**
  - Das Screening einer unselektionierten Population ist nicht sinnvoll.
  - Risikogruppen haben evtl. einen Vorteil.
  - zu viele falsch positive Befunde → Morbidität durch unnötige Operationen

Diagnostik bei Ovarialkarzinom

- **Anamnese:** Leistungsknick, Zunahme des Bauchumfangs, Stuhlprobleme oder Blutauflagerungen, Schmerzen etc.
- **Palpation:** pathologische Resistenzen, deren Oberfläche und Beweglichkeit
- **Vaginalsonografie:** Anteil maligner Neoplasien, je nach sonografischem Befund
  - einkammrige, glattwandige Ovarialzyste
    - prämenopausal 0,3%, postmenopausal 8,9%
  - einkammrige, glattwandige Zyste (prämenopausal)
    - ohne Binnenechos 0,3%, mit Binnenechos 0,4% → kein Malignitätskriterium
  - zystische und solide Tumoren
    - prämenopausal 14,6%, postmenopausal 63,6%
  - zweikammrige Zysten/mehrkammrige Zysten
    - prämenopausal 0%/1,7%, postmenopausal 0%/7%

Tab. 44.13 Stadieneinteilung des Ovarialkarzinoms.

T – Primärtumor	FIGO-Stadien	Charakteristik
TX		Primärtumor kann nicht beurteilt werden
T0		kein Anhalt für Primärtumor
T1	I	Tumor begrenzt auf Ovarien
T1a	IA	Tumor auf ein Ovar begrenzt, Kapsel intakt, kein Tumor auf der Oberfläche des Ovars, keine malignen Zellen in Aszites oder bei Peritonealspülung
T1b	IB	Tumor auf beide Ovarien begrenzt, Kapsel intakt, kein Tumor auf der Oberfläche der beiden Ovarien, keine malignen Zellen in Aszites oder bei Peritonealspülung
T1c	IC	Tumor begrenzt auf ein oder beide Ovarien mit Kapselruptur, Tumor an Ovaroberfläche oder malignen Zellen in Aszites oder bei Peritonealspülung
T2	II	Tumor befällt ein Ovar oder beide Ovarien und breitet sich im Becken aus
T2a	IIA	Ausbreitung auf und/oder Implantate an Uterus und/oder Tube(n), keine malignen Zellen in Aszites oder bei Peritonealspülung
T2b	IIB	Ausbreitung auf andere Beckengewebe, keine malignen Zellen in Aszites oder bei Peritonealspülung
T2c	IIC	Ausbreitung im Becken (2a oder 2b) und maligne Zellen in Aszites oder bei Peritonealspülung
T3 und/ oder N1	III	Tumor befällt ein Ovar oder beide Ovarien, mit mikroskopisch nachgewiesenen Peritonealmetastasen außerhalb des Beckens und/oder regionären Lymphknotenmetastasen
T3a	IIIA	mikroskopische Peritonealmetastasen jenseits des Beckens
T3b	IIIB	makroskopische Peritonealmetastasen jenseits des Beckens, größte Ausdehnung 2 cm oder weniger
T3c und/ oder N1	IIIC	Peritonealmetastasen jenseits des Beckens, größte Ausdehnung mehr als 2 cm und/oder regionäre Lymphknotenmetastasen
M1	IV	Fernmetastasen (ausschließlich Peritonealmetastasen)

Anmerkung: Metastasen an der Leberkapsel entsprechen T3/Stadium III, Leberparenchymmetastasen M1/Stadium IV. Um einen Pleuraerguss als M1/Stadium IV zu klassifizieren, muss ein positiver Befund vorliegen.

Tab. 44.**13** (Fortsetzung).

N – regionäre Lymphknoten.			
N0	keine Lymphknotenmetastasen		
N1	regionäre Lymphknotenmetastasen, homolateral, beweglich		
N2	beweglich, bilateral		
N3	fixiert		
Stadiengruppierung FIGO – TNM-Kategorien			
Stadium IA	T1a	N0	M0
Stadium IB	T1b	N0	M0
Stadium IC	T1c	N0	M0
Stadium IIA	T2a	N0	M0
Stadium IIB	T2b	N0	M0
Stadium IIC	T2c	N0	M0
Stadium IIIA	T3a	N0	M0
Stadium IIIB	T3b	N0	M0
Stadium IIIC	T3c	N0	M0
	jedes T	N1	M0
Stadium IV	jedes T	jedes N	M1

- solide Tumoren
  - prämenopausal 10,5%, postmenopausal 70%
- Verbesserung der Vorhersage durch Scoresysteme (z. B. Sassone, s. Tab. 31.**19**)
- 3D-Sonografie → papilläre und solide Areale besser von Wandunregelmäßigkeiten abgrenzbar
- farbdopplersonografischer Nachweis von vaskulären Anteilen in papillären oder soliden Strukturen

- **Labor:** BSG, Tumormarker (geringer präoperativer Aussagewert, jedoch zur Verlaufskontrolle bei präoperativ erhöhten Werten geeignet)
  - CA 125:
    - auch erhöht bei Endometriose, Adenomyosis uteri, Pelveoperitonitis, akuter Pankreatitis, Alkoholhepatitis, Niereninsuffizienz
    - bei > 80% der Frauen mit fortgeschrittenem Stadium erhöht
    - nur in ca. 50% bei Stadium I erhöht
  - CA 19–9
    - beim muzinösen Karzinomen höhere Treffsicherheit als CA 125
  - CA 72–4: Bestimmung, falls CA 125 im Normbereich
    - hohe Spezifität, aber niedrige Sensitivität
  - neue Marker, die derzeit geprüft werden:
    - hK5 (human Kallikrein)
    - HE4-Protein

- **Oberbauch-, Nierensonografie:** Stau?, Pleuraerguss?, paraaortale Lymphknoten?
- **i. v.-Pyelogramm** bei auffälligem Nierensonogramm
- Thoraxröntgenaufnahme in 2 Ebenen
- Zystoskopie und Rektoskopie nur bei Symptomen
- **ggf. Gastroskopie** zum Ausschluss Magenkarzinom (Krukenberg-Tumor)
- **Koloskopie** fakultativ
  - dem Kontrasteinlauf vorzuziehen, da Möglichkeit der Probeexzision und da bei notwendigem Darmeingriff die präoperative Darmlavage bereits durchgeführt ist
- **Kolonkontrasteinlauf:** eher seltene Indikation; evtl. zur genauen Lokalisation einer Stenose
  - nur mit wasserlöslichem Kontrastmittel, da Bariumsulfat eine Peritonitis verursachen kann und ca. 5 Tage bis zur kompletten Ausscheidung braucht
- **CT und MRT** evtl. als Zusatzuntersuchung zur Beurteilung unklarer Befunde und der retroperitonealen Lymphknoten → fakultativ
- **Pleurapunktion** bei Erguss → evtl. Bestätigung eines Stadium IV

Differenzialdiagnosen

- Schwangerschaft
- alte Extrauteringravidität
- entzündliche Prozesse (**Cave:** Tumorzerfall → Fieber, BSG ↑, Leukozyten ↑)
- funktionelle Zysten
- Endometriose
- Uterustumoren, z. B. Myome, andere Tumoren
- Skybala → erneute Palpation nach Abführmaßnahmen
- Beckenniere

Metastasierung

- **per continuitatem**
  - Darm, Milz
- **lymphogen**
  - über den unteren Nierenpol in die paraaortalen Lymphknoten
  - hypogastrische Lymphknoten und Region der Nodi lymphatici iliaci externi
  - inguinale Lymphknoten
- **hämatogen**
  - untergeordnete Rolle
  - Leber, Lunge, Skelett (selten)

44.6.2 Maligne epitheliale Tumoren (Karzinome)

Epidemiologie

- Inzidenz 16 : 100 000 → Jede 70. Frau erkrankt.
- Schutz durch Ovulationshemmer und Multiparität
- Risikofaktoren sind Alter und unerfüllter Kinderwunsch.

Histologische Typen

- seröse maligne Tumoren
  - niedrig maligne Potenz = n. m. P. = LMP = Borderline (Destruktivität und Infiltration fehlen.)
  - hochmaligne Potenz = h. m. P.
- muzinöse maligne Tumoren, n. m. P. und h. m. P.
- endometroide maligne Tumoren
- klarzellige maligne Tumoren
- transitionalzellige Tumoren

  - maligne Brenner-Tumoren, n. m. P. und h. m. P.
  - Transitionalzellkarzinom (nicht vom Brenner-Typ)
- Plattenepithelkarzinome
- gemischte epitheliale Tumoren
- undifferenzierte Karzinome
- unklassifizierbare Tumoren

44.6.2.1 Borderline-Tumoren (LMP = niedrig maligne Potenz)

Definition

- einige oder alle Charakteristika der Malignität (Mehrreihigkeit, hoher Mitoseindex, Atypien u. a.), aber kein Invasionsverhalten

Epidemiologie und Prognose

- häufig junge Frauen (Altersgipfel 20.–40. Lebensjahr)
- häufig Stadium I (FIGO); ca. 75 %
- Eine maligne Transformation ist selten (3–5 %).
  - Muzinöse Tumoren transformieren häufiger zu Malignomen als seröse.
- kein Vorteil durch eine Chemotherapie
- DNA-Zytometrie: 5–14 % weisen aneupliodes Muster auf.
  - Beim invasiven Karzinom sind es 65 %.
  - Gesamtüberlebensrate bei Aneuploidie deutlich reduziert → unabhängiger Prognoseparameter?
- **Langzeitprognose** (seröse Borderline-Tumoren)
  - Überlebenszeit von 5 Jahren bei 97 %
  - Überlebenszeit von 10 Jahren bei 95 %
  - Überlebenszeit von 15 Jahren bei 92 %
  - Überlebenszeit von 20 Jahren bei 89 %
- **Mortalität** (stadienabhängig)
  - Stadium I → 0,7 %
  - Stadium II → 4,2 %
  - Stadium III → 26,8 %

Therapie

- Die chirurgische R0-Resektion per medianen Längsschnitt ist wichtigster Bestandteil.
- Eine adjuvante Chemotherapie bringt keine Vorteile.
- sorgfältiges intraabdominelles Staging
- fertilitätserhaltende Operation (= unilaterale Salpingoophorektomie) bei Kinderwunsch im Stadium I
  - PEs aus dem kontralateralen Ovar werden von einigen Autoren empfohlen.
    - abdominale Hysterektomie + Adnexektomie bds. bei abgeschlossener Familienplanung
  - ansonsten Hysterektomie und Adnexektomie bds.
- Omentektomie
- Appendektomie beim muzinösen Typ
- Der Sinn einer Lymphonodektomie wird kontrovers diskutiert.
  - beim serösen Typ bis zu 20–30 % Absiedlungen in den Lk
    - Die prognostische Relevanz wird kontrovers diskutiert.
  - Beim rein muzinösen Typ sind die Lk stets negativ.

Nachsorge

- Die Überlebensrate nimmt nach 20 Jahren deutlich ab.
- 15- bis 20-jährige Nachsorge empfohlen

44.6.2.2 Operative Therapie invasiver Karzinome

Grundsätze

> **Cave:** Jeder malignitätsverdächtige Befund ist so anzugehen, dass das Perforationsrisiko möglichst gering gehalten wird. Perforation eines Stadium IA → Stadium IC. Neuere Untersuchungen deuten darauf hin, dass die Rezidiv- und Todesrate durch Ruptur von 3 % auf 20 % steigt.

Richtlinien für Laparoskopie

- Tumor < 10 cm
- unilateraler zystischer Tumor; glatte, abgrenzbare Oberfläche; keine soliden Anteile
- CA 125 < 35 IE/l (postmenopausal)
- kein Aszites
- kein familiäres Ovarialkarzinomrisiko

Operationsplanung

Primäreingriff

- Stadium IaG1, keine Risikofaktoren in der Histologie, Kinderwunsch → fertilitätserhaltende OP
  - evtl. PEs aus dem kontralateralen Ovar
  - Staging des gesamten Abdomens (Spülzytologie, Biopsien)
  - Lymphonodektomie zur Bestätigung des frühen Stadiums
  - evtl. Hysterektomie und Adnexektomie kontralateral nach Abschluss der Familienplanung
- keine Operation bei multiplen Leber- und/oder Lungenmetastasen
  - Ausnahme Pleuraergüsse, da diese gut auf Chemotherapie ansprechen
- eingeschränkte Radikalität bei inoperablen abdominalen Metastasen (z. B. Leberpforte, Radix mesenterii)
  - evtl. Radikal-OP nach 2–4 Zyklen neoadjuvanter CHT
- Lymphonodektomie pelvin und paraaortal in jedem Stadium, wenn R0-Resektion möglich ist
- 17 % der vermeintlichen T1-Tumoren haben Lk-Metastasen → Stadium IIIc.
  - in 83 % nur paraaortal
  - in 46 % kranial der A. mesenterica inferior
  - → Resektion der Lk bis zum Abgang der Nierengefäße
- in fortgeschrittenen Stadien nur bei postoperativem Tumorrest < 1 cm
  - signifikanter Vorteil bezüglich des progressionsfreien Überlebens
  - kein Unterschied bezüglich des Gesamtüberlebens
- Ziel ist die max. mögliche Reduktion von Tumorgewebe; eindeutiger Überlebensvorteil nur bei R0-Resektion
  - nur geringer Unterschied in der Prognose für Tumorrest < 1 cm oder > 1 cm
  - Bei mehreren Tumorrestherden zählt der größte Durchmesser.
  - Unter optimalem Debulking wird ein Tumorrest < 1 cm verstanden.
  - Die Wirkung der CHT nimmt mit fortschreitender Tumorreduktion exponentiell zu.
- Die Radikalität ist entscheidend für die Überlebenswahrscheinlichkeit. → Falls die Radikalität in der eigenen Klinik nicht möglich ist, sollte der Eingriff nach Sicherung der Diagnose als Probelaparotomie beendet werden und die Patientin an ein Zentrum geschickt werden.

Rezidivchirurgie

- Indikationen
  - Tumorfreiheit wahrscheinlich zu erreichen
  - langer Abstand Primärtherapie – Rezidiv (> 6 Monate)

- Beim platinrefraktären Ovarialkarzinom ist eine erneute tumorreduktive Operation nicht sinnvoll → platinfreie Monochemotherapie.
- günstige Parameter bei der Primärtherapie: R0-Resektion, komplette Remission (CR) unter CHT
- 2% Mortalität innerhalb von 30 Tagen
- in 40% der Fälle R0-Resektion möglich → mediane Überlebenszeit 40 Monate
- in 34% der Fälle Tumorrest <2 cm
- in 26% der Fälle Tumorrest >2 cm → Nach 12 Monaten sind fast alle Patientinnen verstorben.

Prozedere

- **Operationsplanung** je nach Untersuchungsergebnissen in Zusammenarbeit mit den Chirurgen und Urologen
- **Darmvorbereitung** mit Darmlavage (**Cave:** Elektrolytverschiebungen und potenziell ungünstige Beeinflussung des postoperativen Outcome) in jedem Falle, um bei entsprechender Darmbeteiligung eine Resektion zu ermöglichen. Alternativ Fast-Track-Konzept (keine Darmspülung, früher Kostaufbau, frühe Mobilisation, ausreichende Analgesie)
- ausführliche **Aufklärung** der Patientin über den unten beschriebenen Eingriff einschließlich Anlage eines Anus praeter
- Bereitstellung von 6 **Erythrozytenkonzentraten**
- **medianer Längsschnitt** bis 4 cm oberhalb des Nabels, ggf. bis zum Xiphoid
- **Exploration des Abdomens:** Leber, Zwerchfellkuppeln, Kolonrahmen, Dünn- und Dickdarmmesenterium, paraaortale und pelvine Lymphknoten, zytologische Abstriche von den Zwerchfellkuppeln, Biopsie aus jeder nichtzystischen Veränderung
- **Spülzytologie und Biopsien (auch bei unauffälligem Gewebe):** kleines Becken, parakolische Rinnen, rechte Zwerchfellkuppel
- **Hysterektomie + Adnexektomie bds.**
  - am besten von kranial retroperitoneal unter Darstellung des Ureters
  - möglichst hohe Resektion der ovariellen Gefäße (am besten am Abgang von V. cava, V. renalis sinistra und Aorta)
- bei **Konglomerattumors** aus Uterus, Adnexen, Sigma, Rektum und Blase → Nach retroperitonealer Mobilisierung der Beckeneingeweide und Darstellung der Harnblase und vorderen Vaginalwand erfolgt die En-bloc-Resektion, ggf. mit Blasenteilresektion und Neueinpflanzung des Ureters (Psoas-Hitch-Plastik).
- **Lymphonodektomie pelvin und paraaortal**
  - nur bei R0-Resektion sinnvoll
  - diagnostische und prognostische Bedeutung (positive Lymphknoten = Stadium IIIc)
  - 10 paraaortale und je 15 pelvine Lk pro Seite sollten mindestens entfernt werden.
- Appendektomie
- infragastrische Omentektomie (distal der Magenkranzarterie an der großen Kurvatur) → Rezidivrisiko am Querkolon ↓, Bursa omentalis kann ausgetastet werden
- Resektion des Peritoneums des kleinen Beckens und der Blase sowie überall dort, wo makroskopische Absiedlungen erkennbar sind (ggf. auch Zwerchfellkuppel)
- Darmresektion, sofern zur Tumorreduktion notwendig
  - orthograde Darmspülung präoperativ!
  - häufigste Lokalisationen: ileozökaler Übergang, Querkolon, rektosigmoidaler Bereich

  - Dünndarmlänge 3–5 m; ab Resektion von ca. 1,5–2,5 m Dünndarm sind anhand von Laborwerten Ausfallerscheinungen zu verzeichnen, ab 2,25–3,75 m wird das Stoffwechseldefizit als Kurzdarmsyndrom klinisch manifest.
  - Vom 1,5 m langen Kolon sollte nach Möglichkeit die Hälfte belassen werden.
- falls ein **Ureter** nicht nur komprimiert, sondern auch infiltriert ist → Resektion und Neuimplantation durch den Urologen
- **organerhaltende Operation** (einseitige Adnexektomie, > 10 lokoregionale Lymphknoten, Netzresektion) nur unter bestimmten Voraussetzungen
  - histologische Form: hoch differenzierte Granulosa- und Thekazelltumoren, Androblastome, Dysgerminome, Borderline-Tumoren, muzinöse Adenokarzinome G1, endometroide Karzinome G1, diploid
  - Stadium IA: Kapsel intakt, anderes Ovar o. B. (Biopsie und Schnellschnitt), Exploration ohne Anhalt für Metastasierung
  - Kontraindikationen: Klarzellkarzinome, Stadium IC, ausgedehnte Adhäsionen zwischen Ovar und Beckenwand
- **Second-Look-OP** hat keine Vorteile, Zweiteingriff nur als Interventionsoperation, z. B. zur erneuten Tumorreduktion beim Rezidiv

Komplikationen

Lymphzysten
- bei Beschwerden oder Gefäßeinengungen sterile perkutane Punktion oder laparoskopische Fensterung

Kurzdarmsyndrom (Durchfälle, Kachexie, Anämie)
- Diätberatung
  - laktosefreie Nahrung, hochkalorische Ernährung, z. B. Osmo light, mittelkettige Triglyzeride (z. B. MCT-Margarine)
  - oxalathaltige Nahrungsmittel (z. B. Spinat) meiden (durch Gallensäure vermehrte Resorption im Kolon → Nierensteine)
- Labor: Mg, Ca, Albumin, Cholinesterase, Gesamteiweiß, Quick-Wert, Hb, MCV, Ferritin, Transferrin → Abklärung von Mangelzuständen, Ausschluss einer Syntheseleistungsstörung
- Haemoccult-Test: Ausschluss einer intestinalen Blutung als Ursache eines niedrigen Hb
- Medikamente
  - Ferro-Folsan 3 × 1–2 Drg./d, besser Folsan i. m. 2/Woche
  - Vitamin B_{12}, Vitamin C (**Cave:** fördert Tumorwachstum)
    - falls MCV trotz Folsäuregabe weiter ansteigt → evtl. 1 Amp. i. m. vierteljährlich
  - Quantalan 50 (= Cholestyramin; gegen chologene Diarrhö)
    - einschleichende Dosierung (**Cave:** Verstopfung): 1. Woche 1 Beutel/d, evtl. bei Intoleranz des schlechten Geschmacks nur ½ Beutel/d; evtl. ab der 2. Woche 2 Beutel/d; im Abstand von 4 h zu den anderen oralen Medikamenten (ansonsten Resorptionsstörungen)
  - nach ausgedehnten Resektionen:
    - oral täglich:
      - 100 mg Ascorbinsäure
      - 100 mg Vit. E
    - parenteral täglich:
      - 1 Amp. B-Vitamin-Komplex
    - parenteral monatlich:
      - 30 mg Retinol
      - 15 mg Cholecalciferol
      - 10 mg Vitamin K

    - 200 µg Vit. B_{12}
    - 20 mg Folsäure
  - Mg, Ca, Fe je nach Labor
  - Imodium zur Verlängerung der Verweildauer; Beginn mit 1 × 1 Kps., ggf. Steigerung
  - bei V. a. bakterielle Dünndarmbesiedlung durch Backwash von E. coli → Neomycin und Wiederaufbau der Flora
- auf Gallen- und Nierensteine achten
- weitere Informationen unter: www.kurzdarmsyndrom-und-ernaehrung.de

44.6.2.3 Grundsätze der Chemotherapie

Begriffsbestimmungen

- **adjuvant:** Tumorrest = 0
- **potenziell kurativ:** Tumorrest < 2 cm (lt. anderen Veröffentlichungen besser < 1 cm)
- **neoadjuvant:** CHT vor zytoreduktiver OP; evtl. Vorteil bei fortgeschrittenen Stadien mit Aszites > 500 ml
- **palliativ:** bei Cisplatin-Carboplatin-Versagern und beim Rezidiv

Günstige Frühstadien

- Borderline-Tumoren sowie Stadium IA/IB + G1 (G2) → keine Nachbehandlung, da Rezidivrate mit und ohne Chemotherapie < 10 %
  - Inwieweit Borderline-Tumoren Stadium III mit invasiven Implantaten oder postoperativem Tumorrest von einer CHT profitieren, ist ungeklärt.

Alle Stadien außer Ia G1 und Ib G1

- 6 Zyklen Chemotherapie (Carboplatin und Paclitaxel)
  - Carboplatin AUC 5 + Paclitaxel 175 mg/m² über 3 h i. v. alle 3 Wochen
    - Es gibt Hinweise, dass die wöchentliche dosisdichte Paclitaxelgabe der Standardgabe überlegen ist.
      - Carboplatin AUC 6 alle 3 Wochen + 80 mg/m² Paclitaxel an Tag 1 + 8 + 15
      - Weitere Studien sind abzuwarten.
  - Zugabe von Epirubicin als 3. Substanz bringt keine Vorteile (AGO-OVAR 5).
  - Zugabe von Topotecan als 3. Substanz bringt ebenfalls keine Vorteile (AGO-OVAR 7; vorgestellt ASCO 2008).
  - Gemcitabin als 3. Substanz; Phase III-Studie (OVAR 9)
  - Zu anderen Drittsubstanz (z. B. Caelyx) gibt es keine Phase-III-Studien.
  - Eine Dosiseskalation oder Steigerung der Zykluszahl bringt keine Vorteile.

Rezidiv

- kurativer Ansatz ist nicht möglich → Therapieplanung unter Berücksichtigung der Lebensqualität
- Rezidiv = 6 Monate nach Ende der CHT → Platinresistenz
  - Eine Kombinationstherapie bietet keinen Vorteil gegenüber einer Monotherapie.
  - (Etoposid- oder) Topotecan-Monotherapie
  - pegyliertes liposomales Doxorubicin (Caelyx)
    - ist Topotecan gleichwertig (beim platinsensiblen Tumor sogar besser)
  - Paclitaxel, falls nicht in der Primärtherapie eingesetzt
  - Gemcitabin, Remissionsraten zwischen 20 und 30 %
  - Tamoxifen erreicht immerhin eine Remissionsrate von 10 % bei fehlender Toxizität!
  - Lebensqualität berücksichtigen!!

- Rezidiv > 6 Monate nach Platintherapie
  - Response von 30 % bei Monotherapie mit Carboplatin
  - Kombinationstherapien sind der Monotherapie überlegen.
    - erneut Carbo-Taxol
      - derzeitiger Standard
    - Carboplatin und Gemcitabin: Carboplat AUC 4 Tag 1 + Gemzar 1000 mg/m² Tag 1+8
      - progressionsfreies Überleben um 3 Monate verlängert im Vergleich zur Monotherapie, Gesamtüberleben gleich
      - Zugewinn an Lebensqualität durch schnelleres Ansprechen
      - zur Therapie des platinsensiblen Ovarialkarzinomrezidivs seit 2004 zugelassen
    - pegyliertes liposomales Doxorubicin 30 mg/m² als 1 h-Infusion + Carboplatin AUC5 als 30-min-Infusion
      - Die bisherige Studienlage zeigt in der Kombination mit Carboplatin eine gleichwertige Wirkung wie Taxol bei besserer Verträglichkeit.
      - Evaluierung zurzeit durch CALYPSO-Studie

Progress nach Rezidivtherapie

- eine der unter „Rezidivtherapie" genannten Chemotherapien, die nicht als Second Line eingesetzt waren
- weitere Möglichkeiten: Docetaxel (Taxotere), liposomales Doxorubicin (Caelyx), Treosulfan, Epirubicin „weekly"

Status vor Chemotherapie

- körperlicher Status
- Blutbild mit Thrombozyten und Leukozyten, Leberwerte
- endogene Kreatininclearance
- HNO-Konsil mit Audiometrie (bei Cisplatin)
- EKG (Ischämie?, Rhythmusstörungen?)
- Thoraxröntgenaufnahme (Herzgröße?, Stauung?, Infiltrate?)
- evtl. Echokardiografie

44.6.2.4 Chemotherapeutika im Einzelnen

Nebenwirkungen

- Prophylaxe und Behandlung s. auch Kap. 45, S. 787

Cisplatin

- **stark emetogen** →
  - Antiemese wie in Kap. 45.3.1 beschrieben
- **stark nephro- und ototoxisch** →
  - Kreatininclearance mindestens 75 ml/min
    - Kreatininclearance < 75 ml/min → Dosisreduktion auf 50 %
    - Kreatininclearance < 50 ml/min → besser Therapie mit Carboplatin (s. u.)
  - 12–24 h vorher Hyperhydratation mit isotonischem Volumen (200 ml/h) oder
  - 4 × 500 ml Halbelektrolytlösung mit 5 % Glucose über 2 h und gleichzeitige Infusion von 250 ml Mannit-Lösung; nach der 1. Stunde Infusion des Cisplatins über 20 min; im Anschluss an die Halbelektrolytlösung erfolgt ein Nachlauf mit 2000 ml NaCl.
  - auf ausreichende Urinausscheidung (100–200 ml/h) achten
- **Therapiegrenze:** 2000–2500 Leukozyten, 100 000 Thrombozyten
- Generell ist es besser, die zeitlichen Abstände zu verlängern als die Gesamtdosis zu verringern.
- max. Einzeldosis 200 mg, max. Gesamtdosis 800 mg (wegen Ototoxizität)

Carboplatin

- **geringere Oto-, Neuro-, Nephrotoxizität** → keine Hyperhydratation (nur bei Kreatininclearance <60 ml/min)
- Entgegen früheren Vermutungen, dass jüngere Frauen aufgrund einer zu schnellen renalen Ausscheidung weniger von Carboplatin profitieren, ist die Substanz Cisplatin äquieffektiv bei geringerer Nebenwirkungsrate.
- **höhere Myelotoxizität** (besonders Thrombozyten); Grenzwerte 100 000 Thrombozyten, 3000 Leukozyten
- Dosisberechnung unter Berücksichtigung der **glomerulären Filtrationsrate** (Formel nach Calvert):
  - Carboplat (absolut in mg) = Ziel-AUC × (GFR + 25)
    - AUC = Fläche unter der Plasmakonzentrations-Zeit-Kurve („Area under the Curve")
    - GFR = glomeruläre Filtrationsrate = Kreatininclearance
    - GFR + 25 = Näherungswert der Carboplatin-Clearance (25 steht für die nichtrenale Clearence von Carboplatin)
    - Standard ist AUC 5 → 5 × (Krea-Clearence + 25)

Cyclophosphamid

- Alkylanz
- **myelotoxisch**
- **hämorrhagische Zystitis**
  - Prophylaxe: Mesna (Uromitexan) in einer Dosierung von 20 % der Cyclophosphamid-Dosis zu den Zeitpunkten 0, 4 und 8 h nach Zytostatikagabe
  - Therapie bei Blasenblutung: Instillation von 200 ml 5%iger Formalinlösung in die Harnblase, nach 15 min ablaufen lassen und mit destilliertem Wasser nachspülen
- **Alopezie**
  - vor Beginn des Haarausfalls eine Perücke anfertigen lassen
  - Eishauben sind wegen der Ausbildung von Metastasen nicht anzuwenden.

Treosulfan

- Alkylanz
- **myelotoxisch**
- **emetogen** (Antiemetika meist nicht nötig)
- **geringere Alopezie** als beim Cyclophosphamid
- Treosulfan-Monotherapie: in 19 % komplette + partielle Remission (CR + PR), 34 % „No Change"
- **Therapiegrenze:** Leukozyten 3000/ml, Thrombozyten 100 000, ggf. Reduktion der Dosis oder Verlängerung der Intervalle
- parenterale Applikation
  - 5 g/m^2 i. v. als Kurzinfusion
  - Wiederholung alle 4 Wochen, bei Ansprechen 6 Zyklen
- **orale Applikation:** Tagesdosis unterteilt in 4 Einzeldosen: Einnahme mit dem Essen oder mit Milch, intermittierende Gabe:
  - 750–1000 mg (3–4 Kps.) tgl. über 1 Monat, Wiederholung nach 1 Monat Pause bzw. Normalisierung des Blutbildes
  - Dosisvariante: 1 g tgl. Tag 1–14, Wiederholung Tag 29; ggf. muss Dosierung dem Blutbild angepasst werden.

Anthrazykline

- Epirubicin, Adriamycin
- **myelotoxisch**
- **kardiotoxisch**
  - Entwicklung einer Kardiomyopathie (kritische Gesamtdosis A: 500 mg/m^2; E: 850 mg/m^2) → regelmäßige Echokardiografie

- Klinik: Belastungsdyspnoe, Linksverbreiterung des Herzens, Anstieg der diastolischen Blutdruckwerte
- **Alopezie**
- **Epirubicin „weekly"**
  - 1×/Woche 20–25 mg/m² i.v.; mindestens über 6 Wochen; max. kumulative Dosis 850(–1000) mg
- **ET-Carbo alle 3 Wochen**
  - Taxol 175 mg/m² i.v. über 3 h + Carboplatin AUC 5 + Epirubicin 60 mg/m²
  - keine signifikant besseren Daten als Carboplatin + Paclitaxel → als dritte Substanz nicht geeignet

Etoposid

- **myelodepressiv,** evtl. mit Anämie
- **Alopezie 3. Grades**
- Gefahr der Induktion einer **Leukämie** (300-faches Risiko)
- **Etoposid-Monotherapie**
  - regelmäßige Blutbildkontrollen (Therapiegrenze Leukozyten 2500/µl)
  - zunächst 3 Zyklen i.v. mit je 150(–200) mg/m² Tag 1–3 alle 28 Tage
  - bei Ansprechen je 200 mg/m² Tag 1–5 oral alle 4 Wochen, insgesamt 12 Zyklen (max. Tagesdosis 300 mg/d oral)

Paclitaxel = Taxol

- wirkt wie Colchicin und Vincaalkaloide an den Mikrotubuli
  - Störung der Bildung einer Mitosespindel
  - gestörte Interaktion der Spindel mit den Chromosomen
- seit 11/1993 als Monosubstanz in der Second-Line-Therapie und seit 3/1997 rückwirkend zum 11.10.1996 in der Primärtherapie zugelassen
- keine signifikante pharmakokinetische Interaktion mit Carboplatin
- hohe Rate an **allergischen Reaktionen vom Typ I** in den ersten 90 min der Infusion durch Lösungsvermittler
  - Blutdruckabfall, Atemnot, Bronchospasmus, Urtikaria, Exantheme
- > 90 % biliäre Elimination → bei **Leberfunktionsstörungen** berücksichtigen
- **myelotoxisch**
  - kurzfristige Veränderungen der Leukozyten, selten Thrombozytopenien, verstärkt nach vorangegangener anderer Chemo- oder Radiotherapie
  - Leukozytenabfall auch nach multiplen Zyklen nicht stärker als beim ersten Zyklus
- **Alopezie 3. Grades**
- **periphere Neuropathien:** Taubheitsgefühl und Parästhesien
- **Muskel- und Gelenkschmerzen →**
  - Diclofenac oder Ibuprofen, ggf. Opioide
  - Prophylaxe mit Dexamethason 2×8 mg oral ab dem 1. Tag post CHT
- selten **bradykarde Herzrhythmusstörungen** (Gefahr des AV-Blocks)
- **bei der Infusion zu beachten**
  - Infusionsdauer 3 h (Je länger die Infusion dauert, desto toxischer ist die Wirkung.)
  - Infusionsflasche aus Glas, PVC-freies Infusionsbesteck mit Filter
- **Taxol-Monotherapie**
  - Prämedikation
    - Dexamethason 20 mg p.o. jeweils 12 und 6 h vor Taxol (alternativ 30 min vor Taxol 20 mg Dexamethason i.v.)
    - Clemastin (Tavegil) 2 mg i.v. oder Diphenhydramin 50 mg i.v. 30 min vor Taxol
    - Cimetidin 300 mg i.v. oder Ranitidin 50 mg i.v. 30 min vor Paclitaxel

- 1. Variante: Paclitaxel 175 mg/m² über 3 h, Wiederholung alle 3 Wochen
- 2. Variante: Paclitaxel 80 mg/m² über 1 h, Wiederholung jede Woche

Docetaxel (Taxotere)

- Stabilisierung der Mikrotubuli
- evtl. tendenziell bessere Ergebnisse als Paclitaxel in der Second-Line-Therapie
- vermehrt **Hautveränderungen und interstitielle Ödeme**, besonders nach einer kumulativen Gesamtdosis > 400 mg/m²
  - diuretikarefraktäre Flüssigkeitsretention (periphere Ödeme, Pleuraergüsse, Aszites mit Gewichtszunahme
  - Prophylaxe: 2 × 8 mg Dexamethason oral an den Tagen 0, 1, 2
- **Monotherapie** mit 100 mg/m² alle 3 Wochen

Liposomales Doxorubicin (Caelyx)

- 50 mg/m² in 250 ml Glucose 5 % alle 4 Wochen, insgesamt 6 Zyklen
- **Bilirubinanstieg**
  - Bilirubin zwischen 2,0 und 3,0 mg/dl → Dosisreduktion um 25 %
  - Bilirubin > 3 mg/dl → Dosisreduktion um 50 %
- Labor vor Therapie: Bilirubin, Blutbild
- Überwachung der kardialen Funktion
- Kontrolle auf Remission alle 2 Zyklen
- CALYPSO-Studie
  - Phase III-Studie beim platinsensiblen Rezidiv
  - Carboplatin + Paclitaxel versus Carboplatin (AUC 5) + pegyliertes liposomales Doxorubicin (30 mg /m²)
    - weniger schwere Nebenwirkungen als die Standard-CHT

Topotecan (Hycamtin)

- Zelltod durch irreversiblen DNA-Strangabbruch
- 11/1996 Zulassung für die Second-Line-Therapie
- **Monotherapie:** 5-tägige Bolusinjektion von je 1,5 mg/m² alle 3 Wochen
- **Myelotoxizität**
  - Nadir Tag 8–10 nach Beginn der CHT
  - Neutropenie ist dosislimitierender Faktor
    - Die neutrophilen Granulozyten müssen vor 1. Gabe > 1500 sein.
    - Die neutrophilen Granulozyten müssen vor Folgetherapie > 1000 sein.
    - falls neutrophile Granulozyten < 500 über ≥ 7 Tage → Dosisreduktion auf 1,25 mg/m²/d oder GSF ab 6. Zyklustag, keine Verlängerung der Intervalle
  - Dosisreduktion auch bei Thrombozyten < 25 000
- **Dosisanpassung**
  - Krea-Clearence 20–40 ml/min → Dosisanpassung 0,75 mg/m²
  - Krea-Clearence < 20 ml/min → keine Therapie
- vollständige **Alopezie** in 42 %
- **gastrointestinale Symptome:** leichte Übelkeit, Diarrhö oder Obstipation, selten Schmerzen im Abdominalraum
- selten Fieber
- **Ansprechen**
  - Remissionsraten bei Platin- und Taxolresistenz 10–37 %
  - Ansprechen nach 9–12 Wochen → erneutes Staging zur Therapiekontrolle erst nach 4 Zyklen
  - Ansprechdauer zwischen 12 Wochen und 8,7 Monaten
- HECTOR-Studie
  - beim platinsensiblen Rezidiv
  - Topotecan 0,75 mg/m² Tag 1–3 + Carboplatin AUC 5 versus Paclitaxel + Carboplatin
- als dritte Substanz in der Primärtherapie nicht geeignet

Cemcitabin (Gemzar)

- Einbau als falsches Nukleosid → Strangabbruch und Behinderung der Reparaturmechanismen
- selbstpotenzierender Wirkungsmechanismus intrazellulär
- **Dosierung:** 1000 mg/m² als 30-min-Infusion Tag 1+8+15; Wiederholung Tag 28, alternativ 1000 mg/m² Tag 1+8 alle 3 Wochen
- **günstiges Nebenwirkungsprofil:** nur kurze und geringe Myelodepression, Transaminasenerhöhung, Müdigkeit, leichte Dyspnoe (bei 10%), geringe Alopezie
- **Ansprechen**
  - Ansprechraten bei Platinresistenz 19–29% (Phase-II-Studien)
  - Remissionen auch bei Taxolresistenz
  - Ansprechen auch bei extensiv vorbehandelten malignen Keimstrangtumoren
- AGO-GINECO-NSGO-Studie zum Einsatz als dritte Substanz in der Primärtherapie

44.6.2.5 Intraperitoneale Chemotherapie bei malignem Aszites

Mitoxantrom

- perkutane Punktion unter Lokalanästhesie mittels eines Zystofix-Katheters
- komplettes Ablassen des Aszites
- mehrfache Spülung der Peritonealhöhle mit ca. 4 l NaCl 0,9%
- Instillation von 20 mg Mitoxantron (verdünnt in 1000 ml NaCl 0,9%)
- Wechsellagerung der Patientin über 6 h
- Ablassen des künstlichen Aszites
- erneute Spülung mit NaCl
- Selten ist die Gabe eines Antiemetikums oder eines Analgetikums notwendig.
- stationäre Beobachtung über 48 h
- Labor: Blutbild, Hkt, Elektrolyte, Gesamteiweiß

Cisplatin

- mögliche Alternative zu Mitoxantron
- Der therapeutische Stellenwert ist noch ungeklärt.
- 1000 mg Cisplatin verdünnt in 1000 ml NaCl 0,9%

Paclitaxel

- zurzeit unter Studienbedingungen
- alternativ zur Carbo-Taxol-CHT beim fortgeschrittenen Ovarialkarzinom
- 60 mg/m² Paclitaxel wöchentlich intraperitoneal über 16 Wochen
- Nebenwirkungen: abdominelle Schmerzen, Neutropenie

44.6.2.6 Pleurodese

Therapie des malignen Pleuraergusses (Dyspnoe, Husten, Pleuraschmerzen).

▶ Früher Therapiebeginn, da häufige Entlastungspunktionen zu Kammerungen führen!

Indikationen

- nur wenn keine systemische Therapie geplant ist
- bei Überlebensprognose >2 Monate
- wenn sich die Lungen nach Drainage voll entfalten können
- bei positiver Zytologie

Substanzen

Wirkung nicht zytostatisch, sondern sklerosierend

- **Tetracyclin**
  - Nebenwirkungen: sofortige Schmerzen (→ Zugabe eines Lokalanästhetikums), Fieber

- **Mitoxantron:** 30–60 mg unverdünnt, Verweildauer 48 h
  - Nebenwirkungen: myelotoxisch, keine Schmerzen
- **Bleomycin:** 60 mg in 100 ml NaCl, Verweildauer 6 h
  - Nebenwirkungen: leichte Schmerzen 1 h nach Gabe für 2 Tage, Fieber (→ Paracetamol)
  - Kontraindikation: Niereninsuffizienz (Krea 2–2,5 mg/dl = 180–220 mmol/l, Kreatininclearance 30 ml/min)

Prozedere

- Thoraxröntgenaufnahme, Sonografie (Septen?), Gerinnung
- Einwilligung der Patientin
- Einbringen der Thoraxdrainage (20- bis 24-Charrière-Katheter) unter Lokalanästhesie in den dorsalen Recessus costodiaphragmaticus (tiefster Punkt), Punktionsstelle in der vorderen Axillarlinie 2 cm über dem sonografisch sichtbaren ventralen Rezessus (zur Vermeidung einer Verletzung der Zwerchfellkuppel), Spitze dorsal auf das Zwerchfell gerichtet
- langsames, passives Ablassen (250 ml/h)
- die Septen gekammerter Ergüsse nicht blind durchstoßen, sondern mit dem Thorakoskop
- Anlegen eines Wasserschlosses unter Ausnutzung des hydrostatischen Drucks oder leichte Absaugung (nicht über ~10 cm Wassersäule)
  - Drainage über 24 h
  - Die nachlaufende Menge sollte nicht über 200, besser 100 ml/24 h liegen, da sonst die zu instillierenden Substanz verdünnt wird.
- Thoraxröntgenaufnahme: Entfaltung der Lunge, Pneumothorax?
- Applikation der Pleurodesesubstanz
- Spülung des Katheters mit 5 ml NaCl und Abklemmen
- Rollkur, d. h., die Patientin muss jede erdenkliche Lage einnehmen, sodass die Substanz alle Pleuraanteile erreichen kann; unzureichende Rollkur führt zur Kammerbildung! Positionswechsel alle 15 min
- Drain öffnen und Substanz passiv ablaufen lassen
- erneute Drainage unter leichtem Sog für 24 h
  - Ergussmenge < 100 ml/24 h → Drain ziehen
  - Ergussmenge > 100 ml/24 h → erneute Pleurodese
- tägliche sonografische Kontrolle in der folgenden Woche
- bei erneutem Erguss sofort punktieren, um ein Verkleben der Pleurablätter zu gewährleisten

44.6.2.7 Andere Therapieansätze (meist Studiencharakter)

Hormontherapie

- kaum effektiv trotz Hormonrezeptoren der Tumorzellen
- **Gestagene** → roborierend
  - Medroxyprogesteronacetat 500–1000 mg/d
  - Megestrolacetat 160–320 mg/d
  - Remissionsrate ca. 5–10 %
- **Antiöstrogene**
  - Tamoxifen 40 mg/d
  - Remissionsrate 10 %
- **Aromatasehemmer (Letrozol)**
  - 2,5 mg/d
- **GnRH**
  - in Verbindung mit Zytostase (Studiencharakter)

MPA

Immuntherapie

- Studiencharakter
- **Zytokine**
  - Interleukin 2, Interferon α und γ (kein durchschlagender Erfolg), Tumornekrosefaktor (TNF)
    - wohl Remissionen, aber keine Verlängerung der Überlebenszeit
    - Lokal ist Interleukin 2 bei Aszites und Lungenmetastasen (Inhalation) effektiv.
    - Eventuell kann TNF die lokale, intraperitoneale Chemotherapie ersetzen: 3- bis 5-mal je 100 mg/m² intraperitoneal (wohl nicht tumorizid, sondern Fibrosierung des Peritoneums)

Targeted Therapy

- **Vakzination**
  - Imitation des CA 125 → Stellvertreterantigen → Immunantwort möglich → Zukunftsaussicht: Studie zur prophylaktischen Immunisierung
    - Abagovomab = ACA 125
      - MIMOSA-Studie; AGO-OVAR 10
      - Erhaltungstherapie nach kompletter Remission nach Primärchemotherapie beim epithelialen Ovarialkarzinom
      - zunächst alle 2 Wochen 2 mg/ml s.c. bis zur Woche 10; d.h. 4 Injektionen; dann alle 4 Wochen
      - Voraussetzung: CA 125 > 35 U/ml; FIGO III–IV epithelialer Tumor
- **Antikörper**
  - monoklonaler Antikörper mit radioaktiver Substanz, z.B. Yttrium (Betastrahler)
    - maximale Dosis 30 mCi
    - Applikation nach Abschluss der Primärtherapie mittels Second-Look-OP
  - Antikörper gegen HER-2/neu (Expression in 9–32 %)
    - Nebenwirkung: Kardiotoxizität je nach begleitender CHT
    - Trastuzumab (Herceptin)
    - Pertuzumab
      - neuer rekombinanter humanisierter Antikörper gegen HER-2
      - Aufsättigung mit 840 mg, dann 420 mg alle 3 Wochen
      - in 57 % Diarrhö
      - signifikante Verschlechterung der Herzleistung selten
      - serologische Ansprechrate 12 %
      - progressionsfreie Zeit 20,9 Wochen
- **EGFR-Antagonisten**
  - Cetuximab (Erbitux)
  - Erlotinib (Tarceva)
  - in Kombination mit Carbo-Taxol
  - Ergebnisse stehen aus.
- Angiogeneseinhibition
  - Tumor fördert Angiogenese → Inhibition stört Gefäßversorgung des Tumors. (Falls ein Therapieansatz möglich ist, ist lebenslange Therapie notwendig.)
  - VEGF-Antikörper Bevacizumab (Avastin); AGO-OVAR 11/ICON 7
    - über 6 Zyklen zum Tag der Paclitaxel-Carboplatin-CHT, dann 12 Zyklen alle 21 Tage als Erhaltungstherapie
    - 7,5 mg/kgKG alle 21 Tage, Remissionsrate 17,5 %, Remissionsdauer 10,25 Monate
    - nicht früher als 4 Wochen nach Operation
    - Nebenwirkungen:
      - Hypertonie

  - Proteinurie
  - Thromboembolie
  - gastrointestinale Perforation
  - niedrige Inzidenz schwerer Nebenwirkungen
  - **Cave:** Darmperforationen, insbesondere nach Anastomosen, möglich
  - keine Zulassung beim Ovarialkarzinom
- Triple-Angiokinase-Inhibitor BIBF 1120
  - Phase-I-Studie als Dosisfindungsstudie (GYN-4)
  - zur Paclitaxel-Carboplatin-CHT
- Signaltransduktion
  - Farnesyltransferaseinhibitor Lonafarnib
    - Phase-II-Studie (AGO-OVAR 15)
    - 100 mg p.o. täglich ab Zyklustag 1 der Paclitaxel-Carboplatin-CHT
    - 200 mg p.o. nach Ende der CHT für maximal 6 Monate
- Tyrosinkinaseinhibitor
  - Pazopanib
- intraoperative intraperitoneale Applikation von Catumaxomab
  - trifunktionaler Antikörper gegen EpcAM-Antigen
  - vor Beginn der konventionellen CHT
- Erhaltungstherapie mit Enzataurin
  - Serin-/Threonin-Kinase-Inhibitor

Gentherapie

- Studiencharakter
- **p53-Tumorsuppressorgen**
  - Eigenschaften: hemmt Zellteilung, hilft, Genschäden zu reparieren, aktiviert Zellapoptose
  - Therapie: Instillation von p53-enthaltenden Adenoviren
    - gute Verträglichkeit, mehrfach möglich, Penetrationstiefe begrenzt → radikale Tumorreduktion ist Bedingung
    - Studie versus Carbo-Taxol in der Primärtherapie

Strahlentherapie

- primär adjuvante Strahlentherapie nicht mehr üblich
- palliative Bestrahlung
  - Rezidiv, inoperable Herde, schmerzhafte oder instabile Knochenmetastasen
- intraperitoneale Radionuklidtherapie (nicht mehr üblich)
  - freie Verteilung muss gewährleistet sein; ^{32}Phosphor; Dosis 15 mCi
- Ganzabdomenbestrahlung mit Beckenboost
  - evtl. bei multiplen intraabdominalen Metastasen, die chemotherapieresistent sind
  - Einzeldosis 1,0–1,2 Gy/d, Oberbauch 22–28 Gy, Beckengesamtdosis 45–50 Gy
  - Nieren ausblenden; Leber und Zwerchfell einbeziehen; Leber ab 15 Gy aussparen

Neue Zytostatika (in Evaluation)

- Paclitaxel-Polyglumex (PPX) als Ersatz für Paclitaxel
  - Verzicht auf Lösungsvermittler Cremaphor EL
    - keine Standard-Prämedikation
    - geringeres Risiko von Hypersensitivitätsreaktionen
- Trabectedin
  - gute antineoplastische Aktivität bei platinsensiblen Tumoren
    - Remissionsrate 28 %
    - progressionsfreies Intervall 5,1 Monate
  - günstiges Nebenwirkungsspektrum

- 1,3 mg/m² alle 3 Wochen
- evtl. als Kombinationspartner für Platinanaloga
- Epothilone
  - tubulinbindendes Zytostatikum
  - signifikante Aktivität beim platinrefraktären Karzinom
  - zurzeit Dosisfindung
- Camptothecin-Analoga
  - wöchentlich fraktionierte Topotecan-Therapie (4 mg/m²)
    - günstigeres Nebenwirkungsprofil
    - gleiche Wirksamkeit zum klassischen Schema
    - Randomisierte Vergleiche stehen noch aus.
  - liposomales Lurtotecan
    - 1,8 mg/m² Tag 1–3 alle 3 Wochen
    - vergleichbare Nebenwirkungen und Wirksamkeit wie Topotecan
    - Profit fast ausschließlich für platinsensible Patientinnen
- TLK 286
  - effektivste neue Substanz beim platinresistenten Karzinom
  - Mono → Remissionsraten bis zu 18 %
  - Kombination mit liposomalen Doxorubicin → Remissionsraten bis zu 41 %
  - Phase-III-Studie läuft.

44.6.2.8 Nachsorge

Ziele

- therapieassoziierte Nebenwirkungen erkennen und behandeln
- Rezidiv erkennen
- psychosoziale Betreuung
- Lebensqualität erhalten und verbessern
- Rehabilitation

Stationäre Nachsorge

- Anschlussheilbehandlung bis spätestens 2 Wochen nach Abschluss der Behandlung im Akutkrankenhaus möglich
- Heilverfahren können bei Tumorpatienten in den ersten 3 Jahren nach Primärbehandlung jährlich einmal genehmigt werden.

Ambulante Nachsorge

In den ersten 3 Jahren vierteljährlich, dann 2 Jahre halbjährlich, danach übliche Vorsorge.

- Anamnese
- körperliche und apparative Untersuchungen
  - gynäkologisch mit Spekulumeinstellung, Zytologie und Vaginalsonografie, rektale Untersuchung
  - Leber- und Abdomenpalpation
  - Inspektion und Palpation der Mammae (Koinzidenz mit Mammakarzinom bei genetischer Veranlagung möglich)
- apparative Untersuchungen und Tumormarkerbestimmungen nicht routinemäßig
- keine Tumormarker bei symptomfreier Patientin
  - Ausnahme Keimzell-/Keimstrangstromatumoren
- klinischer V. a. Rezidiv
  - Tumormarker
  - apparative Diagnostik
  - unter Berücksichtigung therapeutischer Konsequenzen
  - Mammografie jährlich

- Hormonsubstitution ist unbedenklich.
- bei Adhäsionsbeschwerden entblähende Medikation (z. B. Sab-simplex, Paractol, Lefax) und Verordnung von Sulfasalazin-Präparaten

> **Merke:** Einleitung einer Chemotherapie wegen Tumormarkererhöhung ohne nachweisbares Korrelat bringt keinen Überlebensvorteil, jedoch eine Beeinträchtigung der Lebensqualität durch Verkürzung des therapiefreien Intervalls.

44.6.3 Maligne Keimstrangstromatumoren

- MRT-Schädel sowie CT-Thorax und Abdomen zum präoperativen Staging
- Im Stadium Ia ist die Ovarektomie Therapie der Wahl.
- Das Ziel ist die maximale Tumorreduktion.
- postoperative Chemotherapie mit 3–4 Zyklen des BEP-Schemas alle 3 Wochen
  - Bleomycin 30 mg Tag 1+8+15
  - Etoposid 100 mg/m^2 Tag 1–5
  - Cisplatin 20 mg/m^2 Tag 1–5
  - Ausnahme: Dysgerminom und unreifes Teratom Stadium Ia
- Der Nutzen der adjuvanten CHT oder Radiatio ist bei kompletter Tumorresektion nicht belegt.
- Rezidive oft noch nach Jahren → Nachsorge über mehr als 10 Jahre
- in geeigneten Fällen β-HCG und AFP als Tumormarker zur Verlaufskontrolle

Determination

- **weiblich determiniert**
  - Granulosazelltumor
  - malignes Thekom
- **männlich determiniert**
  - malignes Androblastom
    - Arrhenoblastom und Sertoli-Leydig-Zell-Tumor
  - malignes Gynandroblastom
- **unklassifizierbar**
  - maligner Keimstrangtumor mit anulären Tubuli

44.6.3.1 Granulosazelltumor

Charakteristika

- Inzidenz 0,7 : 100 000
- niedrigmaligne Potenz, oft Östrogenproduktion
- meist Diagnose im Stadium I → 10-Jahres-Überlebensrate 90 %
- Spätrezidive auch nach 20–30 Jahren

Klinik

- präpubertär Pubertas praecox
- postpubertär
  - azyklische Blutungen, später sekundäre Amenorrhö durch FSH-Abfall (keine Ovulation → kein Gestagen → keine Blutung)
  - glandulär-zystische Hyperplasie, evtl. atypische adenomatöse Hyperplasie, in 5 % der Fälle Entwicklung eines Korpuskarzinoms
  - Postmenopausenblutung

Diagnostik

- Zyklusanamnese
- 17β-Estradiol im Serum als Tumormarker

- CA 125 ist wenig aussagekräftig.
- Inhibin als Tumormarker
- Hysteroskopie und fraktionierte Abrasio zum Ausschluss einer atypischen Hyperplasie oder eines Endometriumkarzinoms

Prognosefaktoren

- Stadium
- Ruptur
- Differenzierungsgrad
- Mitosefrequenz
- Alter > 40
- Tumorgröße > 15 cm
- Lymphknotenstatus

Therapie

- **Stadium IA + Kinderwunsch**
  - einseitige Adnexektomie, Abrasio, evtl. Lymphonodektomie
- **ab Stadium IB**
  - Adnexektomie bds., Hysterektomie, Omentektomie, evtl. Lymphonodektomie (wird kontrovers diskutiert; in Leitlinien empfohlen)
  - bei Tumorrest → Radiatio (sehr strahlensensibel)
- **ab Stadium II**
  - BEP-Chemotherapie
- **Rezidiv**
  - Relaparotomie
  - evtl. Reradiatio
  - falls nicht strahlensensibel → Chemotherapie wie beim Ovarialkarzinom oder Therapieversuch mit Aromatasehemmer
  - nebenwirkungsreiche CHT *nicht* als 1. oder 2. Option!!

44.6.3.2 Malignes Androblastom

Charakteristika

- familiäre Häufung
- Altersgipfel 20–25 Jahre
- einseitig

Klinik

- Virilisierung
  - Hirsutismus, Klitorishypertrophie, Muskelmasse → tiefe Stimmlage, Akne, Geheimratsecken

Diagnose

- Inspektion
- Testosteron > 1,5 ng/ml
- Histologie

Therapie

- gut differenziert → Ovarektomie
- entdifferenziert → Operation + Radiatio wie Granulosazelltumor

44.6.3.3 Gynandroblastom

Charakteristika

- im Tumor größere Mengen typischen Ovarial- und testikulären Gewebes

Therapie

- einseitig → Ovarektomie + Revision des anderen Ovars
- ältere Frau → Hysterektomie + Adnexektomie bds.

44.6.3.4 Maligner Keimstrangtumor mit anulären Tubuli

Charakteristika

- ⅓ kombiniert mit Peutz-Jeghers-Syndrom (Polypose des Dünndarms; selten maligne Entartung) sowie mit einem gut differenzierten, sehr malignen Adenokarzinom der Zervix
- oft bilateral und multifokal

Therapie

- wie Gynandroblastom

44.6.4 Steroidzelltumoren

44.6.4.1 Stromaluteome/Leydig-Zell-Tumoren

Therapie

- benigne → Ovarektomie

44.6.4.2 Hypernephroide Tumoren

Charakteristika

- Androgenbildung
- Symptome wie beim Androblastom

Therapie

- Operation und Radiatio

44.6.5 Maligne Keimzelltumoren

44.6.5.1 Dysgerminom

Charakteristika

- meist 20.–30. Lebensjahr
- meist unilateral rechts
- oft Kombination mit genetischen Missbildungen
- ⅓ der in der Schwangerschaft auftretenden Malignome
- 10-Jahres-Überlebensrate 75–90 %, im Stadium IA > 90 %

Diagnostik

- falls hormonaktiv β-HCG
- LDH-Isoenzyme 1 und 2 als Tumormarker

Therapie

- **Stadium IA**
  - Adnexektomie, kontralaterale Biopsie, pelvine und paraaortale Lymphonodektomie
- **Fertilität nicht gewünscht und/oder > Stadium IB**
  - Hysterektomie, Adnexektomie bds., Omentektomie, Lymphonodektomie oder Radiatio (hohe Strahlensensibilität)
- **dringender Kinderwunsch und > Stadium IB**
  - evtl. einseitige Adnexektomie + platinhaltige Polychemotherapie; nur nach eingehender Risikoaufklärung

44.6.5.2 Endodermal-Sinus-Tumor (Dottersacktumor)

Charakteristika

- meist einseitig, bei Diagnosestellung oft schon > 10 cm
- Prognose: 60 % Heilung
- Tumormarker ist AFP.

Therapie

- **Stadium IA**
  - Adnexektomie einseitig + Chemotherapie (Einhorn-Schema: Cisplatin, Vinblastin, Bleomycin)
- **> Stadium IA**
  - Adnexektomie bds., Hysterektomie, Chemotherapie

44.6.5.3 Seltene Tumoren

Vertreter

- embryonales Karzinom
- Chorionkarzinom (nongestational), HCG als Marker
- Polyembryom

Therapie

- hochmaligne, Heilung möglich (keine Zahlen)
- Adnexektomie, Lymphonodektomie, Polychemotherapie (z. B. VAC)

44.6.5.4 Malignes Teratom

Unreifes Teratom

- 5-Jahres-Überlebensrate 30–80 % (je nach Differenzierung)
- **Therapie**
  - Stadium IA: Adnexektomie + evtl. Lymphonodektomie
  - gute Differenzierung + vollständig entfernter Tumor → keine weitere Therapie
  - G3 → VAC oder Einhorn-Schema, Radiatio ist wirksam.

Reifes Teratom

- = Dermoidzyste mit maligner Entartung, meist Plattenepithelkarzinom
- schlechte Prognose
- Therapie wie beim Ovarialkarzinom
  - Eine radikale Operation ist sinnvoll, da schlechtes Ansprechen auf Radiatio oder Chemotherapie vorliegt.

Struma ovarii

- 40 Fälle in der Weltliteratur beschrieben
- Die meisten Patientinnen hatte keine Metastasen → postoperativ keine weitere Behandlung.
- keine Erfahrungen zur Chemotherapie
- immunhistochemische Bestimmung von Thyreoglobulin im Tumor, da es auch papilläre Ovarialkarzinome gibt
- **Diagnostik**
  - Schilddrüsenwerte, Thyreoglobulin
  - Schilddrüsenszintigrafie und Sonografie zum Ausschluss eines primären Schilddrüsenkarzinoms; bei V. a. Metastasierung Ganzkörperscan mit ^{131}Iod
- **Therapie**
  - Adnexektomie einseitig + Adnexrevision kontralateral + Lymphonodektomie + Omentektomie
  - bei fehlendem Kinderwunsch Hysterektomie + Adnexektomie bds. + Lymphknoten + Netz

- bei Metastasierung operative Entfernung der Schilddrüse und Radioiodtherapie

Karzinoid

- Ausscheidung von Hydroxyindolessigsäure
- Serotoninproduktion
- Therapie durch Tumorexstirpation + Chemotherapie

44.6.6 Mischtumoren

Ursprung

- aus Keimleiste und Keimzellen

44.6.6.1 Gonadoblastom

Vorkommen

- oft bei Gonadendysgenesie sowie bei vorhandenem Y-Chromosom und chromatinnegativ (46,XY und Mosaik 46,XX/46,XY)

Diagnose

- Entwicklungsstörungen der Genitalorgane
- Beckenröntgenaufnahme: Kalkkonkremente

Therapie

- Exstirpation des Tumors und des kontralateralen Ovars
- alternativ primäre Chemotherapie: z. B. VAC oder Einhorn-Schema
- günstige Prognose

44.6.7 Weitere Tumoren

Vertreter

- Sarkome ohne ovarspezifisches Gewebe
- Metastasen extraovarieller Primärtumoren

44.7 Mammakarzinom

44.7.1 Epidemiologie

Epidemiologie

- In Deutschland erkranken jährlich ca. 50 000 Frauen neu.
- häufigste maligne Erkrankung der Frau
- linearer Anstieg der Inzidenz in Relation zum Alter mit Plateaubildung ab dem 40. Lebensjahr und erneutem Anstieg in der Postmenopause
- Seit 1945 stieg in Europa die Inzidenz jährlich um rund 1 % an.
  - jedoch seit Anfang der 1990er-Jahre Rückgang der Mortalität
- zwischen dem 35. und 55. Lebensjahr häufigste Todesursache in den Industriestaaten
- 18 % aller Todesfälle durch eine malige Erkrankung bei Frauen
- In Deutschland sterben ca. 18 000 Frauen pro Jahr an Brustkrebs.
- 55 % der Tumoren im oberen äußeren Quadranten
- Überlebensraten
  - ohne Lymphknotenbefall: 84 % 5 Jahre, 67 % 10 Jahre
  - mit Lymphknotenbefall: 67 % 5 Jahre, 47 % 10 Jahre
  - Insgesamt liegt die 5-Jahres-Überlebensrate bei 76 %.

44.7.2 Risikofaktoren

Ausdifferenziertes Drüsengewebe (besonders, wenn es bereits laktiert hat) ist deutlich weniger anfällig für exogene Einflüsse.

- Mammakarzinom kontralateral
- familiäre Belastung
- atypische duktale Hyperplasie mit Atypien (ADH)
- lobuläres Carcinoma in situ (LCIS)
- Alter > 50 Jahre
- Weiße in USA, Europa und Australien
- Menarche vor dem 12. Lebensjahr
- Oligomenorrhö
- Menopause nach dem 52. Lebensjahr
- Nullipara, späte Primipara (> 35. Lebensjahr)
- Adipositas postmenopausal
  - Body-Mass-Index > 35
- Hormonersatztherapie > 5 Jahre
- Alkohol, evtl. Rauchen in der Pubertät
- evtl. Korrelation zu Kalorien- und Fettzufuhr
- Diabetes mellitus
- Strahlung > 90 rd (900 mGy)
  - besonders vor und während der Pubertät
  - besonders bis zur ersten Laktation
  - eher geringes Risiko bei Exposition nach dem 40. Lebensjahr
- Ovarialkarzinom
- Östrogenwirksame Pestizide (Xenoöstrogene) spielen als Risikofaktoren *keine* entscheidende Rolle.

44.7.2.1 Hereditäres Mammakarzinom

- Bei 5 % aller an Brust- oder Ovarialkarzinom erkrankten Frauen liegt eine erbliche monogene Belastung vor.
- Bei 50 % dieser Frauen handelt es sich um eine BRCA-Mutation.
- Funktionen von BRCA1 und 2
  - multifunktionale Proteine
  - Transkriptionsfaktoren
  - Regulation von Wachstum (Hemmung) und Differenzierung (Induktion)
  - Tumorsuppressorgene
  - Beteiligung an DNA-Reparaturvorgängen
  - Bindung am α-Rezeptor des Östrogens → Hemmung der proliferativen Wirkung des Östrogens
  - 90 % der Mutationen führen zur Verkürzung des Proteins mit Wirkungseinschränkung.
- Bei 20 % aller Frauen mit einem erhöhten Mammakarzinom-Risiko kann eine kausale Mutation nachgewiesen werden.

Zentrenbildung

12 Universitätskliniken in Deutschland haben ein gemeinsames Betreuungskonzept für betroffene Frauen umgesetzt. Hierbei handelt es sich um Kiel, Hannover, Berlin, Münster, Düsseldorf, Köln/Bonn, Leipzig, Dresden, Würzburg, Heidelberg, Ulm und München.

Molekulargenetik

- familiäres Mamma- und Ovarialkarzinom-Syndrom
  - in 95 % autosomal dominant vererbte Keimbahnmutationen in den Brustkrebsgenen → bei heterozygotem Genträger sind statistisch 50 % der Nachkommen betroffen
    - BRCA1 (Chromosom 17q21)
    - BRCA2 (Chromosom 13q12)
  - assoziierte Tumoren:
    - Mammakarzinom, Ovarialkarzinom, Prostatakarzinom, Magenkarzinom, Pankreaskarzinom, Kolonkarzinom, Gallenblasenkarzinom, Gallengangskarzinom, Kopf- und Halskarzinom, Melanom
- Mutationen an 2 Tumorsuppressorgenen TP53 (Chromosom 17q13) und ATM (Ataxia-teleangiectasia-Gen auf Chromosom 11q23 → progressive zerebelläre Ataxie und Teleangiektasiebildung)
  - für geringen Anteil an hereditären Mammakarzinomen verantwortlich
- Li-Fraumeni-Familien mit Keimbahnmutationen in TP53 (Chromosom 17q13)
  - sehr selten (< 1 % aller hereditären Tumorsyndrome)
  - heterogenes Spektrum von Tumorerkrankungen

Beratung

- genetische Beratung mit Risikokalkulation
- zur Risikokalkulation notwendige Faktoren:
  - Diagnosen aller bösartigen Tumoren sowie Alter der Betroffenen bei Erstdiagnose
  - Alter und Geschlecht aller Familienangehörigen über mindestens 3 Generationen (Stammbaum)
- Informationen über Möglichkeiten und Grenzen einer genetischen Testung
- mögliche Konsequenzen für die Person und die Familie bei belegbar erhöhtem Risiko
- ggf. psychoonkologische Beratung bei positivem Testergebnis

Typische Histologie des erblichen Mammakarzinoms

- invasives Karzinom ähnlich dem medullären Subtyp
- G3-Morphologie
- Triple-negativ (ER, PR, HER-2/neu)
- polyzyklischer Randsaum
- lymphozytäre Infiltration
- synzytiales Wachstum

Pathologe sollte auf einen möglichen erblichen Zusammenhang hinweisen.

Genetische Testung

- Voraussetzungen für Gentestung:
  - mind. 2 Mammakarzinome in der Familie, wobei eines vor dem 51. Lebensjahr diagnostiziert wurde
  - 3 oder mehr an Brustkrebs Erkrankte unabhängig vom Alter
  - mind. ein aufgetretenes Mammakarzinom sowie eine weitere Frau an einem Ovarialkarzinom erkrankt
  - mind. eine Frau, die an einem Mammakarzinom und einem Ovarialkarzinom erkrankt ist
  - ein Familienmitglied mit bilateralem Mammakarzinom vor dem 51. Lebensjahr
  - eine Mammakarzinomerkrankung vor dem 35. Lebensjahr
  - 2 oder mehr an Ovarialkarzinom Erkrankte
  - mindestens ein Mann mit Brustkrebs und mindestens eine weitere Erkrankung an Brust- oder Ovarialkarzinom
  - statistisches Risiko (Computerprogramm „Cyrillic") aus den Stammbaumdaten ≥ 30 %, im Laufe des Lebens an einem Mammakarzinom zu erkranken, bzw. ein Heterozygotenrisiko ≥ 20 %

Abb. 44.**6** Beratungskonzept des Konsortiums „Familiärer Brust- und Eierstockkrebs" für Frauen mit erblichem Brust- und Eierstockkrebs. Dieses Konzept entspricht den Richtlinien der Bundesärztekammer von 1998.

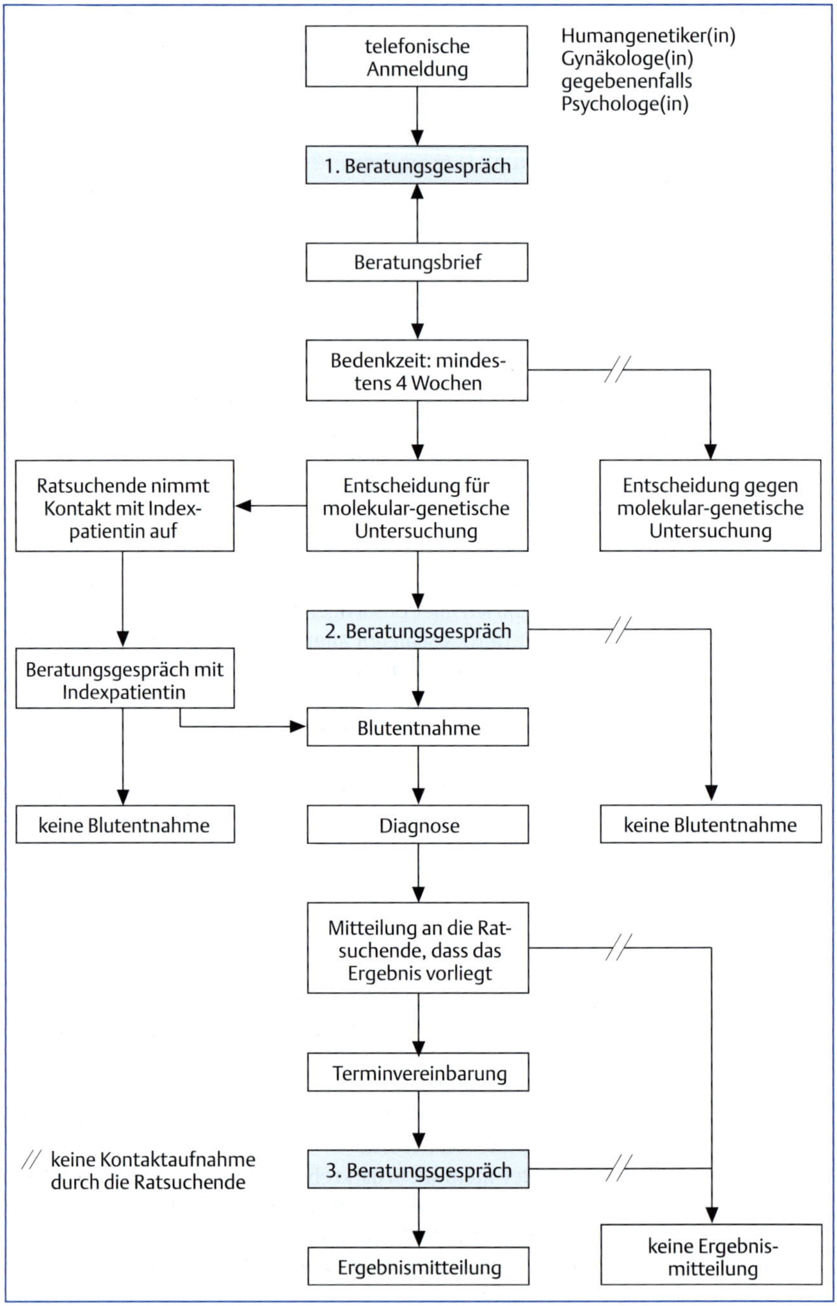

▶ Junge Frauen mit einem medullären Mammakarzinom weisen eine hohe Rate an BRCA1-Mutationen auf → auf Abklärung drängen!!

- genetische Diagnostik
  - 10 ml EDTA-Blut
    - bei einem erkrankten Familienmitglied (Indexpatientin)

Tab. 44.**14** Erkrankungsrisiken von BRCA1- und BRCA2-Mutationsträgerinnen.

Alter	BRCA1		BRCA2	
	Ma-Ca (%)	Ov-Ca (%)	Ma-Ca (%)	Ov-Ca (%)
bis 40. Lj.	21	3	17	2
bis 50. Lj.	39	21	34	4
bis 60. Lj.	58	40	48	6
bis 80. Lj.	80	60	80	27

- evtl. aus asserviertem Tumormaterial einer bereits verstorbenen Frau
- bei der Rat suchenden Patientin
- mittels PCR zur DNA-Vervielfältigung
  - und dem Mutationssuchverfahren **DHPLC** (Denaturierungs-Hochdruck-Flüssigkeitschromatografie)
    2 nicht homologe DNA-Stränge werden durch entsprechende Verfahren zur Zusammenlagerung gebracht → Heteroduplex → Chromatografie.
    Mutierte Basenpaare lagern sich nicht aneinander → doppelgipfliger Peak.
  - oder einer kompletten Sequenzierung **DS** (direkte Sequenzierung)
    Zerlegung in Basen
    hoch sensitiv, sehr teuer
- Isolierung der DNA aus Blutlymphozyten
- Mutation in einem der beiden Brustkrebsgene:
  - lebenslanges Risiko von 80–90 %, an Brustkrebs zu erkranken
  - lebenslanges Risiko von 30–60 %, an Ovarialkarzinom zu erkranken

Intensiviertes Früherkennungsprogramm

Früherkennung (angegebenes Alter oder 5 Jahre vor dem Erkrankungsalter der jüngsten betroffenen Verwandten) bei erhöhtem Risiko:
- ab 25. Lj. monatliche Selbstpalpation der Brust
- ab 25. Lj. halbjährliche Palpation der Brust durch Gynäkologen
- ab 25. Lj. halbjährliche Mammasonografie (7,5–13 MHz)
- ab 30. Lj. jährliche Mammografie in 2 Ebenen, ab 35. Lebensjahr in Abhängigkeit der Brustdrüsendichte (Beurteilbarkeit!)
- ab 30. Lj. jährlich MRT
  - Erste Studien zeigen eine höhere Sensitivität bei BRCA-Mutationsträgerinnen als im Normalkollektiv.
  - Mammografie hat höhere Spezifität → weniger falsch positive Befunde
  - Langzeitstudien mit Vergleich der Überlebensrate Mammografie versus MRT fehlen → Studiencharakter.
- ab dem 25. Lebensjahr halbjährliche vaginale Tastuntersuchung und vaginale Sonografie

Primäre Prävention

- Chemoprävention
  - Tamoxifen senkt das Risiko bei BRCA1-Mutation nicht.
  - Tamoxifen senkt das kumulative Risiko bei BRCA2-Mutation um 62 %.
- chirurgische Prävention s. Kap. 44.7.3.3

Besonderheiten der Therapie

- erhöhtes Mortalitätsrisiko bei Genmutation → auch bei N0-Status großzügige Indikation zur Chemotherapie

- Hereditäre Mammakarzinome sprechen schlechter auf Doxorubicin und Taxane an, die Sensitivität auf Cisplatin scheint erhöht zu sein.
  - Diesbezüglich sind Studienergebnisse abzuwarten.
- Die adjuvante Hormontherapie reduziert das Risiko eines kontralateralen Karzinoms um 50 %.
- Angebot der bilateralen Mastektomie bei der Therapieplanung (Risiko eines kontralateralen Mammakarzinoms liegt bei 64 %.)
  - Die Inzidenz wird gesenkt, ein Überlebensvorteil ist jedoch nicht belegt.
- Angebot der beidseitigen Ovarektomie jenseits des 40. Lj.
  - reduziert das Zweitkarzinomrisiko um 30–50 %

44.7.3 Prävention

44.7.3.1 Protektion durch Änderung des Lebensstils

- möglicherweise protektive Wirkung von Nahrungsmitteln wird diskutiert bei:
  - Isoflavon (besonders in Sojaprodukten)
    - wohl nur bei Beginn vor der Pubertät
  - 300 mg Vitamin C pro Tag
  - Vitamin A (Lebertran, Eier, Butter, Vollmilch)
  - Karotinoide (süße Kartoffeln, Karotten, Honigmelonen, Spinat, Aprikosen, Pfirsiche)
  - Kohlgemüse (Brokkoli, Kohlrabi, Grün-, Blumen-, Rosen-, Weiß-, Rotkohl, Raps)
  - einige faserreiche Gemüse (Getreide, Grüngemüse)
  - einfach ungesättigte Fettsäuren, O-3-Fettsäuren (Olivenöl)
- Reduktion des Alkoholkonsums
- Reduktion fettreicher und kohlenhydratreicher Nahrungsmittel
- Einsatz von Lipidsenkern
- Gewichtsreduktion
- Steigerung der körperlichen Aktivität

44.7.3.2 Chemoprävention

Tamoxifen

- 20 mg über 5 Jahre führen zu einer Risikoreduktion von 49 % für die Inzidenz (NSABP P-1-Studie).
- einziges von der der FDA zur Prävention zugelassenes Medikament
- Indikation: Risiko, innerhalb von 5 Jahren zu erkranken > 1,66 %
  - Berechnung aus Faktoren wie: Lebensalter, Anzahl vorausgegangener Biopsien, Dauer der endogenen und exogenen Östrogenexposition (Menarche, Menopause, HRT), Alter bei der Geburt des 1. Kindes, familiäre Belastung
  - histologische Risiken (DCIS, Mastopathie mit Atypien)
  - familiäre Häufung (wenn BRCA-1- und -2-Mutation ausgeschlossen ist)
  - keine Risikoreduktion durch Tamoxifen bei BRCA-1-Mutationen!!
    - wohl wegen der gehäuft auftretenden ER-Tumoren
- SERM scheinen jedoch nur die Entstehung von ER+-Tumoren zu verhindern.
- Nebenwirkungen
  - „Hot Flushes", Dyspareunie (häufig)
  - Korpuskarzinom, Thrombose, Embolie, Apoplex, Katarakt (selten)
- Einsatz bei jungen Frauen mit Risiken

mögliche Alternativen (zurzeit nur in Studien)

- Weitere Substanzen wie Raloxifen, Aromatasehemmer, Toremifen, GnRH-Analoga und Fenretinide sind in der Diskussion.
- Risikoreduktion um 66% durch **Raloxifen** (MORE- und CORE-Studie)
  - 75% Risikoreduktion bei hohen Östrogenspiegeln
  - 48% Risikoreduktion bei niedrigen Östrogenspiegeln
  - STAR-Trial: Vergleich von Raloxifen und Tamoxifen
- IBIS-II-Studie
  - Prävention bei postmenopausalen Risikopatientinnen durch **Anastrozol** über 5 Jahre
  - senkt Risiko eines erneuten primären Mammakarzinoms um 50% mehr als SERMs

44.7.3.3 Chirurgische Prävention

Bei nachgewiesenem erhöhtem genetischem Risiko.

prophylaktische Ovarektomie

- möglichst bald nach Abschluss der Familienplanung oder nach Erreichen des 40. Lj.
- Risikoreduktion für Ovarialkarzinom >90%
- Risikoreduktion für Mammakarzinom um etwa 50%
- Verminderung sowohl ER-positiver als auch ER-negativer Tumoren
- Nebenwirkungen:
  - Libidoverlust
  - sexuelle Unzufriedenheit
  - klimakterische Beschwerden

prophylaktische Mammachirurgie

- beidseitige Mastektomie mit plastischem Wiederaufbau
  - 90–95% des Brustdrüsengewebes können entfernt werden.
  - Risikoreduktion um >90%
  - möglichst als skin-sparing mastectomy mit sofortigem Wiederaufbau
  - häufig prämaligne Veränderungen oder okkulte Karzinome im untersuchten Gewebe
- subkutane Mastektomie
  - mehr verbleibendes Brustdrüsengewebe als nach totaler Mastektomie
    - wird nach der S3-Leitlinie wegen der geringeren Risikoreduktion nicht empfohlen

44.7.4 Stadieneinteilung

Stadieneinteilung

- s. Tab. 44.**15**

Tab. 44.15 Postoperative histopathologische Klassifikation (pTNM). Quelle: Singletar et al. 2002.

T – Primärtumor	Charakteristik
pTX	Primärtumor kann nicht beurteilt werden
pTis	Carcinoma in situ
pTis (DCIS)	intraduktales Karzinom
pTis (LCIS)	lobuläres Carcinoma in situ
pTis (Paget)	M. Paget der Mamille ohne nachweisbaren Tumor; ist der M. Paget kombiniert mit einem nachweisbaren Tumor, wird entsprechend der Größe des Tumors klassifiziert
pT1	Tumor ≤ 2 cm in größter Ausdehnung
pT1mic	Mikroinvasion ≤ 0,1 cm in größter Ausdehnung[1]
pT1a	Tumor ≥ 0,1 cm bis ≤ 0,5 cm
pT1b	Tumor > 0,5 cm bis ≤ 1 cm
pT1c	Tumor > 1 cm bis ≤ 2 cm
pT2	Tumor > 2 cm bis ≤ 5 cm
pT3	Tumor > 5 cm
pT4	Tumor jeder Größe mit direkter Ausdehnung auf Brustwand oder Haut, soweit unter T4a bis T4d beschrieben
pT4a	mit Ausdehnung auf Brustwand, nicht aber den M. pectoralis
pT4b	mit Ödem (einschließlich Apfelsinenhaut) oder Ulzeration der Brusthaut oder Satellitenknötchen der Haut der gleichen Brust
pT4c	Kriterien 4a und 4b gemeinsam
pT4d	entzündliches (inflammatorisches) Karzinom
N – regionäre Lymphknoten.	
pN0	keine regionären Lymphknotenmetastasen, keine zusätzliche Untersuchung nach isolierten Tumorzellen[2]
pNX	regionäre Lymphknoten können nicht beurteilt werden (zur Untersuchung nicht entnommen oder bereits früher entfernt)
pN0(i+)	histologisch keine regionären Lymphknotenmetastasen, IHC[3] positiv
pN0(mol-)	histologisch keine regionären Lymphknotenmetastasen, molekularbiologische Untersuchungen (RT-PCR[4]) negativ
pN0(mol+)	histologisch keine regionären Lymphknotenmetastasen, molekularbiologische Untersuchungen (RT-PCR) positiv
pN1a	Metastasen in 1–3 axillären Lymphknoten
pN1b	mikroskopischer Befall der durch Sentinel-Lymphknotenbiopsie entdeckten Lymphknoten entlang der A. mammaria interna, wobei die Lymphknoten nicht klinisch nachweisbar sind
pN1c	Metastasen in 1–3 axillären Lymphknoten und mikroskopischer Befall der durch Sentinel-Lymphknotenbiopsie entdeckten klinisch inapparenten Lymphknoten entlang der A. mammaria interna
pN2	Metastasen in 4–9 axillären Lymphknoten oder Metastasen in klinisch apparenten Lymphknoten entlang der A. mammaria interna ohne gleichzeitiges Vorhandensein klinisch nachweisbarer axillärer Lymphknoten

Tab. 44.15 (Fortsetzung).

T – Primärtumor	Charakteristik
pN2a	Metastasen in 4–9 axillären Lymphknoten (mind. eine > 2,0 mm)
pN2b	Metastasen in klinisch nachweisbaren Lymphknoten entlang der A. mammaria interna ohne gleichzeitiges Vorhandensein klinisch nachweisbarer axillärer Lymphknoten
pN3	Metastasen in 10 oder mehr axillären Lymphknoten oder in infraklavikulären Lymphknoten oder in klinisch nachweisbaren ipsilateralen Lymphknoten entlang der A. mammaria interna bei gleichzeitig mindestens einem befallenen axillären Lymphknoten oder bei mehr als 3 befallenen axillären Lymphknoten und klinisch inapparenten Lymphknoten, aber mikroskopisch nachweisbarer (n) Metastase(n) entlang der A. mammaria interna oder bei Metastasen in supraklavikulären Lymphknoten
pN3a	Metastasen in 10 oder mehr axillären Lymphknoten oder Metastasen in infraklavikulären Lymphknoten
pN3b	Metastasen in klinisch nachweisbaren ipsilateralen Lymphknoten entlang der A. mammaria interna bei gleichzeitig mindestens einem befallenen axillären Lymphknoten oder bei mehr als 3 befallenen axillären Lymphknoten und mikroskopischem Befall der durch Sentinel-Lymphknotenbiopsie entdeckten klinisch inapparenten A.-mammaria-interna-Lymphknoten
pN3c	Metastasen in ipsilateralen und supraklavikulären Lymphknoten

[1] Unter Mikroinvasion wird das Eindringen von Karzinomzellen über die Basalmembran hinaus verstanden. Kein Invasionsherd darf > 0,1 cm in größter Ausdehnung messen.
[2] Als isolierte Tumorzellen werden einzelne Tumorzellen oder Zellhaufen bezeichnet, die nicht größer als 0,2 mm sind, unabhängig von der Detektionsmethode.
[3] IHC = Immunhistochemie
[4] RT-PCR = Reverse Transkriptase Polymerase Chain Reaction

Stadiengruppierung FIGO – TNM-Kategorien.			
Stadium 0	Tis	N0	M0
Stadium I	T1	N0	M0
Stadium IIA	T0	N1	M0
	T1	N1	M0
	T2	N0	M0
Stadium IIB	T2	N1	M0
	T3	N0	M0
Stadium IIIA	T0	N2	M0
	T1	N2	M0
	T2	N2	M0
	T3	N1, N2	M0
Stadium IIIB	T4	jedes N	M0
Stadium IIIC	jedes T	N3	M0
Stadium IV	jedes T	jedes N	M1

44.7.5 Prognosefaktoren

Definitionen

- **Prognosefaktor**
  - sagt die Prognose voraus
  - behält seine Gültigkeit unabhängig von einer durchgeführten Therapie
- **Prädiktivfaktor**
  - sagt den Effekt einer Therapie auf die Prognose voraus
  - erlaubt eine Wahrscheinlichkeitsangabe in Bezug auf das Therapieansprechen
- **gemischter Prognose- und Prädiktivfaktor**
  - Wahrscheinlichkeitsangabe in Bezug auf das Therapieansprechen
  - Prognose ohne Therapie wird von diesem Faktor ebenfalls beeinflusst
- **Surrogatmarker**
  - kann vor dem Endpunkt (z. B. Überleben) gemessen werden und gibt indirekte Hinweise auf den Endpunkt

Prognosefaktoren für Empfehlungen Konsensus-Konferenz St. Gallen 2009

- **Alter**
  - Alter < 35 → ungünstige Prognose
    - hoher Profit durch Chemotherapie
- **Tumorgröße**
  - Tumor < 1 cm → 5-Jahres-Überlebensrate > 94 %
  - Tumor ≥ 1 cm → 5-Jahres-Überlebensrate < 86 %
  - Tumor ≥ 3 cm → 5-Jahres-Überlebensrate ≤ 77 %
  - Tumor ≥ 5 cm → 5-Jahres-Überlebensrate ≤ 63 %
- **Zahl der befallenen Lymphknoten**
  - 0 befallene Lk → 77 % absolute 10-Jahres-Überlebensrate
  - 1–3 befallene Lk → 59–51 % absolute 10-Jahres-Überlebensrate
  - 4–6 befallene Lk → 51 % absolute 10-Jahres-Überlebensrate
  - 7–10 befallene Lk → 33 % absolute 10-Jahres-Überlebensrate
  - 11–15 befallene Lk → 16 % absolute 10-Jahres-Überlebensrate
- **Grading**
  - s. Tab. 44.**16**
  - G1-Tumoren → 10-Jahres-Überlebensrate über 80 %
  - G2-Tumoren → 10-Jahres-Überlebensrate ca. 60 %
  - G3-Tumoren → 10-Jahres-Überlebensrate ca. 45 %
- **Hormonrezeptorstatus**
  - Ein immunhistochemischer Nachweis benötigt nur kleinste Gewebemenge.
    - besonders beim DCIS zu benutzen
  - Die Angaben sollen in Prozentwerten gemacht werden.
  - Es sollte ein Score (s. Tab. 44.**16**) angegeben werden.
  - immunhistochemische Grenze für Positivität bei >10 % positiver Zellen
  - endokrin ansprechbarer Tumor:
    - beide Rezeptoren hochpositiv (kein evidenzbasierter Cut-off bekannt) und HER2 negativ
    - oder Remmele-Score ≥ 9
  - hochendokrin responsive Erkrankung bei ER > 50 % gefärbte Zellen
  - Der Östrogenrezeptor ist nur für die ersten postoperativen Jahre ein günstiger Prognosefaktor.
    - verliert Aussagekraft bei der Beurteilung des Langzeitüberlebens
    - prädiktiver Faktor für die Wirksamkeit einer hormonellen Therapie
  - Progesteronrezeptor (PgR) positiv → günstige Prognose
    - hochwertigerer prädiktiver Faktor für Wirksamkeit einer hormonellen Therapie

Tab. 44.**16** Prognosefaktoren.

Grading-System	
Kriterien	**Score**
Tubulusausbildung (%)	
>75	1
10–75	2
<10	3
Kernpolymorphie	
gering	1
mittelgradig	2
stark	3
Mitoserate	
0– +1/HPF3 (0–10/10 HPF)	1
1–2/HPF (11–20/10 HPF)	2
>2/HPF (>20/10 HPF)	3

Summenscore 3–5, Grading G1: gut differenziert, geringmaligne
Summenscore 6–7, Grading G2: mäßig differenziert, mäßigmaligne
Summenscore 8–9, Grading G3: schlecht differenziert, hochmaligne

Immunreaktiver Score (IRS) nach Remmele und Stegner.

Prozentsatz positiver Kerne	Punkte	Färbereaktion	Punkte	= IRS
keine positiven Kerne	0 Punkte	keine Färbereaktion	0 Punkte	0–12 Punkte
<10 % positive Kerne	1 Punkt	schwache Färbereaktion	1 Punkt	
10–50 % positive Kerne	2 Punkte	mäßige Färbereaktion	2 Punkte	
51–80 % positive Kerne	3 Punkte	starke Färbereaktion	3 Punkte	
>80 % positive Kerne	4 Punkte			

- PgR negativ bei positivem ER → ungünstigere Prognose, als wenn beide Rezeptoren positiv sind
  - Insbesondere diese Subgruppe profitiert von einer sog. „Upfront-Therapie", d. h. Firstline-Einsatz von Anastrozol in der adjuvanten Hormontherapie (ATAC-Subgruppenanalyse).
    Dieser Aussage wurde im Panel von St. Gallen 2009 mit 92 % widersprochen → kein Entscheidungsfaktor für den Einsatz eines AI.
  - negativer Rezeptorstatus → ungünstige Prognose
- **HER2/neu-Status**
  - immunhistochemische Bestimmung mit Hercep-Test oder Pathway HER2

- Beurteilung nach DAKO-Score
  - keine Färbereaktion oder 10 % der invasiven Tumorzellen mit Markierung der Zellmembran = 0+ → negativ
  - > 10 % mit schwacher inkompletter Markierung = 1+ → negativ
  - > 10 % mit zirkulärer Markierung der Zellmembran; Färbeintensität gering bis mittelgradig = 2+ → schwach positiv (geringe Überexpression)
  - > 10 % der invasiven Tumorzellen mit zirkulärer Markierung der Zellmembran; Färbeintensität stark = 3+ → stark positiv (starke HER2-Überexpression)
    - Modifikation nach strengeren Kriterien: 3+ = > 30 % intensiver, uniforme vollständige Membranreaktion
- DAKO-Score 2+ oder immunhistochemisch zweifelhafte Fälle → FISH oder CISH zum Nachweis der Genamplifikation
- Überexpression → ungünstige Prognose auch im Stadium pT1N0
- Rat zur Chemotherapie
  - Anthrazykline und besonders Taxane sind effektiver als CMF.
- GnRH-Analoga und Aromatasehemmer sind wohl effektiver als Tamoxifen in der adjuvanten Hormontherapie. → Insbesondere diese Subgruppe profitiert von einer sog. „Upfront-Therapie", d. h. First-Line-Einsatz von Anastrozol in der adjuvanten Hormontherapie.
- Anti-HER2-Therapie (Trastuzumab) adjuvant möglich
  - Anfärbung in der Immunhistochemie mindestens 30 % deutlich und vollständig angefärbt → Anti-HER2-Therapie

- **peritumorale Gefäßinvasion**
  - Einbruch in Lymph- oder Blutgefäße
  - wichtiger zusätzlicher Prognosefaktor bei N0-Patientinnen

Weitere Prognosefaktoren

- BRCA-Mutation → Rat zur adjuvanten Chemotherapie nach Tumoroperation
- tumorassoziierte Proteolysefaktoren uPA 3 und PAI-1
  - Bestimmung von AGO empfohlen
  - erhöhte Konzentrationen → erhöhtes Metastasenrisiko
  - beide Werte niedrig, pN0-Stadium, G1 oder G2 >35 Jahre → günstige Prognose; Patientinnen scheinen von einer Chemotherapie nicht zu profitieren (NNBC-3-Therapiestudie)
  - Das Panel St. Gallen 2009 lehnte zu 55 % den routinemäßigen Einsatz als Marker ab.
    - Deutsche Experten sehen einen Nutzen besonders bei N0 G2 HR+.
- Proliferationsfaktoren (S-Phase-Fraktion (SPF), Ki-67/MiB1, Thymidin-Labeling-Index (TLI); Ploidie)
  - keine therapeutischen Konsequenzen
  - 88 % des Panels St. Gallen 2009 sind für eine therapeutische Berücksichtigung von Ki67.
    - Marker für die Zellteilungsrate und damit Maß für die Aggressivität des Tumors
    - kein Entscheidungsmerkmal in der Wahl der endokrinen Therapie (TAM oder AI-upfront)
    - Deutsche Experten sehen zurzeit keinen alleinigen Stellenwert.
- Tumorzelldissemination im Knochenmark
  - Klassifikation in TNM als M0(i)
  - Nachweis nach adjuvanter Chemotherapie
    - Zeichen eines Therapieversagens
    - hohes Rezidivrisiko
  - Nachweis → reduziertes Gesamtüberleben

- evtl. Profit durch adjuvantes Bisphosphonat
- bisher noch keine eindeutigen Therapieempfehlungen → kein Routineverfahren

- Genexpressionsprofil
  - Zahlen bisher sehr limitiert → Validierung in der Praxis steht weiter aus
  - Onkotype DX und Mammaprint als verfügbare Tests
  - evtl. in der Zukunft Einsatz bei ER+-, G2-, N0-Tumoren zur Abschätzung, ob CHT sinnvoll ist
  - Einsatz vom Panel St. Gallen 2009 als Entscheidungshilfe in unsicherer Situation bei ER+-Tumoren akzeptiert
    - nur im Rahmen von Studien
- CYP2D6 (Cytochrom P450)
  - Metabolisierung des TAM durch Cytochrom P450 in das wesentlich stärker an den Östrogenrezeptor bindende Endoxifen
  - CYP2D6 Poor Metabolizer (d. h. eingeschränkte Enzymaktivität) → wohl eingeschränkte TAM-Wirksamkeit → Einsatz von Aromatasehemmern ist zu erwägen
  - Die Bestimmung bei geplanter TAM-Therapie oder als Entscheidungshilfe für AI-Therapie wird nicht empfohlen.

44.7.6 Metastasierung

- **lymphogen**
  - axilläre Lymphknoten sind zu 90 % repräsentativ für Lymphknotenmetastasierung
    - oberer äußerer Quadrant → Axilla
    - innerer oberer Quadrant → Supraklavikularregion
    - zentral → Thoracica-interna-Lymphknoten
- **hämatogen**
  - Knochen 23 %
  - Lunge und Pleura 15 %
  - Thoraxwand und Axilla 7 – 12 %
  - Leber 8 %
  - ZNS 5 %
  - Ovar 3 %

44.7.7 Diagnostik

Screening und Mammadiagnostik

- s. Kap. 31.7.2, S. 470
- ≥ 90 % aller palpablen und ≥ 80 % aller nicht palpablen Tumoren sollen präoperativ histologisch gesichert sein.
- Die Ratio benigne/maligne bei offenen Biopsien sollte nur noch bei 1 : 2 max. liegen.
- präoperative Tumormarkerbestimmung
  - CEA und CA 15–3
  - präoperativ erhöht → als Verlaufsparameter unter Therapie geeignet

Staginguntersuchungen

- lokal fortgeschrittenes oder symptomatisches Mammakarzinom → Staging prätherapeutisch
- ansonsten Staging vor Beginn einer systemischen Therapie

- geeignete Untersuchungen:
  - Blutbild
  - Röntgen-Thorax in 2 Ebenen
  - Lebersonografie
  - Skelettszintigrafie
  - Tumormarker sind zur Erfassung von Fernmetastasen nicht geeignet.

44.7.8 In-situ-Karzinome

44.7.8.1 Duktales Carcinoma in situ (DCIS)

Definition

- Proliferation von Karzinomzellen innerhalb der Brustdrüsengänge ohne Stromainvasion
- Vorstufe zum invasiv duktalen Karzinom
- unterschiedliche Histo- und Zytomorphologie, die meist nebeneinander auftritt
  - Komedotyp → ungünstigere Prognose als die anderen Typen

Epidemiologie

- Bei 15–20% der Frauen mittleren Alters liegen DCIS-Herde vor, d.h. nicht jedes DCIS führt zwingend zum „Brustkrebs".
- 1992 waren 12,5% der diagnostizierten Mammakarzinome ein DCIS.
- steigende Tendenz durch verbesserte Diagnostik sowie Einführung des Mammografiescreenings
- Multizentrizität in 10(–30%) der Fälle → Schnellschnitt ist unsicher → Paraffinschnitt gibt endgültige Diagnose.
- Heilungsrate bei 95%
- 50% der Rezidive sind invasiv.

Diagnostik

- pathologische Sekretion
- Mammografie
  - V.a. polymorphe (V-,Y- und strichförmig gruppierte) Mikrokalkformen
  - selten monomorphe oder rundliche Formen
  - Histologisch entsprechen die Verkalkungen meist intraluminalen Nekrosen.
- Sonografie und MR-Mammografie haben nicht die notwendige Sensitivität und Spezifität.
- stereotaktisch geführte Vakuumbiopsie
- operative Entfernung nach stereotaktischer präoperativer Markierung
  - postoperativ Eintauchen des Präparats in Tusche zur Markierung der Resektionsgrenzen
  - Präparateradiografie, ob Mikrokalk enthalten ist

Prognosefaktoren für Lokalrezidiv

- Resektionsrand
- tumorassoziierte Restverkalkungen
- nicht durchgeführte Strahlentherapie
- Alter
- Ausdehnung
- Grading
- Komedonekrose
- Methode der Diagnose
- (Mod.) Van Nuys Prognostic Index (VNPI)

Therapieplanung

- Die Standardbehandlung war die einfache Mastektomie; diese ist zugunsten einer stadiengerechten Therapie verlassen worden.
- Voraussetzung für die brusterhaltende Therapie (BET) ist die fehlende Multizentrizität.
- Eine Chemotherapie ist nicht indiziert.
- Rezidive treten meist in demselben Quadranten auf und sind zu 50% invasiv.
- Ein freier Resektionsrand ≥5 mm ist der wichtigste Prognoseparameter → segmentale Resektion.
  - 1 mm gilt als unzureichend.
    - <1 mm → 38% Lokalrezidive in 4 Jahren
    - >1 mm → 4,6% Lokalrezidive (mit Radiatio; 10,9% ohne Radiatio)
  - 10 mm sind auf jeden Fall ausreichend.
  - St. Gallen 2009: >2 mm wohl ausreichend
    - wird von deutschen Experten diskrepant diskutiert
- Die Komedonekrosis ist ebenfalls ein wichtiger Prognoseparameter.
- Gegebenenfalls onkoplastische Operation zu Deckung und Rekonstruktion des Defekts bzw. zum Brustaufbau nach Mastektomie
- Sentinel-Lymphknoten-Biopsie bei DCIS ≥4–5 cm
- Radiatio nach BET ist Standard.
- Therapieplanung nach dem prognostischen Index nach van Nuys (s. Tab. 44.**17**)

Therapie Gruppe 1 (optimal)

- Score 4–6 → geringes Risiko
- rezidivfreie 8-Jahres-Überlebensrate bei brusterhaltendem Vorgehen 93%
- keine Verbesserung der Prognose durch Bestrahlung → weite Exzision ausreichend
  - neue Empfehlungen raten zur Radiatio
  - evtl. Verzicht auf Radiatio:
    - Tumor <2 cm
    - Resektionsrand ≥10 mm
    - Grading: low/intermediate oder VNPI ≤4

Therapie Gruppe 2 (mittel)

- Score 7–9 → mittleres Risiko
- rezidivfreie 8-Jahres-Überlebensrate bei brusterhaltendem Vorgehen 84%
- Prognoseverbesserung durch Bestrahlung, besonders bei tumorfreiem Resektionsrand <1 mm (wenn verbliebener DCIS-Anteil gering ist)
- trotz Bestrahlung erhöhtes Rezidivrisiko bei BET → Aufklärung über erhöhtes Risiko

Tab. 44.**17** Van-Nuys-Prognostischer-Index (VNPI). Quelle: Silverstein 2003.

Score	**1**	**2**	**3**
Größe (mm)	≤15	16–40	≥41
Distanz zum Resektionsrand (mm)	<10	1–9	<1
pathologische Klassifikation	G1/G2 (non high grade) ohne Nekrosen	G1/G2 (non high grade) mit Nekrosen	G3 (high grade) ohne/mit Nekrosen
Alter (Jahre)	>60	40–60	<40

Therapie Gruppe 3 (schlecht)

- Score 10–12 → hohes Risiko
- Bei brusterhaltendem Vorgehen (BET) beträgt die rezidivfreie 8-Jahres-Überlebensrate nur 61 % → Mastektomie (bei > 50 mm evtl. mit axillärer Lymphonodektomie, da mit einer okkulten Invasion zu rechnen ist).

Voraussetzungen für brusterhaltendes Vorgehen

- R0-Resektion
- keine Multizentrizität
  - Bei Multifokalität und R0-Resektion ist BET (mit Radiatio) möglich.
- Tumorgröße < 45 mm, bei kleiner Brust evtl. < 25 mm (kosmetisches Ergebnis!)
- G1 oder G2
- mammografische Kontrollierbarkeit
- engmaschige Nachsorge gewährleistet

Adjuvante Therapie

- Radiatio nach BET des DCIS immer
  - Bei älteren Patientinnen kann evtl. auf die Radiatio verzichtet werden.
  - Bei einem Low-Grade-DCIS kann evtl. auf die Radiatio verzichtet werden (59 % des Panel St-Galen 2009).
- Chemotherapie ist nicht indiziert.
- Chemoprävention, z. B. mit Tamoxifen 20 mg/d
  - insbesondere Reduktion kontralateraler Karzinome
  - wohl auch Senkung des ipsilateralen Rezidivrisikos
    - wird evtl. durch lokale Bestrahlung aufgehoben
  - Einsatz abwägen gegen Risiken wie Thromboembolie und Endometriumkarzinom
- Chemoprävention mit Aromatasehemmern (in Studien)
  - IBIS-II-Studie mit Anastrozol

Rezidiv

- in situ → einfache Mastektomie
- invasiv → Ablatio + axilläre Lymphonodektomie
- evtl. BET bei Rezidiven nach DCIS van-Nuys-Gruppe 1, die nicht nachbestrahlt wurden

Nachsorge

- Mammografie
  - nach BET betroffene Seite halbjährlich
  - kontralaterale Seite jährlich
- klinische Untersuchung und Sonografie
- Ein Ganzkörperscreening ist nicht notwendig.

44.7.8.2 Carcinoma lobulare in situ (CLIS)

Charakteristika

- meist Zufallsbefund, da nicht verkalkend und nicht palpabel
- keine direkte Vorstufe eines invasiven Karzinoms
- gilt als Marker für die Entwicklung eines invasiven Karzinoms (Rate an Mammakarzinomen ist um das 5,9- bis 9-Fache erhöht)
- 66 % der Patientinnen sind prämenopausal.
- multizentrische Herde in 67 %
- bilaterale Herde in 18–69 %

Prozedere

- Tumorexstirpation
- Bei positiven Resektionsrändern (R1) ist eine Nachresektion nicht notwendig.
- keine Indikation zur subkutanen Mastektomie (obsolet)
- keine Spiegelbildbiopsie

- keine Nachbestrahlung, da wenig strahlensensibel
- engmaschige Überwachung inklusive jährlicher Mammografie
- evtl. Behandlung in einer Chemopräventionsstudie, z. B. IBIS II, mit einem Aromatasehemmer (Anastrozol)

Prognose

- nach 15 Jahren bei 17–22 % der Frauen ipsilaterale und bei 10–23 % kontralaterale Karzinome

44.7.8.3 Morbus Paget

Definition

- In-situ-Karzinom der mamillennahen Milchgänge → ekzemartige Veränderung der Mamillenepidermis
- In ⅔ der Fälle liegt ein intraduktales Karzinom vor.

Therapie

- Die Standardtherapie ist die einfache Mastektomie.
- axilläre Lymphonodektomie nur bei invasiver Komponente
- Eventuell reicht eine „Wide Excision" unter Mitnahme der Mamille aus (Therapieplanung wie beim DCIS).

44.7.9 Primär systemische Therapie = PST (neoadjuvante Therapie)

Grundgedanken

- Mammakarzinom ist kein lokales Geschehen, sondern eine Systemerkrankung.
- **Vorteile der PST**
  - Verbesserung der Operabilität bei lokal fortgeschrittenen Karzinomen →
    - Erreichen einer Tumorfreiheit
    - Reduktion der operativen Radikalität
  - In-vivo-Chemosensitivitätstestung → toxische Therapie ohne Wirkung kann der Patientin erspart werden
    - Beurteilung nach 2 Zyklen
  - Studienergebnisse liegen durch die klinische Beurteilbarkeit für neue Substanzen nach wenigen Monaten vor, während es bei adjuvanten Studien Jahre dauert, bis die Ergebnisse der Therapie beurteilbar werden.
  - Verminderung des Proliferationsschubs, den Metastasen nach Entfernung des Primärtumors erfahren (Tierversuch)
  - Früher Einsatz einer Chemotherapie vermindert evtl. die Bildung resistenter Klone.
  - Verbesserung der prognostischen Aussage
    - pathologische Komplettremission → verlängertes krankheitsfreies Überleben
- **Nachteile der PST**
  - Bei postmenopausalen nodalnegativen Frauen mit kleinem T2-Tumor, der hormonrezeptorpositiv ist, wäre die PST mit Taxanen eine Übertherapie.
  - Tumorremission oft mottenfraßähnlich → Resektion des primär befallenen Gewebebezirks notwendig (Hier ist nach PST die Abgrenzung evtl. schwierig.)
    - Eine präoperative Voraussage durch apparative Untersuchungen, ob diese Art der Remission vorliegt, ist nicht möglich. → Die Planung der Operation nach PST ist schwierig.
  - Wird im Sinne der BET (ein wichtiges Ziel der PST) in den neuen Tumorgrenzen reseziert, sind vermehrt Nachresektionen notwendig (in bis zu 20 % der operierten Patientinnen; GEPARDO-Studien).

  - Es herrscht bisher kein Konsens, ob in den alten oder den neuen Grenzen reseziert werden soll.
    - wohl eher in den neuen Grenzen
- Mit dem Ziel der Komplettremission werden taxanhaltige, toxische Schemata eingesetzt, die bei Kenntnis des postoperativen Status evtl. in der adjuvanten Situation nicht eingesetzt worden wären.
- Die Sensitivität der Sentinel-Lymphknoten-Biopsie sowie der optimale Zeitpunkt (vor oder nach PST) sind nicht sicher geklärt.

44.7.9.1 Primäre Chemotherapie

- PST ist durch Konsensuskonferenzen als Standardtherapie anerkannt.
- Das Therapieregime sollte Anthrazyklin und Taxan enthalten und dem adjuvanten Regime entsprechen.
  - HER-2-neu positiv → zusätzlich Trastuzumab
- Therapiedauer für mind. 18 Wochen; keine postoperative CHT
- Tumoren mit einer hohen Proliferativität und/oder negativen Hormonrezeptoren reagieren mit einer besseren Remissionrate.
  - wohingegen Tumoren mit positiven Hormonrezeptoren ab dem 2. Zyklus deutlich weniger schrumpfen
  - Einsatz bei Tumoren mit niedriger Teilungsrate eher nicht empfohlen (St. Gallen 2009)
  - Chemotherapie ist insbesondere weniger wirksam bei:
    - G1-Tumoren
    - Hormonrezeptor hochpositiv
    - Ki-67 niedrig
    - lobulär invasiv
- **Studien der 1. Generation**
  - NSABP B-18-Studie:
    - neoadjuvante versus adjuvante Therapie mit 4 Zyklen mit Doxorubicin 60 mg/m² + Cyclophosphamid 600 mg/m² alle 3 Wochen
  - EORTC-Studie:
    - neoadjuvante versus adjuvante Therapie mit 4 Zyklen F500E100C500 alle 3 Wochen
  - Ergebnisse der beiden genannten Studien:
    - eingeschlossen: Patientinnen mit operablem Mammakarzinom
    - krankheitsfreies Intervall und Gesamtüberleben sind identisch
    - Die Rate der brusterhaltenden Operationen konnte durch Downstaging gesteigert werden.
- **Studien der 2. Generation**
  - NSABP-B27, GEPARDUO: 4 × A60C600 alle 3 Wochen, OP → 4 × Docetaxel 100 alle 3 Wochen versus 4 × AC → DOC → OP
  - Ergebnisse:
    - Ein präoperativer Einsatz des gesamten Regimes ist bezüglich des krankheitsfreien Überlebens signifikant besser als das gesplittete Regime.
    - Taxanhaltige Schemata erhöhen die Remissionsrate.
- Für die Regime CMF, AC, AC-D, AP-CMF konnte ein identisches Langzeitüberleben für die prä- und postoperative Applikation gezeigt werden. → Für die Indikationsstellung müssen alle Faktoren herangezogen werden, die auch für die postoperative CHT gelten, um Übertherapien zu vermeiden.
  - Hormonrezeptorbestimmung aus der Stanzbiopsie

  - sonografische Beurteilung des Lk-Status
  - evtl. Sentinel-Lymphknoten-Biopsie
- erhöhte Lokalrezidivrate bei ungenügenden Schemata wie CMF
  - 4 × AC bei Tumor > 5 cm und klinisch inkomplettes Ansprechen → erhöhte Lokalrezidivrate
  - 4 × AC bei Tumor > 5 cm und klinische Komplettremission → Lokalrezidivrate wie bei Tumoren < 3 cm
- **neuere Studien**
  - PREPARE-Studie
    - Prüfung der Dosisintensivierung
    - 3 × E → 3 × P jeweils im Abstand von 2 Wochen → OP → 3 × CMF Tag 1+8, Wiederholung alle 4 Wochen versus Standardtherapie 4 × EC → 4 × Paclitaxel alle 3 Wochen
  - GEPARTRIO (GABG 12)
    - prüfte, ob bei ausbleibender Remission die Umstellung auf ein nicht kreuzresistentes Regime Vorteile zeigt
    - primär TAC (Docetaxel/Doxorubicin/Cyclophosphamid)
    - nicht kreuzresistentes Regime (Vinorelbin/Capecitabin)
    - d. h., es wird nicht bei fehlender Remission die CHT abgebrochen und operiert
    - erzielte pCR-Rate nach Wechsel nur bei 5 %
      - jedoch in 60 % sowohl bei Fortführung von TAC als auch nach Wechsel noch klinisches Ansprechen mit evtl. positiver Auswirkung auf die operative Situation
- **aktuelle Studien**
  - TECHNO-Studie
    - prüft den Einsatz von Herceptin
    - E90C600 → Taxol/Herceptin → OP → Herceptin
  - GeparQuattro-Studie
    - 4 Zyklen E90C600 gefolgt von 3 Studienarmen
      - falls HER-2-neu-Überexpression → zusätzlich 6 mg Trastuzumab/kg KG alle 3 Wochen über 1 Jahr
      - bei positiven HR antihormonelle Therapie (TAM/Aromatasehemmer; switch):
      - Studienarme:
        4 Zyklen Docetaxel 100 alle 3 Wochen
        Docetaxel 75 + Capecitabine 1800 mg/m^2 simultan alle 3 Wochen
        4 Zyklen Docetaxel 75 alle 3 Wochen gefolgt von 4 Zyklen Capecitabine 1800 mg/m^2
    - Geprüft wird, ob die Wirkungsverbesserung durch Zunahme einer Substanz ein reiner Substanzeffekt ist oder ob die zeitliche Komponente eine Rolle spielt.
  - NaTaN-Studie (Neo-adjuvant Trial add-on)
    - Patientinnen, die an neoadjuvanter Studie mit taxan- und anthrazyklinhaltiger CHT teilgenommen haben und innerhalb der letzten 3 Jahre operiert wurden (pT2–4 und/oder N1–3 und M0)
    - vorherige oder simultane endokrine Standardbehandlung mit Letrozol
    - vorherige oder simultane Radiotherapie
    - Geprüft wird die adjuvante Gabe des Bisphosphonats Zoledronsäure gegen keine weitere Therapie.
      - 4 mg Zoledronat
        alle 4 Wochen für die ersten 6 Infusionen (Monat 1–6)
        alle 3 Monate für 8 Infusionen (Jahr 0,5–2,5)
        alle 6 Monate für 5 Infusionen (Jahr 2,5–5)

Indikationen

- fortgeschrittener Lokalbefund
  - Downstaging primär inoperabler Tumoren
  - Reduktion Mastektomie-Indikationen
- inflammatorisches Mammakarzinom
- operables Mammakarzinom
  - nur in Studien
  - Bisher wurde kein Überlebensvorteil nachgewiesen.
  - Ergebnisse neuerer Studien stehen noch aus.
  - Vorteil ist die In-vivo-Chemosensibilitätstestung.

Kontra-indikationen

- Multizentrizität
- hoher DCIS-Anteil (extensive Mikrokalzifikationen)
- Kontraindikationen gegen postoperative Strahlentherapie der Restbrust
- Indikation wegen niedriger pathologischer Komplettremissionsrate fraglich bei:
  - positiven Hormonrezeptoren
  - Alter > 35
  - Tumorgröße < 5 cm
  - klinisch negativem Nodalstatus
  - Grading 1 oder 2

Prozedere

- Größenbestimmung des Tumors (Sonografie, Mammografie)
- Lagedokumentation (Skizze, Mammografie, Fotodokumentation nach Einzeichnen von Hilfslinien, evtl. Hauttätowierung über dem Tumor) → Rekonstruktion der Tumorlokalisation nach Therapie
- klinische und sonografische Beurteilung des Lk-Status
  - evtl. Sentinel-Lymphknoten-Biopsie
- Abklärung von Kontraindikationen für eine Radiatio
- Sicherung der Histologie mittels Stanzbiopsie
  - Markierung des Tumorsitzes durch Clipabwurf
    - ist wegen Wanderung im Gewebe umstritten
  - Bestimmung der Hormonrezeptoren und des HER-2-neu-Status
- Information der betroffenen Patientin über die Möglichkeiten und Fakten der PST und der postoperativ adjuvanten Therapie
  - ausführliche Dokumentation des Gesprächs
- Außerhalb von Studien sollte das bereits evaluierte A60C600-DOC100-Schema (4 × AC alle 3 Wochen → 4 × DOC alle 3 Wochen) eingesetzt werden.
  - keine simultane Tamoxifen-Gabe
- Befundmonitoring nach 2 Zyklen PST
  - Sonografie ist Methode der Wahl bei sonografisch darstellbaren Tumoren.
  - idealerweise durch denselben Untersucher
- Nach taxanhaltiger PST zeigt das MRT die Resttumoren oft kleiner, als sie sind → zur Therapieplanung nicht geeignet.
- Auch bei kompletter Remission erfolgt großzügige Gewebeentnahme im Bereich des ehemaligen Tumorherds.
  - Verzicht auf eine Operation führt zu erhöhter Lokalrezidivrate.
- ansonsten OP-Planung wie in der „adjuvanten Situation"
- bei nicht palpablen Tumoren vorher Nadelmarkierung
- Ob in den alten oder neuen Tumorgrenzen operiert werden soll, wird kontrovers diskutiert.
  - wohl eher in den neuen Grenzen, wenn R0-Resektion und ausreichender Sicherheitsabstand zu erreichen sind (S3-Leitlinie; St. Gallen 2009)
- Bei Hautbeteiligung und pCR kann wohl eine BET verantwortet werden.

- intraoperativer Schnellschnitt nicht ausreichend aussagekräftig nach PST → ggf. Nachresektion nach Vorliegen der endgültigen Histologie
- OP nach Erholung der Knochenmarkfunktion 2–3 Wochen nach Abschluss der letzten Chemotherapie
- axilläre Lymphonodektomie wie üblich
  - Der Einsatz der Sentinel-Lymphknoten-Biopsie nach PST wird evaluiert (keine Routine).
- postoperative Strahlentherapie wie üblich
- keine weitere adjuvante Chemotherapie

44.7.9.2 Primäre endokrine Therapie

- Durch Tamoxifen, Anastrozol und insbesondere Letrozol ist ebenfalls eine erhöhte BET-Rate zu verzeichnen.
  - Vor allem ältere Patientinnen profitieren von einer hormonellen PST.
  - Reduktion der Tumormasse unter Tamoxifen erst nach einigen Monaten
  - Letrozol führt zu deutlich schnelleren Remissionen.
  - Bei HER-2-neu-Überexpression scheint Letrozol besser als Tamoxifen anzusprechen.
  - Beim IMPACT1-Trial wies Anastrozol gleiche Remissionsquoten auf wie Tamoxifen; die Rate an BET konnte gesteigert werden.
- Datenlage insgesamt gering
- prinzipiell möglich bei hochhormonsensitiver Erkrankung (St. Gallen-Panel 2009)
  - für 4–8 Monate

Indikationen

- bei ER-positiven inoperablen Tumoren, wenn keine CHT möglich ist

44.7.10 Inflammatorisches Mammakarzinom

Allgmeines

- 5-Jahres-Überlebensrate bei 50%
- Die Kombination aus primär systemischer Therapie, Mastektomie und postoperativer Radiatio zeigt die besten Therapieergebnisse.

Klinik

- diffuse, derbe Infiltration der Haut mit Erythem
- evtl. Schwellung, Apfelsinenhaut, Hyperthermie
- Ein Tumor ist oft nicht abgrenzbar.

Diagnostik

- Mammografie
- Hochgeschwindigkeitsstanze oder Vakuumbiopsie zur histologischen Sicherung
- Staging mit Thoraxröntgenaufnahme, Oberbauchsonografie und Skelettszintigrafie

Therapie

- primär systemische Chemotherapie
  - mindestens FEC
    - 500/100/500 oder 600/60/600
    - mindestens 4 Zyklen präoperativ
  - Kombinationsschema mit Taxan
    - 4 × A60C600 alle 3 Wochen → 4 × Docetaxel 100 alle 3 Wochen

▶ Eine histologische Komplettremission führt zu einer günstigeren Prognose!

- Chemotherapie z. B. aus Altersgründen nicht möglich → Versuch mit (Tamoxifen oder) Aromatasehemmer (z. B. Letrozol) über 3 Monate
- keine Remission →
  - Radiatio mit Elektronen (Thoraxwand, Brust und Lymphabflussgebiete), Hyperfraktionierung (2 × täglich)
    - 51 Gy in 40 Fraktionen über 4 Wochen
    - zusätzlich 20 Gy in 16 Fraktionen (= 8 Tage) auf Brust und befallene Lymphknoten
  - eingeschränkt radikale Mastektomie
  - ggf. weitere postoperative Chemotherapie bei FEC (3 Zyklen)
- postoperative Radiatio der Brustwand und der lokoregionären Lymphabflüsse (ggf. nach Abschluss der CHT)

44.7.11 Operative Therapien

Vorgehensweisen

- brusterhaltende Therapie (BET)
  - Tumorektomie (Segmentresektion, Quadrantenresektion, tumoradaptierte Reduktion) + Axilladissektion + Radiatio
    - ggf. Sentinel-Lymphknoten-Biopsie
    - ggf. onkoplastische Operation
  - Ziele:
    - Ein Höchstmaß an lokaler Sicherheit ist anzustreben (Ein Lokalrezidivrisiko sollte in 10 Jahren 15 % nicht überschreiten.).
    - Maximum an innerer und äußerer Ästhetik
    - Minimum an Morbidität und Sensibilitätsverlust
- modifiziert radikale Mastektomie (MRM)
- MRM mit Augmentation
  - Skin-Sparing-Ablatio mit simultanem Aufbau (Silikon, Lappenplastik)
  - sekundärer Wiederaufbau

44.7.11.1 Brusterhaltende Therapie (BET)

Prozedere

- Bei Berücksichtigung der Kontraindikationen sind bis ⅔ der Patientinnen brusterhaltend therapierbar.
- Die Exzision des Stichkanals nach minimalinvasiver Biopsie ist nicht mehr explizit empfohlen.
- Ein tumorfreier Resektionsrand muss gewährleistet sein.
  - > 1 mm für die invasive und intraduktale Tumorkomponente (S3)
  - 5 mm für die extensive intraduktale Komponente (S3)
    - Solange die intraduktale Komponente im Gesunden entfernbar ist, ist die BET möglich.
    - Frauen < 40 Jahre haben bei extensiver intraduktaler Komponente (EIC) eine erhöhtes Lokalrezidivrisiko bei BET.
  - Knappe Resektionsränder < 1 mm bzw. 5 mm, aber mikroskopisch frei, sind in Richtung Haut und Muskel akzeptabel.
- Es sollte nicht mehr als 3 Nachresektionen geben.
- Eine Nachbestrahlung des Restparenchyms mit 50 Gy ist notwendig.
  - nach Abschluss einer adjuvanten Chemotherapie
  - fraktioniert in 5 × 2,0 Gy/Woche → 25 Wochen
- Mit Tamoxifen sollte erst nach der Radiatio begonnen werden.

Indikationen	▪ lokal begrenzte nicht invasive Karzinome (DCIS, LCIS) ▪ invasive Karzinome mit günstiger Relation von Tumorgröße zu Brustvolumen ▪ invasive Karzinome mit intraduktaler Begleitkomponente, solange die Resektionsränder im Gesunden verlaufen
Kontraindikationen	▪ diffuse ausgedehnte Kalzifikation vom malignen Typ ▪ ungünstiges Tumor-Brust-Größenverhältnis und nachfolgend ungünstiges kosmetisches Ergebnis ▪ nicht im Gesunden resezierbar (auch nach mehrmaliger Nachresektion) – positive Randbezirke → Lokalrezidivrate 22,5 % nach 5 Jahren – negative Randbezirke → Lokalrezidivrate 6 % nach 5 Jahren ▪ inflammatorisches Karzinom ▪ multizentrische Karzinome – Ein bifokales Karzinom in einem Quadranten kann wohl ohne erhöhtes Rezidivrisiko brusterhaltend therapiert werden. – Treten 2 Herde in 2 verschiedenen Quadranten auf, ist die brusterhaltende Therapie eher problematisch. ▪ Bei Resektion im Gesunden ist die BET wohl möglich. ▪ fehlende technische Möglichkeit der Nachbestrahlung (z. B. Patientin kann den Arm nicht abduzieren oder nicht flach liegen) ▪ Ablehnung der Radiatio seitens der Patientin ▪ Wunsch der Patientin zur Mastektomie
Relative Kontraindikationen	▪ Patientinnen < 40 Jahre mit extensiver intraduktaler Komponente → Lokalrezidivrisiko erhöht → Aufklärung der Patientin
Keine Kontraindikation	▪ Tumorgröße ▪ umschriebene Hautinfiltration ▪ invasiv lobuläres Karzinom ▪ ausgedehnte intraduktale Komponente, wenn ein freier Resektionsrand > (5–)10 mm erreicht wird
Operativer Ablauf der Tumorexstirpation	▪ präoperative Markierung mittels Draht bei nicht palpablen Läsionen ▪ Lokalisation des Markierungsdrahtes ≤ 1 cm vom Tumor entfernt ▪ Wahl des kürzesten Zugangswegs → Inzision über dem Tumor ▪ Bei Hautnähe erfolgt Exzision einer Hautspindel. ▪ Ein bogenförmiger Hautschnitt ist kosmetisch günstiger als ein Radiärschnitt. ▪ segmentale Resektion – insbesondere beim DCIS – bessere Adaptation des verbliebenen Brustdrüsengewebes ▪ bessere innere Kosmetik ▪ vermeidet Mamillendislokationen ▪ ggf. Mobilisation von Mammagewebe und Einschwenken in den Defekt (intramammäre Verschiebeplastik) ▪ insbesondere bei größeren Tumoren OP-Planung im Sinne einer tumoradaptierten Reduktionsplastik und Reduktionsplastik zur Angleichung kontralateral ▪ intraoperative Präparateradiografie bei nicht palpablen Läsionen in 2 Ebenen ▪ Fadenmarkierung an mindestens 2 Stellen unter Angabe der Seite ▪ Intraoperative Schnellschnittuntersuchungen bzgl. der freien Resektionsgrenzen sind unzuverlässig. – Bei unsicheren Tumorgrenzen sollte das endgültige histologische Ergebnis vor einem onkoplastischen Eingriff abgewartet werden. ▪ Tumorbett mit Titanclips markieren (Bestrahlungsplanung mit gezieltem Boost)

- axilläre Lymphonodektomie in der Regel von einem separaten Schnitt aus, Lymphknoten am Pektoralisrand bis zum Processus axillaris müssen sauber entfernt werden
- Die Entscheidung, ob tatsächlich brusterhaltend vorgegangen wird, fällt nach Beurteilung des Paraffinschnitts.
- Operation unter ästhetischen Gesichtspunkten → ggf.
  - tumoradaptierte Reduktionsplastik
  - Mastopexiefigur mit Reduktion des Hautmantels
  - Latissimus-dorsi-Schwenklappen bei großen Defekten besonders im oberen äußeren Quadranten
  - thorakoepigastrischer Schwenklappen bei großen Defekten im unteren inneren Quadranten

44.7.11.2 Ablative operative Therapie

- Aufklärung über Möglichkeiten der primären und sekundären Rekonstruktion
- möglichst quer gestellte, leicht nach lateral ansteigende Schnittführung → günstigste Ausgangssituation für die Rekonstruktion
- Das Hautareal über dem Tumor sollte mitreseziert werden, wenn der Abstand zum Tumorbett < 1 cm ist → evtl. diagonale Schnittführung notwendig.
- sternaler Schnittbeginn 2–3 cm vom sternalen Brustansatz
- Die Mammaprobeexzisionsnarbe sollte im wegfallenden Hautareal liegen.
- ausreichende Resektion des Drüsenkörpers unter der Haut und zu seinen Grenzen hin
- Mitnahme der Pektoralisfaszie
- radikale Mastektomie unter Mitnahme der Mm. pectorales nur bei Muskelinfiltration
- ausführlichere Information über verschiedene Möglichkeiten der Rekonstruktion s. Kap. 44.7.10.3
  - heterolog: Skinexpander, Prothese (Silikon)
    - Skin-Sparing Ablatio mit Sofortaufbau
      - autolog oder Silikonprothese
      - scheint onkologisch ausreichend sicher
  - autolog plastisch kombiniert mit Prothesenimplantation
    - Oberbauchverschiebeplastik (OVP)
    - thorakoepigastrischer Lappen (TEL)
    - Latissimus-dorsi-Lappen (LAT)
  - autolog
    - Latissimus-dorsi-Lappen (LAT)
    - transversaler Rektuslappen (TRAM)
- In bis zu 40 % der operierten Patientinnen kann es zu neuropathischen Beschwerden kommen (PMPS = Post Mastectomy Pain Syndrome)

44.7.11.3 Operative Klärung des Lymphknotenstatus

Axilläre Lymphonodektomie

- Einsatz bei:
  - positivem Sentinel-LK
  - evtl. T3 und T4-Tumoren
  - auf jeden Fall beim inflammatorischen Karzinom
  - klinisch/sonografisch auffälliger Axilla

Tab. 44.**18** Therapieempfehlungen nach SNL-Status.

Sentinel-Lymphknoten	lokale Therapie	systemische Therapie
pN0(sn)	keine	nach Leitlinie entsprechend N0
pN1	Axilladissektion Level I und II empfohlen	nach Leitlinie entsprechend N1
pN1(mi)	Axilladissektion Level I und II möglich ▪ 69 % im Panel St-Gallen 2009 raten zur Axilladissektion bei nicht selektierten Patientinnen ▪ 92 % im Panel St-Gallen meinen, dass bei selektierten Patientinnen, z. B. ohne Hochrisiko-Tumorbiologie, auf die Axilladissektion verzichtet werden kann	nach Leitlinie entsprechend N0
pN0(i+)(sn)	keine	nach Leitlinie entsprechend N0
extraaxilläre SNL	keine	nach Leitlinie entsprechend N0

- Werden tumorös veränderte Lk entfernt, führt dies zu einer Verbesserung des Überlebens.
  - ansonsten reine Stagingmaßnahme
- mindestens Level I und II (d. h. Lymphknoten lateral des lateralen Randes des M. pectoralis minor bis zum medialen Rand des M. pectoralis minor)
  - Level II muss zum Ausschluss von Skipp-Metastasen präpariert werden.
- Level III bei makroskopisch erkennbaren Metastasen in Level I und II
- Schonung der interkostobrachialen Nerven
- Präparation oberhalb der großen Gefäße nur bei Tumorbefall in dieser Region (Risiko von Plexusschäden, Rate an Lymphödemen ↑)
- Präparation von mindestens 10 Lymphknoten → prognostische Aussage ist möglich
- postoperative Morbidität
  - Serombildung
  - Lymphödem
  - Störungen der Armbeweglichkeit
  - Sensibilitätsstörungen
- im M1-Stadium nur bei klinisch oder sonografisch auffälliger Axilla

Sentinel-Lymphknoten-Biopsie (SLNB)

- Standardoption bei invasiven Mammakarzinom mit klinischem N0-Status (T4d; inflammatorisches Karzinom ausgenommen)
  - bei T1- und T2-Tumoren empfohlen, bei T3- und T4-Tumoren möglich
- minimal invasives Verfahren, um bei tumorfreiem SLN der Patientin die Axilladissektion mit ihrer Spätmorbidität zu ersparen
- Sentinel-Lymphknoten = erster Lymphknoten im lymphatischen Drainagegebietes des Mammakarzinoms
- Die Zuverlässigkeit der SLNB ist durch zahlreiche Studien belegt.

- Extraaxillär detektierte Lymphkonten sollten zur exakteren Festlegung des Tumorstadiums, ggf. in Kooperation mit den Chirurgen, entfernt werden (zurzeit nur in Studien).
- Frauen >60 Jahre mit pT1a oder b und klinisch unauffällige Axilla
  - wohl Verzicht auf axilläre Intervention ohne Nachteile möglich
- **Kontraindikationen:**
  - multifokale und multizentrische Tumoren
    - Erste klinische Daten weisen darauf hin, dass auch hier die SLNE aussagekräftig ist.
  - Voroperationen in der Axilla
  - Zweitkarzinom
  - klinischer und sonografischer Verdacht auf Lymphknotenbefall
  - ausgedehnte Voroperation in der Brust
  - inflammatorisches Mammakarzinom
  - Eine Schwangerschaft ist keine absolute Kontraindikation, jedoch forensisch problematisch.
  - Allergie auf Markerbestandteile
  - Z.n. primär systemischer Therapie
  - M1-Stadium (hier keine Abklärung der Axilla)
- **Prozedere**
  - präoperative Markierung mit radioaktivem Tracer (Technetium-markierte Nanokolloide mit einer Partikelgröße von 20–100 nm; z. B. Nanokoll)
    - peritumorale Injektion von 150–250 MBq in 0,2–1 ml am Tag vor der Operation
    - peritumorale Injektion von 10–50 MBq am OP-Tag
  - Lymphszintigrafie in 2 Ebenen 1–2 h nach Injektion zur besseren Orientierung
    - Darstellung des SLN in der Axilla
    - mehrere SLN?
    - extraaxillärer SLN?
  - intraoperative peritumorale Markierung mit 2–5 ml Patentblau V
    - kumuliert nach 5–10 min im Lymphknoten → 5–10 min vor dem axillären Schnitt
  - Die Kombination beider Verfahren erhöht die Detektionsrate auf 98 %.
    - Die klinikinterne Detektionsrate sollte über 90 % liegen.
    - Die Rate axillärer Rezidive sollte unter 2 % liegen.
  - SLN-Entfernung vor der Exstirpation des Primärtumors
  - Detektion des SNL mittels Gammasonde (Empfindlichkeit 10 cps/kBq)
  - Schnittführung über dem Ort der höchsten Aktivität (möglichst kleiner Zugang)
  - Präparation unter Verfolgung der blau gefärbten Lymphbahnen
  - Exstirpation aller aktiven und/oder gefärbten Lymphknoten (durchschnittlich 1,9–2,4 Lk)
    - Die Restaktivität der Axilla soll unter 10 % der maximal gemessenen Aktivität liegen und dokumentiert werden.
    - getrennte Asservierung mit Nummerierung
    - Dokumentation der Count-Zahl, Farbaufnahme, Lymphbahnidentifikation und Lokalisation
  - Schnellschnittuntersuchung der SLN
  - Tumorbefall → klassische Axilladissektion
- **histopathologische Beurteilung**
  - Suche von Makrometastasen (>2 mm) im Schnellschnitt
    - Falsch-negativ-Rate ca. 10–24 %

    - Aufgrund des technisch bedingten Verlusts von Gewebe und der hohen Falsch-negativ-Rate sollte bei makroskopisch unauffälligen SNL auf einen Schnellschnitt verzichtet werden.
  - weitere Aufarbeitung durch Stufenschnitte (max. Breite 500 mm) und Immunhistochemie
  - Der Nachweis von Mikrometastasen ist ein unabhängiger Marker für das rezidivfreie Überleben, nicht jedoch für das Gesamtüberleben.
    - Die tatsächliche prognostische Bedeutung und die Auswirkung auf die Therapie werden noch uneinheitlich diskutiert.
  - Klassifikation:
    - pN0(i-): keine histologisch erkennbaren Lymphknotenmetastasen, negative Immunhistochemie
    - pN0(i+)(sn): keine histologisch erkennbaren Lymphknotenmetastasen, positive Immunhistochemie, keine Tumor-Cluster > 0,2 mm
    - pN1(mi): Mikrometastasen (> 0,2 mm, ≤ 2 mm)
    - pN1: Makrometastasen > 2 mm

Endoskopische Axilladissektion

- En-bloc-Resektion ohne vorherige Liposuktion oder Zupfpräparation
  - nach vorheriger Liposuktion
- Es sind die onkologischen Maßstäbe der klassischen Axilladissektion anzuwenden (Prognose hängt auch von der lokalen Tumorkontrolle ab).
- evtl. geringere postoperative Probleme durch subtilere Präparation
- deutlich verlängerte OP-Zeiten
- hat sich insbesondere in Zeiten der Sentinel-Lymphknoten-Biopsie nicht durchgesetzt

44.7.11.4 Rekonstruktion der Mamma

Überblick über das Prozedere

- Information über Vor- und Nachteile verschiedener Techniken
- eigener Wunsch, nicht Wunsch des Partners
- Fotodokumentation anderer Patientinnen, um die Erwartungshaltung auf ein realistisches Maß zu beschränken
- **Sofortrekonstruktion** auch bei Patientinnen mit positiven Lymphknoten möglich (kein Nachteil im Krankheitsverlauf)
  - Es existiert nicht das Gefühl der fehlenden Brust → hohe kosmetische Ansprüche.
- **sekundärer Wiederaufbau** nach 3–6 Monaten
  - nach Abschluss der adjuvanten Chemotherapie
  - Eine Nachbestrahlung führt zur Minderdurchblutung und evtl. zur Fibrosierung des Gewebes → Expandereinlage evtl. nicht mehr möglich.

Expander- und Silikonprothesen

- differenziertes Angebot in Form (Breite, Höhe und Projektion) und Volumen
- Sicherheit von Silikonimplantaten
  - kein erhöhtes Karzinomrisiko
  - keine Auslösung von systemischen Erkrankungen
    - insbesondere kein Beweis für Autoimmunerkrankungen durch Silikonimplantate
  - Kapselfibrose evtl. durch subklinische bakterielle Besiedlung der Prothesenoberfläche
  - keine verspätete Rezidivdetektion
  - Silikonprothesen sind deutlich sicherer als noch vor einigen Jahren.

  - texturierte (raue) Oberfläche → reduziertes Risiko einer Kapselfibrose
    - Effekt evtl. nur in den ersten Jahren
    - Der Grund der Implantation scheint eine Rolle zu spielen. Kosmetische Augmentationen haben weniger Kapselfibrosen als onkoplastische Augmentationen.
  - verstärkte Implantathüllen
  - kohäsive, quer vernetzte Gele
- Die primäre Implantateinlage z. B. nach Skin-Sparing-Ablatio ist bei geplanter Bestrahlung relativ kontraindiziert.
  - Die Einlage unter einem Latissimus-dorsi-Lappen ist evtl. eher möglich.
- Expandereinlage ist bei geplanter Strahlentherapie kontraindiziert und nach Bestrahlung zum Sekundäraufbau ungeeignet.
- Einlegen einer Expanderprothese (am besten submuskulär, da die kosmetischen Ergebnisse umso besser sind, je dicker der Weichteilmantel ist)
- Auffüllen mit 50–100 ml NaCl 0,9 % (alle 14 Tage)
- Der Hautmantel sollte etwas überdehnt werden, um später eine leichte Ptose zu erreichen.
- gewünschte Größe erreicht → 2–3 Monate belassen → Einsetzen der Silikonprothese
- kein konkreter Hinweis auf ein erhöhtes Risiko von Krebserkrankungen oder Autoimmunerkrankungen
- Gefahr der Kapselfibrose
- begrenzte Haltbarkeit (10–15 Jahre)
- Meist ist eine Angleichung der kontralateralen Brust mittels Reduktionsplastik oder Mastopexie notwendig.

Latissimus-dorsi-Lappen

- Der Haut-Muskel-Lappen wird von einem separaten Schnitt mobilisiert und gestielt im Mastektomiebereich eingesetzt.
- komplikationsarme Methode (gute Durchblutung)
- sowohl zu Primärrekonstruktion und geplanter Bestrahlung als auch zur Sekundärrekonstruktion nach Bestrahlung geeignet
- bei Nerven- und Gefäßläsion des thorakodorsalen Gefäßbündels nach Axillarevision nicht durchführbar (Muskelatrophie)
- wenig Material → nur bei kleiner Brust ausreichend → evtl. zusätzliche Silikonprothese notwendig

Transversaler Rektuslapen (TRAM-flap)

- Der Bauchhaut-Muskellappen wird entweder gestielt oder mikrovaskulär an das thorakodorsale Gefäßbündel angeschlossen, in den Mastektomiedefekt implantiert.
- besonders geeignet zur Rekonstruktion einer großen Brust mittels Eigengewebe
- nicht geeignet zur Primärrekonstruktion bei geplanter Bestrahlung
- Einsatz am ehesten in der Sekundärrekonstruktion
- bei jungen Patientinnen eher zurückhaltende Indikationsstellung (straffe Bauchdecke, Schwangerschaft)
- ausgedehnte Operation → nicht bei kardiopulmonal belasteten Patientinnen
- Eine Eigenblutspende ist aufgrund der großen Wundflächen sinnvoll.
- Zur Reduktion der Morbidität in der Spenderregion werden einstielige ipsilaterale oder kontralaterale TRAM-Lappen bevorzugt.
- Delay-Operation zur Verbesserung der Lappenperfusion
  - mindestens 3 Wochen vor der Rekonstruktion
  - Unterbindung der dopplersongrafisch lokalisierten Vasa epigastrica inferior

Freie Lappen

- Reduktion des Entnahmedefekts
- weniger Fettgewebsnekrosen durch bessere Lappendurchblutung
- mikrochirurgische Gefäßanastomose an das Blutgefäßsystem der Empfängerregion
- lange OP-Zeiten mit hohem Ressourcenaufwand
- verschiedene Entnahmeregionen
  - freier TRAM-Lappen
  - DIEP-Flap („Deep inferior epigastric Perforator")
  - Dermatofettlappen aus der Glutealregion

Mamillenrekonstruktion

- Mamille
  - Halbierung der kontralateralen Mamille (Nipple-Sharing) oder
  - ein Teil der Labia minora
- Areola
  - Tätowierung oder
  - Vollhauttransplantation aus der Oberschenkelinnenseite

44.7.12 Adjuvante Strahlentherapie

Prinzipien

- Verbesserung der lokalen Kontrolle
- wohl Verbesserung für Gesamtüberleben bei axillärem Lk-Befall
- Bestrahlungsplanung mittels CT
- Lungensaum möglichst < 2 cm
- Photonenstrahlung von 4–6 M (Linearbeschleuniger)
- Radiotherapie(RT)-Planung
  - nach Abschluss einer adjuvanten Chemotherapie
  - 4–8 Wochen postoperativ, wenn nur eine Hormontherapie geplant ist
  - Tamoxifen kann simultan zur Strahlentherapie gegeben werden.
    - In vitro reduziert TAM die Radiosensitivität von Mammakarzinomzellen.
    - Klinisch konnten keine negativen Einflüsse gefunden werden, aber wohl vermehrt Gewebefibrosen und Pneumopathien → besser sequenziell.

44.7.12.1 Perkutane Radiatio nach BET

- Die perkutane Bestrahlung ist Standard nach BET!
  - auch bei prognostisch günstigen Tumoren
  - In Diskussion ist der Verzicht bei Frauen > 70 Jahren nach BET und ER+, die ein Antiöstrogen oder Aromatasehemmer erhalten.
    - 65 % des Panels St. Gallen 2009 sind dafür.
- frühestens 4 Wochen nach OP
  - Ohne adjuvante CHT steigt das Lokalrezidivrisiko bei Bestrahlungsbeginn > 8 Wochen post OP (insbesondere bei Frauen < 40 Jahre).
- Radiatio erfolgt nach Chemotherapie
  - keine spezielle Sequenz evaluiert → optimaler Zeitpunkt ist unklar
- Die Radiatio kann parallel zu Trastuzumab erfolgen,
  - sofern keine Bestrahlung der Mammaria-interna-Region erfolgt.
- Eine simultane TAM-Therapie ist möglich (S3-Leitlinie).
  - Einige Autoren verweisen auf ein erhöhtes Risiko für eine Lungenfibrose und eine gesteigerte Ödemrate (bei Kobaltbestrahlung).
- Zielvolumen umfasst gesamte Brustdrüse einschließlich 2 cm Sicherheitssaum.

- Gesamtdosis 45–50 Gy mit Einzeldosen von 1,8–2 Gy
- Studien weisen auch bei Low-Risk-Patientinnen auf einen signifikanten Vorteil hin.
- **Boost** im Tumorbett für Frauen mit erhöhtem Lokalrezidivrisiko → intraoperative Klippmarkierung
  - Resektionsrand ≤2 mm → 16–20 Gy
  - Resektionsrand 2–5 mm → 10–16 Gy (Standard)
  - 10 Gy bei R0-Resektion mit Lymphgefäßeinbrüchen, ausgeprägter intraduktaler Komponente und G3-Tumoren
  - Frauen <40 Jahre → 10 Gy
  - Der Boost kann eine fehlende R0-Resektion nicht ausgleichen.
  - Boost-Bestrahlung ist in der Regel indiziert.
    - Titan-Clip-Markierung des ehemaligen Tumorbettes sinnvoll
    - Frauen >60 Jahre und geringes Lokalrezidivrisiko → Auf Boost kann verzichtet werden.
- Die dosisdichte Ganzbrustbestrahlung (Accelerated whole Breast Radiation = Hypofraktionierung) ist für Frauen >60 Jahre eine Option.

44.7.12.2 Teilbrustbestrahlungen (APBI = Accelerated partial Breast Irradiation)

- nur in *Studien* (zurzeit Phase-III-Protokolle); experimentell
  - intraoperative Applikation und zusätzliche perkutane Radiatio bei Frauen mit erhöhtem Lokalrezidivrisiko
  - Einsatz von Linearbeschleuniger, niederenergetischen Röntgenstrahlen (Interbeam) und Brachytherapie
  - nur Teilbrustbestrahlung (per IORT) bei Frauen mit niedrigem Risiko
    - sehr kleiner Tumor, >50 Jahre; TARGIT-Studie
    - Tumor <2,5 cm, Alter >48 Jahre; ELIOT-Studie
  - 2005 initiierte Studien zur interstitiellen Brachytherapie als alleinige Bestrahlungsform
    - GEC-ESTRO-APBI-Studie in Europa
    - NSABP-B-39 Studie in Nordamerika
  - Die Datenlage zur niederenergetischen Röntgenbestrahlung mit Interbeam ist noch unzureichend.
- Folgende Indikationen für die alleinige APBI werden derzeit diskutiert:
  - Tumorgröße ≤3 cm
    - kein bilaterales oder Zweitkarzinom
  - unifokaler Tumor
  - tumorfreie Resektionsränder >2 mm (keine Gefäßinvasion)
  - invasiv duktale Karzinome
    - Ausschluss von Paget-Karzinom, Hautinfiltration, extensive intraduktale Komponente (EIC)
  - limitiertes DCIS
    - Van-Nuys-Prognose-Index <8 von 12
  - G1 oder G2
  - keine Lymphangiosis carcinomatosa (L0)
  - positiver ER und PgR
  - pN0 oder pNmi
  - Alter ≥40 Jahre
- gilt weiterhin als experimentell (St. Gallen 2009)

Intra- oder postoperative interstitielle Brachytherapie

- **Multikathetertechnik** ist Standard.
  - einziges Verfahren der Teilbrustbestrahlung, bei dem bereits 5 Jahre Erfahrung vorliegen
  - postoperative Technik
  - Implantation 6–12 Wochen nach BET
    - Applikation von Hohlnadeln, die über eine Schablone (Template) geführt werden
  - kann dem Tumorbett individuell angepasst werden
  - Bestrahlungszeit 4–5 Tage durch Iridiumbeschickung
  - Die Dosen entsprechen der biologischen Wirksamkeit von 50 Gy fraktioniert perkutan.
    - inhomogenere Strahlungsverteilung als bei der perkutanen Bestrahlung
      - erhöhtes Risiko für Fettgewebsnekrosen und Hautveränderungen
  - insgesamt gute kosmetische Ergebnisse und geringe Toxizität
  - in Phase-II-Studien keine erhöhte Lokalrezidivrate bei niedrigem Risiko
- **Singlekathetertechnik** als Alternative
  - intraoperative Technik
  - Ein Ballon mit Kontrastmittel wird in der Resektionshöhle (bis 4–5 cm) entfaltet.
  - Die HDR-Iridiumquelle wird im Zentrum des Ballons positioniert.
  - Behandlungszeit und Dosierung wie bei der Multikathetertechnik
  - Nachteile:
    - wohl vermehrt Nebenwirkungen
    - Gefahr der Überdosierung im Hautbereich → Beeinträchtigung der Kosmetik
    - Lymphknotenstatus zum Zeitpunkt der Applikation noch nicht bekannt

Dreidimensionale, konformale, externe Strahlentherapie

- evtl. als Alternative zur Multikatheter-Brachytherapie
  - kein zusätzlicher Eingriff
  - Homogenität der Dosis → bessere Kosmetik
  - evtl. größere Strahlungsvolumina notwendig, um bei beweglicher Brust das Zielvolumen nicht zu verfehlen
  - Tumorbett und 2 cm Randsaum werden über mehrere Einstrahlrichtungen bestrahlt
    - 10 × 3,5 Gy oder 5 × 6 Gy
  - bisher nur Pilotstudien mit geringer Patientenzahl

Intraoperative Radiotherapie (IORT)

- Applikation einer einzigen tumoriziden Dosis im Rahmen der onkologischen OP
  - mit Elektronen (Linearbeschleuniger)
    - 10 Gy intraoperativ gefolgt von einer Perkutanbestrahlung wie üblich
      - wohl Senkung der Lokalrezidivrate möglich
    - 20 Gy intraoperativ als alleinige Strahlentherapie bei geringem Risiko (TARGIT oder ELIOT)
  - mit niederenergetischen Röntgenstrahlen
    - in nicht modifizierten OP-Sälen möglich
    - höhere relative biologische Effektivität als Elektronen
    - 20 Gy an der Applikatoroberfläche
    - bei nachfolgender klassischer Perkutanbestrahlung Nebenwirkung wie bei alleiniger Perkutanbestrahlung
    - Daten über Langzeiteffekte stehen aus.

44.7.12.3 Nach modifiziert radikaler Mastektomie

Indikationen zur Bestrahlung der Brustwand

- T3- oder T4-Karzinome
- inflammatorisches Mammakarzinom
  - evtl. Dosisaufsättigung auf 60 Gy; insbesondere nach schlechter Remission unter CHT
- verbliebener Tumorrest (R1 oder R2)
- Befall der Pektoralisfaszie
- ≥4 befallene axilläre Lymphknoten
- eventueller Nutzen (niedriges Evidenzniveau)
  - Alter <35 Jahre
  - G3-Tumoren
  - Rezeptornegativität
  - Lymph- und/oder Blutgefäßinvasion
  - extensive intraduktale Komponente EIC
  - extrakapsuläre Ausbreitung an den Lk
  - 1–3 Lk-Metastasen
  - In Verbindung mit zusätzlichen schlechten Prognosekriterien sollte insbesondere jungen Frauen die Radiatio angeboten werden (St. Gallen 2009).

Dosierung

- 50 Gy in Einzeldosen von 1,8–2,0 Gy 5×/Woche

44.7.12.4 Bestrahlung der Lymphabflusswege

- Klinischer Wert ist bisher unzureichend geklärt.
- Empfehlungen sind international uneinheitlich.

Ipsilateral parasternal

- Evaluation zurzeit in Studien
- wird generell nicht empfohlen
- **Cave** bei kardialem Risiko
  - nur mit Elektronen oder ganz unterlassen
- Dosierung:
  - Zielvolumen 1.–4. Interkostalraum bis 4 cm lateral der Mittellinie und bis zur Hinterkante des Sternums

Supraklavikulär

- bei Befall der Axilla (>3 Lk+)
- Befall von Level III (medial des M. pectoralis minor)
- Indikation zur Bestrahlung der Axilla

Axilla

- führt zu erhöhter Morbidität (insbesondere Lymphödem des Armes)
- Wert bisher nicht eindeutig belegt.
- Indikationen:
  - Resttumor in der Axilla
  - eindeutiger klinischer Befall oder positiver SN-Status und nicht erfolgte oder inkomplette Axilladissektion
- Dosierung:
  - 40–50 Gy in üblicher Fraktionierung

44.7.13 Adjuvante systemische Therapie

44.7.13.1 Therapieplanung nach Konsensus St. Gallen 2009

Therapieplanung bei Frauen unter 40 Jahre

- noch keine abschließenden Empfehlungen
- wohl Profit von GnRH-Therapie über 2 Jahre und TAM über 5 Jahre nach CHT bei hormonsensiblen Tumoren
  - Der Stellenwert der Aromatasehemmer (dann in Kombination mit Ovarausschaltung) wird zurzeit evaluiert (SOFT-, TEXT- und PERCHE-Studie).
    - Das Panel St. Gallen 2009 sieht zu 87 % nach wie vor TAM als Standard für ER+ prämenopausale Frauen.
  - Bei Chemotherapie-induzierter Amenorrhö ist die Bestimmung von FSH, LH und Estradiol vor einer GnRH-Gabe sinnvoll.
    - postmenopausale Werte → GnRH-Gabe nicht sinnvoll

Tab. 44.**19** Risikokategorien für Brustkrebs-Patientinnen nach OP. St-Gallen 2007; 2009 bestätigt.

Risikokategorie	
niedriges Risiko[1]	**nodalnegativ und alle** folgenden Kriterien:
	pT ≤2 cm und Grading 1[2]
	und keine peritumorale vaskuläre Invasion[3]
	und (frgl.) hormonempfindlich
	und keine Überexpression oder Amplifizierung von HER-2-neu[4]
	und Alter ≥ 35 Jahre
mittleres Risiko[5]	**nodalnegativ und zumindest eines** der folgenden Kriterien:
	pT > 2 cm *oder* Grading 2–3[2] *oder* Vorhandensein einer peritumoralen vaskulären Invasion[3] oder nicht hormonempfindlich oder Überexpression oder Amplifizierung von HER-2-neu[4] oder Alter < 35 Jahre
	nodalpositiv (1–3 befallene Lymphknoten) *und* (frgl.) hormonempfindlich *und* keine Überexpression oder Amplifizierung von HER-2-neu[4]
hohes Risiko	**nodalpositiv (1–3 befallene Lymphknoten)** *und* nicht hormonempfindlich oder Überexpression oder Amplifizierung von HER-2-neu[4]
	nodalpositiv (4 oder mehr befallene Lymphknoten)

[1] Einige Panelmitglieder rechnen pT1a- und pT1b-Tumoren (pT < 1 cm) bei nodalnegativem Status auch bei einem höheren Grading und/oder jüngerem Alter zur Niedrigrisiko-Gruppe
[2] Histologisches und/oder nukleäres Grading
[3] Eine peritumorale vaskuläre Invasion wurde kontrovers im Hinblick auf ein erhöhtes Risiko beurteilt; bei einer nodalnegativen Erkrankung führte sie zu einer Einstufung in die mittlere Risikokategorie, bei nodalpositiver Erkrankung hatte sie keine Auswirkung auf die Risikoeinstufung
[4] Eine Überexpression oder Amplifizierung von HER-2-neu muss durch qualitätskontrollierte immunohistochemische Analyse oder FISH (fluoreszente In-situ-Hybridisierung) bestimmt werden
[5] Die mittlere Risikokategorie beinhaltet sowohl eine nodalnegative als auch eine nodalpositive Erkrankung (1–3 befallene Lymphknoten)
pT = pathologische Tumorgröße (Größe des invasiven Anteils)

Tab. 44.**20** Behandlungsmodalitäten.

niedriges Risiko	mittleres Risiko	hohes Risiko
endokrine Therapie (TAM) oder keine Therapie	**sicher hormonempfindlich:** endokrine Therapie oder Chemotherapie gefolgt von endokriner Therapie	**sicher (und fraglich) hormonempfindlich:** Chemotherapie gefolgt von endokriner Therapie **HER-2/neu positiv:** (ICH 3+ oder FISH pos.): Trastuzumab
	fraglich hormonempfindlich: Chemotherapie (ggf. gefolgt von endokriner Therapie)	
	hormonunempfindlich: (ER und PR negativ): Chemotherapie **HER-2/neu positiv:** (ICH 3+ oder FISH pos.): Trastuzumab	

siehe Tab. 44.**19** zur Definition der Risikokategorien

Tab. 44.**21** Beurteilung der Hormonsensitivität.

Behandlungsgruppe	Kriterien
hochendokrin responsive Erkrankung	ER > 50 % gefärbte Zellen
hormonempfindlich	Expression von Östrogen- und Progesteronrezeptoren (mind. 10 % positive Zellen)
	und
	hohe Wahrscheinlichkeit eines deutlichen Nutzens einer endokrinen Therapie
ungewisse Hormonempfindlichkeit	Expression von Östrogen- und/oder Progesteronrezeptoren
	aber
	ungewisser Nutzen einer endokrinen Therapie, z. B. aufgrund einer oder mehrerer der folgenden Eigenschaften: ▪ niedrige Expression von Östrogen- und Progesteronrezeptoren ▪ fehlende Expression des Progesteronrezeptors ▪ HER-2-neu-Überexpression oder Gen-Amplifikation ▪ hohes Ausmaß mikrometastatischen Befalls ▪ Expression von uPA und PAI 1 ▪ hohe proliferative Aktivität des Tumors
hormonunempfindlich	fehlende Expression von Östrogen- und Progesteronrezeptoren

44.7.13.2 Hormoneller Ansatz

Ovarektomie

- signifikante Verbesserung des rezidivfreien und des Gesamtüberlebens bei Frauen < 50. Lj. mit rezeptorpositivem Tumor
- Frauen > 50. Lebensjahr profitieren nicht.
- Eine Verbesserung ist unabhängig vom Lymphknotenstatus.
- Der Benefit ist bei Frauen mit positiven Hormonrezeptoren der CHT gleichwertig.
- Zusätzlich zu einer adjuvanten Chemotherapie ist keine weitere Verbesserung zu erreichen.
- Alternativ ist der adjuvante Einsatz von GnRH-Analoga über mind. 2 Jahre möglich, da er reversibel ist.

Tamoxifen

- selektiver Östrogenrezeptor-Modulator (SERM); Antiöstrogen
- bis vor Kurzem Goldstandard in der adjuvanten Therapie des hormonsensiblen Mammakarzinoms
  - postmenopausal häufigerer Einsatz von Aromatasehemmern (s. dort)
  - Standard, ggf. in Verbindung mit Ovarialsuppression in der Prämenopause
- Therapie mit 20 mg über 5 Jahre erhöht die Überlebensrate und das rezidivfreie Überleben prämenopausaler und postmenopausaler Frauen (Davon ausgenommen sind junge Frauen mit niedrigem Östrogenrezeptorgehalt im Primärtumor.).
- Therapiedauer deutlich unter 5 Jahren → Die Reinitiierung zur Komplettierung der 5 Jahre ist sinnvoll.
- Der Tamoxifeneffekt nimmt mit dem Alter zu.
- bei rezeptornegativen Frauen kein Effekt → keine Indikation!
- protektiver Effekt für die kontralaterale Mamma
- östrogene Restaktivität → Das Risiko, an einem Endometriumkarzinom zu versterben, ist um 0,1 % erhöht, das Risiko der Erkrankung ist verdoppelt. → Wichtig sind halbjährliche vaginalsonografische Kontrollen.
- simultane oder nachfolgende TAM-Therapie in Bezug auf Radiatio:
  - bzgl. der therapeutischen Effekte wohl keine Unterschiede
  - bei simultanem Einsatz von Radiatio und TAM wohl vermehrt Gewebefibrosen und Pneumopathien
  - → besser sequenzieller Einsatz
- CYP2D6-Bestimmung als Entscheidungshilfe zum Einsatz AI oder TAM
  - Metabolisierung des TAM durch Cytochrom P450 in das wesentlich stärker an den Östrogenrezeptor bindende Endoxifen
  - CYP2D6-Poor-Metabolizer (d. h. eingeschränkte Enzymaktivität) → wohl eingeschränkte TAM-Wirksamkeit → Einsatz von Aromatasehemmern ist zu erwägen
  - Die Bestimmung bei geplanter TAM-Therapie oder als Entscheidungshilfe für AI-Therapie wird nicht empfohlen.

Aromatase-Inhibitoren

- blockieren die Östrogensynthese aus androgenen Intermediärprodukten in der Peripherie
- haben in der Therapie des hormonsensiblen metastasierten Mammakarzinoms Tamoxifen als First-Line-Therapeutikum verdrängt
- Vorteil in der adjuvanten Therapie im Vergleich zu Tamoxifen
- Einsatzbereiche
  - upfront = initial
  - Switch = Wechsel nach 2–3 Jahren TAM = FAST (frühe adjuvante Sequenz-Therapie)

  - 2 Jahre Upfront-Therapie, dann Wechsel auf TAM
  - erweiterte adjuvante Therapie (EAT) = AI für 3–5 Jahre nach 5 Jahren TAM
- Studien:
  - ATAC-Studie für Anastrozol (upfront)
  - BIG-1-98-Studie für Letrozol (upfront)
  - IES-Studie für Exemestan (switch bzw. FAST)
  - ARNO-95- und ABCSG-8-Studie für Anastrozol (switch nach 2 Jahren TAM)
  - ABCSG-6a für Anastrozol (erweitert für 3 Jahre)
  - MA-17-Studie für Letrozol (erweitert für 5 Jahre)
- Konsens, dass postmenopausal beim hormonsensiblen Mammakarzinom ein AI in der Adjuvanz eingesetzt werden soll
- Die CYP2D6-Bestimmung als Entscheidungshilfe zum Einsatz AI oder TAM spielt für 53 % des Panel St. Gallen 2009 keine Rolle.
- Klare Empfehlungen zum Kombinationsverhalten AI und TAM existieren zurzeit nicht.
- gesichert ist:
  - Alle postmenopausalen Frauen mit ER+ profitieren von der Einbeziehung eines AI in die Therapie.
  - Insbesondere Frauen mit HER-2-neu-positiven Tumoren und/oder negativen PgR profitieren von der sofortigen AI-Gabe = Upfront-Therapie.
    - 56 % des Panel St. Gallen 2009 sehen eine Indikation zur Upfront-Therapie bei N+ sowie erhöhtem Ki67.
    - Die BIG-1-98-Studie z. B. zeigt, dass insbesondere Hochrisikopatientinnen von der Upfront-Therapie profitieren.
  - Ein Switch sollte auf jeden Fall durchgeführt werden.
  - Die erweiterte AI-Gabe über 5 Jahre z. B. mit Letrozol ist sinnvoll.
- neue Studie zum Einsatz in der Prämenopause
  - nur in Verbindung mit GnRH-Analogon
  - stärkere Suppression des Estradiol-Spiegels als in der Kombination von GnRH-Analogon und TAM
  - ABCSG-12-Studie
  - Zurzeit ist der routinemäßige Einsatz in der Prämenopause nicht indiziert.
- Vorteile:
  - bessere Wirksamkeit
  - weniger Nebenwirkungen
  - keine Veränderungen am Endometrium
  - weniger thromboembolische Ereignisse
  - weniger Hitzewallungen
- Nachteile:
  - mehr Arthralgien
  - Osteoporose
  - höhere Frakturrate
    - Unter Exemestan steigt das Frakturrisiko nicht so an wie bei den anderen AI.
- Die Gabe von Bisphosphonaten, z. B. Zometa 4 mg 2 ×/Jahr, zur Osteoporoseprophylaxe wird diskutiert und in der ABCSG-12-Studie überprüft.
  - mit Beginn der AI-Therapie
  - Einsatz bei manifestem Knochenmasseverlust (T-Score ≤ –2,5); ASCO-Guidelines 2003
    - Goldstandard der Knochendichtemessung ist der DXA-Scan mit Röntgenstrahlen an der LWS und/oder Hüfte.
    - Knochenmineraldichte um 2,5 Standardabweichungen unter dem statistischen Mittelwert gesunder prämenopausaler Frauen (T-Score = –2,5) → Osteoporose

- Die Z-FAST-Studie (AI postmenopausal) deutet auf einen Vorteil für den sofortigen Einsatz mit Beginn der AI-Therapie hin.
- Eventuell reicht die Gabe von Zoledronsäure einmal jährlich.
- Vitamin D und Kalzium können die Therapie ergänzen.
- Sowohl die Z-Fast-Studie als auch die ABCSG12-Studie zeigen einen eigenständigen antitumoralen Effekt der Zoledronsäure → in Zukunft wohl Einsatz als Adjuvanz unabhängig von der endokrinen Therapie.

- Exemestan wird wegen schlechter Ergebnisse nicht mehr empfohlen.

GnRH-Analoga

- Verminderung der Gonadotropinausschüttung → Unterdrückung der ovariellen Östrogensynthese
- Ovarialsuppression über 2–5 Jahre
  - bei entsprechender Indikation für prämenopausale Frauen mit hormonsensiblem Tumorstandard (in Kombination mit TAM)
  - je nach Risikoeinstufung als Alternative zur Chemotherapie
    - Dies galt im Vergleich mit CMF.
      - ZEBRA-Studie für Goserelin (Zoladex) als Monats- oder Dreimonatsimplantat
      - TABLE-Studie für Leuprorelinacetat (Trenantone) als Dreimonatsimplantat
    - Ob die Gleichwertigkeit auch einer Prüfung mit den aktuellen CHT-Regimen standhält, muss untersucht werden.

44.7.13.3 Chemotherapie

Grundlagen

- Jüngere Frauen profitieren mehr als ältere Frauen.
  - Alter < 50 Jahre → absoluter Überlebensgewinn nach 15 Jahren:
    - N0 → 5 %
    - N+ → 11–12 %
  - Alter > 50 Jahre → absoluter Überlebensgewinn nach 15 Jahren:
    - N0 → 4 %
    - N+ → 1,5 %
- Rezeptornegative Frauen haben einen größeren Nutzen als rezeptorpositive Frauen
- Hochendokrin responsive, HER-2-negative Tumoren haben einen geringeren Nutzen von der CHT (St. Gallen 2009).
  - Deutsche Experten sehen entsprechend der Oxford-Metaanalyse die gleiche relative Risikoreduktion bei rezeptornegativen wie bei rezeptorpositiven Frauen.
    - Insbesondere jüngere Frauen profitieren.
- Chemotherapie ist nur sinnvoll, wenn die volle geplante Dosis gegeben wird. → Die Dosisintensität/Woche muss eingehalten werden.
- Beginn spätestens 4–6 Wochen postoperativ; Verzögerung über 12 Wochen hinaus sollte vermieden werden

Auswahl des Regimes

Es gibt keine „spezielle CHT“ für endokrin responsive oder Triple-negative oder HER-2-negative Erkrankungen.
Anthrazykline sind kein unabdingbarer Bestandteil eines effektiven CHT-Regimes (Panel St. Gallen 2009).

- Deutsche Experten halten entsprechend der S3-Leitlinie ein Anthrazyklin (3er-Kombination) in allen Regimen bei fehlender Kontraindikation für notwendig.
- CMF × 6
  - bei Anthrazyklin-Kontraindikation

- nur in Ausnahmefällen
- TC ist die bessere Alternative.

- AC×4
  - nur noch in Ausnahmefällen mit geringem Rezidivrisiko und hohem Vorteil einer nachfolgenden endokrinen Therapie
- FEC×6
  - Standardtherapie bei nodalnegativen Patientinnen
- taxanhaltige Regimes
  - bei nodalnegativen Patientinnen wohl Benefit in der Hochrisikosituation
  - sinnvoll in der High-Risk-Situation und vor allem bei nicht hormonsensiblen Tumoren
  - Standard bei nodalpositiven Frauen
  - Docetaxel (Taxotere) ist seit Januar 2005 in der Adjuvanz zugelassen.
    - 6×TAC ist das Standardregime.
    - AC → DOC
    - Beide Regime sind beim HER-2-negativen nodalpositiven Mammakarzinom gleichwertig (BCIRG 005-Studie).
  - AC-T (Henderson-Studie)
  - TC×4
    - 4×Docetaxel 75 mg/m² + Cisplatin 75 mg/m² oder Carboplatin AUC 6
    - z.B. bei Kontraindikation für Anthrazykline
    - Uneinigkeit im Panel St. Gallen 2009, ob TC ein Standardregime ist
    - TC wurde nur gegen 4×AC getestet, aber Regime mit 3 Substanzen und einer Mindesttherapiedauer von 18 Wochen zeigen die beste Effektivität.
  - Dosisdichte Regimes zeigen Vorteile bezüglich der Rezidivfreiheit (CALGB-Studie 9741).
    - Zugabe von G-CSF notwendig
    - 67% des Panel St. Gallen 2009 sehen dosisdichte Regimes als Standardregime (für nodalpositive Risikopatientinnen).
- HER-2-neu-positiv
  - auf jeden Fall Polychemotherapie mit Anthrazyklin und Taxan
  - Zusätzliche Gabe des monoklonalen Antikörpers Trastuzumab erhöht die Heilungschancen weiter (BCIRG-006-Studie).
  - 4×AC (60/600 mg/m²) gefolgt von 4×Docetaxel 100 mg/m² mit simultaner Gabe von Trastuzumab über 1 Jahr
  - Anthrazyklin + Trastuzumab → erhöhte Kardiotoxizität
  - bei kardialem Risiko evtl. alternativ TCH-Schema
    - 6×Docetaxel 75 mg/m² + Cisplatin 75 mg/m² oder Carboplatin AUC 6 + Trastuzumab über 1 Jahr
    - Wirksamkeit wohl gleichwertig (BCIRG-006-Studie)
    - geringere Kardiotoxizität
    - **aber:** Tumoren mit einer Topoisomerase-II-Expression (therapeutischer Angriffspunkt von Anthrazyklinen) sprechen besser auf eine anthrazyklinhaltige Therapie an. → evtl. Topoisomerase-II-Expression vor Entscheidung für TCH bestimmen
- Ältere Patientinnen sind in Studien meist unterrepräsentiert.
  - Hier gibt es keine ausreichenden Therapieempfehlungen.
  - Prognose, allgemeine Lebenserwartung, Komorbidität und die allgemeine Belastbarkeit müssen in die Therapieplanung eingehen.
  - Das kalendarische Alter an sich ist keine Kontraindikation für eine Standardchemotherapie, auch nicht für Taxane.
  - Oft ist eine verstärkte Myelodepression zu verzeichnen.

- CASA-Studie:
  - Alter ≥66 Jahre, nicht hormonsensibler Tumor im Frühstadium
  - 8 Zyklen 20 mg/m² pegyliertes liposomales Doxorubicin (Caelyx) alle 2 Wochen; insgesamt 16 Wochen
  - alternativ kontinuierliche Gabe von Cyclophosphamid und intermittierend Methotrexat (beides niedrigdosiert)
  - Cyclophosphamid 50 mg/d oral für 16 Wochen
  - Methotrexat 2,5 mg 2 × tgl. oral Tag 1+22 jeder Woche für 16 Wochen
  - alternativ keine Therapie
- Hochdosis-Chemotherapien
  - mit Stammzellsupport oder Knochenmarktransplantation sind Studien vorbehalten
  - folgende Patientinnen kommen infrage:
    - jedes T-Stadium, kein Resttumor, 10 oder mehr Lymphknoten befallen, keine Fernmetastasen, Alter 18–55 Jahre, guter Allgemeinzustand
  - Mortalität 1–2 %
  - zurzeit keine eindeutigen Vorteile im adjuvanten Bereich zu erkennen
- Dosierung s. Tab. 44.**22**

Nebenwirkungen und Prophylaxen

- s. auch „Supportive Therapie" Kapitel 45.3
- Alopezie → Perücke spätestens nach 1. Zyklus anfertigen lassen
- besonders bei älteren Patientinnen Stomatitiden und Myelosuppression
- ausreichend Antiemetika
- Zur Vermeidung einer hämorrhagischen Zystitis erfolgt die Gabe von Mesna (Std. 0, 4 und 8) und reichlich Flüssigkeit; besonders bei Cyclophosphamidmengen > 1000 mg
- Zur besseren Verträglichkeit des MTX (besonders bei postmenopausalen Patientinnen) können 24 h später 30 mg Leucovorin i. v. gegeben werden.
- **Cave:** veränderter MTX-Metabolismus durch Narkose → Bei Chemotherapiebeginn innerhalb von 36 h postoperativ sollten 24 h nach MTX-Gabe 30 mg Folsäure (Leucovorin) i. v. als Antidot verabreicht werden.
- Therapievoraussetzung
  - Leukozyten > 2500–3000/µl
  - Thrombozyten > 50 000–80 000/µl
- ggf. supportive Maßnahmen bei Myelosuppresion (s. dort)
  - evtl. bei taxanhaltigen Schemata Primärprophylaxe der Neutropenie mit G-CSF, z. B.
    - Filgastrim (Neupogen) 5 µg/kg Tag 5–10
    - Pegfilgastrim (Neulasta) 6 mg Tag 2
    - Lenograstim (Granocyte) 150 µg/m² KOF Tag 5–10
  - ggf. primäre Antibiotikaprophylaxe, z. B.
    - Ciprofloxacin 2 × 500 mg Tag 5–14
- Begleitmedikation bei Taxanen
  - Paclitaxel (Taxol)
    - Dexamethason 20 mg p. o. jeweils 12 und 6 h vor Taxol (alternativ 30 min vor Taxol 20 mg Dexamethason i. v.)
    - Clemastin (Tavegil) 2 mg i. v. oder Diphenhydramin 50 mg i. v. 30 min vor Taxol
    - Cimetidin (z. B. Tagamet) 300 mg i. v. oder Ranitidin (z. B. Zantic) 50 mg i. v. 30 min vor Taxol
  - Docetaxel (Taxotere)
    - vermehrt Hautveränderungen und interstitielle Ödeme, besonders nach einer kumulativen Gesamtdosis > 400 mg/m²

Tab. 44.22 Dosierungsschemata.

Schema	Medikamente	Dosierung (mg/m² KOF)	Zyklen	Indikation	häufige Nebenwirkungen[a] (III. und IV. Grades)	
1. Schemata der ersten Wahl						
FEC bzw.	5-Fluorouracil	500	6 Zyklen	N0	febrile Neutropenie	ca. 3 %
FAC	Epirubicin	100	alle 3 Wo.	(N+)	Stomatitis	ca. 4 %
	(oder Doxorubicin)	(50–60)			Kardiotoxizität	< 2 %
	Cyclophosphamid	500				
FEC-DOC	5-Fluorouracil	500	3 Zyklen	N+	wie FEC (s. o.)	
	Epirubicin	100	alle 3 Wo.			
	Cyclophosphamid	500				
	danach		3 Zyklen		Stomatitis	ca. 6 %
	Docetaxel	100	alle 3 Wo.		Ödeme	ca. 5 %
TAC	Docetaxel	75	6 Zyklen	N+	febrile Neutropenie	24 %[d]
	Doxorubicin	50	alle 3 Wo.		Stomatitis	7 %
	Cyclophosphamid	500			Kardiotoxizität	ca. 2 %
AC-T bzw.	Doxorubicin	60	4 Zyklen	N+	wie AC	
EC-T	(oder Epirubicin)	(90)	alle 3 Wo.			
	Cyclophosphamid	600			zusätzlich bei Paclitaxel	
	danach				allerg. Reaktionen	ca. 6 %
	Paclitaxel	175	4 Zyklen alle 3 Wo.		Neuropathie II–IV°	15 %
2. Schemata der zweiten Wahl (bei Kontraindikationen für obige Schemata sowie bei ausgewählten N0-Fällen)						
EC bzw.	Epirubicin	90	4 Zyklen	N0	febrile Neutropenie	1–2 %
AC	(oder Doxorubicin)	(60)	alle 3 Wo.		Stomatitis	ca. 4 %
	Cyclophosphamid	600			Kardiotoxizität	< 2 %
TC	Docetaxel	75	4 Zyklen	N+	febrile Neutropenie	5 %
	Cyclophosphamid	600	alle 3 Wo.	N0		
CMF	Cyclophosphamid	500–600		N0	febrile Neutropenie	1–2 %
	(oder Cyclophos-	d 1+8				
	phamid)	(100 mg/m²	6 Zyklen			
		p. o. d 1–14)	alle 4 Wo.			
	Methotrexat	40 d 1+8			Stomatitis	ca. 4 %
	5-Fluorouracil	600 d 1+8			Kardiotoxizität	< 1 %
EC-CMF	Epirubicin	90	4 Zyklen	N0	vergleichbar zu reinem	
bzw.	Cyclophosphamid	600	alle 3 Wo.	N+	EC oder CMF, aber evtl.	
E-CMF	(oder Epirubicin	(100)			verstärkt durch kumula-	
bzw.	mono				tive Dosis und längere	
A-CMF	oder Doxorubicin	75			Dauer	
	mono)					
	danach Cyclo-	500–600	3 Zyklen			
	phosphamid		(d 1+8)			
	Methotrexat	40	alle 4 Wo.			
	5-Fluorouracil	600				

Tab. 44.**22** (Fortsetzung).

Schema	Medikamente	Dosierung (mg/m² KOF)	Zyklen	Indikation	häufige Nebenwirkungen[a] (III. und IV. Grades)	
3. Dosisdichte Schemata, schon in Studien untersucht[b]						
dd-AC-T bzw. dd-EC-T dosisdichte Therapie	Doxorubicin (oder Epirubicin) Cyclophosphamid danach Paclitaxel	60 (90) 600 175	4 Zyklen alle 2 Wo. mit G-CSF 4 Zyklen alle 2 Wo. mit G-CSF	N+	wie AC-T jedoch höhere Anämieraten Transfusionen Neuropathie III-IV°	 13% 4%
E-T-C dosisdichte, dosisintensive Sequenztherapie	Epirubicin danach Paclitaxel danach Cyclophosphamid	150 225 2500	3 Zyklen alle 2 Wo. mit G-CSF 3 Zyklen 3 Zyklen alle 2 Wo. mit G-CSF	4 pos. LK vor allem 10 pos. LK	febrile Neutropenie Transfusionen[c] (ohne Erythropoietin) Transfusionen (mit Erythropoietin) Neuropathie II-IV°	ca. 7% 28% 12% ca. 30%

[a] Die Aufstellung umfasst nur die akute schwere und schwerste Toxizität, zu Langzeitfolgen existieren nur wenige suffiziente Untersuchungen.
[b] Diese Schemata wurden in die Auflistung wegen ihrer Diskussion im Textteil aufgenommen, vorzugsweise sollten sie in weiteren Studien eingesetzt werden (z. B. GAIN-Studie).
[c] mit anderen Therapien nur ca. 1–2%
[d] Primärer Einsatz von G-CSF leitliniengerecht empfohlen
Diese Aufstellung erhebt keinen Anspruch auf vollständige Auflistung aller möglichen adjuvanten Chemotherapien, stellt aber die gebräuchlichsten Dosierungen dar. Gerade in Studienprotokollen sind Abweichungen möglich

- diuretikarefraktäre Flüssigkeitsretention (periphere Ödeme, Pleuraergüsse, Aszites mit Gewichtszunahme)
- Prophylaxe: 2 × 8 mg/d Dexamethason oral an den Tagen 0–2

44.7.13.4 Targettherapie

Monoklonaler Antikörper Trastuzumab

- HERA-Studie (Herceptin Adjuvant Trial; Phase-III-Studie)
  - bei Überexpression des HER-2-Proteins und/oder Amplifikation des HER-2-Gens (20–30% aller Mammakarzinome)
  - Bestimmung über Immunhistochemie z. B. (Herceptest) oder FISH (Fluoreszenz-in-situ-Hybridisierung)
    - ICH, Herceptest
      - HER-2: 3+ → positiv
      - HER-2: 0 oder 1+ → negativ
      - HER-2: 2+ → FISH zur sicheren Identifikation
  - Trastuzumab über 1 Jahr, über 2 Jahre oder gar nicht
  - Interimsanalyse des einjährigen Armes
  - insbesondere Reduktion des Risikos für Fernmetastasen
  - Alle Subgruppen scheinen zu profitieren.
    - Das krankheitsfreie Intervall wird signifikant verlängert.
    - Eine Tendenz zur Verbesserung der Überlebensrate ist zu erkennen.
  - Das Risiko ist die Kardiotoxizität (0–4%), insbesondere in Kombination mit anthrazyklinhaltigen Chemotherapien.
    - **Cave:** 4-fach erhöhtes Kardiotoxizitätsrisiko in Verbindung mit anthrazyklinhaltigem Schema → enges kardiologisches Monitoring

- Die Zulassung für die adjuvante Situation erfolgte 2006.
- weitere Studien in der Adjuvanz: NSABP-B31, NCCTG-N9831, BCIRG 006
  - Bei allen 3 Studien war im Gegensatz zur HERA-Studie ein klares adjuvantes Schema vorgeschrieben.
  - Die Kombination mit einem Taxan scheint die Ergebnisse nochmals zu verbessern.
- St. Gallen 2009 bestätigt die Indikation in der adjuvanten Situation.
- Deutsche Experten: keine Trastuzumab-Therapie ohne Indikation zur Chemotherapie
- verschiedene Therapieempfehlungen:
  - Favorit wurde auch in St. Gallen 2009 nicht abgestimmt.
  - AC/EC + Taxan (Paclitaxel/Docetaxel)
    - Beginn der einjährigen Trastuzumab-Therapie mit Beginn der Taxan-Therapie
  - Standard-CHT, z. B. FEC
    - Beginn der einjährigen Trastuzumab-Therapie nach der CHT
  - 6 Zyklen der Kombination Platin/Docetaxel/Trastuzumab
    - danach Weiterführen der Trastuzumab-Therapie über insgesamt ein Jahr

Angiogenesehemmer (Bevacizumab)

- zurzeit keine Indikation in der adjuvanten Situation

44.7.13.5 Bisphosphonate

- s. a. Kap. 44.7.17.6

Prophylaxe einer tumortherapieinduzierten Osteoporose

- 30 % der mit TAC behandelten prämenopausalen Frauen haben eine dauerhafte Amenorrhö.
- Aromatasehemmer senken bei postmenopausalen Frauen die endogenen Östrogenspiegel stärker als TAM → mehr Skelettkomplikationen.
- neue Empfehlungen → deutlich längere und intensivere Östrogenentzugstherapie
- regelmäßige Knochendichtemessungen unter Therapie
- Einsatz der BP bei manifestem Knochenmasseverlust (T-Score ≤ –2,5); ASCO-Guidelines 2003
  - Goldstandard der Knochendichtemessung ist der DXA-Scan mit Röntgenstrahlen an der LWS und/oder Hüfte.
  - Knochenmineraldichte um 2,5 Standardabweichungen unter dem statistischen Mittelwert gesunder prämenopausaler Frauen (T-Score = –2,5) → Osteoporose
- Die Z-FAST-Studie deutet auf Vorteil für den sofortigen Einsatz mit Beginn der AI-Therapie hin.
- Eventuell reicht die Gabe von Zoledronsäure 1 ×/Jahr
- Vitamin D und Kalzium können die Therapie ergänzen.

Indikationen des Expertenpanels Zürich

- Prävention von Metastasen (Antitumoreffekt)
  - Sowohl die Z-Fast-Studie als auch die ABCSG12-Studie zeigen einen eigenständigen antitumoralen Effekt der Zoledronsäure → wohl in Zukunft unabhängig von der endokrinen Therapie Einsatz als Adjuvanz.
    - von einigen Autoren bereits empfohlen (alle 6 Monate 4 mg Zoledronsäure i. v.)
  - Das Panel St. Gallen 2009 empfiehlt die routinemäßige Gabe zurzeit noch nicht.
- Prävention der tumortherapieinduzierten Osteopenie/Osteoporose = TTIO (s. o.)
  - zurzeit keine Zulassung → Off-Label-Use → keine Kostenerstattung
- Behandlung der TTIO

Metastasenprophylaxe

- Hinweise, dass die adjuvante BP-Gabe die Inzidenz und das zeitliche Auftreten von ossären und evtl. auch viszeralen Metastasen reduziert
  - Wirkungen auf das Immunsystem
  - antiangiogenetische Effekte
  - direkt toxische Wirkung auf Tumorzellen
  - Hemmung der Tumorzelladhäsion auf der Knochenoberfläche → Hemmung der Mikrometastasenentstehung

44.7.14 Mammakarzinom und Schwangerschaft

44.7.14.1 Mammakarzinom in der Schwangerschaft

Allgemeines

- Abruptio verbessert die Prognose nicht.
- Pathologie mit der junger Frauen ohne Schwangerschaft vergleichbar
- Das Gesamtüberleben ist im Altersvergleich nicht schlechter.
- Bei Mammakarzinomerkrankung in der SS ist die familiäre Belastung 3-mal häufiger als in der gleichen nichtschwangeren Altersgruppe.
- mehr N+-Stadien, mehr G3-Tumor, mehr rezeptornegative Tumoren
- Das größte Problem ist die oft verspätete Diagnose.
  - Die Brustuntersuchung wird vernachlässigt.
  - Symptome werden den physiologischen Veränderungen in der Schwangerschaft zugeschrieben.
  - Die Mammografie wird aus Angst vor Strahlung nicht eingesetzt.
  - Schwierigkeiten in der Interpretation der Mammografie
- Chemotherapie ist in der SS möglich.

Diagnostik

- Standarddosis einer beidseitigen Mammografie 200–400 mGy → <0,5 Gy Strahlendosis für den Embryo/Fetus
  - 100 mGy Strahlendosis auf das Kind erhöhen das Fehlbildungsrisiko um 1 %.
- Mammografie und Sonografie sind sichere diagnostische Mittel.
- Eine MRT ist nicht evaluiert.
  - physiologische Hypervaskularisation überdeckt evtl. das hypervaskularisierte Tumorareal
  - Gadolinium (Kontrastmittel)
    - Eine kleine Studie zeigt Sicherheit in der SS.
  - Bauchlage
- Stanzbiopsie

Therapie

- nicht vor der 16. SSW
- Eine BET erscheint unter Berücksichtigung der üblichen Kontraindikationen möglich.
  - in USA Mastektomie
- axilläre Lymphonodektomie
- keine Erfahrungen zur SNL-Biopsie, jedoch vermehrt N+-Situation → eher nicht
- Beachtung der kindlichen Situation während der Narkose
  - Linksseitenlage zur Vermeidung eines Vena-cava-Syndroms
  - ausreichende Oxygenierung
  - ausreichender Blutdruck
  - fetales Monitoring mittels CTG (ab entsprechendem SS-Alter)
- erhöhtes Thrombembolierisiko im Vergleich zu Nichtschwangeren

- Chemotherapie nach dem AC- (60/600) oder EC- (90/600) Schema
  - in USA FAC (5FU 500 mg/m^2 i.v. Bolus Tag 1+4, Doxorubicin 50 mg/m^2 über 72 h Tag 1–3, Cyclophosphamid 500 mg/m^2 Tag 1)
  - Aufgrund der schlechten Datenlage sollte der Einsatz von Taxanen nicht erfolgen.
- vorzeitige Entbindung nur aus kindlicher Indikation
- Bestrahlung nach Entbindung
  - 50 Gy Radiatio → Strahlenbelastung des Fetus 0,1–2 Gy
  - keine Bestrahlung in der Schwangerschaft
  - ausreichende lokale Kontrolle auch bei Radiatio Monate nach Operation

Monitoring des Kindes

- alle 3–4 Wochen Wachstumskontrolle per US
- Amniozentese auf Wunsch
- CTG ab der 28. SSW
- keine ungewöhnlichen Komplikationen bei den Kindern
  - Neutropenie bei Geburt im Nadir der Mutter möglich
- Kindliche Spätschäden, z. B. Leukämierisiko, sind ungeklärt.

44.7.14.2 Schwangerschaft nach Mammakarzinom

Kinderwunsch

- Chemotherapie kann zur ovariellen Insuffizienz und damit zur Sterilität führen.
- fertilitätserhaltende Maßnahmen
  - GnRH-Gabe zur Protektion der Ovarien
  - Kryokonservierung von Ovarialgewebe oder Eizellen
    - Rückverpflanzung bzw. IVF nach der Chemotherapie
    - bundesweites Netzwerk (www.fertiprotect.de)
  - Kryokonservierung von Embryonen nach In-vitro-Fertilisation
    - höhere SS-Rate als nach Kryokonservierung von Oozyten
- Es gibt keine einheitliche Datenlage über die Risikoveränderung durch eine assistierte Reproduktion.
- Bezüglich einer assistierten Reproduktion nach Mammakarzinom gibt es nur Fallberichte.
  - hohe Östrogenspiegel unter Stimulation!
- Eine SS nach Mammakarzinom verschlechtert die Prognose nicht.

Stillwunsch

- Nach abgeschlossener Therapie gilt ein Stillversuch als allgemein akzeptiert.
- Wichtig ist eine fachkundige Stillberatung.
- **Cave:** verzögerte Diagnosestellung eines Rezidivs während der Laktationsphase
  - Die Mammografie ist in der Aussage stark eingeschränkt.
  - Ultraschall ist in dieser Situation das bessere bildgebende Verfahren.
  - Stanzbiopsien sind auch bei laktierender Mamma möglich.

44.7.15 Nachsorge

44.7.15.1 Grundlagen

- Frauen mit einem intramammären und einem lokoregionären Rezidiv haben eine kurative Therapiechance.
- Ein frühzeitiges Erkennen von Metastasen beeinflusst das Schicksal der Patientinnen kaum. → Zurückhaltung bei der apparativen und laboranalytischen Diagnostik

> **Merke:** Kein Nachweis, dass eine intensive Nachsorge zu einem verlängerten Überleben führt!

44.7.15.2 Ziele

- Therapie von Behandlungsfolgen
- Früherkennung von Rezidiven und Metastasen
- Steigerung der Lebensqualität
  - psychische Führung
  - Rehabilitation
  - Reduktion von Morbidität

44.7.15.3 Individuelles Betreuungskonzept

- allgemeine Maßnahmen
  - Übelkeit und Erbrechen lindern
  - chronisches Fatigue-Syndrom behandeln
  - Schmerzlinderung
  - Behandlung von Narben und Adhäsionen
  - Lymphdrainage
  - Hormonausfallserscheinungen
- persönliches Gespräch
- berufsbezogene Trainingsaktivitäten
- psychoonkologische Intervention
- Schulung und Information
  - Ernährung und Lebensstil
  - Risikoreduktion
  - Prophylaxe von Lymphödem, Thrombose und Kontrakturen
  - Stressbewältigung
  - komplementäre Therapien (s. S. 812, Kap. 46)
  - familiäre Disposition
- soziale Hilfestellung
  - berufliche und soziale Reintegration
  - soziale Kompetenz
  - Förderung des Selbstbewusstseins
- Therapiemonitoring
  - Langzeittherapien (z. B. antihormonell)
  - Nebenwirkungen
  - Langzeitfolgen

44.7.15.4 Empfehlungen der AGO

Tab. 44.23 Mammakarzinom-Nachsorge nach dem Schema der AGO.

Anamnese (allgemein oder tumorspezifisch): v. a.
- Arm- und Knochenschmerzen
- Entwicklung eines Lymphödems des Arms
- lokale Rötung oder Knotenbildung
- Atembeschwerden
- Husten
- Gewichtsverlust
- allgemeine Abgeschlagenheit
- gastrointestinale/epigastrische Beschwerden
- Therapiespätfolgen (Abduktionshemmung des Arms, Strahlendermatitis, klimakterische Beschwerden v. a. bei jungen Frauen, Osteoporose, kardiale Symptome, Hirnleistungsstörungen u. a.)

(Besonderheiten: z. B. lokoregionäres Rezidiv, kontralaterales Mammakarzinom)

Selbstuntersuchung der Mamma:
- lokal (Operationsgebiet)
- axillär

klinische Untersuchung der Mamma:
- Inspektion und Palpation der lokalen und lokoregionären Situation und der kontralateralen Brust

gynäkologische Untersuchung:
- Spekulumeinstellung
- bimanuelle rektovaginale Untersuchung
- Entnahme von Zervixzytologieabstrichen (PAP)
- Untersuchung der inguinalen Lymphknoten beidseits
- Vaginalultraschall

Mammadiagnostik:
- Mammografie
- Mammasonografie
- evtl. MRT

Tumormarker:
- CEA und CA 15–3 im Serum (Kontrollen nur, falls bei Primärdiagnose erhöht oder Verdacht auf Rezidiv)

sonstige bildgebende Untersuchungen:
- Röntgen-Thorax
- CT
- MRT
- Ultraschall (Oberbauch)
- Skelettszintigrafie

Zeitplan

Untersuchung	1.–3. Jahr (Kontrollen 3-monatl.)	4.–5. Jahr (Kontrollen 6-monatl.)	6.–10. Jahr (Kontrollen jährlich)
Anamnese	bei jeder Kontrolle	bei jeder Kontrolle	bei jeder Kontrolle
Selbstuntersuchung	monatlich	monatlich	monatlich
klinische Untersuchung der Mamma	bei jeder Kontrolle	bei jeder Kontrolle	jährlich
gynäkologische Untersuchung	jährlich	jährlich	jährlich

Tab. 44.**23** (Fortsetzung).

Mammadiagnostik:			
ipsilaterale Brust/Wand	mind. jährlich	jährlich	jährlich
kontralaterale Brust	jährlich	jährlich	jährlich
Tumormarker	nicht i. d. Routine	nicht i. d. Routine	nicht i. d. Routine
sonstige Bildgebung	bei klin. Verdacht	bei klin. Verdacht	bei klin. Verdacht

Ab dem 10. Jahr regelmäßige Kontrollen im Rahmen des Krebsfrüherkennungsprogramms

44.7.15.5 Psychoonkologische Betreuung

- s. S. 787, Kap. 45.1
- Ziele psychoonkologischer Interventionen beim Mammakarzinom sind:
  - Angst, Depression und Belastungserleben
  - Krankheitsverarbeitung, Krankheitseinstellungen
  - gesundheitsbezogene Lebensqualität und funktioneller Status
  - Körperbild
  - Selbstkonzept
  - soziale Beziehungen, Kommunikation
  - Sexualität
  - Fatigue
  - Schmerzen
  - Behandlungscompliance

44.7.15.6 Psychosoziale Unterstützung

- s. S. 788, Kap. 45.2

44.7.15.7 Hormonsubstitution

- Empfehlungen zurzeit auf Basis von
  - offenen Studien
  - experimentellen Daten
  - theoretischen Überlegungen
- Konsequenzen aus bisher verfügbaren Ergebnissen
  - Insbesondere die Gestagenkomponente erhöht das Risiko.
  - Bei den derzeit offenen Fragen sollten weiterhin möglichst nicht hormonale Therapien eingesetzt werden.
  - Östrogenentzug über mehr als 5 Jahre wirkt sich günstig auf den Krankheitsverlauf bei hormonsensiblen Tumoren aus.
    - Dies sollte nicht durch eine HRT gefährdet werden.
  - Tibolon erhöht das Rezidivrisiko.

Alternativen

- Osteoporoseprävention und Behandlung
  - Vitamin D und Kalzium
  - Raloxifen
  - Bisphosphonate

Abb. 44.7 **Nachsorge-Leitplan.** Quelle: www.frauenselbsthilfe.de/wie-wir-es-tun/leitlinien/nachsorge.html.

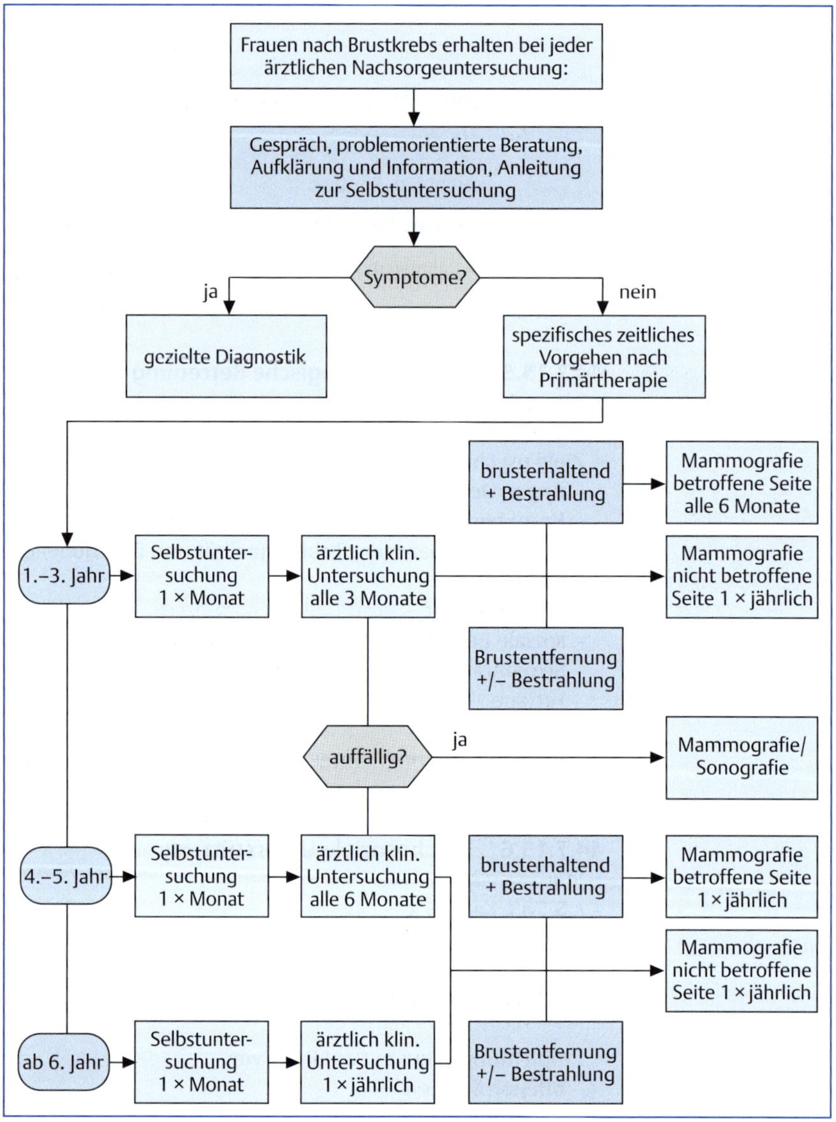

- vaginale Beschwerden
  - Einsatz von Gleitcremes
  - evtl. niedrig dosierte Östrogenisierung
    - z. B. ESTRING Vaginalinsert für 3 Monate
      - kein Risiko der Überdosierung
      - setzt 7,5 µg Estradiol/24 h frei
- klimakterische Beschwerden
  - Clonidin (jedoch wenig effektiv)
  - Mittel der 1. Wahl: Serotonin-Reuptake-Inhibitoren (Zulassung als Psychopharmaka → Therapieversuch mit geringster Dosierung beginnen)
    - Fluoxetin (z. B. Fluoxetin-Stada); 20 mg/d; Steigerung auf 60–80 mg bei normaler Leberfunktion möglich

    - Venlafaxin (Trevilor); 2 × 37,5 mg bis max. 375 mg/d; Dosisanpassung bei Niereninsuffizienz, Leberstörungen und älteren Patientinnen
    - Paroxetin (z. B. Paroxetin AL 20 mg); 20 bis max. 60 mg/d, Dosisanpassung bei Niereninsuffizienz, Leberstörungen und älteren Patientinnen
      - Absinken des Tamoxifen-Hauptmetaboliten um 50 %
    - erhöhte Suizidgefahr
  - Opipramol (Insidon); Tagesdosis 1–6 Drg.
  - Gabapentin (z. B. Gabapentin AbZ); 300 bis max. 900 mg Tagesdosis
  - Phytoöstrogene
    - Isoflavone können den protektiven TAM-Effekt beeinflussen
    - bevorzugt Cimicifuga racemosa (z. B. Remifemin)

44.7.15.8 Lymphödem

- Inzidenz 26–30 %
- meist innerhalb von 3 Jahren
- erhöhtes Risiko bei Bestrahlung der Lymphabflusswege

Stadieneinteilung

- **Stadium I**
  - weiche, Dellen hinterlassende Schwellung
  - Rückbildung in Ruhe oder bei entsprechender Lagerung möglich
  - Die Akren sind häufig in die Schwellung einbezogen (im Gegensatz zu kardial bedingten Ödemen).
- **Stadium II**
  - Veränderung des Bindegewebes im Sinne einer lymphostatischen Fibrosterose
  - Die Gliedmaßen sind dekonturiert.
  - Das Gewebe ist palpatorisch konsistenzvermehrt.
  - Eine Schwellung ist spontan irreversibel.
- **Stadium III**
  - Sklerosierung der Haut
  - säulenförmige Entstellung der Gliedmaßen (Elephantiasis)
  - starke Umfangszunahme
  - gehäuft Komplikationen
    - Erysipel, Mykosen
    - Lymphfisteln, Lymphzysten
    - Hyperkeratosen

Empfehlungen

- Erhalt und Wiederherstellung der Schulter-Arm-Beweglichkeit möglichst bald postoperativ
  - spätestens 1–2 Tage nach OP Physiotherapie in Absprache mit dem Operateur
- manuelle Lymphdrainage (MLD) nur bei Indikation, nicht prophylaktisch
- Aufklärung der Patientinnen mit axillärer Lymphonodektomie über Symptome, Prophylaxe und Therapie des Lymphödems
- Die SLN-Biopsie ist eine primäre Prophylaxe des Lymphödems.
- bereits vor Entlassung und dann zu den Nachsorgeuntersuchungen Kontrolle auf Vorliegen eines Lymphödems
- Versorgungsleistungen bei Lymphödem:
  - Entstauungstherapie bereits im Stadium I
    - manuelle Lymphdrainage und lymphologischer Kompressionsverband
    - Kompressionsbestrumpfung mit flach gestrickter Nahtware
    - Übungsbehandlung oder Krankengymnastik

    - Eigenübungen
    - Eigenbehandlung
  - Hautpflege
    - Infektionsprophylaxe
    - Informationen über Selbsthilfegruppen
    - Rehabilitation
- Kontraindikationen zur Lymphödemtherapie
  - floride Infektion
  - Erysipel
  - Thrombose
  - lymphokutane Fistel
- Indikation zur stationären Behandlung
  - Lymphödem Stadium III
  - Lymphödem Stadium II mit Kontraindikationen zur physikalischen Entstauungstherapie sowie Progress der Fibrosklerose oder der Komplikationen

44.7.16 Lokalrezidiv

- je näher am Sitz des ehemaligen Primärtumors, desto größer die Heilungschancen
- Die Bedeutung lokoregionärer Rezidive ist nicht abschließend geklärt.
  - Hinweise, dass Prognose verschlechtert wird:
    - Zeitintervall zwischen Entstehung und Diagnose → Möglichkeit der Tumorzelldissemination → Verschlechterung der Gesamtprognose möglich
    - therapeutische Senkung der Lokalrezidivrate um < 10 % → kein Einfluss auf Überleben
    - therapeutische Senkung der Lokalrezidivrate um > 10 % → zunehmender Überlebensvorteil ab dem 6. Jahr

44.7.16.1 Thoraxwandrezidiv

- Wiederauftreten eines Mammakarzinoms im ehemaligen Ablatiogebiet
- innerhalb von 10 Jahren nach Ablatio in ca. 12 %

Prognose

- 5-Jahres-Überlebensrate bei 50 %
- rezidivfreies Intervall < 2 Jahre, multiple Herde > 1 cm, rezeptornegativ → mit beginnender Generalisierung ist zu rechnen → Heilung nicht mehr möglich
- ⅔ aller Patientinnen mit Lokalrezidiven nach Mastektomie entwickeln innerhalb von 5 Jahren Fernmetastasen.

Diagnostik

- Ausschluss von Fernmetastasen
- CT der Halsregion und obere Thoraxapertur

Therapie

- Operable Herde werden mit Sicherheitsabstand exstirpiert.
- postoperative Radiatio mit 50 Gy, wenn keine Bestrahlung nach Mastektomie erfolgt ist
  - Eine zweite Bestrahlung ist kontraindiziert → Risiko von ausgedehnten Hautnekrosen
  - bei ungünstigen Risikofaktoren evtl. kleinvolumige Bestrahlung

- inoperabel → histologische Sicherung mit Rezeptor- und HER-2-Bestimmung
  - systemische Therapie je nach Histologie
    - antihormonell
    - Trastuzumab
    - ggf. Chemotherapie
  - Operabilität zu erreichen → OP
  - Bestrahlung ist Therapie der 2. Wahl, z. B. bei hormoninsensiblen Tumoren und Chemoinsensitivität
    - evtl. kombinierte Radiochemotherapie (vgl. Kap. 44.3.2.2)
  - lokale oberflächliche Chemotherapie mit Miltefosin

44.7.16.2 Intramammäres Rezidiv nach BET

Prognose

- Entgegen früherer Meinung ist die Prognose wohl ähnlich dem Thoraxwandrezidiv. → Eine lokoregionäre Tumorkontrolle bei der Primärtherapie ist enorm wichtig.
  - Die 5-Jahres-Überlebensrate liegt bei 65 %.
  - Bei gleichzeitigem Auftreten von Rezidiven an mehreren Stellen liegt die 5-Jahres-Überlebensrate nur noch bei 21 %.

Risikofaktoren

- ausgedehnte oder prädominante In-situ-Komponente
- Infiltration der Resektionsränder
- lobulärer Tumortyp
- positiver Lk-Status
- niedrige Tumordifferenzierung
- Nachweis einer Angioinvasion

≥ 2 Faktoren → 5-Jahres-Rezidivrisiko bei > 20 %

Die Bedeutung der operativen Radikalität ist bei den letzten 3 Punkten eher untergeordnet.

Therapie

- Die Mastektomie ist Therapie der Wahl; im Einzelfall kann nochmals brusterhaltend therapiert werden.
  - Das Risiko eines zweiten Rezidivs liegt höher als nach Mastektomie.
  - wohl auch negativer Einfluss auf die Prognose bei erneuter BET
  - günstige Ausgangssituation → BET erwägen
    - DCIS
    - invasives Karzinom mit:
      - langem rezidivfreiem Intervall
      - fehlender Hautbefall
      - großer räumlicher Abstand zur Lokalisation des ersten Tumors
    - auf jeden Fall Hinweis auf erhöhtes Rezidivrisiko mit möglicher Verschlechterung der Prognose
- anschließende Bestrahlung der Thoraxwand und ggf. der supra- und infraklavikulären Region
- bei erneuter BET evtl. interstitielle Brachytherapie (experimentell)
- Bezüglich einer erneuten Chemotherapie ist die Datenlage ungenügend.
  - bei negativen Hormonrezeptoren individuelle Therapieentscheidung
- Bei positiven Hormonrezeptoren kann TAM (präventiv) gegeben werden.
  - Rezidiv unter TAM → Aromataseinhibitor (AI)

44.7.16.3 Rezidive im Bereich der Lymphabflusswege

Prognose

- 5-Jahres-Überlebensrate ca. 55 %

Klinik

- insbesondere bei axillären Rezidiven zunehmende Elephantiasis des Arms
- Schmerzen
- Thrombose der V. axillaris in seltenen Fällen

Diagnostik

- CT zur Beurteilung der Ausdehnung
- nach Möglichkeit histologische Klärung

Therapie

- bei isolierten und abgrenzbaren Befunden Exstirpation
- ansonsten Radiatio mit 40–50 Gy
  - nach Mastektomie auch elektive Bestrahlung der Thoraxwand
  - bei Z. n. Radiatio → individuelle Entscheidung
    - evtl. in Kombination mit einer CHT
    - Erfahrungen liegen für 5FU, Capecitabin, CMF, Gemcitabin und Paclitaxel vor.

44.7.17 Metastasierendes Mammakarzinom

▶ Heilung ist im Allgemeinen nicht möglich.

Prognose

- hängt von der Lokalisation und Ausdehnung der Metastasen ab; im Median 2–3 Jahre
  - ossäre Filialisierung 14–34 Monate
  - pulmonale Metastasierung 17–20 Monate
  - hepatische Filialisierung 6–12 Monate
  - zerebrale Filialisierung 1–8 Monate
- 3-Jahres-Überlebensraten
  - ossäre Filialisierung → 45 %
  - pulmonale Metastasierung → 20 %
  - hepatische Filialisierung → < 10 %
- Die Aufklärung über Prognose und Therapieoptionen ist obligat.

Therapieziele

- langfristige Erhaltung oder Verbesserung des Befindens und der Leistungsfähigkeit
- Verlängerung der Überlebenszeit
- möglichst lange Zeit bis zum Therapieversagen bei minimaler Toxizität

Faktoren für die Planung einer Therapie

- Hormonrezeptorstatus für die endokrine Therapie
- HER-2-neu-Status für eine Therapie mit Trastuzumab oder Lapatinib
- Knochenmetastasierung für den Einsatz von Bisphosphonaten
- vorausgegangene Wirkung einer chemoendokrinen Therapie für weitere systemische und lokale Therapien
- Fernmetastasen lokalisiert → OP?, Radiatio?, ggf. medikamentöse Therapie
  - lokale Sanierung der Fernmetastase (bei gleichzeitigem Auftreten mit Primärtumor) erfolgt → OP des Primärtumors, wenn R0-Resektion möglich
- multiple Fernmetastasen → medikamentöse Therapie

Planung einer Systemtherapie

- lebensbedrohlich, deutliche Beschwerden
  - HR+ → Poly-(Mono-)Chemotherapie + (antiangiogenetische Therapie) → endokrine Therapie
  - HER-2-neu-Überexpression → Poly-(Mono-)Chemotherapie + (anti-HER-2-neu-Therapie)
  - HR- → Poly-(Mono-)Chemotherapie + (antiangiogenetische Therapie)
  - Paclitaxel + Bevacizumab (antiangiogenetische Therapie) bei Indikation für CHT bereits First Line
    - Die Wirksamkeit eines späteren Einsatzes ist nicht belegt.
- nicht unmittelbar lebensbedrohlich, geringe Beschwerden
  - HR+ → endokrine Therapie
  - HER-2-neu-Überexpression + HR+ → endokrine Therapie + anti-HER-2-neu-Therapie
  - HER-2-neu-Überexpression + HR- → Monochemotherapie + anti-HER-2-neu-Therapie
  - HR- → Monochemotherapie
- Planung einer Chemotherapie
  - langsame Progression, geringe Beschwerden vgl. Abb. 44.**8**
  - rasche Progredienz mit Beschwerden vgl. Abb. 44.**9**

44.7.17.1 Operative Therapie

Extremitätenmetastasen

- **Indikation**
  - Stabilisierung im Bereich der langen Röhrenknochen bei Destruktion der Kortikalis > 50 %
    - insbesondere bei Destruktion in den Knochen der unteren Extremität
  - pathologische Fraktur
- **Verfahren**
  - Marknagelung
  - Plattenosteosynthese
  - Knochenersatz durch PMMA oder Titanspacer
  - Endoprothese bei gelenknaher Lokalisation

Wirbelsäulenmetastasen

- **Klinik**
  - Schmerzen
  - im HWS- und BWS-Bereich eher geringere Beschwerden; meist radikuläre Symptome
  - im LWS-Bereich Risiko der Paraplegie
- **Diagnostik**
  - auch bei fehlender neurologischer Symptomatik MRT zur Beurteilung des Myeloms
- **Therapie**
  - sofortige OP-Indikation bei neurologischen Ausfällen
    - Eine Radiatio ist in dieser Situation obsolet.
  - bei drohender Instabilität
  - Therapie der Wahl ist die Vertebrektomie mit osteosynthetischer Stabilisierung durch Spondylodese.
    - ventraler Zweihöhleneingriff → nur bei gutem AZ
    - alternativ Laminektomie zur spinalen Dekompression (keine wesentliche Restabilisation)
    - anschließende Radiatio

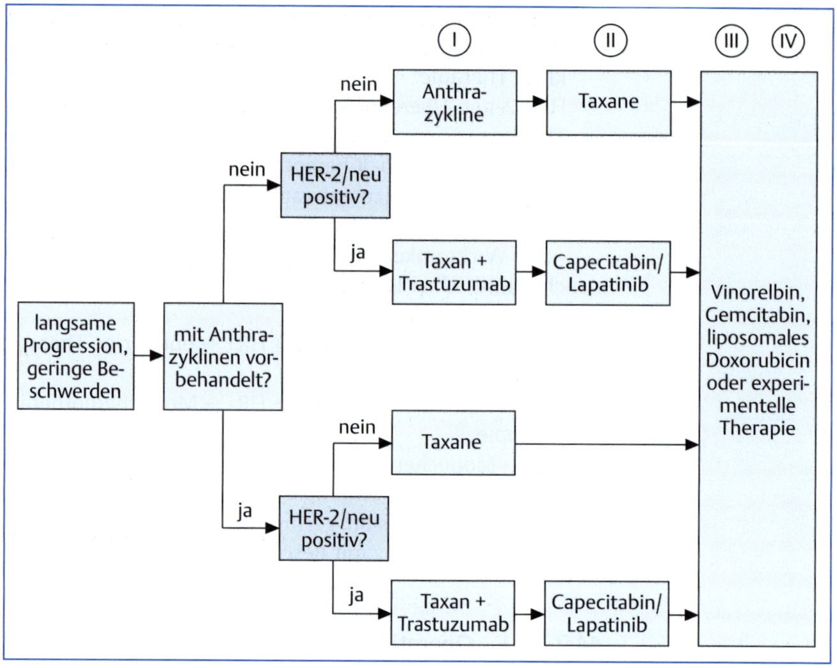

Abb. 44.**8** Systemische Therapie bei langsamer Progression und geringen Beschwerden.

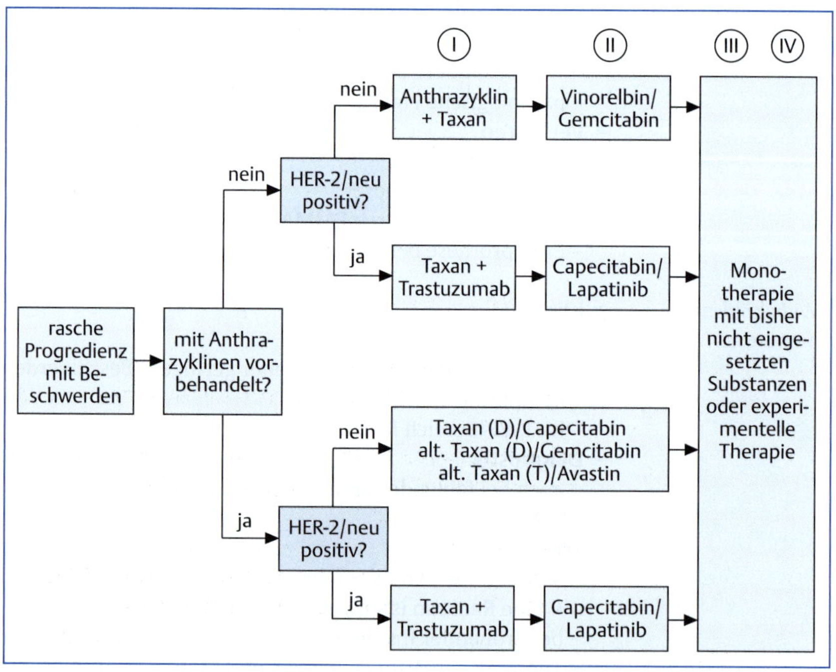

Abb. 44.**9** Systemische Therapie bei rascher Progression mit Beschwerden.

- Interventionell kann insbesondere bei Patientinnen mit reduziertem AZ eine Vertebro- oder Kyphoplastie durchgeführt werden.
  - mikroinvasives Einbringen von Knochenzement in den Wirbelkörper
  - experimentelle Technik mit wohl guten Ergebnissen
  - schnelle Schmerzreduktion und Remobilisierung

Viszerale Metastasen

- **Indikation**
  - Solitäre Metastasen der Lunge oder der Leber (evtl. des ZNS) können mit recht guten Langzeitergebnissen chirurgisch saniert werden.
- **CT-gesteuerte Kryotherapie**
  - Zerstörung von Lebermetastasen durch Kältesonden
  - Therapiegrenze: max. 3 Metastasen, max. Einzeldurchmesser 3 cm
- **Lasertherapie**
  - Laserkoagulation (120 °C) nach gezielter Punktion
  - Überwachung des Vorgangs mittels wärmeempfindlicher Kernspintomografie
  - Therapiegrenze: max. 5 Metastasen, max. Einzeldurchmesser 5 cm
- **Leber- oder Lungenteilresektion**
  - vorher histologische Sicherung durch Feinnadelpunktion
  - Vorteile nur bei R0-Resektion
- retrospektive Studien mit kleinen Fallzahlen
  - nur bei gutem AZ
  - strenge Indikationsstellung
- Auch bei solitärem Auftreten muss mit einer disseminierten Tumorzellaussaat gerechnet werden.
- Differenzialdiagnosen beachten → ggf. histologische Sicherung anstreben
  - Lunge
    - Sarkoidose als Differenzialdiagnose der disseminierten Tumoraussaat
    - Tuberkulom als Differenzialdiagnose des solitären Rundherdes
    - Bronchialkarzinom

44.7.17.2 Hormontherapie

▶ Therapie der 1. Wahl!

Voraussetzungen

- langes krankheitsfreies Intervall
- Weichteil- und/oder Knochenmetastasen, aber nur geringfügige viszerale Metastasierung
- keine ausgeprägte Beschwerdesymptomatik bzw. drohender Organausfall → keine schnellen Therapieerfolge notwendig
- geringe Tumormasse
- östrogen- und/oder progesteronrezeptorpositiver Tumor → Sicherung des Hormonrezeptorstatus der Metastase, da in 20 % der Fälle ein Wechsel des Status im Vergleich zum Primärtumor stattgefunden hat
  - Status nicht feststellbar → Therapieversuch auch bei rezeptornegativem Primärtumor
- nicht indiziert:
  - wenn schnelle Remission notwendig ist zur Abwendung eines Organausfalls oder schwerwiegender Symptome
  - bei negativem Hormonrezeptorstatus
  - bei Hirnmetastasen (endokrine Therapie nicht suffizient)

- als Kombination zu einer Chemotherapie
  - Steigerung der Toxizität, aber ohne Benefit
- HER-2-neu-Überexpression ohne Behandlung mit Trastuzumab in der adjuvanten Situation → Kombination der endokrinen Therapie mit Trastuzumab möglich

Ziele

- Hinausschieben der Notwendigkeit einer die Lebensqualität beeinträchtigenden Chemotherapie
  - Krankheitsstillstand ist bereits ein Erfolg.
  - ggf. Aneinanderreihung mehrerer endokriner Therapieansätze

Substanzgruppen

Aromatasehemmer

- Aromatasehemmer der 3. Generation sind Therapie der 1. Wahl
- Ein Vergleich der Aromatasehemmer untereinander ist zurzeit schwierig, da die Substanzen gegen Gestagene getestet wurden und unterschiedliche Ergebnisse u. a. durch die unterschiedliche Patientenselektion bedingt sind. → Ein Direktvergleich wäre sinnvoll.
- Anastrozol (Arimidex) 1 mg/d p. o.
- Letrozol (Femara) 2,5 mg/d p. o.
  - besonders gutes Ansprechen bei Weichteilmetastasen
- Exemestan (Aromasin) 25 mg/d p. o.
  - blockiert Aromatase irreversibel
  - Wirkung wohl schlechter als bei den anderen AI
- Der häufigere Einsatz von AI in der adjuvanten Therapie schränkt die Option der 1. Wahl in Zukunft evtl. ein.
- wird ein anderes Medikament dieser Gruppe nach AI-Therapie eingesetzt → nur wenige Remissionen durch unvollständige Kreuzresistenz

Antiöstrogene (SERM = selektiver Östrogenrezeptor-Modulator)

- Tamoxifen 20 mg/d p. o.
  - Einsatz in der Second-Line-Hormontherapie
    - in der First-Line-Therapie nach Aromataseinhibitor Upfront-Therapie
  - senkt LDL und Gesamtcholesterin (doch kardioprotektiv?), Osteoporoseschutz
  - Tumorwachstum zu Therapiebeginn
    - Risiko des Endometriumkarzinoms gesteigert
  - Hitzewallungen, erhöhtes Thromboserisiko
- Toremifen (Fareston)
  - nur in der palliativen Situation zugelassen
  - kein klinisch relevanter Unterschied zu TAM
- Raloxifen (Evista)
  - Zulassung bei der Osteoporose (60 mg/d)
  - keine Zulassung beim Mammakarzinom
  - in Studien zur Therapie des Mammakarzinoms mit 200/300 mg/d keine eindeutige Effektivität
  - präventive Wirkung in Bezug auf das Mammakarzinom

Östrogenrezeptor-Antagonist

- Fulvestrant (Faslodex)
  - reines Antiöstrogen
  - keine östrogenagonistische Restkomponente
  - in der Second-Line-Therapie zugelassen
    - z. B. nach Switch (TAM → AI) in der adjuvanten Situation

- senkt die Zahl der exprimierten Östrogenrezeptoren im Gegensatz zu TAM, das die Zahl steigert und damit eine erhöhte Angreifbarkeit für Östrogene bietet
- jedoch keine bessere Effektivität als TAM
- nach TAM-Vorbehandlung ähnliche Effektivität wie Anastrozol
- Dosierung: 250 mg i. m. alle 4 Wochen
- kein Auftreten von vaginaler Trockenheit, keine Verminderung der Knochendichte, keine Steigerung des Endometriumkarzinoms
- experimenteller Einsatz in der Prämenopause; dann in Kombination mit GnRH-Analogon

GnRH-Analoga

- Einsatz nur prämenopausal
- primärer Einsatz in Kombination mit Tamoxifen
- Substanzen:
  - Goserelin (Zoladex) als 4 Wochen oder 3-Monats-Depot
  - Leuprorelinacetat
    - Enantone = Monatsdepot
    - Trenantone = 3-Monats-Depot

Gestagene

- Medroxyprogesteronacetat (MPA) 250–500 mg/d p. o.
- Megestrolacetat 160 mg/d p. o.

Wahl des Medikaments

- **postmenopausal**
  - Aromataseinhibitoren der 3. Generation in der Primärtherapie
  - Tamoxifen oder Fulvestrant in der Sekundärtherapie
  - Fulvestrant in der Sekundär- oder Tertiärtherapie
  - Medroxyprogesteronacetat (MPA) oder Megestrolacetat als Tertiärtherapie
- **prämenopausal**
  - GnRH-Analoga + Tamoxifen ist Kombination der 1. Wahl
  - Aromatasehemmer + GnRH-Analogon in der Second-Line-Therapie
  - Gestagene als dritter Therapieschritt
  - Erste Erfahrungen in der Kombination Fulvestrant und GnRH-Analogon liegen vor.
  - weitere Alternativen in Kombination mit TAM
    - Ovarektomie bds.
    - Radiomenolyse

> ▶ War mit der vorhergegangenen Hormontherapie über eine gewisse Zeit ein Erfolg zu erkennen, sollte die Therapie im hormonellen Bereich bleiben.

44.7.17.3 Chemotherapie

Vor einer Chemotherapie ist der Allgemeinzustand zu erheben und die Compliance abzuschätzen.

Indikationen

- Nichtansprechen auf eine Hormontherapie
- lebensbedrohlicher, rasch progredienter Verlauf
- präoperativ beim lokal fortgeschrittenen (z. B. inflammatorischen) Karzinom

> Frühzeitiger Einsatz einer intensiven Chemotherapie, z. B. bei älteren Patientinnen mit langsamem Verlauf, ist eher schädlich.
> Unterdosierungen sind wegen des resultierenden, evtl. totalen Wirkungsverlustes zu vermeiden.
> Palliative Therapie!! → Lebensqualität ist zu berücksichtigen.

Behandlungsdauer

- mind. bis zur Linderung der Symptome
- nach 3 Zyklen Restaging; keine Remission → andere Therapie
- maximal 6–12 Monate

> Waren die Metastasen gegen 2 Therapieschemata primär refraktär, wiegt der Nutzen einer 3. Therapie die Nachteile durch die Nebenwirkungen nicht auf!
> Liegen zwischen Therapieende und erneuter Progression mindestens 12 Monate, ist die Möglichkeit gegeben, dass eine erneute Remission mit einer Chemotherapie zu erreichen ist.

Dosierung

- sollte in der für die Kombination ursprünglich veröffentlichten Form vorgenommen werden

Wahl des Medikaments

- Einheitliche Empfehlungen existieren nicht.
- Eine individuelle Therapieplanung ist notwendig.
- bei jungen Patientinnen eher aggressivere Schemata
- bei älteren Patientinnen eher weniger toxische Medikamente
- Anthrazykline und Taxane sind sowohl in der Monotherapie als auch der Polychemotherapie die wirksamsten Substanzen.
  - Monotherapie bei geringen Beschwerden, geringer Tumorlast, kein akutes Risiko eines Organversagens, reduzierter Allgemeinzustand
    - HER-2-neu-Überexpression → evtl. nur Trastuzumab-Monotherapie
  - Polychemotherapie bei rascher Tumorprogression und deutlichen Beschwerden
  - Kombination von taxanhaltigen Regimen mit Trastuzumab bei HER-2-positiven Tumoren

Monotherapie

- Remissionsraten 15–40 % je nach Vorbehandlung
- niedrigere Remissionsraten als bei der Polychemotherapie, aber bessere Verträglichkeit
- Substanzen und Dosierungen s. Tab. 44.**24**
- **wichtigste Medikamente der Monotherapie:**
  - Doxorubicin
  - Epirubicin
  - Docetaxel
  - Paclitaxel
  - Vinorelbin

Informationen zu einigen Monotherapeutika

Anthrazykline

- wirksamste Substanzen beim Mammakarzinom
- Doxorubicin und Epirubicin haben vergleichbare antitumorale Wirksamkeit
- Kardiotoxizität ist bei Epirubicin geringer
  - kumulative Höchstdosis
    - 450–550 mg/m^2 für Doxorubicin
    - 900–1000 mg/m^2 für Epirubicin

Tab. 44.**24** Zytostatische Monotherapie.

Substanz	Dosierung	Wiederholung
Doxorubicin	20 mg i. v. 60 mg i. v.	wöchentlich 3-wöchentlich
Epirubicin	20–25 mg/m² i. v. 60–90 mg/m² i. v.	wöchentlich 3-wöchentlich
Idarubicin oral (Zavedos)	25 mg p. o.	wöchentlich (3 Wochen), dann 1 Woche Pause
Idarubicin i. v.	30 mg/m² i. v.	3- bis 4-wöchentlich
Mitoxantron	12–14 mg/m² i. v.	3-wöchentlich
liposomales Doxorubicin	Caelyx 40–50 mg/m² i. v. Myocet 75 mg/m² i. v.	alle 4 Wochen alle 3 Wochen
Paclitaxel	175 mg/m² i. v. als 3-h-Infusion, oder 90 mg/m² i. v. wöchentlich	3-wöchentlich
Docetaxel	100 mg/m² i. v. als 1-h-Infusion, auch 35 mg/m² i. v. wöchentlich	3-wöchentlich d 1+8+15, 2 Wochen Pause
5-Fluorouracil + Folinsäure	2200 mg/m² i. v. über 24 h 500 mg/m² i. v. über 2 h	d 1, 8, 15, 2 Wochen Pause
Capecitabin oral	2500 mg/m² oral	d 1–14, 1 Woche Pause
Mitomycin C	8–12 mg/m² i. v.	4- bis 6-wöchentlich
Trofosfamid (Ixoten)	150 mg p. o.	täglich
Bendamustin	120–150 mg/m² i. v. oder 50–60 mg/m² i. v.	d 1+2, 4-wöchentlich d 1–3(5), 4-wöchentlich
Vinorelbin	30 mg/m² i. v.	d 1+8, 3-wöchentlich
Vinorelbin oral	60 mg/m² Woche 1–3 ab Woche 4: 80 mg/m²	1 ×/Woche
Vindesin	3 mg/m² i. v.	2-wöchentlich
Gemcitabin	800–1200 mg/m² i. v.	d 1+8+15, 4-wöchentlich

- höhere kumulative Dosen nur unter strenger Kontrolle der kardialen Funktion

- Idarubicin (Zavedos) als orales Anthrazyklin
  - falls Polychemotherapie kontraindiziert oder nicht gewünscht
  - Erhaltungstherapie nach Polychemotherapie
  - kumulative Höchstdosis 600 mg/m² (Hierbei ist die bereits verabreichte Anthrazyklinmenge zu berücksichtigen.)
  - Beginn mit wöchentlicher Gabe über 12 Wochen
  - bei Ansprechen → 3 Wochen Therapie, 1 Woche Pause usw.
- Verwendung verschiedener Anthrazykline → Berechnung der noch möglichen Menge
  - z. B. 600 mg/m² der möglichen 1000 mg/m² des Epirubicin sind verbraucht.

Tab. 44.**25** Kumulative Höchstdosen der verschiedenen Anthrazykline.

Substanz	kumulative Gesamtdosis (mg/m²)
Daunorubicin	500–600
Doxorubicin	500–550
Epirubicin	900–1000
Idarubicin	120(–290)
Idarubicin oral	400(–720)
liposomales Daunorubicin	>1000
liposomales Doxorubicin	>860
Mitoxantron	160(–200)
Amsacrin	580(–800)

- Der Einsatz von Idarubicin ist geplant; die mögliche kumulative Gesamtdosis beträgt 120 mg/m², wenn es ein Ersteinsatz wäre.
- Rechnung:
  - 120 : 1000 = 0,12
  - (1000–600) × 0,12 = 48
  - Demnach können 48 mg/m² Idarubicin noch eingesetzt werden bis zum Erreichen der kumulativen Dosis.

Paclitaxel (Taxol) und Docetaxel (Taxotere)

- nur partielle Kreuzresistenz zu Anthrazyklinen → Einsatz nach Anthrazyklinresistenz sinnvoll → Remissionsraten bis zu 20 %
- Limitierende Nebenwirkungen sind besonders die Knochenmarksuppression und die Neurotoxizität.
- Flüssigkeitsretention und Ödembildung bei Docetaxel
- **Prämedikation** zur Vermeidung von Hypersensitivitätsreaktionen bzw. Flüssigkeitsretentionssyndromen notwendig
  - vor Paclitaxel
    - Dexamethason (z. B. Fortecortin) 20 mg oral 12 und 6 h vor Taxol oder 40 mg i. v. 30 min vor Taxol
    - Clemastin (z. B. Tavegil) 2 mg i. v. 30 min vor Taxol

Monotherapie mit neueren Substanzen

Vinorelbin (Navelbine)

- Vincaalkaloid
- relativ gut verträglich, Zahl der Wiederholungen je nach Blutbild
- geringe Neurotoxizität (selten mit Obstipation oder paralytischem Ileus)
- selten bronchospastische Syndrome
- in Kombination mit Mitomycin bei Anthrazyklinresistenz:
  - Mitomycin 8 mg/m² Tag 1
  - Navelbine 25 mg/m² Tag 1+8
  - Wiederholung alle 4 Wochen

Gemcitabin (Gemzar)
- Antimetabolit
- gute Verträglichkeit (geringe Alopezierate, Erbrechen 19,8%, reversible Erhöhung der Transaminasen)
- Grippeähnliche Symptome (Gliederschmerzen, Kopfschmerzen, Lethargie) sind möglich.
- Kombinationen in Studien:
  - Gemzar 800 mg/m^2 + Doxorubicin 25 mg/m^2 Tag 1+8+15; alle 28 Tage
  - Gemzar 1000–1400 mg/m^2 + Mitoxantron 10–14 mg/m^2
  - Gemzar 1000 mg/m^2 Tag 1+4 + Epirubicin 90 mg/m^2 Tag 1 + Taxol 175 mg/m^2 Tag 21
    - 90% Response!
- Dosislimitierend sind die Myelodepression und die Schleimhauttoxizität.

Capecitabine (Xeloda)
- 5-FU-Vorläufer
- 2500 mg/m^2 oral (2 × 1250 mg/m^2) Tag 1–14 alle 3 Wochen (d.h. 1 Woche Pause)
- ausreichende Funktion der Leber zur Umwandlung notwendig
- selektive Wirkung, da fast nur Tumorzellen das aktivierende Enzym haben
- Nebenwirkungen: Diarrhö, Hand-Fuß-Syndrom

liposomale Anthrazykline (Caelyx)
- gleiche Effektivität wie Doxorubicin
- Aufnahme in normales Gewebe gering
- Anreicherung in neoplastischen Geweben durch geschädigte Gefäßendothelien im Tumor
- Verringerung des Kardiotoxizitätsrisikos
- **Caelyx**
  - 50 mg/m^2 in 250 ml Glucose 5% alle 4 Wochen bis zum Progress
  - Kontrolle auf Remission alle 2 Zyklen
  - Labor vor Therapie: Blutbild, Bilirubin
  - EKG und Herzecho zu Therapiebeginn, danach nur bei entsprechender Klinik
  - Nebenwirkungen:
    - Bilirubinanstieg auf 2,0–3,0 mg/dl → Dosisreduktion um 25%
    - Bilirubin > 3 mg/dl → Dosisreduktion um 50%
    - Palmar-/Plantarerythem, Stomatitis

Polychemotherapie

- Remissionsraten bei Kombination nicht kreuzresistenter Substanzen zwischen 30 und 70%
- Bei rascher Tumorprogression sind anthrazyklin- und taxanhaltige Schemata effektiver.
- Nachfolgetherapie:
  - zuvor CMF → anthrazyklinhaltiges Schema
  - zuvor anthrazyklinhaltiges Schema → mögliche Kombinationspartner mit neueren Substanzen
  - Capecitabin (Xeloda) oral
  - Docetaxel (Taxotere) ± Trastuzumab
  - Paclitaxel (Taxol) ± Trastuzumab
  - PEG-liposomales Doxorubicin (Caelyx)
  - Vinorelbin (Navelbine) oral oder i.v.
  - Gemcitabin (Gemzar)
- Schemata und Dosierungen s. Tab. 44.**26**

Tab. 44.26 Zytostatische Polychemotherapie.

Abkürzung	Substanzen	Dosierung	Wiederholung
CMF	Cyclophosphamid Methotrexat 5-Fluorouracil	600 mg/m² i. v. 40 mg/m² i. v. 600 mg/m² i. v.	3-wöchentlich
CMF „klassisch"	Cyclophosphamid Methotrexat 5-Fluorouracil	500 mg/m² i. v. d 1+8 40 mg/m² i. v. d 1+8 600 mg/m² i. v. d 1+8	4-wöchentlich
EC	Epirubicin Cyclophosphamid	60 mg/m² i. v. 600 mg/m² i. v.	3-wöchentlich
FEC	5-Fluorouracil Epirubicin Cyclophosphamid	500 mg/m² i. v. 50 mg/m² i. v. 500 mg/m² i. v.	3-wöchentlich
AC	Adriamycin Cyclophosphamid	60 mg/m² i. v. 600 mg/m² i. v.	3-wöchentlich
ViEC	Vindesin Epirubicin Cyclophosphamid	3 mg/m² i. v. 100 mg/m² i. v. 600 mg/m² i. v.	3-wöchentlich
ET[1]/AT[1]	Epirubicin/Doxorubicin Paclitaxel oder Epirubicin/Doxorubicin Docetaxel	60/50 mg/m² i. v. 175 mg/m² über 3 h i. v. 60/50 mg/m² i. v. 75 mg/m² über 3 h i. v.	3-wöchentlich 3-wöchentlich
CapDoc	Docetaxel Capecitabine	75 mg/m² über 3 h i. v. 2 × 1250 mg/m² oral/d	alle 3 Wochen d 1–14, 1 Woche Pause
GD	Docetaxel Gemcitabin	75 mg/m² über 3 h i. v. 1000 mg/m² i. v. d 1+8	alle 3 Wochen
GT	Paclitaxel Gemcitabin	175 mg/m² i. v. d1 1250 mg/m² d 1+8	alle 3 Wochen
GemCis	Gemcitabin Cisplatin	750 mg/m² i. v. d 1+8 30 mg/m² i. v. d 1+8	3-wöchentlich
VM	Vindesin Mitomycin C	3 mg/m² i. v. 8–10 mg/m² i. v.	4-wöchentlich
VinMito	Vinorelbin Mitomycin C	25 mg/m² i. v. d 1+8 8 mg/m² i. v.	4-wöchentlich d 1–5 (50 mg Hydrokortison als Lungenfibroseprophylaxe)
VinE	Vinorelbin Epirubicin	25 mg/m² i. v. d 1+8 60 mg/m² i. v. d 1	3-wöchentlich
VG	Vinorelbin Gemcitabin	25 mg/m² i. v. d 1+8 800 mg/m² i. v. d 1+8	4-wöchentlich
	Vinorelbin oral Capecitabine oral	60 mg/m² oral 2000 mg/m² oral	1 ×/Woche d 1–14, 1 Woche Pause
LipDC	Myocet Cyclophosphamid	75 mg/m² i. v. d 1 600 mg/m² i. v. d 1	3-wöchentlich

[1]in Kombination mit Taxanen Begrenzung der kumulativen Dosis für Doxorubicin/Epirubicin auf 360/540(–720) mg/m²

Tab. 44.27 Small Molecule Inhibitors in klinischen Studien.

intrazelluläres Target	Substanz	Anwendung	klinische Prüfung
TRAIL-Rezeptoren	TRAIL	solide Tumoren	Phase I
Bcl-2	G3139 (Genasense)	Mammakarzinom	Phase III
Survivin	LY2181308		präklinisch
20 S-Proteosom	Bortezomib (Velcade)	multiples Myelom	zugelassen
mTOR	Everolimus (RAD-001) Temsirolimus (CCI-779)	Mammakarzinom Mammakarzinom	Phase III Phase III
PI3-Kinase	LY294002		präklinisch
Raf	Sorafenib (Bay-43-9006)	Mamma-/Zervixkarzinom	Phase I
CDK 2, 4, 6	Flavopiridol	Mammakarzinom	Phase I
EGFR	Gefitinib (Iressa) Erlotinib (Tarceva)	Mammakarzinom/DCIS Mamma-/Ovarialkarzinom	Phase III Phase II
EGFR/Her-2	Lapatinib (GW 572016)	Mammakarzinom	Phase III
Pan-erbB	Canaternib (CI-1033)	Mammakarzinom	Phase II
c-kit, PDGF-R	Imatinib (Glivec)	gastrointestinale Stroma-tumoren (GIST)	zugelassen
Farnesyltransferase	Tipifarnib (Zarnestra) Lonafarnib (Sarasa)	Mammakarzinom Mammakarzinom	Phase II Phase II

Hochdosis-Chemotherapie

- Im metastasierten Stadium ist keine Heilung zu erzielen.
- hohe Morbidität sowie 1–2 % Mortalität → zur palliativen Therapie nicht geeignet

Lokale Therapie

- **Miltefosin**
  - lokale Behandlung von Hautmetastasen
  - nur wenn andere Therapien einschließlich Bestrahlung versagt haben oder nicht angewendet werden können
  - 1. Woche 1 × tgl. auftragen (1–2 Tpf./10 cm^2), später 2 × tgl. die befallenen Hautareale + 3 cm freies Randgebiet bestreichen
  - Um den Therapieerfolg zu beurteilen, muss mindestens 8 Wochen behandelt werden.

44.7.17.4 Targeted Therapy mit neuen Substanzen

- spezifische molekulare Therapie mit extra- und intrazellulären Signalmodulatoren
- Tamoxifen ist der älteste Vertreter.
- Molekulare Screeningmethoden zeigen tumorspezifische molekulare Eigenschaften auf, u. a. als Prognosefaktoren. → Ansatzpunkt (Targets) für neue Medikamente
- Zunehmende Erkenntnisse über Signalwege des programmierten Zelltods (Apoptose) und der Tumorneoangiogenese zeigen interessante therapeutische Wege auf.

Anti-HER-2-Antikörper (Trastuzumab = Herceptin)

- 25–30 % der Mammakarzinome zeigen HER-2-neu-Überexpression. →
  - schlechtere Prognose
  - schlechteres Ansprechen auf CMF und Tamoxifen → Anthrazykline oder Taxane in der adjuvanten Situation einsetzen
- Trastuzumab ist ein monoklonaler Antikörper, der spezifisch an HER-2 bindet.
  - blockiert Bindungsstellen für EGF-ähnliche Liganden
  - direkte, antikörperabhängige zytotoxische Aktivität
- seit 1998 in USA und seit 2000 in Deutschland für das metastasierte Mammakarzinom zugelassen
- als Monotherapie nur Second Line (nur 15 % Remissionsrate)
- besser: Kombination mit CHT (62 % Remissionen), u. a. mit Taxotere oder Taxol (First Line) (oder mit Anthrazyklinen)
  - Ein möglichst frühzeitiger Einsatz erscheint vorteilhaft.
  - in Kombination deutliche Steigerung der 3-Jahres-Überlebensrate
    - 33 % versus 10 % bei alleiniger Chemotherapie

> **Cave:** Die Kombination mit Anthrazyklinen weist wohl die besten Remissionsraten auf, aber auch eine deutlich erhöhte Kardiotoxizität: 28 % entwickelten eine Herzinsuffizienz NYHA III/IV → wird evtl. in dieser Kombination nicht zugelassen.
> 11 % der mit Anthrazyklin vorbehandelten Patientinnen entwickeln bei Kombination mit Taxol eine schwere Herzinsuffizienz. Unter einer Monotherapie ohne Vorbehandlung mit Anthrazyklin entsteht keine schwere Herzinsuffizienz.

- Dosierung
  - Initialdosis 4 mg/kg KG, wöchentliche Erhaltungsdosis 2 mg/kg KG
  - alternativ 8 mg/kg KG initial und Erhaltungsdosis alle 3 Wochen 6 mg/kg KG
  - Infusionsdauer 90 min
  - wöchentliche Gabe bis zum Progress
- Nebenwirkungen
  - Fieber und Schüttelfrost nach erster Infusion → Paracetamol und/oder Diphenhydramin
  - Diarrhö
  - Myelodepression besonders in Kombination mit CHT
  - nephro- und hepatotoxisch
- Kombination mit Taxanen:
  - 6 Zyklen Docetaxel 100 mg/m^2 alle 3 Wochen + Trastuzumab bis zum Progress
  - 6 Zyklen Paclitaxel 175 mg/m^2 alle 3 Wochen + Trastuzumab bis zum Progress
- vermehrt Hirnmetastasen nach Trastuzumab-Therapie
  - Inzidenz 25–34 %
  - Erklärungsversuche:
    - Trastuzumab verlängert das Überleben, passiert aber nicht die Blut-Hirn-Schranke.
    - HER-2-positive Tumorzellen dringen bevorzugt ins Gehirn ein.
    - → Strategien zur frühzeitigen Diagnose und Therapie sind notwendig.

Anit-HER-2-Antikörper Lapatinib

- Einsatz bei Trastuzumab vorbehandelten Patientinnen
- 1250 mg p. o. tgl.
- auch bei Hirnmetastasen möglich
- evtl. in Kombination mit Capecitabine
  - Lapatinib 1250 mg/d + Capecitabin 2 × 1000 mg/m^2 Tag 1–14; Wiederholung alle 3 Wochen

- Wirkungsverstärkung und Steigerung der NW durch CYP3A4-Hemmstoffe
  - z. B. Grapefruitsaft, Cimetidin, Erythromycin, Verapamil)
- Wirkungsverminderung durch CYP3A4-Induktoren
  - (z. B. Carbamazepin, Phenytoin, Rifampicin, Barbiturate, Johanniskraut)

Antiangiogenesefaktor (Bevacizumab = Avastin)

- Hemmung der VEGF-vermittelten Tumorangiogenese
- VEGF hat nur zu Beginn der Metastasierung eine herausragende Funktion → Einsatz von Bevacizumab so früh wie möglich (First Line)
- Phase-III-Studie:
  - Paclitaxel 90 mg/m² wöchentlich versus Paclitaxel wöchentlich + Bevacizumab 10 mg/kgKG alle 2 Wochen
    - klinisch relevante Toxizitäten
    - Proteinurie
    - Neuropathien
  - signifikante Verbesserung des Gesamtüberlebens bei frühzeitigem Einsatz
  - Für die Kombination mit Capecitabine konnte nur ein verbessertes Ansprechen, nicht aber ein verbessertes Überleben gezeigt werden.
- Dosierungen:
  - Avastin 10 mg/kg Tag 1+15; Paclitaxel 90 mg/m² Tag 1+8+15; Wiederholung alle 3 Wochen
  - Avastin 15 mg/kg Tag 1; Paclitaxel 175 mg/m² Tag 1; Wiederholung alle 3 Wochen
- Die Überwachung von Blutdruck und Nierenfunktion (Proteinurie) ist wichtig.

44.7.17.5 Pleurodese

Therapie

- s. Ovarialkarzinom, Kap. 44.6.2.6

44.7.17.6 Bisphosphonate/ossäre Metastasierung

Operative Therapie

- umschriebene Osteolysen können evtl. chirurgisch, orthopädisch oder neurochirurgisch versorgt werden (s. o.).

Radiatio

- wenn operative Therapie nicht möglich
- zur Analgesie
- zur Stabilisierung frakturgefährdeter Skelettabschnitte

Bisphosphonattherapie

- vor der Therapie Kontrolle des Kalziumspiegels, der Nierenfunktion und des Phosphatspiegels
- nicht in Kombination mit Kalzium geben
- rasches Anfluten an der Knochenoberfläche und Bindung an die offen liegenden Kalziumphosphatkristalle
  - insbesondere in Bereichen mit hohem Knochenumsatz
- **Wirkmechanismen**
  - Tumorzellen aktivieren über Zytokine Osteoklasten. → Früher oder später treten Osteolysen auf.
  - Bisphosphonate akkumulieren dort, wo Osteoklasten angreifen. → Aufnahme in die Osteoklasten → Unterdrückung der Funktion und Reduktion der Zahl der Osteoklasten
  - unterschiedliche Angriffspunkte der Bisphosphonate 1.–3. Generation → unterschiedliche Nebenwirkungen in anderen Organsystemen (s. u.)

- Induktion der Tumorzellapoptose im Osteoklasten durch Blockierung von GTPasen
- Auch Osteoblasten werden direkt und indirekt gehemmt. → Hemmung des gesamten Knochenumbaus
- Wirkungen auf das Immunsystem
- antiangiogenetische Effekte
- direkt toxische Wirkung auf Tumorzellen
- Hemmung der Tumorzelladhäsion auf der Knochenoberfläche → Hemmung der Mikrometastasenentstehung
- Aufgrund der direkten Wirkungen auf die Metastasenentstehung wird der adjuvante Einsatz in Studien untersucht.

- **Wirkungen**
  - Knochenschmerzen und Mobilität werden über Jahre günstig beeinflusst.
  - Verminderung der Zahl pathologischer Frakturen (insbesondere im Bereich der Wirbelkörper)
  - Progression der Knochenmetastasen im Median 5 Monate später
  - Senkung des Serumkalziums → weniger Hyperkalzämien
- **Indikationen**
  - tumorbedingte Hyperkalzämie
  - Osteolysen durch maligne Tumoren
    - Knochenschmerzen
    - Reduktion der Frakturgefahr
  - Morbus Paget
  - Osteolysen durch multiples Myelom
  - Tumortherapie-induzierte Osteoporose
- **Nebenwirkungen**
  - Akute-Phase-Reaktion
    - subfebrile Temperaturen
    - Leukozytose
    - Abgeschlagenheit
    - Muskel- und Knochenschmerzen
    - ausschließlich bei i. v.-Aminobisphosphonaten → nicht steroidale Antiphlogistika, Paracetamol
  - gastrointestinale Nebenwirkungen
    - Ösophagus bis Kolon können betroffen sein.
    - Entzündungen mit entsprechenden Symptomen
    - seltener auch Ulzerationen
    - ausschließlich bei der oralen Therapie → Einnahme am Morgen nach dem Aufstehen, ca. 1 h vor dem Frühstück
  - renale Toxizität
    - Schäden am Tubulusapparat (Tubulusnekrosen)
    - gilt für alle Wirkstoffe, jedoch in unterschiedlicher Ausprägung
    - Für orale Bisphosphonate gibt es keine Hinweise auf renale Komplikationen.
    - wichtige Faktoren:
    - Molekül
      - Dosis
      - Infusionsgeschwindigkeit
      - Infusionsintervalle
      - Halbwertszeit im Blut
      - renale Gewebehalbwertszeit
      - patientenbezogene Faktoren
  - z. B. renale Vorschädigung durch Paraproteine beim multiplen Myelom

Tab. 44.**28** Übersicht zu den häufigsten Nebenwirkungen von Bisphosphonaten.

Präparat	akute Phase	Nephrotox.	Oberbauch	Durchfall	Kiefernekrose
nicht Amino					
Clodronat i. v.	0	+	0	0	0
Clodronat 800 (x 2)	0	0	+	++	0
Clodronat 520 (x 2)	0	0	+	++	0
Aminobisphosphonate					
Ibandronat 6 mg	++	0	0	0	(+)
Ibandronat 50 mg	0	0	+	0	0
Zoledronat 4 mg	++	++	0	0	++
Pamidronat 90 mg	++	++	0	0	++
Alendronat 70 mg/w	0	0	++	+	+
Risedronat 35 mg/w	0	0	+	+	(+)
nicht Amino					
Etidronat[1] 400 mg/Zykl.	0	0	(+)	(+)	0

[1] Etidronat verursacht in höherer Dosierung Osteomalazie

- → empfohlene Dosierungen und Infusionsdauern strikt einhalten, gute Hydrierung, bei Kreatininerhöhungen Dosisanpassung oder Wechsel auf nierensicheres Medikament

– Kieferosteonekrosen (vor allem Unterkiefer)
  - insbesondere bei Langzeittherapie mit Aminobisphosphonaten (s. Tab. 44.**28**)
  - Dentogene Keimpforten führen zur Infektion des im Umbau reduzierten Knochen.
  - Prophylaxe:
    - Sanierung der Zähne und aller enoralen Entzündungsherde (z. B. Parodontose) vor der Bisphosphonatlangzeittherapie
    - regelmäßige zahnärztliche Kontrollen
  - Risikofaktoren:
    - Parodontitis
    - Zahnextraktionen
    - dentale Implantate (unter BP-Therapie kontraindiziert)
    - Wurzelspitzenresektion
    - Prothesendruckulzera
  - Prozedere bei Kieferosteonekrosen
    - Das Absetzen des Bisphosphonate bessert Therapieerfolg nicht. → Fortsetzen der Therapie
    - klassische Osteomyelitis-Therapie ist in ⅔ der Fälle ohne Erfolg
    - beste Erfolgsaussichten durch Resektion des Knochens im Gesunden und plastischer Ersatz

Substanzen

s. auch Tab. 44.**29**

Bisphosphonate der 1. Generation

- Einbau als intrazelluäre ATP-Analoga

Tab. 44.**29** Bisphosphonate.

Substanz	Handelsname	rel. Potenz
Etidronat	Didronel	1 ×
Clodronat	Ostac	10 ×
Pamidronat	Aredia	100 ×
Alendronat	Fosamax	1000 ×
Risedronat	Actonel	5000 ×
Ibandronat	Bondronat	10 000 ×
Zoledronat	Zometa	20 000 ×

Etidronat und Tiludronat
- nicht zur Therapie bei Knochenmetastasen zugelassen

Clodronat (Ostac, Bonefos)
- i. v.-Therapie
  - 900 mg i. v. über 2 h in 500 ml NaCl alle 3 Wochen
  - Dosisreduktion bei eingeschränkter Nierenfunktion
    - Krea-Clearence 50–80 ml/min → 75–100 % der Dosis i. v.
    - Krea-Clearence 12–50 ml/min → 50–75 % der Dosis i. v.
    - Krea-Clearence < 12 ml/min → 50 % der Dosis i. v.
- orale Therapie
  - Resorptionsquote 1–5 % →besser parenterale Gabe!
  - Initialtherapie 600–900 mg i. v. über 2 h in 500 ml NaCl
  - Erhaltung 2 × 800 mg/d p. o.
  - keine kalziumhaltigen Nahrungsmittel 1 h vor und nach der Einnahme, kein Eisen oder Mg, keine Antazida

Bisphosphonate der 2. Generation

- Hemmung des Dimethylallyl-PP

Alendronat (Fosamax)
- nur zur Therapie der Osteoporose zugelassen

Pamidronat (Aredia)
- Therapie der Hyperkalzämie (s. Tab. 44.**30**)
- Osteolysen ohne Hyperkalzämie
  - 90 mg = 6 Amp. in 500 ml NaCl, Infusion über 2 h, Wiederholung nach 4 Wochen
- bei Niereninsuffizienz
  - ausreichende Hydratation, Infusionsgeschwindigkeit max. 15 mg/h, Dialysepatienten: Applikation 2–3 h vor der Dialyse

Bisphosphonate der 3. Generation

Risedronat (Actonel)
- zur Osteoporosebehandlung und bei M. Paget zugelassen

Ibandronat (Bondronat)
- sehr geringe Nierentoxizität
- oral und i. v. verfügbar

Tab. 44.**30** Therapie der Hyperkalzämie mit Aredia.

Ausgangswerte Plasmacalcium		empfohlene Gesamtdosis Aredia	
(mmol/l)	(mg%)	(mg)	Ampullen (15 mg)
bis zu 3,0	bis zu 12,0	15–30	1–2
3,0–3,5	12,0–14,0	30–60	2–4
3,5–4,0	14,0–16,0	60–90	4–6
über 4,0	über 16,0	90	6

Infusionsgeschwindigkeit max. 15 mg/h

- oral 50 mg/d, vergleichbar wirksam wie i. v.-Medikation
- i. v. 6 mg über 1 h alle 3–4 Wochen
  - Verkürzte Infusionszeiten über 15 min sind möglich.
  - bei Hyperkalzämie ausreichende Hydratation vor oder während der Behandlung

Zoledronat (Zometa)

- 4 mg i. v. in 100 ml NaCl über 15 min
- sorgfältige Überwachung der Nierenfunktion
  - Serum-Kreatinin > 3,0 mg/dl
    - Infusionsdauer auf 30 min verlängern
    - Dosisreduktion auf 3 mg
    - ggf. Wechsel auf Ibandronat

Hormontherapie

- Tamoxifen oder in der Second-Line-Therapie Aromatasehemmer zusätzlich zur Therapie mit Bisphosphonaten

Chemotherapie

- nur bei foudroyantem Verlauf und negativen Hormonrezeptoren

44.7.17.7 Hirnmetastasen

Therapeutische Möglichkeiten

- In seltenen Fällen ist eine neurochirurgische Intervention sinnvoll und möglich.
- Standardtherapie ist die Radiatio unter antiödematöser Prophylaxe mit Kortison (4 × 8 mg/d Dexamethason).
  - Bestrahlung des gesamten Gehirns
  - Gamma-Knife
    - 201 Kobaltquellen mit jeweils niedrigdosierter Strahlung, die im Tumor zu einer wirksamen Gesamtdosis gebündelt werden
    - bei isolierten Metastasen
- bei HER-2-neu-Überexpression Einsatz von Lapatinib

44.7.17.8 Meningeosis blastomatosa

▶ **Cave:** Bei vielen Chemotherapieschemata wird die Blut-Hirn-Schranke nicht durchdrungen.

Tab. 44.**31** Symptome der Meningeosis blastomatosa.

Symptom	Zeichen
zerebral (50 % der Patienten)	
Kopfschmerz	kognitive Defizite
Störungen des mentalen Status	Krampfanfälle
Gehstörungen	Sensibilitätsstörungen
Nausea und Erbrechen	Papillenödem
Bewusstlosigkeit	
Hirnnerven (ca. 40 % der Patienten)	
Doppelbilder	Augenmuskelparese III, IV, VI
Hörverlust	Akustikusneuropathie VIII
Sehverlust	Optikusneuropathie II
Taubheit der Gesichtshaut	Fazialisparese VII
Dysphagie	Hypoglossusneuropathie XII
	Trigeminusneuropathie V
	verminderte Funktion von IX, X
spinal (> 60 % der Patienten)	
fokale Muskelschwäche	Asymmetrie der Reflexe
Parästhesien	Sensibilitätsverluste
Rückenschmerzen	obere Motoneuronenschwäche
radikuläre Schmerzen	untere Motoneuronenschwäche
Blasen- und Mastdarmfunktionsstörungen	verminderter rektaler Tonus
	positives Lasègue-Phänomen
	Nackensteife

Klinik

- s. Tab. 44.**31**

Diagnostik

- Lumbalpunktion mit Liquordiagnostik
  - lumbal bei V. a. spinalen Befall
  - ventrikulär bei V. a. zerebralen Befall
  - zytologischer Nachweis maligner Zellen
  - Tumorzellnachweis durch PCR oder FISH
  - Proteingehalt meist erhöht
  - Glukosegehalt oft vermindert
- meningeale Biopsie

Therapie

- **Operation**
  - ggf. Anlage von ventrikuloperitonealen Shunts bei nicht beeinflussbarem erhöhtem Hirndruck
  - Anlage eines Ommaya-Reservoirs mit perkutan punktierbarem Reservoir
    - Liquorentnahme

    - intraventrikuläre Chemotherapie
  - frühzeitig bei geringen Symptomen → größte Chance der Lebensverlängerung
- **Chemotherapie**
  - **Methotrexat** (MTX) *lumbal* oder besser intraventrikulär (0,5 % Letalität durch die Operation)
    - 10 ml Liquor abziehen und mindestens dasselbe Volumen bei der Medikamentengabe injizieren
    - alternativ evtl. MTX-Gaben des Tages über mehrere Gaben fraktionieren → niedrigere Neurotoxizität
    - Induktionstherapie: 15 mg MTX 2 ×/Woche bis zur klinischen oder zytologischen Besserung
    - Konsolidierungstherapie: 15 mg MTX alle 14 Tage, insgesamt 4 ×
    - Erhaltungstherapie: 15 mg MTX alle 4 Wochen, insgesamt 4 ×
    - Gesamtdosis MTX > 200 mg → Gefahr der Leukenzephalopathie (= Entmarkungsvorgänge); tritt unter der Therapie eine deutliche Besserung ein, kann im Hinblick auf die Prognose die Gesamtdosis überschritten werden.
    - parallel zur MTX-Gabe Folinsäure zur Minderung der Myelotoxizität und Reduktion der Mukositisrate
- **Strahlentherapie**
  - alleinige Therapieform der Meningeosis blastomatosa → keine Lebensverlängerung
  - 30 Gy in 10 Fraktionen
    - solide Metastase → Herdbestrahlung 30 Gy
    - Hirnnervenausfälle → Schädelbasisbestrahlung
    - Psychosyndrom → Ganzschädelbestrahlung
  - Nebenwirkung
    - Leukenzephalopathie
    - subtile kognitive Dysfunktionen

Prognose

- unbehandelt wenige Wochen, behandelt sind Lebensverlängerungen von mehr als 12 Monaten beschrieben

45 Supportive Strategien bei malignen Erkrankungen

45.1 Psychoonkologische Betreuung

- den kranken Menschen und insbesondere seine seelischen Wunden als Ganzes sehen
  - Eine aufnehmende und um Verstehen bemühte Haltung des Therapeuten ist wichtig.
  - Halten und Aushalten sind die wichtigsten und zugleich schwierigsten Aufgaben.
- Abbau von Gefühlen, die Krankheit selbst verschuldet zu haben
- Auseinandersetzung mit der Bedeutung der Erkrankung für die Betroffene (subjektive Krankheitstheorie)
- Ohnmachtsempfinden beeinflussen
- darüber informieren, dass es nicht **die** Krebspersönlichkeit gibt
  - Keine psychotherapeutische Behandlung kann Krebs heilen.
- Verbesserung der Lebensqualität
  - Verbesserung des Krankheitserlebens
- Etwa die Hälfte der betroffenen Patientinnen bewältigen die Belastungen selbst.
  - psychoonkologische Betreuung anbieten, nicht aufdrängen
  - Erfassung der Behandlungsbedürftigkeit evtl. durch Einsatz von Fragebögen
  - Betreuende müssen ein gutes Gefühl entwickeln, wer Betreuungsbedarf hat, da dieser nicht immer von den Betroffenen geäußert wird.
- Hinweise für eine Behandlungsbedürftigkeit
  - Angst und Depressionen
  - Schlafstörungen, Müdigkeit
  - starke körperliche Beeinträchtigung
  - familiäre und partnerschaftliche Belastungen
- die wichtigsten Problembereich sind:
  - Angst und Depression
  - Schmerzen
  - Fatigue-Syndrom
    - Gefühl körperlicher, psychischer und geistiger Erschöpfung

Phasen mit erhöhtem psychoonkologischem Behandlungsbedarf

- Mitteilung der Diagnose
- unter einer nebenwirkungsreichen Behandlung
- Rehabilitation und Nachsorge
- Krankheitsrezidiv/Auftreten von Metastasen
- palliative Phase
- Sterbebegleitung

Therapeutische Möglichkeiten

- Krisenintervention
- Einzelbehandlung
  - problemzentrierte Beratungsgespräche

- Stärken erkennen und nutzen
- Selbsthilfemöglichkeiten entdecken

- Gruppenangebote
  - psychotherapeutischer Ansatz unter Einbeziehung psychodynamischer Aspekte der Krankheitsverarbeitung
  - psychoedukative Gruppenintervention
    - emotionale und soziale Unterstützung
    - Information
    - kognitiv-behaviorale Behandlungskonzepte
    - Erlernen von Strategien der Selbstkontrolle
- Entspannungstechniken
  - autogenes Training
  - progressive Muskelentspannung nach Jacobson
  - gelenkte Imagination
    - Arbeiten mit inneren Vorstellungsbildern
    - belastende Themen werden gezielt und kontrolliert behandelt
- Kunsttherapie
  - Unterstützung der Krankheitsverarbeitung über kreative Medien
  - Weiterentwicklung der Persönlichkeit
- Ergotherapie
  - gezielte Beeinflussung und Behandlung sensorischer, perzeptiver, kognitiver und motorischer Funktionen durch Einsatz künstlerischer Materialien
- Sterbebegleitung

45.2 Psychosoziale Hilfen

- Selbsthilfegruppen
- Hilfe zur Erlangung einer besseren Akzeptanz der eigenen Situation → bessere Lebensqualität
- Beratung bei der beruflichen, sozialen und privaten Rehabilitation
- Beratung über rekonstruktive Möglichkeiten

45.3 Supportive Therapie unter CHT

Voraussetzungen einer zytostatischen Chemotherapie

- Karnofsky-Index ≥60 (s. Tab. 45.**1**)
- klinische Untersuchung
- Laborwerte nicht älter als 24 h
- keine akute Infektion (Stomatitis, Gastroenteritis, Harnwegsinfekt etc.)
- kein unklares Fieber
- keine Herzinsuffizienz bei Anthrazyklin-Gabe
- keine Lungenerkrankung bei Bleomycin-Gabe
- keine Niereninsuffizienz oder Gehörschaden bei Cisplatin-Gabe
- keine präexistente Leberschädigung bei 5-FU-Gabe
- Therapiegrenzen
  - Blutbild
    - neutrophile Granulozyten = 1500/mm^3 oder Leukozyten = 3000/mm^3
    - Thrombozyten = 100 000/mm^3
    - Hb = 8 g/dl
  - Kreatinin-Clearence = 60 ml/min (besonders bei Cisplatin- oder Methotrexat-Gabe)
  - Bilirubin < 1,25 × Normalwert (bei Lebermetastasen 3 ×)

Tab. 45.1 Körperlicher Aktivitätszustand der Patientin.

Karnofsky-Index (%)	Aktivitätszustand	ECOG-Index
100	normale körperliche Aktivität	0000
90	nur geringe Einschränkung der körperlichen Aktivität	0001
80	normale Aktivität nur mit Anstrengung	0001
70	versorgt sich selbstständig, jedoch keine aktive Arbeit möglich	0002
60	zeitweilige Hilfe notwendig, versorgt sich im Allgemeinen selbst	0002
50	häufig Hilfe notwendig, häufig medizinische Betreuung	0003
40	überwiegend bettlägerig, spezielle Hilfe notwendig	0003
30	dauernd bettlägerig, geschulte Krankenpflege notwendig, keine Lebensgefahr	0004
20	schwer krank, Hospitalisation notwendig, aktive supportive Maßnahmen nötig, um das Leben zu erhalten	0004
10	moribund	0004
0	verstorben	0005

45.3.1 Antiemese unter CHT

45.3.1.1 Emetogenes Potenzial

- Klassifikation nach den aktuellen Richtlinien der Multinational Association of Supportive Care in Cancer
- akute Phase = bis 24 h nach Gabe der Chemotherapie
- Verzögerte Phase beginnt danach und dauert in der Regel 2–5 Tage.
- Kombination aus Anthrazyklin und Cyclophosphamid kann individuell ein hochemetogenes Potenzial darstellen → ggf. als solches behandeln.

45.3.1.2 Substanzklassen

Kortikosteroide

- Wirkung ist nicht eindeutig geklärt.
- Dexamethason (z. B. Fortecortin) und Methylprednisolon kommen zum Einsatz.
- Die alleinige Gabe schützt vor Übelkeit und Erbrechen in der akuten Phase bei niedrigem emetogenem Potenzial sowie in der verzögerten Phase.
- Anwendung 3–4 Tage
- Kombination mit Serotonin-Rezeptor-Antagonisten bei hoch- und moderatemetogener CHT
- Bei Kombination mit Aprepitant kommt es zu einer Erhöhung der Dexamethason-Serumspiegel → ggf. Dosisanpassung.
- bei Diabetes mellitus Möglichkeit einer Hyperglykämie beachten

Dopamin-Antagonisten

- Metoclopramid
  - wirkt auch als leichter Serotonin-Rezeptor-Antagonist
  - 20–40 mg 2–4 × täglich für 3–4 Tage

Tab. 45.2 Emetogenes Potenzial gängiger Zytostatika (nach MASCC 2004).

Emetogenität	Substanz
hohe Emetogenität	Cisplatin
	Streptozocin
	Cyclophosphamid > 1500 mg/m²
	Carmustin
	Dacarbazin
moderate Emetogenität	Oxaliplatin
	Irinotecan
	Cytarabin > 1 mg/m²
	Carboplatin
	Ifosfamid
	Cyclophosphamid < 1500 mg/m²
	Doxorubicin
	Daunorubicin
	Epirubicin
	Idarubicin
niedrige Emetogenität	Paclitaxel
	Docetaxel
	Mitoxantron
	Topotecan
	Etoposid
	Pemetrexed
	Methotrexat
	Doxorubicin HCL liposomal
	Mitomycin C
	Gemcitabin
	Cytarabin < 100 mg/m²
	5-Fluorouracil
	Bortezomib
	Cetuximab
	Trastuzumab
minimale Emetogenität	Bleomycin
	Busulfan
	2-Chlorodeoxyadenosin
	Fludarabin
	Vinblastin
	Vinkristin
	Vinorelbin
	Bevacizumab

Tab. 45.3 5-HT3-Rezeptorantagonisten.

Substanz	Serum-Halbwertszeit (h)	empfohlene Dosis
Ondansetron (Zofran)	3,5	16 mg p. o. (oder 2×8 mg p. o.) 8 mg i. v.
Granisetron (Kevatril)	10,6	2 mg p. o. 1 mg i. v.
Dolasetron (Anemet)	7,3	100 mg p. o. 100 mg i. v.
Tropisetron (Navoban)	7,3	5 mg p. o. 5 mg i. v.
Palonosetron (Aloxi)	40,0	0,25 mg i. v.

- Kombination mit Dexamethason erhöht Wirkung
- nicht mehr Mittel der 1. Wahl
- Einsatz als zusätzliche Bedarfsmedikation
- bei extrapyramidalen Nebenwirkungen 5 mg Biperiden (Akineton) i. v.

Serotonin-Antagonisten

- s. Tab. 45.3
- blockieren die 5-Hydroxytryptamin(5-HT3)-Rezeptoren vagaler Afferenzen des Gastrointestinaltrakts
- besonders wirksam und hilfreich in der akuten Phase
  - Freisetzung von Serotonin aus enterochromaffinen Zellen des Darms durch CHT insbesondere in den ersten 24 h
- nach 24 h kein ausreichender Schutz
- neueste Substanz ist Palonosetron
  - höhere Rezeptoraffinität
  - längere Halbwertszeit
  - in der Therapie des akuten Erbrechens den anderen 5-HT3-Antagonisten gleichwertig
  - in der Therapie des verzögerten Erbrechens bei moderat emetogener CHT wohl besser (Studien unter Einbeziehung von Dexamethason fehlen)

Neurokinin Typ 1 (NK1)-Rezeptor-Antagonisten

- Substanz P (ein Tachykinin) aus dem Darm und zentralen Nervensystem induziert Erbrechen durch Bindung an NK1-Rezeptoren.
- Aprepitant (EMEND) blockiert diese Bindung.
- wirksam in der akuten und verzögerten Phase
- Kombination mit Dexamethason → Kortisondosis reduzieren (erhöhte Serumspiegel durch Inhibition des Cytochrom P450 3A4)
- Einsatz insbesondere bei hochemetogenen Chemotherapien

45.3.1.3 Antiemetische Therapie

Prozedere

- orale Antiemetika ca. 60 min vor Applikation der CHT
- i. v. Antiemese ca. 15–30 min vor Applikation der CHT

Aktuelle Leitlinie der MASCC von 2004

bisher keine Studienergebnisse für die Kombination von Aprepitant (EMEND) und dem neuen 5-HT3-Antagonisten Palonosetron (Aloxi) (vgl. Tab. 45.4)

Tab. 45.4 Aktuelle Leitlinie der MASCC von 2004.

emetogenes Risiko	akute Nausea und Emesis (Tag 1)	verzögerte Nausea und Emesis (Tag 2+3)
hoch, so wie bei Anthrazyklin + Cyclophosphamid)	Aprepitant 125 mg p. o. Dexamethason 12 mg p. o. 5-HT3-Antagonist i. v./p. o.	Aprepitant 80 mg p. o. d 2+3 Dexamethason 8 mg p. o. d 2–4
moderat	Dexamethason 8 mg p. o. 5-HT3-Antagonist i. v./p. o.	Dexamethason 8 mg p. o. d 2+3
niedrig	Dexamethason niedrig dosiert, alternativ 5-HT3-Antagonist oder Metoclopramid	keine Prophylaxe
minimal	keine Prophylaxe	keine Prophylaxe

Antizipatorisches Erbrechen

- durch Antiemetika schwer zu beeinflussen
- Die beste Prophylaxe ist eine ausreichende Antiemese vom ersten CHT-Zyklus an.
- Verhaltenstherapie mit systematischer Desensitivierung
- Prämedikation mit z. B. Lorazepam (Tavor)
  - 0,5–2,5 mg tgl. verteilt auf 2–3 Einzeldosen
  - am Vorabend und an jedem Therapietag

45.3.2 Myelosuppression unter CHT

45.3.2.1 Neutropenie

> **Merke:** Bei schwerer prolongierter Neutropenie (>7 Tage, Granulozyten <100 µl) liegt das Infektionsrisiko bei 90 %.

Knochenmark-stimulierende Faktoren

Indikationen

- wenn mit einer Wahrscheinlichkeit von 40 % mit einer febrilen Neutropenie zu rechnen ist, z. B. bei
  - präexistenter Neutropenie durch den Tumor
  - vorangegangenen Chemotherapien
  - Bestrahlung
  - febrilen Neutropenien bei vorausgegangenen CHT
  - schlechtem AZ
  - offenen Wunden und bestehenden Gewebsinfektionen
- bei prolongierter Neutropenie (um geplante Dosisintensität, entsprechend der etablierten Standarddosis, aufrechterhalten zu können)

Anwendung

- Beginn 24–72 h nach CHT, bis Neutrophile = 500/µl
- Bei Infektionen sollten die Neutrophilen > 1500/µl liegen.
- Eventuell reicht die Gabe von Tag 7–12 post CHT.
- s. c. oder i. v.
- bei Knochenschmerzen Gabe von Paracetamol
- CHT frühestens 24 h nach der letzten Gabe

Substanzen

- GM-CSF
  - Molgramostim (Leucomax)
    - 5–10 µg/kg KG/d
    - in Deutschland nicht mehr erhältlich
- G-CSF
  - Filgastim (Neupogen)
    - KG < 60 kg → Neupogen 30, 1 Amp./d
    - KG > 60 kg → Neupogen 48, 1 Amp./d
  - Lenogastrim (Granocyte)
    - Körperoberfläche ≤ 0,7 m^2 → 1 × Granocyte 13
    - Körperoberfläche > 0,7 m^2 und ≤ 1,8 m^2 → 1 × Granocyte 34
    - Körperoberfläche > 1,8 m^2 → 1 × Granocyte 13 + 34
- pegyliertes G-CSF
  - Pegfilgastrim (Neulasta)
    - pro CHT-Zyklus 6 mg s.c. 24 h nach CHT
    - Wirkung ist Filgastrim vergleichbar.
    - Eine Gabe reicht.

Hochgradige Neutropenie

Maßnahmen bei hochgradiger Neutropenie (Granulozyten < 500/µl) oder febriler Neutropenie:

- Isolierung in keimarmen Räumen
  - Kittelpflege mit Einmalkitteln
  - Mundschutz
  - Händedesinfektion
- Munddesinfektion
- keine Nahrungsmittel, die nicht gekocht, ultrahocherhitzt oder pasteurisiert sind
  - Obst, rohes Gemüse und andere Keimträger meiden
- Soorprophylaxe mit Fluconazol (Diflucan) 100–200 mg 2 ×/d
- Antibiotikaprophylaxe z. B. mit Chinolonen (2 × 500 mg Ciprobay)
- G(M)-CSF
- engmaschige Blutbild- und CRP-Kontrollen

Febrile Neutropenie

- Ausschluss Pneumonie
- Kontrolle von Urin und Sputum
- Blutkulturen bei Fieberschüben > 38,5 °C
- ggf. Stuhlkultur incl. Clostridium difficile + Enterotoxin
- ggf. Nasen- und Rachenabstriche
- Breitbandantibiotika bei Fieber bis neutrophile Granulozyten > 1000/ml und 2 Tage Fieberfreiheit
  - ggf. Kombination mit Aminoglykosid oder Wechsel auf ein Carbapenem (ZIENAM, Meronem)
  - ggf. zusätzlich antimykotische Therapie, wenn keine Fieberfreiheit zu erreichen ist
    - z. B. mit Fluconazol (200–800 mg i. v.), alternativ Amphotericin B (0,5–1 mg/kgKG/Tag) oder Itraconazol
- bei persistierendem Fieber nach 72 h
  - Wiederholung der Initialdiagnostik
  - Spiral-CT Thorax bei unauffälligem Röntgen-Thorax
  - ggf. bronchoalveoläre Lavage zur Erregeridentifizierung
  - Sonografie Abdomen

Tab. 45.5 Häufigste Erreger bei neutropenen Infektionen.

klinische Symptome	typische Erreger
Mukositis, ausgedehnte Ulzera	α-hämolysierende Streptokokken, HSV, Kandida
Rötung/Schmerz der Katheter-eintrittsstelle	koagulanegative Staphylokokken, Staphylococcus aureus, Streptokokken, Enterkokken
punktförmige Hautläsionen	grampositive Kokken, Corynebakterien, Kandida
weißliche Retinainfiltrate	Kandida
hämorrhagische Retinitis	Zytomegalievirus
nekrotisierende Hautläsionen	Pseudomonas aeruginosa, Aspergillen
Diarrhö, Meteorismus	Clostridium difficile
Enterokolitis, perianale Läsionen	Mischinfektion einschl. Anaerobier und Pseudomonas
pulmonale Infiltrate unter antibiotischer Therapie	Aspergillen, Kandida, Pneumocystis carinii
Rhinitis, Sinusitis, Konjunktivitis	RSV, Influenza-, Parainfluenza-, Adenoviren

Tab. 45.6 Radiologische Infektionsdiagnostik pulmonaler Infekte.

radiologisches Korrelat	mögliche Erreger
herd- und fleckförmige Infiltrate	Bakterien (bei Fieberbeginn), Pilze (bei prolongierter Neutropenie)
diffus interstitielle Infiltrate	Pneumocystis carinii, Zytomegalievirus, Varicella-zoster-Virus, Bakterien, Pilze, Viren, intrazelluläre Erreger
Pleuraerguss	Mykobakterien, Pilze, Legionellen

  - evtl. CT Nasennebenhöhlen (Pilzsinusitis?)
  - evtl. Echokardiografie (Ausschluss Endokarditis)
- invasive Diagnostik wie endoskopische Maßnahmen möglichst vermeiden
- s. Tab. 45.**5**, Tab. 45.**6** und Tab. 45.**7**

45.3.2.2 Thrombozytopenie

Prozedere

- Transfusion von Thrombozytenkonzentraten sollte AB0-identisch und bei jungen Frauen Rh-identisch erfolgen.
- Gepoolte Thrombozytenkonzentrate und „single Donor Aphresis TK“ sind in ihrer Effektivität gleichwertig.

Indikationen für Thrombozytenkonzentrate

- Risiko von spontanen Blutungen bei intaktem Gefäßsystem erst ab einem Wert von $\leq 5000/mm^3$
- Transfusion erst bei $< 10\,000/mm^3$
- bei Blutungszeichen schon bei $< 20\,000/mm^3$
- laut ASCO-Leitlinien bei aggressiver CHT oder nekrotisierendem Tumor bereits Transfusion bei $< 20\,000/mm^3$

Tab. 45.7 Antimikrobielle Therapie bei febriler Neutropenie unklarer Genese.

Zeitpunkt	Komplikationen/ Risikofaktoren	Therapie	Dosis	Frequenz
initial: Neutropenie ≤5 d, orale Therapie möglich	keine keine Chinolone in den letzen 7 Tagen	Chinolon + Amoxicillin/Clavulansäure	Ciprofloxacin 500/ 750 mg p. o. Amoxicillin/Clavulansäure 1000 mg p. o.	1–0–1 1–0–1
Neutropenie >5 d	keine	Monotherapie	Ceftazidim, Cefezidim, Piperacillin/Tazobactam, Carbapenem i. v.	
Neutropenie >5 d oder Versagen orale Therapie/Monotherapie		Acylaminopenicillin + Aminoglykosid (ggf. Spiegelbestimmung) **oder**	Piperacillin 4 g/Tazobactam 1 g + Gentamicin 240–360 mg	1–1–1 1–0–0
		Cephalosporin 3./4. Gen. + Aminoglykosid	Ceftazidim 2 g + Gentamicin 240 mg	1–1–1 1–0–0
	schwere Mukositis oder V. a. katheterassoziierte Infektion	**zusätzlich** Glycopeptid		
erste Eskalation nach 72 h		Carbapenem **oder**	Meropenem 1 g	1–1–1
		Chinolon ± Glycopeptid	Ciprofloxacin 400 mg Vancomycin 1 g	1–0–1 1–0–1

  - dies, obwohl eine Metaanalyse von 4 Studien keinen Unterschied im Blutungsrisiko bei einem Schwellenwert von 10 000/mm³ aufzeigen konnte
- bei chirurgischen Eingriffen, Biopsien, Lumbal- oder Epiduralpunktionen bei <50 000/mm³

Transfusionsreaktionen

- allergische Reaktion durch Anti-IgA → in Zukunft Spender, die kein oder wenig IgA im Plasma haben
- posttransfusionelle Purpura
  - thrombozytenspezifische Alloantikörper im Blut des Empfängers
  - eine Woche nach Transfusion isolierte Thrombozytopenie mit Petechien und evtl. Blutungen
  - IgG i. v. (1 g/kg KG) als langsame Dauerinfusion über mehrere Tage ist Therapie der Wahl.
  - Reduktion des Risikos durch leukozytenreduzierte TKs

45.3.2.3 Anämie

Bedeutung

- Einschränkung des Allgemeinbefindens
  - Fatigue-Syndrom wird begünstigt.
- eingeschränkte Wirksamkeit von Radiatio und Chemotherapie für einige Tumoren (z. B. Zervixkarzinom) nachgewiesen

Differenzialdiagnose

- **Störung der Erythropoese**
  - Knochenmarkinfiltration
  - Chemotherapie
  - Radiatio
  - Tumoranämie
    - Labor
      - normochrome, normozytäre Erythrozyten
      - Retikulozytopenie
      - Hypoferrämie
      - Ferritin ↑
      - Serumtransferrin ↓
      - Transferrinsättigung ↓
    - Ursachen
      - Aktivierung von Monozyten, Makrophagen und lymphatischen Zellen
      - → Zytokinfreisetzung → Hemmung der EPO-Freisetzung und der Erythropoese → chronische hypoproliferative Anämie
- **Anämie durch Blutung oder Hämolyse**
  - erhöhte Retikulozyten
  - Ursachenforschung
- **Mangelanämie**
  - Retikulozyten <3–5%
  - Mangel an Eisen
    - mikrozytäre Anämie
    - Ferritinwerte <100µg/l
  - Vitamin B_{12} oder Folsäure
    - makrozytäre Anämie

Therapie bei gestörter Erythropoese

- Erythrozytenkonzentrate bei Hb <8 g/dl
  - zur schnellen Korrektur
  - bei ESA-Nonrespondern
  - Unter CHT oder Tumoreinfluss fällt der Hb-Wert oft schnell ab.
  - Schwankende Hb-Werte unter intermittierender Transfusionstherapie begünstigen wohl das Fatigue-Syndrom.
  - Risiken wie Transfusionsreaktionen und Infektionen
- Erythropoese-stimulierende Faktoren (ESA)
  - Möglichkeit, den Hb-Wert über längere Zeit stabil zu halten
  - Der Ausgleich einer milden Anämie dauert oft Wochen.
  - 30% der Patienten mit chemotherapieinduzierter Anämie sind Nonresponder.
  - Prädiktive Faktoren für Nonresponder gibt es zurzeit nicht.
  - i.v.-Eisengabe kann Ansprechen verbessern.
  - Hinweise, dass ESA-Therapie zu einem schnelleren Tumorprogress und erhöhter Mortalität führt
    - u.a. in der PREPARE-Studie (neoadjuvante CHT beim Mammakarzinom) und der GOG-191-Studie (Radiochemotherapie beim Zervixkarzinom)
    - evtl. nur bei Patienten, deren Hb-Wert über 12 g/dl dauerhaft angehoben wird
    - Andere Studien zeigten keinen negativen Effekt der ESA.
    - Die FDA warnt seit November 2007 vor ESA-Einsatz mit Anhebung des Hb >12 g/dl und vor der fehlenden Sicherheit, das der ESA-Einsatz bis zu einem Wert ≤12 g/dl das Überleben nicht negativ beeinflusst.
- subkutane Erythropoietin-Gabe (Epoitin-α; z.B. Erypo oder Epoitin-β = NeoRecormon) bei Hb <10 g/dl

- Anfangsdosis 3 × 10 000 IE/Woche s. c.
  - oder 1 × 30 000 IE Erypo bzw. 1 × 40 000 IE NeoRecormon pro Woche
- Hb-Anstieg nach 4 Wochen ≥ 1 g/dl → Dosis beibehalten
- Hb-Anstieg nach 4 Wochen ≤ 1 g/dl → 3 × 20 000 IE/Woche bis Hb-Anstieg ≥ 1 g/dl, dann reduzieren
- Ziel-Hb: 12 g/dl
- nach Erreichen des Wertes regelmäßige Dosisanpassung auf geringste effektive Dosis

- alternativ Darbepoetin-α (Aranesp)
  - 1 × 2,25 µg/kg KG/Woche oder 1 × 500 µg alle 3 Wochen
  - längere HWZ, aber geringere Bindung an den Erythropoietinrezeptor

45.3.3 Prophylaxe und Therapie anderer Nebenwirkungen unter CHT

Stomatitis

- **Folinsäure** (z. B. Kalziumfolinat 30 Hexal)
  - Antidot gegen Methotrexat
  - 30 mg Konzentrat in 20 ml Leitungswasser 3 × alle 2 h möglichst lange gurgeln
- **Salbei**
  - Salviathymol N 20 Tpf. auf 60 ml warmes Wasser zum Gurgeln und/oder
  - unverdünnt zum Einmassieren ins Zahnfleisch oder Auftragen auf die Läsionen
- **Nystatin-Lösung**
  - 4 × 2–6 ml/d als Mundspülung (nicht schlucken) bei Soorstomatitis

Urotoxizität

- **Mesna** (Uromitexan) bei Cyclophosphamid- oder Ifosfamid-Gabe
  - 20 % der CHT-Dosis Stunde 0, 4 und 8 i. v.
  - Alternativ kann die Gabe zur Stunde 4 und 8 oral erfolgen (40 % der CHT-Dosis).

45.3.4 Paravasate

Prophylaxe

- Einsatz zentraler Venenkatheter oder Portsysteme
  - vor Erstapplikation radiologische Lagekontrolle
  - vor jeder Applikation Prüfung durch problemlose Spülung
  - Entfernen des Ports, wenn er aller Wahrscheinlichkeit nach nicht mehr gebraucht wird; **Cave:** Thrombosebildung
- Zytostatikaeinsatz nur durch erfahrenes Fachpersonal
- keine Mehrfachpunktionen an bereits punktierten Gefäßen, insbesondere nicht distal der vorpunktierten Stelle
- Einsatz von dünnen Kathetern
- Vermeidung von Stahlkanülen (Butterfly)
- ausreichende Fixierung der Extremität; Punktionstelle soll sichtbar bleiben
- Lagekontrolle durch Blutaspiration und problemlose Spülung
- Information des Patienten über:
  - Notwendigkeit, sich ruhig zu verhalten, um eine Dislokation zu vermeiden
  - sofortiges Stoppen der Infusion bei Schmerzen, Brennen, Rötung oder Schwellung

Schädigungspotenzial verschiedener Substanzen

- s. Tab. 45.**8**

Tab. 45.8 Schädigungspotenzial verschiedener Substanzen.

nekrotisierende Substanzen (vesicans)	gewebereizende Substanzen (irritans)	Substanzen mit geringer lokaler Toxizität (non-vesicans)
Cisplatin (< 0,4 mg/ml)	Cisplatin (< 0,4 mg/ml)	Bleomycin
D-Actinomycin	Daunorubicin liposomal*	Carboplatin**
Daunorubicin	Docetaxel	Cyclophosphamid
Doxorubicin	Doxorubicin liposomal	5-Fluoruracil (verdünnt)
Epirubicin	Etoposid	Ifosfamid**
Mitomycin	Gemcitabin	Irinotecan*
Mitoxantron	Treosulfan	Topotecan**
Paclitaxel		
Vinorelbin		

* aufgrund der mangelnden Erfahrung mit Paravasationen noch keine endgültige Bewertung möglich; ** teils abweichende Angaben in der Literatur

Klinik

- Rötung, Schwellung, Schmerzen
- Verhärtung der Einstichstelle
- Nekrosen und Ulzerationen der Haut und Subkutis möglich bei
  - Actinomycin D, Doxorubicin, Epidoxorubicin, Mitomycin C, Paclitaxel, Vinca-alkaloide (Vinblastin, Vinkristin, Vindesin, Vinorelbin)
- Recall-Phänomen
  - Anlegen der Infusion am anderen Arm nach Paravasat kontralateral → Entzündungszeichen an der ehemaligen Paravasatstelle

(Sofort-) Maßnahmen

- Infusion/Injektion sofort beenden
- Kanüle liegen lassen, so viel Paravasat wie möglich aus der Kanüle mit einer Spritze aspirieren
- i. v.-Zugang unter Aspiration entfernen
- Hochlagerung der betroffenen Extremität
- Kälteanwendung, z. B. Kühlelement 4–6 × /d über 3 Tage
  - Ausnahme bei Vincaalkaloiden (Hier ist stattdessen die Applikation von trockener Wärme [Hot Pack oder Wärmeflasche] indiziert.)
- Hydrocortison-Creme 1 % (z. B. Wolff) 2 ×/d, bis Erythem abgeklungen ist
- Abtragen und ggf. plastische Deckung von Hautnekrosen
  - bei Zytostatikaparavasaten mit nekrotisierendem Potenzial chirurgische Vorstellung innerhalb von 72 h
- ausführliche Verlaufsdokumentation
- regelmäßige Nachkontrolle und Verlaufsbeobachtung über mind. 6 Wochen

Spezifische Maßnahmen

- **Dexrazoxan (Savene)**
  - Stabilisation der Topoisomerase II → Anthrazyklin-Antagonist
  - Durch Einsatz können bei 98 % der betroffenen Patienten chirurgische Interventionen vermieden werden.
  - Einsatz so bald wie möglich, unbedingt innerhalb von 6 h
  - Anthrazyklin muss der Auslöser der Beschwerden sein; d. h. die letzte Substanz, die vor den Beschwerden gegeben wurde.

  - Infusion am kontralateralen Arm
  - Anwendung an 3 aufeinanderfolgenden Tagen
  - Dosierung:
    - Tag 1+2: 1000 mg/m² Dexrazoxan über 1–2 h
    - Tag 3: 500 mg/m² Dexrazoxan über 1–2 h
    - immer zur gleichen Uhrzeit (± 3 h)
    - max. Einzeldosis 2000 mg
  - Kühlmittel mindestens 15 min vorher entfernen → ausreichender Blutfluss in der geschädigten Region
  - kein Einsatz von DMSO
- **Dimethylsulfoxid 100 % (DMSO)**
  - bei Anthrazyklinen, liposomalen Anthrazyklinen, Mitomycin C, Mitoxantron, Cisplatin
  - lokal 4 × tgl. über 7–14 d mit sterilem Watteträger auftragen und ohne Verband trocknen lassen
- **Natriumthiosulfat 10 %**
  - bei Actinomycin D und Cisplatin
  - 4 ml mit 6 ml Aqua ad inj. verdünnt lokal infiltrieren
- **Hyaluronidase 300 IE**
  - z. B. Hyalase Dessau; bis zu 1500 IE
  - bei Vincaalkaloiden, Etoposid, Docetaxel, Paclitaxel
  - 2–6 ml NaCl 0,9 % in die noch liegende Kanüle oder sternförmig in 3–6 Portionen lokal infiltrieren
  - ggf. nach 24 h wiederholen
- **Uridin-Salbe**
  - bei Blasenbildung nach 5-FU Extravasation auftragen

Substanzspezifische Maßnahmen

- s. Tab. 45.**9**

45.4 Therapie des Tumorschmerzes

Schmerzursachen

Nozirezeptorschmerz

- Knochen- und Periostschmerz
  - hell, lanzinierend, gut lokalisierbar
  - meist bei körperlicher Belastung und bei bestimmten Bewegungen
- Weichteilschmerz
  - brennender Dauerschmerz
  - bohrend oder plötzlich einschießende, blitzartige Schmerzattacken
  - Beteiligung des sympathischen Nervensystems möglich
- Ischämieschmerz
  - Schmerzverstärkung bei Bewegung
  - evtl. bläulich-livide Verfärbung der Haut
- viszeraler Schmerz
  - dumpf, schlecht lokalisierbar, kolikartig

neuropathischer Schmerz

  - oft Hyperästhesie der Haut
    - kann den Reiz überdauern = Allodynie
    - leichter Schmerzreiz wird extrem stark empfunden = Hyperalgesie

Tab. 45.**9** Substanzspezifische Maßnahmen.

Substanz	Maßnahmen
Daunorubicin, Doxorubicin, Epirubicin, Idarubicin	Dexrazoxan (Savene) ▪ Tag 1 und 2: 1000 mg Dexrazoxan/m² i. v. 1–2h ▪ Tag 3: 500 mg Dexrazoxan/m² i. v. 1–2 h alternativ* ▪ 99 %-DMSO + topische Kühlung
Daunorubicin/Doxorubicin liposomal	nur topische Kühlung** ▪ initial mind. 1 h (z. B. mit Cold Pack) ▪ danach mehrmals tgl. 15 min über 3 d
Amsacrin, Cisplatin, Dactinomycin, Mitomycin C, Mitoxantron	99 %-DMSO + topische Kühlung ▪ 99 %ige DMSO-Lösung alle 8 h steril ohne Druck auftragen (z. B. mit sterilem Stieltupfer) ▪ an der Luft trocknen lassen!, nicht abdecken! ▪ mind. 3–14 d
Cisplatin	99 %-DMSO + topische Kühlung
Paclitaxel	Hyaluronidase s. c. ▪ bis zu 1500 I. E. in 2–10 ml Aq. ad. inj. s. c. zum Umspritzen des Paravasats ▪ ggf. lokale Analgesie! ▪ evtl. nach 24 h wiederholen
Vincaalkaloide	Hyaluronidase s. c. + topische Wärme ▪ subjektiv angenehme trockene Wärme (z. B. Hot Pack, Wärmflasche) ▪ **Cave:** Feuchte Wärme bewirkt Mazerationen. ▪ 4 × tgl. 20 min für 2–3 d

DMSO = Dimethylsulfoxid
* in allen Fällen, in denen eine Therapie mit Dexrazoxan nicht indiziert ist, gelten für die Anthrazyklin-Paravasate diese Maßnahmen ** keine Kombination mit DMSO, da mögliche Auflösung der Liposomen und Freisetzen des Doxorubicins.

- sensible und seltener auch motorische Ausfälle
- evtl. Hinweise für Beteiligung sympathischer Nervenfasern
  - brennender Schmerz
  - gestörte Hauttrophik
  - Ödem
  - Temperaturunterschied

therapiebedingter Schmerz

- schmerzhafte Polyneuropathien nach Chemotherapie
- Fibrosierung des Arm- oder Lumbosakralplexus nach Bestrahlung
- Knochennekrosen nach CHT oder Radiatio
- Narben- oder Phantomschmerzen

tumorunabhängiger Schmerz

- chronische Schmerzen unabhängig vom Tumorgeschehen
  - Kopfschmerzen
  - radikulär bedingte Rückenschmerzen

- Verstärkung durch reduzierte psychische und körperliche Situation während der Tumorerkrankung

Diagnostik

Anamnese

- Einordnung der Schmerzart
  - Neuropathische Schmerzen können nicht allein mit denselben Analgetika behandelt werden wie nozizeptive Schmerzen.
- Schmerzerfassung
  - visuelle Analogskala (VAS)
    - Markierung auf einer Linie zwischen „kein Schmerz“ und „stärkster vorstellbarer Schmerz“
    - ergibt die besten Ergebnisse durch intuitives Setzen der Markierung
  - numerische Analogskala (NRS)
    - Skala von 0 = kein Schmerz bis 10 = stärkster vorstellbarer Schmerz
  - verbale Rating-Skala (VRS)
    - wenn Erhebung mit VAS und NRS nicht möglich ist
    - Die Möglichkeiten von „kein Schmerz“ bis „stärkster vorstellbarer Schmerz“ sind verbal vorgegeben und werden angekreuzt.
  - regelmäßige Erfassung in Ruhe und bei Belastung, um Therapieeffekt beurteilen zu können
  - Das Behandlungsziel und der Augenblick der Intervention/Therapieänderung sollten anhand der Rating-Skalen festgelegt werden.
- Erfassung des psychischen und sozialen Umfeldes
  - Gegebenenfalls sind psychologische Faktoren der Schmerzsymptomatik zu berücksichtigen.

Untersuchung

- körperliche Untersuchung mit neurologischem Status
- ggf. apparative Diagnostik

Therapie

- nach Möglichkeit kausal mit Beseitigung der Schmerzursache; z. B. OP
- medikamentös
- interventionell

45.4.1 Medikamentöse Schmerztherapie

Therapieprinzipien

- Analgesie nach Zeitplan, niemals nach Bedarf!
  - besser die Patientin für eine Tablette wecken, als dass sie vor Schmerzen aufwacht
- orale oder transdermale Medikamente bevorzugen
- Patientin über Nebenwirkungen informieren und motivieren

> **Cave:** Eine gute Schmerztherapie sollte nicht Komplikationen wie ein drohendes Querschnittsyndrom verstecken → gute medizinische Überwachung ist erforderlich.

45.4.1.1 Stufenplan der Schmerztherapie

Stufe 0

- leichte intermittierende Schmerzen
  - bei Bedarf Analgetika der Nichtopioid-Gruppe

Stufe 1

- chronische Schmerzen
  - regelmäßig Nichtopioide ± Komedikation

Stufe 2

- zunehmende/weiter bestehende chronische Schmerzen, unzureichender Therapieerfolg durch Stufe 1
  - regelmäßig niederpotente Opioide ± Nichtopioide ± Komedikation

Stufe 3

- zunehmende/weiterbestehende chronische Schmerzen, unzureichender Therapieerfolg durch Stufe 2
  - regelmäßig hochpotente Opioide ± Nichtopioide ± Komedikation
  - Hierzu gehört seit Ende 1995 die transdermale Fentanyl-Applikation.
  - parenterale Opioidgabe auch als Bolusinjektion alle 4 h oder besser mittels einer Medikamentenpumpe möglich

▶ Ein Opioidwechsel ist immer dann indiziert, wenn trotz adäquater Dosierung die Analgesie ungenügend ist oder wenn intolerable Nebenwirkungen auftreten, die sich nicht beherrschen lassen.

Interventionelle Methoden

- intravenöse und subkutane patientenkontrollierte Analgesie
- peridurale oder intrathekale Katheteranalgesie
- neurodestruktive Verfahren, z. B. Alkoholneurolyse

PDA, Nervenblockade

- bei Versagen von Stufe 3

45.4.1.2 Substanzklassen und einzelne Substanzen

Nichtopioide Substanzen

- s. Tab. 45.**10**
- **Acetylsalicylsäure**
  - sollte wegen gastrointestinaler Störungen bis zum blutigen Stuhl nach den Mahlzeiten mit Milch oder Antazida eingenommen werden
- **Paracetamol**
  - sollte bei Leberschäden nicht verordnet werden
- **Ibuprofen**
  - wirkt gut bei Knochenschmerzen
  - Ibuprofen ist bei Langzeitanwendung das nichtsteroidale Antirheumatikum mit der niedrigsten Rate an gastrointestinalen Nebenwirkungen.

Schwach wirkende Opioide

- s. Tab. 45.**11**
- **Dihydrocodein**
  - deutlich antitussiv
  - wirkt antidiarrhoisch
  - Retardformen erhältlich
  - Tagesdosis max. 160 mg
- **Tramadol**
  - zusätzliche serotinerge und noradrenerge Wirkung → Vorteil beim neuropathischen Schmerz wird diskutiert.
  - Dosisanpassung bei Niereninsuffizienz
  - Tageshöchstdosis 600–800 mg
  - retardierte Form besser verträglich
- **Tilidin**
  - oral nur in Kombination mit Naloxon
    - evtl. weniger Obstipation
  - Retardpräparate wirken 8–12 h.
  - Einzeldosis 50–200 mg

Tab. 45.**10** Nichtopioide Substanzen.

Medikament	Beispiel	Applikation	Anmerkungen, NW, Kontraindikationen
Nichtopioide			
Acetylsalicylsäure	Generikum	500–1000 mg 4- bis 6-stündl.	▪ gastrointestinale NW; nach dem Essen, mit Milch ▪ KI: Ulcus pepticum, Blutungsneigung, Thrombozytopenie ▪ **Cave:** Asthma bronchiale ▪ gut wirksam bei Knochenschmerzen
Paracetamol	Generikum	500–1000 mg 4–6×/d	▪ Lebertoxizität bei >(4–)6–10 g/d
Diclofenac	Generikum	25–100 mg 8-stündl.	▪ Schwindel, Ohrensausen ▪ KI: wie bei ASS
Ibuprofen retard	Generikum	800 mg 2×/d	▪ z. B. bei ASS-Unverträglichkeit
Metamizol	Generikum	500–1000 mg 4- bis 6-stündl. (20 Trpf. = 500 mg); Tageshöchstdosis 5 g	▪ Blutbildkontrolle; **Cave:** Anaphylaxie ▪ i. v. auch spasmolytische Wirkung ▪ Leukopenie/allergische Agranulozytose möglich
Celecoxib	Celebrex	200–400 mg 2×/d	▪ Selektive COX-II-Hemmer ▪ Ödeme, gastrointestinale Beschwerden ▪ **Cave:** Nieren- und Leberfunktionsstörungen ▪ **Cave:** gleichzeitige Warfarin-Medikation ▪ **Cave:** kardiovaskuläre Vorerkrankung ▪ **Cave:** Langzeiteinnahme
Etoricoxib	ARCOXIA	60–120 mg/d	▪ s. Celecoxib
Parecoxib	Dynostat	40 mg	▪ s. Celecoxib
Naproxen	Generikum	2×500 mg/d	▪ gastrointestinale Beschwerden

Tab. 45.**11** Niederpotente Opioide.

Medikament	Beispiel	Applikation
niederpotente Opioide		
Pentazocin (Btm)	Fortral	50–100 mg 2- bis 3-stündl.
Dihydrocodein	Paracodin	2×90 mg retard
Tilidin retard	Valoron Valoron N	50–100 mg 4- bis 8-stündl. 2–3×100–200 mg/d
Tramadol	Tramal	50–100 mg 4- bis 6-stündl.

Stark wirkende Opioide

- Basisanalgesie mit lang wirkenden Opioiden
  - retardiert
  - transdermal
- Bedarfsmedikation mit nichtretardierten Opioiden
  - schneller Wirkungseintritt bei oraler Gabe (15–30 min)
- Regelmäßige Dosisintervalle sind wichtig.
- bei Therapieumstellung regelmäßige Kontrolle von Atemfrequenz und Vigilanz

Tab. 45.**12** Behandlung von Nebenwirkungen der Schmerztherapie.

Nebenwirkung	Substanz	Dosierungsintervall Einzeldosis	Bemerkung/Nebenwirkung/ Besonderheiten
Übelkeit/Erbrechen	Dimenhydrinat	2–3 × 62 mg i. v. 70 mg p. o., Supp.	Sedation
	Haloperidol	3 × 2 mg i. v., p. o.	Früh- und Spätdyskinesie
	Dexamethason	1–4 × 4 mg p. o., i. v.	Glukokortikoid-Nebenwirkungen
	Ondansetron	2 × 4–8 mg p. o., i. v.	Kopfschmerz
Obstipation	Lactulose	2–3 × 15 ml	Meteorismus
	Macrogol	1–3 × 1–2 Btl. p. o.	
	Bisacodyl	10 mg Supp. 10 mg p. o.	Supp. morgens, Tbl. abends
	Natriumpicosulfat	10–20 Tpf.	
Juckreiz	Clemastin	2 × 2 mg i. v.	
	Cetirizin	1 × 10 mg p. o.	
	Naloxon	2–4 × 0,04 mg	wenn Pruritus opioidinduziert

- Dosislimitierend sind opioidbedingte Nebenwirkungen.
  - Schwindel
  - Sedierung
  - Atemdepression
  - Übelkeit und Erbrechen
  - Obstipation
  - Juckreiz
- **Morphin** (s. Tab. 45.**13**)
  - Referenzsubstanz der stark wirkenden Opioide
    - preisgünstig
    - in allen notwendigen Applikationsformen
    - ausgedehnte Erfahrungen
  - Schmerzpatienten mit Morphinbehandlung werden nicht süchtig!
  - Unter oraler Morphingabe ist die Magenpassage extrem verlängert → nachts evtl. Reflux → 20 mg Omeprazol abends
  - Morphin retard 2- bis 3-mal täglich, bei Bedarf nicht die Häufigkeit, sondern die Dosis steigern
  - eine Morphinpatientin nicht (z. B. postoperativ) auf z. B. Dipidolor umstellen, da die euphorisierende Wirkung fehlt → Durchgangssyndrom
- **Buprenorphin (Temgesic, Transtec)** (s. Tab. 45.**14**)
  - Partialagonist
  - nur geringe Spasminogenität an den intestinalen Sphinkteren
  - oral und transdermal verfügbar
  - Ab 5 mg/d ist durch Besetzung der Rezeptoren keine Steigerung der Analgesie mehr möglich (Ceilingeffekt).
  - 20-fach so potent wie Morphin
  - Temgesic ist nicht kombinierbar mit Morphin → bei Umstellung auf Morphin langsames Ausschleichen erforderlich. **Cave:** Somnolenz

Tab. 45.**13** Morphintherapie.

Indikationen	Zubereitungsformen	Wirkeintritt	Wirkdauer (h)	Handelsname*
Durchbruchschmerzen, Dosisfindung	Tablette* Tropfen*	nach 30 min	4	Sevredol 10,20 Morphintropfen Merck 0,5 %, 2 %
	Suppositorien*			MSR Supp. 10, 20, 30
Basistherapie	Retard-Tbl.	nach 60 min	(8–)12	MST Mundipharma 10, 30, 60, 100, 200
Basistherapie bei Schluckstörung oder zur Sondengabe	Retard-Kps.			Kapanol 20, 50, 100
	Retardgranulat			MST Granulat 20, 30, 60, 100
s. c.-/i. v.-Gabe erforderlich	Morphin pro injectionem*	nach 15 min	4	MSI 10, 20, 100, 200

* bei den Handelsnamen wurde das zuerst verfügbare Spezifikum gewählt

Tab. 45.**14** Buprenorphintherapie.

Indikationen	Zubereitungsformen	Wirkeintritt	Wirkdauer (h)	Handelsname*
Basistherapie (Durchbruchschmerz, Dosisfindung)	s. l. Tabl.	nach 20 min	6–8	Temgesic, Temgesic forte
Basistherapie	transdermales System	Maximum nach 18 h	72	Transtec 37,5, 52, 75 µg/h

Tab. 45.**15** Fentanyltherapie.

Indikationen	Zubereitungsformen	Wirkeintritt	Wirkdauer (h)	Handelsname*
Basistherapie, stabiler Dauerschmerz	transdermales System	Maximum nach 16 h	(48–)72	Durogesic 12,5 sowie 25, 50, 75 u. 100 µg/h
Durchbruchschmerz	orales transmukosales System	Maximum nach 15 min	0,5–1	Actiq 200, 400, 600, 800 µg
s. c.-/i. v.-Gabe erforderlich	pro injectionem	nach 5 min	etwa 1	Fentanyl Janssen

* bei den Handelsnamen wurde das zuerst verfügbare Spezifikum gewählt

- **Fentanyl** (s. Tab. 45.**15**)
  - **transdermales System**
  - zur chronischen Schmerztherapie; zur Therapie des akuten Schmerzes nicht geeignet, bei instabilem Schmerzsyndrom mit wechselnder Schmerzintensität nicht geeignet
  - Alternative zu anderen stark wirksamen Opiaten, einfachste Alternative zur oralen Morphintherapie
  - 25-µg-Pflaster entspricht einer Morphintagesdosis von 60 mg.
  - kann als reiner Opiatagonist mit Morphin kombiniert werden (bei Schmerzspitzen)

- Kombination mit Kosubstanzen oder nichtopioiden Analgetika möglich
- als Betäubungsmittel verschreibungspflichtig, Höchstmenge 120 mg Fentanyl
- Fieber → Steigerung der Resorption bis zu 30 %!!!
- **Prozedere**
  - bei Umstellung: Fentanyl TTS : Morphin = 100 : 1
  - bei Vorbehandlung mit niederpotenten Opioiden → Beginn mit 25 µg/h
  - Aufkleben morgens, Freisetzung einer definierten Rate (25–100 µg/h) → max. Plasmaspiegel nach 12–16 h
  - Anflutung dauert 12–24 h → Bei Erstgabe erfolgt in den ersten 12 h weiterhin Gabe der bisherigen Schmerzmedikation.
  - Wechsel des Pflasters alle 3 Tage, Intervallverkürzung auf 2 Tage ist möglich, regelmäßiger Wechsel der Applikationsstelle
  - falls Dosierung > 100 µg/h notwendig → Applikation von mehreren Pflastern gleichzeitig
  - Pflaster löst sich → nicht sofort neues Pflaster kleben (**Cave:** Überdosierung), evtl. altes Pflaster mit Verbandfolie fixieren oder neues Pflaster nach 12–24 h
- **s. c.- oder i. v.-Gabe**
  - schnelle, aber kurze Wirkdauer
- **orale, transmukosale Applikation (Fentanyl-Lolly)**
  - zur Therapie des Durchbruchschmerzes
  - große, individuelle Resorptionsunterschiede

- **Hydromorphon** (s. Tab. 45.**16**)
  - 7,5 × stärker als orales Morphin
  - Dosisanpassung bei Niereninsuffizienz
- **L-Methadon** (Tab. 45.**17**)
  - Einsatz bei notwendiger Opioidrotation wegen rascher Opioiddosiseskalation
  - bessere Wirksamkeit bei neuropathischen Schmerzen
  - Die sorgfältige und kontrollierte Dosisfindung bei Ersteinstellung ist wichtig.
- **Oxycodon** (s. Tab. 45.**18**)
  - analgetische Potenz etwa das Doppelte von oralem Morphin
  - bei psychomimetischen Nebenwirkungen des Morphins evtl. geeignetes Wechselopioid

Opioidwechsel

- bei nichttolerablen Nebenwirkungen durch notwendige Dosissteigerung
- Auch der Wechsel der Applikationsart kann Nebenwirkungen verringern.

Koanalgetika

- s. Tab. 45.**20**
- bei Nervenkompression, Leberkapselspannung, intrakraniellem Druckanstieg Kortikosteroide, z. B. 15–30 mg Prednisolon (Solu-Decortin)
- bei neuropathischen Schmerzen Tegretal 400–1200 mg einschleichend; evtl. zusätzlich Antidepressivum, z. B. Saroten
- bei sehr heftigen neuropathischen Schmerzen NMDA-Rezeptor-Antagonisten, z. B. Ketamin s. c. oder oral
- bei Knochenschmerzen durch Knochenmetastasen Bisphosphonate, bei viszeralen Schmerzen (schlecht lokalisierbar, krampfartig) Spasmolytika

Weitere Zusatzmedikamente

- Magenschutzpräparate bei peripheren Analgetika oder Reflux
- Laxanzien (Bifiteral oder Laxoberal) zur Opioidtherapie
- bei Übelkeit unter Opiaten Metoclopramid 10 mg alle 4–8 h oder Haloperidol 1–2 mg/d (0,5 mg alle 8 h)
- Boosterung des Morphins durch 2 × 1 Tbl. Catapresan

Tab. 45.**16** Hydromorphontherapie.

Indikationen	Zubereitungsformen	Wirkeintritt	Wirkdauer (h)	Handelsname*
Durchbruchschmerzen, Dosisfindung	Kps.	nach 30 min	4	Palladon 1, 3 u. 2, 6
Basistherapie	Retard-Kps. (gut zu öffnen)	nach 60 min	12	Palladon retard 4, 8, 16, 24
s.c.-/i.v.-Gabe erforderlich	pro injectionem	nach 15 min	4	Dilaudid

* bei den Handelsnamen wurde das zuerst verfügbare Spezifikum gewählt

Tab. 45.**17** L-Methadontherapie.

Indikationen	Zubereitungsformen	Wirkeintritt	Wirkdauer (h)	Handelsname*
Basistherapie (Dosisfindung)	Tpf.	nach 30 min	8	L-Polamidon Tpf.
s.c.-/i.v.-Gabe erforderlich	pro injectionem	nach 20 min	8	L-Polamidon Amp.

* bei den Handelsnamen wurde das zuerst verfügbare Spezifikum gewählt

Tab. 45.**18** Oxycodontherapie.

Indikation	Zubereitungsform	Wirkeintritt	Wirkdauer (h)	Handelsname*
Basistherapie	Retard-Tbl.	nach 30 min	(8–)12	Oxygesic 10, 20, 40, 80

*bei den Handelsnamen wurde das zuerst verfügbare Spezifikum gewählt

Tab. 45.**19** Äquianalgetische Dosierungen unterschiedlicher Opioide in den erhältlichen Dosierungen.

Medikament	Dosierung						
Tramadol retardiert	p.o.	3 × 50 mg		3 × 100 mg	3 × 150 mg	3 × 200 mg	
Morphin retardiert	p.o.	3 × 10 mg		3 × 20 mg	3 × 30 mg		3 × 60 mg
Morphin	i.v.	10 mg	15 mg	20 mg	30 mg	40 mg	60 mg
Fentanyl transkutan	t.c.			25 µg/h		50 µg/h	75 µg/h
Buprenorphin transkutan	t.c.			35 µg/h	52,5 µg/h	70 µg/h	
Oxycodon retardiert	p.o.		2 × 10 mg		2 × 20 mg		2 × 40 mg
Hydromorphon	i.v.	2 mg		4 mg		8 mg	
Hydromorphon retardiert	p.o.			2 × 4 mg		2 × 8 mg	

i.v. = intravenös, t.c. = transkutan, p.o. = peroral

Tab. 45.**20** Koanalgetika.

Substanz	Einzeldosis Dosierungsintervall	empfohlene max. Tagesdosis	Indikation
Butylscopolamin	3–5 × 20 mg p. o./i. v.	100 mg	viszeraler Schmerz
Carbamazepin	2–3 × 200–400 mg p. o.	1600 mg	neuropathischer Schmerz
Gabapentin	3 × 100–600 mg p. o.	3600 mg	neuropathischer Schmerz
Clonazepam	1 × 0,5–1 mg i. v.	keine Angaben	neuropathischer Schmerz
Amitriptylin	25–75 mg p. o./i. v.	75 mg	neuropathischer Schmerz
Pamidronat	60 mg i. v. über 4 h	alle 3–6 Wochen	Knochenschmerzen
Clodronsäure	2 × 400–800 mg p. o.	2400 mg	Knochenschmerzen
Dexamethason	4 × 4–12 mg i. v.	100 mg	Myelomkompression, Hirnmetastasen mit begleitendem Ödem

Tab. 45.**21** Komedikation.

Substanz	Handelsname	Dosis (mg)	Dosierungsintervall
Amitriptylin	Saroten	25	4- bis 6-stündl.
Diazepam	Valium	2–10	6- bis 8-stündl.
Dikaliumclorazepat	Tranxilium	5–(20)	8-stündl.
Doxepin	Aponal	10–(50)	4- bis 8-stündl.
Flupentixol	Fluanxol	0,5–5	8-stündl.
Haloperidol	Haldol	1–20	4- bis 6-stündl.
Levomepromazin	Neurocil	15–30	4- bis 6-stündl.
Lorazepam	Tavor	0,5–2,5	6- bis 8-stündl.
Promethazin	Atosil	25 mg	6- bis 8-stündl.
Triflupromazin	Psyquil	50 mg	4- bis 6-stündl.

45.4.1.3 Betäubungsmittelrezept

Adresse zur Anforderung

Bundesinstitut für Arzneimittel und Medizinprodukte
Bundesopiumstelle
Kurt-Georg-Kiesinger-Allee 3
53175 Bonn
Tel.: 0228/207-30

- Betäubungsmittelrezepte für ambulante Verordnung
- Betäubungsmittelanforderungsscheine für den Stationsbedarf
- Anforderungsformulare können im Internet heruntergeladen werden
  - Homepage des BfArM; Formulare
- Bearbeitungszeit ca. 6 Wochen

Nachweis

- Es muss ein lückenloser Nachweis über Zugang und Abgänge von Betäubungsmitteln (BTM) erfolgen.

Tab. 45.**22** Höchstmengen pro Rezept.

Substanz	Dosis (mg)
Buprenorphin	150
Fentanyl	120
Hydrocodon	1200
Hydromorphon	600
Levomethadon	1500
Methadon	3000
Morphin	20000
Pentazocin	15000
Pethidin	10000
Piritramid	6000

- Amtliche Formblätter sind zu beziehen über:
  Bundesanzeiger Verlagsgesellschaft mbH
  Postfach 10 05 34
  50445 Köln
  - alternativ über die Homepage des BfArM; Formulare

Verschreibung in der Praxis

- Verschreibung durch jeden Arzt möglich
- BTM-Rezept ist nach Ausstellung nur 7 Tage gültig
- Es dürfen im Rahmen eines Therapiekonzeptes bis zu 2 verschiedene Opioide auf einem Rezept verschrieben werden.
- Höchstmengen pro Rezept (s. Tab. 45.**22**)
  - für den Bedarf von bis zu 30 Tagen
  - pro Anwendungstag jedoch nicht mehr als $^1/_{10}$ der Höchstmenge
  - Überschreitung bei entsprechender Indikation (sehr starke Schmerzen) → Rezept mit „A“ kennzeichnen und Verschreibung innerhalb von 3 Tagen formlos der zuständigen Landesbehörde mitteilen
- maschinenschriftlich oder handschriftlich
  - Name, Vorname, Geburtsdatum und Adresse des Patienten
  - Ausstellungsdatum
  - Arztname, Berufsbezeichnung, Adresse, Telefonnummer (Stempel)
- handschriftlich
  - Arzneimittelbezeichnung, Stückzahl, Wiederholung der Stückzahl in Worten, Darreichungsform, Gewichtsmenge des BTM pro Darreichungsform
  - Gebrauchsanweisung
    - mit Angabe der Anzahl der jeweiligen Darreichungsform (z. B. Tabletten) pro Tag
    - alternativ Vermerk „gemäß schriftlicher Anweisung“, wenn eine solche ausgestellt wurde

BTM-Anforderungsschein in der Klinik

- Für den Stationsbedarf darf nur der Arzt verschreiben, der der Station oder der Klinik vorsteht oder diese Person vertritt („in Vertretung“).
- Dies gilt auch für Belegärzte, wenn die zugeteilten Betten räumlich und organisatorisch von anderen Teileinheiten abgegrenzt sind.

- handschriftlich oder maschinenschriftlich
  - Name des Krankenhauses und der anfordernden Station
  - vollständige Anschrift und Ausstellungsdatum
  - Arzneimittelbezeichnung, Stückzahl (Wiederholung in Worten), Darreichungsform und Gewichtsmenge des BTM pro Darreichungsform in g oder mg
  - Name des verschreibenden Arztes und Telefonnummer
- handschriftlich
  - Unterschrift des Arztes
  - ggf. Zusatz „in Vertretung"

45.4.2 Radiatio

Grundprinzipien

- wichtigste Zusatztherapie der Tumorschmerzbehandlung
- Einmal bestrahlt ist nicht gleich ausbestrahlt! (Strahlenschäden erlebt die Patientin evtl. nicht mehr oder sie kommen nicht.)

45.5 Ernährung/Tumorkachexie

> Circa 80 % der Patientinnen mit fortgeschrittener Tumorkrankheit leiden unter dem sog. Cancer associated Anorexia Cachexia Syndrome (CACS).
> Im Mittelpunkt steht die pathologische Sekretion humoraler Mediatoren.

Pathophysiologie

- verminderte oder unzureichende Nahrungszufuhr
- Hypermetabolismus, Hyperkatabolismus, supprimierte Syntheseleistung
- Malnutrition
- Passagehindernisse oder Funktionsstörungen des Gastrointestinaltrakts (z. B. bei Peritonealkarzinose)
- Anders als beim Hungerzustand wird nicht nur Körperfett, sondern vor allem auch Skelettmuskulatur abgebaut → Schwäche.
  - erhöhter Abbau von Muskeleiweiß
  - gesteigerte Glukoneogenese
  - Insulinresistenz
  - gesteigerte Lipolyse
  - verminderte Lipogenese

Enterale Therapie

- **Wunschkost**
- **hochkalorische Ernährung** (40–50 kcal/kgKG)
  - kalorienreiche Getränke, z. B. Malzbier
  - kalorienreiche Zwischenmahlzeiten und Drinks
    - Fresenius Energan Tetrabrik, 150 kcal/100 ml (verschiedene süße Geschmacksrichtungen)
    - Fresenius Survimed instant Suppe (Spargelcreme und Ochsenschwanz)
    - Nestlé Clinutren 1,5 200 ml Cup, 150 kcal/100 ml (verschiedene süße Geschmacksrichtungen)
    - Nestlé Clinutren Soup 200 ml Cup, 100 kcal/100 ml (Tomatencreme, Gemüsecreme, Fleischeintopf)
    - Nestlé Clinutren HP 200 ml Cup, 100 kcal/100 ml, eiweißreich (diverse süße Geschmacksrichtungen)
    - Pfrimmer/Nutricia 200 ml Tetrapak Fortimel, 100 kcal/100 ml, eiweißreich (6 verschiedene süße Geschmacksrichtungen)

- Pfrimmer/Nutricia Scandi-Shake-Pulver, Kakao, Vanille, Erdbeere
- Pfrimmer/Nutricia Biosorb Energie 200 ml Tetrapak, 150 kcal/100 ml (diverse süße Geschmacksrichtungen)
- Bioplus 200 ml Tetrapak, Vanille und Erdbeere (zur ausschließlichen Ernährung geeignet)

- **Fettanteil** > 35 % der Gesamtenergiezufuhr
  - erhöhte Fettoxidation und gesteigerte Utilisation von zugeführtem Fett
- **Gestagene** (appetitsteigernd und anabol)
  - Megestrolacetat 160 mg/d p. o.
  - Medroxyprogesteronacetat (MPA) 500 mg/d p. o.
  - **Cave:** Thrombembolierisiko

Parenterale Therapie

Eine Verbesserung der Lebensqualität sowie eine Verlängerung der Lebenserwartung können erreicht werden.

- **Indikationen**
  - irreversible Obstruktion des Intestinaltrakts
  - symptomatische Peritonealkarzinose (Therapie der 1. Wahl!)
  - pharmakologisch therapierefraktäres CACS
- **Prozedere**
  - als Langzeittherapie durch speziell ausgebildete Home-Care-Teams
  - Implantation eines venösen Verweilkatheters in die V. subclavia
    - Groshong-Katheter, Hickman-Katheter oder Port-System
  - Beginn der parenteralen Ernährung am 1. postoperativen Tag bzw. nach einer Woche beim Port-System
  - portable DELTEC-Ausrüstung vom Typ Backpack ADD-TPN als Applikationssystem
    - Rucksack, programmierbare Computerpumpe, Akkumulator, Nährlösung
  - Zusammensetzung der Nährlösung für die Langzeitinfusion über 12–24 h (s. Tab. 45.**23**)
  - Komplettlösungen im Handel erhältlich, z. B.
    - Nutrifle Lipid Basal (Braun) 2500 ml
    - zusätzlich:
      - Spurenelemente, z. B. 1 Amp. Addel N
      - Vitamine, z. B. 1 Amp. Cernevit
        enthält kein Vit. K
        Fettlösungen enthalten i. d. R. ausreichend Vit. K
        alternativ fettlösliche Vitamine, z. B. Vitalipid

Tab. 45.**23** Zusammensetzung einer täglich als 24-h-Dauerinfusion applizierten Lösung zur total parenteralen Ernährung.

Komponenten	Handelspräparat	Menge (ml/d)	Energie (kcal/d)
Elektrolyte + Aminosäuren + Kohlenhydrate	Aminomix 4	2000	1840
Fette	Lipofundin MCT 20 %	500	975
Glutamin	Dipeptamin	100	
fettlösliche Vitamine	Vitalipid	10	
wasserlösliche Vitamine	Soluvit	10	
Spurenelemente	Addel N	10	

46 Komplementäre Krebstherapie

Anforderungen

- möglichst Absicherung durch qualitativ gute wissenschaftliche Untersuchungen
- für Patienten ungefährliche Anwendbarkeit
- gute Verfügbarkeit
- bezahlbar

46.1 Ernährung

- Obst und Gemüse
- Vollwertkost
- einfach und mehrfach ungesättigte Fettsäuren
  - Olivenöl, Rapsöl, Leinöl, Fisch
- Einschränkung von
  - Fleisch und Fleischprodukten
  - gesättigten Fettsäuren tierischen Ursprungs
- Vermeidung von Zitrusfrüchten bei Mukositis
- Vermeidung von schwer verdaulicher Nahrung, z. B. Rohkost
  - bei Verdauungsproblemen durch
    - Darmeingriffe
    - Chemotherapie
- keine Radikaldiäten
  - Gefahr der Mangelversorgung

46.2 Bewegung

- Prophylaxe des Fatigue-Syndroms
  - Erschöpfungsgefühl, das durch Schlaf nicht zu bessern ist
  - durch regelmäßige moderate Ausdauerbewegung
    - schnelles Spazierengehen
    - Walking
    - Radfahren
    - Schwimmen
    - 3 × wöchentlich für 30 min
    - Die Herzfrequenz sollte Wert von 180 minus Alter nicht überschreiten.
    - Zurückhaltung und therapeutische Maßnahmen bei Anämie

46.3 Akupunktur/Akupressur

- bei akuten und chronischen, insbesondere neuropathischen Schmerzen
- bei Übelkeit und Erbrechen
- Linderung von
  - Mundtrockenheit
  - Hitzewallungen unter antiöstrogener Therapie
  - Erschöpfungszuständen
  - Kurzatmigkeit

46.4 Entspannungstherapien

Beispiele

- autogenes Training
- progressive Muskelrelaxation nach Jacobson
- Yoga
- Qi-Gong
- Tai-Chi
- Mind-Body-Therapie
  - Hypnose
  - Meditation
  - Biofeedback
  - Imaginationen

Anwendungsgebiete

- Erschöpfungszustände
- Ärger und Distress
- Angst und Depressionen
- Übelkeit unter CHT
- Schlafstörungen

46.5 Manuelle Therapien

Beispiele

- Massage
- Shiatsu
- Rolfing
- Fußreflexzonenmassage

Anwendungsgebiete

- Lymphödeme
- Tiefenentspannung bei Angst- und Schmerzzuständen

46.6 Nahrungsergänzung

- Vitamin A, β-Carotin, Vitamin C, Vitamin E, Selen und Zink
- hohe Dosen antioxidativ wirkender Vitamine (C, E und A)
  - beeinträchtigen evtl. die Wirkung einer Strahlen- oder Chemotherapie
  - auch hier uneinheitliches Meinungsbild
- Datenlage uneinheitlich
  - scheinbar Verbesserung der Lebensqualität unter Therapie

- von Befürwortern empfohlene Tagesdosierungen:
  - während einer Strahlen- oder Chemotherapie
    - Selen 200–500 µg
    - β-Carotin 25–50 mg
    - Vitamin C 1000 mg
    - Vitamin E 400–800 mg
    - Zink 25–30 mg
  - Dosierungen in der Nachsorge:
    - Selen 50–200 µg
    - β-Carotin 15–25 mg
    - Vitamin C 250–500 mg
    - Vitamin E 200–400 mg
    - Zink 12–15 mg
- sinnvoller Einsatz bei definierten Beschwerden
  - Vitamin B_{12} und Folsäure oder Vitamin E zur Reduktion der Neurotoxizität bei Cisplatin
  - Zink bei Verlust des Geschmacksinns nach Radiatio im Kopf-/Halsbereich
  - Selen 100–200 µg/d zur besseren Verträglichkeit von Radiatio und Chemotherapie
  - Selen 500–1000 µg/d bei schwerer Sepsis → Reduktion der Mortalität (nur in Studien)
  - Selen initial 800 µg und langfristig 200–500 µg bei Armlymphödemen nach Axilladissektion, evtl. im Kombination mit proteolytischen Enzymen
  - L-Carnitin beim therapieresistenten Fatigue-Syndrom und zur Prophylaxe einer anthrazyklininduzierten Kardiomyopathie

46.7 Phytotherapie

- Reduktion von Strahlentherapie-assoziierten Hautschäden durch
  - Aloe-Vera- oder Calendula-Zubereitungen
- Ginseng oder Eleutherokokkus zur Therapie von Erschöpfungszuständen
  - nicht bei östrogenabhängigen Tumoren
- Cimicifuga-Präparate bei Hitzewallungen unter Östrogenentzug
  - Ob dies tatsächlich ungefährlich ist, wie behauptet wird, ist ungeklärt.
- bei östrogenrezeptorpositiven Tumoren
  - **Cave** bei Phytoöstrogenen
    - Soja, Rotklee, Traubensilberkerze
- keine Johanniskrautpräparate unter Chemotherapie
  - Möglichkeit des beschleunigten Metabolismus (CYP3A4-Induktor)

46.8 Immunstimulanzien

- signifikante Verbesserung der Lebensqualität durch Mistelpräparate
  - insbesondere Verbesserung bei Appetitlosigkeit, depressiver Verstimmung, Kältegefühl
  - unspezifische Stimulation des Immunsystems
  - lektinnormierte Präparate → Intervalltherapie
    - 8–12 Wochen Therapie
      - Mäßige Rötungen an der Einstichstelle zeigen die optimale Dosierung.

    - übermäßig entzündliche Reaktionen → Dosisreduktion, ggf. Präparat wechseln
  - 4–6 Wochen Pause
    - erneuter Beginn erst nach Abklingen der Lokalreaktionen
- Milz- und Thymusextrakte
  - myeloprotektive Effekte
  - antiemetische und analgetische Effekte
  - **Cave:**
    - allergenes Potenzial
    - Anregung latenter Entzündungsprozesse
  - meist sehr kostenintensiv

46.9 Enzympräparate

- standardisierte proteolytische Enzymgemische
- vorteilhafte Effekte:
  - evtl. Demaskierung von Tumorzellen → Angriffsmöglichkeiten für Immunsystem
  - evtl. Verhinderung der Tumorzelladhäsion am Gefäßendothel
  - evtl. Wirksamkeitssteigerung von Zytostatika durch Erhöhung der Gewebekonzentrationen
  - Verbesserung der Mikrozirkulation des Blutes
  - antiödematöse, analgetische und antiinflammatorische Effekte → Einsatz während einer Radiatio oder Chemotherapie
- Kontraindikationen:
  - Operation oder andere Eingriffe, z. B. Zahnextraktion
    - leicht gerinnungshemmende Wirkung
  - Gerinnungsstörungen
  - Leber- und Nierenfunktionsstörungen

46.10 Darmbakterien

- E.-coli-Extrakte bei entzündlichen Veränderungen der Darmmukosa mit chronischen oder akuten Diarrhöen
  - im Rahmen von Radiatio oder Chemotherapie

46.11 Hyperthermie

- Erwärmung von Tumorgewebe über eine begrenzte Zeitspanne auf 40–44 °C
- kann bei zeitnaher Kombination die Wirkung einer Chemotherapie oder Strahlentherapie deutlich verstärken
- alleinige antineoplastische Therapie → keine wissenschaftliche Basis
- lokale Oberflächenhyperthermie (LHT)
  - bei oberflächlich gelegenen Tumoren, z. B. inoperable Thoraxwandrezidive eines Mammakarzinoms
- interstitielle Hyperthermie (IHT)
  - operatives Einbringen von dünnen Plastikschläuchen, die mit Mikrowellen abstrahlenden Antennen bestückt werden
  - meist in Kombination mit einer interstitiellen Brachytherapie

- regionale Tiefenhyperthermie (RHT)
  - z. B. beim lokal fortgeschrittenen Zervixkarzinom
- Ganzkörperhyperthermie (GKHT)
  - bei systemisch disseminierten Tumoren
  - Anhebung der Kerntemperatur auf 42 °C über Stunden
    - in Allgemeinnarkose oder Analgosedierung
    - in Kombination mit einer simultanen Chemotherapie
  - z. B. beim Ovarialkarzinom

Sachverzeichnis

B

F

H

L

M

N

O

P

T

U

V